全国医药院校高职高专规划教材

供药学、检验、影像及其他非临床专业使用

U0390904

疾病概论

JIBING GAILUN

主　编　黄秋学

副主编　王　菲　刘格日乐　任春晓　罗丽娜

编　者　（以姓氏笔画为序）

王　菲	沧州医学高等专科学校
王娟利	渭南职业技术学院
王淑静	廊坊卫生职业学院
成燕明	秦皇岛市卫生学校
任建立	沧州医学高等专科学校
任春晓	陕西能源职业技术学院
刘荔萍	唐山职业技术学院
刘格日乐	呼伦贝尔职业技术学院
芮炳峰	沧州医学高等专科学校
李成恩	邢台医学高等专科学校
张艳军	唐山职业技术学院
罗丽娜	濮阳医学高等专科学校
周瑞芳	泰州职业技术学院
胡　燕	乐山职业技术学院
段红良	商洛市第二人民医院
黄秋学	唐山职业技术学院

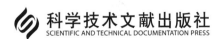

科学技术文献出版社

SCIENTIFIC AND TECHNICAL DOCUMENTATION PRESS

·北京·

图书在版编目（CIP）数据

疾病概论 / 黄秋学主编. —北京：科学技术文献出版社，2017.7
ISBN 978-7-5189-2647-3

Ⅰ.①疾… Ⅱ.①黄… Ⅲ.①疾病—诊疗—高等职业教育—教材 Ⅳ.① R4

中国版本图书馆 CIP 数据核字（2017）第 093715 号

疾病概论

策划编辑：朱志祥　　责任编辑：马永红　朱志祥　　责任校对：文　浩　　责任出版：张志平

出　版　者	科学技术文献出版社
地　　　址	北京市复兴路15号　邮编 100038
编　务　部	(010) 58882938，58882087（传真）
发　行　部	(010) 58882868，58882874（传真）
邮　购　部	(010) 58882873
官 方 网 址	www.stdp.com.cn
发　行　者	科学技术文献出版社发行　全国各地新华书店经销
印　刷　者	北京京师印务有限公司
版　　　次	2017 年 7 月第 1 版　2017 年 7 月第 1 次印刷
开　　　本	787×1092　1/16
字　　　数	809千
印　　　张	32.25
书　　　号	ISBN 978-7-5189-2647-3
定　　　价	78.00元

全国医药院校高职高专规划教材
编审委员会

出版说明

　　"十三五"期间，我国职业教育全面启动现代职业教育体系建设，进入了"加快发展"的新阶段。为了全面贯彻落实习近平总书记有关职业教育一系列讲话精神和国务院《关于加快发展现代职业教育的决定》，在"十三五"开局之年，科学技术文献出版社专门组织全国 50 余所医药院校 300 多位专家、教授编写《全国医药院校高职高专规划教材》，供临床医学、护理等专业使用，并成立了全国医药院校高职高专规划教材编审委员会。

　　课程改革和以教材为主的教学资源建设一直是高职高专教育教学改革和内涵建设的重点，也是提高人才培养质量的重要抓手。教材是为实现不同层次的人才培养目标服务的，体现了不同培养层次人才培养目标的教学内容和教学要求（知识、技能、素质）。

　　科学技术文献出版社在深入调研的基础上，结合当前的教育改革形势和各院校的教学成果，在 2016 年分别召开了教材的主编会议、定稿会议，明确了编写思路、编写规则、编写要求和完成进度，保证了教材的编写顺利完成及教材的出版质量。

　　综观该教材具有以下特点：

　　1. 以加快发展现代职教为先导，体现了新的职教理念。根据加快发展现代职业教育的要求和卫生事业发展的需要，进一步明确了两个专业的人才培养目标和培养规格，融入全国执业（助理）医师、执业护士资格考试大纲的内容和要求，构建了新的课程体系，优化了课程结构，精选教学内容，进行了课程内容的优化重组，并补充了近几年临床医疗、护理学科的新知识、新技术、新进展，使其更具科学性、先进性。

　　2. 以实践动手能力为主线，培养提高学生的岗位胜任力。教材以案例导入，设疑解惑，重视临床思维能力的培养，突出案例的临床诊疗路径方法的教育；重视护理评估工作能力的培养，突出护理工作措施方法的教育，来提高启发学生引发新的思考和解决问题的具体方式、方法。既要重视基础理论、基本知识的学习，更要重视基本技能的训练，增加基本技能训练课时和考核比重，以及毕业实习前多项实践技能综合考核等教学环节，并编写与教材相匹配的实训教材，夯实基础，提高学生的岗位胜任力和就业竞争力。

　　3. 以"三贴近"为原则，培养高素质技术技能型人才。"三贴近"，即贴近临床、贴近岗位、贴近服务对象。根据新构建的课程体系，围绕未来就业岗位的实际需要，制定课程标准和明晰教学要求，彰显任务引领、项目驱动、过程导向等新的课程观，充分利用校内、校外实训基地，设计仿真情境或利用合作医院真实情境中的病例实施教学，把人文关怀贯穿于反复的教学实践中，陶冶学生高尚的道德情操，使学生真正成为高素质技术技能型人才。

4. 以纸质教材为基础，结合当今"互联网+"的技术。综合运用"互联网+"的技术优势融入纸质教材，采用网络电子教材、教学资源、互动教学、操作视频、教学管理、课后训练等内容的网络平台配套纸质教材使用，以期达到教师教学、学生自学、课后训练等多种学习形式的交融，极大地丰富了教材内涵，提高了学生学习、实践的能力。

5. 以创新性教材编写形式，提高学生自主学习能力及临床实践能力。该套教材以"授人以鱼不如授人以渔"的思想，采用"案例引入"形式，案例要求与临床知识结合，创新性地加入了"临床思维"及"护理措施"，引导学生在初学阶段即进入临床工作思维的角色，灌输学生以职业目标为导向的实践能力和工作能力的训练，结合基础知识的理解，强化学生综合能力的运用。教材以"学习目标""重点提示""考点提示""知识链接""课后练习""综合模拟测试"等栏目形式提高学生理解所学内容，促进学生理论联系实际和提高学生独立思考的能力。

教材建设是一项长期而艰巨的任务，是一项十分严谨的工作。我们希望该套教材在各位主编、编委的辛勤耕耘下，发扬教材的特色及优势，引领教材改革发展的趋势，为卫生职业教育的教学改革和人才培养做出应有的贡献。

特别感谢该套教材在编写过程中各卫生职业院校及相关领导、专家的大力支持及辛勤付出，希望各院校及各位编委在使用教材过程中，继续总结经验和教学成果，使我们的教材能够不断地完善提高，并更好地融入到学校的教学改革中，出版更多、更好的精品教材来回报和服务于学校和学生。

前　言

根据教育部和国家卫生与计划生育委员会的指示精神，由科学技术文献出版社牵头，组织多所高职高专医学院校的教师及临床一线专家共同编写了《疾病概论》这部教材。

本教材遵循医学教育的改革方向和要求，注重面向高职高专，面向非临床专业的高职高专医学相关专业学生，如药剂、影像、检验、康复等专业的学生；坚持基础知识、基本理论、基本技能相结合，坚持科学性、思想性、先进性、启发性、适用性为特色。

编写人员来自全国多个省、市、自治区，多为"双师型"专家，有多年的教学和临床经验，虽然编者来自不同的地域、不同的单位、不同的专业，大家齐心协力、勤勤恳恳、任劳任怨、扎扎实实地工作，把多年的教学和临床经验毫无保留地运用到教材编写上，为培养未来合格的医生做出贡献，这也是我们全体编写人员的初衷。

本书编写内容多为常见病、多发病的诊断和治疗方法，内容通俗易懂，言简意赅，未求精求全。编写内容按系统简单分为三大部分，即诊断学基础、内科学基础和外科学基础，有些内容互为交叉和融合，如外科及妇产科内容融入内科部分。

本书参考目前我国已出版教科书的优点，以及通用标准准则、医学术语、诊断和治疗方法，保留传统的、必要的医学知识，充实先进的知识和理念，以推动医学教育的发展，更好地造福于患者。

由于编者水平有限，若发现缺点和不足，希望各位同仁提出宝贵意见，以便于我们及时修正，进一步提高。

编者

目　录

第一篇　诊断学基础

第一章　问诊与常见症状

第一节　问诊

一、问诊的概念及重要性

问诊（inquiry）是医生对患者或相关人员进行全面、系统的询问获取临床资料并对其进行综合分析而做出临床判断的一种诊断方法。问诊是病史采集（history taking）的主要手段，通过问诊获取资料，详细了解疾病的发生、发展、诊疗经过、既往史，对疾病的诊断具有极其重要的意义。尤其是在某些疾病的早期，患者尚无病理形态改变时先出现症状，问诊有利于早期诊断疾病。

二、问诊的方法与技巧

问诊时应注意仪表、仪态，态度要和蔼，创造一种宽松、融洽、和谐的环境。

1. 问诊从礼节性交谈开始，医生先做自我介绍，语言亲切、友善，以缩短医患之间的距离，使病史采集能顺利进行。

2. 问诊常采用开放式提问，一般从主诉开始，逐渐深入，进行有目的、有层次、顺序的询问，如先问："你哪里不舒服？""你腹痛有多长时间？"尽可能让患者充分地陈述他认为重要的情况和感受，只有在患者的陈述离病情较远时，才需要根据陈述的主要线索灵活地把话题拉回来，切不可生硬地打断患者的叙述。

3. 避免暗示性提问或诱导式提问，因为此类提问方式很容易使患者为满足医生而随声附和，如"你胸痛时放射到左手吗？"恰当的提问应当是"你除胸痛外还有其他地方痛吗？"

4. 提问时要注意系统性、目的性和必要性，避免重复提问，要全神贯注地倾听患者的回答。

5. 语言要通俗易懂，避免使用有特定意义的医学术语，如盗汗、心绞痛、里急后重等。

6. 遇危重患者应简单询问、重点检查、立即进行抢救以挽救患者生命。

三、问诊内容

问诊的内容也就是住院病历所要求的内容，包括以下几个方面。

【一般项目】　包括姓名、性别、年龄、民族、籍贯、出生地、婚姻、通信地址（电话号码）、工作单位、职业、入院日期、记录日期、病史陈述者及可靠程度等。若病史陈述者不是本人，则应注明与患者的关系。

【主诉】 为患者感受最痛苦或最明显的症状或体征，也就是本次就诊的最主要原因及其出现到就诊的时间。确切的主诉常可提供对某系统疾患的诊断线索。

主诉由两要素构成：主要症状（体征）及持续时间。主诉记录要简明，如"高热、咽痛3天""畏寒、发热、咳嗽、右胸痛1周""活动后心慌、气促3年，下肢水肿2个月余"。一般不可采用诊断用语（病名），如"患心脏病3年"。但如果患者当前无症状，诊断和入院目的又十分明确时可例外，如"白血病复发2周，要求入院化疗"或"体检发现胆囊结石1个月，入院接受手术治疗"。

【现病史】 是病史中的主体部分，包括疾病的发生、发展、演变和诊治的全过程，必须围绕主诉进行认真、详细地询问。

1. **起病情况与患病时间** 包括起病时的环境、具体时间及发病缓急。不同疾病起病方式不同，有的起病急骤，如脑栓塞、急性胃肠穿孔等；有的则起病缓慢，如肿瘤、肺结核等。患病的时间是指起病到就诊或入院的时间，根据患者的情况可用年、月、日、时、分钟计算。

2. **病因与诱因** 尽可能问清楚本次发病的病因（如外伤、中毒等）和诱因（如气候突变、环境改变、精神应急等），有助于对疾病的诊治和预防。

3. **主要症状的特点** 包括出现的部位、性质、程度、持续时间、缓解或加重的因素。如消化性溃疡，其主要症状的特点为慢性反复发作的上腹部节律性疼痛，呈隐痛、钝痛或烧灼样不适，呈周期性发作或有一定季节性，与饮食有关；胃溃疡常于餐后1小时内出现疼痛；十二指肠溃疡常于餐后2～4小时出现疼痛，进食可缓解。

4. **病情的发展与演变** 包括主要症状的变化和新症状的出现。如冠心病心绞痛患者胸痛剧烈、持续半小时以上，应考虑急性心肌梗死的可能。

5. **伴随症状** 不同疾病可出现相同的症状，因此，单凭一个症状往往无法判断是哪种疾病，这时必须要问清伴随症状，诊断才有比较明确的方向。例如，急性上腹痛可有多种原因，若患者同时伴有发热、黄疸和休克时，就应该考虑急性胆道感染的可能。

6. **诊治经过** 患者在入院前如到过其他医疗单位诊治时，应询问做过哪些检查？结果如何？诊断为什么疾病？使用过哪些药物治疗（包括药名、剂量、用法、时间）？疗效如何？这将为本次诊治疾病提供重要参考。

7. **病程中的一般情况** 最后还应询问患者患病后的精神状态、食欲变化、睡眠与大小便等情况，这对全面评估患者的病情、预后及应采取哪些辅助治疗是很有帮助的。

【既往史】 包括患者既往的健康状况和过去曾患过的疾病（包括各种传染病）、预防接种情况、有无外伤手术、药物等过敏史，特别要注意询问与现患疾病有密切关系的疾病。例如，冠心病和急性脑血管疾病的患者应询问是否有高血压病史等。

【系统回顾】 可帮助医生了解患者其他各系统是否发生过目前尚存在或已痊愈的疾病，以及这些疾病与本次疾病有无因果关系，以避免遗漏。系统回顾地询问应从以下各系统进行，一般每个系统询问2～4个症状，如有阳性结果，再全面深入地询问；如为阴性，一般来说可过渡到下一系统。

1. **呼吸系统** 咳嗽的性质、频率、程度、与气候变化的关系。痰液的颜色、性状和气味等。咯血的颜色和量。呼吸困难的诱因、性质、程度和出现的时间。胸痛的部位、范围、性质，以及与呼吸、咳嗽、体位变化的关系，有无畏寒、发热、盗汗、食欲缺乏等。

2. **循环系统**　心悸发生的诱因、持续时间，心前区疼痛的部位、性质、程度及出现和持续的时间，有无放射及放射的部位，引起疼痛发作的诱因和缓解因素。呼吸困难的诱因和程度，发作与体力活动和体位的关系。有无咳嗽、咳痰、咯血等。水肿出现的时间、部位、顺序。尿量多少及昼夜间的改变。有无腹水、肝区疼痛、头晕、晕厥等。有无风湿热、高血压等病史。

3. **消化系统**　有无食欲改变、嗳气、反酸、腹胀、腹痛、腹泻及其出现的缓急、程度、持续的时间。呕吐的诱因、次数，呕吐物的内容、量、颜色及气味。呕血的量及颜色。腹痛的部位、性质、程度、持续时间、诱发或缓解因素，是否向其他部位放射，与饮食、气候的关系。大便次数，粪便颜色、性状和气味；排便时有无腹痛和里急后重，有无发热、黄疸等。

4. **泌尿系统**　有无尿频、尿急、尿痛和排尿困难；尿量、尿的颜色改变、清浊度，有无尿潴留及尿失禁；有无水肿、腹痛、腰痛等。

5. **造血系统**　有无头晕、乏力、心悸、耳鸣等，皮肤黏膜有无苍白、出血点或瘀斑，有无肝、脾、淋巴结肿大及骨骼痛等。

6. **内分泌系统及代谢**　有无畏寒、怕热、多汗、头痛、乏力、视物模糊、心悸、食欲异常、烦渴、多尿、水肿等；肌肉震颤及痉挛；性格、体格、智力、性器官的发育；骨骼、甲状腺、皮肤、毛发、体重的改变；有无产后大出血等。

7. **神经系统**　有无头痛、失眠、意识障碍、记忆力减退、晕厥、痉挛、瘫痪、视物模糊、感觉及运动异常，有无性格异常、感觉与定向障碍。

8. **肌肉骨骼系统**　有无肢体麻木、疼痛、瘫痪、痉挛、萎缩等，有无关节肿痛、运动障碍、外伤、骨折等。

【个人史】

1. **社会经历**　包括出生地、居住地区和居留时间（尤其是传染病和地方病流行区）、受教育程度、经济情况等。

2. **职业**　包括工种、工作环境、与工业毒物的接触情况及时间。

3. **习惯与嗜好**　生活习惯、饮食的规律与质量。特别注意烟、酒嗜好时间与摄入量，有无其他异嗜物和麻醉药品、毒品等。

4. **冶游史**　有无不洁性交，有否患过淋病性尿道炎、软下疳、尖锐湿疣等性传播疾病。

【婚姻史】　记述未婚或已婚，结婚年龄，配偶健康状况，夫妻关系，必要时询问性生活情况等。

【月经史和生育史】　月经史包括：初潮的年龄；月经周期和经期天数；经血的量和颜色；有无痛经与白带异常；末次月经或闭经日期，绝经年龄。记录格式如下。

$$初潮年龄\frac{行经期（天）}{月经周期（天）}末次月经时间或绝经年龄$$

$$例：14\frac{3\sim5天}{28\sim30天}2011年6月10日（或49岁）$$

生育史包括：妊娠与生育次数，有无人工或自然流产、死产、难产、手术产及计划生育状况等。对男性患者也应询问是否患有影响生育的疾病。

【家族史】　询问父母亲、兄弟、姐妹及子女的健康情况，是否有与患者同样的疾病，有无与遗传有关的疾病，如血友病、糖尿病、精神病等。对已死亡的直系亲属要问明死因与年龄。

第二节　常见症状

症状（symptom）是指患者主观感受到不适或异常感觉，如疼痛、发热、呼吸困难、食欲缺乏等。体征（sign）则是指医生或其他人客观发现的异常表现，如肝脾大、啰音、心脏杂音等。有些异常变化患者既能自己感觉到，其他人也能检查发现，换言之，既有主观的症状，又有客观的体征，两者不能截然分开，如发热、呼吸困难、水肿等。症状和体征都是诊断疾病的主要依据或线索，也是反映病情的重要指标。临床症状很多，根据国家执业药师考试大纲的要求，本节将对临床上较为常见而且重要的症状扼要阐述。

一、发热

正常人在体温调节中枢的调控下，机体的产热和散热过程保持动态的平衡，从而维持体温相对恒定。任何原因导致体温升高超过正常范围，称为发热。正常人体温一般为 $36 \sim 37℃$，24 小时内波动范围不超过 $1℃$。一般午后高于早晨，活动、进食等可稍升高，女性月经前、妊娠期可稍高，老年人则可稍低。

【病因】　发热的病因很多，临床上大致分为感染性与非感染性两大类，以前者多见。

1. 感染性发热　临床多见，起病可呈急性、亚急性或慢性，感染部位可以是全身性或局部性。病原体可以是病毒、细菌、支原体、真菌、寄生虫等。

2. 非感染性发热　主要有以下几类。

（1）无菌性坏死物质的吸收：大手术后、器官梗死或组织坏死等。

（2）抗原－抗体反应：如药物热、结缔组织病。

（3）内分泌与代谢障碍：如甲状腺功能亢进症。

（4）皮肤散热减少：如慢性心力衰竭、广泛性皮炎。

（5）体温调节中枢功能失常：物理性（如中暑）；化学性（如中毒）；机械性（如脑出血）。高热无汗是其特点。

（6）自主神经功能紊乱：多为低热。

【临床表现】

1. 发热的分度　测量体温的方法有口测法、腋测法和肛测法。一般以口腔温度为标准。发热的高低可分为：低热，$37.3 \sim 38.0℃$；中度发热，$38.1 \sim 39℃$；高热，$39.1 \sim 41℃$；超高热，$41℃$ 以上。

2. 发热的临床经过

（1）体温上升期：常有皮肤苍白、干燥无汗、疲乏无力、肌肉酸痛、畏寒或寒战等。

（2）高热期：临床表现常有头痛、皮肤潮红灼热、呼吸加深加快、心率加快、出汗等。

（3）体温下降期：体温骤降时常伴大汗淋漓。

3. 常见的热型

（1）稽留热：体温持续在 $39 \sim 40℃$ 以上，24 小时内波动范围不超过 $1℃$，可持续数天或数周（图 1-2-1）。常见于伤寒和肺炎球菌肺炎等。

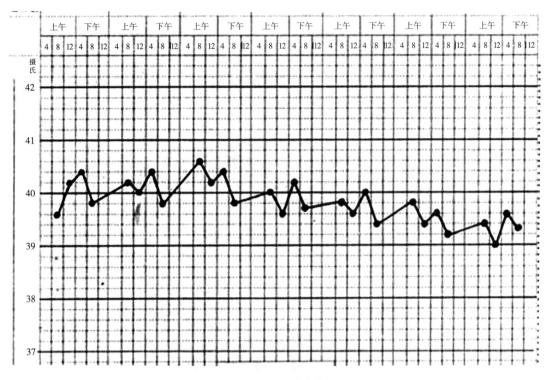

图 1-2-1　稽留热

（2）弛张热：体温在 39℃ 以上，24 小时内波动范围大，可达 2℃ 以上，但最低体温都在正常水平以上（图 1-2-2）。常见于风湿热、败血症、脓毒血症、肝脓肿、严重肺结核等。

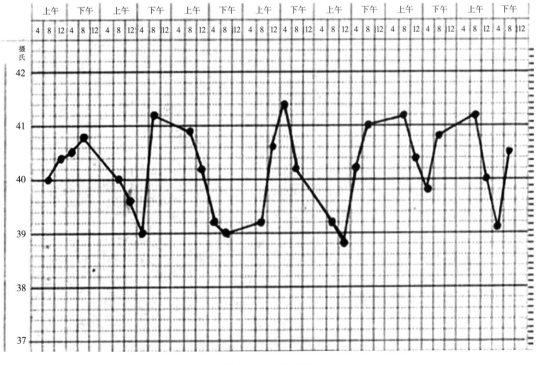

图 1-2-2　弛张热

（3）间歇热：体温骤升达高峰后持续数小时，又迅速降至正常，无热期（间歇期）可持续1天至数天，发热期与无热期反复交替出现（图1-2-3）。常见于疟疾、急性肾盂肾炎等。

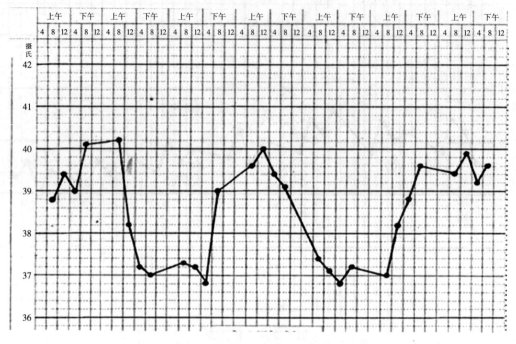

图 1-2-3　间歇热

（4）波状热：体温逐渐上升，达到39℃或39℃以上，数天后又逐渐降至正常，持续数天后又逐渐升高，如此反复多次（图1-2-4）。常见于布氏杆菌病。

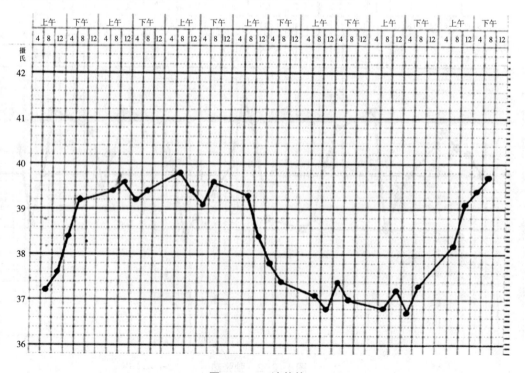

图 1-2-4　波状热

（5）不规则热：体温高低不规则，持续时间不定（图1-2-5）。常见于流行性感冒、风湿热、结核及恶性肿瘤。

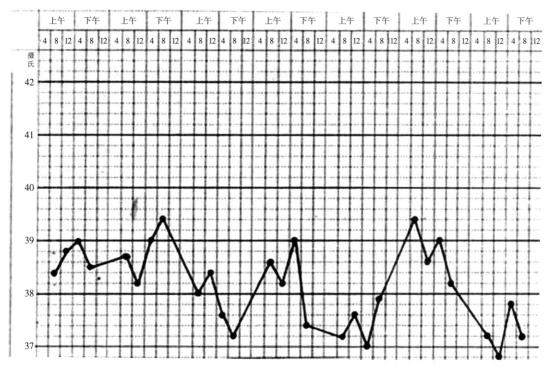

图1-2-5 不规则热

【治疗】

1. **物理降温** 采用酒精擦浴、冷敷、冰敷等。

2. **药物降温** 解热镇痛药，如阿司匹林、布洛芬等。

3. **中医中药** 如羚翘解毒丸等。也可针刺合谷穴、内关穴、曲池穴，强刺激快速捻转。

4. **病因治疗** 细菌感染应用抗感染药，病毒感染应用抗病毒药物。

5. **其他** 多饮水，注意休息和饮食，减少体力消耗。

年老体弱者应用解热镇痛药时应注意观察，大量出汗可导致循环障碍。麻疹患者避免物理降温。

二、头痛

头痛是指额、顶、颞及枕部的疼痛，为临床上常见的临床症状之一。颅脑病变、颅外病变和全身性病变均可引起头痛，但多无特异性。头痛的发生可能与血管因素、脑膜刺激或牵拉、具有痛觉的脑神经或颈神经刺激或牵拉、头颈部肌肉或骨及五官病变、内分泌或神经功能紊乱等机制有关。

【临床表现】

1. **发病情况** 急性起病并有发热者常为感染疾病所致。急剧的头痛，持续不减并伴有意识障碍而无发热者，提示颅内血管性疾病；慢性反复发作的搏动性头痛，多为血管性头痛（如偏头痛）；慢性进行性头痛并有颅内高压的多为颅内占位性病变。

2. **头痛部位**　是单侧或双侧、前额或枕部、局部或弥散、颅内或颅外对病因的诊断有重要价值。偏头痛多位于一侧，高血压引起的头痛多在额部或整个头部，全身性或颅内感染性疾病的头痛多为全头痛等。

3. **头痛的程度与性质**　头痛的程度可分为轻、中、重三度，但与病情轻重不一定一致。三叉神经痛、脑膜刺激引起的疼痛、偏头痛最为剧烈。高血压、发热性疾病及血管性头痛，往往呈搏动性。神经性头痛多为刺痛或电击样痛。肌肉收缩性头痛多呈紧箍感或重压感。

4. **头痛出现的时间与持续时间**　某些头痛可发生在特定时间，如颅内占位病变往往清晨加剧；鼻窦炎的头痛经常发作于清晨和上午；女性偏头痛常与月经有关等。

5. **诱发和缓解因素**　如咳嗽、打喷嚏、摇头、俯身可使血管性头痛、颅内高压性头痛、脑肿瘤性头痛及颅内感染性头痛加剧。

【治疗】　一些病因明确的疾病尤其是器质性疾病引起的头痛，首先应治疗原发病，单纯镇痛治疗有可能延误病情。对于非器质性疾病引起的头痛可采用以下治疗。

1. **紧张性头痛**　可使用抗焦虑药物及镇静药如地西泮、多虑平等。

2. **偏头痛**　可根据病情选用麦角胺咖啡因片、普萘洛尔、尼莫地平、氟桂利嗪、丙戊酸钠、阿米替林等。

3. **三叉神经痛**　以卡马西平为首选药物，也可选用丙戊酸钠等。无效者可行神经阻滞疗法等。

三、咳嗽与咳痰

咳嗽是一种保护性反射动作，机体通过此反射能有效消除呼吸道内的分泌物或气道内异物。但当咳嗽频繁、剧烈时可影响工作和休息，则属病理现象。咳痰是机体借助咳嗽动作将呼吸道内的分泌物或肺泡内的渗出液排出体外。

【病因】

1. **呼吸道疾病**　咽、喉、气管、支气管、肺等部位受到刺激性气体、粉尘、异物、炎症、出血、肿瘤等刺激时均可引起咳嗽。呼吸道感染是临床上引起咳嗽、咳痰最常见的原因。

2. **胸膜疾病**　胸膜炎症、肿瘤、外伤等。

3. **心血管疾病**　左侧心力衰竭导致肺瘀血或肺水肿，右心及体循环静脉栓子脱落、羊水、气栓、瘤栓所致的肺栓塞，肺泡、支气管内渗出液等均可引起。

4. **中枢神经因素**　延髓咳嗽中枢受到刺激。

5. **其他因素**　如服用血管紧张素转化酶抑制药后咳嗽、心因性咳嗽等。

【临床表现】

1. **咳嗽的性质**　咳嗽无痰或痰量少，称为干咳。常见于急性咽喉炎、急性支气管炎早期、胸膜炎等。咳嗽伴有痰液，称为湿性咳嗽。常见于慢性支气管炎、支气管扩张、肺炎、肺脓肿、空洞型肺结核等。

2. **咳嗽的时间**　晨起或就寝时咳嗽加剧，多见于慢性支气管炎、支气管扩张、肺脓肿等；夜间咳嗽加剧，多见于左心功能不全；突发性咳嗽常由于吸入刺激性气体或异物所致。

3. **咳嗽的音色** 咳嗽时声音嘶哑见于喉炎、喉癌、喉返神经病变等；金属音调见于肿瘤压迫气道；声音低微或无力见于声带麻痹、极度衰弱等。

4. **痰的性质和量** 铁锈色痰见于肺炎球菌性肺炎；血性痰多见于支气管扩张、肺结核、肺癌；脓臭痰见于肺脓肿、支气管扩张；草绿色痰见于绿脓杆菌感染；烂桃样痰见于肺吸虫病；棕褐色痰见于阿米巴肺脓肿；粉红色泡沫痰是急性肺水肿的特征性改变。

【治疗】 轻度咳嗽，无须使用镇咳药。剧烈的干咳，或有痰液较多、较黏稠，应适当应用镇咳、祛痰药。

1. **中枢镇咳药** 直接抑制延髓咳嗽中枢而发挥镇咳作用，如可待因、右美沙芬、喷托维林等适用于各种原因引起的干咳。但孕妇、哺乳期妇女、心肺功能不全、老年人、痰多黏稠者应慎用。

2. **外周镇咳药** 通过抑制咳嗽反射弧中的感受器、传入神经、传出神经或效应器中任何一环节而发挥镇咳作用，如苯佐那酯、复方甘草片等。

3. **祛痰药** 可稀释痰液或液化黏痰，使之易于咳出。痰液黏稠不易咳出时可使用，如盐酸氨溴索、乙酰半胱氨酸、溴己新、羧甲司坦等，后两者慎用于消化性溃疡患者。

四、鼻塞

鼻腔堵塞，通气不畅称为鼻塞，是耳鼻咽喉科常见的症状之一，最常见的原因包括鼻炎、鼻中隔偏曲、鼻息肉、鼻窦炎等。

【临床表现】

1. **过敏性鼻炎** 除鼻塞外，典型的尚有打喷嚏、流鼻涕及鼻痒等症状。

2. **鼻中隔偏曲合并慢性肥厚性鼻炎** 单侧或双侧鼻塞，可伴有头痛、注意力不集中等。

3. **慢性鼻窦炎** 可出现头痛、鼻塞、脓鼻涕等症状。

4. **鼻息肉** 为鼻部常见病，是由于极度水肿的鼻腔鼻窦黏膜在重力作用下逐渐下垂而形成。有持续加重的鼻塞、呼吸不通畅、嗅觉障碍、头痛、说话时鼻音过重等症状。

【治疗】

1. **过敏性鼻炎的治疗** 首要原则是找出并且避开过敏原，症状严重时可口服抗组胺药或使用丙酸倍氯米松鼻喷雾剂等。

2. **急、慢性鼻窦炎** 可选用麻黄素、呋喃西林/麻黄素滴鼻剂、萘甲唑啉滴鼻剂，改善鼻腔通气性能。慢性鼻窦炎迁延不愈者可采用鼻内镜手术。

3. **鼻中隔偏曲合并慢性肥厚性鼻炎** 可通过鼻内镜手术矫正过度弯曲的鼻中隔和过度肥厚的鼻甲。

4. **鼻息肉** 鼻内镜手术或常规手术治疗。

五、咯血

咯血是指喉及喉以下呼吸道、肺组织的出血，经口咯出。需与鼻、咽部出血或上消化道出血引起的呕血相鉴别，见表1-2-1。

表 1-2-1 咯血与呕血的鉴别

鉴别要点	咯血	呕血
病史	肺结核、支气管扩张、肺炎、肺脓肿、肺癌、心脏病等	消化性溃疡、急性胃黏膜病变、肝硬化等
出血前症状	喉部痒感、胸闷、咳嗽等	上腹部不适、恶心、呕吐等
出血方式	咯出	呕出，可为喷射状
血的颜色	鲜红	棕色、暗红色，有时鲜红
血内混有物	泡沫、痰	食物残渣、胃液
酸碱反应	碱性	酸性
黑粪	无（咽下血液时可有）	有，可持续数日
出血后痰的性状	痰中带血	无痰

【病因】 咯血的原因很多，以呼吸系统和心血管疾病为常见，其中肺结核、支气管扩张、支气管肺癌、二尖瓣狭窄等为最常见病因。

1. **支气管疾病** 支气管扩张、支气管肺癌、支气管结核等。

2. **肺部疾病** 肺结核、肺炎、肺脓肿等。

3. **心血管疾病** 风湿性心脏病二尖瓣狭窄、肺动脉高压等。

4. **其他** 血液病（如血小板减少性紫癜、白血病、再生障碍性贫血）、急性传染病（如流行性出血热）等。

【临床表现】

1. **年龄** 青壮年咯血多见于支气管扩张、肺结核、风湿性心脏病二尖瓣狭窄等；40 岁以上且有较大量吸烟史者，应高度警惕肺癌的可能。

2. **咯血量** 24 小时咯血量 <100ml 为小量，100～500ml 为中量，24 小时咯血量 >500ml 或一次咯血量 >300ml 或出现窒息为大量。

3. **颜色、性状** 肺结核、支气管扩张患者咯血颜色鲜红；二尖瓣狭窄患者咯血颜色多为暗红色；左侧心力衰竭肺水肿时咯粉红色泡沫样血痰。

4. **全身情况** 长期反复咯血而全身情况差，多见于肺结核、肺癌等慢性消耗性疾病。

【治疗】

1. **病因治疗** 如肺结核患者进行抗结核化疗，支气管扩张患者抗菌药物治疗。

2. **止血药** 如氨甲苯酸、酚磺乙胺、氨基己酸、云南白药等较为常用，大咯血时也可选用垂体后叶素，但高血压、冠心病、孕妇禁用。

3. **镇静药** 少量咯血时可安慰患者，必要时可应用适量镇静药以消除紧张情绪。

4. **预防和治疗窒息** 大咯血时须预防窒息的发生，一旦出现需立即进行抢救。

六、胸痛

胸痛为常见症状，主要由胸部疾病所致，少数可由其他部位疾病引起。主要有以下几种原因：① 胸壁疾病，如肋骨骨折、带状疱疹、肋间神经炎等；② 呼吸系统疾病，如胸膜炎、自发性气胸、肺炎、肺癌等；③ 心血管疾病，如冠心病、心包炎、肺梗死、心血管神经官能症等；④ 纵隔疾病，如纵隔脓肿、纵隔肿瘤等；⑤ 其他，如反流性食管炎、食管裂孔疝等。

【临床表现】

1. 胸痛部位

(1) 胸壁疾病引起的胸痛：部位固定，局部有压痛。

(2) 带状疱疹：表现为成簇的水泡，沿一侧肋间神经分布伴剧痛。

(3) 肋软骨炎：多在第1、2肋软骨处，有压痛但无红肿。

(4) 心绞痛和急性心肌梗死：胸痛多在胸骨后或心前区，常向左肩和左臂内侧放射。

(5) 食管疾病：多引起胸骨后疼痛。

(6) 自发性气胸、胸膜炎、肺梗死的胸痛：多位于患侧的腋下。

2. 胸痛性质

(1) 肋间神经痛多呈阵发性灼痛或刺痛。

(2) 食管炎多为烧灼痛。

(3) 心绞痛多呈压榨性伴窒息感，急性心肌梗死则疼痛更为剧烈并有恐惧感、濒死感。

(4) 肺梗死为突发剧烈刺痛伴呼吸困难、发绀。

(5) 干性胸膜炎常呈尖锐刺痛或撕裂样痛。

3. 发病年龄　青壮年发病多见于胸膜炎、自发性气胸、肺结核、风湿性心脏病等；老年人发病多见于心绞痛、心肌梗死、肺癌等。

4. 影响因素　心绞痛常于体力活动或精神紧张时发作，经休息或服用硝酸甘油而缓解；急性心肌梗死呈持续剧痛，服用硝酸甘油多无效；胸膜炎、自发性气胸、心包炎可因咳嗽、深呼吸而加重；食管疾病可因吞咽而疼痛加剧。

【治疗】

1. 麻醉性镇痛药　疼痛剧烈时如急性心肌梗死可酌情考虑应用吗啡、哌替啶等。

2. 非麻醉性中枢镇痛药　曲马多、罗通定等。

3. 解热镇痛药　如阿司匹林、吲哚美辛、布洛芬、双氯芬酸等。

4. 病因治疗　如心绞痛可用硝酸甘油等。

服用以上药物需要注意：阿片类药物反复应用易引起耐受性和依赖性，临产前及哺乳期妇女禁用吗啡，因可抑制呼吸。解热镇痛药可发生胃肠道反应，尤其是老年患者及原有溃疡病史者，长期较大剂量应用有引起胃肠穿孔或大出血的危险。

七、呼吸困难

呼吸困难（dyspnea）是指患者感到空气不足、呼吸费力，客观表现为呼吸运动用力，严重时可出现张口呼吸、鼻翼煽动，甚至发绀，并可有呼吸频率、节律、深度的改变。多属急症，常因缺氧危及患者生命。

【病因】　引起呼吸困难的原因很多，但主要是呼吸系统和心血管系统疾病。

1. 呼吸系统疾病

(1) 气道阻塞：如气管或支气管的炎症、肿瘤、异物所致的狭窄或阻塞及支气管哮喘、慢性阻塞性肺疾病等。

（2）肺部疾病：如炎症、水肿、瘀血、纤维化、肺不张等。

（3）胸廓、胸膜腔疾病：如严重胸廓畸形、自发性气胸、大量胸腔积液、胸廓外伤等。

（4）神经肌肉疾病：如脊髓灰质炎、急性多发性神经根炎、重症肌无力等。

（5）膈肌运动障碍：如膈神经麻痹、大量腹水、腹腔巨大肿瘤、妊娠末期等。

2.心血管系统疾病　各种原因所致心力衰竭、心脏压塞、肺栓塞。

3.各种中毒　如糖尿病酮症酸中毒、一氧化碳中毒等。

4.血液病　如重度贫血、高铁血红蛋白血症等。

5.神经精神因素

（1）颅脑疾病：如脑外伤、脑出血、脑肿瘤、脑或脑膜炎症等。

（2）精神因素：如癔症。

【临床表现】　根据发生机制和临床表现特点，呼吸困难可分为以下5种类型。

1.肺源性呼吸困难　因通气、换气功能障碍导致缺氧和（或）二氧化碳潴留引起。

（1）吸气性呼吸困难：吸气费力、严重时可出现"三凹征"（吸气时胸骨上窝、锁骨上窝和肋间隙明显凹陷）。见于喉部、大气管狭窄或阻塞。

（2）呼气性呼吸困难：呼气费力、时相延长，常伴哮鸣音。见于肺泡弹性减退、小支气管炎症或痉挛。

（3）混合性呼吸困难：吸气、呼气均费力，频率增快、深度变浅，可伴呼吸音异常。见于严重肺病、大量胸腔积液等使呼吸面积减少导致换气障碍。

2.心源性呼吸困难　主要由左侧心力衰竭和（或）右侧心力衰竭引起，两者发生机制不同，左侧心力衰竭所致的呼吸困难较为严重。

（1）左侧心力衰竭：主要是因为肺瘀血和肺泡弹性减退。其特点：有基础病因、呈混合性、与体位有关、两肺底部或全肺出现湿啰音等。最早表现为劳累性呼吸困难，随病情发展可出现端坐呼吸、夜间阵发性呼吸困难、心源性哮喘，甚至急性肺水肿。

（2）右侧心力衰竭：呼吸困难程度相对较轻，主要是体循环瘀血所致。

3.中毒性呼吸困难

（1）代谢性酸中毒：血中代谢产物增多，刺激呼吸中枢，表现为呼吸深大而规则（Kussmaul呼吸）。

（2）某些药物中毒：如吗啡类可抑制呼吸中枢，使呼吸浅而慢，可有节律改变，出现潮式呼吸或间停呼吸。

4.神经精神性呼吸困难

（1）重症颅脑疾病：呼吸中枢受损，呼吸深而慢，可有节律改变（如抽泣样呼吸）。

（2）癔症：表现为呼吸快而浅，伴叹息样呼吸或出现手足搐搦（呼吸性碱中毒）。

5.血源性呼吸困难　多由红细胞携氧量减少，血氧含量降低所致，表现为呼吸浅、心率加快。

【治疗】

1.注意休息　卧床休息，必要时采用端坐体位。

2.氧气吸入　低氧血症时应吸氧，根据病情调节氧气流量。

3.药物治疗　如支气管哮喘可选用 β₂ 受体激动药：沙丁胺醇或特布他林吸入或口服；茶碱类如氨茶碱、多索茶碱静脉注射或口服；糖皮质激素吸入或全身应用等。

4. 病因治疗　最为重要，根据不同疾病采用相应治疗措施。

八、腹痛

腹痛在临床极为常见，多由腹部器官疾病引起，可为器质性，也可能是功能性。根据起病的急缓，一般分为急性腹痛和慢性腹痛两种。

【病因】

1. 急性腹痛

(1) 腹腔器官急官性炎症：如急性胃炎、急性肠炎、急性胆囊炎、急性胰腺炎。

(2) 空腔器官阻塞或扩张：如肠梗阻、胆结石等。

(3) 腹膜炎症：多见于胃肠道急性穿孔所致的急性腹膜炎。

(4) 腹腔内血管阻塞：如腹主动脉夹层、缺血性肠病等。

(5) 腹壁疾病：如腹壁外伤、带状疱疹等。

(6) 胸腔疾病所致的牵涉性痛：如肺炎、急性心肌梗死等。

(7) 全身性疾病：如铅中毒、尿毒症等。

2. 慢性腹痛

(1) 腹腔器官慢性炎症：如慢性胃炎、慢性胆囊炎。

(2) 空腔器官的张力变化：如胃肠道痉挛。

(3) 胃、十二指肠溃疡。

(4) 腹腔器官的扭转或梗阻：如慢性胃、肠扭转。

(5) 器官包膜的牵拉：如肝瘀血、肝癌等。

(6) 中毒与代谢障碍：如铅中毒、尿毒症等。

(7) 肿瘤压迫及浸润：多见于恶性肿瘤。

(8) 胃肠神经功能紊乱。

【临床表现】

1. 部位　一般来说，腹痛的部位即是病变所在。

(1) 胃、十二指肠病变疼痛多位于上腹部。

(2) 肝胆疾病的疼痛多位于右上腹，并放射至右肩背部。

(3) 小肠疾病的疼痛多位于脐周。

(4) 阑尾炎的疼痛多位于右下腹。

(5) 结肠与盆腔的疼痛多位于下腹部。

2. 疼痛的性质和程度

(1) 急性腹痛：起病急，可呈刀割样、绞痛、钻顶样痛等。如突然发生的中上腹刀割样痛，多为消化性溃疡穿孔；全腹持续性剧痛伴有腹肌紧张或呈板状腹，提示急性弥漫性腹膜炎；胆石症或泌尿系结石多为阵发性绞痛；胆道蛔虫症主要表现为右上腹钻顶样疼痛。

(2) 慢性腹痛：常表现为隐痛、钝痛、胀痛等。如慢性周期性节律性上腹烧灼痛、钝痛多提示消化性溃疡；小肠、结肠的疼痛呈痉挛性、间歇性；结肠病变在便后腹痛可减轻。

3. 诱发或加重因素　如高脂饮食可使胆囊炎、胆石症疼痛发作或加剧；急性胰腺炎常由暴饮暴食、酗酒诱发；胃溃疡进食后疼痛加重；十二指肠溃疡进食后疼痛可减轻。

4. 与体位的关系 反流性食管炎患者躯体前屈时疼痛明显，直立位时可减轻。胃黏膜脱垂患者左侧卧位可使疼痛减轻。

【治疗】

1. 病因治疗 如急性胆囊炎、腹膜炎应抗感染治疗，胃肠道穿孔、肝脾破裂、宫外孕破裂则需立即手术治疗。

2. 对症治疗 胃肠解痉药如山莨菪碱、颠茄浸膏等，但诊断尚未明确或考虑严重器质性病变时镇痛治疗往往会掩盖或延误病情，应特别注意。

3. 治疗消化性溃疡药 如雷尼替丁、奥美拉唑、硫糖铝、枸橼酸铋钾、抗酸药等。

九、消化不良

消化不良（dyspepsia）是指持续或反复发作上腹部不适或疼痛、饱胀或早饱、嗳气、反酸、恶心、呕吐等一组临床症状群。可由全身或消化系统器质性疾病引起，也可以是功能性。临床上将经各种检查后排除了器质性疾病的这一组临床症状群称为功能性消化不良。本节着重介绍功能性消化不良。

【临床表现】

1. 胃和十二指肠的慢性炎症 各种炎症使食管、胃、十二指肠的蠕动功能失调。

2. 精神因素 长期焦虑、抑郁或突然受到强烈的刺激均可引起。

3. 胃动力不足（胃轻瘫） 如糖尿病、原发性神经性厌食等可引起。

4. 消化功能减退 多见于老年人，易受情绪影响，食物粗糙或生冷及进食过多、过油腻时常可诱发。

【治疗】

1. 促胃肠动力药 多潘立酮（吗丁啉）、西沙必利。

2. 消化酶类 多酶片、胰酶、乳酶生。

3. 抑酸药 雷尼替丁、奥美拉唑等，此类药物对腹痛症状较有效。

十、腹泻

凡因肠黏膜的分泌旺盛、吸收障碍、肠管的蠕动增强，使肠内容物通过的速度加快，造成排便次数增多，大便稀薄或水样，或带有黏液、脓血、未消化的食物，称为腹泻。腹泻可分为急性与慢性两种，病程超过 2 个月者为慢性腹泻。

【病因】

1. 肠道感染性炎症 各种细菌、真菌、病毒等均可引起。如伤寒、副伤寒、细菌性痢疾等。

2. 肠道非感染性炎症 Crohn 病、溃疡性结肠炎、放射性肠炎等。

3. 肠道肿瘤 结肠癌等恶性肿瘤。

4. 胰腺疾病 胰腺癌、胰腺切除术后、慢性胰腺炎等。

5. 肝胆疾病 肝硬化、胆囊炎、胆结石等。

6. 药源性腹泻 如各类泻药，某些抗感染药如林可霉素、新霉素，降压药如利血平等。

7. 神经功能紊乱 如肠易激综合征。

8.**急性中毒**　如食用河豚、鱼胆或误服砷、铅、汞等化学物质。

9.**其他功能性腹泻**　如精神紧张、受凉、辛辣食物、海鲜、牛奶、水土不服等。

【临床表现】

1.**起病及病程**　起病急、病程短多为感染或食物中毒所致。起病慢、病程较长多见于慢性感染、吸收不良、非特异性炎症、肠道肿瘤或神经功能紊乱。

2.**腹泻次数及粪便性质**　急性感染性腹泻每日排便次数可达十余次，细菌性痢疾常为黏液、脓血便。阿米巴痢疾为果酱样大便。慢性腹泻次数较少。粪便中带黏液而无病理成分者常见于肠易激综合征。

3.**腹泻与腹痛的关系**　急性腹泻常有腹痛。小肠疾病疼痛常位于脐周，便后不缓解。结肠疾病疼痛多在下腹，便后可缓解。分泌性腹泻常无明显腹痛。

【治疗】

1.**病因治疗**　是治疗的根本。如肠道细菌感染时应用抗菌药物。

2.**助消化药**　胰腺功能不全引起的消化不良性腹泻选用胰酶，蛋白质消化不良者选用胃蛋白酶等。

3.**止泻药**　腹泻过于频繁和功能性腹泻常需使用止泻药。如药用炭、鞣酸蛋白等，化学刺激引起的可选用双八面蒙脱石。

4.**微生态制剂**　复方嗜酸乳杆菌片、双歧三联活菌胶囊等。

十一、便秘

便秘是排便次数明显减少，每2～3天或更长时间一次，粪质干结，常伴排便困难。有少数人数天才排便一次，但无不适感，可属正常。

【临床表现】

1.**意识性便秘**　无病理状况，仅有便意未尽的感觉。

2.**功能性便秘**　偏食、食物缺乏纤维素、饮水过少，或饮食过于精细，或未养成按时排便的习惯、情绪紧张等引起粪便干结，不易排出。

3.**痉挛性病变**　主要为肠易激综合征或肠痉挛。表现为便秘伴慢性腹痛或便秘与腹泻交替出现，腹痛在排气或排便后缓解，检查无其他阳性发现。

4.**低张力性便秘**　多见于中老年和经产妇，由于结肠蠕动功能减弱或丧失引起。

5.**药物性便秘**　消炎镇痛药如布洛芬、萘普生、吲哚美辛等；消化系统用药如氢氧化铝、硫糖铝等；抗胆碱药如溴化普鲁本辛、阿托品、东莨菪碱等都可导致便秘。

6.**器质性疾病**　如肠套叠、大量腹水、结肠肿瘤等。

【治疗】

1.**一般治疗**　改善饮食结构，多进食含粗纤维丰富的食物，以刺激肠道蠕动；多喝水；养成定时排便的习惯；保持身心愉快，适当运动和锻炼。

2.**容积性导泻药**　麦麸、果蔬纤维等纯纤维制剂，适用于慢性便秘。

3.**刺激性导泻药**　如番泻叶、大黄、芦荟、决明子、果导片。直接刺激结肠的肌间神经丛，刺激黏液和氯化物的分泌，起效快。适用于急性便秘，但长期使用可以导致继发性便秘，故不宜长期使用。

4. 渗透性导泻药　如乳果糖、硫酸镁、甘露醇可改变肠腔渗透性，将水分保持在肠腔中，增加肠道中的液体量，使粪便软化，适用于功能性便秘。

5. 润滑性导泻药　如甘油、石蜡、蜂蜜，适用于老人、儿童患者。

十二、呕血与便血

呕血是上消化道疾病（指屈氏韧带以上的消化器官，包括食管、胃、十二指肠、肝、胆、胰疾病）或全身性疾病所致的急性上消化道出血，血液经口腔呕出。便血是指消化道出血，血液由肛门排出。

1. 呕血

（1）上消化道疾病：①食管疾病：食管癌、食管异物、食管静脉曲张破裂。②胃、十二指肠疾病：消化性溃疡、急性糜烂出血性胃炎、胃癌常见。

（2）上消化道邻近器官或组织疾病：胆结石、胰腺炎、胸、腹主动脉瘤破入食管等。

（3）全身性疾病：血液病如白血病、血小板减少性紫癜、流行性出血热等急性传染病。

消化性溃疡、食管胃底静脉曲张破裂、急性糜烂出血性胃炎、胃癌是引起呕血最常见的四大原因。

2. 便血

（1）上消化道疾病：凡能引起呕血的上消化道疾病均能引起便血。

（2）小肠疾病：肠结核、伤寒、急性出血坏死性肠炎、小肠肿瘤、肠套叠等。

（3）结肠疾病：结肠癌、结肠息肉、急性细菌性痢疾、溃疡性结肠炎等。

（4）直肠与肛管疾病：直肠癌、直肠息肉、直肠炎、痔、肛裂、肛瘘等。

【临床表现】

1. 呕血

（1）呕血及黑粪：可呈鲜红色、暗红色，可混有食物残渣。呕血颜色可因出血部位、出血量多少、血液在胃内停留时间的长短而不同。出血量越多，在胃内停留时间越短，颜色越鲜红。呕血的同时有部分血液经肠道排出而形成黑粪。

（2）急性周围循环衰竭：出血量占循环血量的 10%～20% 以上时，可出现头晕、无力、口干、出冷汗、心悸、皮肤苍白、脉搏细速、血压下降，甚至休克等循环衰竭的表现。

（3）发热：24 小时内可出现发热，一般体温不超过 38.5℃，持续 3～5 天。

（4）氮质血症：大量出血时，血红蛋白在肠道被分解吸收可导致血中尿素氮升高。

2. 便血　便血颜色可因出血部位、出血量多少、血液在肠腔内停留时间的长短而呈鲜红、暗红色或柏油样。出血部位越低，出血量越多，排出越快，则血便颜色越鲜红。少量出血不造成粪便颜色改变，需经隐血试验才能确定者，称隐血便。

（1）鲜红色不与粪便混合，仅黏附于粪便表面或于排便后有鲜血滴出或喷出者，提示为肛门或肛管疾病。如痔、肛裂引起的出血。

（2）上消化道或小肠出血在肠内停留时间较长，血红蛋白在肠道内与硫化物结合形成硫化亚铁，使粪便呈黑色，由于附有黏液而发亮，类似柏油，故又称柏油便。

（3）阿米巴痢疾的粪便多为暗红色果酱样大便。急性菌痢多有黏液、脓血便。急性出血坏死性肠炎可排出洗肉水样血便，并有特殊的腥臭味。

【治疗】

1. **一般治疗**　卧床休息，保持呼吸道通畅，必要时吸氧，禁食。

2. **周围循环衰竭的抢救**　立即输血、输液、扩容（平衡盐、葡萄糖盐水、右旋糖酐或代血浆）等治疗以迅速补充血容量，改善循环。

3. **止血药物**　可根据病情选用血管加压素、生长抑素、氨甲苯酸、酚磺乙胺等。

4. **抑制胃酸分泌的药物**　雷尼替丁、奥美拉唑等。

5. **病因治疗**　如肝硬化门脉高压可行介入或手术治疗。

十三、黄疸

黄疸是指血清中胆红素水平升高致使皮肤、黏膜和巩膜发生黄染的症状和体征。正常人血中总胆红素为 $1.71 \sim 17.1\,\mu mol/L$，如超过 $34.2\,\mu mol/L$，即可出现黄疸。如血清胆红素超过正常，肉眼未见明显黄染者称为隐性黄疸。

【病因】　引起黄疸的疾病很多，按发生机制可分为溶血性黄疸、肝细胞性黄疸、胆汁淤积性黄疸等几种。

1. **溶血性黄疸病因与机制**　①先天性：如海洋性贫血、遗传性球形红细胞增多症等。②后天获得性：自身免疫性贫血、新生儿贫血、蚕豆病、不同血型输血、阵发性睡眠性血红蛋白尿、毒蛇咬伤后。由于大量红细胞破坏，致使血中非结合胆红素生成增多，超过了肝的处理能力。另外，溶血性疾病削弱了肝细胞对胆红素的代谢功能，导致非结合胆红素在血中潴留而出现黄疸。

2. **肝细胞性黄疸病因与机制**　各种致肝细胞损伤严重的疾病，如病毒性肝炎、中毒性肝炎、药物性肝炎、肝硬化、败血症等。一方面由于肝细胞受损致肝细胞对胆红素的摄取、结合能力下降，血中非结合胆红素增加；另一方面，因肝细胞坏死或胆汁排泄受阻，结合胆红素反流入血，血中结合胆红素亦可增加从而出现黄疸。

3. **胆汁淤积性黄疸病因与机制**　①肝内性：肝内泥沙性结石、癌栓、寄生虫病等。②肝外性：炎性水肿、胆总管结石、蛔虫、肿瘤阻塞等。由于胆道阻塞，阻塞上方的压力升高，胆管扩张，最后导致小胆管与毛细胆管破裂，胆汁中的胆红素反流入血。

【临床表现】

1. **溶血性黄疸**　可出现急、慢性溶血的各种表现，如寒战、发热、头痛、呕吐、四肢酸痛，并有不同程度的贫血和血红蛋白尿（呈酱油色或浓茶色）。黄疸轻微，呈浅柠檬色。由于非结合性胆红素增多，结合性胆红素的形成也代偿性增多，因此，尿胆原增加，粪胆素随之增加，粪色加深。

2. **肝细胞性黄疸**　皮肤呈浅黄色至深黄色。常伴有肝功能减退症状如疲乏、食欲缺乏、厌油、恶心等，重者可有出血倾向、神经精神症状。

3. **胆汁淤积性黄疸**　皮肤呈暗黄色，严重者甚至黄绿色，伴皮肤瘙痒，尿色深，粪便颜色变浅或呈白陶土色。原发病如急性胆囊炎、胆结石患者常有发热、恶心、呕吐、右上腹疼痛等症状。

【治疗】

1. 溶血性黄疸 去除病因，肾上腺皮质激素及免疫抑制药应用，脾切除等。

2. 肝细胞性黄疸 病毒性肝炎的抗病毒治疗，护肝药物如甘草酸二铵、还原型谷胱甘肽、硫普罗宁、中药等。

3. 胆汁淤积性黄疸 消炎利胆、手术解除梗阻等。

十四、尿频、尿急、尿痛

正常人白天平均排尿 4 ~ 6 次，夜间 0 ~ 2 次。尿频指排尿次数超过正常。尿急是指一有尿意即难以控制，需立即排尿。尿痛指排尿时下腹部、会阴和尿道内疼痛或烧灼感。尿频、尿急、尿痛常同时出现，临床上合称为膀胱刺激征或尿路刺激征。

【临床表现】

1. 尿频

（1）炎症性：每次尿量少，伴有尿急、尿痛。见于膀胱炎、尿道炎、肾结核等。

（2）多尿性：排尿次数多，每日总尿量增多。见于糖尿病、尿崩症等。

（3）神经性：每次尿量少，无尿急、尿痛。见于癔症、神经源性膀胱。

（4）精神性：见于精神紧张、焦虑、恐惧等。

（5）膀胱容量减少性：每次尿量少，治疗难以控制。见于膀胱占位性病变及妊娠中、晚期子宫增大压迫膀胱。

2. 尿急

（1）炎症：见于膀胱炎、尿道炎、肾结核等。

（2）结石和异物：膀胱和尿道结石或异物刺激黏膜所致。

（3）肿瘤：膀胱癌、前列腺癌。

（4）神经源性：神经源性膀胱、精神因素等。

3. 尿痛 引起尿急的病因几乎都能引起尿痛。

【治疗】 根据病因选用不同方法治疗。细菌性尿路感染选用抗菌药物，如氨基糖苷类、喹诺酮类、头孢菌素类。结核性则抗结核药物化疗。

十五、水肿

人体组织间隙有过多的液体积聚使组织肿胀称为水肿，可分为全身性、局部性、积液（体腔）几种。

【临床表现】

1. 全身性水肿

（1）心源性水肿：常见于右侧心力衰竭。水肿首先出现在身体下垂部位，多呈对称性、凹陷性，常伴颈静脉怒张、肝大、静脉压升高，严重时出现胸水和腹水。

（2）肾源性水肿：常见于各种肾炎、肾病。水肿首先出现在面部、眼睑，以后可发展为全身水肿，常伴高血压、蛋白尿、血尿、肾功能改变等。

（3）肝源性水肿：常见于慢性肝炎、肝硬化等。水肿特点：以腹水为最突出表现，也可首先出现在踝部，以后逐渐向上蔓延，但头、面部及上肢常无水肿。肝硬化时有肝功能减退和门静脉高压的表现。

（4）营养不良性水肿：见于各种慢性消耗疾病。水肿前常有消瘦、体重减轻等，水肿常从足部开始，逐渐向上蔓延至全身。

（5）黏液性水肿：见于甲状腺功能减退。常在颜面、眼睑及下肢出现非凹陷性水肿，伴皮肤干燥、毛发脱落等。

2. 局部性水肿　由于局部静脉、淋巴回流受阻或毛细血管通透性增加所致。如创伤或过敏、局部炎症、血栓性静脉炎、丝虫病所致象皮腿等。

【治疗】

1. 病因治疗　如治疗心力衰竭、各类肾病、肝硬化等。

2. 控制食盐、液体摄入。

3. 利尿药　呋塞米、噻嗪类、螺内酯、氨苯蝶啶等。但利尿药长期使用可引起水与电解质紊乱。呋塞米与氨基糖苷类及第一、二代头孢类合用可增加耳毒性，与强心苷或肾上腺皮质激素合用加重低血钾，必须加以注意。

十六、原发性痛经

凡在经期前后或行经期间出现明显下腹疼痛、坠胀、腰酸等症状，称为痛经（dysmenorrhea）。痛经在临床上可分为原发性痛经和继发性痛经两类。生殖器官无器质性病变者称为原发性痛经，也称功能性痛经。继发性痛经则是指生殖器官有明显病变者，如子宫内膜异位症、盆腔炎、肿瘤等，多见于生育后及中年妇女。

【病因】　原发性痛经的病因目前尚未完全明了。可能与精神因素密切相关。也可能由于子宫发育不良、子宫过度屈曲，使经血流出不畅，造成经血潴留，从而刺激子宫，出现肌肉痉挛性收缩，导致子宫缺血而引起。

【临床表现】

1. 痛经多发生于月经初潮后不久的未婚妇女。

2. 于经前一天开始，经期加剧，尤其是经期第一天。疼痛位于下腹部，可向腰骶、会阴、肛门等部位放射。

3. 可伴有头痛、心悸、恶心、呕吐等症状，妇科检查多无异常发现。

4. 多能在生育后缓解。

【治疗】

1. 镇静　疼痛较轻者可给予精神安慰，必要时可用镇静药如地西泮 2.5 ～ 5mg，每日 2 ～ 3 次。

2. 解痉、镇痛　疼痛剧烈者可选用阿司匹林、吲哚美辛、山莨菪碱等药物。

3. 激素治疗　甲羟孕酮（安宫黄体酮）、口服避孕药等。

十七、意识障碍

意识是中枢神经系统对内外环境及自身状态的识别和察觉能力。这种能力的减退或消失即为意识障碍，严重者称为昏迷。任何病损累及脑干或双侧大脑皮层就有可能引起意识障碍。

【病因】

1. 颅脑非感染性疾病　如脑血管病、颅内占位性病变、颅脑损伤、癫痫等。

2. 急性重症感染 如败血症、中毒性菌痢、脑炎、脑膜炎等。

3. 内分泌与代谢障碍 如尿毒症、肝性脑病、糖尿病等。

4. 心血管疾病 如阿-斯综合征、严重休克。

5. 水、电解质平衡紊乱 如稀释性低钠血症等。

6. 理化因素所致疾病 如各种药物中毒、中暑。

以上各种原因导致脑缺血、缺氧、葡萄糖供给不足、酶及辅酶代谢异常等从而引起意识障碍。

【临床表现】

1. 嗜睡 是最轻的意识障碍，为一种病理性倦睡，患者陷入持续的睡眠状态，可被唤醒，并能正确回答和做出各种反应，但当刺激去除后很快又再入睡。

2. 意识模糊 较嗜睡为重的意识障碍，表现为保持简单的精神活动但对时间、地点、人物的定向能力发生障碍。

3. 昏睡 表现为接近于人事不省，处于熟睡状态，不易唤醒，或在强烈刺激下可被唤醒，但很快又再入睡。醒时答语含糊或答非所问。

4. 昏迷 表现为意识持续的中断或完全丧失。各种反射随着意识障碍加重表现为减弱或消失，是最严重的意识障碍。按其程度可分为 3 个阶段。

（1）轻度昏迷：意识大部丧失，无自主运动，对疼痛可有反应，角膜、瞳孔反射存在。

（2）中度昏迷：对各种刺激均无反应，角膜、瞳孔反射减弱，眼球无运动。

（3）重度昏迷：全身肌肉松弛，对各种刺激全无反应，深、浅反射均消失。

5. 谵妄 是一种以兴奋增高为主的高级神经中枢急性活动失调状态，表现为意识模糊、定向力丧失、感觉错乱、躁动、言语杂乱。

【治疗】

1. 病因治疗 如脑肿瘤行手术切除、急性中毒者特效解毒药应用等。

2. 对症治疗 可根据病情需要采用以下措施。

（1）保持呼吸道通畅，必要时给氧。

（2）维持有效的循环功能，如给予强心药、升压药物，纠正休克。

（3）脱水、降低颅压。有脑水肿、颅内压增高者可给予 20% 甘露醇、呋塞米等利尿脱水药。

（4）降低脑细胞代谢。如头部放置冰帽适当降温。

（5）纠正水电解质和酸碱平衡紊乱。

（6）保护脑细胞，促进代谢药物。如胞磷胆碱、尼莫地平、甲氯芬酯、醒脑静等。

（周瑞芳）

第二章 体格检查

体格检查是指医生运用感觉器官和借助于简便的检查工具（如体温表、血压计、叩诊锤、听诊器、检眼镜等）客观地了解和评估机体状况的最基本的检查方法。多数疾病通过详细问诊、全面的体格检查就可以做出初步诊断。

体格检查的基本方法：视诊、触诊、叩诊、听诊和嗅诊。要想熟练地进行全面、规范和正确的体格检查，需要认真学习医学理论知识，并反复进行临床实践才能使检查结果准确可靠。

体格检查时应注意以下几点。

1. 医生应举止端庄大方，态度和蔼诚恳，以患者为中心，关心、体贴患者。

2. 检查前向患者说明体格检查的目的和要求，取得患者的密切配合。

3. 检查时医生站在患者右侧，光线要适当，温度要适宜，操作应细致、轻柔，同时要避免交叉感染，必要时需要第三者在场。

4. 为避免重复和遗漏，体格检查要按一定顺序进行，通常首先进行生命体征和一般检查，然后按头、颈、胸、腹、脊柱、四肢和神经系统的顺序进行检查，必要时进行肛门、直肠和生殖器的检查。

5. 全身体格检查力求全面、系统、规范，危重患者则应根据病情需要做重点检查，边抢救边进行补充检查。

第一节 基本方法

一、视 诊

视诊是医生用视觉观察患者全身或局部表现的检查方法。视诊可用于一般状态的检查，如年龄、发育、营养、意识状态、面容、表情、体位、步态等。局部视诊可了解患者身体各部分的改变，如皮肤、黏膜、眼、耳、鼻、口、舌、肌肉、骨骼、关节外形等。被检查的部位要充分暴露，最好在自然光线下进行观察。特殊部位的视诊需借助于某些仪器如耳镜、鼻镜、检眼镜等进行检查。

视诊简便易行，适用范围广，有时仅用视诊即可发现某些疾病的重要征象而做出明确的诊断。

二、触 诊

触诊是医生通过手接触被检查部位时的感觉来进行判断的一种检查方法。触诊的适用范围很广，可用于身体各部位，腹部检查触诊尤为重要。触诊可进一步明确视诊所不能肯定或未能察觉的体征，如体温、震颤、压痛、摩擦感，以及包块的位置、大小、表面性质、硬度等。

因检查的目的不同而施加的压力有轻有重，触诊可分为浅部触诊法和深部触诊法。

1. **浅部触诊法**　触诊时，一手放在被检查部位，用掌指关节和腕关节的协同动作轻柔地进行滑动触摸。适用于体表浅在病变，如关节、软组织、浅部动脉、静脉、神经、阴囊、精索等，主要用于检查有无压痛、抵抗感、搏动、包块等。

2. **深部触诊法**　可用单手或两手重叠由浅入深，逐渐加压以达深部进行触诊，主要用于了解腹腔病变和器官情况。根据检查目的和手法不同可以分为以下 4 种。

（1）深部滑行触诊法：医生用右手并拢的二、三、四指平放在腹壁上，以手指末端逐渐触向腹腔的器官或包块，在被触及的包块上做上下、左右滑动触摸。这种触诊方法常用于腹腔深部包块和胃肠病变的检查。

（2）双手触诊法：将左手掌置于被检查器官或包块的背后部，右手中间三指并拢平置于腹壁被检查部位，左手掌向右手方向托起，使被检查的器官或包块位于双手之间，并更接近体表，有利于右手触诊检查。用于肝、脾、肾和腹腔包块的检查。

（3）深压触诊法：用手指逐渐深压腹壁被检查部位，主要用于检查腹腔深在病变的部位或确定压痛点及有无反跳痛，如阑尾压痛点、输尿管压痛点等，检查反跳痛时，在手指深压的基础上迅速将手抬起，并询问患者是否感觉疼痛加重或观察是否出现痛苦表情。

（4）冲击触诊法：又称为浮沉触诊法。一般用于大量腹水时肝、脾及腹腔包块难以触及者。冲击触诊会使患者感到不适，检查时应避免用力过猛（图 2-1-1）。

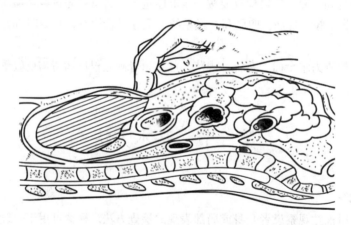

图 2-1-1　冲击触诊法

三、叩　诊

叩诊是用手指叩击身体表面某一部位，使之震动而产生音响，根据震动和声响的特点来判断被检查部位的器官状态有无异常的一种方法。

（一）叩诊方法

根据叩诊的目的和手法不同，分为直接叩诊法和间接叩诊法两种。

1. **直接叩诊法**　医生用右手中间三指掌面直接拍击被检查部位，根据拍击的反响和指下的震动感来判断病变情况。适用于胸部和腹部范围较广泛的病变，如大量胸腔积液、气胸、胸膜粘连或肥厚、大量腹水等。

2. **间接叩诊法**　医生将左手中指第二指节紧贴于叩诊部位，其他手指稍抬起；右手指自然弯曲，用中指指端垂直叩击左手中指末端指关节处或第二节指骨的远端。叩诊时应以腕关节与掌指关节的活动为主，叩击动作要灵活、短促、富有弹性（图2-1-2）。

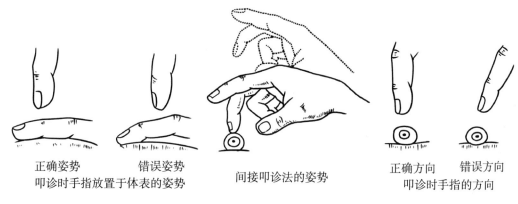

正确姿势　　　错误姿势　　　　　　　　　　　　　　　正确方向　　错误方向
叩诊时手指放置于体表的姿势　　间接叩诊法的姿势　　　　　叩诊时手指的方向

图2-1-2　间接叩诊法

（二）叩诊音

被叩击的部位组织或器官的致密度、弹性、含气量及与体表的间距不同，在叩击时可产生不同的音响。根据音响的频率、振幅、长短的不同，将叩诊音分为清音、鼓音、过清音、浊音、实音5种。

1. 清音　是正常肺部的叩诊音。

2. 鼓音　正常情况下可见于胃泡区和腹部，病理情况下可见于肺内空洞、气胸等。

3. 过清音　常见于肺组织含气量增多、弹性减弱时，如肺气肿。正常儿童可叩出相对过清音。

4. 浊音　叩击被少量含气组织覆盖的实质器官时产生，如叩击心或肝被肺边缘所覆盖的部分，病理状态下可见于肺炎（肺组织含气量减少）等。

5. 实音　叩击心脏和肝等实质器官所产生的音响。在病理状态下可见于大量胸腔积液或肺实变等。

四、听　诊

听诊是医生根据患者身体各部分发出的声音判断正常与否的一种检查方法，也是临床上诊断疾病的一项基本技能和重要手段，在心、肺疾病中尤为重要。听诊方法以下2种。

1. 直接听诊法　医生将耳直接贴于被检查者的体表上进行听诊，这种方法所能听到的体内声音很弱，只有在某些特殊和紧急情况下才会采用。

2. 间接听诊法　此法方便，利用听诊器进行，听诊效果好，应用范围广，除用于心、肺、腹等部位外，还可以用来听取血管杂音等。

听诊器通常由耳件、体件和软管三部分组成。听诊前应注意检查耳件方向是否正确，硬管和软管管腔是否通畅。体件有钟型和膜型两种类型，钟型体件适用于听取低调声音，如二尖瓣狭窄的隆隆样舒张期杂音；膜型体件适用于听取高调声音，如主动脉瓣关闭不全的杂音。

五、嗅　诊

嗅诊是以嗅觉来判断发自患者的异常气味与疾病之间关系的一种检查方法。

常见异常气味及其临床意义如下。

1. **汗液味**　正常汗液无特殊气味。酸性汗液见于风湿热和长期服用解热镇痛药物的患者，特殊的狐臭味见于腋臭患者。

2. **呼吸气味**　呼吸呈刺激性蒜味见于有机磷农药中毒，烂苹果味见于糖尿病酮症酸中毒者，氨味见于尿毒症，肝腥味见于肝性脑病者。

3. **痰液**　痰液呈恶臭味，提示厌氧菌感染，见于支气管扩张症或肺脓肿等。

4. **脓液**　恶臭的脓液可见于气性坏疽。

5. **呕吐物**　呕吐物出现粪便味可见于肠梗阻。

6. **粪便**　粪便具有腐败性臭味见于消化不良或胰腺功能不良者，腥臭味粪便见于细菌性痢疾。

7. **尿液**　尿液呈浓烈氨味见于膀胱炎。

第二节　一般检查

一、全身状态检查

（一）性别

正常人性征很明显，通过第二性征的检查即可判断性别。了解性别的意义在于性别与某些疾病的发生有一定的关系，如系统性红斑狼疮多见于女性；某些疾病可引起性征发生改变。

（二）年龄

年龄与疾病的发生及预后密切相关，如佝偻病、麻疹多发生于幼儿及儿童；结核病、风湿热多发生于青少年；动脉硬化性疾病和某些肿瘤多发生于中、老年。年龄一般通过问诊得知，但在昏迷等特殊情况下，需通过观察皮肤的弹性与光泽、肌肉、牙齿的状态、毛发的颜色和分布、面与颈部皮肤的皱纹来判断。

（三）生命征

生命征是评价生命活动存在与否及其质量的重要指标，包括体温、呼吸、脉搏和血压，是每一位患者必须检查的项目之一。

1. **体温**　常用测量体温的方法有 3 种，分别是口测法、腋测法和肛测法。

（1）口测法：将消毒后的体温计置于舌下，让其紧闭口唇，5 分钟后读数。正常值为 36.3～37.2℃。此法较可靠，但不宜用于婴幼儿和意识障碍者。

（2）腋测法：将体温计头端置于患者腋窝顶部，嘱患者夹紧，10 分钟后读数。正常值 36～37℃。此法安全、方便，不易发生交叉感染，故临床最为常用。

（3）肛测法：患者取侧卧位，将体温计头端涂以润滑剂后，徐徐插入肛门内达体温计长度的 50% 为宜，5 分钟后读数。正常值为 36.5～37.7℃。主要用于婴幼儿和意识障碍者。

体温测量时应注意：测量前需将体温计的汞柱甩到 35℃ 以下。体温计附近不能靠近冷热物品，如冰袋或热水袋等。

2. **呼吸**　注意观察并记录患者呼吸的类型、频率、节律、深度等，方法详见本章第五节胸部检查相关内容。

3. 脉搏　观察并记录患者脉搏的频率、节律、强弱及动脉壁的弹性等，方法详见本章第五节胸部检查相关内容。

4. 血压　通常用汞柱式血压计间接法测量外周大动脉如肱动脉血压，方法详见本章第五节胸部检查相关内容。

（四）发育与体型

发育正常与否通常以患者年龄和智力与体格成长状态（身高、体重、肌肉和脂肪量、第二性征等）之间的关系进行综合评价。

成人发育正常的指标包括：①头部的长度为身高的 1/8 ~ 1/7；②胸围为身高的 1/2；③双上肢展开后，左右中指的距离与身高基本一致；④坐高等于下肢的长度。

发育受遗传、内分泌、营养状况、生活条件及体育锻炼等多种因素的影响。病态发育则与内分泌的关系最为密切。如垂体前叶功能亢进，可致体格异常高大称为巨人症；垂体功能减退，可致体格异常矮小称为侏儒症；甲状腺功能减退，可致体格矮小伴智力低下，称为呆小病。

体型是身体各部发育的外观表现，根据骨骼、肌肉的生长与脂肪分布的状态不同成年人的体型可分为 3 种。① 无力型（瘦长型）：体高肌瘦，颈细长，肩窄下垂，胸廓扁平，腹上角 <90°；②正力型（匀称型）：身体各部分结构匀称适中，腹上角为 90° 左右；③超力型（矮胖型）：体格粗壮，颈、四肢粗短，肩宽平，胸围大，腹上角 >90°。

（五）营养状态

一般根据皮肤、毛发、皮下脂肪、肌肉的发育情况等进行综合判断。最简便而迅速的方法是观察皮下脂肪充实的程度，一般取前臂屈侧或上臂背侧下 1/3 处判断脂肪充实度。

临床上营养状态常用良好、中等、不良 3 个等级来进行描述。①良好：黏膜红润、皮肤弹性良好，皮下脂肪丰满而有弹性，肌肉结实，指甲、毛发润泽等。②不良：皮肤黏膜干燥、弹性降低，皮下脂肪菲薄，肌肉松弛无力，指甲粗糙、毛发稀疏无光泽，肋间隙、锁骨上窝凹陷，肩胛骨和髂骨嶙峋突出。③中等：介于上述两者之间。

营养状态异常包括营养不良和营养过度。体重减轻达正常（标准体重）的 10% 时称为消瘦，极度消瘦者称为恶病质。营养不良的常见原因有：摄入不足、消化吸收障碍、消耗过多。超过标准体重的 20% 以上者称为肥胖。

（六）意识状态

意识是指人对周围环境和自身状态的识别和察觉能力，是大脑功能活动的综合表现。正常人意识清晰，反应敏锐，思维和情感活动正常，语言流畅、准确。凡能影响大脑功能活动的疾病均可引起程度不等的意识改变，称为意识障碍。根据意识障碍的程度可将其分为嗜睡、意识模糊、谵妄、昏睡及昏迷。

（七）语调与语态

语调指言语过程中的音调，如声音嘶哑可见于喉部炎症、结核和肿瘤及喉返神经麻痹；脑血管意外可引起音调变浊和发音困难。语态指言语过程中的节奏。震颤麻痹、舞蹈症、手足徐动症等可出现语态异常，表现为语言节奏紊乱、语言不畅、快慢不均、音节不清等。

（八）面容与表情

面容与表情是反映情绪状态的重要指标。正常人表情自然，神态安怡。患某些疾病时，可出现特征性的面容与表情，对疾病的诊断具有重要的价值。临床上常见的典型面容如下。

1. 急性病容 面色潮红，表情痛苦，有时伴鼻翼煽动，口唇疱疹。多见于急性感染性疾病，如肺炎球菌肺炎、疟疾、流行性脑脊髓膜炎等。

2. 慢性病容 面色晦暗或苍白，面容憔悴，目光暗淡。见于慢性消耗性疾病，如恶性肿瘤、肝硬化、严重结核病等。

3. 贫血面容 面色苍白，唇舌色淡，表情疲惫。见于各种原因所致的贫血。

4. 肝病面容 面色晦暗，可有褐色色素沉着。见于肝硬化等慢性肝疾病。

5. 肾病面容 面色苍白，眼睑及颜面水肿，舌色淡、舌缘可有齿痕。见于慢性肾衰竭。

6. 满月面容 面如满月，皮肤发红，常伴痤疮和胡须。见于 Cushing 综合征及长期应用糖皮质激素者（图 2-2-1）。

7. 肢端肥大症面容 头大脸长，下颌增大、向前突出，眉弓及两颧隆起，唇舌肥厚，耳鼻增大。见于肢端肥大症（图 2-2-2）。

8. 甲状腺功能亢进面容 眼裂增宽，眼球突出，目光炯炯，兴奋不安，烦躁易怒，面容惊愕。见于甲状腺功能亢进症（图 2-2-3）。

9. 黏液性水肿面容 面色苍黄，颜面水肿，睑厚面宽，目光呆滞，反应迟钝，眉毛、头发稀疏，舌色淡而肥大。见于甲状腺功能减退症（图 2-2-4）。

10. 二尖瓣面容 面色晦暗、双颊紫红、口唇轻度发绀。见于风湿性心瓣膜病二尖瓣狭窄（图 2-2-5）。

其他还有伤寒面容、苦笑面容、面具面容等。

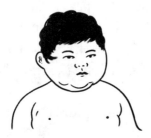

图 2-2-1 满月面容

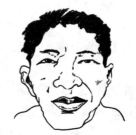

图 2-2-2 肢端肥大症面容

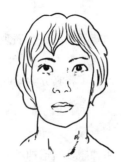

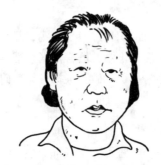

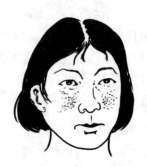

图 2-2-3 甲亢面容　　图 2-2-4 黏液性水肿面容　　图 2-2-5 二尖瓣面容

（九）体位

体位是指患者身体所处的状态。某些疾病时可出现体位的改变，对诊断有一定的意义。常见的体位如下。

1. 自主体位　身体活动自如，不受限制。见于正常人、病情较轻和疾病早期。

2. 被动体位　患者不能自己调整或变换身体的位置。见于极度衰弱或意识丧失者。

3. 强迫体位　为了减轻疾病带来的痛苦，被迫采取某种特殊的体位。常见的体位如下。

（1）强迫仰卧位：患者仰卧位，双腿屈曲，以减轻腹部肌肉的紧张程度。见于急性腹膜炎等。

（2）强迫俯卧位：患者俯卧位，以减轻脊背肌肉的紧张程度。见于脊柱疾病。

（3）强迫侧卧位：患者卧向患侧，可减轻疼痛和有利于健侧代偿呼吸。见于一侧胸膜炎和大量胸腔积液患者。

（4）强迫坐位（端坐呼吸）：患者不能平卧，取坐位或半坐位，两手置于膝盖或扶持床边以改善呼吸，增加肺通气量，减少回心血量和减轻心脏负担。见于严重心、肺功能不全者。

（5）强迫蹲位：患者在步行或活动过程中，因呼吸困难而停止活动并采用蹲踞位或膝胸位以缓解症状。见于先天性发绀型心脏病。

（6）强迫停立位：患者在步行时作心前区疼痛突然发作，被迫立即停住，待症状稍缓解后才继续行走。见于心绞痛。

（7）辗转体位：患者辗转反侧，坐卧不安。见于胆石症、胆道蛔虫症、肾绞痛等。

（8）角弓反张位：患者颈及脊背肌肉强直，头部向后仰，胸腹前凸，背过伸，躯干呈弓形。见于破伤风及小儿脑膜炎。

（十）姿势与步态

姿势是指举止的状态。健康成人躯干端正，肢体活动灵活适度。患者因疾病的影响，可出现姿势的改变。

步态指走动时所表现的姿态。某些疾病时可出现步态发生明显改变，有助于疾病的诊断。典型异常步态有蹒跚步态、醉酒步态、共济失调步态、慌张步态、跨阈步态、剪刀步态等。

二、皮 肤

皮肤的检查主要通过视诊观察，有时需配合触诊。

1. 颜色　与种族、毛细血管的分布、血液的充盈度、色素量的多少、皮下脂肪的厚薄等有关。

（1）苍白：皮肤黏膜苍白可由贫血、末梢毛细血管痉挛或充盈不足所致，如寒冷、惊恐、休克、虚脱及主动脉瓣关闭不全等。

（2）发红：皮肤发红是由于毛细血管扩张充血、血流加速及红细胞量增多所致，在生理情况下见于运动、饮酒后；病理情况下见于发热性疾病，如肺炎球菌肺炎、猩红热、阿托品及一氧化碳中毒等。皮肤持久性发红见于 Cushing 综合征及真性红细胞增多症。

（3）发绀：皮肤呈青紫色，常出现于口唇、耳垂、面颊及肢端。见于还原血红蛋白增多或异常血红蛋白血症。

（4）黄染：皮肤黏膜发黄为黄染。最常见于各种原因引起的黄疸。过多食用胡萝卜、南瓜、橘子等可引起血中胡萝卜素增高，长期服用米帕林、呋喃类等药物也可引起。

（5）色素沉着：是由于表皮基底层的黑色素增多所致的部分或全身皮肤色泽加深。生理情况下，身体的外露部分，以及乳头、腋窝、生殖器官、关节、肛门周围等处皮肤色素较深。病理情况下见于慢性肾上腺皮质功能减退、肝硬化、肝癌、黑热病、疟疾，以及使用某些药物如砷剂和抗肿瘤药物等。

（6）色素脱失：常见的有白癜、白斑及白化症。

2. 温度与湿度　正常皮肤温暖而湿润。在病理情况下，可发生出汗增多或减少，如风湿病、结核病和布氏杆菌病、甲状腺功能亢进症、佝偻病等常伴有多汗。夜间睡后出汗称为盗汗，多见于结核病。手足皮肤发凉而大汗淋漓称为冷汗，见于休克和虚脱患者。

3. 弹性　皮肤弹性与年龄、营养状态、皮下脂肪及组织间隙所含液体量有关。检查皮肤弹性时，常选择手背或上臂内侧部位，以拇指和示指将皮肤提起，松开后如皮肤皱褶迅速平复为弹性良好。如皱褶平复缓慢为弹性减弱，见于长期消耗性疾病或严重脱水者。

4. 皮疹　皮疹是全身性疾病和皮肤病的重要体征之一。皮疹的种类很多，常见的皮疹如下。

（1）斑疹：皮肤发红，一般不隆起皮肤表面。见于斑疹伤寒、丹毒等。

（2）丘疹：除颜色发红外，隆起于皮肤表面。见于药疹、麻疹及湿疹等。

（3）斑丘疹：在丘疹周围有皮肤发红的底盘称为斑丘疹。见于风疹、猩红热和药疹等。

（4）玫瑰疹：鲜红色圆形斑疹，直径 2 ~ 3mm，按压可消退，松开时又复出现，多出现于胸腹部。为伤寒和副伤寒的特征性皮疹。

（5）荨麻疹：为稍隆起皮肤表面的苍白或红色的局限性水肿，常伴瘙痒。见于各种过敏反应。

5. 脱屑　正常皮肤可有少量脱屑，不易察觉。病理状态下可见大量皮肤脱屑，米糠样脱屑常见于麻疹，片状脱屑常见于猩红热，银白色鳞状脱屑见于银屑病。

6. 皮下出血　局部皮肤呈青紫色，压之不褪色。根据其直径大小分为以下几种：<2mm 称为瘀点；2 ~ 5mm 称为紫癜；>5mm 称为瘀斑；片状出血并伴皮肤隆起称为血肿。皮下出血常见于造血系统疾病、重症感染、某些血管损伤性疾病，以及毒物或药物中毒等。

7. 蜘蛛痣与肝掌　皮肤小动脉末端分支性扩张所形成的血管痣，因形似蜘蛛，称为蜘蛛痣。多出现在面、颈、手背、上臂、前胸和肩部等处，其大小不等。检查时用棉签或火柴杆压迫蜘蛛痣的中心，其辐射状小血管网可消失，去除压力后又出现。常见于急、慢性肝炎或肝硬化。慢性肝病患者手掌大、小鱼际处常发红，加压后褪色，称为肝掌，其发生机制与蜘蛛痣相同。

8. 水肿　组织间隙内液体积聚过多称为水肿。根据水肿的范围和程度，可分为轻、中、重三度。轻度：出现于眼睑、眶下软组织、胫骨前、踝部皮下组织，指压后可见组织轻度下陷，平复较快。中度：全身疏松组织均见明显水肿，指压后可出现明显的或较深的组织下陷，平复缓慢。重度：全身组织严重水肿，身体低垂部位皮肤紧张发亮，甚至有液体渗出。可伴胸腔、腹腔积液。

此外，皮肤检查还要注意有无皮下结节、瘢痕及毛发的分布、多少和颜色等。

三、淋巴结

正常情况下，全身表浅淋巴结很小，直径多为 0.2 ~ 0.5cm，故不易触及，如被触及，质地柔软，表面光滑，无压痛，与毗邻组织无粘连。

（一）淋巴结的分布及收集范围（表2-2-1）

表2-2-1 淋巴结收集淋巴液区域

淋巴结	收集区域
耳后、乳突淋巴结、枕淋巴结	头皮
颌下淋巴结	口底、颊黏膜、牙龈等
颏下淋巴结	唇/舌、颊下三角区等
颈深淋巴结上群	鼻咽部
颈深淋巴结下群	咽喉、气管、甲状腺等
锁骨上淋巴结（左侧）	食管与胃
锁骨上淋巴结（右侧）	气管、肺等
腋窝淋巴结	胸壁、乳房等
腹股沟淋巴结	会阴部、下肢

（二）检查顺序及方法

1. 检查顺序 为了避免遗漏，表浅淋巴结的检查应按如下顺序进行：耳前、耳后、枕部、颌下、颏下、颈前、颈后、锁骨上窝、腋窝、滑车上、腹股沟（先查上群，后查下群）、腘窝部淋巴结。

2. 检查方法 检查淋巴结应采用视诊和触诊。视诊时注意局部皮肤是否红肿，有无瘢痕、瘘管等。触诊时检查者将示、中、环指三指并拢，其指腹平放于被检查部位的皮肤上进行滑动触诊。检查颈部淋巴结时可站在被检查者前面或背后，嘱被检查者头稍低，或偏向检查侧，以使皮肤或肌肉松弛，有利于触诊。检查锁骨上淋巴结时，让被检查者取坐位或卧位，并使其头部稍向前屈，用双手进行触诊。检查腋窝淋巴结时，被检查者前臂稍外展，检查者以右手检查左侧，以左手检查右侧，触诊时由浅及深至腋窝各部。检查滑车上淋巴结时，以左（右）手扶托被检查者左（右）前臂，以右（左）手向滑车上由浅及深进行触摸。

淋巴结肿大时，应注意记录其部位、大小、数目、形态、硬度、压痛、活动度、有无粘连，局部皮肤有无红肿、瘢痕、瘘管等。

3. 淋巴结肿大的原因及临床意义

（1）局限淋巴结肿大：① 非特异淋巴结炎：由引流区域的急、慢性炎症所引起。急性炎症时，肿大的淋巴结柔软，表面光滑，有压痛，无粘连；慢性炎症时，淋巴结较硬，最终淋巴结可缩小或消退。② 淋巴结结核：常发生于颈部血管周围，多发性，常呈串珠样排列，质地稍硬，大小不等，可相互粘连或与周围组织粘连。如发生干酪性坏死，则可触及波动感。晚期破溃后形成瘘管，经久不愈，愈合后可形成瘢痕。③ 恶性肿瘤淋巴结转移：肿大淋巴结质地坚硬，或有象皮样感，表面可光滑或突起，与周围组织粘连，不易推动，一般无压痛。胸部肿瘤如肺癌可向右侧锁骨上窝或腋窝淋巴结群转移；胃癌多向左侧锁骨上窝淋巴结群转移，此淋巴结称为Virchow淋巴结。

（2）全身性淋巴结肿大：病毒、细菌、螺旋体、原虫与寄生虫感染均可出现，也可见于结缔组织（系统性红斑狼疮、干燥综合征、结节病）、血液系统疾病（急慢性白血病、淋巴瘤、恶性组织细胞病）等。

第三节　头部检查

一、头　颅

头颅的检查以视诊为主，应注意大小、外形和活动情况，还要注意头发、头皮有无异常。

头颅的大小以头围来衡量，测量时以软尺自眉间绕到颅后通过枕骨粗隆。新生儿头围约为34cm，18岁以上成年人可达53cm或53cm以上，以后基本无变化。头颅矢状缝和其他颅缝大多在出生后6个月内骨化，骨化过早会影响颅脑的发育。

头颅的大小异常或畸形可成为一些疾病的典型体征，常见的有以下几种。

1. 小颅　小儿囟门多在12～18个月闭合，如过早闭合可形成小头畸形，常伴有智力发育障碍。

2. 尖颅　亦称塔颅，头顶部尖突高起，造成与颜面的比例异常，这是由于矢状缝与冠状缝过早闭合所致。见于先天性疾患尖颅并指（趾）畸形，即Apert综合征。

3. 方颅　前额左右突出，头顶平坦呈方形，见于小儿佝偻病或先天性梅毒。

4. 巨颅　额、顶、颞及枕部突出膨大，颈部静脉充盈，相比之下面部很小。由于颅内压增高，压迫眼球，形成双目下视，巩膜外露的特殊表情，称落日现象，见于脑积水。

5. 变形颅　发生于中年人，以颅骨增大变形为特征，同时伴有长骨的骨质增厚与弯曲，见于变形性骨炎。

头部的运动异常主要有：头部活动受限，见于颈椎疾患；头部不随意地颤动，见于震颤麻痹；与颈动脉搏动一致的点头运动，见于严重主动脉瓣关闭不全。

二、颜面及其器官

1. 眼　观察眼眉有无脱落、有无倒睫；眼睑有无下垂、水肿等；结膜有无充血、苍白、出血、水肿等；巩膜有无黄染；角膜有无云翳、白斑、溃疡、新生血管；虹膜有无粘连。瞳孔的检查应注意瞳孔的形状、大小（正常直径为2～5mm）、双侧是否等圆、等大，对光及集合反射是否正常等；眼球的外形与运动，有无眼球突出等。

2. 耳　分外耳、中耳和内耳3部分。应检查耳郭的外形、大小、位置和对称性；观察有无畸形、瘢痕、结节、红肿等；外耳道是否通畅，有无溢液；观察鼓膜有无内陷、是否穿孔；触诊乳突区有无压痛；听力有无减退等。

3. 鼻　视诊鼻部皮肤颜色和鼻外形有无改变：蛙状鼻见于肥大的鼻息肉患者；鞍鼻见于鼻骨折、鼻骨发育不良、先天性梅毒等。观察鼻翼有无煽动；鼻中隔有无偏曲；有无鼻出血；鼻腔黏膜有无充血、肿胀；鼻腔分泌物有无异常等。

鼻窦发生炎症时可在相应部位（图2-3-1）出现压痛。各鼻窦压痛检查方法如下。

（1）上颌窦：医生双手固定于患者的两侧耳后，将拇指分别置于左右颧部向后按压。

（2）额窦：一手扶持患者枕部，用另一拇指或示指置于眼眶上缘内侧用力向后上按压，或以两手固定头部，双手拇指置于眼眶上缘内侧向后、向上按压。

（3）筛窦：双手固定患者两侧耳后，双侧拇指分别置于鼻根部与眼内眦之间向后方按压。

（4）蝶窦：因解剖位置较深，不能在体表进行检查。

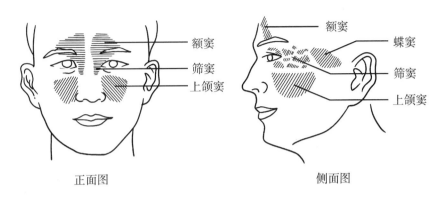

图 2-3-1　鼻窦位置示意图

4. 口

（1）口唇：注意口唇颜色、有无疱疹、皲裂。口唇苍白见于贫血、休克等。口唇发绀见于缺氧性疾病。口唇干燥及皲裂见于严重脱水患者。口唇疱疹多为单纯疱疹病毒感染所引起。

（2）口腔黏膜：正常口腔黏膜光滑呈粉红色。第二磨牙相对应的颊黏膜处出现针头大小白色或灰白色斑点，称为麻疹黏膜斑（Koplik 斑），为麻疹的早期特征。

（3）牙齿与牙龈：注意有无龋齿、残根、缺牙和义齿等。正常牙龈呈粉红色，注意有无肿胀、出血及溢脓。牙龈出血常见于牙石、血液系统出血性疾病等。牙龈溢脓见于慢性牙周炎、牙龈瘘管等。牙龈的游离缘出现蓝灰色点线称为铅线，是铅中毒的特征。

（4）舌：注意舌质、舌苔、舌的运动状态。正常舌质淡红，苔薄白，活动自如。观察有无地图舌、草莓舌、牛肉舌、镜面舌、毛舌等。

（5）咽部及扁桃体：检查方法为被检查者取坐位，头略后仰，口张大并发"啊"音，此时医生用压舌板在舌的前 2/3 与后 1/3 交界处迅速下压，此时软腭上抬，在照明的配合下即可见软腭、腭垂、软腭弓、扁桃体、咽后壁等。观察咽部黏膜有无充血、水肿、出血、溃疡、咽后壁有无淋巴滤泡、异常分泌物或假膜。扁桃体肿大一般分为三度：不超过咽腭弓者为Ⅰ度；超过咽腭弓者为Ⅱ度；达到或超过咽后壁中线者为Ⅲ度（图 2-3-2）。

（6）腮腺：位于耳屏、下颌角、颧弓所构成的三角区内，正常腮腺体薄而软，不易触及。注意腮腺有无肿大、导管口有无分泌物等。腮腺肿大见于急性流行性腮腺炎、急性化脓性腮腺炎、腮腺肿瘤。

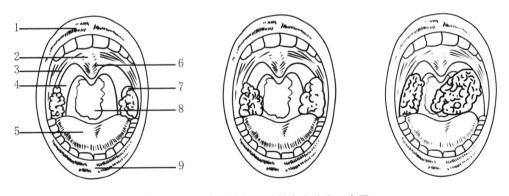

图 2-3-2　扁桃体位置及其大小分度示意图

1.上唇；2.软腭；3.舌腭弓；4.咽腭弓；5.舌；6.悬雍垂；7.扁桃体；8.咽后壁；9.下唇

第四节　颈部检查

1. **颈部外形、分区、姿势与运动**　正常人颈部直立，两侧对称，矮胖者较粗短，瘦长者较细长，男性甲状软骨比较突出，女性则平坦，转头时可见胸锁乳突肌突起。为标记颈部病变的部位，每侧颈部可分颈前三角及颈后三角。正常情况下颈部伸屈、转动自如，如运动受限，见于颈肌外伤、瘢痕收缩、颈椎结核等，颈部强直则见于脑膜炎、蛛网膜下隙出血等。

2. **颈部包块**　检查时应注意其部位、数目、大小、质地、活动度、压痛、与邻近器官的关系等。质地不硬，有轻度压痛，可能为非特异性淋巴结炎；如质地较硬、且伴有纵隔、胸腔病变的症状或其他体征，则应考虑到恶性肿瘤的淋巴结转移；全身性、无痛性淋巴结肿大，则多见于血液系统疾病等。

3. **颈部血管**　正常人立位或坐位时颈外静脉常不显露，平卧时可稍见充盈，充盈的水平仅限于锁骨上缘至下颌角距离的下 2/3 以内。若在坐位或取（30°～45°）半卧位时，颈静脉明显充盈，超过正常水平，称为颈静脉怒张，提示静脉压升高，见于右侧心力衰竭、缩窄性心包炎、心包积液和上腔静脉阻塞综合征。正常情况下，一般不会出现颈静脉搏动，如搏动明显见于三尖瓣关闭不全等。

正常人颈部动脉安静时也无明显的搏动，但在剧烈活动后心排血量增加时可见，且很微弱。如在安静状态下出现颈动脉的明显搏动，多见于主动脉瓣关闭不全、高血压、甲状腺功能亢进及严重贫血患者。

如在颈部大血管区听到血管性杂音应考虑颈动脉或椎动脉狭窄。

4. **甲状腺**　甲状腺位于甲状软骨下方和两侧，正常为 15～25g，表面光滑，柔软不易触及。可随吞咽动作而上下移动。甲状腺检查可采用视诊、触诊和听诊法。

（1）视诊：观察甲状腺的大小和对称性。正常人甲状腺外观不明显。

（2）触诊：包括甲状腺峡部和甲状腺侧叶的检查。注意甲状腺肿大的程度、两侧是否对称、质地、表面情况、有无压痛和震颤等。检查甲状腺侧叶可以在前面触诊，也可以从后面触诊。甲状腺肿大可分三度：不能看出肿大但能触及者为Ⅰ度；能看到肿大又能触及，但在胸锁乳突肌以内者为Ⅱ度；超过胸锁乳突肌外缘者为Ⅲ度。甲状腺肿大多见于甲状腺功能亢进症、单纯性甲状腺肿、甲状腺癌、甲状旁腺腺瘤、慢性淋巴细胞性甲状腺炎等。

（3）听诊：甲状腺肿大时，如在肿大的甲状腺上听到低调的连续性静脉"嗡鸣"音，可帮助诊断甲状腺功能亢进症。

5. **气管**　正常人气管位于颈前正中部。检查方法：患者取舒适坐位或仰卧位，使颈部处于自然直立状态，医生将示指与环指分别置于两侧胸锁关节上，然后将中指置于气管之上，观察中指与示指与环指的距离是否相等。如两侧距离不等即可判断气管有偏移。大量胸腔积液、积气、纵隔肿瘤及单侧甲状腺肿大可将气管推向健侧，而肺不张、肺硬化、胸膜肥厚粘连可将气管拉向患侧。在主动脉弓动脉瘤时，由于心脏收缩时瘤体膨大将气管压向后下，故随心脏搏动可以触到气管向下曳动，称为气管牵曳（Oliver 征）。

第五节 胸部检查

胸部检查应按视、触、叩、听顺序进行，检查时环境温度要适宜，光线要充足。患者视病情或检查需要采取坐位或卧位，应充分暴露全部胸廓。一般先检查前胸部及两侧胸部，然后再检查背部。

一、胸部的体表标志

为标记正常胸廓内部器官的位置及异常体征的部位和范围，必须熟识以下自然标志和人为画线。

1. 骨骼标志

(1) 胸骨角：又称 Louis 角。由胸骨柄与胸骨体的连接处向前突起而成，其两侧分别与左右第 2 肋软骨连接，为计数肋骨和肋间隙顺序的主要标志。胸骨角相当于第 5 胸椎的水平。

(2) 肋骨与肋间隙：肋骨共 12 对，肋间隙为两个肋骨之间的空隙，常用来标记病变的水平位置。

(3) 腹上角：为左右肋弓在胸骨下端会合处所形成的夹角，正常为 70°~110°。

(4) 剑突：为胸骨体下端的突出部分，呈三角形，其底部与胸骨体相连。

(5) 肩胛骨：位于后胸壁第 2~8 肋骨之间。肩胛骨的最下端称肩胛下角。在直立位两上肢自然下垂时，肩胛下角可作为第 7 肋骨或第 8 肋骨水平的标志，或相当于第 8 胸椎的水平。可作为后胸部计数肋骨的标志。

(6) 脊柱棘突：是后正中线的标志。第 7 颈椎棘突最为突出，常作为计数胸椎的标志。

2. 垂直线标志

(1) 前正中线：即胸骨中线，为通过胸骨正中的垂直线。

(2) 锁骨中线：为通过锁骨的肩峰端与胸骨端两者中点的垂直线。

(3) 腋前线：为通过腋窝前皱襞的垂直线。

(4) 腋后线：为通过腋窝后皱襞的垂直线。

(5) 腋中线：为通过腋窝顶部的垂直线。

(6) 肩胛线：为双臂下垂时通过肩胛下角与后正中线平行的垂直线。

(7) 后正中线：即脊柱中线，为通过椎骨棘突，或沿脊柱正中下行的垂直线。

3. 自然陷窝和解剖区域

(1) 腋窝：为上肢内侧与胸壁相连的凹陷部。

(2) 胸骨上窝：为胸骨柄上方的凹陷部，正常气管位于其后。

(3) 锁骨上窝：为锁骨上方的凹陷部，相当于两肺上叶肺尖的上部。

(4) 锁骨下窝：为锁骨下方的凹陷部，其下界为第 3 肋骨下缘。相当于两肺尖的下部。

(5) 肩胛上区：为肩胛冈以上的区域。相当于上叶肺尖的下部。

(6) 肩胛下区：为两肩胛下角的连线与第 12 胸椎水平线之间的区域。

(7) 肩胛间区：为两肩胛骨内缘之间的区域。

二、胸壁、胸廓与乳房

1. 胸壁 检查胸壁时，除应注意营养状态、皮肤、淋巴结等情况外，还应着重检查以下几个方面。

（1）静脉：正常胸壁无明显静脉可见，当上腔静脉或下腔静脉血流受阻建立侧支循环时，胸壁静脉可充盈或曲张。

（2）皮下气肿：胸部皮下组织有气体积存时谓之皮下气肿。以手按压皮下气肿的皮肤，可出现捻发感或握雪感。多见于肺、气管或胸膜受损等。

（3）胸壁压痛：正常人胸壁无压痛。胸壁软组织炎、肋间神经炎、肋软骨炎及肋骨骨折的患者，局部可有压痛。骨髓异常增生者，常有胸骨压痛和叩击痛，可见于白血病患者。

2．胸廓 正常胸廓两侧大致对称，呈椭圆形。成年人胸廓的前后径较左右径为短，两者的比例约为1：1.5。常见的胸廓外形改变有以下几种（图2-5-1）。

（1）扁平胸：胸廓呈扁平状，其前后径不及左右径的。见于瘦长体型者，病理情况下见于各种慢性消耗性疾病，如肺结核、恶性肿瘤等。

（2）桶状胸：胸廓前后径增加，等于甚至超过左右径，呈圆桶状。见于严重肺气肿患者，亦可发生于老年或矮胖体型者。

（3）佝偻病胸：为佝偻病所致的胸廓改变，多见于儿童。胸廓的前后径略长于左右径，其上下距离较短，胸骨下端常前突，胸廓前侧壁肋骨凹陷，称为鸡胸；沿胸骨两侧各肋软骨与肋骨交界处常隆起，形成串珠状，称为佝偻病串珠；下胸部前面的肋骨常外翻，沿膈附着的部位其胸壁向内凹陷形成的沟状带，称为肋膈沟；若胸骨剑突处显著内陷，形似漏斗，称为漏斗胸。

（4）胸廓一侧变形：胸廓一侧膨隆多见于大量胸腔积液、气胸或一侧严重代偿性肺气肿。胸廓一侧平坦或下陷常见于肺不张、肺纤维化、广泛性胸膜增厚和粘连等。

（5）脊柱畸形引起的胸廓改变：严重者因脊柱前凸、后凸或侧凸，导致胸廓两侧不对称，肋间隙增宽或变窄。

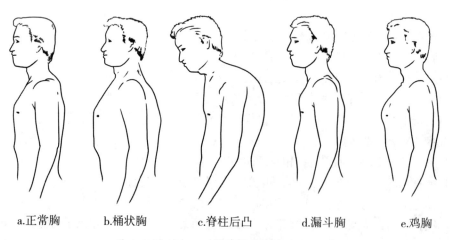

a.正常胸　　　b.桶状胸　　　c.脊柱后凸　　　d.漏斗胸　　　e.鸡胸

图2-5-1 常见的胸廓外形

3．乳房 正常儿童和男性乳房一般不明显，乳头位置大约在锁骨中线第4肋间隙。检查时患者采取坐位或仰卧位，充分暴露胸部。除乳房外，还包括引流乳房部位的淋巴结。一般先视诊，然后再触诊。

（1）视诊：注意两侧乳房大小、形态，乳头大小，是否对称，乳房皮肤有无红肿、溃疡、瘘管等。正常女性坐位时一般两侧乳房基本对称，一侧乳房明显增大见于先天畸形、囊肿形成、炎症或肿瘤等。一侧乳房明显缩小多因发育不全。乳房皮肤局部红、肿、热、痛提示局部炎症，局部皮肤呈"橘皮"样为癌细胞浸润阻塞皮肤淋巴管所致，见于乳腺癌。乳头回缩，可为发育异常，但如近期发生则可能为乳癌。乳头出现分泌物提示乳腺导管有病变，血性常见于导管内良性乳突状瘤或乳腺癌患者。

（2）触诊：触诊乳房时，被检查者采取坐位，先两臂下垂，然后双臂高举超过头部或双手叉腰。以乳头为中心做一条垂直线和水平线，可将乳房分为 4 个象限。

一般先检查健侧乳房，后检查患侧。检查者的手指和手掌应平置在乳房上，应用指腹，轻施压力，以旋转或来回滑动进行触诊。检查左侧乳房时由外上象限开始，然后顺时针方向进行由浅入深触诊，检查右侧乳房则沿逆时针方向进行，最后触诊乳头。

触诊乳房时应注意有无红、肿、热、痛和包块。乳头有无硬结、分泌物。如触及包块应注意部位、大小、形态、硬度、压痛、活动度、表面皮肤等。还应仔细触诊腋窝、锁骨上窝及颈部的淋巴结有否肿大或其他异常。

三、肺和胸膜

肺和胸膜的检查一般包括视、触、叩、听 4 个部分。

【视诊】

1. **呼吸运动**　正常男性和儿童以腹式呼吸为主；女性以胸式呼吸为主。某些疾病可使呼吸运动发生改变。肺或胸膜疾病（肺炎、重症肺结核和胸膜炎等）、胸壁疾病（如肋间神经痛，肋骨骨折等）可使胸式呼吸减弱而腹式呼吸增强；腹膜炎、大量腹水、腹腔内巨大肿瘤和妊娠晚期时，则腹式呼吸减弱，而胸式呼吸增强。

2. **呼吸频率、节律和呼吸深度变化**　正常成人静息状态下，呼吸频率为 12 ～ 20 次 / 分，呼吸与脉搏之比为 1：4。呼吸的节律基本上是均匀而整齐的。

（1）呼吸过速：指呼吸频率超过 20 次 / 分。见于发热、运动、贫血、甲状腺功能亢进症及心力衰竭等。

（2）呼吸过缓：指呼吸频率低于 12 次 / 分。见于麻醉药或镇静药过量及颅内压增高等。

（3）潮式呼吸：又称陈 - 施（Cheyne-stokes）呼吸，是一种由浅慢逐渐变为深快，然后再由深快转为浅慢，随之出现一段呼吸暂停后，又开始以上变化的周期性呼吸。

（4）间停呼吸：又称比奥（Biots）呼吸。表现为有规律呼吸几次后，突然停止一段时间，又开始呼吸，即周而复始的间停呼吸。

潮式呼吸和间停呼吸均提示于呼吸中枢的兴奋性降低，其中，间停呼吸比潮式呼吸更加严重，预后不良，多在临终前出现。

（5）抑制性呼吸：因胸部剧烈疼痛而引起吸气突然中断，呼吸运动暂时受到抑制。见于肋骨骨折、急性胸膜炎等。

（6）叹气样呼吸：表现在一段正常呼吸节律中插入一次深大呼吸，并常伴有叹息声。见于神经衰弱、精神紧张或抑郁症。

（7）呼吸深度的变化：严重代谢性酸中毒时，出现深而慢的呼吸，此种深长的呼吸又称为库斯莫尔（Kussmaul）呼吸，见于糖尿病酮中毒等。呼吸浅快，多见于呼吸肌麻痹、腹水、肺炎、胸腔积液和气胸等。

【触诊】

1. 胸廓扩张度 即呼吸时的胸廓动度。检查方法：医生两手置于前胸廓下面的两侧，拇指分别沿两侧肋缘指向剑突，拇指尖在前正中线两侧对称部位，嘱患者做深呼吸运动，观察两手拇指分开的距离是否一致。若一侧胸廓扩张受限，见于大量胸腔积液、气胸、胸膜增厚和肺不张等。

2. 语音震颤 被检查者发出语音时，声波沿气管、支气管及肺泡传到胸壁所引起的振动，可由检查者的手触及，故又称触觉震颤。检查方法：医生将两手掌的尺侧缘或掌面轻放于两侧胸壁的对称部位，嘱被检查者用同等的强度重复发"yi"长音，手掌能感到振动。需上下、左右对比。

（1）语音震颤减弱或消失：主要见于肺泡内含气量过多，如肺气肿；支气管阻塞，如阻塞性肺不张；大量胸腔积液或气胸；胸膜高度增厚粘连；胸壁皮下气肿。

（2）语音震颤增强：主要见于肺组织实变，如大叶性肺炎实变期等；接近胸膜的肺内巨大空腔，如空洞型肺结核、肺脓肿等。

3. 胸膜摩擦感 急性胸膜炎时，因纤维蛋白沉着于两层胸膜，使其表面变为粗糙，呼吸时脏层和壁层胸膜相互摩擦，可由检查者的手感觉到，故称为胸膜摩擦感。常于胸廓的下前侧部触及，深呼吸明显，屏气消失。

【叩诊】

1. 叩诊方法 一般采用间接叩诊法。被检查者取坐位或仰卧位，两臂下垂，放松肌肉，呼吸均匀。由前胸到侧胸，最后检查背部。叩诊时板指应平贴于肋间隙并与肋骨平行，叩击力量要均匀、适中，自上而下，对称比较。

2. 正常叩诊音 正常胸部叩诊为清音（图2-5-2）。

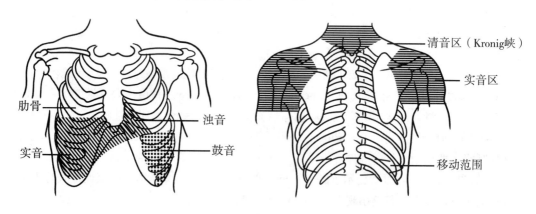

图 2-5-2 胸部叩诊音分布

3. 肺界的叩诊

（1）肺上界：即肺尖的宽度。叩诊方法是自斜方肌前缘中央部开始，分别向内、外两侧叩诊，当由清音变为浊音时，各做一个标记，其间清音带的宽度即为肺尖的宽度，又称Kronig峡，正常为4～6cm。肺上界变窄，常见于肺尖结核；肺上界变宽，常见于肺气肿。

（2）肺前界：正常的肺前界相当于心脏的绝对浊音界。

（3）肺下界：两侧肺下界大致相同，平静呼吸时位于锁骨中线第6肋间隙，腋中线第8肋间隙，肩胛线第 10 肋间隙。正常肺下界可因体型、发育情况的不同而有所差异，如矮胖者的肺下界可上升 1 个肋间隙，瘦长者可下降 1 个肋间隙。病理情况下，肺下界降低见于肺气肿、腹腔器官下垂；肺下界上升见于肺不张、大量腹水、气腹、肝脾大、腹腔内巨大肿瘤等。

（4）肺下界移动度：肺下界移动度相当于膈肌移动范围。叩诊方法：首先在平静呼吸时，于肩胛下角线上叩出肺下界的位置，然后嘱受检者分别做深吸气后屏住呼吸、深呼气后屏住呼吸，再分别叩出肺下界，各做一个标记，两点间的距离即为肺下界的移动范围。正常人肺下界的移动范围为 6～8cm。

肺下界移动度减弱可见于肺气肿、肺不张和肺纤维化、肺组织炎症和水肿等；大量胸腔积液、积气及广泛胸膜增厚粘连时肺下界及其移动度不能叩出。

4. 胸部异常叩诊音 正常肺部的清音区范围内，如出现浊音、实音、过清音或鼓音时则为异常叩诊音，提示肺、胸膜、胸壁等病变。异常叩诊音的类型取决于病变的性质、范围的大小及部位的深浅。肺部大面积含气减少的病变如肺炎、肺不张、肺梗死、肺水肿等，叩诊为浊音；肺组织含气量增多时叩诊为过清音，见于肺气肿；气胸或肺内有大空腔且靠近胸壁时，叩诊可呈鼓音。

【听诊】 听诊是肺部检查中最重要和最基本的方法。听诊时，被检查者取坐位或卧位，一般由肺尖开始，自上而下分别检查前胸部、侧胸部和背部，要注意上下、左右对称的部位进行对比。

1. 正常呼吸音

（1）支气管呼吸音：为呼吸时气流通过声门、气管或主支气管形成湍流所产生的声音，类似抬高舌后经口腔呼气时所发出"ha"的音响，吸气相较呼气相短，呼气音较吸气音强而高调。正常人在喉部、胸骨上窝、背部第 6、7 颈椎及第 1、2 胸椎附近可听到支气管呼吸音。

（2）肺泡呼吸音：是气流通过细支气管和肺泡所产生的声音。为一种柔和吹风样的"fu-fu"声，在大部分肺野内均可听及。吸气时音响较强，音调较高，时相较长，呼气时音响较弱，音调较低，时相较短。正常人肺泡呼吸音的强弱与性别、年龄、呼吸的深浅、肺组织弹性的大小及胸壁的厚薄等有关，男性较女性为强，儿童较老年人强。

（3）支气管肺泡呼吸音：为兼有支气管呼吸音和肺泡呼吸音特点的混合性呼吸音。其吸气音的性质与正常肺泡呼吸音相似，但音调较高且较响亮。其呼气音的性质则与支气管呼吸音相似，但强度稍弱，音调稍低，呼气相与吸气相大致相等。正常人胸骨两侧第 1、2 肋间隙，肩胛间区第 3、4 胸椎水平及肺尖前后部可听及支气管肺泡呼吸音。

2. 异常呼吸音

（1）异常肺泡呼吸音：肺泡呼吸音减弱或消失，常见于胸廓活动受限、呼吸肌疾病、支气管阻塞、压迫性肺膨胀不全、腹部疾病等。肺泡呼吸音增强：常见于运动、发热或代谢亢进、贫血、代谢性酸中毒等。呼气音延长，支气管哮喘和慢性阻塞性肺气肿等，均可引起呼气音延长。

（2）异常支气管呼吸音：在正常肺泡呼吸音部位听到支气管呼吸音，则为异常的支气管呼吸音，或称管样呼吸音。常见于肺组织实变、肺内大空腔、压迫性肺不张等。

（3）异常支气管肺泡呼吸音：在正常肺泡呼吸音的区域内听到的支气管肺泡呼吸音。常见于支气管肺炎、肺结核、大叶性肺炎初期或在胸腔积液上方肺膨胀不全的区域闻及。

3. 啰音 是呼吸音以外的附加音，按性质的不同可分为两种。

（1）湿啰音：由于吸气时气体通过呼吸道内的稀薄分泌物如渗出液、痰液、血液、黏液和脓液等，形成的水泡破裂所产生的声音，又称水泡音。或由于小支气管壁因分泌物黏着而陷闭，当吸气时突然张开重新充气所产生的爆裂音。① 湿啰音的特点：断续而短暂，一次连续多个出现；吸气及呼气均出现，但吸气时或吸气末较明显；部位较恒定，性质不易变；中、小湿啰音可同时存在，咳嗽后可减轻或消失。② 湿啰音的分类：按音响强度可分为响亮性和非响亮性两种。按其发生的呼吸道管径大小分粗、中、细湿啰音和捻发音。③ 临床意义：局限性湿啰音提示局部病变，如肺炎、肺结核等；两侧肺底湿啰音多见于肺瘀血和支气管肺炎；如两肺满布湿啰音，常见于急性肺水肿。

（2）干性啰音：由于气管、支气管或细支气管狭窄或部分阻塞，气流通过时发生湍流所产生的声音。常见于：黏膜充血水肿和分泌物增加；支气管平滑肌痉挛；管腔内肿瘤或异物阻塞；以及管壁被管外肿大的淋巴结或纵隔肿瘤压迫引起的管腔狭窄等。① 干啰音的特点：为一种持续时间较长带乐性的呼吸附加音，音调较高；持续时间较长，吸气及呼气时均可听及，但以呼气时为明显；强度、性质、部位和数量一般容易改变。② 干啰音的分类：可分为高调干啰音（哨笛音）和低调干啰音（鼾音）两种。③ 临床意义：发生于双侧肺部的干啰音，常见于支气管哮喘、慢性支气管炎和心源性哮喘等。局限性干啰音，常见于支气管内膜结核或肿瘤等。

4. 语音共振 语音共振的发生与语音震颤基本相同。嘱被检查者重复发"yi"，长音，喉部发音产生的振动经气管、支气管、肺泡传至胸壁，由听诊器闻及。语音共振减弱见于支气管阻塞、胸腔积液、胸膜增厚、胸壁水肿、肺气肿和肥胖等疾病。语音共振增强或性质改变可表现为支气管语音、胸语音、羊鸣音、耳语音等几种。

5. 胸膜摩擦音 正常胸膜表面光滑，胸膜腔内有少量液体，呼吸时胸膜脏层和壁层之间相互滑动不产生音响。当胸膜由于炎症、纤维素渗出而变得粗糙时，则随着呼吸便可出现两层胸膜相互摩擦发出声音，即为胸膜摩擦音，其特征颇似用一手掩耳，以另一手指在其手背上摩擦时所听到的声音。胸膜摩擦音听诊特点：通常于吸气末或呼气初较为明显，屏气即可消失，深呼吸可增加，前下侧胸壁最常听到。胸膜摩擦音常发生于纤维素性胸膜炎、肺梗死、胸膜肿瘤及尿毒症等疾病。

四、心脏检查

心脏检查是诊断心血管疾病的基本功。尽管现代化的检查方法日新月异，但视、触、叩、听仍为心脏检查的基本方法，对初步判断有无心脏疾病具有重要意义，或为进一步选择正确的仪器检查提供参考，故每一位医生必须熟练掌握。心脏检查时，要求环境安静、光线充足，患者多取卧位，医生站于患者右侧，按视诊、触诊、叩诊、听诊顺序依次进行，以全面地了解心脏情况。

【视诊】

1. 心前区隆起 正常胸廓两侧基本对称，无异常隆起或凹陷。如胸骨下段及胸骨左缘第3～5肋间出现局部隆起，多见于先天性心脏病如法洛四联症、肺动脉瓣狭窄等所致的右心室肥大。大量心包积液时可见心前区饱满。

2. 心尖搏动 正常成人心尖搏动位于左侧第5肋间，锁骨中线内侧 0.5～1.0cm，搏动范围为直径 2.0～2.5cm。

（1）心尖搏动移位：心尖搏动位置的可因生理性或病理性因素而改变。

1）生理性因素：正常仰卧时心尖搏动略上移；左侧卧位，心尖搏动向左移位；右侧卧位可向右移位。矮胖体型者、小儿及妊娠时，心脏呈横位，心尖搏动向上外移，可在第 4 肋间左锁骨中线外。瘦长体型者心脏呈垂位，心尖搏动移向内下移位，可达第 6 肋间。

2）病理性因素：分心脏本身因素和心脏以外因素。心脏本身因素：左心室增大，心尖搏动向左下移位，见于主动脉瓣关闭不全等；右心室增大，心尖搏动向左移位，见于肺源性心脏病等。

3）心脏以外的因素：纵隔移位：胸膜粘连肥厚或肺不张心尖移向患侧；胸腔积液、气胸时移向健侧；横膈移位：大量腹水、腹腔巨大肿瘤使心尖搏动向左外侧移位。

（2）心尖搏动强度与范围的改变：生理情况下，胸壁肥厚、乳房悬垂或肋间隙狭窄时心尖搏动较弱，搏动范围也缩小。胸壁薄或肋间隙增宽时心尖搏动相应增强，范围也较大。

病理情况下，心肌收缩力增加可使心尖搏动增强，如高热、严重贫血、甲状腺功能亢进症或左心室肥厚。心肌收缩力下降可致心尖搏动减弱，如扩张型心肌病、急性心肌梗死等；搏动减弱也可见于心包积液、缩窄性心包炎、肺气肿、左侧大量胸水或气胸等。

（3）负性心尖搏动：心脏收缩时，心尖搏动内陷，称负性心尖搏动。见于粘连性心包炎或右心室明显肥大致左心室向后移位时。

3. 心前区其他搏动

（1）胸骨左缘第 3、4 肋间搏动：为右心室肥厚征象。

（2）剑突下搏动：可能是右心室收缩期搏动，见于肺心病右心室肥大。与腹主动脉瘤引起的搏动鉴别有两种方法：一是患者深吸气后，搏动增强则为右心室搏动，减弱则为腹主动脉搏动；二是手指平放从剑突下向上压向前胸壁后方，右心室搏动冲击手指末端而腹主动脉搏动则冲击手指掌面。

【触诊】　可进一步确定视诊发现的心尖搏动位置和心前区异常搏动，还可发现震颤、心包摩擦感等心脏病特有的体征。检查者先用右手全手掌开始检查，置于心前区，然后逐渐缩小到用手掌尺侧或示指和中指指腹并拢同时触诊，必要时也可单指触诊。

1. 心尖搏动及心前区搏动　可进一步确定心尖搏动的位置，判断心尖或心前区有无抬举性搏动。心尖区抬举性搏动是指心尖区的搏动徐缓、有力，可使手指尖端抬起片刻，为左心室肥厚的可靠体征。而胸骨左下缘收缩期抬举性搏动则提示右心室肥厚。

2. 震颤　震颤为心前区触诊时手掌感到的一种细小震动感，与在猫喉部触到的呼吸震颤类似，故又称猫喘。震颤的发生系血液经狭窄的口径或循异常的方向流动形成涡流引起瓣膜、血管壁或心室壁震动传至胸壁所致。震颤为器质性心脏病的重要体征之一，触及震颤者，也可听到响亮的杂音，见于某些先天性心血管病或瓣膜狭窄性病变。

3. 心包摩擦感　与胸膜摩擦感相似，产生机制是由于急性心包炎时纤维素渗出致表面粗糙，心脏收缩时脏层与壁层心包摩擦产生的振动传至胸壁所致。可在心前区或胸骨左缘第 3、4 肋间触及，坐位前倾和呼气末更加明显。随心包积液增多，心包摩擦感可消失。

【叩诊】　用于确定心界大小及其形状。心浊音界分为相对及绝对浊音界两种，心脏左右缘被肺遮盖的部分，叩诊呈相对浊音，而不被肺遮盖的部分则叩诊呈绝对浊音。心脏相对浊音界反映心脏的实际大小。

1. 叩诊方法　叩诊采用间接叩诊法，受检者一般取平卧位，以左手中指作为叩诊板指，板指与肋间平行放置，如果受检者取坐位时，板指可与肋间垂直。

2. 叩诊顺序　一般先叩左界，后叩右界。左侧叩诊从心尖搏动外 2 ~ 3cm 处开始，由外向内，逐个肋间向上，直至第 2 肋间。右界叩诊先叩出肝上界，然后于其上一肋间由外向内，逐一肋间向上叩诊，直至第 2 肋间。

3. 正常心浊音界表（表2-5-1）

表 2-5-1　正常成人心脏相对浊音界

右（cm）	肋间	左（cm）
2 ~ 3	II	2 ~ 3
2 ~ 3	III	3.5 ~ 4.5
3 ~ 4	IV	5 ~ 6
	V	7 ~ 9

注：左锁骨中线距胸骨中线为 8 ~ 10cm。

4. 心浊音界各部的组成　心脏左界第 2 肋间处相当于肺动脉段，第 3 肋间为左心耳，第 4、5 间为左心室，其中大血管与左心室交接处向内凹陷，称心腰。右界第 2 肋间相当于升主动脉和上腔静脉，第 3 肋间以下为右心房。

5. 心浊音界改变及其临床意义　心浊音界大小、形状和位置可因心脏本身病变和心脏以外因素的影响而改变。

（1）心脏本身病变：① 左心室增大：心浊音界向左下扩大，心腰加深呈靴形，常见于主动脉瓣关闭不全、高血压心脏病等，故又称主动脉型心（图 2-5-3）。② 右心室增大：轻度增大仅绝对浊音界增大，显著增大时心浊音界向左右两侧增大，见于肺心病、单纯二尖瓣狭窄等。③ 双心室增大：心浊音界向左右两侧扩大，呈普大型，见于扩张型心肌病等。④ 左心房及肺动脉扩大：胸骨左缘第 2、3 肋间心浊音界扩大，心腰饱满或膨出，心界呈梨形，见于二尖瓣狭窄（图 2-5-4）。⑤ 心包积液：坐位时心浊音界呈三角形（烧瓶形），卧位时心底浊音区增宽，即心浊音界随体位而改变。

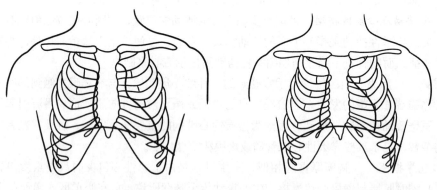

图 2-5-3　靴形心　　　　图 2-5-4　梨形心

（2）心外因素：如大量胸腔积液或气胸，心界移向健侧；胸膜粘连、增厚与肺不张使心界移向患侧。大量腹水或腹腔巨大肿瘤可使横膈抬高，心脏呈横位，以致心界向左增大。肺气肿时心浊音界缩小或叩不出。

【听诊】　心脏听诊是心脏物理诊断中最重要又较难掌握的方法。听诊应注意心率、心律、心音、心脏杂音和额外心音等。听诊时，患者多取卧位或坐位，必要时需变换体位。

1. 心脏瓣膜听诊区　心脏各瓣膜开放与关闭时所产生的声音传导至体表最易听清的部位称心脏瓣膜听诊区，与其解剖部位不完全一致。通常有 5 个听诊区（图 2-5-5），分别如下：① 二尖瓣听诊区：位于心尖搏动最强点，又称心尖区。② 肺动脉瓣听诊区：在胸骨左缘第 2 肋间。③ 主动脉瓣第一听诊区：位于胸骨右缘第 2 肋间。④ 主动脉瓣第二听诊区：在胸骨左缘第 3、4 肋间。⑤ 三尖瓣听诊区：在胸骨下端左缘，胸骨左缘第 4、5 肋间。

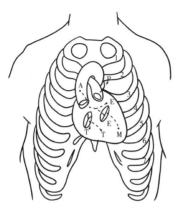

图 2-5-5　心脏瓣膜听诊区

M，二尖瓣听诊区；P，肺动脉瓣听诊区；A，主动脉瓣第一听诊区；

E，主动脉瓣第二听诊区；T，三尖瓣听诊区

2. 听诊顺序　为防止遗漏和全面地了解心脏状况，听诊应按一定顺序进行，一般可从心尖区开始，逆时针方向依次听诊心尖区、肺动脉瓣区、主动脉瓣区、主动脉瓣第二听诊区、三尖瓣区。

3. 听诊内容　包括心率、心律、心音、心音的改变、额外心音、心脏杂音和心包摩擦音。

(1) 心率：指每分钟心搏次数。正常成人心率范围为 60 ～ 100 次 / 分，老年人偏慢，女性稍快，儿童较快。成人心率超过 100 次 / 分，婴幼儿心率超过 150 次 / 分，为心动过速。心率低于 60 次 / 分，为心动过缓。

(2) 心律：指心脏跳动的节律。正常人心律规则，部分儿童和青年人可出现吸气时心率增快，呼气时减慢，称窦性心律失常，一般无临床意义。听诊能发现的心律失常最常见的有期前收缩（早搏）和心房颤动。

期前收缩（早搏）是在规则的心律基础上，突然提前出现一次心跳，其后有一较长间歇。如果每一次窦性搏动后出现一次期前收缩，称二联律；每两次窦性搏动后出现一次期前收缩则称为三联律，以此类推。

心房颤动的听诊特点：心室律绝对不规则、第一心音强弱不等和脉率少于心率(脉搏短绌)。常见原因有二尖瓣狭窄、高血压病、冠心病和甲状腺功能亢进症等。少数原因不明称特发性。

(3) 心音：心音有 4 个，按其在心动周期中出现的先后次序，可依次命名为第一心音（S_1）、第二心音（S_2）、第三心音（S_3）和第四心音（S_4）。通常情况下，只能听到 S_1、S_2。S_3 可在部分青少年中闻及。S_4 一般听不到，如听到，多属病理性。

心音听诊时最重要的是区分 S_1 与 S_2，只有正确区分 S_1 与 S_2，才能进一步判定心脏收缩期和舒张期，从而确定杂音或异常心音出现的时期。S_1 与 S_2 可从以下特点进行鉴别：① S_1 音调较低钝，持续时间较长，约为 0.1 秒，在心尖区最响；S_2 音调较清脆，时限较短，约为 0.08 秒，在心底部较响；② S_1 至 S_2 的距离较 S_2 至下一心搏 S_1 的距离短；③ S_1 与心尖搏动或颈动脉搏动同时出现。

（4）心音的改变

1）第一心音强度的改变：① S_1 增强：常见于二尖瓣狭窄，此外高热、贫血、甲状腺功能亢进症等均可使 S_1 增强。② S_1 减弱：常见于二尖瓣关闭不全，心肌炎、心肌病、心肌梗死或心力衰竭时，也可引起。③ S_1 强弱不等：常见于心房颤动和完全性房室传导阻滞。完全性房室传导阻滞时当心房心室几乎同时收缩时 S_1 增强，极为响亮，称"大炮音"。

2）第二心音强度的改变：一般情况下，青少年肺动脉瓣区第二心音（P_2）＞主动脉瓣区第二心音（A_2），成年人 $P_2 = A_2$，而老年人 $P_2 < A_2$。① S_2 增强：A_2 增强或亢进，可呈高调金属撞击音，见于高血压、动脉粥样硬化；P_2 亢进常见于肺源性心脏病、左向右分流的先天性心脏病（如房间隔缺损、室间隔缺损、动脉导管未闭等）、二尖瓣狭窄伴肺动脉高压等。② S_2 减弱：A_2 或 P_2 减弱，见于低血压、主动脉瓣或肺动脉瓣狭窄等。

3）心音性质改变：心肌严重病变时，S_1 失去原有性质，S_1、S_2 极相似，收缩期与舒张期时限几乎相等时，听诊类似钟摆声，故称"钟摆律"，当心率增快 >120 次 / 分时，称为"胎心律"，见于大面积急性心肌梗死、重症心肌炎和克山病等。

4）心音分裂：正常情况下，心室收缩与舒张时两个房室瓣与两个半月瓣的关闭并不完全同步，但人耳不能分辨，听诊为一个声音。当某种原因使这种不同步的时距加大，听诊可出现一个心音分裂为两个声音即为心音分裂。

（5）额外心音：指在正常 S_1、S_2 之外听到的病理性附加心音。

1）舒张期额外心音：① 奔马律：额外心音发生在舒张期，与原有的 S_1、S_2 组成的韵律类似马奔跑时的蹄声，故称奔马律。奔马律是心肌严重损伤的体征，多见于各种严重器质性心脏病如心力衰竭、心肌梗死、心肌炎、心肌病等。② 开瓣音：常位于第二心音后 $0.05 \sim 0.06$ 秒，音调高、历时短暂而响亮、清脆，呈拍击样，故又称二尖瓣开放拍击音。开瓣音的存在提示二尖瓣瓣叶弹性及活动尚好，是二尖瓣分离术和扩张术适应证的重要参考条件。③ 心包叩击音：在 S_2 后约 0.1 秒出现的较响而短促的额外心音，在胸骨左缘最易闻及。见于缩窄性心包炎。

2）收缩期额外心音：按其出现时间的早晚可分为收缩早期喷射音和收缩中、晚期喀喇音两种。

3）医源性额外音：系人工器材置入心脏所导致额外心音。常见的主要有人工瓣膜音和人工起搏音。

（6）心脏杂音：心脏杂音是指在心音与额外心音之外，持续时间较长，性质特异，可与心音分开或连续，甚至遮盖心音的附加音。

1）杂音产生的机制：杂音是由于血流加速等使层流转变为湍流或旋涡而冲击心壁、大血管壁、瓣膜、腱索等使之振动而产生。具体机制：血流加速如剧烈运动、严重贫血、高热、甲状腺功能亢进症等；瓣膜狭窄如二尖瓣狭窄、主动脉瓣狭窄、肺动脉瓣狭窄等；瓣膜关闭不全如主动脉瓣关闭不全、二尖瓣关闭不全等；异常血流通道如室间隔缺损、动脉导管未闭等；心腔内漂浮物如乳头肌、腱索断裂的残端；大血管扩张如动脉瘤。

2）杂音的听诊要点：① 部位：一般杂音在某瓣膜听诊区最响则提示该瓣膜有病变。如杂音在心尖部最响，提示二尖瓣病变；杂音在主动脉瓣区最响，提示为主动脉瓣病变。② 时期：可分收缩期、舒张期、连续性杂音。根据杂音出现的早晚进一步分为早期、中期、晚期或全期杂音。不同时期的杂音反映不同的病变，一般舒张期杂音和连续性杂音均为器质性杂音，而收缩期杂音则有可能是功能性的。③ 性质：指杂音由于频率不同而表现出音调与音色的不同。一般而言，功能性杂音较柔和，器质性杂音较粗糙。杂音的音色可形容为吹风样、隆隆样（雷鸣样）、机器样、喷射样、叹气样等。临床上可根据杂音的性质，推断不同的病变。如心尖区舒张期隆隆样杂音是二尖瓣狭窄的特征；主动脉瓣第二听诊区舒张期叹气样杂音提示为主动脉瓣关闭不全。④ 传导方向：杂音常沿血流方向传导，如二尖瓣关闭不全的杂音多向左腋下传导；主动脉瓣狭窄的杂音向颈部传导。二尖瓣狭窄的隆隆样杂音则局限于心尖区。⑤ 强度：即杂音的响度。收缩期杂音的强度一般采用 Levine 6 级分级法，而舒张期杂音一般分为轻、中、重度三级。见表 2-5-2。

杂音分级的记录方法：杂音级别为分子，6 为分母；如响度为 3 级的杂音则记为 3/6 级杂音。体位、呼吸和运动对杂音的影响：采取某一体位或体位改变、运动后、深吸气或呼气、屏气等动作可使某些杂音增强或减弱，有助于杂音的判别。如左侧卧位可使二尖瓣狭窄的舒张期隆隆样杂音更明显；前倾坐位时，易于闻及主动脉瓣关闭不全的叹气样杂音；如从卧位或下蹲位迅速站立，由于回心血量减少，可使二尖瓣、三尖瓣、主动脉瓣关闭不全及肺动脉瓣狭窄与关闭不全的杂音均减轻，而肥厚型梗阻性心肌病的杂音则增强；深吸气可使与右心相关的杂音增强，深呼气则可使与左心相关的杂音增强；运动时由于心率增快，心搏增强，杂音多增强。

表 2-5-2　收缩期杂音强度分级

级别	听诊特点
1	微弱，安静环境下仔细听诊才能听到
2	较易听到的弱杂音
3	中等响亮的杂音
4	较响亮的杂音，常伴有震颤
5	很响亮的杂音，伴有震颤，但听诊器离开胸壁则不能听到
6	响亮且震耳的杂音，伴有震颤，听诊器离开胸壁仍能听到

杂音的临床意义：杂音对心血管病的诊断与鉴别诊断有重要价值。根据产生心脏杂音的部位有无器质性病变将杂音分为器质性杂音和功能性杂音，两者的鉴别如表 2-5-3。

表 2-5-3　功能性与器质性收缩期杂音的鉴别要点

鉴别要点	功能性杂音	器质性杂音
年龄	儿童、青少年多见	不定
部位	肺动脉瓣区或心尖部	任何瓣膜区
性质	柔和，吹风样	粗糙，高调，吹风样
传导	局限	沿血流方向传导，广而远
持续时间	短促	较长，常为全收缩期
强度	≤ 2/6 级	常 ≥ 3/6 级
震颤	无	可伴震颤

3）杂音出现在不同部位和时期，其临床意义也各不相同。

● 收缩期杂音

A. 二尖瓣区：① 功能性：常见于运动、发热、贫血、妊娠与甲状腺功能亢进症等，也可见于左心室增大引起的二尖瓣相对性关闭不全，如高血压性心脏病、冠心病和扩张型心肌病等，但杂音性质较粗糙、吹风样、强度（2 ～ 3）/6 级，时限较长。②器质性：主要见于风湿性心瓣膜病二尖瓣关闭不全、二尖瓣脱垂、乳头肌功能失调等。

B. 主动脉瓣区：① 功能性：见于升主动脉扩张，如高血压和主动脉粥样硬化。杂音柔和，常有 A_2 亢进。② 器质性：见于各种病因的主动脉瓣狭窄。典型杂音为喷射性收缩中期杂音，响亮而粗糙，向颈部传导，常伴有震颤，且 A_2 减弱。

C. 肺动脉瓣区：① 功能性：在青少年及儿童中多见，也可见于肺动脉高压导致肺动脉扩张引起的肺动脉瓣相对性狭窄，但杂音强度较响，伴 P_2 亢进，见于二尖瓣狭窄、房间隔缺损等。② 器质性：见于肺动脉瓣狭窄，杂音呈典型的收缩中期杂音，喷射性、粗糙，常伴有震颤且 P_2 减弱。

D. 三尖瓣区：① 功能性：多见于右心室扩大导致三尖瓣相对性关闭不全的患者，如二尖瓣狭窄、肺心病等。② 器质性：极少见，听诊特点与器质性二尖瓣关闭不全类似，但不传至腋下，可伴颈静脉和肝收缩期搏动。

● 舒张期杂音

A. 二尖瓣区：① 功能性：主要见于中、重度主动脉瓣关闭不全引起的相对性二尖瓣狭窄而产生的杂音，称 Austin Flint 杂音。应注意与器质性二尖瓣狭窄的杂音鉴别。② 器质性：主要见于风湿性心瓣膜病的二尖瓣狭窄。听诊特点：最响部位在心尖部，为舒张中、晚期低调、隆隆样递增型杂音，较局限，常伴震颤和 S_1 亢进，左侧卧位易闻及。

B. 主动脉瓣区：见于各种原因引起的主动脉瓣关闭不全。听诊特点：开始于舒张早期，呈递减型，叹气样，常向胸骨左缘及心尖部传导，在主动脉瓣第二听诊区、坐位前倾、深呼气后屏住呼吸听诊最清楚。

C. 肺动脉瓣区：器质性病变引起者极少，多由于肺动脉扩张导致相对性关闭不全所致的功能性杂音，称 Graham Steell 杂音。杂音柔和、较局限、吹风样，于吸气末增强，常合并 P_2 亢进，常见于二尖瓣狭窄、肺源性心脏病。

D. 三尖瓣区：见于三尖瓣狭窄，但极少见。杂音局限于胸骨左缘第4、5肋间，为低调隆隆样。

连续性杂音为同一异常血流引起，常见于先天性心脏病动脉导管未闭。杂音粗糙、响亮似机器声样，持续于整个收缩与舒张期，在胸骨左缘第2肋间闻及，常伴震颤。

（7）心包摩擦音：指脏层与壁层心包由于炎症或其他原因导致纤维蛋白沉积而表面变得粗糙，以致在心脏搏动时互相摩擦而产生的声音。听诊特点：性质粗糙、高调、抓刮样。在心前区或胸骨左缘第3、4肋间最响亮，坐位前倾及呼气末更明显。心包摩擦音与心搏一致，而与呼吸无关，屏气时仍然存在，借此可与胸膜摩擦音相鉴别。见于各种感染性心包炎，也可见于急性心肌梗死、尿毒症、心脏损伤后综合征和系统性红斑狼疮等非感染情况。

五、血管检查

（一）脉搏

检查脉搏主要用触诊，可选择桡动脉、肱动脉、股动脉、颈动脉及足背动脉等。检查时需两侧情况对比，应注意脉搏脉率、脉律、紧张度与动脉壁状态、强弱和波形变化。

1. 脉率 脉率一般与心率相同。正常成人脉率为 $60 \sim 100$ 次／分，老年人偏慢，女性稍快，儿童较快。除检查脉率快慢外，还应注意脉率与心率是否一致。某些心律失常如心房颤动、频发期前收缩时，脉率可少于心率，称脉搏短绌。

2. 脉律 脉律可反映心脏的节律。正常人脉律规则。各种心律失常患者均可影响脉律，如心房颤动者脉律绝对不规则；期前收缩呈二联律或三联律者可形成二联脉、三联脉；二度房室传导阻滞者可有脉搏脱漏。

3. 紧张度与动脉壁状态　检查方法：将两个手指指腹置于桡动脉上，近心端手指用力按压阻断血流，使远心端手指不能触及脉搏，通过施加压力的大小判断脉搏紧张度。脉搏的紧张度与动脉硬化的程度有关，动脉硬化明显时，可触及动脉缺乏弹性似条索状、迂曲或结节状。

4. 强弱　脉搏的强弱与心排血量、脉压和外周血管阻力有关。脉搏增强且振幅大称洪脉，见于高热、甲状腺功能亢进症、主动脉瓣关闭不全等。脉搏减弱而振幅低称细脉，见于心力衰竭、主动脉瓣狭窄、休克等。

5. 波形　常见的异常脉搏波形有以下几种：① 水冲脉：脉搏骤起骤落，如水浪冲过。检查方法：握紧患者手腕掌面，将其前臂高举过头部，可明显感知桡动脉急促而有力的脉搏冲击。见于主动脉瓣关闭不全、甲状腺功能亢进症、严重贫血等。② 交替脉：为节律规则而强弱交替的脉搏。一般认为是左室收缩力强弱交替所致，为左侧心力衰竭的重要体征之一。常见于高血压性心脏病、急性心肌梗死和主动脉瓣关闭不全等。③ 奇脉：指吸气时脉搏明显减弱或消失，系左心室搏血量减少所致，故又称"吸停脉"，见于心脏压塞或心包缩窄时。

（二）血压

血压通常指体循环动脉血压，是重要的生命体征，是体格检查的必检项目之一。

1. 测量方法　临床广泛采用的是间接测量法：即袖带加压法，以血压计测量。间接测量法的优点为简便易行。血压计有汞柱式、弹簧式和电子血压计，其中汞柱式血压计测量最为准确、可靠。

测量方法：被检查者安静休息 5 ～ 10 分钟。取坐位或仰卧位，上肢裸露伸直并轻度外展，肘部置于心脏同一水平。将袖带中央气囊部分对准肱动脉，均匀紧贴皮肤缠于上臂，使其下缘在肘窝以上 2 ～ 3cm 处。将听诊器体件置于肱动脉搏动处，然后向袖带内充气，边充气边听诊，待肱动脉搏动声消失，再升高 20 ～ 30mmHg 后，缓慢放气，双眼持续注视汞柱下降。根据 Korotkoff 5 期法，首先听到的第一响声的血压值代表收缩压，声音消失时的血压值为舒张压）。血压至少应测量 2 次，间隔 1 ～ 2 分钟，以平均值作为测量结果。收缩压与舒张压之差值为脉压，舒张压加 1/3 脉压为平均动脉压。

2. 血压标准　根据《中国高血压防治指南》（2005 年修订版）的标准，规定如表 2-5-4。

表 2-5-4　血压水平的定义和分类

分类	收缩压（SBP）		舒张（DBP）
理想血压	<120	和	<80
正常血压	120 ～ 129	和（或）	80 ～ 84
正常高值	130 ～ 139	和（或）	85 ～ 89
1 级高血压	140 ～ 159	和（或）	90 ～ 99
2 级高血压	160 ～ 179	和（或）	100 ～ 109
3 级高血压	≥ 180	和（或）	≥ 110
单纯收缩期高血压（ISH）	≥ 140	和	<90
ISH（DBP<90mmHg）应根据 SBP 的数值进行分级（1、2、3）			

注：若患者的收缩压与舒张压分属不同级别时，则以较高的分级为准；单纯收缩期高血压也可按照收缩压水平分为 1、2、3 级。

3. 血压变动的临床意义

（1）高血压：在安静、清醒的条件下采用标准方法测量，至少 3 次非同日血压值达到或超过收缩压 140mmHg 和（或）舒张压 90mmHg，即可认为有高血压，高血压绝大多数是原发性高血压，约 5% 继发于其他疾病，为继发性或症状性高血压，如慢性肾炎、肾动脉狭窄、嗜铬细胞瘤等。

（2）低血压：凡血压低于 90/60mmHg 时称低血压。低血压可有体质的原因，患者一贯血压偏低，但无症状。持续的低血压则多见于休克、心肌梗死、急性心脏压塞等。

（3）双侧上肢血压差别显著：正常人双侧上肢血压可相差 5 ~ 10mmHg，如超过 10mmHg以上，见于多发性大动脉炎或先天性动脉畸形等。

（4）上下肢血压差异常：正常下肢血压高于上肢血压达 20 ~ 40mmHg，如下肢血压低于上肢见于主动脉缩窄、胸腹主动脉型大动脉炎等。

（5）脉压改变：正常脉压为 30 ~ 40mmHg。脉压增大见于甲状腺功能亢进症、主动脉瓣关闭不全等；脉压减小则见于主动脉瓣狭窄、心包积液及心力衰竭等。

4. 动态血压监测　是采用无创伤的自动血压测量仪进行 24 小时或更长时间的多时点的血压监测，临床上主要用于白大衣性高血压（单纯性诊所高血压）、隐蔽性高血压、顽固性高血压的诊断及降压药物治疗的监测。

正常参考标准：24 小时平均血压 <130/80mmHg；白昼平均 <135/85mmHg；夜间平均<125/75mmHg。白昼血压有两个高峰，8：00—10：00，16：00—18：00，夜间血压较白昼下降 10% 称勺型，为正常昼夜节律。

（三）周围血管征

周围血管征包括毛细血管搏动征阳性、水冲脉、枪击音、Duroziez 双重杂音。主要见于主动脉瓣重度关闭不全、甲状腺功能亢进症和严重贫血等。

第六节　腹部检查

一、腹部的体表标志及分区

为了准确描述腹部病变的部位和范围，常借助于腹部的自然体表标志，也可人为地将腹部进行适当的分区。

（一）体表标志

腹部常用体表标志：肋弓下缘、剑突、腹上角、脐、髂前上棘、腹直肌外缘、腹中线、腹股沟韧带、耻骨联合、肋脊角等。

（二）腹部分区

1. 四区法　简单易行，但较粗略，难于准确定位为其不足之处。通过脐画一水平线与一垂直线，将腹部分为 4 区，即左上腹、右上腹、左下腹、右下腹（图 2-6-1）。各区所包含主要脏器如下。

（1）右上腹部：肝、胆囊、幽门、十二指肠、小肠、胰头、右肾上腺、右肾、结肠肝曲、部分横结肠、腹主动脉、大网膜。

（2）左上腹部：肝左叶、脾、胃、小肠、胰体、胰尾、左肾上腺、左肾、结肠脾曲、部分横结肠、腹主动脉、大网膜。

（3）右下腹部：盲肠、阑尾、部分升结肠、小肠、右输尿管、胀大的膀胱、淋巴结、女性右侧卵巢和输卵管、增大的子宫、男性右侧精索。

（4）左下腹部：乙状结肠、部分降结肠、小肠、左输尿管、胀大的膀胱、淋巴结、女性左侧卵巢和输卵管、增大的子宫、男性左侧精索。

2. 九区法 分区较细，定位更准确，但因各区较小，器官常超过一个分区，应予注意。

由两侧肋弓下缘连线和两侧髂前上棘连线为两条水平线，左、右髂前上棘至腹中线的水平线的中点做两条垂直线，将腹部划分为九区（图2-6-2）。各区器官分布如下。

（1）右上腹部（右季肋部）：肝右叶、胆囊、结肠肝曲、右肾上腺、右肾。

（2）右侧腹部（右腰部）：升结肠、空肠、右肾。

（3）右下腹部（右髂窝部）：盲肠、阑尾、回肠下端、淋巴结、女性右侧卵巢和输卵管、男性右侧精索。

（4）上腹部：胃、肝左叶、十二指肠、胰头、胰体、横结肠、腹主动脉、大网膜。

（5）中腹部（脐部）：十二指肠、空肠、回肠、下垂的胃或横结肠、肠系膜及淋巴结、输尿管、腹主动脉、大网膜。

（6）下腹部：回肠、乙状结肠、输尿管、胀大的膀胱、女性增大的子宫。

（7）左上腹部（左季肋部）：脾、胃、结肠脾曲、胰尾、左肾上腺、左肾。

（8）左侧腹部（左腰部）：降结肠、空肠、回肠、左肾。

（9）左下腹部（左髂窝部）：乙状结肠、淋巴结、女性左侧卵巢和输卵管、男性左侧精索。

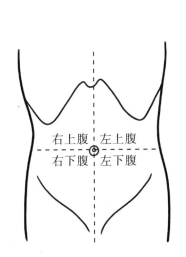

图2-6-1 腹部体表分区示意图（四区法）

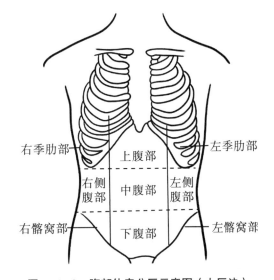

图2-6-2 腹部体表分区示意图（九区法）

二、视 诊

医生应站于患者右侧，嘱患者排空膀胱，取仰卧位，充分暴露全腹，光线宜充足而柔和，检查时自上而下按一定顺序观察腹部。腹部视诊的主要内容有腹部外形、呼吸运动、腹壁皮肤、腹壁静脉、胃肠型和蠕动波及疝等。

（一）腹部外形

应注意腹部外形是否对称，有无全腹或局部的膨隆或凹陷，有腹水或腹部肿块时，还应测量腹围。

正常人仰卧时，前腹壁大致与肋缘至耻骨联合同一水平面，称为腹部平坦，前腹壁明显高于肋缘与耻骨联合的水平面，称腹部膨隆，前腹壁明显低于肋缘与耻骨联合的水平面，称腹部凹陷。

1. 腹部膨隆

（1）全腹膨隆：生理情况下可见于肥胖、妊娠等。病理性常见于以下几种情况。① 腹腔积液：当腹腔内有大量积液，平卧位呈蛙腹状，坐位时，因液体移动而使下腹部膨出。常见于肝硬化、心力衰竭、缩窄性心包炎、腹膜癌转移（肝癌、卵巢癌多见）、肾病综合征、结核性腹膜炎等。② 胃肠道胀气：明显积气可引起全腹膨隆，使腹部呈球形，见于各种原因引起的肠梗阻或肠麻痹。③ 腹腔内巨大肿块：如巨大卵巢囊肿、畸胎瘤等。

（2）局部膨隆：常见于腹部炎性肿块或肿大的器管。上腹中部膨隆常见于肝左叶大、胃癌、胃扩张、胰腺肿瘤或囊肿等；右上腹膨隆常见于肝大、胆囊大及结肠肝曲肿瘤；左上腹膨隆常见于脾大、结肠脾曲肿瘤或巨结肠；下腹膨隆常见于子宫增大（妊娠、子宫肌瘤等）、膀胱胀大，后者在排尿后可以消失；右下腹膨隆常见于回盲部结核或肿瘤、Crohn 病及阑尾周围脓肿；左下腹膨隆见于降结肠及乙状结肠肿瘤。有时局部膨隆是由于腹壁上的肿块（如皮下脂肪瘤）而非腹腔内病变。需注意鉴别。

2. 腹部凹陷

（1）全腹凹陷：仰卧位时明显凹陷，见于消瘦和脱水者。严重时前腹壁凹陷几乎贴近脊柱，肋弓、髂嵴和耻骨联合显露，使腹外形如舟状，称舟状腹，见于恶病质，如结核病、恶性肿瘤等慢性消耗性疾病。

（2）局部凹陷：较少见，多由于手术后腹壁瘢痕收缩所致。

（二）呼吸运动

正常人、男性及小儿以腹式呼吸为主，而成年女性则以胸式呼吸为主。腹式呼吸减弱见于腹膜炎症、腹水、腹腔内巨大肿物或妊娠等。腹式呼吸消失见于胃肠穿孔所致急性腹膜炎或膈肌麻痹等。

（三）腹壁静脉

正常人腹壁静脉一般不显露。门静脉高压或上、下腔静脉回流受阻而有侧支循环形成时，腹壁静脉可显现或迂曲变粗，称为腹壁静脉曲张。此时应根据曲张静脉的血流方向判断静脉阻塞部位。

检查方法：选择一段没有分支的腹壁曲张静脉，将右手示指和中指并拢压在静脉上，然后一只手指紧压静脉向外滑动，挤出该段静脉内血液，至一定距离后放松该手指，另一手指紧压不动，观察挤空的静脉是否重新充盈，如迅速充盈，则血流方向是从放松的一端流向紧压手指的一端（图 2-6-3）。血流方向

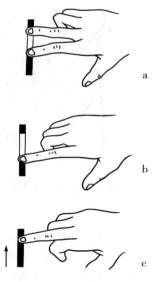

图 2-6-3　血流方向判断

与静脉阻塞部位关系分析如下：① 脐水平以上，血流自下而上，脐水平以下，血流自上而下，提示门静脉高压（图2-6-4）。② 腹壁静脉曲张，无论脐上或脐下血流方向均自下而上，提示下腔静脉阻塞（图2-6-5）。③ 腹壁静脉曲张，无论脐上或脐下血流方向均自上而下，提示上腔静脉阻塞。

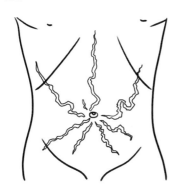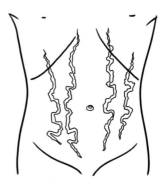

图2-6-4　门静脉高压　　　　　　　图2-6-5　下腔静脉阻塞

（四）胃肠型和蠕动波

正常人一般看不到胃和肠的轮廓及蠕动波形，当胃肠道发生梗阻时，梗阻近端的胃或肠段因扩张而隆起，可显出各自的轮廓，称为胃型或肠型，如伴有该部位的蠕动增强，则可以看到蠕动波。

（五）腹壁皮肤

1. **皮疹**　充血性或出血性皮疹常出现于发疹性疾病或某些传染病（如麻疹、猩红热、斑疹伤寒）及药物过敏等。一侧腹部或腰部的疱疹（沿脊神经走行分布）常提示带状疱疹。

2. **色素**　皮肤皱褶处有褐色素沉着，可见于肾上腺皮质功能减退。左腰部皮肤呈蓝色，见于急性出血坏死型胰腺炎。脐周围或下腹壁皮肤发蓝为腹腔内大出血的征象，见于宫外孕破裂或急性出血坏死型胰腺炎。

3. **腹纹**　多分布于下腹部和左、右髂部。银白色条纹，可见于肥胖者或经产妇女。紫纹是皮质醇增多症的常见征象，多出现在下腹部、臀部、股外侧和肩背部。

4. **瘢痕**　腹部瘢痕多为外伤、手术或皮肤感染所致，有时对诊断有一定帮助。

5. **疝**　为腹腔内容物经腹壁或骨盆壁的间隙或薄弱部分向体表突出而形成。脐疝多见于婴幼儿。手术瘢痕愈合不良处可有切口疝。股疝位于腹股沟韧带中部，多见于女性。腹股沟疝则偏于内侧，男性腹股沟斜疝可下降至阴囊，在直立位或咳嗽用力时明显，卧位时可缩小或消失，也可以手法还纳，如有嵌顿则可引起急性腹痛。

（六）上腹部搏动

多由腹主动脉搏动传导而来，见于消瘦者。各种原因引起右心室增大，亦可见明显的上腹部搏动。

三、触　诊

触诊是腹部检查的主要方法，对腹部疾病的诊断具有重要意义。检查时，被检查者仰卧位, 两腿屈曲并稍分开, 使腹肌尽量松弛, 做张口缓慢腹式呼吸。医生站于被检查者右侧, 前臂应与腹部表面在同一水平, 检查时手要温暖, 动作轻柔, 按一定顺序触诊, 一般自左下腹开始逆时针方向至右下腹, 依次检查腹部各区。原则是先触诊健康部位, 逐渐移向病变区域。边触诊边观察被检查者的反应与表情。

（一）腹壁紧张度

正常人腹壁有一定张力, 但触之柔软, 较易压陷, 称腹壁柔软, 病理情况可使全腹或局部腹肌紧张度增加或减弱。

1. 腹壁紧张度增加 腹腔内容物增加如肠胀气或气腹、大量腹水时, 触诊腹部张力可增加, 但无压痛; 急性胃肠穿孔或器官破裂所致急性弥漫性腹膜炎时, 腹肌痉挛, 明显紧张, 甚至强硬如木板, 称板状腹; 结核性腹膜炎或癌性腹膜炎, 腹壁柔韧而具抵抗力, 不易压陷, 称揉面感或柔韧感。

局部腹壁紧张常由于局部炎症累及腹膜而引起, 如上腹或左上腹肌紧张常见于急性胰腺炎, 右上腹肌紧张常见于急性胆囊炎, 右下腹肌紧张常见于急性阑尾炎。

2. 腹壁紧张度减低 多因腹肌张力降低或消失所致。如腹壁松软无力, 失去弹性, 全腹紧张度减低, 见于慢性消耗性疾病或大量放腹水后, 亦见于经产妇或年老体弱、严重脱水患者。脊髓损伤和重症肌无力可使腹壁张力消失。

（二）压痛及反跳痛

正常腹部触诊时不引起疼痛, 如逐渐加压时出现疼痛, 称为压痛。一般压痛部位即为病变所在, 一些位置较固定的压痛点常提示特定的疾病, 如右锁骨中线与肋缘交界处的胆囊点压痛标志胆囊的病变, 脐与右髂前上棘连线中、外 1/3 交界处的 McBurney 点（麦氏点）压痛标志阑尾的病变等。当触诊腹部出现压痛后, 医生用并拢的 2 ~ 3 个手指压于原处稍停片刻, 使压痛感觉趋于稳定, 然后迅速将手抬起, 此时如患者感觉腹痛骤然加重, 并伴有痛苦表情或呻吟, 称为反跳痛。反跳痛提示炎症累及腹膜壁层。腹膜炎患者常有腹肌紧张、压痛与反跳痛, 称腹膜刺激征, 亦称腹膜炎三联征。

（三）器官触诊

1. 肝触诊 主要用于了解肝下缘的位置和肝的质地、表面、边缘、有无压痛及搏动等。触诊时, 被检查者取仰卧位, 两膝关节屈曲, 使腹壁放松, 并嘱被检者做较深腹式呼吸动作以配合。可采用单手或双手触诊法。

（1）单手触诊法：检查者将右手四指并拢, 掌指关节伸直, 与肋缘大致平行地放在右腹部估计的肝下缘下方, 随患者呼气时, 手指压向腹壁深部, 吸气时, 手指缓慢抬起, 朝肋缘向上迎触下移的肝下缘。如此反复进行, 手指逐渐向肋缘移动, 直到触到肝缘或肋缘为止。需在右锁骨中线及前正中线上, 分别触诊肝缘并测量其与肋缘或剑突下的距离, 以厘米表示。

（2）双手触诊法：检查者右手位置同单手法, 而用左手托住被检查者右腰部, 拇指张开置于肋部, 触诊时左手向上推, 使肝下缘紧贴前腹壁下移, 并限制右下胸扩张, 以增加膈下移的幅度, 这样吸气时下移的肝就更易碰到右手指。

触及肝时, 应注意：① 大小：正常成人的肝下缘, 一般在肋缘下不能触及, 少数人可于肋弓下触及肝下缘, 但在 1cm 以内; 在剑突下可触及肝下缘, 多在 3cm 以内或不超过剑突下至脐连线距离的 1/3。如超出上述标准, 应考虑肝下移或肝大。肝下移常见于内脏下垂、肺气肿、右侧胸腔大量积液导致膈肌下降。肝大多见于病毒性肝炎、肝瘀血、脂肪肝、早期肝硬化、白血病、血吸虫病、肝脓肿、肝肿瘤等。② 质地：肝质地分为三级：质软、质韧和质硬。正常肝质地柔软；急性肝炎、慢性肝炎及脂肪肝时，肝质地韧，肝硬化质硬，肝癌质地最坚硬。③ 边缘和表面状态：应注意肝脏边缘是否整齐，表面是否光滑、有无结节。正常肝脏边缘整齐、表面光滑。肝边缘锐利，表面扪及细小结节，多见于肝硬化。肝边缘不规则，表面不光滑，呈不均匀的结节状，多见于肝癌。④ 压痛：正常肝无压痛。肝炎、肝瘀血常有轻度弥漫性压痛，局限性剧烈压痛见于较表浅的肝脓肿。⑤ 搏动：正常肝及因炎症、肿瘤等原因引起的肝大并不伴有搏动。单向性搏动常为传导性搏动，扩张性搏动为肝本身的搏动，见于三尖瓣关闭不全。

2. **脾触诊** 正常情况下脾不能触及。脾明显大且位置较浅时，用单手触诊即可查到。如果大的脾位置较深，应用双手触诊法：患者仰卧，两腿稍屈曲，医生左手手掌置于其左胸下部第 9 ~ 11 肋处，试将其脾从后向前托起，右手掌平放于脐部，与左肋弓大致成垂直方向，自脐平面开始配合呼吸，自下而上迎触脾尖，直至触到脾缘或左肋缘为止。脾轻度大而仰卧位不易触到时，可嘱患者取右侧卧位，此时用双手触诊则容易触到。见图 2-6-6。

触及脾后应注意大小、质地、边缘和表面情况，有无压痛及摩擦感等。

临床上常将脾大分为轻、中、高三度。脾下缘不超过左锁骨中线肋下 2cm 为轻度大；超过 2cm 至脐水平线以上为中度大；超过脐水平线或前正中线则为高度大。

脾轻度大常见于急慢性肝炎、伤寒、急性疟疾、感染性心内膜炎及败血症等，一般质地柔软。脾中度肿大常见于肝硬化、疟疾、慢性淋巴细胞性白血病、慢性溶血性黄疸、淋巴瘤等，质地一般较硬。脾高度大，表面光滑者见于慢性粒细胞性白血病、黑热病、慢性疟疾和骨髓纤维化等。

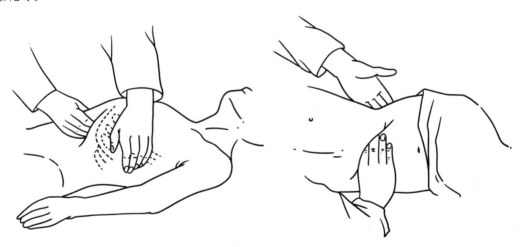

图 2-6-6 脾触诊法

3. **胆囊触诊** 与肝触诊要领相同。正常胆囊隐于肝之后，不能触及。胆囊大时，可在右肋缘下、腹直肌外缘处触及一张力较高、梨形或卵圆形，表面光滑的肿块，随呼吸上下移动。医生以左手掌平放于患者右胸下部，以拇指勾压于右肋下胆囊点处然后嘱患者缓慢深吸气，在吸气过程中发炎的胆囊下移时碰到用力按压的拇指，即可引起疼痛，此为胆囊触痛，如因剧烈疼痛而致吸气中断，称 Murphy 征阳性，常见于急性胆囊炎。

4. **肾触诊** 一般用双手触诊法。医生立于患者右侧，以左手掌托起其右腰部，右手掌平放在右上腹部，手指方向大致平行于右肋缘进行右肾触诊。如触到光滑钝圆的器官，可能为肾下极，如触及肾患者常有酸痛或类似恶心的不适感。依前法双手触诊左肾。

正常人肾一般不易触及，有时可触到右肾下极。身材瘦长者、肾下垂、游走肾或肾代偿性增大时，肾较易触到。肾大见于肾盂积水或积脓、肾肿瘤、多囊肾等。

肾或输尿管有炎症或其他疾病时，可在相应部位出现压痛点：①季肋点，第10肋骨前端；②上输尿管点，在脐水平线上腹直肌外缘；③中输尿管点，在髂前上棘水平腹直肌外缘，相当于输尿管第二狭窄处；④肋脊点，背部第12肋骨与脊柱的交角（肋脊角）的顶点；⑤肋腰点，第12肋骨与腰肌外缘的交角顶点。

5. 膀胱触诊 膀胱充盈时，医生以左手自脐开始向耻骨方向触摸，可触及球形、囊性肿物，排尿或导尿后缩小或消失。膀胱胀大最常见于尿道梗阻、脊髓病变所致的尿潴留。也见于昏迷、腰椎或骶椎麻醉患者。

（四）腹部肿块

如在腹部触及肿块需注意部位、大小、形态、质地、压痛、移动度、有无搏动等，还应注意肿块与腹壁和皮肤的关系。

（五）液波震颤

腹腔内有大量游离液体时（3000 ~ 4000ml 以上），如用手指触击腹部，可感觉到波动感，称液波震颤。检查方法：患者平卧位，医生一手掌面贴于患者一侧腹壁，另一手四指并拢屈曲，用指端触击对侧腹壁，如有大量液体存在，则贴于腹壁的手掌有被液体波动冲击的感觉，即波动感。为防止腹壁本身的震动传至对侧，可让另一人将手掌尺侧缘压于脐部腹中线上（图2-6-7）。

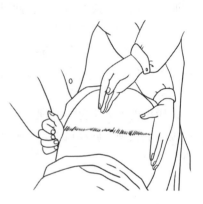

图2-6-7　液波震颤检查法

四、叩诊

腹部视诊和触诊的结果，可通过叩诊加以证实。一般多采用间接叩诊法。

1. 腹部叩诊音 正常情况下，腹部叩诊为鼓音。当肝、脾或其他器官极度大，腹腔内肿瘤或大量腹水时，可出现浊音或实音。

2. 肝及胆囊叩诊 主要用于确定肝上、下界。在右锁骨中线、右腋中线和右肩胛线上，由肺部向下叩向腹部。当由清音转为浊音时，即为肝上界（肝相对浊音界），再向下叩当浊音变为实音，称肝绝对浊音界。确定肝下界时，由腹部鼓音区沿右锁骨中线或正中线向上叩，由鼓音转为浊音即为肝下界。体型匀称的正常人肝上界位于右锁骨中线第5肋间，肝下界位于右肋弓下缘，两者之间的距离为9 ~ 11cm。

肝浊音界扩大见于肝癌、肝脓肿、肝炎、肝瘀血等；肝浊音界缩小见于肝硬化和胃肠胀气等；肝浊音界消失，是急性胃肠穿孔的一个重要征象。

肝区叩击痛见于肝炎、肝脓肿或肝癌。胆囊区叩击痛为胆囊炎的重要体征。

3. 胃泡鼓音区及脾叩诊 胃泡鼓音区位于左前胸下部肋缘以上，约呈半圆形，为胃底含气所致。脾浊音区的叩诊宜采用轻叩法，在左腋中线上进行，正常时在第9 ~ 11肋叩到脾浊音，其宽度为4 ~ 7cm，前方不超过腋前线。脾浊音区扩大见于各种原因所致之脾大。脾浊音区缩小见于左侧气胸、胃扩张、肠胀气等。

4. 移动性浊音 腹腔内有较多的液体存留时，先让患者仰卧，因重力作用，液体积于腹腔的两侧，故在此处叩诊呈浊音，腹中部则呈鼓音。叩诊两侧腹部浊音时，板指固定不动，嘱患者分别向左或右侧卧，再度叩诊，如转为鼓音，表明浊音区发生移动。这种因体位不同而出现浊音区变动的现象，称移动性浊音。当腹腔内游离腹水在1000ml以上时，即可出现移动性浊音。

巨大的卵巢囊肿，亦可出现腹部浊音，但其浊音非移动性，鉴别如下：①卵巢囊肿所致浊音，仰卧时在腹中部，鼓音区则在腹部两侧；②卵巢囊肿不出现移动性浊音（图2-6-8）。

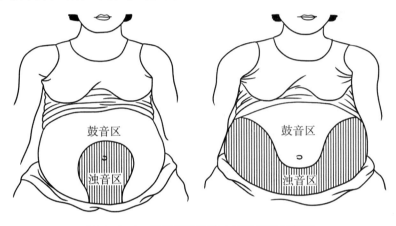

图 2-6-8 卵巢囊肿与腹水叩诊鉴别示意图

5. 肾区叩击痛 患者采取坐位或侧卧位，医生用左手掌平放在其肋脊角处（肾区），右手握拳用轻到中等的力量叩击左手背。正常时肋脊角处无叩击痛，当有肾炎、肾盂肾炎、肾结石、肾结核及肾周围炎时，肾区有不同程度的叩击痛。

6. 膀胱叩诊 当膀胱充盈时，在耻骨上方叩诊呈圆形浊音区。女性在妊娠时子宫增大，子宫肌瘤或卵巢囊肿时，在该区叩诊也呈浊音。鉴别方法：排尿或导尿后复查，如浊音区转为鼓音，即为尿潴留所致膀胱增大。

五、听 诊

腹部听诊内容主要有肠鸣音、振水音、血管杂音等。

1. 肠鸣音 肠蠕动时，肠管内气体和液体随之而流动，产生一种断续的咕噜声（或气过水声）称为肠鸣音。正常情况下，肠鸣音每分钟4～5次，肠蠕动增强时，肠鸣音达每分钟10次以上，但音调不特别高亢，称肠鸣音活跃，见于急性胃肠炎、服泻药后或胃肠道大出血时。如次数多且肠鸣音响亮、高亢，甚至呈金属音，称肠鸣音亢进，见于机械性肠梗阻。如肠鸣音数分钟才能听到一次，称为肠鸣音减弱，见于腹膜炎、低钾血症及胃肠动力减退等。如持续听诊3～5分钟仍未听到肠鸣音，称为肠鸣音消失，见于急性腹膜炎或麻痹性肠梗阻。

2. 振水音 检查方法：患者仰卧位，医生以一耳凑近上腹部或将听诊器置于上腹部进行听诊，同时以右手并拢的手指连续迅速冲击胃部，即可听到气、液撞击的声音，称为振水音。正常人在餐后或饮入多量液体时可有上腹部振水音，但如在清晨空腹或餐后6～8小时以上仍有此音，则提示幽门梗阻或胃扩张。

3. 血管杂音 腹部血管杂音对诊断某些疾病有一定帮助。腹中部的收缩期喷射性杂音常提示腹主动脉瘤或腹主动脉狭窄。如收缩期血管杂音在左、右上腹，常提示肾动脉的狭窄。如杂音在下腹两侧，应考髂动脉狭窄。门脉高压时腹壁怒张静脉可听到连续的静脉嗡鸣音。

第七节 肛门、直肠、外生殖器检查

一、肛门与直肠检查

肛门与直肠的检查方法以视诊、触诊为主，辅以内镜检查。肛门与直肠的检查方法虽然简便，但常能发现许多重要体征，不能被忽略，以免造成漏诊和误诊。

（一）视诊

观察肛门及其周围皮肤颜色及皱褶，正常人肛门周围皮肤颜色较深，皱褶呈放射状。收缩肛门括约肌时，皱褶加深，做排便动作时，皱褶变浅。注意肛门周围有无脓血、黏液、肛裂、外痔、瘘管或脓肿等。

1. 肛门闭锁与狭窄 肛门闭锁与狭窄多见于新生儿先天性畸形，肛门狭窄多因感染、外伤、手术瘢痕所致。

2. 肛裂 肛裂是肛管下段（齿状线以下）深达皮肤全层的纵行及梭形裂口或感染性溃疡，多发生在肛门后中线处。常表现有排便时或便后锐痛；因疼痛抑制便意而加重便秘；有时可发生出血。检查时肛门常可见裂口，触诊时有明显疼痛。

3. 痔 痔是直肠下端黏膜下或肛管边缘皮下的内痔静脉丛或外痔静脉丛扩大和曲张所致的静脉团。内痔位于齿状线以上。外痔位于齿状线以下。混合痔是齿状线上、下均可发现紫红色包块，具有外痔与内痔的特点。

4. 肛门直肠瘘 简称肛瘘，是指肛门、直肠与肛门周围皮肤有相通的瘘管。开口处可见脓性分泌物，常伴有局部瘙痒及压痛或排便时疼痛加剧，主要见于肠结核、Crohn 病。

5. 直肠脱垂 又称脱肛，是指肛管、直肠或乙状结肠下端的肠壁，部分或全层向外翻而脱出于肛门外。检查方法：患者取蹲位，观察肛门外有无突出物，必要时让患者屏气做排便动作。如肛门外可见紫红色球状突出物，且随排便而突出更为明显即为直肠脱垂。

（二）触诊

肛门和直肠触诊称为肛诊或直肠指诊。根据检查目的和病情，患者可采取肘膝位、左侧卧位或仰卧位 3 种体位。

检查方法：医生右手示指戴指套或手套，外涂适量润滑剂，先用示指轻轻按摩肛门外口，待患者肛门括约肌适应放松后，再徐徐插入肛门、直肠内。注意有无触痛、黏膜是否光滑、有无肿块及搏动感。必要时配用双合诊。

直肠指诊常见异常改变：①直肠剧烈触痛，多见于肛裂及感染引起；②触痛伴有波动感见于肛门、直肠周围脓肿；③直肠内触及带蒂、柔软、光滑而有弹性的包块常为直肠息肉；④触及坚硬凹凸不平的包块，应考虑直肠癌。指诊后指套表面带有黏液、脓液或血液，应取其涂片镜检或做细菌学检查。

（三）内镜检查

通过视诊和触诊检查，如病变病因仍不明，应进一步做内镜检查。常用的内镜检查有直肠镜、乙状结肠镜检查。正常直肠与乙状结肠黏膜光滑，呈粉红色。若有黏膜充血、出血、溃疡、分泌物增多等，多为炎症所致。

二、外生殖器检查

生殖器不做常规检查，但对有指征的患者必须说明检查的目的、重要性和方法，使其接受并配合检查。需要注意的是，男医生检查女性患者，必须有家属或女医务人员在场。

第八节　脊柱与四肢检查

一、脊柱检查

脊柱是维持躯体正常姿势的重要支柱。脊柱病变时表现为局部疼痛、姿势或形态异常及活动度受限等。检查脊柱时患者可采用站立位和坐位，按视、触、叩的顺序进行。

（一）脊柱弯曲度

1. 生理性弯曲　正常人直立时，从侧面观察脊柱有4个生理弯曲，即颈段稍向前凸，胸段稍向后凸，腰椎明显向前凸，骶椎则明显向后凸，称生理性弯曲。检查时从后面观察脊柱有无侧弯。轻度侧弯时需借助触诊确定，检查方法：用手指沿脊椎的棘突以适当的压力往下划压，划压后皮肤出现一条红色充血痕线，以此线为标准，观察脊柱有无侧弯。

2. 病理性变形

（1）脊柱后凸：脊柱过度后弯称为脊柱后凸，多发生于胸段脊柱。常见于佝偻病、脊椎结核、强直性脊柱炎、脊椎退行性变等。

（2）脊柱前凸：脊柱过度向前凸出性弯曲，称为脊柱前凸。多见于晚期妊娠、大量腹水、腹腔巨大肿瘤、第5腰椎向前滑脱、髋关节结核及先天性髋关节后脱位等。

（3）脊柱侧凸：脊柱离开后正中线向左或右偏曲称为脊柱侧凸。按部位分为胸段侧凸、腰段侧凸及胸腰段联合侧凸。根据病变的性质又可分为姿势性侧凸和器质性侧凸两种，姿势性侧凸脊柱的弯曲度多不固定，早期改变体位可使侧凸得以纠正。平卧向前弯腰时脊柱侧凸可消失，常见于儿童发育期坐（立）姿势不良、椎间盘突出症和脊髓灰质炎后遗症等；器质性侧凸改变体位不能使侧弯得到纠正，主要见于佝偻病、慢性胸膜增厚或粘连、肩部或胸廓的畸形等。

（二）脊柱活动度

1. 正常活动度　正常人脊柱有一定活动度。颈椎段和腰椎段的活动范围最大；胸椎段活动范围最小；骶椎和尾椎已融合成骨块状，几乎不活动。

检查方法：让患者做前屈、后伸、侧弯、旋转等动作，观察脊柱的活动情况及有无变形。但当脊柱外伤可疑骨折或关节脱位时，应避免脊柱活动，以防止损伤脊髓。

2. 活动受限　脊柱活动受限常见于软组织及韧带受损、骨质增生、骨质破坏（结核或肿瘤浸润）、外伤、骨折或关节脱位、椎间盘突出等。

（三）脊柱压痛与叩击痛

1. 压痛 检查方法：患者取端坐位，检查者以右手拇指自上而下逐个按压脊椎棘突及椎旁肌肉，正常时每个棘突及椎旁肌肉均无压痛。如棘突有压痛，提示压痛部位可能有病变如结核、椎间盘突出及外伤或骨折；若椎旁肌肉有压痛，常为腰背肌纤维炎或劳损。

2. 叩击痛 常用的脊柱叩击方法有如下两种。

（1）直接叩击法：用叩诊锤或中指垂直叩击各椎体的棘突，多用于检查胸椎与腰椎。

（2）间接叩击法：患者取坐位，医生将左手掌置于其头部，右手半握拳以小鱼际肌部位叩击左手背，观察脊柱有无疼痛。如叩击痛阳性见于脊柱结核、脊椎骨折及椎间盘突出等。

二、四肢与关节检查

四肢及关节的检查通常运用视诊与触诊，两者相互配合。

（一）形态异常

1. 腕关节及手（图 2-8-1） 手指关节出现梭形肿胀见于类风湿关节炎。杵状指（趾）：手指或足趾末端增生、肥厚、增宽、增厚，指甲从根部到末端拱形隆起呈杵状。其发生机制可能与肢体末端慢性缺氧、代谢障碍及中毒性损伤有关，常见于慢性呼吸系统疾病、发绀型先天性心脏病、亚急性感染性心内膜炎。匙状甲：又称反甲，为指甲中央凹陷，边缘翘起，指甲变薄，表面粗糙有条纹，常见于缺铁性贫血和高原疾病。腕关节肿胀：常见于外伤、关节炎、关节结核。腕关节背侧或旁侧局部隆起：见于腱鞘囊肿。腕垂症：见于桡神经损伤。爪形手：手指呈鸟爪样，见于尺神经损伤、进行性肌萎缩、脊髓空洞症和麻风等。餐叉样畸形，见于 Colles 骨折。

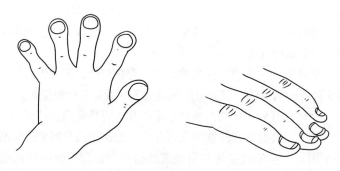

图 2-8-1 杵状指与匙状甲

2. 肩关节 方肩：见于肩关节脱位或三角肌萎缩。

3. 膝关节 膝外翻又称"X 形腿"（图 2-8-2），见于佝偻病。膝内翻又称"O 形腿"（图 2-8-3），见于小儿佝偻病；膝关节匀称性肿胀，双侧膝眼消失并突出，见于膝关节积液，可出现浮髌现象。嘱患者取平卧位，下肢伸直放松，医生一手虎口卡于患膝髌骨上极，并加压压迫髌上囊，使关节液集中于髌骨底面，另一手卡于髌骨下极，示指垂直按压髌骨并迅速抬起，按压时髌骨与关节面有碰触感，松手时髌骨浮起，为浮髌试验阳性，提示有中等量以上关节腔积液。

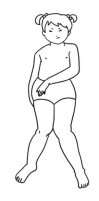

图 2-8-2 膝外翻

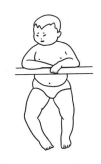

图 2-8-3 膝内翻

4. 踝关节与足 ①扁平足：足纵弓塌陷，足跟外翻，前半足外展，形成足旋前畸形，横弓塌陷，前足增宽，足底前部形成胼胝。②弓形足：足纵弓高起，横弓下陷，足背隆起，足趾分开。马蹄足：踝关节跖屈，前半足着地，常因跟腱挛缩或腓总神经麻痹引。③足内翻：跟骨内旋，前足内收，足纵弓高度增加，站立时足不能踏平，外侧着地，常见于小儿麻痹后遗症。④足外翻：跟骨外旋，前足外展，足纵弓塌陷，舟骨突出，扁平状，跟腱延长线落在跟骨内侧，见于胫前胫后肌麻痹。

此外，还需要双侧肢体是否对称，有无静脉曲张、水肿等。

（二）运动功能障碍

四肢的运动是在神经的协调下，由肌肉、肌腱带动关节来完成的，其中任何一个部位受到损伤，均可引起运动功能的障碍。检查时测试四肢的伸、屈、内收、外展、旋转及抵抗能力。正常人四肢活动自如，当病变时出现疼痛、活动受限，甚至瘫痪。

第九节　神经系统检查

一、脑神经检查

1. 嗅神经 嘱患者闭目，以特殊气味的物品分别测试双侧嗅觉。引起嗅觉障碍提示同侧嗅神经损伤，可由创伤、前颅凹占位性病变和脑膜结核等引起。鼻腔本身疾病也可引起嗅觉障碍。

2 视神经 视神经检查包括视力、视野检查和眼底检查。

3. 动眼、滑车、展神经 动眼神经、滑车神经、展神经共同支配眼球运动，合称眼球运动神经。检查时需注意眼裂大小、眼球运动、瞳孔及对光反射、调节反射。

如上睑下垂，眼球运动向内、向上及向下活动受限，调节反射消失，提示有动眼神经麻痹。如眼球向下及向外运动减弱，提示滑车神经有损伤。眼球向外转动障碍、出现斜视和复视提示展神经受损。瞳孔反射异常可由动眼神经或视神经受损所致。

4. 三叉神经 三叉神经感觉神经纤维分布于面部皮肤、眼、鼻、口腔黏膜，运动神经纤维支配咀嚼肌、颞肌和翼状内外肌。

（1）面部感觉：患者闭眼，医生以针刺检查痛觉、棉絮检查触觉和盛有冷水或热水的试管检查温度觉。观察患者的感觉反应，确定感觉障碍区域，同时注意两侧及上下对比。

（2）角膜反射：嘱患者睁眼，向内上方注视，医生用细棉签毛由角膜外缘轻触患者角膜，正常反应为被刺激侧迅速闭眼和对侧也出现眼睑闭合反应，前者称为直接角膜反射，后者则称为间接角膜反射。直接与间接角膜反射均消失见于三叉神经病变（传入障碍）。直接反射消失，间接反射存在，见于患侧面神经瘫痪（传出障碍）。

（3）运动功能：嘱患者做咀嚼动作，对比双侧颞肌和咀嚼肌肌力大小；嘱患者做张口动作，观察下颌有无偏斜。当一侧三叉神经运动纤维受损时，患侧咀嚼肌肌力减弱或出现萎缩，张口时下颌偏向患侧。

5. 面神经 面神经主要支配面部表情肌和舌前 2/3 味觉。

（1）运动功能：先观察双侧额纹、眼裂、鼻唇沟和口角是否对称，然后让患者做皱额、闭目、露齿、鼓腮或吹哨等动作，观察两侧运动是否相等。面神经麻痹可分为周围性和中枢性两种。面神经周围性损伤时，病侧额纹减少、眼裂增大、鼻唇沟变浅，不能皱额、闭目，露齿时口角歪向健侧，鼓腮及吹口哨时病变侧漏气。中枢性损伤时，皱额、闭眼无明显影响。

（2）味觉检查：嘱患者伸舌，以棉签蘸少量不同味感的物质（如食糖、食盐、醋）涂于一侧舌面测试味觉。先试可疑侧，再试另侧。面神经损伤者则舌前 2/3 味觉丧失。

6. 位听神经 位听神经包括前庭及耳蜗两种感觉神经。检查听力测定耳蜗神经的功能。检查前庭功能：询问患者有无眩晕、平衡失调，检查有无自发性眼球震颤等。

7. 舌咽、迷走神经 两对神经共同支配腭、咽、喉部的肌肉运动和舌后 1/3 味觉。检查方法：询问有无吞咽困难、呛咳，观察悬雍垂是否居中，测试咽反射及舌后 1/3 味觉是否正常。

8. 副神经 副神经支配胸锁乳突肌及斜方肌。注意肌肉有无萎缩，嘱患者做对抗阻力耸肩及转头运动时，比较两侧肌力。副神经受损时，转头及耸肩无力或不能，同侧胸锁乳突肌及斜方肌萎缩。

9. 舌下神经 舌下神经支配舌肌活动。检查时嘱患者伸舌，注意观察有无伸舌偏斜、舌肌有无萎缩及肌束颤动。单侧舌下神经麻痹时伸舌舌尖偏向病侧，双侧麻痹者则不能伸舌。

二、运动功能检查

运动包括随意和不随意运动，随意运动由锥体束控制，不随意运动（不自主运动）由锥体外系和小脑控制。

（一）肌力

1. 肌力 是指随意运动时肌肉的最大收缩力。检查时令患者做主动肢体伸屈动作，必要时检查者可从相反方向给予阻力，测试患者对阻力的克服能力，注意两侧比较。

肌力的记录采用 0 ~ 5 级的 6 级分级法。0 级：完全瘫痪，无肌肉收缩。1 级：可见肌肉收缩，但无肢体运动。2 级：肢体在床面上能水平移动，但不能抬离床面。3 级：肢体能抬离床面，但不能抵抗阻力。4 级：能作抵抗阻力动作，但较正常差。5 级：正常肌力。

2. 瘫痪及类型 肌力减退称为瘫痪。瘫痪可分为 4 种。①单瘫：单一肢体瘫痪，多见于脊髓灰质炎。②偏瘫：为一侧肢体（上、下肢）瘫痪，常伴有同侧脑神经损伤，多见于颅内病变或脑卒中。③交叉性偏瘫：为一侧肢体瘫痪及对侧脑神经损伤，多见于脑干病变。④截瘫：为双侧下肢瘫痪，是脊髓横贯性损伤的结果，见于脊髓外伤、炎症等。

（二）肌张力

肌张力是指静息状态下的肌肉紧张度和被动运动时遇到的阻力。检查时嘱患者肌肉放松，检查者根据触摸肌肉的硬度及伸屈其肢体时感知肌肉对被动伸屈的阻力做判断。

1. 肌张力增高 触摸肌肉，坚实感，伸屈肢体时阻力增加。可分为两种：①痉挛状态，也称折刀现象，表现为开始阻力增大，终末时突然减弱，系锥体束损伤现象。②铅管样强直：即伸肌和屈肌的肌张力均增高，阻力的增加均匀一致，为锥体外系损伤现象。

2. 肌张力降低 肌肉松软，被动伸屈肢体时阻力减低，关节可表现过伸，见于周围神经炎、脊髓前角灰质炎、小脑病变和肌源性病变等。

（三）不自主运动

不自主运动是指患者意识清楚的情况下，随意肌不自主收缩所产生的一些无目的的异常动作，多为锥体外系损伤的表现。

1. 震颤 可有以下类型：①静止性震颤，静止时表现明显，而在运动时减轻，睡眠时消失，常伴肌张力增高，见于震颤麻痹；②意向性震颤，又称动作性震颤。震颤在休息时消失，动作时发生，越近目标越明显，见于小脑疾患。

2. 舞蹈样运动 为面部肌肉及肢体的快速、不规则、无目的、不对称的不自主运动，表现为做鬼脸、转颈、耸肩、手指间断性伸屈、摆手和伸臂等舞蹈样动作，睡眠时可减轻或消失，多见于儿童时期脑风湿性病变。

3. 手足徐动 为手指或足趾的一种缓慢持续的伸展扭曲动作，见于脑性瘫痪、肝豆状核变性和脑基底节变性。

（四）共济运动

机体任一动作的完成均依赖于某组肌群协调一致的运动，称共济运动。这种协调主要依靠小脑的功能、运动系统的正常肌力、前庭神经系统的平衡功能、眼睛、头、身体动作的协调，以及感觉系统对位置的感觉共同参与作用。这些部位的任何损伤均可出现共济失调。

1. 指鼻试验 嘱患者伸直一侧手臂，以示指触碰自己的鼻尖，由慢到快，先睁眼、后闭眼，重复进行。小脑半球病变时同侧指鼻不准，如睁眼时指鼻准确，闭眼时出现障碍则为感觉性共济失调。

2. 跟－膝－胫试验 嘱患者仰卧位，上抬一侧下肢，将足跟置于另一下肢膝盖下端，再沿胫骨前缘向下移动，先睁眼、后闭眼重复进行。小脑损伤时，动作不稳；感觉性共济失调者则闭眼时足跟难以寻到膝盖。

3. 轮替动作 嘱患者伸直手掌并以前臂做快速旋前、旋后动作，或一手用手掌、手背连续交替拍打对侧手掌，共济失调者动作缓慢、不协调。

4. 闭目难立征 嘱患者足跟并拢站立位，闭目，双手向前平伸，若出现身体摇晃或倾斜则为阳性，提示小脑病变。如睁眼时能站稳而闭眼时站立不稳，则为感觉性共济失调。

三、感觉功能检查

检查感觉功能时，患者必须意识清晰。检查前应向患者说明检查的目的与方法，以取得充分合作。检查时要注意左右侧和远近端部位的对比。

（一）浅感觉

1. **痛觉** 用针尖均匀地轻刺患者皮肤，询问患者是否疼痛。注意两侧对称比较，同时记录障碍类型（过敏、减退或消失）与范围。痛觉障碍见于脊髓丘脑侧束损伤。

2. **触觉** 用棉签轻触患者的皮肤或黏膜，询问有无感觉。触觉障碍见于脊髓丘脑前束和后索病损。

3. **温度觉** 用盛有热水（40～50℃）或冷水（5～10℃）的玻璃试管交替接触患者皮肤，嘱患者辨别冷、热感。温度觉障碍见于脊髓丘脑侧束损伤。

（二）深感觉

1. **运动觉** 被检者闭目，检查者轻轻夹住患者的手指或足趾两侧，上或下做屈伸动作，令患者说出"向上"或"向下"。运动觉障碍见于后索病损。

2. **位置觉** 检查者将患者的肢体摆成某一姿势，请患者描述该姿势，或用对侧肢体模仿。位置觉障碍见于后索病损。

3. **震动觉** 用震动的音叉柄置于骨突起处（如内踝、外踝、桡尺骨茎突、胫骨、膝盖等），询问有无震动感觉，判断两侧有无差别，震动障碍见于后索病损。

（三）复合感觉

复合感觉又称皮质感觉，是大脑综合分析的结果。

1. **皮肤定位觉** 检查者以手指或棉签轻触患者皮肤某处，让患者指出被触部位。功能障碍见于皮质病变。

2. **两点辨别觉** 以分开的双脚规放置于皮肤上，如患者感觉为两点，再逐渐缩小双脚间距，直到患者感觉为一点为止，两侧比较。当触觉正常而两点辨别觉障碍时则为额叶病变。

3. **实体觉** 将熟悉的物体，如钢笔、钥匙、硬币等置于患者手中，让其辨别并回答出物体的名称。功能障碍见于皮质病变。

4. **体表图形觉** 在患者的皮肤上画简单图形（如圆形、三角形等），让其辨别并回答，需双侧对比。如有障碍，常为丘脑水平以上病变。

四、神经反射检查

反射是神经系统活动的基本形式，通过反射弧完成，反射弧包括感受器、传入神经元、中枢、传出神经元和效应器等。反射弧中任一环节的病变都可影响反射，使其减弱或消失；同时反射又受高级神经中枢控制，如锥体束以上病变，可使反射活动失去抑制而出现反射亢进。反射包括生理反射和病理反射，根据刺激的部位，又可将生理反射分为浅反射和深反射两部分。

（一）浅反射

浅反射指刺激皮肤、黏膜或角膜等引起的反应。

1. **角膜反射** 见本节脑神经检查相关内容。

2. **腹壁反射** 患者仰卧位，双下肢稍屈曲，使腹壁松弛，用钝头竹签分别沿肋缘下、平脐及腹股沟上3个方向，由外向内轻划腹壁皮肤（图2-9-1）。正常反应是受刺激局部腹肌收缩。上、中、下腹壁反射消失分别见于胸髓7～8节、胸髓9～10节、胸髓11～12节病损。双侧上、中、下部反射均消失也见于昏迷和急性腹膜炎患者。一侧上、中、下部腹壁反射均消失见于同侧锥体束病损。肥胖、老年及经产妇由于腹壁过于松弛也会出现腹壁反射减弱或消失，应予以注意。

3. **提睾反射**　用钝头竹签由下而上轻划股内侧上方皮肤（图2-9-1），可引起同侧提睾肌收缩，睾丸上提。双侧反射消失为腰髓1～2节病损。一侧反射减弱或消失见于锥体束损伤。腹股沟疝、阴囊水肿等局部病变也可影响提睾反射。

4. **跖反射**　患者仰卧位，检查者手持患者踝部，用钝头竹签划足底外侧，由后向前至小趾掌关节处转向拇趾侧，正常反应为足趾向跖面屈曲。跖反射的反射中枢在骶髓1～2节。

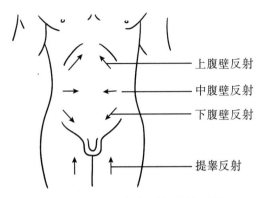

图2-9-1　腹壁反射、提睾反射

（二）深反射

刺激骨膜、肌腱引起的反射称深反射，又称腱反射。检查时患者肢体肌肉应放松。检查者叩击力量要均等，注意两侧对比。

1. **肱二头肌反射**　患者前臂半屈曲，医生以左手拇指置于肱二头肌腱上，右手持叩诊锤叩击左手拇指，正常反应为肱二头肌收缩，前臂屈曲。反射中枢为颈髓5～6节（图2-9-2）。

2. **肱三头肌反射**　患者肘部半屈曲，医生用左手托住其肘关节，右手持叩诊锤直接叩击尺骨鹰嘴上方的肱三头肌腱，正常反应为肱三头肌收缩，前臂稍伸展。反射中枢为颈髓6～7节（图2-9-3）。

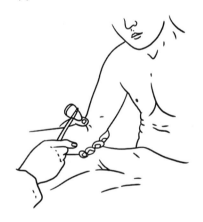
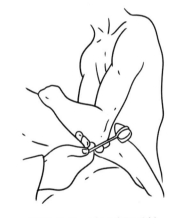

图2-9-2　肱二头肌反射　　　　　　　　图2-9-3　肱三头肌反射

3. **桡骨膜反射**　患者前臂置于半屈半旋前位，检查者以左手托住其腕关节上方，并使腕关节自然下垂，以叩诊锤叩击桡骨茎突，正常反应为肱桡肌收缩，前臂旋前、屈肘。反射中枢在颈髓5～6节（图2-9-4）。

4. **膝反射**　患者可采用坐位或卧位，坐位检查时，患者小腿完全松弛下垂，卧位检查则患者仰卧位，医生以左手托起其膝关节使之屈曲，用右手持叩诊锤叩击膝盖髌骨下方股四头肌肌腱，正常反应为小腿伸展（图2-9-5）。反射中枢在腰髓2～4节。

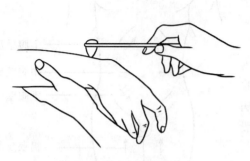

图 2-9-4　桡骨膜反射

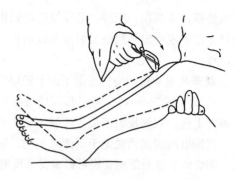

图 2-9-5　膝反射

5. 跟腱反射　患者仰卧位，髋关节及膝关节屈曲，下肢取外旋外展位。医生以左手托起患者足掌使足呈过伸位，以叩诊锤叩击跟腱，正常反应为腓肠肌收缩，足向跖面屈曲。反射中枢为骶髓 1～2 节（图 2-9-6）。

6. 阵挛　在锥体束以上病变，深反射亢进时，用力使相关肌肉处于持续性紧张状态，则该组肌肉发生节律性收缩，称为阵挛。

（1）踝阵挛：患者仰卧位，髋关节与膝关节稍屈曲，医生一手持患者小腿，一手持患者足掌前端，突然用力使踝关节背屈并维持一定推力。阳性反应为足部呈现交替性屈伸动作。

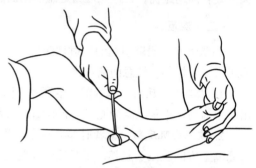

图 2-9-6　跟腱反射

（2）髌阵挛：患者仰卧位，下肢伸直，检查者以拇指与示指捏住髌骨上缘，突然用力向远端快速连续推动数次，并维持一定推力。阳性反应为股四头肌发生节律性收缩使髌骨上下移动。

（三）病理反射

当锥体束病变时，大脑失去了对脑干和脊髓的抑制作用而出现的踝和踇趾背伸的现象。1 岁半以内的婴幼儿由于神经系统发育未完善，也可出现，不属于病理性。

1. Babinski 征　检查方法同跖反射。阳性反应为踇趾背伸，余趾呈扇形展开（图 2-9-7）。

2. Oppenheim 征　医生用拇指及示指沿患者胫骨前缘用力由上向下滑压（图 2-9-7），阳性表现同 Babinski 征。

3. Gordon 征　医生用拇指和其他四指以适度力量捏压腓肠肌，阳性表现同 Babinski 征（图 2-9-7）。

4. Chaddock 征　医生用钝头竹签自外踝下方沿足背外侧由后向前划至趾跖关节处为止。阳性表现同 Babinski 征（图 2-9-7）。

以上 4 种体征临床意义相同，其中以 Babinski 征最为典型。

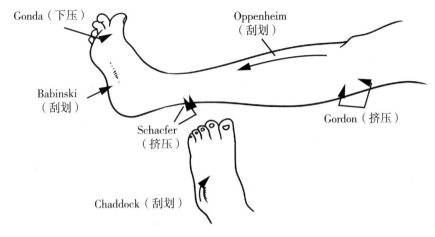

Gonda（下压）

Oppenheim
（刮划）

Babinski
（刮划）

Gordon（挤压）

Schaefer
（挤压）

Chaddock（刮划）

图 2-9-7 病理反射

5. Hoffmann 征 医生用左手持患者腕关节上方，右手中指与示指夹持患者中指且向上提，使其腕部过伸，以拇指快速弹刮患者的中指指甲，若出现拇指及其余四指轻微掌曲动作为阳性（图 2-9-8）。

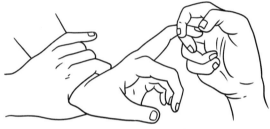

图 2-9-8 Hoffmann 征

（四）脑膜刺激征

脑膜刺激征为脑膜受激惹的体征，见于各种脑膜炎、蛛网膜下隙出血及颅内压增高等。

1. 颈强直 患者去枕平卧位，医生以手托患者枕部，做被动屈颈动作。如检查时感觉抵抗力增强，即为颈强直。在排除颈椎或颈部肌肉局部病变后，可认为脑膜刺激征。

2. Kernig 征 患者仰卧位（图 2-9-9），一侧下肢髋、膝关节屈曲成直角，检查者将患者小腿抬高伸膝。正常人膝关节可伸达 135°以上。如伸膝受限并且伴疼痛与屈肌痉挛，则为阳性。

3. Brudzinski 征 患者仰卧位，下肢伸直，检查者一手托起患者枕部，另一手按于其前胸上部。当头部前屈时，若出现双髋关节与膝关节同时屈曲为阳性（图 2-9-10）。

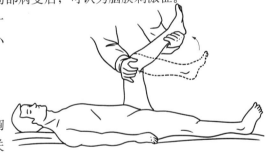

图 2-9-9 Kernig 征

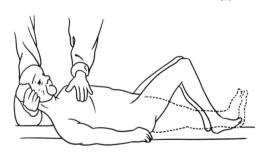

图 2-9-10 Brudzinski 征

五、自主神经功能检查

自主神经可分为交感与副交感两个系统，主要功能是调节器官、血管与腺体等活动，从而维持机体内、外环境的稳定。

1. 眼心反射　患者仰卧位，双眼自然闭合，计数脉率。医生用左手中指和示指分别置于患者眼球两侧，逐渐加压，以患者不感到疼痛为限。加压 20 ~ 30 秒后计数脉率，正常可减少 10 ~ 12 次 / 分。如减少超过 12 次 / 分提示副交感迷走神经功能亢进；如压迫后脉率不减反而增加，则提示交感神经功能亢进。

2. 卧立位试验　先测患者平卧位脉率，然后迅速起立站直，再计数脉率。如由卧位到立位脉率增加超过 10 ~ 12 次 / 分为交感神经兴奋性增强。由立位到卧位，脉率减慢超过 10 ~ 12 次 / 分为迷走神经兴奋性增强。

3. 皮肤划痕试验　用钝头竹签在皮肤上适度加压划一条线，数秒后，皮肤先出现白色划痕高出皮面，以后变红，属正常反应。如白色划痕持续超过 5 分钟，提示交感神经兴奋性增高。如红色划痕迅速出现且持续时间长，提示副交感神经兴奋性增高。

（周瑞芳）

第三章　医学影像诊断及常用器械检查

第一节　放射学

一、总　论

伦琴（Wilhelm Conrad Röntgen）于 1895 年偶然发现 X 线，1896 年 X 线开始用于人体检查，开启了放射诊断学（diagnostic radiology）的新学科，并奠定了医学影像学（medical imaging）的基础。虽然放射诊断学已有一百多年的历史，经过了数代影像人的不懈努力，但至今放射诊断学仍是医学影像学中的重要组成部分，应用十分普遍。20 世纪 70 年代和 80 年代随着电子计算机技术的发展，相继出现了计算机 X 线摄影（computed radiography，CR）、X 线计算机体层成像（X-ray computed tomography，X-ray CT 或 CT）、磁共振成像（magnetic resonance imaging，MRI）、发射体层成像（emission computed tomography，ECT），包括单光子发射体层成像（single photon emission computed tomography，SPECT）与正电子发射体层成像（positron emission tomography，PET）和数字减影血管造影（digital subtraction angiography，DSA）等新的成像技术。这些成像技术加上超声和核医学等共同构成了包括放射诊断的影像诊断学。这些成像技术的成像原理与方法不同，诊断价值与限度亦各异，但互为补充。

20 世纪 70 年代介入放射学（interventional radiology），即在影像监视下采集标本或对某些疾病进行治疗迅速兴起，使影像诊断学扩展为医学影像学的崭新局面。加之随着计算机技术的快速进步，医学影像设备不断更新，影像诊断学的发展日新月异，现已成为医疗工作中的重要支柱并有力地促进了临床医学的发展。

二、放射学诊断

（一）概要

现代医学影像学起源于 X 线的发现，随后经历了 X 线学、放射学、医学影像学等几个阶段，最早形成的独立医学专业称为"X 线学"，而放射学的进展主要表现在两方面：① 使用了影像增强管，影像增强管可把影像的亮度显著提高，并把影像经电视系统传输到监视器，达到明室遥控要求；② 造影检查，各种造影剂（对比剂）为检查提高了更好的人工对比，弥补了组织之间天然对比不足的缺点，得以显示更多的结构和器官的形态学与功能信息。放射学经历了一个多世纪的发展和完善，其在医学影像学中占有重要的位置。

1. X 线的产生及特性　X 线的产生必须具备以下 3 个条件：① 自由移动的电子群；② 电子群的高速运动；③ 电子群在高速运动中突然受阻，当以上条件都满足后 X 线随即产生。对于产生的 X 线，可以定义为是一种波长极短，穿透力极强，不可见的电磁波。X 线具有如下几种特性：① 穿透性：X 线波长很短，具有很强的穿透力，能穿过普通可见光不能穿过的物质，例如可穿透人体。穿透性是 X 线成像的基础。② 荧光效应：X 线能够激发荧光物质（如铂氰化钡、钨酸钙等）使之产生肉眼可见光。此特性是进行透视检查的基础。③ 感光效应：涂有溴化银的胶片经 X 线照射后可以感光，产生潜影，经显影、定影后，感光的溴化银被还原成金属银附着在胶片上呈黑色。此特性是 X 线照相的基础。④ 电离效应：当 X 线通过任何物质而被吸收时，都产生电离作用，使被穿物质的分子分解为正负离子。⑤ 生物效应：X 线通过生物细胞时，产生电离作用使其细胞发生不可逆的死亡。此特性是放射治疗的基础。

2. X 线的成像原理 X 线使人体组织结构和器官形成影像，除了 X 线具有穿透性、荧光效应和感光效应的特性，并且由于人体组织结构和器官间密度及厚度的差别而形成自然对比和人工对比。自然对比：利用人体组织的密度和比重的差异，造成吸收 X 线的能力不同，而形成不同灰度的 X 线影像。因此，在胶片或荧光屏上就形成了黑白或明暗不同对比的影像。这种自然对比是 X 线成像的基本条件。人体组织结构和器官根据密度从高到低依次分为骨组织和钙化灶等、软组织和液体等、脂肪组织、含气组织。人工对比：人体许多组织结构之间密度相似，不能显示出差别。此时可将高于或低于该器官密度的物质引入器官内或环绕在其周围，使之产生对比差别，这种通过人工的方法形成的对比称人工对比。这种检查称为造影检查，引入的物质叫对比剂或造影剂。造影剂分为阳性造影剂和阴性造影剂，阳性造影剂如硫酸钡和碘制剂，阴性造影剂如空气、氧气和二氧化碳等。

3. X 线检查方法

（1）普通检查：包括荧光透视和摄片。① 荧光透视：优点是操作方便，费用低，可多方位观察器官的形态和动态变化。缺点是影像对比度和清晰度不高，难于观察密度差别较小的病变及厚度与密度较大的部位。② 摄片：优点是影像对比度及清晰度均较好，可作为客观记录留存，便于复查时对照。缺点为瞬间成像，不能多方位观察器官的形态和动态变化。随着科学的发展，20 世纪 70 年代末出现的以数字方式成像为主的医学影像设备——数字 X 线摄影（DR）和计算机 X 线摄影（CR），明显提高了其应用优势。

（2）特殊检查：包括软 X 线摄影、体层摄影、放大摄影和荧光摄影等。自 CT、MRI 等成像技术临床普及应用以来，只有软 X 线摄影仍在乳腺检查中普及应用。

（3）造影检查：是将密度高于或低于该组织或器官的物质引入器官内或其周围间，人为地使之产生密度差别以显影的方法。造影检查显著地扩大了 X 线检查应用的范围。

（二）呼吸系统的 X 线诊断

1. 检查方法

（1）普通检查：透视和摄片。透视：不能显示细微病变，且不能留下记录；但费用低廉，可随意转动患者，选择最佳体位显示病变。摄片：能够显示细微病变，并可留下记录，便于复查对照和会诊。

（2）特殊检查：除软 X 线摄影外体层摄影、高千伏摄影和支气管造影等现已不常应用。

2. 正常 X 线表现

（1）胸廓：胸部 X 线影像是胸腔内、外各组织器官的重叠投影。某些胸壁结构投影于肺野可与病变混淆。

1）软组织：①胸锁乳突肌及锁骨上皮肤皱褶：胸锁乳突肌在两肺尖内侧形成外缘锐利、均匀致密的阴影，勿误认为肺尖病变。锁骨上皮肤皱褶为锁骨上皮肤和皮下组织的投影，与锁骨上缘平行。②胸大肌：于两肺中野外带，呈均匀致密的扇形影，其外下缘境界清楚。③乳房及乳头：女性乳房常在两肺下野形成下缘清楚的半圆形密度增高影，乳头在两肺下野形成小圆形致密影。

2）骨骼：① 肋骨：肋骨后高前低，呈斜行走行，一般第 5 肋骨前端相当于第 9 肋骨后端的高度。肋软骨不显影，故 X 线平片上肋骨前端呈游离状。随着年龄增长在 25 ～ 30 岁开始钙化。② 肩胛骨：在正位胸片上要将上肢充分旋转以免重叠于肺野的外上方。③ 锁骨：呈横置的 "S" 形，两侧对称，内端下缘有半月形凹陷，为菱形韧带附着处。④ 胸骨：正位胸片胸骨与纵隔影重叠，仅胸骨柄两侧外上角可突出于纵隔影之外。⑤ 胸椎：与纵隔影重叠，正位胸片上横突可突出于纵隔影之外，切勿误认为增大淋巴结。

（2）气管、支气管：气管起于环状软骨下缘，长 10 ～ 13cm，宽 1.5 ～ 2cm，呈纵行的带状透亮影，位于胸廓的中央。在第 5 ～ 6 胸椎平面分为左、右主支气管，气管分叉部下壁形成隆突，分叉角度为 60°～ 85°，一般不超过 90°。两侧主支气管与中线的夹角左侧为 40°～ 55°，右侧为 20°～ 30°。两侧主支气管向下依次分为肺叶支气管、肺段支气管及段以下支气管等。

（3）肺：①肺野：充满气体的两肺在 X 线胸片上表现为均匀一致的透亮区称为肺野。为了便于指明病变位置，人为地将两侧肺野进行九区划分法。即分别在第 2、4 肋前端下缘各画一水平线，分成上、中、下野；两肺自内向外纵行分为 3 等分，分别称为内、中、外带。②肺门：指肺门部肺动脉、肺静脉、支气管及淋巴组织在 X 线片上的综合投影。肺门位于两肺中野内带第 2 ～ 5 前肋间，左侧比右侧高 1 ～ 2cm。③肺纹理：在 X 线片上自肺门向外呈放射状分布的树枝状影，由肺动脉、肺静脉及淋巴管构成。

（4）纵隔：介于两肺之间，胸骨之后，胸椎之前，较常采用的有九区分法，有助于判断病变的来源与性质。X 线平片上除气管、主支气管外，其余结构缺乏自然对比，只能观察它们与肺部邻接的轮廓。

（5）横膈：横膈位于胸腹之间分左、右两叶，由薄层肌腱组织构成，右侧比左侧高 1 ～ 2cm。膈在外侧及前、后方与胸壁相交形成肋膈角，在内侧与心形成心膈角。后外肋膈角深而锐利。

（6）胸膜：胸膜分为两层，包括衬于胸壁内面、膈面及纵隔面的壁层胸膜和包绕于肺表面的脏层胸膜，两者之间为潜在的胸膜腔。胸膜及胸膜腔正常时不显影。

3. 基本病变 X 线表现

（1）支气管阻塞性改变

1）阻塞性肺气肿：支气管不完全性阻塞产生活瓣作用，在呼气时比吸气时管腔为小，故在吸气时空气可以进入，而呼气时则不易呼出，致使该支气管供应的肺泡内空气越积越多，肺泡过度充气膨胀，从而形成肺气肿。分局限性阻塞性肺气肿和弥漫性阻塞性肺气肿。X 线上局限性阻塞性肺气肿表现为肺部局限性透亮度增加，肺纹理稀疏，纵隔向健侧移位，病侧横膈下降。弥漫性阻塞性肺气肿表现为两肺透亮度增加，常伴有肺大疱出现，肺纹理稀疏。同时伴桶状胸，肋间隙变宽，横膈低平，心影狭小。

2）阻塞性肺不张：当支气管完全阻塞，空气不能进入肺泡，肺泡内原有气体又被吸收，因而肺泡萎陷，形成不张。阻塞性肺不张 X 线表现主要表现为：① 一侧性肺不张：患侧肺野均匀致密，肋间隙变窄，纵隔向患侧移位，横膈升高。健侧有代偿性肺气肿表现。② 肺叶不张：不张肺叶缩小，密度均匀增高。邻近肺叶可出现代偿性肺气肿。③ 肺段不张：基底朝外、尖端指向肺门的三角形或片状致密影。

（2）肺部病变

1）渗出与实变：渗出是急性炎症的主要表现。X线上表现为密度略高，较均匀的云絮状影，边缘模糊；实变在大体病理上为肺泡内的空气被病理的液体或组织所代替，X线上表现为片状致密影。

2）增殖：肺的慢性炎症在肺组织内形成肉芽组织，为增殖性病变。见于肺结核和各种慢性肺炎。病变与周围正常肺组织分界清楚。X线表现为结节状影，多限于腺泡范围内，呈结节状、密度较高、边缘较清楚，可呈梅花瓣样，无明显融合趋势。

3）纤维化：肺部病变在愈合过程中产生的纤维结缔组织所形成的瘢痕，分为局限性和弥漫性2类。局限性：① 局限的条索状阴影，粗细不匀，走行僵直，密度高，与正常肺纹理不同。② 病变较大被纤维组织代替后，收缩形成团块状阴影，密度高，边缘清楚。弥漫性：紊乱的索条状、网状或蜂窝状阴影，可有多数弥散的颗粒状或小结节状影，多见于弥漫性间质肺炎、尘肺、特发性肺间质纤维化、放射性肺炎及结缔组织病等。

4）钙化：钙化X线检查表现为高密度，边缘锐利，形状不一，可为斑点状、团块状或球形影，呈局限或弥漫分布。如肺结核钙化。

5）结节与肿块：结节直径≤2cm，肿块>2cm。肺肿瘤以形成肿块为特点。X线上良性肿瘤多有包膜，边缘光滑，生长缓慢；恶性肿瘤多无包膜，呈浸润性生长，边缘不规则呈分叶状，生长快，容易发生坏死。

6）空洞与空腔：空洞为肺内病变组织发生坏死，坏死组织经引流支气管排出，形成含气的残腔。空洞壁可由坏死组织、肉芽组织、纤维组织或肿瘤组织形成，多见于结核、肺脓肿、肺癌等。根据洞壁的厚度不同，可分为：① 厚壁空洞（壁厚≥3mm）：不规则的透明影，周围有高密度的实变区，内壁光滑整齐或凹凸不平。②薄壁空洞（壁厚<3mm）：境界清晰，内壁光滑的圆形透明区。③虫蚀样空洞：实变肺野内多发小的透明区，轮廓不规则，如虫蚀样。

空腔是肺内生理腔隙的病理性扩大。肺大疱、含气肺囊肿及肺气囊等都属于空腔。X线表现空腔壁菲薄而均匀，腔内无液体，周围无渗出。

7）肺间质病变：肺间质病变是发生在肺间质的弥漫性病变。X线上表现为索条状、网状、蜂窝状及广泛小结节状影，有时网状与小结节状影同时存在。

（3）胸膜病变

1）胸膜腔积液：胸腔积液是由某种疾病累及胸膜而产生的，可以是渗出液、漏出液、乳糜液或血液等。① 游离性胸膜腔积液：少量积液最先积聚于位置最低的后肋膈角，站立后前位检查难以发现。当液体量达到250ml以上时，直立位表现为患侧肋膈角变钝、变浅或变平。随液体量增加可依次填塞外侧肋膈角，掩盖膈顶，呈外高内低的弧形均匀致密影，其上缘在第4肋前端平面以下。中等量积液表现为患侧下肺野均匀致密影呈外高内低的弧线形，肋膈角消失，膈面及心缘被遮盖，其上缘在第2肋前端平面以下。大量积液上缘达第2肋前端以上，患侧肺野呈大片均匀致密影，有时仅在肺尖部可见透明影肋间隙增宽，纵隔向对侧移位。② 包裹性胸腔积液：胸膜炎时，脏壁两层胸膜发生粘连，液体被局限于胸腔的某一部位。X线上切线位表现为自胸壁向肺野突出之半圆形或扁丘状阴影，其上下缘与胸壁的夹角呈钝角，密度均匀，边缘清楚。③ 叶间积液：为局限于水平裂或斜裂的叶间裂积液。④ 肺底积液：为位于肺底与横膈之间的胸腔积液，X线上表现为肺下野密度增高，上缘呈上突的圆顶状，易误认为膈升高，右侧较多见。

2）气胸及液气胸：气胸为脏层或壁层胸膜破裂，空气进入胸腔所引起。X线表现为气胸区呈弧线状或带状无肺纹理区，可见被压缩的肺边缘，呈纤细的线状致密影，纵隔向健侧移位，膈下降，肋间隙变宽。胸膜腔内液体与气体同时存在时称为液气胸，X线直立位片表现为横贯胸腔的液面，液面上方为空气及被压缩的肺。

3）胸膜肥厚、粘连及钙化：X线上轻度胸膜肥厚、粘连表现为肋膈角变浅、变平，膈运动受限。广泛胸膜增厚粘连时，患侧胸部塌陷，肋间隙变窄，肺野密度增高，膈上升及纵隔向患侧移位。胸膜钙化时在肺野边缘呈片状、不规则点状或条状高密度影。

4. 肺部疾病

（1）肺炎

1）大叶性肺炎：大叶性肺炎多由肺炎双球菌引起，好发于冬季，多见青壮年。临床起病急，主要症状为突然高热、寒战、胸痛、咳嗽、咳铁锈色痰。病理上分充血期、红色肝变期、灰色肝变期及消散期。X线表现：①充血期：可无阳性发现，或仅表现为病变区肺纹理增多，透亮度减低或呈密度稍高的模糊影。②实变期（红色肝变期、灰色肝变期）：X线表现为密度均匀的致密影。当炎症累及肺段，表现为片状或三角形致密阴影，当累及肺叶的大部或全部，则呈大片均匀的致密影，以叶间裂为界，边缘清楚，其形状及范围与肺叶的轮廓一致。有时在实变区中可见树枝状透亮的含气支气管影，即支气管气像。③消散期：X线表现为散在、大小不等和分布不均的斑片状影。炎症进一步吸收，完全恢复正常或仅遗留少量条索状影。临床上症状减轻常较肺内病变吸收为早，病变多在2周内吸收。

2）支气管肺炎：本病又称小叶性肺炎。致病菌常为链球菌、葡萄球菌和肺炎双球菌等。多见于婴幼儿、老年人及极度衰弱的患者。临床上有高热、咳嗽、咳泡沫黏液脓痰、呼吸困难等。病理变化为小支气管壁充血、水肿、肺间质内炎性浸润及肺小叶的渗出和实变。病变范围是小叶性的，呈散在性两侧分布，可融合成密度不均匀大片状。X线表现：病变多位于两肺中、下野的内、中带。肺纹理增多、增粗、模糊，沿肺纹理分布有斑片状模糊致密影，密度不均。病变可融合成较大片状。小儿患者常见肺门影增大、模糊，常伴有局限性肺气肿。

（2）肺脓肿：常见的病原菌为葡萄球菌、链球菌和肺炎双球菌等，早期为化脓性炎变，继之发生坏死液化形成脓肿。X线表现：急性化脓性炎症阶段，表现为肺内出现大片状致密影，其边缘模糊，密度较均匀边缘模糊。病变继续发展，肺组织发生坏死、液化，坏死组织经引流支气管排出而形成空洞。急性期空洞内壁较不规则，洞壁厚，周围有广泛渗出性阴影，脓液量较多可显示气液平面。慢性期空洞内壁较规则，空洞内液量减少，周围炎症浸润明显减轻。

（3）肺结核：肺结核是由人型或牛型结核杆菌引起的肺部慢性传染病，结核病中最常见的是肺结核病。影像学检查能够发现病变，确定其部位、范围和性质，并能观察病变的转归，对肺结核的防治有重要作用。肺结核的病理变化是渗出、增殖，病变进展可形成干酪样坏死、液化及空洞形成、病变播散。及时治疗病变可吸收或最终形成纤维化、钙化。肺结核临床起病缓慢，病程较长，可有低热、盗汗、乏力、咳嗽、咯血、消瘦、食欲缺乏等。肺结核的分型对肺结核的防治具有重要意义。临床比较通用为1998年制定的结核病分类法：Ⅰ型原发型肺结核；Ⅱ型血行播散型肺结核；Ⅲ型继发型肺结核；Ⅳ型结核性胸膜炎；Ⅴ型其他肺外结核。

1）原发性肺结核：多见于儿童和青少年，包括原发综合征和胸内淋巴结核。原发综合征为初次感染所发生的结核，多见于儿童。典型X线表现：①原发病灶：为肺内局限性云絮状阴影。②淋巴管炎：原发病灶与肺门之间的条索状影，不规则，呈一过性。③肺门、纵隔淋巴结肿大：表现为肺门增大或纵隔边缘肿大淋巴结突向肺野。胸内淋巴结结核根据边缘是否清楚分为炎症型和结节型。

2）血行播散型肺结核：①急性血行播散型肺结核：又称为急性粟粒型肺结核，系大量结核杆菌一次或短时期内数次进入血液循环，引起肺部及全身播散。X线表现为两肺弥漫分布的粟粒状阴影，大小均匀、分布均匀、密度均匀即所谓"三均匀"症状。②亚急性或慢性血行播散型肺结核：系少量结核杆菌在较长时间内多次进入血液循环播散至肺部所致，病灶以增殖为主。粟粒状阴影大小不一、分布不均（两肺上、中野为主）和密度不均，即所谓"三不均匀"症状。

3）继发性肺结核：是成人最常见的肺结核类型，多为已静止的原发病灶重新活动，或为外源性再感染。由于机体对结核杆菌已产生了特异性免疫力，结核杆菌不再向淋巴径路蔓延，病变趋向局限于肺尖、锁骨下区及下叶背段，且病灶出现以增殖病变为主、浸润病变为主、干酪病变为主或以空洞病变为主等多种病理改变。X线表现：①渗出性病变：病灶多呈斑片状或云絮状，密度不均，边缘模糊，可有空洞形成，好发于锁骨上、下区和下叶背段。②干酪性肺炎：大叶性或肺段性致密影，密度不均匀，其中可见多数小的边缘不规则的透亮区。其他肺野可见由支气管播散的小片状浸润影。③结核球：为纤维膜包绕干酪样结核病灶形成。表现为圆形、类圆形或分叶状，直径为2～3cm，边缘清楚、光滑，一般密度均匀，球内可出现层状、环状或斑点状钙化，也可有小空洞存在。结核球附近常有散在的纤维增殖性病灶，称为卫星病灶。④慢性纤维空洞型肺结核：单侧或双侧中、上肺野多发空洞病变，广泛明显的纤维化及继发性改变，如肺叶硬化收缩，肺门上提，肺纹理呈垂柳状。常见支气管播散病灶。

4）结核性胸膜炎：肺内结核直接蔓延或结核菌经血行或淋巴引流播散到胸膜引起。X线表现为胸腔积液和胸膜肥厚的相应表现。

（4）肺肿瘤：肺肿瘤分原发性肿瘤和继发性肿瘤。原发性肿瘤又分为良性和恶性。在肺部肿瘤中支气管肺癌和转移瘤常见，而良性肿瘤和原发性肺肉瘤均很少见。

1）原发性支气管肺癌：起源于支气管上皮、腺体、细支气管及肺泡上皮。组织学上可分为鳞癌、腺癌、未分化癌及细支气管肺泡癌。X线检查将癌肿发生于主支气管、肺叶支气管及肺段支气管者，称为中心型；发生在肺段以下支气管者，称为周围型。中央型肺癌主要X线表现为肺门肿块、支气管改变及三阻征。三阻征：肺叶或一侧肺的阻塞性肺气肿，但很难发现；由于支气管狭窄、引流不畅而发生阻塞性肺炎，表现为同一部位反复发生、吸收缓慢的炎性实变，病变逐渐加重；如支气管管腔被完全阻塞后，引起肺不张。癌瘤穿透支气管壁，同时向腔外生长和伴有肺门淋巴结转移时，则形成肺门肿块。发生于右肺上叶的支气管肺癌，肺门部肿块和右肺不粘连在一起，下缘可形成横"S"状，为典型征象。周围型肺癌X线表现为肺内结节或肿块，结节或肿块多有分叶，边缘毛糙不光整，有长短不一毛刺；有典型或不典型胸膜凹陷征；肿块较大时可形成偏心性不规则空洞，空洞内壁多不光整有壁结节，洞壁较厚，空洞外壁亦不光整。

2）肺转移瘤：肺部是肿瘤细胞早晚必经的过滤站，因此，肺部是转移瘤最好发的部位。血行转移表现为两肺多发大小不一的圆形或结节状致密影，密度均匀，境界清楚，形似棉球状，中下肺野分布较多。少数呈单发球形灶，也可表现为粟粒状或小片状影。淋巴转移表现为两肺和纵隔淋巴结增大，自肺门向外呈放射状分布的索条状影，其间可见微细的串珠状小点状影。

（5）纵隔肿瘤：前纵隔肿瘤自上向下排列主要有甲状腺肿瘤、胸腺瘤及畸胎瘤；中纵隔肿瘤大多为恶性淋巴瘤；后纵隔肿瘤大多为神经源性肿瘤。

（三）循环系统的 X 线诊断

1. 检查方法

（1）透视：可以随意转动患者，能从各个不同方向观察心脏、大血管的形态、大小、轮廓、位置改变及肺瘀血情况。还可观察到心脏、大血管的搏动及其与周围结构的关系等。

（2）摄片：心脏、大血管疾病常规摄片位置有后前位、左前斜位、右前斜位和左侧位片。

（3）心血管造影：心血管造影是将对比剂快速注入心腔和大血管内，以显示心和血管内腔的形态及血流动力学改变。常用的造影方法有以下几种。①右心造影：主要适用于右心及肺血管的异常及伴有发绀的先天性心脏病。②左心造影：适用于二尖瓣关闭不全、主动脉瓣口狭窄、心室间隔缺损、永存房室共道及左心室病变。③主动脉造影：适用于主动脉本身病变、主动脉瓣关闭不全、主动脉与肺动脉或主动脉与右心之间的异常沟通等。④冠状动脉造影主要用于冠状动脉粥样硬化心脏病的检查。

2. 正常 X 线表现　正常心脏的阴影 1/3 位于中线右侧，2/3 位于左侧，心尖指向左下。后前位上心右缘可分为上、下两段，上段为升主动脉及上腔静脉的边缘，下段为右心房。心左缘自上而下可分为三段，即主动脉结、肺动脉段及左心室段。左前斜位心前缘上段为右心房，下段为右心室。心后缘上段为左心房，下段为左心室。右前斜位心前缘自上向下为主动脉弓及主动脉升部、肺动脉段、右心室最下缘为左心室，心后缘上部为对食管形成生理压迹左心房，下部为右心房。

3. 基本病变 X 线表现　心脏、大血管的基本病变主要是观察心脏各房、室增大和肺血增多或减少。

4. 心脏和大血管疾病

（1）先天性心脏病

1）房间隔缺损：房间隔缺损是临床上最常见的先天性心脏病之一，当有心房间隔缺损时，左心房的血液向右心房分流，右心房、右心室及肺动脉内的血流量明显增加，引起右心房、右心室扩张、肥厚，久之可出现肺动脉高压和右侧心力衰竭。X 线表现为右心房及右心室增大，但以右心房显著增大为房间隔缺损的特征性改变。肺动脉段及肺门阴影增大，肺纹增粗呈充血表现。透视下常见肺动脉搏动增强呈"肺门舞蹈"征象。

2）室间隔缺损：心室间隔缺损最常发生在膜部。由于左心室内压力显著高于右心室，故左心室的血液向右心室分流，使右心室的血流量明显增加而引起右心室增大，右心室射血增多致肺动脉充血扩张，左心室负荷增加亦增大。X 线表现为肺动脉段凸出心影呈"二尖瓣"型，肺门阴影增大，左、右心室增大，肺纹理增粗为充血表现，可见"肺门舞蹈"征象。

3）动脉导管未闭：是临床上最常见的先天性心脏病之一，当在主动脉与肺动脉之间形成异常通道时由于主动脉内压力在整个心动周期都明显高于肺动脉，因此，血液持续地由主动脉分流入肺动脉，造成体循环血量减少，肺循环及左心室的血流量增加，使左心容量负荷增加，以致引起左侧心力衰竭。X 线表现为左心室、左心房增大，以左心室为著。由于肺动脉压力升高引起右心室负荷加重，故晚期右心室亦可增大。

4）法洛四联症：包括肺动脉狭窄、室间隔缺损、主动脉骑跨和右心室肥厚 4 种畸形，其中病变以肺动脉狭窄、室间隔缺损为著。X 线表现为心影呈木靴形，右心室增大，将左心室推向后上方，使心尖圆隆上翘，心腰凹陷，左心室因血流量减少而缩小。右心房由于回心血量增多及右心室压力增高而有轻至中度增大。肺血减少，表现为肺门缩小，肺野血管纹理纤细。主动脉影增宽。

（2）风湿性心脏病：是风湿性心肌炎遗留的瓣膜病，女性略多。风湿性心脏病是指心瓣膜发生器质性病变后出现的瓣口狭窄和关闭不全，瓣膜损伤中，以二尖瓣为最多，其次是主动脉瓣及三尖瓣，肺动脉瓣少见。二尖瓣狭窄左心房排血受阻，压力增高，左心房扩张和肥厚，肺静脉回流受阻，出现肺瘀血，肺动脉压升高，进一步导致右心室肥厚。长期二尖瓣狭窄使血流量减少，左心室及主动脉均可萎缩。左心房内压力增高及血液淤滞，随之引起肺静脉压升高，出现肺静脉扩张及肺静脉系统的瘀血。肺静脉长期高压、肺瘀血及缺氧引起的肺小动脉痉挛，导致肺动脉压力升高。肺循环阻力增加则可导致右心室肥厚扩大，严重时尚可发生右侧心力衰竭。X 线主要表现为左心房和右心室增大、肺瘀血及肺循环高压征象。当二尖瓣狭窄合并二尖瓣关闭不全且二尖瓣关闭不全较明显时，可引起左心室负荷加重而增大，此时左心房增大更为明显。

（3）慢性肺源性心脏病：是由慢性长期肺部原发病变如慢性支气管炎、肺气肿等严重损坏肺组织的疾病，造成肺血管床逐渐减少，肺循环阻力增加，使肺动脉压升高，右心室压力负荷加重，造成右心室肥厚、扩张及右侧心力衰竭。X 线检查表现：① 肺常见慢性支气管炎或肺气肿等的表现；② 肺动脉高压表现为肺动脉段突出，右下肺动脉扩张、增粗，横径 >15mm 并可见肺门残根征；③ 右心房、右心室增大，桶状胸、肺野透亮度增强。

（4）心肌病变：主要包括心肌炎和原发性心肌病两类。原发性心肌病主要分为扩张型心肌病、肥厚型心肌病和限制型心肌病。X 线主要表现为心影不同形态增大，心脏搏动减弱或增强。

（四）消化系统的 X 线诊断

1. 检查方法　食管及胃肠道主要为钡剂造影检查。透视和摄片主要用于急腹症和高密度异物的检查。

2. 正常 X 线表现

（1）食管：食管有 3 个生理性压迹，由上而下分别为主动脉弓压迹、左主支气管压迹和左心房压迹。食管有 2 个生理性高压区，即食管入口处和穿过膈肌处。吞钡造影充盈像显示宽为 1.5 ~ 3cm，黏膜像上食管黏膜皱襞的沟内充钡，因而表现为数条纤细而平行的条纹状致密影，皱襞则表现为条状透明影。

（2）胃：胃分胃底、胃体和胃窦。胃的形状分为牛角型胃、钩型胃、无力型胃和瀑布型胃 4 种类型。胃轮廓在胃小弯和胃窦大弯侧一般光滑整齐。胃底和胃体大弯侧常呈锯齿状，系横、斜走行的黏膜皱襞所致。胃底部的黏膜皱襞呈网状，胃小弯黏膜皱襞平行整齐，大弯侧逐渐变粗呈斜行。胃窦部黏膜皱襞主要与小弯平行，有时可斜行。

（3）十二指肠：十二指肠上起幽门下接空肠，呈"C"形包绕胰头，分为球部、降部、水平部和升部，球部呈三角形，降部向下走行，水平部向左横行，继而转向左上成为升部，球部轮廓光滑，黏膜皱襞呈纵行条纹状。降部以下的黏膜皱襞呈羽毛状。

（4）空肠和回肠：全长 5 ~ 7m，空肠与回肠无明显分界，空肠大部分位于左上、中腹，富于环状皱襞且蠕动活跃，常显示为羽毛状影像，轮廓光滑。回肠位于右中、下腹及盆腔，蠕动慢而弱，黏膜皱襞少而浅。

（5）结肠：结肠绕行于腹部四周，长 1.2 ~ 1.5m，分为盲肠、升结肠、横结肠、降结肠、乙状结肠和直肠。结肠充钡后可见大致对称的袋状突出，称结肠袋，以盲肠、升结肠和横结肠明显。结肠黏膜皱襞相互交错。升结肠黏膜皱襞较密，以斜行和横行为主，降结肠以下黏膜皱襞渐稀少且以纵行为主。

3. 基本病变 X 线表现

（1）轮廓的改变：①龛影：胃肠道管壁上的溃疡达到一定深度可被钡剂充盈，切线位显示为突出于胃肠轮廓之外的致密影像称其为"龛影"，轴位投影则呈致密钡斑。②充盈缺损：突入胃肠道管腔内的隆起性病变造成该局部钡剂不能充盈的影像，常见于良、恶性肿瘤和异物。

（2）黏膜皱襞改变：①黏膜皱襞平坦：黏膜和黏膜下层的水肿或肿瘤浸润引起。X 线表现为黏膜皱襞的条纹状影不明显或消失。②黏膜皱襞破坏：黏膜皱襞消失，连续性中断，代之以杂乱不规则的钡影，多见于恶性肿瘤。③黏膜皱襞增宽和迂曲：黏膜和黏膜下层的炎症、肿胀和结缔组织增生引起。表现为黏膜的透明条纹影增宽，常伴有皱襞的迂曲和紊乱。④黏膜皱襞纠集：表现为黏膜皱襞从四周向病变区集中，呈放射状，多为慢性溃疡瘢痕收缩引起。

（3）功能性改变：分泌增加；张力改变；蠕动改变；动力改变。

4. 消化道疾病

（1）食管静脉曲张：食管静脉曲张是门脉高压的重要并发症，多见于肝硬化。X 线钡餐表现为黏膜皱襞增宽或迂曲，严重时表现为蚯蚓状或串珠状充盈缺损，食管张力减退，管腔扩张，蠕动减弱，排空延迟。

（2）食管癌：主要症状为进行性吞咽困难，胸骨后疼痛。X 线钡餐表现为食管管腔狭窄，管壁僵硬，蠕动消失，钡剂通过受阻，腔内有形状不规则、大小不等充盈缺损及不规则龛影，局部黏膜皱襞破坏。

（3）胃及十二指肠溃疡主要为上腹部疼痛，具有反复性、周期性和节律性的特点。

1）胃溃疡：X 线钡餐直接征象是龛影，多见于胃小弯，龛影在切线位呈乳头状或锥形边缘光滑整齐，密度均匀，底部平整或稍不平。正位呈圆形或卵圆形致密钡斑影。龛影口部常有一圈黏膜水肿造成的透明线，即黏膜线、项圈征、狭颈征。慢性溃疡瘢痕收缩，造成黏膜纠集。胃溃疡引起的功能性改变包括：痉挛性改变、分泌增多、胃蠕动早期多增强、晚期多减弱、胃变形和狭窄。

2）十二指肠球部溃疡：十二指肠溃疡 90% 发生在球部，直接 X 线钡餐征象是龛影，还可见激惹征、球部压痛等征象。

（4）胃癌：分为早期和进展期胃癌。早期胃癌 X 线钡餐表现为胃小区、胃小沟破坏消失，可见不规则小龛影和小的充盈缺损，胃轮廓局部凹陷和僵直。进展期胃癌的 X 线表现：①胃腔变窄、胃壁僵直无蠕动；②充盈缺损，与正常胃壁分界清楚；③黏膜皱襞破坏、消失、中断；④龛影大而浅且形态不规则。

（5）结肠癌：以直肠癌居多，乙状结肠癌次之。发病率仅次于胃癌和食管癌。病理分为浸润型、增生型、溃疡型。结肠造影表现为肠腔偏心性或环行狭窄，轮廓不规则，肠壁僵硬；黏膜皱襞破坏、消失和中断；腔内充盈缺损；腔内不规则龛影，形状不规则。

（6）急腹症：①胃肠穿孔：主要表现为膈下游离气体，呈新月形。当穿孔发生在小肠及胃后壁等处时可无气腹征。②肠梗阻：主要表现为肠管扩张，肠腔内积气积液形成气液平达到一定数量。

（五）泌尿系统的 X 线诊断

1. 检查方法

（1）腹部平片：主要用于泌尿系统阳性结石及钙化。

（2）尿路造影：包括静脉尿路造影和逆行性肾盂造影，用于发现可造成尿路形态改变的病变，对局限于肾实质的病变有一定限度。

（3）选择性肾动脉造影：主要用于检查肾血管性病变。

2. 正常 X 线表现

（1）腹部平片：正位片上，脊柱两旁常显示密度略高的肾轮廓，呈蚕豆形，边缘光滑，密度均匀。肾影长 12～13cm，宽 5～6cm，位于第 12 胸椎至第 3 腰椎之间。一般由于肝的原因右肾略低于左肾。肾长轴自内上斜向外下，与脊柱形成的角度称为肾脊角，正常为 15°～25°。侧位片上肾影与腰椎重叠。正常输尿管、膀胱不能显示。

（2）尿路造影：主要观察肾盂、肾盏、输尿管及膀胱。肾盏包括肾小盏和肾大盏，肾小盏的顶端呈杯口状凹陷，体部与肾大盏相连，肾大盏连于肾盂，肾盂略呈三角形，上缘隆凸，下缘微凹，边缘光滑。输尿管上端与肾盂相连，全程 25～30cm，有 3 个生理狭窄区，即输尿管与肾盂相连处、通过骨盆缘处和进入膀胱处。膀胱横置于耻骨联合之上，充盈较好的膀胱呈椭圆形，密度均匀，边缘光滑整齐。

3. 基本病变 X 线表现　泌尿系统的基本病变主要包括肾大小、形态、位置的异常，泌尿系结石与钙化，尿路积水及肾肿块等。

4. 泌尿系疾病

（1）尿路结石：尿路结石可发生在肾至尿道的任何部位。大多数为阳性结石，X 线平片即能看到。只有少数如尿酸盐类组成的为阴性结石。故 X 线平片是检查结石的首选方法。阴性结石则需尿路造影发现，静脉尿路造影还可进一步确定结石位置，观察肾盂、肾盏有无扩张积水。

（2）肾肿瘤：肾恶性肿瘤多见。肾肿瘤分为肾实质肿瘤和肾盂肿瘤。

1）肾细胞癌：是最常见的肾恶性肿瘤，主要尿路造影表现为肾盂肾盏挤压、变形、移位及肿瘤浸润。

2）肾盂癌：尿路造影检查可见肾盂或肾盏内有固定的、不规则形的充盈缺损，肾盂和肾盏有不同程度扩张，由于肿块阻塞可致肾盂和肾盏积水。

（3）膀胱癌：膀胱癌是泌尿系最常见的恶性肿瘤。多见于老年人，常出现无痛性血尿及排尿困难。膀胱造影表现为膀胱内不规则形充盈缺损，多为单发，也可多发。轮廓多不规则，基底较宽，表面凹凸不平呈菜花状。侵犯肌层时，局部膀胱壁僵硬。

（六）骨与关节的 X 线诊断

1. 检查方法　骨组织含有大量钙盐，密度高，与周围软组织有良好的自然对比，而且骨本身的骨皮质、松质骨、骨髓腔之间也有足够的对比度。所以普通 X 线成像至今仍然是骨关节的最常用和首选检查方法。

2. 正常 X 线表现

（1）成人长骨：因骨骼已完全发育，骨骺与干骺端愈合，骺线消失故只分为骨端和骨干，骨端为管状骨两端较粗大部分，由松质骨组成，皮质明显变薄，骨端的顶端有一薄层密质骨板为骨性关节面，表面覆有一层关节软骨，X 线片不能显示关节软骨；骨干的骨皮质为密质骨，其中的骨髓腔为无结构的半透明区。正常骨膜不显影。

（2）小儿长骨：小儿长骨为软骨内成骨，主要特点是骺软骨尚未完全骨化，故可分为骨干、干骺端、骺及骺板等部分。

（3）脊柱：由脊椎和其间的椎间盘所组成。除第 1 颈椎外，每个脊椎都分为椎体和椎弓两部分，椎弓由椎弓根、椎板、棘突、横突和关节突组成。X 线正位片上椎体呈长方形，椎体两侧可见横突影，其内侧的椭圆形环状致密影为椎弓根影，在椎弓根的上下方为上下关节突的影像，两侧椎弓根向后内延续形成椎弓板，在中线处联合形成棘突。侧位片上前方为长方形的椎体，椎弓位于后方，椎管为椎体后方的纵行半透明区，上下关节突呈叠瓦状构成椎小关节。椎间隙为椎体间横行半透明影，椎间孔居相邻椎弓、椎体、关节突及椎间盘之间，呈类圆形半透明影。

（4）四肢关节：X 线平片关节软骨、关节囊均为软组织密度而不显示。骨性关节面光滑，呈线样致密影。相对骨端之骨性关节面之间呈透亮间隙，称为关节间隙，由关节软骨、关节腔及少量滑液投影而成。儿童期关节间隙因骺软骨不显影而较成人宽。

3. 基本病变 X 线表现

（1）骨质疏松：是指一定单位体积内正常骨组织减少，即骨的有机成分和钙盐都减少，而比例正常。X 线表现为骨密度减低，在长骨骨松质中骨小梁变细、减少，骨皮质变薄。在脊椎除上述变化外，还可有椎体上下缘内凹，椎间隙增宽。

（2）骨质软化：是指一定单位体积内骨的有机成分正常，而钙盐含量减少。X 线表现为骨密度减低，骨皮质变薄，边缘模糊，骨小梁变细、变少且模糊，承重骨骼可有变形。

（3）骨质破坏：是指局部骨质被病理组织取代而造成的正常骨组织消失。X 线表现为骨质局限性密度减低，骨小梁稀疏或消失形成骨质缺损。

（4）骨质增生硬化：是指一定单位体积内的骨量增多。X 线表现为骨质密度增高，骨小梁增粗、增多，骨皮质增厚致密，骨髓腔变窄或消失。

（5）骨膜增生：又称骨膜反应，是指因骨膜受刺激，骨膜内层成骨细胞活动增加形成骨膜新生骨。X 线片表现为与骨皮质平行排列的线状、层状、花边状致密影。

（6）骨质坏死：是指骨组织局部代谢停止，坏死的骨质称为死骨。死骨的 X 线表现为骨质局限性密度增高。

（7）关节肿胀：包括关节积液或关节囊及其周围软组织肿胀。X 线表现为关节周围软组织增厚，密度增高，脂肪垫和肌肉之间的脂肪间隙移位、变形、模糊，甚至消失。大量关节积液时关节间隙增宽。

（8）关节破坏：是指关节软骨及其下方的骨质被病理组织侵犯、代替。X 线表现为当关节软骨破坏时关节间隙变窄，骨性关节面破坏则出现相应区域的骨质缺损，甚至关节半脱位等。

（9）关节退行性变：为缓慢发生的软骨变性、坏死和溶解，并逐渐被纤维组织取代。广泛的关节软骨坏死引起关节间隙变窄，骨性关节面增生硬化、骨赘形成；关节囊肥厚和韧带骨化。X 线表现为骨性关节面模糊、中断、消失，继而关节间隙变窄，软骨下骨质囊变和骨性关节面边缘骨赘形成。

（10）关节强直：是指关节破坏在愈合过程中，由于组织愈合所致的关节活动丧失，分为骨性强直和纤维性强直。骨性强直是关节明显破坏后，关节骨端由骨小梁连接，X 线表现为关节间隙消失，有骨小梁连接两侧骨端。纤维性强直临床上关节活动消失，但X线上仍可见狭窄的关节间隙，且无骨小梁贯穿。

（11）关节脱位：是指构成关节的组成骨脱离、错位，分为外伤性、先天性、病理性。

4. 骨关节疾病

（1）骨折：骨或软骨结构发生断裂，骨的连续性中断。骨骺分离也属骨折。

1）长骨骨折：X线片上见到的不规则透明线，称为骨折线。骨折线在骨皮质显示清楚整齐，在骨松质内则表现为骨小梁中断、扭曲和错位。嵌入性或压缩性骨折则骨密度增高，骨小梁扭曲、紊乱，可能看不到骨折线。儿童长骨骨折的特点：①骨骺分离：由于骨骺软骨不能显影，X线上只显示为骨骺的移位，骺板增宽。②青枝骨折：儿童骨骼柔韧性较大，不易完全断裂，表现为骨皮质皱折、凹陷或隆突而看不见骨折线，类似嫩柳枝折后表现。

2）脊椎骨折：X线表现为椎体压缩呈楔形。由于断端嵌入，可见横行不规则线状致密带而不见骨折线，有时椎体前方有分离的骨碎片，其上下椎间隙一般保持正常。

（2）关节脱位：以肩关节和肘关节常见，关节脱位可伴有骨折。X线表现为组成关节诸骨关节面对应关系完全或部分脱离。

（3）骨关节化脓性感染

1）急性化脓性骨髓炎：常由金黄色葡萄球菌血行感染所致，好发于儿童，血源性多见。临床表现发病急、高热和明显中毒症状，白细胞增高，并有患肢功能障碍和局部软组织红肿及压痛。X线表现：①软组织弥漫性肿胀；②骨质破坏；③骨膜增生；④死骨形成。

2）慢性化脓性骨髓炎：多为急性化脓性骨髓炎未及时彻底治疗的结果，也可最初为慢性发病。临床可见排脓瘘管经久不愈或时愈时发。X线表现以骨质修复为主，患骨骨干增粗，骨质密度增高，骨皮质增厚，髓腔变窄，骨膜增生呈花边状或层状，可见脓腔和死骨。因有明显骨质增生硬化，常需用过度曝光摄片才能显示。

（4）骨关节结核：多见于儿童和青年。临床表现为局部肿、痛和功能障碍。

1）长骨结核：X线表现为骨骺和干骺端松质骨骨质疏松，出现一类圆形骨质破坏区，边缘较清楚，内可见"砂粒状"死骨，骨膜反应轻微。

2）短骨结核：多见于5岁以下儿童。好发于近节指（趾）骨、掌（跖）骨。表现为骨内囊状破坏区，骨干膨胀，骨皮质变薄。

3）脊柱结核：骨关节结核中最常见，以腰椎多见。X线表现为椎体骨质破坏，椎间隙变窄，后突畸形，椎旁脓肿，死骨等。

4）关节结核：好发于儿童和青少年。多见于脊椎、髋和膝关节。关节结核分滑膜型和骨型关节结核，前者是结核菌经血行先侵犯滑膜，再波及关节软骨及骨端，此型较多见。后者多继发于骨骺和干骺端结核。①滑膜型关节结核：病变早期X线表现为关节周围软组织肿胀，密度增高，关节间隙正常或增宽，骨质疏松。②骨型关节结核是在骨骺和干骺结核的基础上，又出现关节周围软组织肿胀、关节骨质破坏及关节间隙不对称狭窄。

（5）骨肿瘤：良、恶性骨肿瘤的X线鉴别要点如下。①良性骨肿瘤生长缓慢，不侵犯邻近组织和器官，骨质破坏多呈膨胀性，与正常骨分界清楚，边缘锐利，骨皮质保持连续性，无骨膜增生和软组织肿块；②恶性骨肿瘤生长迅速，可侵犯邻近组织和器官，骨质多呈浸润性破坏，病变区与正常骨界限模糊，边缘不整，骨皮质有不同程度的破坏，常有肿瘤骨，局部可有不同形式的骨膜增生，容易侵犯软组织形成肿块。

1）骨软骨瘤：最常见的良性肿瘤，临床表现为缓慢生长的无痛性肿块。发病年龄 10～35 岁，男女比为 2：1，好发于胫骨、股骨及肱骨。X 线片表现为长骨干骺端骨性隆起，分带蒂和广基底两型。肿瘤多背离关节生长。肿瘤包括骨性基底和软骨帽盖两部分，骨性基底为母体骨的骨皮质向外突出的赘生物，软骨帽在 X 线片上不显影，可出现点状或环状钙化影。

2）骨肉瘤：最常见的恶性肿瘤。好发于青少年，年龄为 10～25 岁。好发于股骨下端、胫骨上端和肱骨上端的干骺端。临床表现为局部进行性疼痛、肿胀和功能障碍。骨肉瘤根据骨质破坏和肿瘤骨的多少可分为 3 型。①成骨型：也称硬化型，以瘤骨形成为主，表现为骨内大量斑片状、云絮状高密度影，骨皮质完整或破坏，骨膜增生较明显，软组织肿块内有肿瘤骨生成。②溶骨型：以骨质破坏为主，呈斑片状至大片状溶骨性骨质破坏。③混合型：成骨型和溶骨型的 X 线征象并存。

3）骨巨细胞瘤：以 20～40 岁为常见，好发于长骨骨端。临床表现局部疼痛、肿胀和压痛。X 线表现为受累长骨骨端多呈膨胀性、多房性、偏心性骨质破坏，边缘清楚，骨皮质较薄，轮廓一般完整，其内可见纤细数量不等的骨嵴，构成分房状。

4）骨转移瘤：多见于老年人，可分为成骨性、溶骨性和混合性 3 种。X 线表现如下。①成骨型：病灶常多发，松质骨内斑片状或结节状高密度影，密度均匀，骨皮质多完整。②溶骨型：表现为多发或单发的斑片状或大片状骨质破坏区，骨皮质也被破坏，一般无骨膜增生。发生在椎体则呈广泛性骨质破坏，椎体变扁，但椎间隙正常，椎弓根常受累。③混合型：兼有溶骨型和成骨型转移瘤的骨质改变。

三、电子计算机 X 线体层摄影

（一）概要

Hounsfield 于 1969 年设计成电子计算机 X 线体层摄影（CT），这一成果于 1972 年英国放射学会学术会议上发表。由于这一贡献，Hounsfield 获得 1979 年诺贝尔生理学或医学奖。由于窗宽、窗位等技术的应用，其密度分辨率是传统放射学的数倍，并且无器官重叠的问题，可以直接显示 X 线摄影无法显示的器官和病变。CT 影像清晰，病变显影良好，病变检出率和诊断准确率高而且安全、便捷、无痛苦，是放射学领域中的重大突破和进展，被称为医学影像学发展史上的一次革命。

随着数字技术的快速发展，CT 也取得突飞猛进的发展，已走到了第 5 代 CT，目前临床应用的主流多排螺旋 CT 超快的扫描速度、超高分辨力、强大的后处理功能使得 CT 血管成像、CT 仿真内镜成像等新的检查技术得到临床普及并显示了独特的优势。

1. CT 的成像原理 CT 图像的载体是用探测器代替了胶片或荧光屏，它是用 X 线束对人体特定层面进行扫描，取得信息后经计算机处理而获得断面图像。

2. CT 的图像特点 ① 断面图像：无层面以外结构的重叠。② 数字图像：可进行多种方式的图像后处理，增加诊断信息。③ CT 值及窗口技术：显著提高了不同组织和病变的辨识率。

3. CT 常用检查方法 ① 平扫，是指未用血管内对比剂的普通扫描。② 增强扫描，是指使用血管内对比剂的扫描方法。③ 分期扫描，分为动脉期、静脉期、延迟期等。

（二）颅脑 CT 诊断

颅脑 CT 能直观地显示颅脑各层次的精细解剖结构。CT 平扫是脑外伤、脑出血、脑梗死等的首选检查方法，颅内肿瘤、炎症、动脉瘤、血管畸形等还要借助增强扫描。颅脑CT的应用大大促进了颅脑外科的发展。

1. 颅脑外伤 CT可准确显示各种颅脑外伤，而急性颅脑外伤的及时诊断对降低死亡率和减少后遗症十分重要。常见的颅脑外伤有以下几种。

（1）硬膜外血肿：平扫典型表现为颅骨内板下双凸透镜形高密度影，密度均匀、边缘锐利，范围一般不超过颅缝。

（2）硬膜下血肿：平扫典型表现为颅骨内板下新月形高密度区，因硬膜下血肿因无硬脑膜紧密附着于颅缝的限制，因而易于向周围扩散。

（3）脑挫裂伤：分脑挫伤和脑裂伤，常发生于着力部位及其附近，也可在对冲部位。脑挫裂伤呈形态、大小不一的低密度区，裂伤呈脑内高密度改变。

2. 脑血管疾病

（1）脑出血：CT是诊断脑出血的最佳方法，脑出血表现为脑内高密度病灶，多位于内囊、丘脑及基底节区，CT值为60~80Hu。

（2）脑梗死：脑梗死表现为脑内低密度区，多呈楔形形态，底位于脑表面，尖端指向侧脑室，增强扫描脑梗死呈脑回样、环状及斑片状强化。

3. 颅内肿瘤 CT可明确有无肿瘤，并可做出准确定位及定量诊断，大多数的病例还可做出定性诊断。颅内肿瘤种类多，定性诊断要根据肿瘤的CT征象判断。直接征象包括：肿瘤发生的部位、肿瘤的密度、肿瘤的数目、肿瘤的大小、肿瘤的形态、肿瘤的边缘、肿瘤强化的程度及形态。肿瘤的间接征象：①瘤旁水肿，表现为围绕肿瘤的低密度区，占位效应指由于肿瘤本身和（或）瘤旁水肿造成邻近解剖结构的受压变形、闭塞或移位；②颅骨变化，邻近颅骨的肿瘤可造成骨板的受压变薄、骨质侵蚀破坏等。

（三）五官CT诊断

CT的分辨率高，能区分不同的软组织结构及深部间隙，且能以横断位和冠状位直接成像，避免影像重叠，能更清晰地显示颌面部的复杂解剖结构。

1. 眼和眼眶疾病

（1）眼部外伤与异物：CT可发现<1mm的异物，同时显示眼眶其他结构损伤，如眼球破裂、晶体脱位、玻璃体或球后出血、气肿、视神经及眼外肌损伤断裂等。眶壁骨折表现为骨壁连续性中断、成角或凹陷变形。

（2）视网膜母细胞瘤：也称视网膜细胞瘤，是起源于视网膜的胚胎性恶性肿瘤，是儿童眼球内最常见的恶性原发肿瘤，常有家族遗传史。CT表现为平扫可见眼球内实质肿块，好发于眼球后半部。肿块呈息肉状或结节状，边缘不整，轮廓模糊，密度不均匀；近90%可见瘤体内斑块状钙化，为特征性表现。增强扫描意义不大。

2. 耳部疾病

（1）中耳乳突炎：乳突炎多为中耳炎的合并症，是常见病，好发于儿童。CT表现为急性期中耳鼓室及乳突密度增高即鼓室、乳突窦积脓。慢性期的单纯型可显示听小骨质吸收、破坏，鼓室黏膜增厚，乳突窦或较大的气房黏膜增厚；气房间隔及周围骨质增生，表现为气房间隔增粗，密度增加，无骨质破坏。肉芽肿型可见听骨破坏，严重者可致听骨链中断、破碎，上鼓室、乳突窦入口和乳突窦可见骨壁破坏、模糊，密度增加，其中的肉芽组织显示为高密度软组织影，增强扫描因肉芽组织富血管可有强化。

（2）胆脂瘤：CT 表现为鼓室、乳突窦入口及乳突窦内软组织密度肿块影，并有骨质破坏，乳突窦入口、鼓室腔扩大，边缘光滑并有骨质增生硬化。

3. 鼻和鼻窦疾病　鼻窦炎 CT 表现为平扫可见鼻甲肥大，鼻窦黏膜增厚，窦内分泌物潴留，呈现气液平面，可随体位变动。增强扫描可见黏膜明显强化。慢性期常见窦壁骨质硬化增厚，但无骨质破坏。

4. 咽喉疾病　鼻咽癌 CT 表现为鼻咽腔变形，好发于咽隐窝，肿瘤为等密度增强扫描可见不同程度强化。可确定喉癌的范围，有助于治疗计划的制订和疗效的评估。

（四）脊柱及椎间盘 CT 诊断

CT 对椎间盘突出，椎管狭窄的判断准确而可靠。对脊柱外伤的评价有较高的临床应用价值。

（五）胸部（肺与纵隔）CT 诊断

CT 检查对发现小的肺肿瘤、肺癌所致的肺门和纵隔淋巴结转移及纵隔肿瘤的诊断价值均较大，CT 对肺部多种疾病具有很高的诊断价值，广泛应用于呼吸系统疾病的诊断。

1. 肺部疾病

（1）肺癌：肺癌是最常见的恶性肿瘤之一，近年其发病率逐年攀升。CT 检查在肺癌的鉴别诊断及分期方面具有优势。影像上按其发病部位分为中央型与周围型两种。中央型肺癌为发生于肺段及肺段以上支气管，主要 CT 表现为肺门肿块、支气管壁增厚、管内（或管外）占位及随后引起的支气管狭窄、阻塞等，支气管阻塞征具体表现为阻塞性肺气肿、阻塞性肺炎及阻塞性肺不张。周围型肺癌为发生于肺段支气管以下支气管的肺癌。CT 表现为肺内结节或肿块，结节或肿块多有分叶，边缘有细小的毛刺；可见胸膜凹陷征；肿块较大时可形成空洞，空洞内壁多不光整有壁结节，洞壁较厚，空洞外壁亦不光整；早期肺癌有空泡征、含气支气管像等征象。

（2）肺转移瘤：肺部是转移瘤最好发的部位，其中血行转移最多见，血行转移 CT 表现为肺内多发大小不等、多为球形、边缘较光滑、密度均匀的结节及肿块影，多散在于两侧中、下肺野。偶尔也可以单发。淋巴路转移原发肿瘤多位于消化系统，CT 表现为肺门淋巴结肿大、肺纹理增多、增粗呈网格状阴影，内杂有小结节阴影。

2. 纵隔疾病　纵隔肿瘤：前纵隔肿瘤自上向下排列主要有胸内甲状腺肿，CT 可明确其位置、是否囊变及钙化等；胸腺瘤，CT 可明确其位置并估计良恶性；畸胎瘤，CT 可见肿瘤内出现脂肪、钙化、囊性等密度影为畸胎瘤。中纵隔肿瘤大多为恶性淋巴瘤，CT 可见其具体分布及形态。后纵隔肿瘤大多为神经源性肿瘤，CT 可明确具体位置及估计良、恶性。

（六）肝、胆、胰、肾、膀胱与前列腺 CT 诊断

CT 对于肝、胆、胰能清晰显示病变并通过增强扫描了解病变的血供等情况。对于肾膀胱与前列腺同样在显示肿瘤的钙化、脂肪组织及定位、定性方面具有重要价值。

1. 肝疾病　CT 平扫及三期（动脉期、静脉期、延迟期）增强扫描的应用在肝疾病诊断和鉴别诊断方面具有较高的临床价值。

（1）肝癌：肝癌患者多数有乙肝、肝硬化改变，分为巨块型、结节型和弥漫型 3 型。CT 平扫多为边界不规则低密度结节或肿块，癌肿内如合并坏死和囊变时密度更低，如有出血呈高密度改变。增强扫描多为富血供肿瘤、呈快进快出式强化改变，即动脉期呈不均匀强化，癌肿边界更清楚，门静脉期和延迟期病灶密度迅速降低，容易出现门脉瘤栓及肺部转移改变。

（2）肝转移瘤：多数来源于胃肠道或腹部肿瘤的转移，平扫呈单发或多发大小不等的类圆形低密度影，边缘可光滑或不光滑。增强扫描多数病变有不同程度的不均匀强化。典型表现为病灶中心为低密度，边缘呈环状强化为牛眼征改变。

（3）肝海绵状血管瘤：CT平扫呈单发或多发密度均匀的类圆形边缘清楚的低密度区。增强扫描呈血管瘤边缘出现小结节或分散不连续的环状强化，延期扫描，强化逐渐向中心扩展，最后低密度区全部强化为等或高密度，是与肝癌鉴别的重要征象。

（4）肝脓肿：CT平扫见边缘较清楚的低密度区，增强扫描脓腔不强化，急性期病灶边缘模糊，慢性期脓肿壁呈环形强化，边缘光滑整齐，厚度均匀。如腔内有气体和气液面时，具有较大的诊断意义。

（5）肝囊肿：CT平扫见单发或多发、边界锐利光滑的圆形或卵圆形低密度病灶，CT值与水近似。增强扫描囊肿不强化，而正常肝强化，病灶边缘更清晰。

（6）肝硬化：CT平扫早期肝正常或增大，中晚期肝缩小，肝轮廓呈结节状凹凸不平，肝叶比例失调，肝门和肝裂增宽，脾大，可伴有腹腔积液。门静脉、脾静脉和侧支血管扩张。肝硬化时，由于不同程度的脂肪变性，可导致肝的密度减低。

2. 胆系疾病

（1）胆石症：胆囊结石时胆囊腔内可见多发高密度影，混合密度结石呈高低混杂密度改变，阴性结石呈低于胆汁密度改变。

（2）胆囊癌：①胆囊壁增厚型，表现为胆囊壁不规则或结节状增厚；②腔内型，表现为胆囊内单发或多发乳头状肿块；③肿块型，胆囊腔几乎全部被肿瘤所占据，形成软组织肿块。

3. 胰腺疾病

（1）胰腺癌：多数发生在胰头部，CT平扫表现胰腺局部突出的结节或肿块影，呈低及等密度改变，边缘不规则，肿瘤侵犯胰管、胆总管引起阻塞时，胆总管和胰管同时扩张，形成所谓的"双管征"，是胰头癌的一个重要征象。增强扫描时因胰腺癌多为乏血供肿瘤，其强化程度低于正常胰腺，以动脉期为明显，晚期可发现肝内血行或腹膜后淋巴结转移。CT薄层扫描对提高早期胰腺癌检出率价值较高。

（2）胰腺炎：分为急性胰腺炎和慢性胰腺炎。急性单纯性胰腺炎时CT表现为胰腺弥漫增粗增大。急性坏死性胰腺炎时表现为胰腺内不规则低密度区，胰腺正常乳毛样结构消失，胰腺边界不清，胰周脂肪层消失，左侧肾前筋膜增厚，合并出血时，其内可见高密度区，合并脓肿时，胰腺内可见气体密度影。慢性者表现为胰腺增大或缩小、变形或钙化，胰管扩大并胰管壁钙化。

4. 肾疾病

（1）肾癌：肾的实性占位多数为肾癌，CT表现为圆形、椭圆形软组织肿块密度影，边界不甚清楚，增强扫描多数为富血供肿瘤，强化较明显，部分病变边缘有假包膜。

（2）肾盂癌：CT平扫表现为肾盂内密度高于尿液但低于肾实质的分叶状软组织肿块，肾窦周围脂肪受压或消失，也可侵入邻近肾实质。肾盂或肾盏梗阻时，出现肾积水。增强扫描轻度强化，延迟扫描能清楚地显示肾盂内的充盈缺损。

（3）肾血管平滑肌脂肪瘤：CT平扫时肿瘤内出现脂肪密度影和软组织密度影特征性的表现，增强扫描时肿块内的脂肪性低密度区无强化，而血管性结构明显强化。

（4）肾囊肿：CT表现为肾内囊样低密度区，边缘光滑，轮廓锐利，密度近似于水。部分囊肿内出血呈高密度，但增强扫描始终无强化。

5. 膀胱疾病　膀胱癌多见于老年人，常出现无痛性血尿及排尿困难。CT 表现为膀胱壁不规则增厚，可见突向膀胱内结节或肿块密度影，肿块呈分叶或菜花状改变，部分患者为多发，增强扫描病变有均匀强化。

6. 前列腺疾病

（1）前列腺增生肥大：前列腺增生起源于中央区或移行区，真正的前列腺组织受到挤压，并被推向外围而形成假性包膜。CT 表现为横径 >5cm 或于耻骨联合上 2cm 层面仍可见前列腺，密度均匀，分界清楚。

（2）前列腺癌：前列腺癌多起源于周围带。CT 表现为前列腺轮廓出现轻度隆起。病灶较大时密度不均匀，边界不清，突破前列腺包膜侵犯邻近结构，膀胱精囊角消失，增强扫描病变有不均匀强化改变，骨盆或脊柱骨可见转移灶。

四、磁共振成像

1. 概要　1946 年美国物理学家普塞尔（Edward Purcell）和布洛查（Felix Bloch）分别独立发现了磁共振现象，二人因这一发现共同获得了 1952 年诺贝尔物理学奖。1978 年获得第一幅人体头颅磁共振成像（MRI）的图像。20 世纪 80 年代磁共振检查技术用于临床，为医学影像的发展揭开了崭新篇章。

（1）MRI 成像的优点：软组织对比度高，可进行任意方向直接切层和三维成像，全面显示被检器官或组织结构，成像参数多，包含信息量大；利用血液的流空效应，无创性观察心脏和大血管，可提供人体生理和生化信息，为疾病早期诊断提供依据。MRI 检查属无创伤无射线辐射技术，且图像无骨伪影干扰。

（2）MRI 成像的缺点：设备和检查费比较昂贵，与 CT 相比检查时间较长。对钙化和骨皮质不敏感，MRI 系统的强磁场令使用范围受限，不能检查有金属置入物的患者。

MRI 的发展日新月异，一些特殊的检查方法如 MR 血管成像、MR 胆胰管成像、MR 尿路成像、MR 波谱成像、MR 功能成像等为疾病诊断提供更多信息。

（3）MRI 的分类：根据场强可分成高场（1.5T 以上）、中场（0.3 ~ 1.0T）和低场（0.3T 以下），根据磁体类型分成超导型、常导型和永磁型三类，根据磁体的形状分为开放式和进筒式。

2. 颅脑 MRI 诊断　MRI 在神经系统应用最早，也较为成熟，是目前颅脑检查最佳的成像方法。相比较其他检查对颅脑疾病的定位、定性诊断有很大优势。

（1）颅内肿瘤

1）胶质瘤：是最常见的原发性脑肿瘤，占颅内肿瘤的 40% ~ 50%。星形细胞瘤成人多发生于大脑半球，小儿多发生于小脑，MRI 平扫 T_1WI 为略低信号，T_2WI 为明显高信号，Ⅰ级星形细胞瘤信号较均匀，Ⅱ、Ⅲ、Ⅳ级信号多不均匀，与其坏死、出血、囊变、钙化和肿瘤血管有关。MRI 表现在一定程度上提示肿瘤恶性程度，良性星形的肿瘤，边界清楚，信号均匀或呈混合信号，占位征象轻，瘤周可有水肿，但无出血；恶性肿瘤边界模糊，信号不均匀，常有坏死囊变，有中、重度水肿，占位征象明显，肿瘤出血多见。增强扫描，良性肿瘤多无增强，偏恶性肿瘤呈轻度增强或明显增强，可表现为均匀一致强化也可呈不均匀或环状强化。少突胶质细胞瘤为颅内最易发生钙化的脑肿瘤之一，好发于大脑半球。MRI 平扫 T_1WI 为低信号，T_2WI 为高信号。钙化在 T_1WI 与 T_2WI 上均为低信号。增强时肿瘤呈不均匀轻度强化。室管膜瘤起源于室管膜细胞，多数位于第四脑室。MRI 平扫 T_1WI 为低、等信号，T_2WI 为高信号。常伴有脑积水，增强扫描肿瘤明显强化。

2）脑膜瘤：属于脑外肿瘤，是中枢神经系统常见的原发肿瘤之一，仅次于胶质瘤。MRI 平扫 T_1WI 多呈等信号，周围可见低信号的环形包膜；T_2WI 上呈等信号或稍高信号，增强扫描病灶有明显均匀强化，并可见邻近硬脑膜增厚强化，向周围延伸，称为"脑膜尾征"。

3）垂体瘤：是鞍区最常见的肿瘤，多见于成年人。MRI 对垂体微脉瘤的诊断有明显优势。T_1WI 呈低信号，T_2WI 呈高或等信号。增强扫描，肿瘤信号早期低于垂体，后期（55 分钟后）高于垂体。垂体大腺瘤，T_1WI、T_2WI 显示鞍内肿瘤向鞍上生长，T_1WI 呈低或等信号，T_2WI 呈等或高信号。若肿瘤内部发生囊变或坏死，在 T_1WI 上呈更低信号，T_2WI 呈更高信号；若肿瘤内部有出血，则 T_1WI、T_2WI 呈高信号。增强扫描，可见肿瘤呈明显均匀强化。

4）听神经瘤：是颅神经瘤中最常见的一种，是成人常见的颅后窝肿瘤。平扫 T_1WI 上呈低信号或等信号，T_2WI 呈高信号。多有囊变，囊变区 T_1WI 上呈低信号，T_2WI 呈高信号。增强扫描，瘤体实质部分明显强化，囊变区无强化。MRI 无骨伪影干扰，有利于显示微小听神经瘤（<10mm），表现为听神经增粗且明显强化。

（2）脑出血和脑梗死：MRI 由于成像时间长，出血患者尤其急性期多不采用。MRI 对出血患者的预后判断较 CT 为佳。MRI 是诊断脑梗死最佳的成像方法。超急性期 T_1WI 呈等信号，T_2WI 呈高信号。急性期 T_1WI 呈等或低信号，T_2WI 呈高信号，占位效应高峰在梗死后 3～5 天。梗死后期 T_1WI 呈低信号，T_2WI 呈高信号，一般无占位效应。MRI 弥散加权成像、灌注加权成像及 FLAIR 像对超急性期及急性期脑梗死诊断及时而准确。

（3）脑炎：MRI 对急性脑炎有诊断优势。脑炎 T_1WI 呈低信号，T_2WI 呈高信号，增强扫描强化明显。

3. 脊柱及脊髓 MRI 诊断　　MRI 是目前脊髓病变的首选和确诊的影像学检查方法。MRI 能直观、清楚地显示脊髓和椎管内外解剖结构，可任意角度切层，准确显示和定位椎管内病变，并能全面地观察病变与脊髓的关系及伴发的改变。MRI 对早期骨质病变较为敏感，也优于 CT 和普通 X 线平片检查。

4. 胸部 MRI 诊断　　由于 MRI 可在不改变患者体位的情况下获得冠状面、矢状面的图像，这对于鉴别肺内外病变、纵隔内外病变、膈上下病变，了解病变的起源有很大帮助。MRI 的血管流空效应在鉴别纵隔肿块为血管性还是非血管性方面，认识血管腔内及血管壁的改变较普通 CT 有优势。纵隔淋巴结的显示也是 MRI 所具有的优势之一。MRI 对神经源性肿瘤的诊断和分期起着重要作用，多平面成像能极好地显示肿瘤与周围组织的关系及肿瘤侵犯范围，平扫就可以确定肿瘤是否向椎管内延伸及是否压迫脊髓，从而为手术提供可靠的影像学资料。

MRI 在胸部的应用尚有诸多不足之处。由于肺信号弱，且呼吸运动所致伪影的干扰，所以 MRI 对肺部微细结构的显示效果不如 CT。

5. 肝 MRI 诊断　　MRI 的成像原理与 CT 完全不同，MRI 与 CT 对照比较可使诊断更正确。肝癌是肝最常见的恶性肿瘤，T_1WI 肿瘤呈稍低或等信号，其中的坏死囊变区呈低信号；出血或脂肪变性为高信号；T_2WI 肿瘤呈高信号；增强扫描，肿瘤呈均匀或不均匀强化。肝血管瘤是常见的肝良性肿瘤，T_1WI 呈均匀的低信号，T_2WI 呈均匀的高信号，并随回波时间延长信号强度增加，在肝实质低信号的背景下，表现为边缘锐利的明显高信号灶，称为"灯泡征"。增强后做 T_1WI 动态扫描，肿瘤强化也从边缘开始，逐渐向中心扩展，最后整个肿瘤强化形成高信号肿块。肝转移瘤 T_1WI 多表现为肝内均匀的稍低信号灶，边缘清楚。T_2WI 为稍高信号灶。肿瘤中央坏死区信号强度更高，称之为"靶征"或"牛眼征"。肝囊肿 T_1WI 显示边缘光滑锐利的圆形低信号区，信号强度均匀。T_2WI 上，囊肿为高信号区。增强扫描，囊肿无强化。

6. 胆道及胆囊 MRI 诊断 胆囊阳性及阴性结石在磁共振 T_2WI 上均呈低信号，在胆汁高信号的衬托下显示的非常清楚，故 MRI 对胆囊结石的显示优于 CT。磁共振水成像胰胆管造影（MRCP）无创伤，容易重复操作，无明显禁忌证，能很好地显示肝内外胆管扩张，也可见扩张胆管末端的肿瘤。MRCP 对胆道梗阻性病变如胆道结石、胆管及胰头占位有良好的诊断价值。

7. 胰腺 MRI 诊断 MRI 对胰腺疾病的诊断价值较 CT 基本相同，所不同的是 MRI 有特有的信号变化。胰腺癌肿块多表现为 T_1WI 与 T_2WI 等信号；胰岛细胞癌表现为 T_1WI 低信号、T_2WI 高信号的肿块。胰腺囊性病变表现为 T_1WI 低信号、T_2WI 高信号。扩张的胰管在 T_2WI 上可清楚显示为高信号条状影。

8. 肾脏 MRI 诊断 MRI 对肾占位性病变的诊断能力较 CT 基本相同，肾脏病变的信号特征、增强表现及其位置、形态等均与病变性质相关。MRI 尿路造影（MRU）对泌尿系梗阻性病变的显示能力优于 CT，MRU 无创伤，容易重复操作，患者易于接受，受到临床医生的欢迎。

9. 肾上腺 MRI 诊断 肾上腺肿块是肾上腺 MRI 检查的主要异常表现。肿块的大小、形态和信号强度及增强表现可反映出肿块的组织特征，对其定性有很大帮助。

10. 膀胱 MRI 诊断 膀胱壁增厚是常见的异常表现，膀胱壁弥漫性增厚多见于各种类型膀胱炎和慢性尿道梗阻，T_1WI 上类似正常膀胱壁信号，T_2WI 膀胱炎的黏膜呈较高信号。膀胱癌时 T_1WI 与正常膀胱壁等信号，T_2WI 上呈中等信号强度并高于正常膀胱壁信号，增强检查病变发生强化。

11. 前列腺 MRI 诊断 前列腺增大并信号异常是最常见的异常表现，可见与前列腺增生和前列腺癌。前列腺增生 T_2WI 显示增大以移行区为主，周围表现为受压变薄，仍能维持正常高信号。前列腺癌表现为 T_2WI 上增大的前列腺周围区内出现低信号灶或低信号结节。

12. 子宫及附件 MRI 诊断 子宫于磁共振 T_2WI 上自内向外较清楚地分为子宫内膜、结合带及子宫肌层 3 个带，子宫内膜带呈明显高信号，结合带呈低信号，子宫肌层呈稍高信号。故子宫内膜、子宫肌层内占位性病变均可导致这 3 个带的形态、信号失常，加上 MRI 矢状面显示子宫全貌良好，故 MRI 对子宫病变的显示能力明显优于 CT。MRI 上卵巢肿块的信号特征反映出其组织构成，对其定性有很大帮助。

13. 四肢关节 MRI 诊断 MRI 对骨髓水肿及骨髓脂肪替代的显示非常敏感，故 MRI 对骨创伤骨髓水肿、骨髓炎的早期、各种肿瘤性病变早期的显示能力明显优于 X 线平片及 CT。MRI 对膝关节创伤的显示能力颇佳，对半月板损伤、"十"字韧带撕裂、内外侧副韧带的撕裂及膝关节组成骨骨折的显示较为准确、可靠。增强扫描、MRI 血管造影及灌注成像等可以提供组织的血供、血管化程度和血管方面的信息。

五、数字减影血管造影

数字减影血管造影（DSA）是 20 世纪 80 年代兴起的一项新的医学成像技术，融合了现代物理学、电子计算机和微电子学、视频电视技术等多种学科的研究成果。它是电子计算机图像处理技术与传统 X 线血管造影技术相结合的一种新的检查方法，它的主要目的是获得经过数字化处理的图像消除造影血管以外的结构，突出被造影器官的血管影像的方法。DSA 分动脉法

（IADSA）和静脉法（IVDSA）两种。动脉法一般采用 Seldinger 技术经股动脉穿刺插管，将导管插入需检查动脉的开口部，通过高压注射器注入造影剂，其优点是对比剂用量少，浓度低；稀释的低浓度对比剂减少了患者的不适，从而减少了移动性伪影；血管相互重叠少，明显改善了小血管的显示；操作灵活性大，便于介入治疗，对患者无大的损伤。因此，动脉 DSA 成像方式的应用相当广泛。DSA 在临床上的应用包括以下方面。

（1）血管病变：血管局限性或弥漫性血管狭窄，或狭窄与扩张相间；血管闭塞和阻塞，血管瘤，动静脉畸形和动静脉瘘；血管先天性变异畸形和缺如；血管内血栓形成和静脉瓣膜功能不全；人造血管或冠状动脉搭桥血管的再病变等。

（2）出血性病变：消化道急、慢性出血，支气管大咯血，外伤性血管损伤，自发性动脉瘤破裂或动静脉畸形血管破裂，医源性（如手术、穿刺所致）血管损伤等。

（3）血管的介入治疗：血管成形术、血管内支撑架安置术、经颈内静脉门体静脉分流术、血管内溶栓术、出血动脉及肿瘤供养动脉的栓塞术等。

（4）鉴别诊断：良恶性肿瘤的鉴别，炎性与肿瘤性病变的鉴别，血管瘤与囊性病变及肿瘤性病变的鉴别等。

（5）术后随访主要项目：冠状动脉搭桥术后复查、颅内血管性病变术后复查血管成形术后复查、血管内支撑架安置术后复查、人造血管术后复查等。

（6）各种先天性心脏病。

六、介入放射学

1976 年，首先由 Wallace 提出介入放射学（interventional radiology，IVR）。其含义是以影像诊断为基础，由放射科医生（有时与有关临床医生协作）应用放射学专业技术，在影像监视下将特制的导管或穿刺针引入人体组织或体腔内抽取组织或液体进行诊断或经导管等器械进行各种治疗的特殊技术。

1. 经血管介入放射治疗　采用 Seldinger 技术经股动脉、肱动脉或股静脉等穿刺插管，将导管插入需检查动静脉的开口部，可进行以下治疗。

（1）经导管血管栓塞术：是介入放射学的最重要的基本技术之一。在 X 线电视透视下经导管向靶血管内注入或送入栓塞物质，使之闭塞从而达到预期治疗目的的技术。对控制胃肠道、腹和盆腔器官的创伤性、肿瘤性、溃疡性、医源性出血和食管静脉曲张的出血有很大帮助。治疗动静脉瘘、动静脉畸形及血管瘤，尤其是中枢神经系统的血管畸形。肿瘤血管的栓塞致肿瘤血供中断，肿瘤坏死缩小，这既是治疗，同时又有利于手术的开展。栓塞脾、肾动脉或其分支可行内科性脾、肾切除或部分切除术。

（2）灌注药物：灌注血管收缩药止血，灌注化疗药物治疗肿瘤，灌注溶栓药物进行溶栓治疗，灌注药物治疗非特异性炎症等。

（3）经皮血管腔内成形术（PTA）：是采用导管技术扩张或再通动脉粥样硬化或其他原因引起的血管狭窄或闭塞性病变的方法。目的是使狭窄或阻塞的血管恢复通畅，已用于四肢血管、肾动脉、冠状动脉、主动脉、大脑中动脉等各种血管狭窄的治疗，有些血管在气囊导管扩张后同时置入金属内支架有助于预防再狭窄。

（4）经颈静脉肝内门腔静脉内支架分流术（TIPSS）：主要用于治疗肝硬化、门脉高压合并食管胃底静脉曲张破裂大出血。它集穿刺、血管成形、支架置入等多项介入技术为一体，是最具有代表性的综合介入放射学技术。

（5）血栓切除术。

2. 非血管介入放射治疗

（1）经皮穿刺活检：主要应用于肝活检、肺活检、骨活检等。

（2）经皮穿刺引流：主要方法有 Seldinger 法、套管法、穿刺通过扩张法。

（3）结石的处理：基本方法有两大类：一是经正常通道或手术留置通道取石、排石；二是经皮穿刺造口取石、排石。

（4）囊肿、脓肿的抽吸和引流。

第二节　超声检查

一、概要

自 19 世纪末到 20 世纪初，在物理学上发现了压电效应与反压电效应之后，人们解决了利用电子学技术产生超声波的办法，从此迅速揭开了发展与推广超声技术的历史篇章。20 世纪 50 年代后期，超声检测技术开始应用到临床。

超声检查（ultrasonic examination）指运用超声波原理，对人体软组织的物理特性、形态结构与某些功能状态做出判断的非创伤性检查方法。

超声波是指声波振动频率超过人耳听觉的上限（20 000Hz）的机械波，其进入人体不同的组织会遇到不同的声特性阻抗，不同的声特性阻抗差别构成了人体组织超声显像的基础。超声波在传播过程中，遇到两种介质所形成的界面，如介质间具有足够的特性阻抗差，而界面又大于超声波的波长，即可发生反射。反射声能的大小，则取决于特性阻抗差的大小。若界面小于超声波波长，则产生散射。散射是多向性的，朝向探头者称为背向散射，可被探头接收。通过接收反射和散射产生的回波，从而获得人体组织各层界面的位置、形态及组织内部结构的信息，分析其特征及规律，可判断组织或脏器病变的物理特征，从而做出诊断。最常用的诊断频率为 1 ～ 10MHz。

1. 超声检查的优势　对肌肉和软组织显像良好，对于显示固体和液体腔隙之间的界面有特别用处；实时生成图像，检查操作者可动态选择对诊断最有用的部分观察并记录，利于快速诊断；显示器官的结构；目前未知有长期不良反应，一般不会造成患者不适；设备广泛分布并相对灵活；有小型的、便携式扫描仪；可在患者床边进行检查；相对于其他检查价格便宜。

2. 超声显像的不足　对骨、含气组织器官显示较差；病变与器官界面之间声阻抗差较小时，图像显示缺乏特征，容易漏诊；操作者的手法十分重要，高超的技巧和丰富的经验对于获得高质量的图像和做出准确诊断是必要的。

目前最常用的有 B 型、M 型及 D 型（超声多普勒）3 种超声诊断方法。B 型用平面图形的形式来显示被探查组织的具体情况。检查时，首先将人体界面的反射信号转变为强弱不同的光点，这些光点可通过荧光屏显现出来，这种方法直观性好，重复性强，可供前后对比，所以广泛用于妇产科、泌尿、消化及心血管等系统疾病的诊断。M 型是用于观察活动界面时间变化的一种方法。最适用于检查心脏的活动情况，其曲线的动态改变称为超声心动图，可以用来观察心脏各层结构的位置、活动状态、结构的状况等，多用于辅助心脏及大血管疾病的诊断。D 型是专门用来检测血液流动和器官活动的一种超声诊断方法，又称为多普勒超声诊断法。可确定血管是否通畅、管腔有否狭窄、闭塞以及病变部位。新一代的 D 型超声波还能定量地测定管腔内血液的流量。近几年来科学家又发展了彩色编码多普勒系统，可在超声心动图解剖标志的指示下，以不同颜色显示血流的方向，色泽的深浅代表血流的流速。现在还有立体超声显像、超声 CT、超声内镜等超声技术不断涌现出来，并且还可以与其他检查仪器结合使用，使疾病的诊断准确率大大提高。

由于人体组织结构及病变各具不同的特性阻抗，组织排列的均质性亦不相同，据此可将其可分为 4 种声学类型。① 无反射型：尿、胆汁、血液、胸腹水及心包积液等液性物质，表现为无回声区。② 少反射型：肝、脾、心肌等基本均质的实质性组织，表现为少量分布均匀的细小点状回声。③ 多反射型：结构复杂、致密，排列无规律的实质性组织（如乳腺，心包、肾包膜等），表现为较强而密集的回声组合。④ 全反射型：软组织与气体所形成的界面（如胃肠及肺），界面两侧介质的特性阻抗差高达 3000 多倍，声能在该界面上全部被反射。

二、超声波检查前的准备

1. 需要空腹的检查　检查上腹部，如肝、胆囊、胆管、胰腺、肾上腺、肾动脉、左肾静脉、腹部血管、腹膜后、上腹部肿块等，需要空腹后检查，通常在前一日晚饭后开始禁食，次日上午空腹检查，以保证胆囊、胆管内胆汁充盈，并减少胃肠道食物和气体的干扰，否则检查结果可能会受较大影响。这些部位的超声图像质量容易受肠气干扰，因而腹胀或便秘的患者最好检查前服用促消化药物，帮助排气或使用开塞露或一些轻泄药等帮助排便。

2. 需要充盈膀胱（俗称憋尿）的检查　检查盆腔、膀胱、前列腺、精囊腺、输尿管下段、下腹部包块、子宫、附件、早孕等，需充盈膀胱。可在检查前 1 ~ 2 小时喝水（或各种饮料）1000 ~ 1500ml，喝水后不要排尿，使膀胱充盈以利于检查。妊娠 3 个月以上者无须特殊准备，但妊娠中晚期疑有前置胎盘者，仍需饮水充盈膀胱后再做检查。

3. 其他　心脏、肢体血管、甲状腺、乳腺、胸水及妇科经阴检查和经颅多普勒超声检查者，均无特殊要求。

三、超声检查的临床应用

全身各部位及多数器官几乎均可使用超声检查，但其诊断价值差异很大。以下仅介绍超声检查具有确切诊断价值的常见病。

1. 肝的超声检查　应用超声检查诊断肝疾病有肯定的价值。超声检测肝脏大小，准确性明显优于临床体检。使用高分辨率检查仪，可检出直径 3mm 的液性病灶或 5mm 的实性病灶，对病灶物理特征的鉴别，准确率接近 100%。

（1）肝内囊性占位性病变

1）肝脓肿（hepatic abscess）：表现为一个或多个囊实性占位性病变，通常具有厚壁，外壁比较圆整，内壁不规则，呈"虫蚀样"。具有后壁回声增强效应。病灶内部回声复杂，可表现为低回声均匀分布或粗回声分层分布，也可表现为清液状。有时在脓肿周围有数毫米宽的环形低回声，代表炎症反应区。

2）肝囊肿（hepatic cyst）：表现为肝内圆形或椭圆形，无回声的暗区，囊壁很薄，轮廓平整光滑与周围组织界线清楚，其后方回声明显增强。可单发或多发。如整个肝被大小不等的无回声区占据，正常结构几乎消失者为多囊肝。

（2）肝内实性占位性病变

1）肝血管瘤（hepatic hemangioma）：表现为边界清晰、回声较强的圆形、椭圆形或不规则形病灶，其内可见细小圆形无回声区，形成筛状结构。CDFI仅示少许点、线状彩色血流信号。

2）肝癌（hepatic carcinoma）：表现复杂，典型表现有以下几种。①直接征象：肝内有一个、数个或弥漫分布的异常回声团，据其内部回声分为低回声型、等回声型、强回声型及混合回声型。病灶周围多有一圈细薄的低回声膜。病灶内有出血、坏死液化时，出现无回声区。直径≤3cm的小肝癌，多呈低回声结节。②间接征象：如肝呈不规则大，出现"角征"或"驼峰征"；肝内血管受压变细、推移扭曲，肝内胆管扩张；门静脉或肝静脉栓塞及腹腔积液等。③CDFI检查多数于病灶周边及内部见到线状、分支状的彩色血流信号，并探及高速（>60cm/s）高阻（RI>0.6）动脉血流频谱。此外，声学造影、二次谐波造影等检查也可以进行诊断及鉴别诊断。

（3）肝弥漫性病变

1）脂肪肝（fatty liver）：肝轻度或中度大；肝实质回声增强。声衰减明显，深部肝实质常不能显示。肝内血管减少，纹理不清。

2）肝硬化（hypatocirrhosis）：早期肝硬化肝大小无明显变化，血管纹理基本正常，无特异的声像图。典型的肝硬化时，可有下列表现：①肝缩小，左右叶比例失调，包膜粗糙或呈锯齿状。内回声增多、增密、增强，分布不均。②肝内外血管粗细不均，纹理紊乱、扭曲，肝静脉主干变细。③门脉高压时，门脉主干内径增宽，内径>1.4cm。少数病例可见到重新开放的脐静脉。④脾大。⑤胆囊壁增厚，呈"双边影"。⑥腹腔内见腹水的无回声区。⑦门脉血栓形成者，腔内见不规则中等强度实性回声充填。⑧CDFI除可进一步证实上述血管病变外，尚可发现门脉及肝固有动脉的血流量增加、门脉内出现离肝血流及门脉海绵样病变等。

2. 胆道系统及胰腺的超声检查

（1）胆囊炎（cholecystitis）：急性炎症时，胆囊大，囊壁弥漫性增厚、模糊，囊壁水肿呈"双边影"。化脓性者囊内有弥散分布的细小或粗大斑点状回声。慢性炎症时，胆囊可增大或无明显改变，病情长者可见胆囊萎缩，壁增厚、毛糙，囊内透声性差，高脂肪餐实验可见胆囊收缩功能减退或消失。

（2）胆石症（cholelithiasis）

1）胆囊结石（cholecystolithiasis）：可对直径>2mm的胆囊结石做出诊断，准确率在95%以上。典型声像图：①胆囊腔内见一个或数个形态稳定的强回声团；②强回声团后方有清晰声影；③体位改变时强回声团可沿重力方向移动位置。

2）胆管结石（biliary calculus）：肝外胆管结石表现为胆管扩张，扩张的管腔内可见形态稳定的强回声团，其与管壁分界清楚，其后出现声影。肝内胆管结石时表现为肝内循胆管走向出现形态各异的强回声团，其后伴有声影，强回声团具有沿着左右胆管走向分布的特点。阻塞以上的胆管扩张，与门静脉形成"平行管征"。

（3）胆囊息肉样病变：胆囊胆固醇性息肉、炎性息肉、腺肌瘤样增生、腺瘤、多发性乳头状瘤及早期胆囊癌等病变有类似的超声表现，统称息肉样病变或小隆起病灶。声像图特征：①胆囊大小形态一般无改变，囊壁内可见中等强度斑、点状回声，形态规则，直径

<1cm。②病变后方无声影。③位置固定，不随体位改变移位。

（4）胆囊癌（carcinoma gallbladder）：声像图分为 4 型。①蕈伞型：见边缘不整、基底较宽的蕈伞状肿块突入腔内，弱回声或中等回声，直径多 >1cm，常多发，后方无声影。②厚壁型：全部或部分囊壁不均匀增厚，内壁不规则。③混合性：壁增厚，伴有蕈伞状突起，此型多见。④实块型：为晚期表现，肿瘤充满囊腔，呈一不均质中等强度回声区，与肝脏实质分界不清。此外，超声可显示肝、淋巴结及腹腔内转移灶。

（5）胆道蛔虫病（biliary ascariasis）：肝外胆管轻度扩张，其内见双线状长条形平行的高回声带，边缘清晰，中心可有少许点状回声。如系活蛔虫可见其蠕动。

（6）胰腺炎

1）急性胰腺炎（acute pancreatitis）：典型表现如下。①胰腺弥漫性或局限性增大，轮廓不清；②胰腺回声以减低为主，呈低回声或极低回声；③胰腺后方脾静脉、肠系膜上静脉及下腔静脉受压变细；④重症者可于胰周或腹腔内探及积液之无回声区。

2）慢性胰腺炎（chronic pancreatitis）：典型表现如下。①胰腺大小正常或轻度或局限性增大，边界不清、不规则；②胰腺内部回声增高、分布不均、呈条状或带状增高回声。可有胰管结石或假性囊肿形成。

（7）胰腺癌（carcinoma of pancreas）：典型表现如下。①直接征象：肿瘤局部不规则肿大，轮廓不规整、不清晰，可有蟹足样浸润。肿块多数为低回声，内有不均质细点状回声。②间接征象：肿瘤压迫周围器官结构，造成挤压所致。如胰头癌可出现肝内胆管、肝外胆管、胆囊及胰管扩张；下腔静脉亦可受压变形、移位。胰腺癌晚期，常有肝、周围淋巴结转移及腹水。③ CDFI 检查对估计胰头肿瘤的可切除性有较大的意义。超声诊断准确率在 90% 左右。

（8）阻塞性黄疸：胆道系统显示扩张，是超声诊断肝外阻塞性黄疸的根据。肝外胆管阻塞时，声像图可显示肝内胆管扩张，其敏感性极高，以此诊断肝外胆管阻塞，准确率可达 95% 以上。此外，声像图可准确判断阻塞部位及大部分病因。如胆总管结石、胆管癌、胰头癌及胆道口壶腹癌等，病因诊断的准确率为 70%～90%。超声检查是目前公认的阻塞性黄疸鉴别诊断的首选影像学检查方法。

3. 肾的超声检查

（1）肾囊性占位性病变：单纯性囊肿在肾实质内可见孤立的圆形或椭圆形无回声区，壁薄而光滑整齐，后壁回声增强。多囊肾是先天性发育异常性疾病，为双侧性，肾明显增大，形态失常，表面不规则，肾区可见圆形囊泡样无回声区，囊壁整齐，常伴肝或其他器官的多囊性病变。

（2）肾结石（calculus of kidney）：表现为肾窦区可见点状或团块状强回声，后方有声影。结石继发肾积水时，表现为扩张的肾盂肾盏。不伴积水时，小结石易漏诊。因超声可检出 X 线阴性结石，故仍不失为有效诊断方法。

（3）肾盂积水（hydronephrosis）：声像图示肾窦区回声分散，其内出现直径 >2cm 的圆形、椭圆形或不规则形无回声区。

（4）肾肿瘤：表现为肾区实质局限性回声异常，异常回声区可为强回声、等回声或低回声。回声分布可均质或不均质，肿瘤内有出血或坏死液化时，出现不规则无回声区。CDFI 多见彩色血流丰富。声像图有助于肾肿瘤良、恶性的鉴别，并可显示肿瘤所致的肾盂积水及肾静脉、下腔静脉内的栓塞，有助于治疗方案的选择及预后的判断。

4. 肾上腺的超声检查 肾上腺肿瘤的声像图显示率在 90% 以上。根据肾上腺疾病的不同特点，声像图可做出初步判断。如醛固酮瘤，可于肾上腺内探及直径 1cm 左右的边界整齐、均质异常低回声区。嗜铬细胞瘤腺瘤呈圆形或椭圆形，均匀的中等或弱回声，如有囊变其内可有圆形或不规则形无回声区。

5. 膀胱的超声检查

（1）膀胱结石（vesical calculus）：膀胱内可见点状或团块状强回声，其后方有清晰声影，体位变动强回声团沿重力方向移动。应与膀胱内异物鉴别。诊断时应明确经尿道异物置入史。超声对 3mm 以上的结石几乎都能显示，超声是目前诊断膀胱结石的首选方法。

（2）膀胱肿瘤（tumor of bladder）：超声可检出直径 >5mm 的膀胱肿瘤。声像图显示膀胱壁局限性增厚隆起，形态多样，大小各异，肿物以高回声或中等高回声为多。经膀胱或直肠扫查时，可观察肿瘤对膀胱壁及周围结构的浸润范围及程度，从而估计肿瘤的病理分级。

6. 前列腺的超声检查 以经直肠或经膀胱腔内检查效果较佳。

（1）前列腺增生（hyperplasia of prostate）：声像图显示前列腺增大，以前后径增大最为显著。内外腺比例失调，内腺瘤样增大，外腺萎缩，增大的内腺回声减弱均匀。包膜回声连续、光滑。横切面呈圆形或半圆形，左右对称，各断面连续性存在。CDFI 内腺部位彩色血流信号增多。

（2）前列腺癌（prostatic cancer）：声像图显示病变外腺起源居多。外腺病变使内腺受压变形，内外腺组织界限不清。包膜不规则增厚，部分连续中断并不光滑。早期内部呈低回声，分布不均匀。横切面形态不规则、不对称，断面连续性中断。

7. 妇科超声检查 超声检查可了解子宫、卵巢的位置、大小及形态，判断其是否存在畸形或肿瘤；确定宫内节育器的存在及其位置；了解盆腔肿物的物理特性及其与子宫、卵巢的关系；尚可在超声引导下，对某些肿块进行诊断性穿刺活检或治疗。

（1）先天性子宫发育异常：超声检查可准确提示先天性无子宫、幼稚子宫、双角子宫、单角子宫、纵隔子宫及弓形子宫等的形态异常，从而做出诊断。

（2）子宫肌瘤（hysteromyoma）：声像图示子宫增大形态不规则。子宫内见中等或弱回声团块，少数呈强回声或不均质，部分呈"同心圆"状排列，界限不清晰。子宫肌瘤变性、玻璃样变时出现弱回声区，后壁回声增强。钙化时出现不规则强回声，伴声影。根据子宫浆膜及内膜的移位情况，可提供肌瘤位于肌壁内、黏膜下或浆膜下的信息。CDFI 示瘤体周边血流丰富，并呈树枝状伸入瘤体。瘤体内血流信号丰富。

（3）子宫腺肌瘤（adenomyoma of uterus）：子宫均匀性增大，多呈球形。子宫内部呈不均质低回声或强回声，有时见小的无回声区。本病的特征为子宫内膜不偏移，子宫的大小及内部回声在月经周期内有变化。CDFI 检查示子宫肌壁内血流信号极丰富，彩色明亮，小片状无回声内可测及静脉频谱。

（4）卵巢肿瘤：因病理种类繁多，故声像图表现亦多种多样。常见肿瘤如下。

1）浆液性囊腺瘤（serous cystadenoma）：一般有清晰的边缘回声，内部呈无回声暗区，部分有细带状回声间隔，后方回声增强。巨大者需与腹水鉴别。

2）黏液性囊腺瘤（mucinous cystadenoma）：圆形或椭圆形无回声区，可见散在细小点状回声，亦可见多条光滑带状回声分隔。轮廓清晰，壁厚（>5mm），但光滑而均匀。肿瘤体积较大。

3）皮样囊肿（dermoid cyst）（畸胎瘤）：声像图表现复杂，除具一般囊肿的特征外，还具有特异性征象。① 脂液分层征：囊内有一强回声液平线，线上方为脂质所致的细密点状回声，下方为无回声区。② 瀑布征或垂柳征：肿瘤中的毛发与油脂物呈松散结合未构成团块时，声像图上呈表面回声高，后方回声渐次减弱，而且反射活跃似瀑布状或垂柳状。③ 杂乱结构征：复杂型中，囊内可含有牙齿、骨组织、钙化及油脂样物质，声像图于无回声区内见明显增强的光点、光团、光斑，并伴声衰减或声影。

4）卵巢恶性肿瘤：卵巢恶性肿瘤多为实质性。表现为肿瘤形态不规则、界限不清晰之异常回声区，呈不均质分布的点状或团块状回声。有液化坏死时，出现不规则无回声区。瘤体内血流丰富，常伴腹腔积液，少数伴有胸腔积液。卵巢囊性病变如囊壁不光滑，厚薄不均，有乳头状突起或分隔带粗大，且囊腔较小者，应考虑恶性之可能。

5）卵巢肿瘤良恶性鉴别：卵巢肿瘤良恶性的鉴别诊断，对确定治疗方案及估计预后甚为重要。根据肿瘤不同的生长特性，良恶性肿瘤在形态、边界、内部回声、生长速度、是否伴腹水等方面均有一定差异，超声声像图也发生相应改变。如良性肿瘤多为囊性，内部回声多为无回声，内部光点均匀一致，内壁光滑或有规则乳头；而恶性肿瘤常为混合性或实质性，内部回声多为中等或中低回声，内部光点不均匀，内壁不平。经阴道 CDFI 检查，肿瘤壁及瘤内间隔上检出动脉频谱 RI<0.4 者，多为恶性肿瘤。

8. 产科超声检查　超声检查以其无创性特征，已成为围生期的重要检查方法，广泛用于临床。

（1）估计孕龄及胎儿生长发育情况：超声检查估计孕龄早期可采用胚胎头臀径（CRL），中晚期则通过测量胎头双顶径、头围、腹围、股骨长度等判断。一般于妊娠第 6 周妊娠囊直径约 1.5cm，检出率达 100%，以后每周增大约 1.5cm。妊娠第 7 周囊内可见胚芽。第 8 周可见原始心管搏动。第 9 周出现胎体轮廓。第 12 周可显示成形胎儿，见到胎头图像。根据胎儿 BDP、FL、胸围及腹围等可估计胎儿体重，推断胎儿生长发育状况、营养状况及成熟度，从而可对一些高危妊娠适时采取必要的措施。

（2）多胎（multiparous）、死胎（dead fetua）及胎儿畸形（fetal malformation）：妊娠 7 周前后可显示两个或多个胚囊，中晚期妊娠可见两个以上的胎头、胎体及搏动频率不一的胎心，即可确诊为多胎妊娠。胎心搏动及胎动消失是诊断死胎的主要依据。

胎儿先天性畸形发病率并不高，但种类繁多，我国前 5 位胎儿先天性畸形依次是无脑畸形、脑积水、开放性脊柱裂、唇裂（包括腭裂）及先天性心脏病。除部分在孕期内伴羊水过多外，一般无异常表现，临床诊断有一定困难。近 80% 的畸形在妊娠第 12 周前已发生，其中多种经阴道超声检查即可发现。B 型超声检查可实时观察胎儿各部位、各器官的解剖结构，及时检出各种结构畸形，对优生优育具有重要意义。CDFI 检查则进一步提供了胎儿各器官的循环状态，为及早判断胎儿先天性畸形提供了可靠依据。近年来，计算机三维重建技术的应用，明显提高了胎儿体表及肢体畸形的诊断水平。

（3）输卵管妊娠（tubal pregnancy）：超声显示子宫稍增大，与停经月份不符，宫腔内无真胚囊，腔内可见到"假妊娠囊"。于一侧附件区探及异常回声区，边界模糊、不规则，多呈分布均匀的低回声，有时块内可见妊娠囊，并可能有胚芽或原始心管搏动。CDFI 示异位妊娠囊周边有丰富血流，如探及原始心管频谱（仅有单向收缩期血流，无舒张期血流）则为诊断有力证据。

（4）前置胎盘（placenta previa）：根据胎盘下缘对宫颈内口的覆盖程度，前置胎盘分为 3 型。

① 边缘性：胎盘下缘恰抵宫颈内口边缘，未覆盖内口。② 部分性：胎盘下缘遮盖部分内口。③ 中央性：胎盘实质回声完全覆盖宫颈内口。

（5）胎盘成熟度的判别：根据声像图中绒毛板、胎盘实质及基底层的改变，可将胎盘成熟度分为 4 级。胎盘成熟度结合羊水量等，可为高危妊娠监测及临床终止妊娠提供依据。

9. 心脏的超声检查

（1）心包积液（pyopericardium）：主要经 B 型超声及 M 型超声检查。心包壁层与脏层之间出现液性暗区，且随体位变化而改变。少量积液时，可于右室前壁或左室后壁之心包腔内探及无回声区。大量积液时，心脏可受压变小，并出现心脏摆动征，右室前壁、室间隔与左室后壁呈同向运动。右室前壁活动增强。

（2）二尖瓣狭窄（mitral stenosis）：检查时患者平卧或左侧卧位。① B 型超声见二尖瓣开放幅度减小及二尖瓣口面积减小，这是超声诊断二尖瓣狭窄最主要的依据之一。二尖瓣尖增厚、钙化、呈团块状回声。瓣尖活动受限，于舒张期与瓣体部呈直角样弯曲。右室、左房增大。② M 型超声示二尖瓣前叶斜率下降，其双峰样曲线变为城垛样曲线，左房、右室扩大。③ CDFI 显示经二尖瓣口以红色为主的五彩镶嵌的彩色湍流；经瓣口血流呈湍流样频谱，峰值流速增快。

（3）主动脉瓣狭窄（aortic stenosis）：① B 型超声显示瓣膜形态改变，不同程度的瓣膜增厚、纤维化及钙化，瓣膜回声增粗、增强。升主动脉可有狭窄后扩张。② M 型超声检查显示主动脉瓣失去正常六边形盒子样改变，幅度变小，瓣叶增厚，反射增强。主动脉根部活动曲线重搏波消失。左室后壁及室间隔肥厚，左室顺应性降低。③ 瓣上或瓣下多普勒频谱示频带变宽，呈双向湍流频谱。④ 多平面经食道超声检查可直接测量主动脉瓣瓣口面积。

（4）二尖瓣关闭不全（mitral insufficiency）：左房左室扩大，室壁运动增强。二尖瓣活动幅度增大。CDFI 可于左房内探及收缩期五彩镶嵌的彩色反流束。脉冲多普勒于收缩期呈负向、单峰的宽频带频谱。超声多普勒是目前对二尖瓣关闭不全所致的二尖瓣反流最敏感的，也是唯一的无创检查技术。

（5）扩张性心肌病（dilated cardiomyopathy）：① B 型显示各房室腔径增大，以左心室左心房为主，4 个瓣膜开放幅度均减低，开放时间缩短，以二尖瓣为著。② M 型超声示心室内径扩大，室间隔及左心室后壁搏动弥漫性减弱；二尖瓣前后叶开放幅度明显减小，呈大心腔小瓣口的特点。③ CDFI 示心腔内血流色彩暗淡；各瓣膜均可见五彩镶嵌的返流束。脉冲多普勒示主动脉血流频谱加速支上升缓慢、肺动脉血流频谱加速支上升加快，各瓣膜均可记录到反流频谱信号。

（6）房间隔缺损（atrial septal defect）：按缺损部位可分为原发孔型及继发孔型，以后者多见。① B 型显示房间隔局部回声失落或中断，这是诊断房间隔缺损的直接征象。右心房、右心室及右心室流出道增大，室间隔与左心室后壁呈同向运动。② M 型超声示，房间隔回声连续性中断，室间隔反向运动。③ CDFI 见经房间隔缺损之自左向右的彩色分流指向三尖瓣，于收缩中晚期及舒张早期流速最大，彩色最明亮；脉冲多普勒检查于缺损口右房侧可获取正向湍流频谱，收缩末期分流速度可达（0.8 ~ 1.2）m/s。④ 声学造影检查，于外周静脉注入造影剂，由于房水平的左向右分流，可于缺损口右侧出现造影剂缺损区。⑤ 经食管超声心动图可显示房间隔全貌及缺损的大小、部位。

（7）法洛四联症（tetralogy of Fallot）：① B 型左室长轴观显示主动脉径明显增宽前移，

骑跨于室间隔上，与室间隔的延续性中断；室间隔缺损，右心室增厚；肺动脉狭窄。② M 型超声示主动脉位置前移，有室间隔缺损，右心室流出道狭窄，右心室壁肥厚，二尖瓣幅度减小，曲线形态正常。③ CDFI 示主动脉下室间隔缺损有双向分流。收缩期左右心室血流均流入主动脉，少部分右室血流进入肺动脉。脉冲多普勒可测出带动脉瓣狭窄所致高速血流，流速可达 4m/s。

（8）左房黏液瘤（myxoma of left atrium）：多附着在房间隔卵圆孔边缘，B 型及 M 型超声示圆形或椭圆形高回声，轮廓清楚，边缘规整，心动周期中规律运动，收缩期位于左房内，舒张期坠入二尖瓣口。

（9）其他

1）颅脑超声检查：B 型超声颅脑检查法主要用于 2 岁以内囟门未闭的小儿，通过囟门作为"声窗"进行扫查。经颅彩色多普勒显像：经颞窗、枕窗、眶窗探查，可探及大脑动脉，根据颅内血管的流速、频宽、流向异常或音频异常等确定，应用于脑血管疾病的诊断及病因分类。彩色超声和经颅多普勒 TCD 检查颈动脉、椎动脉及其病变，检测颅内动脉血流。广泛用于检查颅脑血管畸形和动脉狭窄等多种疾病。

2）眼部超声检查：使用 7 ~ 20MHz 的高频探头，可作为对视神经、脉络膜、视网膜、玻璃体及晶状体等疾病及眶内病变和眼外伤、眼内异物的辅助诊断手段。

3）甲状腺超声检查：主要探测甲状腺的位置、大小、形态、内部回声有无增强或减低，血流信号有无增多或减少；内部是否有局灶性的病变等。超声诊断原发性甲状旁腺功能亢进症的敏感性为 66% ~ 88.4%。彩超不仅能够提高普通二维超声对甲状旁腺小病变检测的敏感性，而且有助于定位诊断，并容易与甲状腺和淋巴结肿物相鉴别。

4）乳腺超声检查：使用高分辨率诊断仪及高频（>7MHz）探头，可检出 3 ~ 4mm 的实质性、2 ~ 3mm 的囊性及 1mm 的管道结构。① 乳腺囊性增生症（cystic hyperplasia of breast）：声像图表现为双侧乳腺增大，边界清楚；内部结构紊乱，回声分布不均，可见粗大的低回声管状结构不规则分布；部分可见囊状扩张的大小不等的无回声区，后方有增强效应。② 乳腺肿块：超声检查可以确定乳房内有无肿块及其大小、位置。确定肿块是囊性或实性，鉴别乳房肿块是良性或恶性。此外，超声尚可检测腋窝、胸骨旁及锁骨上、下淋巴结，为评估肿瘤临床分期、确定手术方式及估计预后提供参考信息。

5）体腔积液：根据心包腔、胸腔及腹腔内存在无回声区即可做出诊断，并可初步估计积液量。超声检查有极高的准确性。

6）胃肠超声检查：胃肠道为空腔脏器，常有气体影响，超声从体表探测不易得到满意的声像图。近年来由于胃肠学造影术及超声内镜两项技术的发展和应用，拓宽了胃肠疾病的诊断范围。超声检查可清晰显示胃肠壁的层次结构，发现胃肠壁肿瘤的部位、大小和形态，估计病变侵犯胃肠壁的程度，特别是了解周围器官的转移情况，弥补胃镜和 X 线检查的不足，为临床治疗方案的选择提供了可靠的依据。

7）骨关节超声检查：主要用于椎间盘突出、椎管狭窄、肩袖病变、小儿髋关节疾病、半月板损伤、关节与滑膜囊积液及脊柱结核冷脓肿等的诊断及定位。

8）血管超声检查：B 型超声与超声多普勒检查结合，可用于血管畸形、动－静脉瘘、动脉瘤、静脉扩张、动脉栓塞与静脉血栓形成、动脉粥样硬化及动脉狭窄等的诊断，并可用于了解器官供血及血管功能状态。

9）介入性超声（interventional ultrasound）：是在超声显像的基础上为进一步满足临床诊断和治疗的需要发展起来的一门新技术。主要特点是在实时超声的监视或引导下，完成各种穿刺活检、抽吸、插管及注药治疗等操作。主要包括：① 超声引导下的各种穿刺术（包括穿刺细胞学或组织学检查、各种引流术、穿刺造影术及穿刺治疗等）；② 手术中超声检查术；③ 腔内或内镜超声检查。

第三节 心电图检查

荷兰著名生理学家 Einthoven 于 1902 年发明了心电图，经过以后多年的研究和探讨，使心电生理学不断发展，目前已经认识到心脏在每次机械收缩之前都要产生一次生物电变化，电激动可经人体组织传到体表，心电图就是利用心电图机将这种心脏的每一个心动周期所产生的电活动记录下来的曲线图形。研究该曲线的变化与临床疾病的关系就是临床心电图学的内容。心电图检查是诊断心血管疾病最重要、最基本的方法之一。

一、心电图产生原理

（一）心肌细胞的电生理学基础

心肌细胞在受到刺激时，细胞的表面出现了电荷的不平衡，因而产生了电位差，从而出现了电流，它是心肌兴奋的标志，表现为细胞膜内外电位的变化。下面以心室肌细胞为例，讨论生物电变化的特点（图 3-3-1）。

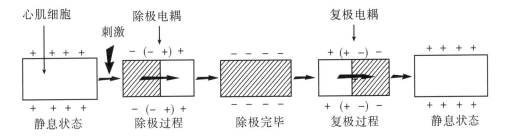

图 3-3-1　心肌细胞的电位变化

1. 静息电位　指的是心肌细胞在静息状态下，细胞膜内外的电位差。静息电位是利用微电极测得的，方法是在心肌细胞静止的时候，将两个微电极分别置于细胞外的两点，将电位计的两端分别与两个微电极相连，而此时电位计的指针指向零电位，说明细胞膜表面无电位差。如果将一微电极刺入心肌细胞内，电位计指针将偏向一侧，细胞膜内电位较膜外电位低 90mV，如果将膜外电位定为 0mV，则膜内电位为 − 90mV，此为心肌细胞的静息电位。

细胞膜内外电位差的原理极为复杂，现得到公认的学说是离子变化学说，认为膜电位的形成与心肌细胞膜的结构及细胞内外离子的分布有密切关系。

（1）膜内外离子分布不同：心肌细胞膜内外存在着 K^+、Na^+、Ca^{2+}、Cl^-、A^-（二羟基乙烷磺酸盐）等几种离子，静息状态下它们在细胞内外的分布不同，细胞外的主要阳离子是 Na^+，主要阴离子是 Cl^-，而细胞内的主要阳离子是 K^+，主要阴离子是 A^-（表 3-3-1）。

表 3-3-1　心肌细胞膜内外离子浓度

离子	细胞外（mmol/L）	细胞内（mmol/L）
K^+	4	150
Na^+	145	15
Ca^{2+}	2	10^{-4}
Cl^-	120	5
A^-	5	150

（2）心肌细胞膜的结构：心肌细胞膜是由蛋白质、脂类、糖等构成的复杂结构，由两层液态的脂类构成骨架，而蛋白质以不同的形式存在于脂类骨架上，脂类亲水端面向膜的表面，疏水端面向膜中央。细胞膜上存在着特殊的离子孔道，通过电或化学梯度变化达到开启或关闭，对离子进行选择性通透。

在静息情况下，细胞膜只允许细胞内的 K^+ 外流，而细胞外 Na^+ 不能通过细胞膜进入细胞内。在电梯度或化学梯度的作用下，K^+ 携带正电荷移向细胞外，根据同电相斥、异电相吸的原理，膜内 A^- 随 K^+ 向细胞外移动，但 A^- 是大分子有机化合物，比细胞膜上的孔道大，不能通过细胞膜而被阻止在细胞膜内表面，同时细胞膜内表面上的 A^- 又限制 K^+ 使之不能远离细胞而去。结果细胞的外表面排列着正电荷，细胞的内表面排列着等量的负电荷，这种细胞膜两侧外正内负的离子状态即称为极化状态。

2. 动作电位　是指心肌细胞受到刺激后，膜上离子通道发生一系列的改变，在短时间内完成多种离子的转运，使细胞膜内外电位发生一过性显著的变化，这种电位的变化就是动作电位。每个动作电位都包括除极和复极两个过程，由 [0]、[1]、[2]、[3]、[4] 五位相组成如图 3-3-2。

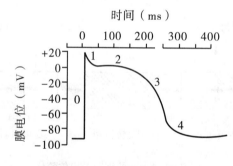

图 3-3-2　工作细胞的跨膜电位

（1）除极过程（0 期）：当心肌细胞受刺激后，膜内电位开始升高，静息电位负值减小，当达到阈电位时，膜上的 Na^+ 通道开放，Na^+ 通道是快通道，特点是激活快，失活也快。细胞内电位由 $-90mV$ 迅速上升到 $+30mV$，上升幅度为 $120mV$ 左右，细胞膜外正内负的状态得到反转，变为外负内正，而这个过程称为除极或去极化过程，心肌细胞此时处于去极化状态。除极过程构成动作电位上升支，在人类心室肌细胞除极化仅占时 1~2 毫米。

（2）复极过程（1~4 期）：心肌细胞从去极化状的态恢复到原来极化状态称为复极化过程。心肌细胞膜通透性在除极完毕后发生新的调整，逐渐使细胞内的电位由 $+30mV$ 恢复到 $-90mV$，各种离子的分布也基本恢复到除极前的状态。该过程需要的时间较除极过程长得多，离子泵在离子的分布与调整中起重要作用。

（二）心电图波形产生原理

1. 静息状态心电图波形　在静息状态下，心肌细胞膜电位较恒定，变化很小，心电图机内的电流计指针不动，描记出一条水平线。

2. 除极状态心电图波形 以心室肌细胞为例，当大量心室肌细胞除极时，膜电位变化很大，且除极过程非常迅速，历时很短，心电图机内的电流计指针出现快速、短暂摆动，振幅较大，描记出高而窄的较锐利的波群。

3. 复极状态心电图波形 以心室肌细胞为例，当心室肌细胞复极时，在早期缓慢复极期（动作电位平台期），心肌细胞膜电位变化很小，心电图机内的电流计指针不动，描记出一条水平线；在晚期快速复极期（动作电位 3 位相），膜电位变化较大，但复极过程较缓慢，历时较长，心电图机内的电流计指针缓慢摆动，描记出宽而钝的波形。

4. 心电图波形方向 就单个细胞而言，在除极时，检测电极面向电源，则记录到向上的波形，面向电穴则记录到向下的波形，在细胞中部则记录出双向波形。在复极时，复极过程方向和除极过程方向相同，但因复极化过程的电耦是电穴在前，电源在后，故检测电极面向电穴。因此，记录到的复极波方向与除极波方向相反。然而，在人体体表记录的心电图，记录到的心室复极波方向常与心室除极波主波方向一致，与单个心肌细胞不同，这是因为正常人心室肌的除极方向是从心内膜向心外膜，而复极则从心外膜开始，向心内膜方向推进。

（三）心电向量

既有一定大小又有一定方向的物理量称为向量（vector）；常用一箭头表示。心肌细胞在除极和复极过程中，每一对电耦传播也是具有一定方向和电势大小的，称为心电向量。心电向量通常用一箭头表示，箭头所指方向为正极，箭尾表示负极，箭杆的长短表示向量的大小。

由体表采集到的心电向量大小(心电图波形振幅)与以下因素有关：① 与心肌细胞数量(心肌厚度)呈正比关系；② 与探查电极位置和心肌细胞之间的距离呈反比关系；③ 与探查电极方位和心肌除极的方向所构成的角度有关，夹角越大，投影越小，则电位越弱。

在心肌除极和复极过程的某个瞬间，许多心肌细胞会产生无数个方向各异、大小不同、相对较小的心电向量，可以用力学运算的方法综合成一个向量，即瞬间综合心电向量。① 如两个心肌细胞产生的心电向量方向一致，综合向量的方向不变，向量的大小等于两个心电向量相加之和。② 如两个心肌细胞产生的心电向量方向相反，综合向量的方向与原来较大向量方向相同，向量的大小等于两个心电向量之差。③ 如两个心肌细胞产生的两个心电向量方向构成一定角度时，采用平行四边形法则，其对角线的大小和方向即是综合心电向量的大小和方向。如果同时有多个心电向量进行综合，则照上述法则，将两两向量逐个综合，最后得出综合心电向量。（图 3-3-3）

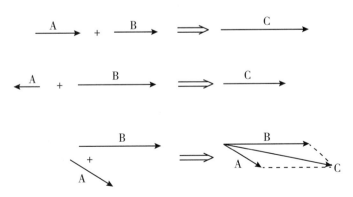

图 3-3-3　心电综合向量形成原则

（四）心电向量环

心脏是一个类圆锥的立体器官，而根据心脏的解剖和生理特点，心脏的除极与复极是有一定顺序的，心脏的电激动顺序：窦房结→结间束→心房→房室交界区→房室束→左右束支→普肯耶纤维→心室。心脏在激动过程中，每一瞬间都形成一瞬间综合心电向量，将每个瞬间综合向量的顶点轨迹连接起来，就得到立体的三维空间向量环。心脏每机械活动一次，均可产生一个 P、Ta、QRS、T 空间心电向量环。

二、心电图导联

将电极板放置在人体表面任何两点，并用导线分别与心电图机相连，所构成的电路称为导联。常用的导联连接方法有标准导联、加压单极肢体导联和胸导联。

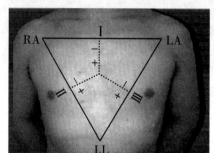

图 3-3-4　标准导联

三、常规心电图导联

1. 标准导联　标准导联是一种简单的双极导联，反映的是两个肢体间电位差变化。包括 L_1（标 I 导联）、L_2（标 II 导联）、L_3（标 III 导联）3 个导联，具体连接方式如图 3-3-4 和表 3-3-2 所示。

表 3-3-2　标准导联

导联	正极
aVR	右上肢
aVL	左上肢
aVF	左下肢

2. 加压单极肢体导联　加压单极肢体导联属单极导联，基本可代表探查电极所在位置的实际电位，克服了标准导联测得的仅是两肢体间电位差的不足。将探查电极分别放在右上肢、左上肢、左下肢，这样分别记录到 3 种不同波形的心电图，得到了 VR、VL、VF 3 个肢体导联心电图（表 3-3-3）。但单极肢体导联记录到的心电图信号较弱，波形太小，不易辨认，经过处理可得到波形与原来一致，但波幅增加的波形，被称为 aVR（加压单极右上肢导联）、aVL（加压单极左上肢导联）、aVF（加压单极左下肢导联）3 个加压单极肢体导联的心电图见图 3-3-5 和表 3-3-3。

表 3-3-3　加压单极肢体导联

导联	正极	负极
标 I 导联	左上肢	右上肢
标 II 导联	左下肢	右上肢
标 III 导联	左下肢	左上肢

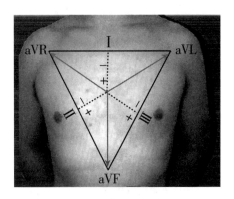

图 3-3-5　加压单极肢体导联

肢体导联记录电极主要放置于右臂（R）、左臂（L）、左腿（F），连接此三点即成为所谓 Einthoven 三角（图 3-3-6）。

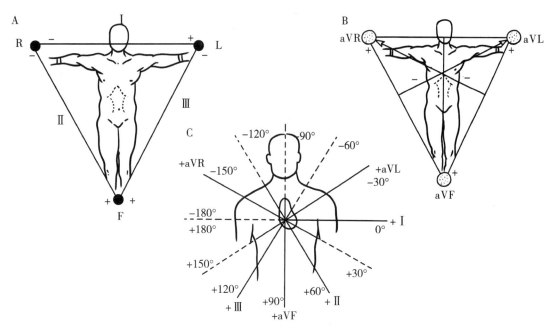

图 3-3-6　肢体导联示意图

每一个导联正、负极之间画出一条假想的直线，称为导联轴。为明确显示 6 个导联轴之间的方向关系，可将 I、II、III 导联的导联轴平行移动，使之与 aVR、aVL、aVF 的导联轴一起通过坐标图的轴中心点，便构成额面六轴系统（hexaxial system）（图 3-3-7）。此坐标系统是采用 ±180° 的角度标志，顺钟向的角度为正而逆钟向的角度为负。每个导联轴都从中心点被分为正、负两半，每个相邻的导联轴之间的夹角为 30°。

3. 心前区导联　心前区导联的连接方式是将探查电极放在胸壁的相应位置上称之为胸导联。根据探查电极吸球的安放位置，共有常用的 6 个胸导联（表 3-3-4），即 $V_1 \sim V_6$ 导联（图 3-3-7）。

表 3-3-4 胸导联

导联	电极位置
V_1	连接于胸骨右缘第 4 肋间
V_2	连接于胸骨左缘第 4 肋间
V_3	连接于 V_2 与 V_4 连线的中点
V_4	连接于左侧锁骨中线第 5 肋间
V_5	连接于腋前线平 V_4
V_6	连接于腋中线平 V_4

临床工作中的常规 12 导联，是指 3 个标准导联（Ⅰ、Ⅱ、Ⅲ），3 个加压单极肢体导联（aVR、aVL、aVF）和 6 个胸导联（$V_1 \sim V_6$），这 12 个导联是常规心电图必不可少的导联。对某些患者根据病情需要，必要时还需加做其他胸导联。胸导联只做 V_1、V_3、V_5 导联的做法是不能满足临床需要的，目前常用 12 导联同步心电图，更有利于分析心脏的电活动情况。

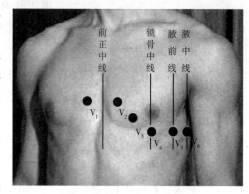

图 3-3-7 心前区导联

临床工作中，一些特殊情况下，需要根据情况加做其他胸导联：如诊断正后壁心肌梗死时，需加做 $V_7 \sim V_9$ 导联；小儿心电图或诊断右心室梗死、右束支传导阻滞、右心房肥厚时，需加做 $V_3R \sim V_6R$ 导联。检测电极具体安放的位置：V_7 导联（V_7）为左腋后线上与 $V_4 \sim V_6$ 同一水平处。V_8 导联（V_8）为左肩胛线上与 $V_4 \sim V_7$ 同一水平处。V_9 导联（V_9）为左脊椎旁线上与 $V_4 \sim V_8$ 同一水平处。V_3R 导联（V_3R）为与 V_3 相对应的右侧胸壁处。V_4R 导联（V_4R）为与 V_4 相对应的右侧胸壁处。V_5R 导联（V_5R）为与 V_5 相对应的右侧胸壁处。V_6R 导联（V_6R）为与 V_6 相对应的右侧胸壁处。

以上各导联中，Ⅰ 导联反映的是左心室外侧壁的电位变化，Ⅱ、Ⅲ 导联反映的是左心室下壁的电位变化，aVR 导联反映的是右心室上外壁的电位变化，aVL 导联反映的是左心室外侧壁的电位变化，aVF 导联反映的是左心室下壁的电位变化。V_3R、V_1、V_2 导联反映的是右心室壁的电位变化，V_3 导联反映的是室间隔（左右心室过渡区）的电位变化，$V_4 \sim V_6$ 导联反映的是左心室前壁及前外侧壁的电位变化，$V_7 \sim V_9$ 导联反映的是左心室后壁的电位变化。

四、正常心电图

1. 典型心电图示意图　正常心电图是由一组波形构成的。每一个心动周期包括四波（P、QRS、T、U）、二段（P-R 段、ST 段）、二间期（P-R 间期、Q-T 间期）（图 3-3-8）。

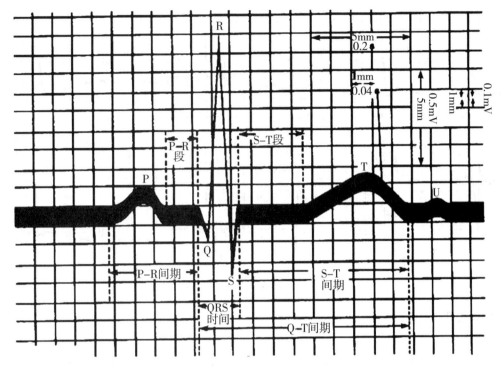

图 3-3-8 典型心电图

2. 心电图各波形的组成及命名（图 3-3-9）

（1）P 波：P 波代表两侧心房除极所产生的电位变化。P 波在不同的导联中形态变化较大，可有直立、倒置、低平、双向等形态。

（2）QRS 波群：代表左右心室肌除极的电位变化。为心电图中最为显著的波形，可因检测电极的位置不同而呈多种形态。统一命名如下：第一个正向波为 R 波，R 波之前的负向波为 Q 波，R 波之后第一个负向波为 S 波，S 波之后再有向上的正向波为 R′ 波，R′ 波后再出现负向波为 S′ 波，依此类推，可能有 R″、S″ 等波形，但这并不常见。如果 QRS 波形只有向下而没有向上的波，命名为 QS 波。Q、R、S 这 3 个英文字母有大小写之分，振幅 >0.5mV 者称为 R、S；<0.5mV 者，则写为 r、s。

（3）T 波：代表心室复极时的电位变化，是 QRS 波群后出现的一个较宽的平缓波。正常时其方向与 QRS 主波方向一致，升支略缓，降支略陡，两支呈不对称型。

（4）U 波：紧跟 T 波后一个较小的波，振幅很小，不是每个导联均出现，一般以心前区导联尤其是 V₃ 导联最清楚。发生机制目前不太清楚。

（5）P–R 间期：P–R 间期是指 P 波起点至 QRS 波起点间的距离，代表心房开始除极至心室开始除极的时间，也常常看作兴奋从窦房结传至心室所需要的时间。

（6）P–R 段：为 P 波结束的终末点至 QRS 波群起始点间的部分，代表心房除极结束到心室除极开始的一段时间。在这段中可埋藏着心房复极波（Ta 波）的一部分（但 Ta 波大多被 QRS 波群的终点 J 点所掩盖）。正常 P–R 段的位置应与基线平行。

（7）ST 段：指 QRS 波群终点至 T 波起点间的线段，代表心室缓慢复极过程。正常 ST 段为一等电位线，有时可有轻微的偏移。其中 QRS 波群的终末与 ST 段起始之交接点称之为 J 点，J 点大多在等电位线上，可随 ST 段的偏移而发生移位。

(8) Q-T间期：从QRS波群起点至T波终点，代表心室肌除极和复极全过程所需要的时间。

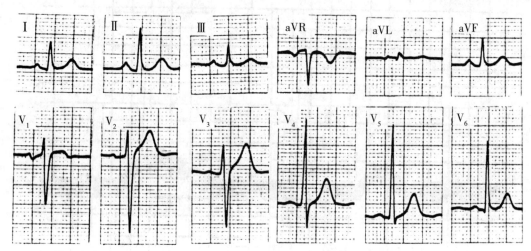

图 3-3-9　正常心电图波形

3. 心电图的正常值

（1）P波：不同导联P波时间可略有不同，一般应 <0.11 秒，多为 0.06 ~ 0.10 秒。正常P波应呈圆拱状，平坦或双向。P波在 I、II、aVF、V_4、V_5、V_6 导联应直立，aVR 导联倒置，aVL、V_1、V_2 导联可双向、平坦或倒置。P波振幅在肢体导联 ≤ 0.25mV，胸导联 ≤ 0.2mV。如果P波在 I、II、aVF 导联倒置，而在 aVR 导联直立，则称之为逆行P波，表示激动起源于房室交界区（表 3-3-5）。

表 3-3-5　P波的形态及正常值

	标准肢体导联	加压单极肢体导联	胸导联
方向	I 直立	aVR 倒置	V_1 ~ V_3 直立、双向
	II 直立	aVL 直立、双向、平坦或倒置	平坦或倒置
	III 直立、双向、平坦或倒置	aVF 直立	V_4 ~ V_6 直立
振幅	<0.25mV	<0.20mV	<0.11 秒
时间			

（2）QRS波群：正常成年人 QRS 波群的时间为 0.06 ~ 0.10 秒，不超过 0.11 秒。QRS 波群时间延长见于心室肥大和室内传导阻滞等。

QRS 波形变化较为复杂，在不同导联上可有各种形态。I、II 导联在没有电轴偏移的情况下主波向上，I 导联的 R 波 ≤ 1.5mV，II 导联 R 波 ≤ 2.0mV，III 导联一般 R 波振幅比 II 导联略小，但比 I 导联略大，≤ 2.0mV；aVR 导联主波向下，可呈 rS、rSr′、Qr 或 QS 形，aVR 导联的 R 波 ≤ 0.5mV；aVL 和 aVF 导联可呈 qR、Rs、R 形，也可呈 rS 形，aVL 导联的 R 波 ≤ 1.2mV，aVF 导联的 R 波 ≤ 2.0mV（图 3-3-10）。

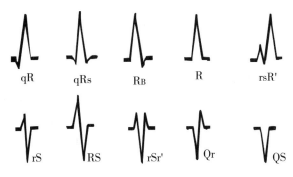

图 3-3-10　常见 QRS 波的命名

心前区导联 QRS 波群形态较恒定，一般的规律是在 V_1 ～ V_5 导联 R 波逐渐增高，而 S 波逐渐减小，V_1、V_2 导联多呈 rS 形，R/S < 1，V_1 导联的 R 波 ≤ 1.0mV，Rv_1+Sv_5 ≤ 1.05mV，如大于该值提示右心室肥大；V_5、V_6 导联可呈 qRs、qR、Rs 或 R 形，R/S > 1，V_5 导联的 R 波不超过 2.5mV，Rv_5+Sv_1 在男性 ≤ 4.0mV，女性 ≤ 3.5mV，如超过者，可能系左心室高电压或左心室肥大；V_3、V_4 导联多呈 RS 形，R/S 大致等于 1。

6 个肢体导联的 QRS 波群振幅（正向波与负向波振幅的绝对值相加）一般不应都 <0.5mV，6 个胸导联 QRS 波群振幅（正向波与负向波振幅的绝对值相加）一般不应都 <0.8mV，否则称为低电压，可见于肺气肿、心包积液、严重水肿患者，偶见于正常人。

除 aVR 导联外，正常 Q 波时间一般 ≤ 0.04 秒，振幅不超过同导联 R 波的 1/4。正常 V_1 导联不应有 Q 波，但可呈 QS 形，V_3 出现 Q 波也很少，V_5、V_6 导联常有正常范围的 Q 波，超过正常范围的 Q 波，即 Q 波过深或过宽均称之为异常 Q 波，常见于心肌梗死，见表 3-3-6。

表 3-3-6　QRS 波群形态及正常值

名称	时间（s）	电 压（mV）		形 态	
		肢 导	胸导联	肢 导	胸导联
QRS 波形	Q < 0.04 QRS < 0.10 VAT： V_1 < 0.03 V_5 < 0.05	Q 低于 1/4R（以 R 波为主导联） R：aVR < 0.5 aVL < 1.2 aVF < 2.0 R+S ≤ 0.5 为低电压	Qv_4-v_5 低于 1/4R R： V_1<1.0 V_5<2.5 Rv_1+Sv_5<1.05 Rv_5+Sv_1 男性 <4.0 女性 <3.5 R/S　V_1<1 R/S　V_5>1	aVR 呈 QS、Qr、rSr'、rs 型 aVL、aVF 可呈 qR、Rs 或 R、rS	V_1 呈 QS、rS V_5 呈 qRs、Rs、qR 或 R， 从右至左： R 波逐渐增高， S 波逐渐减小

（3）P-R 间期：成年人心率为 60 ～ 100 次/分时，P-R 间期正常范围是 0.12 ～ 0.20 秒。P-R 间期与心率快慢有关，心率越快，P-R 间期越短，反之越长。在老年人和心率过慢者，P-R 间期可略延长，但不能超过 0.22 秒。P-R 间期延长，表示有房室传导阻滞。

（4）T 波：正常 T 波平滑宽大，无切迹或钝挫，波形多不对称，升支缓而降支陡，T 波的方向大多和 QRS 主波方向一致。T 波的振幅一般不低于同导联 R 波的 1/10，但 QRS 波低电压时，T 波可低平或双向。

正常人的心电图在 I、Ⅱ 标准导联中 T 波几乎都是直立的，但在 Ⅲ 导联中可能是直立、平坦、双向，甚至倒置。在 aVR 导联的 T 波是倒置的，在 aVL 和 aVF 导联中 T 波可以直立、倒立或双向。正常成年人的 V_1、V_2 导联中 T 波可直立或倒置，少数瘦长体型者，V_3 导联亦呈倒置，小儿有时 V_4 导联 T 波呈倒置，仍为正常。但在成年人中一般自 V_3 导联及其向左导联中不应有倒置的 T 波，更为重要的是，如在 V_3 导联中已出现倒置的 T 波，它的右侧导联即 V_1、V_2 则不应有直立的 T 波。

T 波的时间为 0.05 ~ 0.25 秒，T 波越高大，时间相对越长，但 T 波时限的变化临床意义不大，表 3-3-7。

表 3-3-7 T 波的形态及正常值

	标准肢导联	加压肢导联	胸导联
方向	I：直立	aVR：倒置	V_1 ~ V_3：直立、双向
	Ⅱ：直立	aVL：直立、双向	平坦或倒置
	Ⅲ：直立、双向、	平坦或倒置	V_4 ~ V_6：直立
	平坦或倒置	aVF：直立	
形态	T 波平滑宽大，无切迹或钝挫，波形多不对称，升支缓而降支陡		
振幅	T 波与 R 波比例不低于同导联 R 波的 1/10		
时间	0.05 ~ 0.25 秒		

（5）ST 段：正常的 ST 段多为一等电位线，有时亦可轻微的偏移，但在任何导联，ST 段下移一般不应 0.05mV（Ⅲ 导联偶可下移 1.0mV）；心前区导联中 ST 段上移可达 0.3mV，V_3 导联有时甚至高达 0.5mV。但一般认为，ST 段上抬在 V_1 ~ V_2 导联 ≤ 0.3mV，V_4 ~ V_6 导联与肢体导联 ≤ 0.1mV。

ST 段的正常时限为 0.05 ~ 0.15 秒，一般 ST 段时限的变化临床意义不大。

（6）Q-T 间期：Q-T 间期的长短与心率快慢有密切关系，心率快 Q-T 间期短，反之则长。一般为 0.32 ~ 0.44 秒。由于 Q-T 间期受心率影响较大，所以常用校正的 Q-T 间期。通常采用 Bazett 公式计算：$Q-Tc=Q-T/\sqrt{R-R}$（Q-Tc 就是 R-R 间期为 1 秒（心率 60 次 / 分）时的 Q-T 间期）。Q-Tc 的正常值上限为 0.44 秒，超过此时限即属延长。一般女性的 QTc 间期较男性略长（表 3-3-8）。

表 3-3-8 依据心率换算 Q-T 间期正常范围（秒）

心率	Q-T 间期	心率	Q-T 间期	心率	Q-T 间期	心率	Q-T 间期
35	0.46 ~ 0.475	52	0.35 ~ 0.481	69	0.31 ~ 0.42	110	0.225 ~ 0.339
36	0.445 ~ 0.48	53	0.349 ~ 0.478	70	0.309 ~ 0.412	115	0.26 ~ 0.33
37	0.46 ~ 0.482	54	0.345 ~ 0.47	71	0.307 ~ 0.410	120	0.25 ~ 0.32
38	0.44 ~ 0.49	55	0.343 ~ 0.47	72	0.305 ~ 0.408	125	0.245 ~ 0.315
39	0.435 ~ 0.49	56	0.342 ~ 0.468	73	0.302 ~ 0.405	130	0.24 ~ 0.30
40	0.418 ~ 0.489	57	0.338 ~ 0.456	74	0.30 ~ 0.404	135	0.24 ~ 0.295
41	0.410 ~ 0.501	58	0.336 ~ 0.453	75	0.30 ~ 0.402	140	0.235 ~ 0.29
42	0.395 ~ 0.505	59	0.33 ~ 0.449	76	0.298 ~ 0.40	145	0.23 ~ 0.28
43	0.389 ~ 0.506	60	0.329 ~ 0.444	77	0.296 ~ 0.399	150	0.229 ~ 0.275

心率	Q-T 间期	心率	Q-T 间期	心率	Q-T 间期	心率	Q-T 间期
44	0.38 ~ 0.506	61	0.328 ~ 0.442	78	0.294 ~ 0.397	155	0.225 ~ 0.272
45	0.375 ~ 0.506	62	0.325 ~ 0.44	79	0.292 ~ 0.394	160	0.222 ~ 0.27
46	0.37 ~ 0.504	63	0.320 ~ 0.44	80	0.29 ~ 0.39	165	0.22 ~ 0.263
47	0.37 ~ 0.501	64	0.32 ~ 0.438	85	0.285 ~ 0.38	170	0.22 ~ 0.26
48	0.369 ~ 0.50	65	0.316 ~ 0.43	90	0.28 ~ 0.371	175	0.22 ~ 0.25
49	0.363 ~ 0.495	66	0.314 ~ 0.425	95	0.27 ~ 0.36	180	0.22 ~ 0.245
50	0.360 ~ 0.49	67	0.313 ~ 0.423	100	0.269 ~ 0.352	185	0.225 ~ 0.24
51	0.358 ~ 0.489	68	0.311 ~ 0.421	105	0.265 ~ 0.35	190	<0.24

（7）U 波：U 波方向大体与 T 波相一致，时间为 0.16 ~ 0.25 秒，振幅低，胸导联中较明显。U 波明显增高常见于血钾过低、心室肥厚、甲状腺功能亢进症及药物影响，U 波倒置则可见于高钾血症、高血压、冠状动脉粥样硬化性心脏病等。

五、心电图的测量

（一）心电图图纸的组成及代表意义

心电图记录纸上印有纵、横线状坐标，并组成许多正方形小格，每个小格的长、宽各为 1mm，又有纵、横粗线组成大方格，每个大方格的长、宽各为 5mm，也就是每个大方格由 25 个小方格组成（纵、横各有 5 个小方格）。横线代表时间，心电图横线每个小格代表的时间与心电图走纸速度有关。一般情况下走纸速度为 25mm/s，横线上每小格代表 0.04 秒，每大格（两根粗线间距）代表 0.2 秒。特殊情况下，可调整心电图纸走纸速度。若走纸速度改为 50mm/s，则每小格代表 0.02 秒，每大格（两根粗线间距）代表 0.1 秒，但这种情况应在心电图记录时加以标明。纵线代表电压（振幅），多数情况下，标准电压为 1mV=10mm（10 个小格），如某波实测电压纵向距离为 8mm（8 个小格），则该波电压振幅为 0.8mV。但有时心电图波形电压太高，记录时振幅波动可超出心电图纸范围，为记录完整心电图振幅全波，可把标准电压调为 1mV=5mm，这时纵向一个小格代表电压 0.2mV。偶有心电图电压太低或诊断需要，则可把标准电压调为 1mV=20mm，这时纵向一个小格代表电压为 0.05mV。后两种情况应在心电图记录中加以说明（图 3-3-11）。

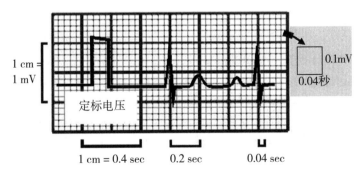

图 3-3-11　心电图纸

（二）心电图的具体测量方法

1．心率的测量　通过心电图可准确地计算心率，首先应选用质量较好的双脚分规来测量

P–P或R–R间期，确定心律是否规则。若心律规则，每分钟心率=60/P–P或R–R间期或按P–P或R–R间期查表获得。例如，测得的R–R间期为1.00秒，对应心率为60。若心律不规则时，测5个心动周期的P–P或R–R间距，算出其P–P或R–R的平均值，然后再按上述方法计算或查表。若心律明显失常（如心房颤动、房扑）则应连续测量8～10个P–P（f–f或F–F）和R–R间期时间，取平均值除60，分别算出心房率和心室率。

临床实际工作中，也可采用下面两种简便方法：测30个大格（共6秒）内的心动周期数（P–P间隔数量或R–R间隔数量），然后将其值乘以10即可算出心率；也可根据P–P或R–R间距的大格数（每个大格0.2秒）大约估算心率值，一般规律见表3–3–9。

表3–9–9　大格数心率估算值

大格数	1	2	3	4	5	6	7	8	9	10
心率（次/分）	300	150	100	75	60	50	43	38	34	30

2．各波、段振幅及时间（宽度）的测量　测量各波振幅的正向波时，应从基线上缘测量距波峰顶端水平线的距离；测量负向波时，应从基线下缘测量距波谷底端水平线的距离。测量波宽时，选择波形清晰的导联进行测量，正向波的宽度应测其离开基线下缘一点的垂线至回到基线下缘一点的垂线间的水平距离；负向波的宽度应测其离开基线上缘一点的垂线至回到基线上缘一点的垂线间的水平距离。基线（等电位线）应以T–P段为准，因此时心脏无电活动，电位等于0（图3–3–12和图3–3–13）。

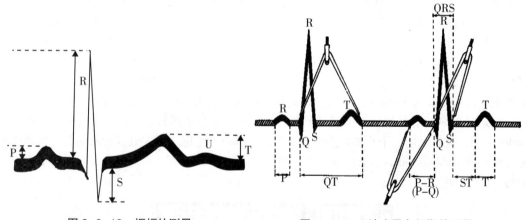

图3-3-12　振幅的测量　　　　　图3-3-13　波宽及各间期的测量

3. ST段有无移位的测量　以QRS波群起始部作为参考水平线，取J点后0.04秒、0.06秒或0.08秒处为测量点。报告ST段移位时，应说明ST段移位类型与测量点（图3–3–14）。

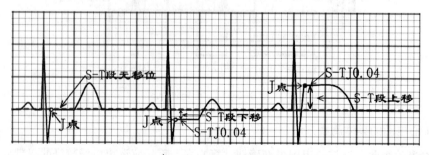

图3-3-14　ST段有无移位的测量

六、心电轴

（一）心电轴

平均心电轴亦称心电轴，简称电轴。心脏在除极和复极过程中，会产生 P、QRS、T 3 个主要的心电向量环，从环的起点到环形轨迹的最远点的连线，就是该向量环的平均心电轴，包括 P、QRS、T 平均心电轴。临床上的平均心电轴通常是指 QRS 向量环的平均电轴，即心室除极过程中所产生的全部瞬间向量的综合，它的方向指向左、后、下方。由于心电轴具有空间性，使用起来很不方便，故将这一综合向量在额面上投影，其方向指向左下象限。通常正常人心电轴在额面上的投影指向左下方，为 0°～ +90°。

（二）心电轴的测量方法

临床上测量额面 QRS 电轴，常用的方法有目测法、振幅法、查表法。

1. 目测法　目测法是最简单而迅速的判定心电轴的方法，但较粗略，且不能判断出具体度数。方法是根据 Ⅰ 导联和 Ⅲ 导联主波的方向来判定，如果 Ⅰ 导联和 Ⅲ 导联主波均向上，定为电轴不偏；如 Ⅰ 导联主波向下，Ⅲ 导联主波向上，定为电轴右偏；如 Ⅰ 导联主波向上，Ⅲ 导联主波向下，定为电轴左偏；如 Ⅰ 导联、Ⅲ 导联主波均向下，定为电轴不确定（图 3-3-15）。

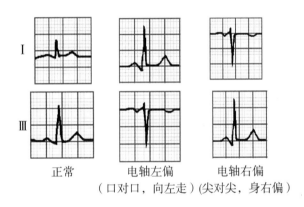

图 3-3-15　心电轴正常与异常

2. 振幅法　振幅法可以较精确地测出心电轴偏移的度数，方法是先分别计算出 Ⅰ 导联和 Ⅲ 导联 QRS 波群振幅的代数和（R 波为正，Q、S 波为负），在 Bailey 六轴系统中 Ⅰ 导联和 Ⅲ 导联轴上分别找到该值，通过该点各引一条垂线，这两条垂线相交于 A 点，其交点与中心 O 点的连线 OA 即 QRS 心电轴（图 3-3-16）。

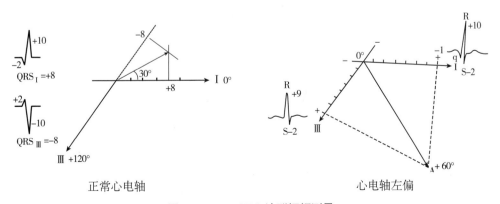

图 3-3-16　QRS 波群振幅测量

3. 查表法 据 I 和 III 导联正负波幅代数和的两个值，从表中查值。

（三）心电轴测定的临床意义

正常人心电轴的范围为 0°～+90°，心电轴的偏移，一般受心脏在胸腔内的解剖位置、两侧心室的大小、室内的传导、年龄、体型等因素的影响，所以在判定电轴偏移的临床意义时，应结合临床全面考虑。少数正常人可出现心电轴的轻中度左偏或右偏，婴幼儿电轴右偏，随年龄增长逐渐转为正常。重度左偏或右偏及电轴不确定多伴有心脏的异常改变（图 3-3-17）。

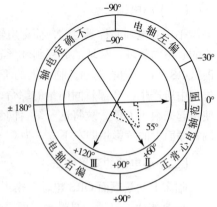

图 3-3-17 心电轴示意图

心电轴为 0°～-30° 时为轻度左偏，-30°～-90° 者为显著左偏。左偏见于横位心（肥胖、妊娠晚期、大量腹水等）及左心室肥大、左前分支阻滞等。电轴为 +90°～+110° 时则称为电轴轻度右偏，见于正常垂位心、右心室肥厚等，电轴 >+110° 者为电轴显著右偏，见于重症右心室肥厚及左后分支阻滞等。

七、钟向转位

指心脏沿其长轴发生顺钟向或逆钟向转动，判定方法是以心脏长轴为中心，从心尖部向心底部观察，如转动方向和时针转动方向相同，称顺钟向转位；如与时针转动方向相反，称逆钟向转位（图 3-3-18）。

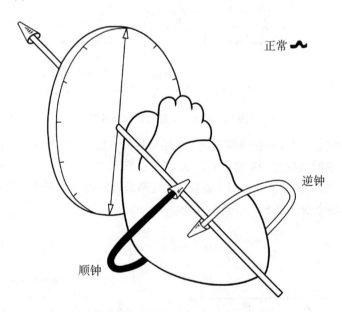

正常 〜

逆钟

顺钟

图 3-3-18 顺（逆）钟向转位

正常时 V_3 导联为左右心室过渡区波形，R 波与 S 波大致相等。顺钟向转位时，正常应在 V_3 导联出现的波形出现在 $V_4 \sim V_6$ 导联上；逆钟向转位时，正常应在 V_3 导联出现的波形出现在 V_1、V_2 导联上。轻中度转位在正常人亦可出现，重度转位常见于心脏疾病，对诊断疾病有重要参考价值（图 3-3-19 和图 3-3-20）。

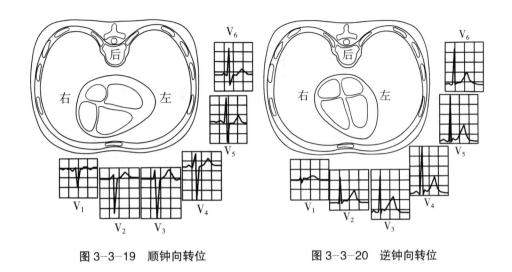

图 3-3-19 顺钟向转位   图 3-3-20 逆钟向转位

八、常见异常心电图

（一）心房、心室肥大

心房、心室肥大是由心房或心室内压力增高及负荷过重引起的，是器质性心脏病常见的结果，当心脏肥大到一定程度时，即可表现于心电图上。

1. **心房肥大** 心房肥大时，心电图主要表现为 P 波电压的增高、时间的延长及形态的改变。正常 P 波的前 1/3 是由右心房除极，中 1/3 由左右心房共同除极，后 1/3 由左心房除极形成。

（1）左心房肥大：左心房肥大时，一般表现为时间延长而电压不增高。心电图表现为 P 波增宽，时间 >0.11 秒，其顶端常伴有切迹，呈双峰型，峰间距 ≥ 0.04 秒，这些改变以Ⅰ、Ⅱ、aVF 导联较明显。最多见于风湿性心脏病二尖瓣狭窄，因此这种形态的 P 波常被称为"二尖瓣型 P 波"（图 3-3-21）。

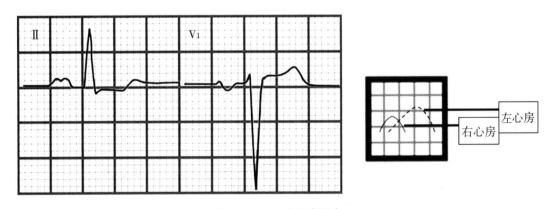

图 3-3-21 左心房肥大

（2）右心房肥大：右心房肥大时，主要表现为 P 波电压增高，而无时间延长。心电图表现为 P 波尖而高耸，其振幅 ≥ 0.25mV，这些改变以Ⅱ、Ⅲ、aVF 导联较明显，最多见于肺心病、肺动脉高压时，因此，这种形态的 P 波常被称之为"肺性 P 波"（图 3-3-22）。

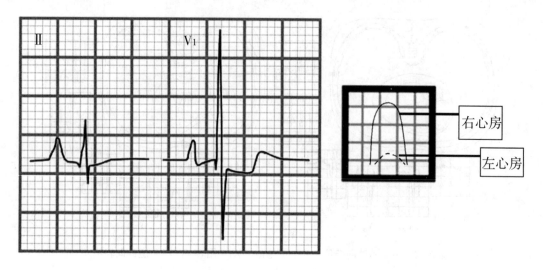

图 3-3-22　右心房肥大

2. 心室肥大

（1）左心室肥大：凡能引起左心室压力负荷或容量负荷过重的因素均可导致左心室肥大，如原发性高血压、主动脉瓣狭窄及关闭不全、动脉导管未闭、室间隔缺损等均能引起左心室肥大。心电图表现为如下。

左心室高电压的表现：① Rv_5（或 Rv_6）>2.5mV，Rv_5+Sv_1>3.5mV（女）或 4.0mV（男）；② $RaVL$>1.2mV 或 $RaVF$>2.0mV；③ R_I>1.5mV 或 R_I+S Ⅲ >2.5mV。

QRS 时间延长：可达 0.10 ～ 0.11 秒。

额面心电轴可以左偏，一般不超过 $-30°$。

ST-T 改变：以 R 波为主的导联ST 段下移>0.05mV伴T波低平、双向或倒置（图3-3-23）。

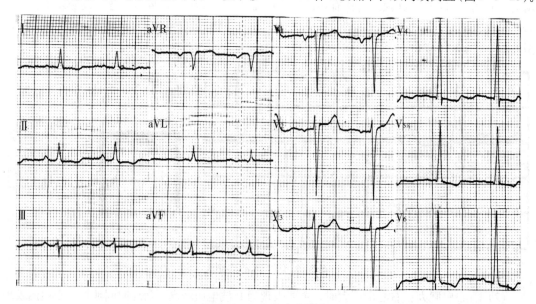

图 3-3-23　左心室肥大

（2）右心室肥大：凡能引起右心室压力负荷或容量负荷过重的因素，如房间隔缺损、肺动脉瓣狭窄、法洛四联症、重症二尖瓣狭窄、肺动脉高压症、慢性阻塞性肺疾病等均可引起。右心室肥大心电图表现如下。

右心室高电压的表现：① V_1 或（V_3R）导联 R/S>1；② Rv_1>1.0mV 或 Rv_1+Sv_5>1.05mV（重症者>1.20mV）；③ RaVR>0.5 mV 或 aVR 导联 R/S>1。

QRS 时限多正常，$VATV_1$>0.03 秒。

心电轴右偏≥90°。

ST-T 改变：右胸导联 ST 段压低，伴 T 波双向或倒置（图 3-3-24）。

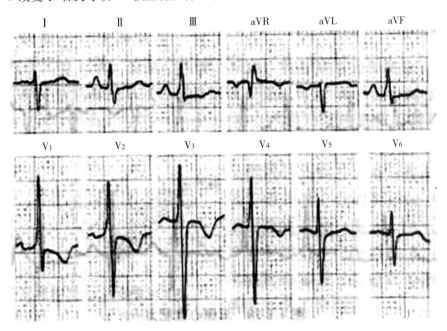

图 3-3-24　右心室肥大

（二）心肌缺血

冠状动脉供血不足，主要发生在冠状动脉粥样硬化基础上。当心肌供血下降时，可影响心肌的正常除极和复极。心电图上主要表现为 ST-T 的改变。常见的表现如下。

1. T 波改变

（1）T 波高尖：常见于心内膜下心肌缺血，此时心内膜下缺血的心肌复极较正常时更为延迟，以至于最后的心内膜下的心肌复极时，已没有其他与之相抗衡的心电向量存在，致使心内膜下的心肌复极显得十分突出，产生与 QRS 主波方向一致的高大 T 波。但 T 波变异较大，单凭 T 波高尖诊断心肌缺血应慎重。若高尖的 T 波伴 ST 段降低，U 波倒置，则高度提示心肌缺血（图 3-3-25）。

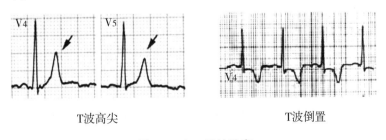

T波高尖　　　　　　　　　　T波倒置

图 3-3-25　T 波改变

（2）T波倒置：常见于心外膜下心肌缺血，此时心肌复极顺序逆转，即心内膜先复极，膜外电位为正，而缺血的心外膜心肌尚未复极，膜外电位仍呈相对的负性，于是出现与正常方向相反的T波向量。心电图上即表现为与QRS主波方向相反的T波。

（3）T波低平或双向：心脏双侧对应部位的内膜下心肌均缺血，或心内膜和心外膜下心肌同时缺血时，心肌上述两种心电向量的改变可综合出现，部分相互抵消，心电图上可表现为T波低平、双向。

2. ST段改变 ST段移位是心肌缺血的重要表现。当心内膜下心肌缺血时，ST段多表现为下移 ≥ 0.05mV。心外膜下心肌缺血时，ST段多表现为抬高，超过 0.1 ～ 0.3mV。此外，ST段形态的改变也有重要意义，其抬高和下移可表现为多种形态，有时ST段形态改变比ST段下移的程度更有诊断意义，其中下移时以水平型下移或下斜型下移（指通过P波顶点的垂线与ST段交角 >90°）较有意义，而抬高时以弓背向上型单向曲线最有意义（图3-3-26和图3-3-27）。

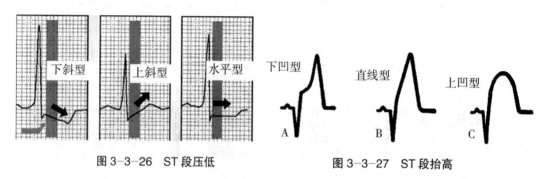

图3-3-26　ST段压低　　　　　图3-3-27　ST段抬高

（三）心肌梗死

心肌梗死是由于冠状动脉在原有病变基础上，发生冠状动脉供血急骤减少或中断，使相应区域的心肌发生急性缺血性坏死。心电图的特征性衍变是其临床特征之一，也是早期诊断、有效治疗不可缺少的手段。

1. 心肌梗死的基本图形

（1）缺血型改变：这是心肌梗死的最早期表现，心电图改变主要为T波变化。常见的典型改变是T波由直立变为对称性倒置，倒置逐渐加深，以后随着病程延长倒置的T波再由深变浅，最后再次直立。

（2）损伤型改变：主要表现为面向损伤心肌的导联出现ST段抬高。在心肌梗死早期，ST段抬高呈直线向上倾斜升高，并与高尖的T波相连。在急性心肌梗死发展期，ST段呈凸面向上弓背状抬高，并与缺血性T波相融合，形成所谓的损伤期"单向曲线"。

（3）坏死型改变：心电图表现为面向坏死区的导联出现异常Q波或者呈QS型；背向坏死区的导联出现R波电压增高，称为梗死性R波。

2. 心肌梗死图形的演变及分期 心肌梗死发生后，在心电图上出现一系列特有的规律性演变，这种演变对诊断心肌梗死具有重要意义。可分为早期、急性期、亚急性期和陈旧期。

（1）早期：发生心肌梗死后的数分钟至数小时，出现缺血型和损伤型改变。表现为巨大、高耸的不对称的T波，ST段呈斜上型抬高，但不出现异常Q波。

（2）急性期：此期开始于梗死后数小时或数日内，可持续数周，在这期典型的心肌梗死

3 种图形可同时存在。即出现异常 Q 波；ST 段呈弓背向上抬高，抬高显著者可呈单向曲线，随之逐渐下降；直立的 T 波开始倒置，并逐渐加深。

（3）亚急性期：出现于心肌梗死后数周至数月，此期主要以坏死及缺血图形为主要特征。即坏死型 Q 波持续存在，缺血型 T 波由倒置较深又逐渐变浅，抬高的 ST 段基本恢复到基线水平。

（4）陈旧期：此期常出现于急性心肌梗死 3 ~ 6 个月之后或更久。一般心电图只表现为坏死型 Q 波，ST 段完全恢复到等电位线，T 波恢复或虽倒置、低平，但基本不变（图 3-3-28）。

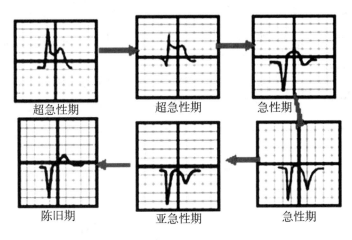

图 3-3-28 心肌梗死图形的演变及分期

3. 心肌梗死的定位诊断 在心电图诊断中，可以根据心肌梗死特征性图形出现的导联，判断心肌梗死发生的部位。心肌梗死大多数发生在左心室，少数发生在右心室和心房。通常将左心室划分为 6 部分，分别为前间壁、前壁、侧壁、高侧壁、下壁和后壁。

心肌梗死的心电图定位诊断，是由异常 Q 波、ST 段抬高及 T 波倒置等梗死图形出现在代表心脏不同部位的相应导联上来决定的，尤其是异常 Q 波出现的导联。左心室不同部位的梗死在各导联上的反映见表 3-3-10、图 3-3-29 和图 3-3-30。

表 3-3-10 左心室心肌梗死定位诊断表

梗死部位	梗死图形出现的导联											
	I	II	III	aVR	aVL	aVF	V_1	V_2	V_3	V_4	V_5	V_6
前间壁							+	+	±			
前 壁								±	+	+		
前侧壁										±	+	+
高侧壁	+				+						±	±
广泛前壁	+				+		+	+	+	+	+	+
下 壁		+	+			+						

【注】＋：该导联出现典型梗死图形；±：该导联可能出现典型梗死图形。

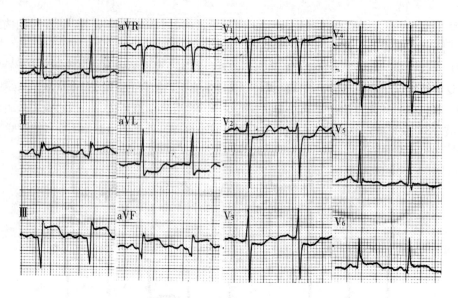

图 3-3-29　急性下壁心肌梗死

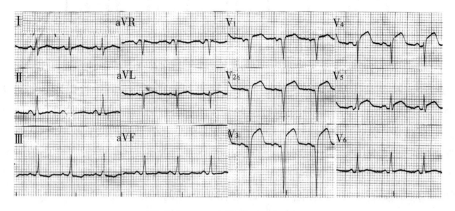

图 3-3-30　急性前壁心肌梗死

（四）常见心律失常

正常心脏冲动起源于窦房结，冲动由窦房结通过心房肌内的三条结间束抵达房室结、房室束及左右束支，普肯耶纤维网，最后抵达心室肌，使心肌进行除极。心脏冲动的频率、节律、起源部位、传导速度与激动次序的异常称之为心律失常，心电图对心律失常具有确诊价值。

在心电图上一般将心律失常分为两大类，即冲动起源异常和冲动传导异常。冲动起源异常包括窦性心律失常和异位心律失常，冲动传导异常包括干扰及干扰性房室脱节、心脏传导阻滞和预激综合征（图 3-3-31）。

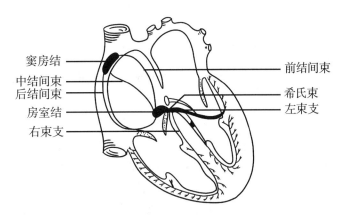

图 3-3-31 心脏传导系统示意图

1. 窦性心律失常 冲动起源于窦房结形成的心脏节律，称为窦性心律。要诊断窦性心律失常，必须首先了解正常窦性心律的心电图特征。其特征包括：① P 波规律出现，Ⅰ、Ⅱ、aVF、$V_4 \sim V_6$ 导联直立，aVR 导联倒置；② P–R 间期 0.12 ~ 0.20 秒；③ P 波频率为 60 ~ 100 次 / 分。

（1）窦性心动过速：成人安静状态窦性心律的频率 >100 次 / 分，称为窦性心动过速。心电图表现：①窦性 P 波频率 >100 次 / 分（或 R–R 或 P–P 间距 <0.6 秒），多为 100 ~ 160 次 / 分；② P–R 间期、QRS 波群及 Q–T 时限可相应缩短；③有时可伴发继发性 ST 段轻度压低和 T 波振幅偏低。常见于运动、精神紧张、发热、甲状腺功能亢进症、贫血、心肌炎及应用抗胆碱药物、拟肾上腺素类药物、麻黄碱等（图 3-3-32）。

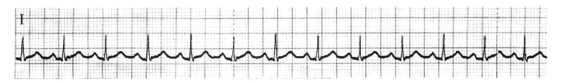

图 3-3-32 窦性心动过速

（2）窦性心动过缓：成人窦性心律的频率 <60 次 / 分，称为窦性心动过缓。其心电图表现为窦性 P 波频率 <60 次 / 分（或 R–R 或 P–P 间距 >1.0 秒），可见于健康的青年人、运动员及睡眠状态。病理状态下见于颅内压增高、甲状腺功能减退症或使用 β 受体阻断药等（图 3-3-33）。

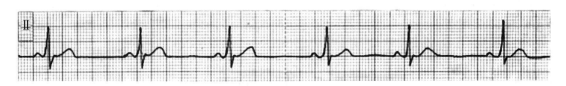

图 3-3-33 窦性心动过缓

（3）窦性心律失常：心电图表现为同导联两个 P–P 间距之差 >0.12 秒。常见于青少年期、自主神经功能失调、更年期综合征等情况（常与呼吸有关），亦可见于器质性心脏病及洋地黄中毒等（图 3-3-34）。

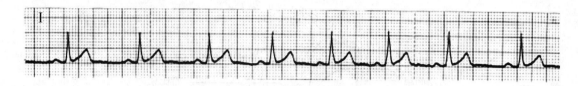

图 3-3-34　窦性心律失常

（4）窦性停搏：窦性停搏是指窦房结不能产生冲动。心电图特征：①在较正常 P-P 间期显著延长的间期内无 P 波发生；②长的 P-P 间期与基本的窦性 P-P 间期无倍数关系；③窦性停搏以后可出现房性、交界区性、室性逸搏或逸搏心律。可发生于迷走神经张力过高和颈动脉窦过敏者。急性心肌梗死、窦房结病变、脑血管病、某些药物（洋地黄、奎尼丁等）亦可引起（图 3-3-35）。

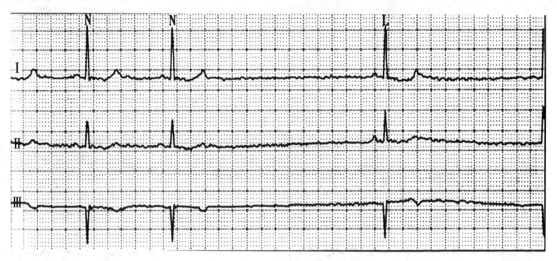

图 3-3-35　窦性停搏

2. 期前收缩　又称过早搏动（早搏）。指先于心动周期出现的心脏冲动，它是由异位起搏点自律性增高发放冲动或折返冲动而引起。期前收缩心电图的共同特征：①多有提前出现的异位冲动；②在期前收缩后因干扰正常节律而出现一个较长的间歇，称为代偿间歇（图 3-3-36）。

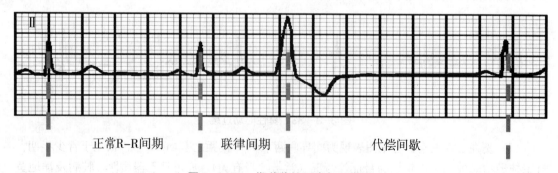

正常R-R间期　　　联律间期　　　代偿间歇

图 3-3-36　期前收缩正常与异常图

常见的期前收缩有以下几种。

（1）**房性期前收缩**：心电图表现：① 提前出现一个 P′ 波，形态与窦性 P 波不同，P′–R 间期 >0.12 秒；② QRS 波群一般为正常形态，若合并有室内差异性传导则宽大畸形，若异位 P′ 波后无 QRS–T 波，称房性期前收缩末下传；③ 大多为不完全性代偿间歇（图 3–3–37）。

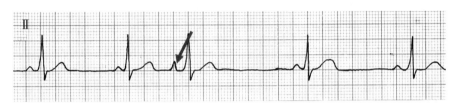

图 3–3–37　房性期前收缩

（2）**室性期前收缩**：心电图表现：① 提前出现一个宽大、畸形的 QRS–T 波群，QRS 波群时间 >0.12 秒，T 波与同导联主波方向相反；② 提前的 QRS 波群前无 P 波，窦性 P 波可出现于期前收缩的任意位置，与 QRS 波群之间无固定关系；③ 代偿间歇完全（图 3–3–38）。

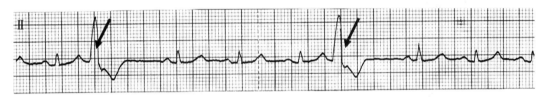

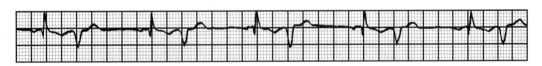

频发单源室性期前收缩呈二联律

图 3–3–38

（3）**交界性期前收缩**：心电图表现：① 提前出现的 QRS–T 波与窦性形态相同，QRS 波群的时间基本正常；② 提前的 QRS 波群之前或之后可有逆行性 P′ 波（P′ 波在 Ⅰ 、Ⅱ 、aVF 导联倒置，aVR 导联直立），如 P′ 波位于 QRS 波群之前，其 P′–R 间期 <0.12 秒，如 P′ 波位于 QRS 波群之后，其 R–P′ 间期 <0.20 秒；③ 代偿间歇一般多为完全性，但若冲动逆传侵入窦房结，则代偿间歇为不完全（图 3–3–39）。

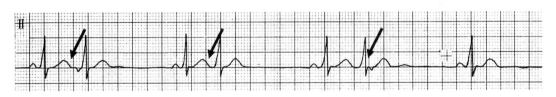

图 3–3–39　交界性期前收缩

3. 阵发性心动过速　是指期前收缩连续发生 3 次或 3 次以上，即异位节律点兴奋性增高或折返激动引起的快速异位心律。其特点是突然发作，突然终止。根据异位起搏点的位置可分为房性、交界性和室性阵发性心动过速。因其心率过快时房性、交界性心动过速心电图上 P′ 波不易辨别，临床上统称为阵发性室上性心动过速。

（1）阵发性室上性心动过速：常见于无明显器质性心脏病的儿童和青年人，亦可见于风湿性心脏病、冠心病，尤其是急性心肌梗死患者，其次为肺心病、心肌病、心肌炎等，电解质紊乱（如低钾血症）和洋地黄中毒也可发生。其心电图表现为连续 3 个或 3 个以上的快速匀齐的 QRS 波群，形态为室上性，频率为 160 ~ 240 次 / 分，节律规整，R–R 间期绝对相等。P′ 波常埋藏于 QRS 波群之中而不易辨认，可有继发性 ST–T 改变（图 3–3–40）。

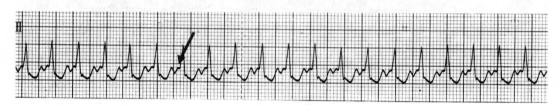

图 3–3–40　阵发性室上性心动过速

本图在 QRS 波群之前可见与窦性 P 波不同的倒置的 P′ 波（窦性 P 波在 Ⅱ 导联应直立）。P′–R=0.08 秒，QRS 呈室上型，心室率为 187 次 / 分

（2）阵发性室性心动过速：多见于严重的器质性心脏病患者，尤其是急性心肌梗死时。也可见于心肌炎、心肌病和风湿性心脏病、药物性作用（如洋地黄、奎尼丁等）、严重缺钾等，只有极少数见于正常人。其心电图表现为连续 3 个或 3 个以上的宽大畸形的 QRS 波群，频率为 150 ~ 220 次 / 分，节律基本整齐或略有不齐。可有心室夺获和室性融合波现象（图 3–3–41）。

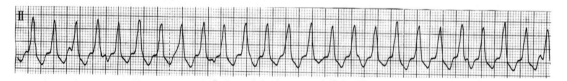

图 3–3–41　阵发性室性心动过速

本图在第 3 个 QRS 波群之前，第 4 个 QRS 波群之后可见与 QRS 波群无关的窦性 P 波（后面还有很多窦性 P 波），该现象称为房室分离。

心室夺获系指偶有室上性激动下传，表现为出现一正常形态的 QRS 波群，其前有相关的 P 波。室性融合波系指 QRS 波群形态介于窦性和室性之间，其前有相关 P 波。心室夺获和室性融合波是诊断阵发性室性心动过速的重要诊断依据（图 3–3–42）。

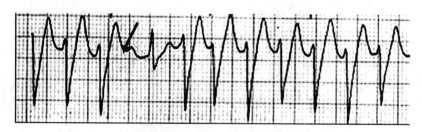

图 3–3–42　阵发性室性心动过速（箭头所指为心室夺获）

4. 扑动与颤动　扑动、颤动可出现于心房或心室。主要的电生理基础为心肌的兴奋性增高，不应期缩短，同时伴有一定的传导障碍，形成环形激动及多发微折返。心房的扑动与颤动可使心

排血量下降而影响心功能，心室扑动与颤动则使心室完全失去排血功能，是严重的心律失常。

（1）心房扑动：可见于无器质性心脏病者，但绝大多数心房扑动由器质性心脏病引起，如风湿性心脏病、冠心病、心肌炎、心肌病及洋地黄中毒等，其心电图表现为 P 波消失，代之以波形大小一致，间隔规则的大锯齿状扑动波（F 波），在 Ⅱ、Ⅲ、aVF 导联中明显，其频率为 250 ～ 350 次 / 分。QRS 波呈室上性，QRS 波群形态和时间一般正常。心室律与房室传导比例有关，心房扑动多数不能全部传入心室，一般房室传导比例为 2：1、3：1 或 4：1，心室律规则。若房室传导比例不恒定，则心室律不规则（图 3-3-43）。

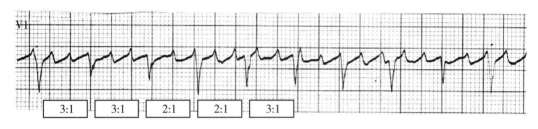

图 3-3-43　心房扑动

（2）心房颤动：简称房颤，是由心房内多个异位节律点各自以不同的速率发放快速而不协调的冲动所引起，心房失去了有效的收缩功能。临床上心房颤动远比心房扑动常见，大多数心房颤动发生于器质性心脏病，尤以风湿性心脏病二尖瓣狭窄多见，其次冠心病、心肌炎、心肌病、肺心病及甲状腺功能亢进症等亦可发生。阵发性心房颤动亦可见于无器质心脏病者。其心电图表现为 P 波消失，代之以大小不等，快慢不均，形态不一的心房颤动波（f 波），在 Ⅱ、Ⅲ、aVF 和 V_1 导联比较明显，频率为 350 ～ 600 次 / 分。QRS 波呈室上性，R － R 间期绝对不等。若出现室内差异性传导，或伴室性期前收缩，QRS 波可宽大畸形（图 3-3-44）。

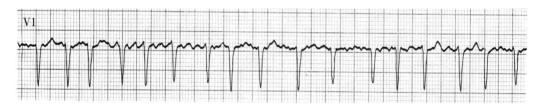

图 3-3-44　心房颤动

（3）心室扑动与颤动：多见于严重的心肺功能障碍、电解质紊乱、药物中毒、器质性心脏病晚期。心律失常诱发的电活动紊乱，也可导致心室扑动、颤动的发生。表现为心电图的基本图形及等电位线消失，心室扑动表现为 P-QRS-T 波消失，取而代之的是波形一致且宽大整齐的大正弦波，频率 200 ～ 250 次 / 分。心室颤动表现为 P-QRS-T 波消失，被形态、振幅、时限均不规则的颤动波替代，频率为 180 ～ 500 次 / 分（图 3-3-45）。

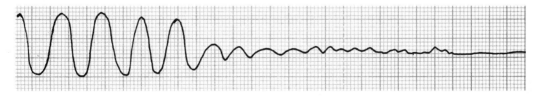

图 3-3-45　心室扑动与颤动

5. 心脏传导阻滞 心脏传导系统是由窦房结、房室结、房室束（希氏束）、左右束支及其分支组成。它担负着心脏起搏和传导冲动的功能，保证心房心室协同收缩。冲动在心脏传导系统的任何部位传导均可发生阻滞，如发生在窦房结与心房之间称窦房阻滞；在心房与心室之间称房室传导阻滞；位于心房内称房内阻滞；位于心室内称室内传导阻滞。

（1）房室传导阻滞：指窦房结发出的冲动从心房经交界区向心室传导过程中，受到阻碍造成传导延缓或中断，称之为房室传导阻滞（atrioventricular block，AVB）。病变部位多发生在房室结、房室束及束支近端，是临床上最常见的传导阻滞。根据阻滞的严重不同，分为一度、二度（I型和II型）、三度房室传导阻滞。

一度或二度I型房室传导阻滞可见健康人或无明显器质性心脏病的人，与迷走神经张力增高有关。二度II型及三度房室传导阻滞多见于病理情况，如冠心病（尤其是急性下壁心肌梗死）、风湿性心脏病、心肌炎及药物毒性反应（洋地黄、胺碘酮等），也可见于高血压及心脏直视手术的损伤。阻滞部位愈低，潜在节律点的稳定性愈差，危险性也就愈大。

一度房室传导阻滞：心电图主要表现为P-R间期延长（表现为成人P-R间期>0.20秒，老年人P-R间期>0.22秒），每个P波后均有一相关的QRS波群，无QRS波群脱漏现象。即P波与QRS波群是一一对应关系（图3-3-46）。

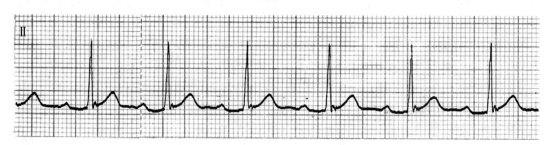

图3-3-46 一度房室传导阻滞（图中P-R间期为0.24秒）

二度房室传导阻滞：是激动从心房向心室的传导过程中有部分传导中断，有心室脱落现象，可同时伴有房室传导延迟。即P波与QRS波群不再是一一对应关系。包含：①二度I型房室传导阻滞（莫氏I型）心电图表现为P波规律地出现，P-R间期逐渐延长（通常每次延长的绝对值多呈递减），直到一个P波后脱漏一个QRS波群，漏搏后P-R间期又趋缩短，之后又复逐渐延长。如此周而复始地出现，称之为文氏现象（图3-3-47）。

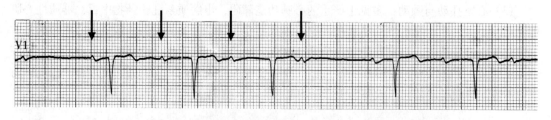

图3-3-47 二度I型房室传导阻滞（文氏现象）

二度II型房室传导阻滞（莫氏II型）心电图表现为P-R间期固定（正常或延长），部分P波后无QRS波群，房室传导比例可为5：4、4：3、3：2、2：1等，可固定或不固定，若半数以上的P波未下传，称之为高度房室传导阻滞（图3-3-48）。

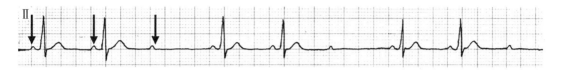

图 3-3-48　二度 II 型房室传导阻滞（莫氏 II 型）

三度房室传导阻滞：心电图表现为 P 波规律出现（有时心房波为 F 波或 f 波），QRS 波规律出现，两者无固定关系，心房率 > 心室率。QRS 波群形态与逸搏点位置有关，如果位于希氏束分叉以上，QRS 波形态基本正常，频率 40 ~ 60 次 / 分，如位于希氏束分叉以下，QRS 波形态宽大畸形，频率 <40 次 / 分（图 3-3-49）。

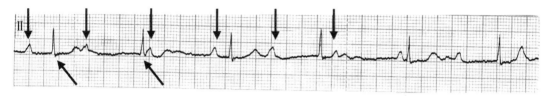

（1）希氏束分叉以上

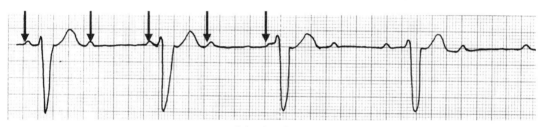

（2）希氏束分叉以下

图 3-3-49　三度房室传导阻滞

（2）室内传导阻滞：又称室内阻滞，是指希氏束分叉以下部位的传导阻滞，室内阻滞可分别或同时发生在右束支、左束支、左前分支和左后分支。按阻滞的程度可分为完全性阻滞和不完全性阻滞。

右束支传导阻滞：束支传导阻滞较常见，这是由于右束支细而长易受损之故。右束支传导阻滞多见于右心室增大的病例，如房间隔缺损、肺心病、风湿性心脏病等。少数可见于正常人。

当右束支阻滞时，激动沿左束支下传，心室除极的初始向量不受影响，与正常相同，在 0.04 秒以后，左室除极将近结束，而右室除极仍在缓慢进行。因此除极晚期（QRS 环后半部）出现了一个向左向前的除极向量，称为附加向量环。心电图表现：QRS 波群时间超过 0.12 秒，称为完全性右束支传导阻滞；QRS 波群时间 <0.12 秒，则称为不完全性右束支传导阻滞。QRS 波群形态改变：① V₁、V₂ 呈 rsR′（M 形）形，R 波一般占时较长且电压较高，或仅出现宽有切迹的 R 波。② V₅、V₆ 呈 RS 波型或 QRS 波型，S 波宽而深。I、II 及 aVL 导联有宽而深的 S 波。III、aVR 多为宽而有切迹的 R 波。继发性 ST-T 变化：凡有 rsR′ 或宽大 R 波的导联（V₁、aVR 等），S-T 段压低及 T 波倒置；具有宽而粗糙的 S 波的导联（V₅、I、aVL 等）S-T 段升高及 T 波直立（图 3-3-50 和图 3-3-51）。

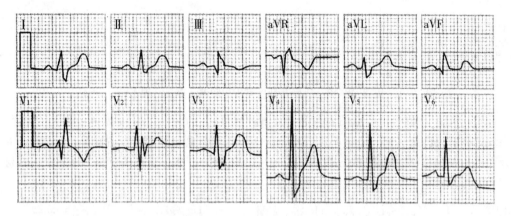

图 3-3-50 完全性右束支传导阻滞

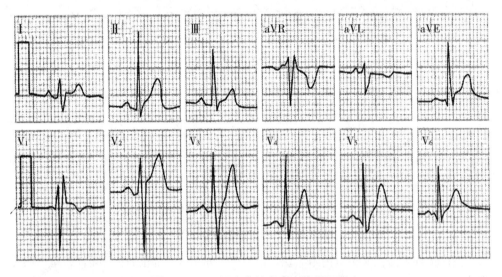

图 3-3-51 不完全性右束支传导阻滞

左束支传导阻滞：左束支传导阻滞绝大多数发生在心脏有器质性病变者，如冠心病、心肌病、心肌炎等，反映病变较广泛，预后较差。

左束支传导阻滞时，激动只能由右束支下传，室间隔除极方向变为由右前向左后略偏下，因而 V_1 导联 QRS 波群的 r 波消失，V_5 导联 QRS 波群 q 消失。左心室壁除极不再通过左束支及浦氏纤维，而是由室间隔沿心室肌纤维向左后方缓慢除极。因此，QRS 环综合向量的方向始终向左后方，且运行缓慢，使 V_5、V_6 导联出现平顶 R 波，V_1 导联出现 QS 图形，QRS 时间延长，其心电图特点：QRS 波群时间 >0.12 秒，称为完全性左束支传导阻滞；QRS 波群时间 <0.12 秒，则称为不完全性左束支传导阻滞。QRS 波群形态改变：① V_5、V_6 呈有宽阔的，平顶的或伴有切迹的 R 波，无 q 波。② V_1、V_2 呈宽大而深的 QS 波或 rS 波型（其 r 波极小）。③ Ⅰ、aVL 导联常与 V_5、V_6 导联图形相似，Ⅲ、aVR、aVF 导联图形常与 V_1、V_2 导联图形相似。QRS 波群电轴左偏。ST-T 改变：V_1、V_2 导联的 ST 段抬高、T 波直立；V_5、V_6 导联的 ST 段降低、T 波倒置（图 3-3-52 和图 3-3-53）。

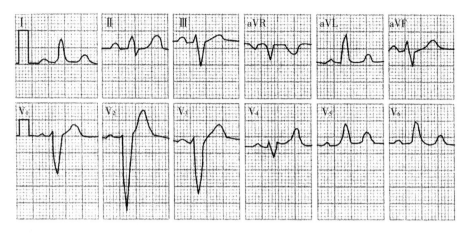

图 3-3-52 完全性左束支传导阻滞

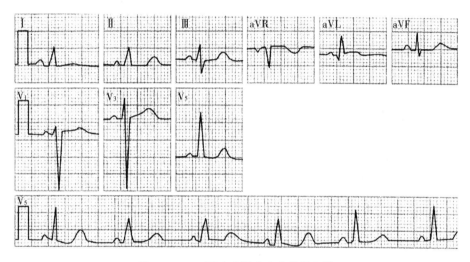

图 3-3-53 不完全性左束支传导阻滞

左前分支阻滞：额面心电轴左偏达 -45°～-90°。Ⅰ、aVL 导联呈 qR 波，Ⅱ、Ⅲ、aVF 导联呈 rS 图形，RRS 时限 <0.12 秒（图 3-3-54）。

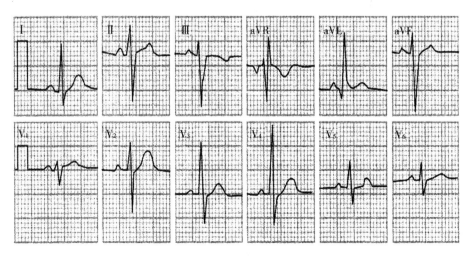

图 3-3-54 左前分支阻滞

左后分支阻滞：额面平均 QRS 电轴右偏达 +90°～+120°（或 +80°～+140°）。I 导联呈 rS 波，II、III、aVF 导联呈 qR 波，且 R III >R II，QRS 时限 <0.12 秒，确立诊断前应首先排除常见引起电轴右偏的病变，如右室肥厚、肺气肿、侧壁心肌梗死与正常变异等（图 3-3-55）。

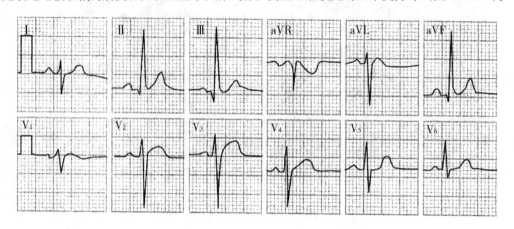

图 3-3-55　左后分支阻滞

6. 常见的心电图表现　浓度异常，可影响心肌的除极和复极过程，从而引起心电图的改变。细胞外血钾浓度超过 5.5mmol/L 为高钾血，临床多见于尿毒症少尿期、长期使用保钾利尿药、酸中毒、大面积烧伤或创伤、溶血性贫血等。细胞外血钾浓度 <3.5mmol/L 为低钾血，临床多见于尿毒症多尿期、长期应用排钾利尿药、大量呕吐、腹泻、胃肠引流及长期禁食患者等。

（1）钾血对心电图的影响：其心电图表现为 T 波高尖，基底部变窄，呈帐篷状，Q-T 间期缩短，这些改变在胸前导联最明显。如血钾进一步升高，可出现以下改变：①室内传导延缓，QRS 波群均匀性增宽；②心房肌受抑制可无 P 波，称之为"窦—室传导"；③可出现缓慢、规则、越来越宽大的 QRS 波群，甚至与 T 波融合，最后发生心搏骤停或心室颤动（图 3-3-56）。

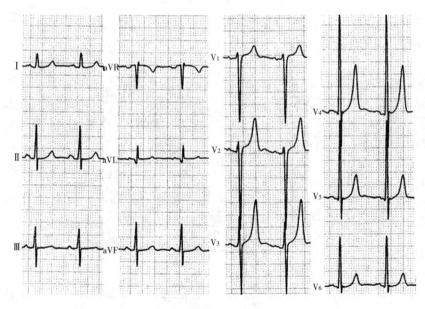

图 3-3-56　高钾血症

（2）低钾血对心电图的影响：其心电图表现为 ST 段压低，T 波低平或倒置，U 波增高（U 波 >0.1mV 或 U/T>1 或 T–U 融合、双峰状呈拱桥样改变），Q–T 间期一般正常或轻度延长，低钾血明显时，可使 QRS 波群时限延长，P 波振幅增高（图 3–3–57）。

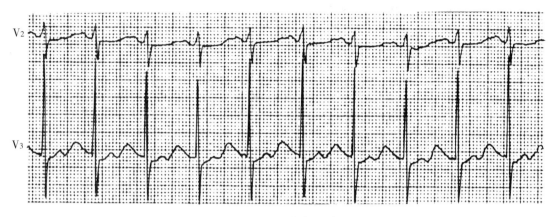

图 3-3-57　低钾血症

九、心电图的分析方法和临床应用

（一）心电图的分析方法和步骤

完成一份心电图描记后，只有做出正确的诊断和解释，才能为临床诊断、治疗及护理提供依据。初学者分析心电图可按以下步骤进行。

1. **一般浏览**　将心电图各导联大致浏览一遍，确认定准电压、走纸速度，个别导联有无减半电压，有无导联记录或标记错误，判断和排除伪差与干扰。

2. **确定主导心律**　找出 P 波，根据 P 波形态和出现的规律，确定主导心律是否为窦性心律，若不是窦性心律，分析是哪种异位心律。然后测量 P–P 或 R–R 间距计算心房率或心室率。心房颤动应连续测量 10 个 R–R 间隔，求其均数，作为测定平均心室率的依据。

3. **判断心脏位置**　根据心电轴偏移的度数及钟向转位大致判断心脏在胸腔中的位置。

4. **分析 P 波与 QRS 波群及相互关系**　观察各导联 P 波与 QRS 波群的形态、时间及电压是否异常，P–R 间期与 Q–T 间期是否在正常范围，P 波与 QRS 波群是否顺序出现。

5. **分析 ST–T 改变**　观察各导联 ST 段的移位情况和形态，T 波有无异常。

6. **得出结论**　根据分析结果，结合临床资料，做出心电图诊断。

（二）心电图的临床应用

心电图经过一百多年的临床应用，为临床诊断、治疗提供了可靠的依据，已成为临床最重要且应用最普遍的检查手段之一。其应用范围主要有以下几个方面。

1. **心律失常**　心电图对心律失常具有肯定的诊断价值，能准确判断心律失常异位起搏点的位置，并能定性分析。对指导治疗、判断预后具有重要的意义，是其他检查方法所不能替代的。

2. **心肌梗死**　心肌梗死具有特征性的心电图改变和演变过程，心电图检查对心肌梗死的定位、定性、定期判断起着重要的作用。

3. **心脏形态学方面的改变及血管病变**　如房室肥大、右位心、心肌炎、心肌病、冠状动脉供血不足等引起的心电活动异常，心电图检查对其临床诊治有一定的参考价值。

4. 电解质紊乱及药物作用　电解质紊乱可引起心电图的改变，心电图是较生化检查更方便的监测手段。某些药物在应用过程中对心肌产生影响，心电图可判断其疗效及不良反应，为临床用药提供依据。

5. 手术、麻醉及各种危重患者的急救　心电图检查有一定的局限性，对心脏结构畸形的病变，如心瓣膜病、先天性心脏病，不能直接诊断；对冠状动脉供血不足、房室肥大等在早期难以诊断；对心功能改变的诊断，参考价值有限。因此，心电图的应用，必须结合临床资料综合分析。

数十年来心电图临床应用的范围不断拓展，诸如各种方式的心电图负荷试验、电话传送心电图、心电监测心电图、动态心电图、胎儿心电图、心脏起搏、除颤—复律、电生理检查等，都是在继承传统心电图的基础上，不断丰富、充实、拓展、提高的结果，使之以更新的面貌发挥更大的作用。

第四节　脑电图

脑电图是大脑细胞生物电流通过脑电图仪完成的放大记录，头皮外电极记录到的脑电活动，是脑细胞群的自发性、节律性电活动，主要来源于锥体细胞顶树突的突触后电位。

一、脑电图检查

（一）仪器设备准备

1. 接通脑电图机电源之前，仪器的各个开关都要处于关闭状态。先接通地线再接电源，然后由近电源端逐步向远端开机。电子管仪器预热 20 秒，晶体管仪器预热 10 分钟。

2. 检查中每活动一次电极导联线或选择开关等均须等候 1 分钟，待稳定后再做记录，以免影响检查结果的准确性。

3. 电子管仪器连续使用一般不超过 2 小时，应注意间隔休息，如发现故障及时停用检查。

（二）受检者准备

1. 医生向说明检查的基本原理和方法，告之不会对患者产生伤害和痛苦，以免患者精神紧张、不安而影响记录。

2. 检查前宜洗净头发，以免头皮电阻过大，影响波形。忌用头油。

3. 检查前 3 天不宜用安定药、兴奋药（咖啡因、麻黄素等）或利血平、氯丙嗪等药物，如果在检查前已长期应用镇静药者，则不能随便停药，以免引起癫痫持续状态。

4. 嘱患者应在饭后 3 小时内检查，如空腹或不能进食者。可口服食糖 50g，或静脉注射 50% 葡萄糖液 40ml，以防止低血糖影响检查结果。

5. 婴幼儿及躁动不合作者，用 10% 水合氯醛或速可眠。

（三）操作步骤

1. 患者一般采取坐位，自然呼吸，重症患者或意识不清者可取半卧位或平卧位。

2. 先用 75% 酒精擦拭置电极处头皮，以除去污垢，降低电阻。要向患者详细说明检查过程的每一个程序，使其解除顾虑，保持安静。

3. 各电极点置放位置要准确、对称，用阿拉伯数字代表各电极点。常用的有 8 点电极法和 16 点电极法。脑电图仪种类繁多，操作前必须熟悉该仪器的性能，按其说明书进行操作。

4. 嘱患者闭目，全身放松不动，观察稳定后进行记录。

5. 先做单电极导联，后做双电极导联，分别记录。

6. 诱发试验为提高诊断阳性率，受检者需要做一些必要诱发试验（如过度换气、闪光刺激、药物诱发试验等）。为保证患者的安全，做药物诱发试验时应有主管医生在场。

二、常见的脑波

每一个脑波是头皮上两个电极间脑细胞群电位差的一种记录，其纵坐标上的变化反映其波幅（电压）的高低，横坐标上的变化反映其电位活动时间的长短，电位活动内的时间关系称之为位相。

用频率区别，脑波可分为 δ 波（0.5 ~ 3.5Hz）、θ 波（4/.0 ~ 7.5Hz）、α 波（8.0 ~ 13.5Hz）、β 波（14 ~ 30Hz）和 γ 波（>30Hz）。δ 波和 θ 波统称慢活动。

用振幅计算，<20μV 为低电位，20 ~ 50μV 为中电位，>50μV 为高电位。

脑波的形状往往是不规则的但常呈现类似正弦的波形。

（一）正常脑电图诊断标准

1. 成人

（1）以 α 波及 β 波为主。

（2）α 波主要分布于枕顶区，β 波分布于额颞前区。

（3）左右对称部位的 α 波频率差不超过 10% ~ 20%。

（4）在枕部左右对称部位的波幅差不超过 50%，其他部位不超过 20%。

（5）α 波波幅不应过高，α 波平均波幅 <100μV，β 波 <50μV；如果 α 波波幅超过 150μV，β 波超过 50μV 者有病理意义。

（6）仅能有散在低幅 θ 波（占 10% ~ 15% 或以下），无连续性高波幅 θ 波或 δ 波。

（7）睡眠期在顶部出现的 14 次 / 秒的纺锤波和周期为 100 ~ 300 毫秒，波幅为 100 ~ 300μV 的驼峰波，应左右对称。

（8）觉醒及睡眠时均不出现棘波、锐波、棘 - 慢波综合等病理性发作波。

（9）在睁眼、感觉刺激或精神活动时有衰减反应。

2. 儿童

（1）觉醒时脑波的基本频率与同年龄组正常儿童的平均值相比不慢于 2 次 / 秒。

（2）自然睡眠中不出现 50μV 以上的阵发性 β 波，睡眠波二侧对称，顶部驼峰波，纺锤波，快波均不应在一侧或某一局部缺如或减弱。

（3）无论觉醒或睡眠中均不应有棘波、棘 - 慢波综合等发作波。

（4）慢波非局限性，无广泛高波幅 δ 波群。

（5）过度换气中脑波频率变慢，波幅升高，两侧应大致对称。

（二）异常脑电图波形

1. 棘波 <83 毫秒，相当于 12Hz 以上。

2. 锐波 83 毫秒以上，相当于 12Hz 以下。

3. 多棘波、棘 - 慢波　棘波和 θ 波或 δ 波相结合的综合波。

4. 锐 - 慢波　锐波与慢波相结合的综合波。

5. 三相波　节律性锐波的前后，有逆相的小波。

6. 6Hz 和 14Hz 阳性棘波。

7. 多形性 δ 波。

8. 暴发性抑制波。

9. 单一节律性 δ 波等。

三、常见疾病的脑电图改变

（一）癫痫

脑电图检查是癫痫的主要辅助检查手段，其阳性率在 80% 左右。少数患者也可能无异常发现。

癫痫样放电的类型有散发性棘波、散发性锐波、棘 − 慢波或锐 − 慢波综合、多棘波、高度失律和发作性节律波等。对癫痫患者应用诱发试验如过度换气、闪光刺激、药物或睡眠等方法诱发癫痫样放电，有时还可选用 24 小时脑电图以提高疾病的诊断率。

脑电图的癫痫样放电与癫痫类型有一定的相关性。①癫痫小发作或变异小发作　表现有棘 − 慢波或锐 − 慢波综合的脑电图。②癫痫大发作呈现棘波群或多棘 − 慢波。③局限性癫痫发作在一侧或两侧大脑半球有程度不等的局限性发作。④精神运动性发作一侧或两侧颞叶和（或）相邻近区有局限性癫痫样放电。⑤婴儿痉挛各种癫痫样波如慢波、快波杂乱混合，称为高度失律。

（二）脑肿瘤脑电图

肿瘤本身无电位活动，但在肿瘤周围有慢波或棘波。原因是肿瘤直接或间接压迫脑组织和血管而使周围有脑水肿，导致神经元生物电产生传递功能障碍而出现的。脑肿瘤时脑电活动改变有两大类：即生理波的病理改变和异常波的出现。

1. 生理波的病理改变　①α 波变慢：在肿瘤同侧或双侧。②α 波幅增强：可见于生长缓慢的肿瘤。③快波增强或消失：可表现在肿瘤侧。④睡眠波：肿瘤侧纺锤波减弱或消失。

2. 异常波

（1）慢波（δ 波、θ 波）：可表现有下列各种形状。①多形性 δ 波：出现在皮层受肿瘤破坏较严重区。②混合性 δ 波：在 δ 波上重叠快波和 α 波，常出现在离肿瘤有一定距离的脑区。③局限性 θ 波：见于生长缓慢的肿瘤或其他占位物。④电沉默现象：出现平坦波，因为肿瘤本身无电活动。

（2）棘波、尖波：多见于脑膜瘤或星形细胞瘤。不同部位的肿瘤尤其对患脑叶肿瘤患者定位意义较大，在脑电图上常在相关或邻近导联上出现上述的波形，而对深部或后颅窝肿瘤较难定位。

（三）急性脑血管意外的脑电图

急性脑血管意外是神经内科的常见病，可分出血性和缺血性两大类。发病时在大脑病变部常产生局限性慢活动，出血性比缺血性者异常率高，急性期异常率高，在有意识障碍或涉及脑干时可有弥漫性异常，在蛛网膜下隙出血有程度不等的非特异性弥漫性异常。

目前，虽然本病的诊断主要依靠影像学或 DSA，但脑电图定期检查，也可对康复及预后做出初步估计。

（四）颅内炎症的脑电图

脑炎和脑膜炎其病因复杂，可有细菌、病毒或结核感染等。在脑电图上大多呈程度不一的弥漫性改变，但对疾病早期诊断、疾病的转归、预后均可提供有益的帮助。但不能对疾病做出定性诊断。定性诊断大多需要脑脊液检测。

（五）肝性脑病（肝昏迷）的脑电图

脑电图检查不仅对肝性脑病有诊断价值，且有一定的预后意义。典型改变为节律变慢在昏睡期或昏迷前期为普遍性每秒 4 ～ 7 次的 θ 波，昏迷期为两侧同时出现对称、高波幅的每秒 1.5 ～ 3.0 次的 δ 波。

（张艳军　刘荔萍）

第五节　纤维内镜检查

纤维内镜是一种由光导玻璃纤维束制成的可以弯曲的内镜。它具有管径细、视镜弯曲度可调节和可见度广等优点，因而使用方便、安全、有效。通过纤维内镜不但能直接观察病变，而且还可获得组织标本，为细胞学和病理学检查提供必要的样品。多年来。纤维内镜检查已在临床广泛开展，成为诊治各系统疾病的一种十分重要的手段。

纤维内镜检查能否顺利完成，使检查阳性率不断提高，需要具有一定水平的专业医生，同时也需要训练有素的专职护士的密切配合。

一、纤维支气管镜检查

【适应证】

1.原因不明的咯血或咳痰中带血需明确出血部位和原因时。

2.持续咳嗽、喘鸣，怀疑有支气管肿物、支气管内膜结核、异物等病变者。

3.肺不张或反复发生的阻塞性肺炎患者，原因不明者。

4.胸部 X 线片检查显示肺部有阴影，病变性质不明时。

5.急救时，抽吸堵塞气道的分泌物或清除气管、支气管内较小的异物。

【禁忌证】

1.严重心脏病如频发心绞痛等。

2.心、肺、肝、肾功能不全者。

3.体质极度衰弱不能耐受者。

4.2 周内有支气管哮喘发作或大咯血（急性期）者。

5.主动脉瘤和重症高血压患者。

6.出凝血机制严重障碍者。

7.麻醉药过敏而又无其他药物代替者。

【检查前准备】

1. 了解病史和体格检查情况，核实申请单并准备好病历、胸部 X 线片等资料。

2. 做好宣传解释工作，使患者消除紧张和恐惧心理，密切配合检查。

3. 术前禁食 4 ～ 6 小时。

4. 术前半小时肌内注射阿托品 0.5mg（青光眼者禁忌），以减少呼吸道黏液分泌，剧咳者给予可待因 0.015 ～ 0.03mg，精神紧张者用地西泮（安定）5mg，均为肌内注射。

5. 检查急救药品是否齐全。

6. 检查纤维支气管镜及其光源系统、活检钳、毛刷和吸引器是否完好、洁净。

7. 1%、2%利多卡因。

8. 95%酒精、10%甲醛、标本缸、标本瓶和载物片等。

【操作步骤】

1. 局部麻醉　先做上呼吸道黏膜表面麻醉，用 1%的利多卡因喷雾鼻腔、咽部和声门上，观察 3 ～ 5 分钟，无不良反应后，再用 2%利多卡因做气管和支气管内麻醉。常用麻醉方法：①间接喉镜声门上下滴药法；②环甲膜穿刺法；③从气管直接滴药法；④鼻导管声门上下滴药法；⑤经鼻患者自然吸入法。

2. 患者取仰卧位（或坐位）。颈后垫一小枕头，使头稍向后仰，遮盖患者双眼，取下活动假牙。

3. 从鼻腔插纤维支气管镜时需清洁鼻腔，涂以石蜡油；由口腔进纤维支气管镜时，嘱患者咬好口圈，进行平静呼吸，全身放松。

4. 纤维支气管镜远端 10cm 处用硅油涂抹后，由操作者在直视下循腔插入纤维支气管镜，当进入气管后再注入适量利多卡因（总量一般为 250mg，不超过 400mg），以加强左右支气管黏膜的麻醉作用。先观察健侧，看支气管隆突是否尖锐；支气管黏膜有无充血、肿胀、隆起、溃疡、糜烂和萎缩等；管腔有否狭窄、扩张、受压、出血、分泌物和异物等。发现病变时应及时记录并摄影。活体组织检查、刷检等工作一般在最后进行，活检后如有较大出血时，局部滴注肾上腺素，待血止后方可退出纤维支气管镜。

5. 操作时必须细致、轻巧，要及时吸引分泌物和血液，以免损伤和刺激支气管。

6. 检查过程中，要严密观察患者的呼吸、意识、发绀、脉搏等，嘱咐患者要正常呼吸，不要屏气，如有不适可用手示意。

7. 脱落细胞涂片和活检组织块要及时固定。

【术后注意事项】

1. 检查后患者应在检查室休息 10 分钟。检查后如有胸痛、气促、少量咯血是正常的，并鼓励患者轻轻咯出。若有大咯血应立即随诊并根据情况采取措施。

2. 术后 2 ～ 3 小时内不能进食水，以免误吸。检查后饮食以温凉流质或半流质为宜。

3. 核对标本和申请单并及时送检。

二、纤维胃镜检查

【适应证】

1. 不明原因的上消化道出血。

2. 有明显的上消化道症状，但原因不明。

3. 疑有上消化道肿瘤。

4. 需要随访观察的病变，如消化性溃疡、慢性萎缩性胃炎、息肉、上消化道手术后。

5. 需内镜治疗的病变，如摘取上消化道异物、上消化道局部止血、摘除息肉、食管狭窄扩张术或食管支架的置入、胆管切开取石或引流等。

6. 疑有胰腺、胆管系统疾病，需通过十二指肠进行逆行胰胆管造影。

【禁忌证】

1. 不合作的精神病、精神过度紧张患者或智力有明显障碍者。

2. 严重心、肺、肝、肾等器质性疾病伴功能不全或全身状况不能耐受检查者，如支气管哮喘、严重冠心病、风湿性心脏病、心力衰竭、肝性昏迷、尿毒症、休克、严重感染、脑出血；重症糖尿病、明显出血素质、血压过高不能承受检查者。

3. 食管、胃及十二指肠急性腐蚀性损伤或穿孔急性期。

4. 接受胃肠钡餐检查者，2 天内不宜胃镜检查。

5. 内镜插入困难或易致危险者，如急性化脓性咽炎、降主动脉瘤、急性支气管炎、食管胃肠穿孔、急性弥漫性腹膜炎等。

6. 传染性疾病如开放性肺结核；病毒性肝炎肝功能异常或乙型肝炎抗原阳性患者属相对禁忌，必须检查者，可用专用内镜，并严格消毒。

【检查前准备】

1. 了解病史、检查目的、特殊要求，其他检查情况，有无内镜检查禁忌，有无药物过敏史及急性、慢性传染病。查肝功能、出凝血时间、血小板计数、凝血酶原时间、心电图、胸部及食管胃钡餐透视等。

2. 向患者做好宣传解释工作，介绍检查的目的、意义、方法、安全性及注意事项，消除患者紧张、恐惧的心理，教会患者配合检查的方法，了解患者有无麻醉药过敏史。

3. 检查前禁食 8 小时，禁烟 24 小时；有胃排空延缓者，适当延长禁食时间；有幽门梗阻者，应先抽尽胃内容，必要时洗胃。

4. 备好纤维胃镜及其附属装置，常规消毒治疗盘 1 套。急救药品和器材、活体组织检查用物（活检钳、标本瓶、标本缸、滤纸片、载玻片）、摄像机、备大量蒸馏水、洗必泰液等。

5. 患者如有义齿，检查前须取出，以免检查过程中脱落误吸或误咽。

6. 术前排空大、小便。

7. 如患者过分紧张，术前 30 分钟肌内注射或静脉注射地西泮 5 ～ 10mg 或山莨菪碱 10mg。

8. 术前 5 ～ 10 分钟在患者咽喉部用 2% 利多卡因喷雾麻醉或吞服 1% 丁卡因糊剂 10ml，以减少呕吐反射及疼痛。

9. 将消毒好的纤维胃镜平放在无菌操作台上，将纤维胃镜连接部插入冷光源的镜座上，并旋转卡紧。

10. 按先后将稳压器胃镜的电源分别连接好，送水槽内装入 2/3 的蒸馏水，接好给水管并插入送水孔上，并将吸引橡皮管接于吸引孔上。

11. 检查纤维胃镜各部有无故障，如目镜、物镜、送气送水钮、活检插入口、活检钳开闭控制钮、角度固定钮等，在内镜屈曲部涂上少许润滑硅油，禁用其他油脂性润滑剂，内镜镜面最好涂上硅油。

12. 检查活体组织检查用物是否齐备，如活检钳、标本瓶、滤纸片。

【操作步骤】

1. 局部麻醉　患者颈部后仰，用咽部麻醉液 10ml（配方：利多卡因 10g，甘油 100ml）口含，充分麻醉 5 分钟后吐出药液或咽下；或用 4% 利多卡因或其他黏膜麻醉药喷雾咽部，每隔 3～5 分钟 1 次，共 3 次。有麻醉药过敏史者应慎用，需备肾上腺素。若有条件，术前可服去泡剂甲基硅油 2～4ml。必要时也可在术中用清洗管经活检管道向局部注入稀释 5 倍的甲基硅油 3～5ml。

2. 纤维胃镜的检查

（1）患者取左侧卧位，头部略向前倾，两腿屈曲。

（2）取下患者活动假牙，松解领口和裤带，放置并嘱受检者咬住口圈（垫）。

3. 插镜方法

（1）单手法：术者面向患者，左手持操纵部，右手在距镜端 20cm 处持镜，将镜面对准患者舌根部，将镜端自口垫中插至咽后壁，左手边调节角钮方向，使之顺利到达咽喉部，嘱患者做吞咽动作，顺势轻柔地插入食管。切忌暴力硬插。

（2）双手法：少数患者不能有效做吞咽动作，可做双手法插镜。方法：术者面对患者，先将口垫套于镜身。用左手示指与中指试探患者咽喉部，右手持镜端送入口腔（注意务必使镜面方向或端部弯曲弧度与舌根部相平行）。在左手示、中二指下将镜插至咽喉部。如有阻力，应调整插镜方向，切不可强行通过。插入咽喉部后，助手迅速将纤镜操纵部移交给术者。亦可令助手插镜，术者持操纵部。

4. 插入后，在内镜直视下从食管上端开始循腔进镜，依次食管－贲门－胃体－胃窦－幽门－十二指肠。在退镜时依着十二指肠－胃窦－胃角（低位翻转）－胃体－胃底贲门（高位翻转）－食管－退出。依次顺序全面观察，应用旋转镜身，屈曲镜端等方法，务求观察上消化道全部内黏膜面，如黏膜色泽、光滑度、黏液、蠕动情况及内腔的形状等。发现病变应确定其性状、范围及部位，并详细记录。必要时可进行摄影、活检及细胞学取材。

5. 当腔内充气不足而黏膜贴近镜面时，可少量注气，切忌充气过多。需抽气或吸引液体时，应远离黏膜，间断吸引。当接物镜被沾污时，可少量充水，清洗镜面。

6. 摄影应在观察完毕、活检前进行。照相机要正确安装，确实到位。拍摄时应视野清楚，注意要表现目标的特征及有可显示部位的标志背景衬托。每次摄影后应认真登记患者姓名及照相编号。

7. 活体组织检查

（1）由助手按术者吩咐协助操纵活检钳瓣的开启。

（2）术者右手将钳头自活检阀门孔缓慢送入。当钳头进入视野后，嘱张开钳瓣，操纵内镜，使活检钳命中选定的活检点，稍加压，令关闭活检钳，抽出钳子，即完成一次取材。将取得的标本粘贴于小滤片上，置入 10% 甲醛溶液内固定，送病理学检查，取活检组织的原则，应在病变四周与正常组织交接处的不同部位取材 4～6 块，隆起性病变，还应在中央取材。取材的顺序，应先在低点逐步向高处，否则高位取材后流下的血液，可能影响低点取材的正确选定和命中。活检部位要描记清楚，最好绘图做出标记。

8. 细胞学取材　应于活检后，检查结束前进行。移去活检钳阀门，换上刷子阀门。经刷子阀门插细胞刷，通过活检管道将刷子头部插入食管或胃肠腔内，在病变及其周围轻轻拭刷。刷后应将刷退至活检孔出口处（侧面应退至活检孔出口槽内），然后随内镜一同拔出。先做 2 ～ 4 张涂片后，再将细胞刷退出内镜。涂片立即放在 95% 酒精中固定送检。

9. 操作时动作轻柔，遇有阻力勿强行通过以免发生意外或损坏器械。

【术后注意事项】

1. 术后 1 ～ 2 小时，待麻醉作用消失后，才能进食。当天宜进温软食物。

2. 拔镜后如有咽喉部疼痛不适或声嘶，给予药物含漱。

3. 术后一般休息 1 天。

4. 检查后患者若有剧烈腹痛、黑粪、呕血，嘱即来就诊。

三、纤维结肠镜检查

【适应证】

1. 原因不明的下消化道出血。

2. 原因不明的慢性腹泻。

3. X 线钡剂灌肠检查发现异常或发现病变，但不能明确性质者需进一步确诊。

4. 不能排除大肠或回肠末端疾病的腹部肿块。

5. 原因不明的低位肠梗阻。

6. 需要做结肠镜下治疗。

7. 结肠镜治疗术后需要复查。

8. 结肠病变需定期复查随访。

【禁忌证】

1. 严重心肺功能不全、严重高血压、休克、高热及极度衰弱者。

2. 急性细菌性痢疾、急性憩室炎、重症溃疡性结肠炎、急性腹膜炎及腹腔器官穿孔。

3. 腹部手术后有严重粘连。

4. 腹主动脉瘤或其他腹部疾病影响检查者。

5. 肛门、直肠严重狭窄者。

6. 精神或心理因素不能合作者。

7. 肠道准备不完全者。

8. 女性月经期及妊娠期。

【检查前准备】

1. 了解病情并向患者解释：术者应详细了解病情（肠道病变及全身器质性病变）、阅读钡剂灌肠报告及 X 线片，向患者解释此种检查的重要性、必要性及注意事项，解除顾虑，取得检查中的配合。

2. 检查前 3 天进少渣饮食，要做高频电手术者勿食乳制品。检查当日禁食或可酌情进无渣流食。

3. 检查前一天睡前口服蓖麻油 30ml 或番泻叶等其他泻下药物，检查前 3 小时用温水进行清洁灌肠，直至灌出液澄清为止。也可在检查前 3 小时口服 20% 甘露醇 250ml（用高频电手术者忌用），继而饮水 1000ml。

4. 检查前 20 分钟肌内注射阿托品 0.5 ～ 1mg 或山莨菪碱 10 ～ 20mg（有青光眼及前列腺肥大者免用），地西泮（安定）5 ～ 10mg，或哌替啶 50mg。小儿不能合作者可肌内注射氯胺酮 4 ～ 6mg/kg 全身麻醉。

5. 按操作常规准备结肠镜及辅件。纤维结肠镜 1 套，活检钳、洞巾、弯盘、三瓣扩肛器 1 套、长棉签等。

【操作步骤】

1. 检查人员分工 术者：操作肠镜调节弯角角钮、观察病变、照相及作活检等。助手甲：作辅助手法并配合照相、活检。助手乙：依术者或助手甲意图进退及旋转肠镜镜身并注意光线在腹部的走行部位，及时报告术者，以使其掌握进镜方向。三人密切配合是检查成功的重要因素。也可双人或单人操作。

2. X 线透视下进行检查 技术操作熟练者，可不在 X 线透视下进行检查，估计进镜有困难者也可在 X 线机影屏监视下进行检查。

3. 要领 "少注气，细找腔，去弯取直，变换体位，急弯变慢弯，循腔前进"。再按下列顺序操作。

（1）患者先取左侧卧位，做直肠指诊后将涂有润滑油的肠镜通过肛门镜插入，亦可直接将内镜头端插入肛门。术者左手持操纵部，必要时注入少量空气使肠腔张开。在直视下一面观察肠腔及肠黏膜，一面沿肠腔向前慢慢循腔进镜。只要见到肠腔，就不需注气，有时可退镜再找腔、再进镜。

（2）插入镜身时应注意：① 遵守循腔进镜的原则，为避免肠穿孔，尽量避免盲目滑进。② 注气勿多，如腹胀明显则需抽气，以使肠腔变窄，肠管缩短，有利于进镜。③ 避免形成肠袢。如进镜时患者感腹痛，退镜时疼痛减轻；镜身插入距离超过预计距离太多（正常至乙降移行部为 20 ～ 25cm，脾曲 40cm，肝曲 60cm，盲肠 80cm），是形成肠袢的标志。这时应以"钩、拉"法解开肠袢，进镜仍困难时，可取腹部手法防袢。④ 不用 X 线透视时插镜可参考肠腔形状，腹壁光点部位和按压肠壁等方法判断镜身到达部位。⑤ 进镜时左下腹部有剧烈疼痛而上述方法仍不能顺利进镜者应终止检查，防止穿孔。⑥ 检查中已发现病变，但又能继续进镜者应继续送达回盲部。如遇肠粘连，病变肠腔狭窄或其他原因进镜困难者，不能勉强要求送至回盲部。⑦ 进镜时发现较小病变，应及时照相、活检，以防退镜时肠管折叠而遗漏病变。退镜观察过程中，必须注意观察肝曲、脾曲、乙降移行部后侧的盲区，以防遗漏小病灶。⑧ 摄影、活检、细胞学检查方法与上消化道内镜检查相同。⑨ 找到回盲瓣开口后应尽可能将肠镜插入回肠末端。顺利者镜身可插入回肠 20 ～ 50cm，可以检查回肠末端病变。

【术后注意事项】

1. 检查结束后，做好肛门清洁护理，嘱患者休息 15 ～ 30 分钟。密切观察患者生命体征，注意观察腹胀、腹痛及排便情况。待患者无何不良反应时方可离去；腹痛明显或排血便者应留院观察；如出现剧烈腹痛、腹胀、面色苍白、脉搏增快、血压下降、大便次数增多或呈血性便时，提示肠出血、肠穿孔可能，应及时处理。如无问题，嘱患者去厕所排气。

2. 检查后 2 小时，可进少渣饮食，息肉摘除、止血治疗者，应给半流质饮食。活检后 3 天内应尽量休息，勿剧烈活动，不做钡剂灌肠检查，以防止穿孔。

3. 患者若有剧烈腹痛、便血，应及时就诊。

第六节　常用诊疗技术

一、胸腔穿刺术

【目的】

1. 抽取胸腔积液，用于病因诊断和鉴别诊断。

2. 从胸腔内放液、放气以缓解压迫症状。

3. 将药物注入胸膜腔内进行治疗时。

【适应证】

1. 胸腔积液性质不明者，做诊断性穿刺。

2. 大量胸液压迫，导致呼吸循环障碍者。

3. 结核性胸膜炎、肺炎并发胸膜炎胸腔积液较多者。

4. 脓胸、脓气胸、外伤性血气胸患者。

5. 脓胸或恶性胸液需胸腔内注入药物者。

【禁忌证】　病情危重，有出血倾向，大咯血，穿刺部位有炎性病灶，对麻醉药过敏者。

【操作步骤】

1. 穿刺前的准备

（1）穿刺前先与患者交谈，了解既往是否做过此类穿刺。如做过，应进一步了解有否胸膜休克史。

（2）对患者做适当解释，缓解患者紧张情绪避免影响穿刺。

（3）向患者简要说明穿刺方法及其必须配合的事项，如穿刺时不能活动与咳嗽。

2. 穿刺方法

（1）患者反向跨坐于靠背椅上，枕头置于椅背上，患者双手臂平直于椅背上缘，头伏于前臂上。重症患者可在病床上取斜坡卧位，患侧手上举，枕于头下，或深过头顶，以张大肋间。

（2）确定穿刺部位：通常取胸部叩诊实音处，一般在肩胛下角线第 7～9 肋间，或腋中线第 5～6 肋间穿刺。包裹性积液，宜根据 X 线或超声检查所见决定穿刺部位。或在 X 线或超声引导下穿刺。

（3）术者戴口罩和无菌手套，助手协助打开胸穿包，穿刺部位依常规消毒、铺巾，局部麻醉应逐层浸润达壁层胸膜。

（4）检查穿刺针是否通畅，另一端用止血钳夹闭，防止穿刺成功后空气进入胸膜腔。医生一手固定穿刺点皮肤，确定穿刺部位，穿刺针应沿肋骨上缘垂直进针，不可斜向上方，以免损伤肋骨下缘处的神经和血管。有明确落空感，有液体流出时，即可进行抽吸。

（5）操作过程中密切观察患者的面色、脉搏和呼吸的改变。如发现患者面色苍白、出汗、自诉头晕、胸闷等情况，立即停止抽液，并让患者平卧。必要时，皮下注射 1：1 000 肾上腺素 0.3～0.5g。

（6）抽液时，助手应协助用止血钳固定好针头，防止针尖划破肺脏。每次抽吸时先连接 50ml 注射器，然后松开止血钳进行抽吸，切忌不能先行松开止血钳，后连接注射器，以避免造成医源性气胸。每次抽液完毕取出注射器时观察患者询问有无不适，发现异常，如呼吸困难、剧烈疼痛、盗汗、咯血反应等，及时处理。

（7）抽吸结束后，用无菌纱布覆盖，胶布固定。

3. 注意事项

（1）抽液量抽液不可过多过快，严防负压性肺水肿发生。以诊断为目的者抽液 50 ~ 200ml，以减压为目的者，第一次不超过 800ml，以后每次不超过 1200ml。

（2）如用于协助诊断，则将抽取的胸腔积液分置于试管中送检。根据目的不同可做细菌培养、细胞学、胸水常规等检查。

（3）记录引流液颜色、量及患者情况等。

（4）需要向胸腔内注入药物时，抽液后将药液注入。

（5）严重肺气肿、广泛肺大疱者，或病变邻近心脏、大血管者及胸腔积液量甚少者，胸腔穿刺宜慎重。

二、腹腔穿刺术

【目的】

1. 诊断了解腹水性质，送检常规、生化、细菌及病理学检查。

2. 缓解腹水的压迫症状，腹腔内注射药物及腹水浓缩回输术。

【适应证】

1. 确定腹水性质，用于腹水病因的诊断和鉴别诊断。

2. 疑有腹腔内出血，如脾破裂、异位妊娠、肝破裂等。

3. 放腹水解除或减轻大量腹水引起的呼吸困难等症状。

4. 腹腔内注药。

5. 腹水浓缩回输。

【禁忌证】

1. 肝性脑病先兆。

2. 广泛性腹膜粘连。

3. 严重肠胀气。

4. 严重电解质紊乱。

5. 妊娠。

6. 卵巢肿瘤、包虫病等。

【操作步骤】

1. 穿刺前的准备

（1）向患者说明穿刺的目的和注意事项，以解除患者的顾虑，取得其配合。

（2）测量腹围、血压、脉搏，检查腹部体征，以便动态观察病情。

（3）排空尿液，防止穿刺时损伤膀胱。

（4）做好麻醉药过敏试验。

2. 穿刺方法

（1）扶患者坐在靠背椅上，衰弱者可取其他适当体位，如半卧位、平卧位或侧卧位。腹水量少者，则采取侧卧位。

（2）穿刺点的选择：① 左下腹脐与髂前上棘连线中、外 1/3 交点，此处不易损伤腹壁动脉。② 脐与耻骨联合连线中点上方 1.0cm、偏左或偏右 1.5cm 处，此处无重要器官且易愈合。③ 侧卧位，在脐水平线与腋前线或腋中线相交处，此处常用于诊断性穿刺。④ 少量积液，尤其有包裹性分割时，需在 B 超指导下定位穿刺。

（3）常规皮肤消毒，术者戴无菌手套，铺无菌洞巾，用 1% 普鲁卡因局部麻醉达壁层腹膜。用穿刺针可行"Z"形进针法，（即最初垂直进针至皮下，然后向一定方向倾斜，最后再垂直进针，这样可防止针孔腹水外渗。）逐步刺入腹壁。待进入腹腔后，可先用注射器抽吸少许腹水置无菌试管中，以备送检。然后与针栓接一乳胶管，引腹水入容器内。

（4）放液速度不宜过快，放液量不宜过多。放液中密切观察患者面色、血压、脉搏、呼吸等。如发生晕厥、休克，应停止放液，安静平卧，并给予输液、扩容等紧急处理。

（5）放液完毕，取出穿刺针，局部涂以碘伏，覆盖无菌纱布，以胶布固定，再缚腹带。

（6）放液后测量腹围、血压、脉搏，检查腹部体征。

【注意事项】

1. 严格无菌技术操作规程，防止感染。

2. 穿刺点应视病情及需要而定，急腹症时穿刺点最好选择在压痛点及肌紧张最明显的部位。

3. 勿在腹部手术瘢痕部位或肠袢明显处穿刺，妊娠时应在距子宫外缘 1cm 处穿刺。

4. 少量腹水进行诊断性穿刺时，穿刺前宜令患者先侧卧于拟穿刺侧 3 ～ 5 分钟。对腹水量多者，进行腹腔穿刺时，以防止腹水沿针眼外溢。

5. 术中应密切观察患者，如有头晕、心悸、恶心、气短、脉搏增快及面色苍白等，应立即停止操作，并做适当处理。

6. 放液不宜过快、过多，大量放腹水可能引起晕厥或休克。水与电解质紊乱、血浆蛋白丢失等严重并发症，故除特殊情况外，一般不予以放液，初次放腹水一般为 60 ～ 80 滴 / 分，初次放液量不应超过 3000ml，再次放液时可适当增加，一般控制在 4000 ～ 6000ml。但有腹水浓缩回输设备者不在此限。

7. 放腹水时若流出不畅，可将穿刺针稍作移动或稍变换体位。

8. 腹水为血性者在取得标本后，应停止抽吸或放液。

9. 腹腔穿刺放液术后，患者应卧床休息至少 12 小时，并使穿刺孔位于上方，以免腹水继续漏出。

三、腰椎穿刺术

【目的】

1. **诊断性穿刺**　有以测定脑脊液压力（必要时进行脑脊液的动力学检查）。进行脑脊液常规、生化、细胞学、免疫学和细菌学等检查，并可向蛛网膜下隙注入造影剂，进行空气或碘水脊髓造影。

2. **治疗性穿刺**　有以引流血性脑脊液、炎性分泌物或造影剂等，或向蛛网膜下隙注入各种药物。在某些脑膜炎、脑蛛网膜炎、正压性脑积水和脑炎时，也可放取适量脑脊液以降低颅内压和改善临床症状。

【适应证】

1. 神经系统感染性疾病。
2. 脑血管疾病。
3. 神经系统变性病等。

【禁忌证】

1. 颅内占位性病变，特别是有严重颅内压增高或已出现脑疝迹象者。
2. 病情危重者或败血症及穿刺部位的皮肤、皮下软组织或脊柱有感染时。
3. 有明显的出血倾向或凝血障碍者。
4. 开放性颅脑损伤或有脑脊液漏者。
5. 患者病情危重如休克、呼吸衰竭、烦躁不安等。
6. 高颈段脊髓肿物或脊髓外伤的急性期。

【操作步骤】

1. 穿刺前准备

（1）穿刺前先与患者交谈，了解既往是否做过此类穿刺。

（2）对患者做适当解释，缓解患者紧张情绪避免影响穿刺。

（3）向患者简要说明穿刺方法及其必须配合的事项，如穿刺时不能活动等。

2. 穿刺方法

（1）体位合适的体位是决定穿刺成功与失败的重要因素。嘱患者侧卧于硬板床上，背部与床面垂直，头向前胸部屈曲，两手抱膝紧贴腹部，使躯干呈弓形；或由助手在术者对面用一手抱住患者头部，另一手挽住双下肢腘窝处并用力抱紧，使脊柱尽量后凸以增宽椎间隙，便于进针。

（2）穿刺点一般选择第3、4腰椎间隙或第4、5腰椎间隙为穿刺点。沿双侧髂嵴最高点做一连线，与脊椎中线相交处为第4腰棘突，其上为第3、4腰椎间隙，其下为第4、5腰椎间隙。

（3）消毒：同一般手术操作的皮肤消毒，用3%碘伏消毒，75%酒精脱碘。操作者戴无菌手套，消毒完毕后在操作部位铺无菌洞巾，用巾钳固定。

（4）麻醉：用1%～2%普鲁卡因或0.25%～0.5%利多卡因1～2ml在穿刺点做皮内、皮下麻醉，然后将针头刺入韧带后向外抽出，同时注入麻醉药。

（5）术者用左手固定穿刺点皮肤，右手持穿刺针以垂直背部的方向缓慢刺入，成人进针深度为4～6cm，儿童则为2～4cm。当针头穿过韧带与硬脑膜时，可感到阻力突然消失有落空感。此时可将针芯慢慢抽出（以防止脑脊液迅速流出，造成脑疝），即可见脑脊液流出。

（6）在放液前先接上测压管测量压力。正常侧卧位脑脊液压力为5.18～13.23mmHg或每分钟40～50滴。若了解蛛网膜下隙有无阻塞，可做奎肯（Queckenstedt）试验。即在测定初压后，由助手先压迫一侧颈静脉约10秒，然后再压另一侧，最后同时按压双侧颈静脉；正常时压迫颈静脉后，脑脊液压力立即迅速升高1倍左右，解除压迫后10～20秒，迅速降至原来水平，称为梗阻试验阴性，表示蛛网膜下隙通畅。若压迫颈静脉后，不能使脑脊液压力升高，则为梗阻试验阳性，表示蛛网膜下隙完全阻塞；若施压后压力缓慢上升，放松后又缓慢下降，表示有不完全阻塞。凡颅内压增高者，禁做此试验。

（7）撤去测压管，收集脑脊液2～5ml送检；如需做培养时，应用无菌操作法留标本。

（8）术毕，将针芯插入后一起拔出穿刺针，覆盖消毒纱布，用胶布固定。

【注意事项】

1. 无菌操作原则，无论在病房、腰穿室、诊室还是其他环境做腰部穿刺，要保持环境的相对清洁，避免人员的走动，以减少污染的机会，防止感染。

2. 由专人固定穿刺体位，防止穿刺针折断。

3. 留取的脑脊液送化验，不要超过 1 小时。

4. 术后患者去枕平卧 4 ~ 6 小时，以免引起术后低颅压头痛。

5. 穿刺时患者如出现呼吸、脉搏、面色异常等症状时，应立即停止操作，并做相应处理。

6. 鞘内给药时，应先放出等量脑脊液，然后再等量转换性注入药液。

四、洗胃技术

洗胃的目的是为了清除胃内未被吸收的毒物或清洁胃腔，为胃部手术、检查做准备。对于急性中毒如吞服有机磷、无机磷、生物碱、巴比妥类药物等，洗胃是一项极其重要的抢救措施。伴有胃潴留的幽门梗阻，做钡餐检查前或手术治疗前准备。胃内减压治疗。

（一）催吐洗胃术

呕吐是人体排除胃内毒物的本能自卫反应。因催吐洗胃术简便易行，对于服毒物不久，且意识清醒的急性中毒患者（除外服腐蚀性毒物、石油制品及食管静脉曲张、上消化道出血等）是一种现场抢救有效的自救、互救措施。

【适应证】

1. 意识清醒、具有呕吐反射，且能合作配合的急性中毒者，应首先鼓励口服洗胃液。

2. 口服毒物时间不久，2 小时以内效果最好。

3. 在现场自救无胃管时。

【禁忌证】

1. 意识障碍者。

2. 抽搐、惊厥未控制之前。

3. 患者不合作，拒绝饮水者。

4. 服腐蚀性毒物及石油制品等急性中毒者。

5. 合并有上消化道出血、主动脉瘤、食管静脉曲张等。

6. 孕妇及老年人。

【洗胃方法】

1. 做好患者思想工作，具体说明要求和方法，以取得配合，有利于操作顺利进行。

2. 患者取坐位，频繁口服大量洗胃液 400 ~ 700ml，至患者感胀饱为度。

3. 随即取压舌板或竹筷子（均用纱布包裹）刺激患者咽后壁，即可引起反射性呕吐，排出洗胃液或胃内容物。如此反复多次，直至排出的洗胃液澄清无味为止。

【注意事项】

1. 催吐洗胃后，要立即送往附近大医院，酌情施行插胃管洗胃术。

2. 催吐洗胃要当心误吸，因剧烈呕吐可能诱发急性上消化道出血。

3. 要注意饮入量与吐出量大致相等。

（二）胃管洗胃术

胃管洗胃术就是将胃管从鼻腔或口腔插入经食管到达胃内，先吸出毒物后注入洗胃液，并将胃内容物排出，以达到消除毒物的目的。口服毒物的患者有条件时应尽早插胃管洗胃，不要受时间限制。对 4 ~ 6 小时服大量毒物者，因排毒效果好且并发症较少，故应首选此种洗胃方法。有人主张即使服毒超过 6 小时也要洗胃。

【适应证】

1. 催吐洗胃法无效或有意识障碍、不合作者。

2. 需留取胃液标本送毒物分析者应首选胃管洗胃术。

3. 凡口服毒物中毒、无禁忌证者均应采用胃管洗胃术。

【禁忌证】

1. 强酸、强碱及其他对消化道有明显腐蚀作用的毒物中毒。

2. 伴有上消化道出血、食管静脉曲张、主动脉瘤、严重心脏疾病等患者。

3. 中毒诱发惊厥未控制者。

4. 酒精中毒，因呕吐反射亢进，插胃管时容易发生误吸，所以慎用胃管洗胃术。

【洗胃方法】

1. 器械准备　治疗盘内各有漏斗形洗胃管、镊子、石蜡油、纱布、弯盘、棉签、压舌板、开口器、1%麻黄碱滴鼻液、听诊器等，量杯内盛有洗胃液。

2. 患者取坐位或半坐位，中毒较重者取左侧卧位。胸前垫以防水布，有活动假牙应取下，盛水桶放于患者头部床下，弯盘放于患者的口角处。

3. 将消毒的胃管前端涂石蜡油后左手用纱布捏着胃管，右手用纱布裹住胃管 5 ~ 6cm 处，自鼻腔或口腔缓缓插入。当胃管插入 10 ~ 15cm（咽喉部）时，嘱患者做吞咽动作，轻轻将胃管推进。如患者呈昏迷状态，则应轻轻拾起其头部，使咽喉部弧度增大，轻快地把胃管插入。当插到45cm左右时，胃管进入胃内（插入长度以45 ~ 55cm为宜，约前额发际到剑突的距离）。

4. 有意识障碍，则可用开口器撑开上下牙列，徐徐地送入胃管，切不可勉强用力。

5. 在插入胃管过程中如遇患者剧烈呛咳、呼吸困难、面色发绀，应立即拔出胃管，休息片刻后再插，避免误入气管。

6. 为证实胃管已进入胃内，可采用一边用注射器快速将空气注入胃管，一边用听诊器在胃部听到气泡响声，即可确定胃管已在胃腔内。

7. 洗胃时，先将漏斗放置低于胃的位置，挤压橡皮球，抽尽胃内容物，必要时取标本送验。

8. 再举漏斗高过头部30 ~ 50cm，每次将洗胃液慢慢倒入漏斗300 ~ 500ml。当漏斗内尚余少量洗胃液时，迅速将漏斗降至低于胃的部位，并倒置于盛水桶，利用虹吸作用排出胃内灌洗液。若引流不畅时，再挤压橡皮球吸引，并再次高举漏斗注入溶液。这样反复灌洗，直至洗出液澄清无味为止。

9. 洗胃完毕，可根据病情从胃管内注入解毒药、活性炭、导泻药等，然后反折胃管后迅速拔出，以防管内液体误入气管。

【常用的洗胃液】　洗胃液的温度一般为 35 ~ 38℃，温度过高可使血管扩张，加速血液循环，而促使毒物吸收。用量一般为 2000 ~ 4000ml。

1. **温水或者生理盐水**　对毒物性质不明的急性中毒者，应抽出胃内容物送检验，洗胃液选用温开水或生理盐水，待毒物性质确定后，再采用对抗药洗胃。

2. **碳酸氢钠溶液**　一般用 2%～4% 的溶液洗胃，常用于有机磷农药中毒，能使其分解失去毒性。但敌百虫中毒时禁用，因敌百虫在碱性环境中能变成毒性更强的敌敌畏。砷（砒霜）中毒也可用碳酸氢钠溶液洗胃。

3. **高锰酸钾溶液**　为强氧化剂，一般用 1：(2000～5000) 的浓度，常用于急性巴比妥类药物、阿托品及毒蕈中毒的洗胃液。但有机磷农药对硫磷（1605）中毒时，不宜用高锰酸钾，因能使其氧化成毒性更强的对氧磷（1600）。

4. **茶叶水**　含有丰富鞣酸，具有沉淀重金属及生物碱等毒物的作用，且来源容易。

【注意事项】

1. 洗胃多是在危急情况下的急救措施，急救人员必须迅速、准确、轻柔、敏捷的操作来完成洗胃的全过程，以尽最大努力来抢救患者生命。

2. 在洗胃过程中应随时观察患者生命体征的变化，如患者感觉腹痛、流出血性灌洗液或出现休克现象，应立即停止洗胃。同时观察洗出液的性质。

3. 要注意每次灌入量与吸出量的基本平衡。每次灌入量不宜超过 500ml。灌入量过多可引起急性胃扩张，使胃内压上升，增加毒物吸收。

4. 凡呼吸停止、心脏停搏者，应先做心肺复苏，再行洗胃术。洗胃前应检查生命体征，如有缺氧或呼吸道分泌物过多，应先吸取痰液、保持呼吸道通畅，再行胃管洗胃术。

5. 口服毒物时间过长（超过 6 小时以上者），可酌情采用血液透析治疗。

6. 幽门梗阻患者洗胃时：灌入液量视病情而定；宜在饭后 4～6 小时或空腹时洗胃；记录胃内潴留量。

【洗胃机洗胃法】　请见不同型号洗胃机的说明书。

（张艳军）

【复习题】

1. 填空

（1）Ⅰ导联主波向上，Ⅲ导联主波向下，电轴_____偏。

（2）Ⅰ导联正极连接于_____，aVL 导联正极连接于_____。

（3）P 波代表_____电位变化，QRS 波代表电位变化。P-R 间期代表_____。

（4）QRS 波群中第一个正向波为____波，R 波后第一个向下的波为____波，R 波前第一个向上的波为____波。

（5）走纸速度为 25mm/s，心电图记录纸上测的 R-R 间期为 20 个小格，则心率为_____次 / 分。

（6）心率在 60～100 次 / 分时，P-R 间期正常范围是_____，QRS 波群的时间为_____。

（7）QRS 波群在胸导联上的一般规律为 RV_1 到 RV_5 逐渐_____，而 S 波逐渐_____，V_1 导联 R/S_____，V_5 导联 R/S_____。

（8）心肌缺血时，心电图上主要表现为_____的改变。

2. 名词解释

二尖瓣型 P 波；肺型 P 波；坏死性 Q 波；期前收缩；窦性停搏；房室传导阻滞；文氏现象

3. 简答题

（1）画出一正常心电图，并表明各波、段、间期的名称。

（2）常规心电图导联包括哪些？

（3）写出胸导联探查电极的安放位置。

（4）心肌梗死的基本图形有哪些？

（5）简述左心室肥大的心电图表现。

（6）简述期前收缩的心电图特点。

（7）简述室上性心动过速、室性心动过速、室性扑动与颤动的心电图特点。

（8）简述心房颤动的心电图特点。

（9）简述二度 I 型、二度 II 型、三度房室传导阻滞的心电图特点。

（10）简述完全性左束支传导阻滞、完全性右束支传导阻滞的心电图特点。

（11）X 线是怎样产生的，它的特性有哪些？

（12）试述透视及摄片的优缺点。

（13）大叶性肺炎有哪些 X 线表现？

（14）简述胃肠道基本病变的 X 线表现，有何临床意义？

（15）肝在 CT 平扫和增强扫描时有何特征？

（16）脑梗死的 CT 表现有哪些？

（17）简述星形细胞瘤的 MRI 表现。

（18）什么是介入治疗？根据介入的技术不同，分为哪几种？

（19）超声检查的类型及主要用途有哪些？

（20）简述超声检查在妇产科的临床应用。

第四章　实验室检查

　　实验室检查是临床诊断的一个重要组成部分，是指对人体的各种标本进行生物学，微生物学、免疫学、化学、血液学、细胞学或遗传学等检查，从而获得反映机体功能状态与疾病的病因或病理变化相关的检查结果。如白血病依靠骨髓检查、内分泌腺体疾病依靠内分泌功能检查就可明确诊断；有些检查可有辅助诊断价值，如肝病或肾病进行肝、肾功能检查，医生必须结合临床资料综合分析后才能明确诊断，选择项目时应选择对疾病诊断灵敏度高和特异性强的检验项目来进行检查。从疾病诊断的实际需要出发，选用针对性和特异性较强的项目进行检查，做到有的放矢，避免滥用，随着医学模式由单纯的疾病诊断逐渐向健康与保健、预防与医学相结合的方向发展，其职能和应用价值也有所扩展。

第一节　临床血液检查

一、红细胞计数（RBC）

　　各种原因造成的红细胞生成与破坏的失常，都会引起红细胞在数量上或质量上的改变，从而导致疾病的发生。了解红细胞的正常值对于疾病判断是十分有帮助的。

　　正常参考值：成年男性 $(4.0 \sim 5.5) \times 10^{12}/L$（400 万 ~ 550 万 $/mm^3$）；成年女性 $(3.5 \sim 5.0) \times 10^{12}/L$（350 万 ~ 500 万 $/mm^3$）；新生儿 $(6.0 \sim 7.0) \times 10^{12}/L$（600 万 ~ 700 万 $/mm^3$）；2 周岁后逐渐下降。

【临床意义】

1. 生理性变化

　　（1）年龄与性别差异：① 新生儿：2 周后逐渐下降。② 儿童：男性儿童 6 ~ 7 岁时最低，然后随年龄增长上升，25 ~ 30 岁达高峰，此后逐渐下降。女性儿童 13 ~ 15 岁达高峰，然后受月经、内分泌等影响逐渐下降，21 ~ 35 岁最低，然后逐渐增高与男性相近。因此，15 ~ 40 岁时两性红细胞计数差别最大。可能与睾酮促进红细胞造血有关。

　　（2）精神因素：兴奋、激动、恐惧、冷水浴等伴随肾上腺素增多，可导致红细胞暂时性增多。

　　（3）剧烈体力运动和劳动：相对缺氧引起促红细胞生成素生成增加，骨髓加速释放红细胞。

　　（4）气压降低：缺氧刺激红细胞代偿增生，高海拔地区。

　　（5）妊娠中、后期血液稀释使红细胞减少，6 个月至 2 岁婴幼儿生长发育迅速导致造血原料相对缺乏，某些老年人造血功能明显减退等。

2. 病理性变化

　　（1）红细胞减少：最常见于各种原因的贫血。按照病因，可将贫血分成三大类。

　　1）急、慢性红细胞丢失过多：如各种原因的出血，见于消化性溃疡、痔疮、十二指肠钩虫病等。

2）红细胞寿命缩短：如各种原因的溶血。红细胞膜缺陷：球形细胞增多症；遗传性椭圆形细胞增多症；口形红细胞增多症；棘形红细胞增多症；阵发睡眠性血红蛋白尿。

3）红细胞生成减少：① 造血干细胞和造血微环境损害：再生障碍性贫血。② 红系祖细胞、幼红细胞或红细胞生成素的免疫破坏：纯红细胞再生障碍性贫血。③ 骨髓被异常组织或细胞浸润。④ DNA 合成障碍，如叶酸、维生素 B_{12} 缺乏导致的巨幼红细胞贫血。⑤ 红细胞生成素发生障碍，如慢性疾病（炎症、肾功能不全）。⑥ 血红素合成障碍，如缺铁性贫血、铁粒幼细胞性贫血、铅中毒性贫血。

（2）红细胞增多：①原发红细胞增多：真性红细胞增多症，良性家族性红细胞增多症等。②继发性红细胞增多：见于各种引起低氧血症的疾病如各种先天性心脏病（室间隔缺损、法洛四联症）、肺疾病（肺气肿、肺心病、肺纤维化）、异常血红蛋白病、肾上腺皮质功能亢进等。药物如肾上腺素、糖皮质激素、雄激素可引起红细胞数的增加相对性红细胞增多：由于血液水分的丢失如呕吐、严重腹泻、多汗、多尿、大面积烧伤等引起血液浓缩。

二、血红蛋白（Hb 或 Hgb）

【正常参考值】 成年男性：120 ~ 160g/L（12 ~ 16g/dl）；成年女性：110 ~ 150g/L（11 ~ 15g/dl）；新生儿：170 ~ 200g/L（17 ~ 20g/dl）。

【临床意义】 一般成年男性血红蛋白 <120g/L，成年女性血红蛋白 <110g/L 为贫血。根据血红蛋白减低的程度贫血可分为 4 级：轻度，血红蛋白 <90g/L；中度，血红蛋白 90 ~ 60g/L；重度，血红蛋白 60 ~ 30g/L；极度，血红蛋白 <30g/L。

1. 减少

（1）Hb 减少的程度比 RBC 严重，见于缺铁性贫血，即小细胞低色素性贫血，主要由于慢性反复性出血所致，如溃疡病、钩虫病、痔疮出血及妇女月经过多等。

（2）Hb 减少的程度与 RBC 相同，见于正细胞正色素性贫血，如大出血、再生障碍性贫血、类风湿关节炎、急性肾炎、慢性肾炎所致的贫血。

（3）RBC 减少的程度比 Hb 严重，见于大细胞高色素性贫血，如维生素 B_{12} 或叶酸缺乏的营养不良性贫血和慢性肝病所致的贫血。

2. 增多 慢性肺源性心脏病、真性红细胞增多症、发绀型先天性心脏病、大量失水、严重烧伤、休克、高原病等。

三、白细胞计数（WBC）

白细胞是无色有核细胞，正常的外周血液中常见有中性粒细胞、嗜酸粒细胞、嗜碱粒细胞、淋巴细胞和单核细胞。

【正常参考值】 成人：(4 ~ 10) × 10^9/L（4000 ~ 10 000/mm³）。新生儿：(15 ~ 20) × 10^9/L（15 000 ~ 20 000/mm³）。6 个月至 2 岁：(11 ~ 12) × 10^9/L（11 000 ~ 12 000/mm³）。

【临床意义】

1. 减少

（1）某些病毒性疾病：如病毒性肝炎、流行性感冒、麻疹、风疹、流行性腮腺炎等，某些原虫感染如疟疾、黑热病等，以及伤寒、结核病、极严重败血症等。

（2）某些血液病：如再生障碍性贫血、非白血病性白血病、粒细胞缺乏症、脾功能亢进症等。

（3）使用抗癌药物、放疗和长期接触放射性物质者，以及药物反应，如使用氯霉素、甲苯磺丁脲、磺胺药等。

（4）自身免疫性疾病：如系统性红斑狼疮等。

（5）营养不良、恶病质等。

2. 增多

（1）生理性：主要见于月经前、妊娠、分娩、哺乳期妇女、剧烈运动、兴奋激动、饮酒、餐后等。新生儿及婴儿明显高于成人。

（2）病理性：①急性细菌性感染如扁桃体炎、中耳炎、肺炎球菌性肺炎、化脓性脑膜炎、感染性心内膜炎、阑尾炎、肾盂肾炎、输卵管炎、肝脓肿、疖肿、脓胸、急性风湿热、白喉、百日咳、败血症等，以及由感染引起类白血病反应等。②某些病毒性疾病：如乙型脑炎、流行性出血热、传染性单核细胞增多症等。③某些螺旋体病：如钩端螺旋体病、回归热等。④急、慢性白血病等。

四、白细胞分类计数（DC）

【正常参考值】　①中性粒细胞(N)：中性杆状核粒细胞(st) 1%～5%，中性分叶核粒细胞(sg) 50%～70%。②嗜酸粒细胞（E 或 Eos）：0.5%～5%。③嗜碱粒细胞（B 或 Bas）：0～1%。④淋巴细胞（L 或 LY）：20%～40%。⑤单核细胞（Mon）：3%～8%。

【临床意义】

1. 中性粒细胞

（1）增多：感染性疾病如肺炎、阑尾炎、肾盂肾炎等，一般化脓性感染最显著；也可见于慢性粒细胞性白血病、中毒、急性出血或溶血等。

（2）减少：某些病毒性、革兰氏阴性杆菌感染及再生障碍性贫血、粒细胞缺乏症、药物中毒、放射线损伤等，提示机体抵抗力差。

2. 嗜酸粒细胞

（1）增多：寄生虫病如钩虫、蛔虫病、肺吸虫病等；过敏性疾病如支气管哮喘、荨麻疹、过敏性鼻炎；某些皮肤病如湿疹、银屑病、天疱疮等；肺嗜酸粒细胞增多症、慢性粒细胞白血病、多发性骨髓瘤、恶性淋巴瘤等。

（2）减少：伤寒、副伤寒；较严重的疾病进行期，待到恢复期时可转为正常；长期应用肾上腺皮质激素后亦可减少。

3. 嗜碱粒细胞

（1）增多：慢性粒细胞白血病、慢性溶血性贫血及脾切除手术后等。

（2）减少：无临床意义。

4. 淋巴细胞

（1）增多：淋巴细胞白血病、百日咳、结核病、某些病毒性感染如传染性单核细胞增多症等，以及传染病或中毒后的恢复期、淋巴肉瘤等。

（2）减少：传染病的初期、淋巴系统有广泛破坏后和接触放射线、细胞免疫缺陷及应用肾上腺皮质激素等。

5. 单核细胞

（1）增多：单核细胞白血病、传染性单核细胞增多症、急性传染病的恢复期、活动性结核病、疟疾、黑热病等。

（2）减少：一般无临床意义。

五、血小板（PLT 或 pc）

血小板具有特定的形态结构和生化组成，在正常血液中有较恒定的数量（如人的血小板数为 10 万～30 万 /mm³），在止血、伤口愈合、炎症反应、血栓形成及器官移植排斥等生理和病理过程中有重要作用。血小板只存在于哺乳动物血液中。没有细胞核结构，即没有染色体。

【正常参考值】 （100～300）×10⁹/L（10 万～30 万 /mm³）。

【临床意义】

1. 血小板增多 当 >400×10⁹/L 时为血小板增多。原发性血小板增多常见于骨髓增生性疾病，如慢性粒细胞白血病，真性红细胞增多症，原发性血小板增多症等；反应性血小板增多症常见于急慢性炎症、缺铁性贫血及癌症患者，此类增多一般不超过 500×10⁹/L，经治疗后情况改善，血小板数目会很快下降至正常水平。脾切除术后血小板会有明显升高，常高于 600×10⁹/L，随后会缓慢下降到正常范围。

2. 血小板减少 当 <100×10⁹/L 即为血小板减少，常见于血小板生成障碍，如再生障碍性贫血、急性白血病、急性放射病等；血小板破坏增多，如原发性血小板减少性紫癜，脾功能亢进；消耗过度如弥漫性血管内凝血，家族性血小板减少如巨大血小板综合征等。

六、红细胞沉降率检查

红细胞沉降率（erythrocyte sedimentation rate，ESR），是指红细胞在一定条件下沉降的速度而言，简称血沉。在健康人血沉数值波动于一个较狭窄范围内。在许多病理情况下，血沉明显增快。红细胞沉降是多种因素互相作用的结果。将抗凝的血静置于垂直竖立的小玻璃管中，由于红细胞的比重较大，受重力作用而自然下沉，正常情况下下沉十分缓慢，常以红细胞在第 1 小时末下沉的距离来表示红细胞沉降的速度，称 ESR。

【正常参考值】 男：0～15mm/h。女：0～20mm/h。

【临床意义】

1. 生理性加快 月经期、妊娠期妇女，小儿及 50 岁以上老人；胆固醇的增加均使血沉加速，而卵磷脂可使血沉减慢。

2. 病理性加快

（1）风湿热和急性传染病：麻疹、猩红热、脑膜炎或败血症等。

（2）活动性结核病。

（3）各类炎症：肺炎、乳突炎、化脓性胆囊炎和输卵管炎、动脉炎等。

（4）血液和心血管疾病：各类贫血、白血病、组织变性或坏死性疾病，如心肌梗死、胶原病等。

（5）恶性肿瘤：多发性骨髓瘤等恶性肿瘤血沉加快，与肿瘤细胞分泌糖蛋白、组织坏死等有关。

（6）高胆固醇积压症：特别是动脉粥样硬化血胆固醇明显增高者，血沉常见增快。

另外，血沉加快的程度与病情的轻重有关，如风湿热和结核病时，可作为疾病的预后及治疗观察的指标。

3. 血沉减慢　血沉减慢意义较小，可因红细胞数量明显增多及纤维蛋白原含量严重减低所致见于各种原因所致的脱水血浓缩、真性红细胞增多症和弥漫性血管内凝血等。

七、网织红细胞计数（RET）

网织红细胞是尚未完全成熟的红细胞，在周围血液中的数值可反映骨髓红细胞的生成功能，对血液病的诊断和治疗反应的观察均有其重要意义，故可间接反映骨髓造血功能情况。

【正常参考值】　成人：$0.5\% \sim 2.0\%$；绝对值为 $(24 \sim 96) \times 10^9/L$。新生儿：$2\% \sim 6\%$；绝对值为 $(96 \sim 288) \times 10^9/L$。

【临床意义】

1. 网织红细胞增多　表示骨髓红细胞系统的增生旺盛。多见于各种增生性贫血，如溶血性贫血，特别是急性溶血性贫血、急性大出血引起的失血性贫血。当缺铁性贫血和巨幼细胞性贫血治疗有效时，可出现短时间的网织红细胞大量增加，以后即降至正常或稍高于正常。

2. 网织红细胞减少　多见于骨髓增生低下，如再生障碍性贫血和某些溶血性贫血有再障危象时。阵发性睡眠性血红蛋白尿症网织红细胞有所减少，但有些慢性再生障碍性贫血患者的网织红细胞并不明显减低。

另外，可以作为贫血治疗疗效的判断监察指标，用于观察治疗效果和判断病情变化。

第二节　临床尿液检查

为保证尿液检查结果的准确性，必须正确留取标本。收集容器要求：① 清洁、干燥、一次性使用，有较大开口便于收集；② 避免阴道分泌物、月经血、粪便等污染；③ 无干扰化学物质（如表面活性剂、消毒剂）混入；④ 有明显标记如患者姓名、病历号、收集日期等，并必须粘贴在容器上；⑤ 能收集足够尿液，最少12ml，最好超过50ml，如收集定时尿，容器应足够大，并加盖，必要时加防腐剂；⑥ 如需培养应在无菌条件下，用无菌容器收集中段尿液。尿标本收集后应及时送检及检查，以免发生细菌繁殖、蛋白变性、细胞溶解等。尿标本也应避免强光照射，以免尿胆原等物质因光照分解或氧化而减少。

一、尿液一般检查

（一）尿量

【正常参考值】　成人：$1.0 \sim 2.0L/24h$，或 $1ml/(h \cdot kg)$。小儿按千克体重算比成人多 $3 \sim 4$ 倍。

【临床意义】

1. 尿量减少　成人24小时尿量 <400ml 或 <17ml/h 为少尿，24小时尿量 <100ml 为无尿，

生理性有饮水少、出汗多等。病理性少尿常见于：① 肾前性少尿：见于呕吐腹泻烧伤等原因引起的脱水。② 肾性少尿：见于急、慢性肾小球肾炎，肾衰竭，间质性肾炎等。③ 肾后性少尿：见于结石等原因引起的尿路梗阻。

2. 尿量增多 成人 24 小时尿量 >2500ml 为多尿，生理性是出汗少、饮水过多、饮浓茶、酒精类、精神紧张等。病理性有尿崩症、糖尿病、慢性肾炎等。

（二）尿液颜色

【正常参考值】 透明，琥珀黄色。

【临床意义】

1. 粉红色或红色尿 凡肉眼可见的淡粉红色云雾状、洗肉水样、混有血性凝块状的尿液统称为肉眼血尿，即尿中含有大量的红细胞。如尿液外观无大改变，只有在显微镜下才可见的血尿称为镜下血尿。血尿多见于肾结核、肾肿瘤、肾结石、泌尿道结石、急性肾小球肾炎、肾盂肾炎、膀胱炎等。女性患者在月经期留尿验，容易将阴道内经血混入尿液内，造成假性"血尿"，故月经期间留尿化验是不可取的。此外，服用酚酞、大黄等药物的碱性尿液呈红色。

2. 浓茶样或酱油色尿 多为血红蛋白尿，常见于蚕豆病、阵发性睡眠性血红蛋白尿、血型不符的输血反映。

3. 深黄色尿 呈豆油色，从容器倒出时易挂于容器壁上不易倒净，震荡后多有泡沫，为胆红素尿，多见于黄疸性肝炎；也见于服用维生素 B_{12}、甲硝唑（灭滴灵）、大黄的患者的酸性尿液中。

4. 乳白色尿 如同牛奶一样呈乳白色，称为乳糜尿。多淋巴管阻塞而引起。常见于丝虫病，也可由于结核、肿瘤、胸腹部创伤引起的肾周围淋巴循环障碍造成肾盂或输尿管破裂时，淋巴管阻塞而使乳糜液进入尿液。

5. 白色或混浊尿液 某些特殊蔬菜和食物含有较多磷酸盐或碳酸盐时，特别在寒冷天气中，尿液可呈现白色混浊或有沉淀现象出现，经过加热和加酸后混浊及沉淀消失则无大问题。但脓尿和菌尿时因尿内含有大量浓细胞或细菌等炎性渗出物，新鲜尿液即成混浊样、白色云雾样，加热加酸其混浊均不消失，此类尿多见于泌尿系感染、肾盂肾炎、膀胱炎等。

6. 蓝绿色尿液 多见于服用亚甲蓝、吲哚美辛、氨苯蝶啶等药物后。

（三）比重

【正常参考值】 正常人一天中尿比重为 1.015 ~ 1.025，比重最大的波动幅度可达 1.003 ~ 1.030；新生儿为 1.002 ~ 1.004。

【临床意义】

1. 尿比重减低 常见于慢性肾盂肾炎、尿崩症、慢性肾小球肾炎、急性肾衰竭的多尿期等。

2. 尿比重增高 主要见于高热、脱水、出汗过多等致血容量不足的肾前性少尿。病例情况下多见于糖尿病、高热、脱水、急性肾小球肾炎等。

（四）酸碱性

【正常参考值】 尿 pH 值（酸碱性）为 5.5 ~ 7.4，一般情况下为 6.5。

【临床意义】

1. **尿 pH 值小于正常值**　常见于酸中毒、发热、脱水、糖尿病、痛风、服用酸性药物。

2. **尿 pH 值大于正常值**　多见于碱中毒、泌尿系统变形杆菌感染、膀胱炎或服用重碳酸钠等碱性药物。

（五）尿细胞

【正常参考值】　红细胞 $0 \sim 3$/HPF；白细胞 $0 \sim 5$ 个 /HPF。

【临床意义】　红细胞增多多见于肾小球肾炎、泌尿系结石、结核、肿瘤。白细胞增多提示泌尿系统有化脓性感染，如肾盂肾炎、膀胱炎等。

（六）尿蛋白

正常生理情况下，少量蛋白从肾小球滤过，几乎在近端小管完全重吸收。因此，蛋白尿出现往往提示肾小球滤过屏障受损和（或）肾小管重吸收能力降低。肾小球性蛋白尿常伴大分子量蛋白质丢失，一般 >1.5g/24h；肾小管性蛋白尿常为少量小分子量蛋白，一般 <2.0g/24h。剧烈体育运动、脱水或发热或妊娠时，尿中可出现少量蛋白质。临床上蛋白尿可由多种原因引发，应结合临床具体情况分析。

一般正常尿液中仅含微量蛋白质，尿液中蛋白质含量超过 150mg/24h 的，称为蛋白尿。尿液中正常尿蛋白来自血浆。因肾小球滤过膜有对蛋白质的控制装置，肾小管对蛋白又有选择性重吸收作用，比白蛋白分子量大的大分子蛋白质被限制，比白蛋白的分子量小的蛋白质虽易通过，但这些低分子蛋白质多被肾小管重吸收，因此正常尿蛋白中来自血浆蛋白的以白蛋白为主。

【正常参考值】　定性：阴性。定量：$0 \sim 80$mg/24h 尿。

【临床意义】

1. **生理性增多**　生理性增多指在无病理改变的基础上，在某种生理状态下出现暂时蛋白尿增多。常见于剧烈运动后（运动性蛋白尿）、体位变化（体位性蛋白尿）、身体突然受冷暖刺激或情绪激动等。因在这些情况下，肾小球内皮细胞收缩或充血，使肾小球通透性增高。这类生理性蛋白定量测定不能过高。

2. **病理性增多**　病理性蛋白尿，临床常见病有急性肾小球肾炎、肾病综合征、肾盂肾炎、慢性肾炎、高血压肾病、苯中毒等。

（七）尿糖

尿中出现葡萄糖，主要由于肾前因素 - 高血糖导致肾小球滤过的葡萄糖超出肾小管的重吸收阈值或肾性因素 - 肾小管重吸收能力下降。如果尿糖阳性，应结合临床区别是生理性糖尿还是病理性糖尿。

【正常参考值】　定性：阴性。定量：$0.56 \sim 5.0$mmol/L，$100 \sim 900$mg/（dl·24h）尿。

【临床意义】　生理性糖尿多见于饮食过度、应急状态和妊娠；病理性糖尿多见于血糖升高引起的糖尿、肾小管功能受损所导致的肾性糖尿，以及一些内分泌异常（如甲状腺功能亢进症、嗜铬细胞瘤等）所引发的糖尿。服用大剂量维生素 C 或一些新型抗感染药可以使结果呈假阳性，而高浓度酮体尿和高比重尿可以出现假阴性。

（八）胆红素

【正常参考值】 定性：阴性。

【临床意义】 尿胆红素阳性，也可以是肝内胆管堵塞引起，常见于胆总管结石、胰头癌、肝内炎症时管内压力增加所致胆汁反流。尿中一些药物（如嘧啶）的代谢产物在低 pH 时有颜色，与检测物质本身反应的颜色相近，可以出现假阳性；胆红素见光易分解，尿液不新鲜或见光时间过长，检测结果可出现假阴性；尿中大量维生素 C 或亚硝酸盐会降低试纸条法的敏感性。

（九）乳糜定性

【正常参考值】 定性：阴性。

【临床意义】 乳糜阳性，多见于丝虫病、尿路淋巴管破裂等。

（十）尿酮体

【正常参考值】 定性：阴性。定量：丙酮 3mg/24h。

【临床意义】 尿酮体阳性，除了糖尿病酮症酸中毒外，酮尿也可见于长期饥饿、急性发热、低糖类饮食、中毒引起的呕吐、腹泻等情况。降压药物甲基多巴、卡托普利及一些双胍类降糖药（如苯乙双胍，商品名降糖灵），可使尿酮体检测呈阳性。苯丙酮尿症、尿液中存在酞类染料、防腐剂（8－羟喹啉）、左旋多巴的代谢产物等会导致检测结果呈假阳性；试纸条活性降低和酮体降解，会使检测结果呈假阴性。

（十一）尿胆原

【正常参考值】 定性：弱阳性。尿 1∶20 稀释为阴性。定量 1 ～ 4mg/24h。

【临床意义】 尿胆原增多，常见于病毒性肝炎、溶血性黄疸、心力衰竭、肠梗阻、内出血、便秘等病症；尿胆原减少，多见于长期应用抗感染药、阻塞性黄疸等。

（十二）含铁血黄素试验

【正常参考值】 定性：阴性。

【临床意义】 定性：阳性。阵发性睡眠性血红蛋白尿，其他血管内溶血。

（十三）隐血试验

【正常参考值】 定性：阴性。

【临床意义】 隐血试验阳性应高度怀疑：① 血尿：多见于肾脏和泌尿系统的一些疾病（如肾小球肾炎、肾盂肾炎、肾囊肿、泌尿系统结石和肿瘤等）、肾外疾病、外伤、剧烈运动和一些药物（如环磷酰胺）。② 血红蛋白尿：常见于血管内溶血（如输血反应和溶血性贫血）、严重烧伤、剧烈运动（行军性血红蛋白尿）和一些感染。另外，尿中红细胞破坏后也可释放血红蛋白。③ 肌红蛋白尿：常见于肌肉损伤（如严重挤压伤、外科手术、缺血）、肌肉消耗性疾病、皮肌炎、过度运动等。尿隐血试验阳性，应进一步显微镜镜检确认有无红细胞。尿中含有对热不稳定酶或菌尿时，检测结果呈假阳性；尿中存在大量维生素 C 时，检测结果亦呈假阴性。

（十四）尿显微镜检查管型尿

【正常参考值】 一般尿中为 0，少量透明管型可见于剧烈运动后。

【临床意义】

1. 颗粒管型 可见于急、慢性肾小球肾炎。

2. **透明管型**　常见于肾实质损伤。

3. **红细胞管型**　多见于肾出血、急性肾小球肾炎。

4. **脂肪管型**　则多见于慢性肾炎肾病综合征。

5. **白细胞管型**　见于急性肾盂肾炎。

（十五）白细胞

【正常参考值】　<5 个 / 高倍（HPF）。

【临床意义】　白细胞增多，常见于细菌性炎症，如急性肾盂肾炎等；也可见于非细菌性炎症，如急性肾小球肾炎有时也可出现白细胞增多。

（十六）红细胞

【正常参考值】　一般无红细胞，或 0 ～ 2 个 /HPF。

【临床意义】　红细胞增加即为血尿，血尿常见于急性肾小球肾炎、急性肾盂肾炎、泌尿系结石、肾结核、泌尿系肿瘤、血友病等。

二、肾功能检测

肾功能检查是研究肾功能的实验方法。常用尿液显微镜检查和化学检查，以及血液的某些化学检查等指标来衡量肾功能的变化。

（一）血清肌酐测定

【正常参考值】　全血肌酐（Cr）为 88.4 ～ 176.8μmol/L；血清或血浆肌酐：男性 53 ～ 106μmol/L，女性 44 ～ 97μmol/L。

【临床意义】

1. **血肌酐增高见于各种原因引起的肾小球滤过功能减退**　①急性肾衰竭时血肌酐明显进行性升高；②慢性肾衰竭时血肌酐升高的程度与病变严重性一致。肾衰竭代偿：血肌酐 <178μmol/L；肾衰竭失代偿期：血肌酐 >178μmol/L；肾衰竭期：血肌酐明显升高，>445μmol/L。

2. **鉴别肾前性和肾实质性少尿**　①器质性肾衰竭血肌酐常超过 200μmol/L。②肾前性少尿，如心力衰竭、脱水、肝肾综合征、肾病综合征等所致的有效血容量下降，使肾血流量减少，血肌酐浓度上升多不超过 200μmol/L。

3. **BUN/Cr（mg/dl）的意义**　①器质性肾衰竭，尿素氮（BUN）与肌酐同时增高，BUN/Cr ≤ 10∶1。②肾前性少尿，BUN 可较快上升，但血肌酐不相应上升，此时 BUN/Cr 常 >10∶1。

（二）内生肌酐清除率测定

在严格控制饮食条件和肌肉活动相对稳定的情况下，血肌酐的生成量和尿的排出量较固定，其含量的变化主要受内源性肌酐的影响，肾单位时间内把若干毫升血液中的内在肌酐全部清除出去，称为内生肌酐清除率（Ccr）。有标准 24 小时留尿计算法及 4 小时留尿改良法。

【正常参考值】　成人 80 ～ 120ml/min，老年人随年龄增长，有自然下降趋势。西咪替丁、甲苄嘧啶、长期限制剧烈运动均使 Ccr 下降。

【临床意义】

1. **判断肾小球损伤的敏感指标**　当肾小球滤过率（GFR）降低到正常值的 50%，Ccr 可低至 50ml/min，但血肌酐、尿素氮仍可在正常范围，Ccr 是较早反映 GFR 的敏感指标。

2. **评估肾功能损伤程度**　临床常用 Ccr 代替 GFR，根据 Ccr 一般可将肾功能分为 4 期：第 1 期（肾衰竭代偿期）Ccr 为 51～80ml/min；第 2 期（肾衰竭失代偿期）Ccr 为 50～20ml/min；第 3 期（肾衰竭期）Ccr 为 19～10ml/min；第 4 期（尿毒症期或终末期肾衰竭）Ccr<10ml/min。

3. **指导治疗**　慢性肾衰竭 Ccr 30～40ml/min，应开始限制蛋白质摄入；Ccr<30ml/min，用氢氯噻嗪等利尿治疗常无效，不宜应用；Ccr<10ml/min 应结合临床进行肾替代治疗，对襻利尿药（如呋塞米、利尿酸钠）的反应也已极差。

（三）血尿素氮测定

【正常参考值】　成人：3.2～7.1 mmol/L；婴儿、儿童：1.8～6.5mmol/L。

【临床意义】　血尿素氮增高见于以下几种情况。

1. **器质性肾功能损伤**　① 各种原发性肾小球肾炎、肾盂肾炎、间质性肾炎、肾肿瘤、多囊肾等所致的慢性肾衰竭。② 急性肾衰竭肾功能轻度受损时，BUN 可无变化，但 GFR 下降至 50% 以下，BUN 才能升高。因此血 BUN 测定不能作为早期肾功能指标。但对慢性肾衰竭，尤其是尿毒症 BUN 增高的程度一般与病情严重性一致。肾衰竭代偿期：GFR 下降至 50ml/min，血 BUN<9mmol/L；肾衰竭失代偿期：血 BUN>9mmol/L；肾衰竭期：血 BUN>20 mmol/L。

2. **肾前性少尿**　如严重脱水、大量腹水、心脏循环功能衰竭、肝肾综合征等导致的血容量不足、肾血流量减少灌注不足致少尿。此时 BUN 升高，但肌酐升高不明显，BUN/Cr（mg/dl）>10∶1，称为肾前性氮质血症。经扩容尿量能增加，BUN 可自行下降。

3. **蛋白质分解或摄入过多**　如急性传染病、高热、上消化道大出血、大面积烧伤、严重创伤、大手术后和甲状腺功能亢进症、高蛋白饮食等，但血肌酐一般不升高。

第三节　粪便、脑脊液、浆膜腔液检查

一、粪便一般检验

（一）颜色

【正常参考值】　黄褐色，婴儿为金黄色或黄绿色。

【临床意义】

1. **黑色**　上消化道出血、服中药、铁剂、活性炭等。
2. **鲜红色**　下消化道出血，如痢疾、痔疮、肛裂、直肠癌等。
3. **灰白色**　胆道阻塞、胆汁缺乏、服用钡剂等。
4. **绿色**　食用大量绿色蔬菜、婴儿消化不良等。
5. **果酱色**　阿米巴痢疾。
6. **灰白色**　胆道梗阻（陶土样便）及行钡餐检查后（排钡）。

（二）性状

【正常参考值】　成形、柱状、软。婴儿便是糊状。

【临床意义】

1. **脓血便**　多见于细菌性痢疾、溃疡性结肠炎、血吸虫病。

2. **黏液便**　见于阿米巴痢疾和细菌性痢疾、急性血吸虫病、结肠癌。

3. **米汤样便**　见于霍乱或副霍乱等。

4. **蛋花样便**　多见于婴儿消化不良。

5. **羊粪样便**　见于痉挛性便秘。

6. **水样便**　见于消化不良、急性肠炎。

（三）显微镜检测

【正常参考值】　无红细胞、虫卵、原虫，偶见少量白细胞或上皮细胞。

【临床意义】

1. **红细胞增多**　多见于消化道出血、肠炎、痢疾、结肠肿瘤、息肉等。

2. **白细胞增多**　常见于过敏性肠炎、肠寄生虫病、细菌性痢疾。

3. **寄生虫卵**　多见于肠道及肝胆寄生虫患者，如蛔虫病等。

二、脑脊液检查

（一）颜色检查

【正常参考值】　脑脊液无色透明。

【临床意义】

1. **红色**　常见于蛛网膜下隙出血、脑出血、硬膜下血肿等。如腰椎穿刺时观察到流出的脑脊液先红色后转无色，为穿刺损伤性出血。

2. **黄色**　见于陈旧性蛛网膜下隙出血及脑出血、包裹性硬膜下血肿、化脓性脑膜炎、脑膜粘连、脑栓塞、椎管梗阻、脑瘤、脊髓肿瘤及严重的结核性脑膜炎；各种原因引起的重症黄疸；心功能不全、含铁血黄素沉着症、胡萝卜素血症、早产儿等。

3. **乳白色**　见于化脓性脑膜炎。

4. **微绿色**　见于绿脓假单胞菌性脑膜炎、甲型链球菌性脑膜炎。

5. **褐色或黑色**　见于中枢神经系统的黑色素瘤、黑色素肉瘤等。

（二）透明度检查

【正常参考值】　清晰透明。

【临床意义】

1. **微混浊**　常见于乙型脑炎、脊髓灰质炎、脑脓肿（未破裂者）。

2. **混浊**　常见于化脓性脑膜炎、结核性脑膜炎等。

3. **毛玻璃状**　常见于结核性脑膜炎等。

4. **凝块**　见于化脓性脑膜炎、脑梅毒、脊髓灰质炎等。

5. **薄膜**　常见于结核性脑膜炎等。

（三）细胞计数

【正常参考值】　成人：$(0 \sim 8) \times 10^6/L$；儿童：$(0 \sim 15) \times 10^6/L$；新生儿：$(0 \sim 30) \times 10^6/L$。

【临床意义】

1. **细胞数明显增高（>200×10⁶/L）** 常见于化脓性脑膜炎、流行性脑脊髓膜炎。

2. **中度增高（<200×10⁶/L）** 常见于结核性脑膜炎。

3. **正常或轻度增高** 常见于病毒性脑膜炎、病毒性脑炎、脑水肿等。

（四）蛋白定性试验

【正常参考值】 定性：阴性。

【临床意义】

1. **脑脊液蛋白明显增高（++ 以上）** 常见于化脓性脑膜炎、结核性脑膜炎、脊髓腔等中枢神经系统恶性肿瘤及其转移癌、脑出血、蛛网膜下隙出血及梗阻等。

2. **脑脊液蛋白轻度增高（+ ～ ++）** 常见于病毒性脑膜炎、霉菌性脑膜性、乙型脑炎、脊髓灰质炎、脑膜血管梅毒、麻痹性痴呆、脑血栓形成等。

（五）葡萄糖半定量试验

【正常参考值】 1 ～ 5 管或 2 ～ 5 管阳性。

【临床意义】

1. **脑脊液葡萄糖增高** 常见于饱餐或静脉注射葡萄糖后、血性脑脊液、糖尿病、脑干急性外伤或中毒、早产儿或新生儿等。

2. **脑脊液葡萄糖降低** 常见于急性化脓性脑膜炎、结核性脑膜炎、霉菌性脑膜炎、神经梅毒、脑瘤、低血糖等。

（六）细菌及寄生虫检查

【正常参考值】 定性：阴性。

【临床意义】 ①脑脊液中有细菌，可见于细菌性脑膜炎。如急性化脓性脑膜炎常由脑膜炎奈瑟菌、肺炎链球菌、溶血性链球菌、葡萄球菌等引起；病程较慢的脑膜炎常由结核杆菌、新型隐球菌等引起。②脑脊液中若发现血吸虫卵或肺吸虫卵等，可诊断为脑型血吸虫病或脑型肺吸虫病等。

（七）细胞分类（DC）

【正常参考值】 红细胞无或少量，淋巴及单核细胞少量，间皮细胞偶见，其他细胞无。

【临床意义】

1. **红细胞增多** 常见于脑出血、蛛网膜下隙出血、脑血栓、硬膜下血肿等。

2. **淋巴细胞增多** 见于结核性脑膜炎、霉菌性脑膜炎、病毒性脑膜炎、麻痹性痴呆、乙型脑炎后期、脊髓灰质炎、脑肿瘤、脑溢血、多发性神经炎。

3. **中性粒细胞增多** 见于化脓性脑膜炎、流行性脑脊髓膜炎、流行性脑炎、脑出血、脑脓肿、结核性脑膜炎恶化期。

4. **嗜酸粒细胞增多** 见于寄生虫性脑病等。

5. **单核细胞增多** 常见于浆液性脑膜炎。

6. **吞噬细胞** 常见于麻痹性痴呆、脑膜炎。

7. **肿瘤细胞** 见于脑、脊髓肿瘤。

8. 白血病细胞　见于中枢神经系统白血病。

（八）压力测定

【正常参考值】　侧卧位成人为 0.78 ~ 1.76kPa（80 ~ 180mmH₂O），儿童为 0.39 ~ 0.98kPa（40 ~ 100mmH₂O），新生儿为 0.098 ~ 0.14kPa（10 ~ 14mmH₂O）。

【临床意义】

1. 压力增高　见于颅内各种炎症性病变如化脓性脑膜炎、结核性脑膜炎、霉菌性脑膜炎、病毒性脑膜炎、乙型脑炎、脊髓灰质炎。颅内非炎症性病变如脑膜血管梅毒、麻痹性痴呆、脑肿瘤、脑脓肿（未破者）、脑出血、蛛网膜下隙出血、硬膜下血肿、硬膜外血肿、颅内静脉窦血栓形成、脑积水、脑损伤、癫痫大发作、铅中毒性脑病等。颅外因素如高血压、动脉硬化、某些眼病、头部局部瘀血或全身瘀血性疾病等。其他因素如咳嗽、喷嚏、压腹、哭泣、深呼吸时等。

2. 压力降低见于　脑脊液循环受阻如枕大区阻塞、脊髓压迫症、脊髓蛛网膜下隙粘连、硬膜下血肿。脑脊液流失过多如颅脑损伤后脑脊液漏、短期内多次放脑脊液、持续性脑室引流。脑脊液分泌减少。不明原因的颅内压降低（低颅压症候群）。穿刺针头不完全在椎管内。

（九）比重测定

【正常参考值】　1.005 ~ 1.009。

【临床意义】　脑脊液比重增高常见于脑系炎症、肿瘤、出血性脑病、尿毒症、糖尿病等。

（十）酸碱度及气体张力测定

【正常参考值】　pH：7.28 ~ 7.32；HCO_3^-:22mmol/L；PO_2：5.3 ~ 5.9kPa；PCO_2：5.9 ~ 6.7kPa。

【临床意义】　①脑膜炎双球菌性脑膜炎、糖尿病昏迷、结核性脑膜炎时，脑脊液 pH 值常减低。②急性脑梗死时，脑脊液 pH 值及 PO_2 降低，而乳酸升高，对判断脑缺氧、代谢和脑血流有帮助。

（十一）蛋白定量

【正常参考值】　腰椎穿刺：0.15 ~ 0.45g/L；脑室穿刺：0.05 ~ 0.15g/1；脑池穿刺：0.10 ~ 0.25g/L。

【临床意义】　①化脓性脑膜炎，流行性脑膜炎蛋白质含量为 3 ~ 6.5g/L；结核性脑膜炎刺激症状期蛋白质含量为 0.3 ~ 2.0g/L，压迫症状期为 1.9 ~ 7g/L，麻痹期为 0.5 ~ 6.5g/L；脑炎蛋白质含量为 0.5 ~ 3.0g/L。②引起脑脊液循环梗阻的疾病，如脊髓蛛网膜炎与脊髓肿瘤等，其蛋白质含量可在 1.0g/L 以上。③脑软化、肿瘤、退行性病变等，脑脊液蛋白可增至 0.25 ~ 0.8g/L。④多发性神经根炎、浆液性脑膜炎、脑脊髓梅毒、麻痹性痴呆、脑出血、脑栓塞、蛛网膜下隙出血、流行性脑炎、脊髓灰质炎等脑脊液蛋白亦增加。

（十二）蛋白电泳

【正常参考值】　前白蛋白：0.03 ~ 0.07；白蛋白：0.51 ~ 0.63；α_1-球蛋白：0.06 ~ 0.08；α_2-球蛋白：0.06 ~ 0.10；β-球蛋白：0.14 ~ 0.19；γ-球蛋白：0.06 ~ 0.10。

【临床意义】

1. **前白蛋白增高** 见舞蹈症、帕金森病、手足徐动症等。前白蛋白减少常见于脑膜炎。

2. **白蛋白增高** 常见脑血管病，如脑梗死、脑出血等；清蛋白减少见于脑外伤急性期。

3. **α1-球蛋白增高** 常见于脑膜炎、脑脊髓灰质炎等。

4. **α2-球蛋白增高** 常见于脑肿瘤、转移癌、胶质瘤等。

5. **β-球蛋白增高** 常见于某些退行性变如帕金森病、外伤后偏瘫等。

6. **γ-球蛋白增高** 常见于脑胶质瘤、重症脑外伤、癫痫、视神经脊髓炎、多发性硬化症、脑部感染、周围神经炎等。

（十三）葡萄糖定量

【正常参考值】 成人：2.8～4.5mmol/L；儿童：3.1～4.4mmol/l；婴儿：3.9～5.0mmol/L。

【临床意义】

1. **脑脊液葡萄糖增高** 常见于饱餐或静脉注射葡萄糖后、血性脑脊液、糖尿病、脑干急性外伤或中毒、早产儿或新生儿等。

2. **脑脊液葡萄糖降低** 常见于急性化脓性脑膜炎、结核性脑膜炎、霉菌性脑膜炎、神经梅毒、脑瘤、低血糖等。

（十四）氯化物测定

【正常参考值】 成人：120～132mmol/L。儿童：111～123mmol/L。婴儿：110～122mmol/L。

【临床意义】

1. **增高** 见于慢性肾功能不全、肾炎、尿毒症、浆液性脑膜炎及生理盐水静脉滴注时。

2. **减低** 见于流行性脑膜炎、化脓性脑膜炎等细菌性脑膜炎，尤其是结核性脑膜炎时最为明显。病毒性脑炎、脑脓肿、脊髓灰质炎、中毒性脑炎、脑肿瘤等，氯化物含量稍低或无显著变化。

（十五）脑脊液酶学测定

【正常参考值】 转氨酶（ALT、AST）约为血清酶活性的1/2；乳酸脱氢酶（LDH）约为血清酶活性的1/10；磷酸肌酸激酶（CPK）低于血清酶活性。

【临床意义】

1. **ALT、AST活性增高** 常见于脑梗死、脑萎缩、急性颅脑损伤、中毒性脑病及中枢神经系统转移癌等。

2. **LDH活性增高** 见于细菌性脑膜炎、脑血管病、脑瘤及脱髓鞘病等有脑组织坏死时。

3. **CPK活性增高** 常见于化脓性脑膜炎、结核性脑膜炎、进行性脑积水、继发癫痫、多发性硬化症、蛛网膜下隙出血、慢性硬膜下水肿、脑供血不足及脑肿瘤等。

（十六）脑脊液免疫球蛋白测定

【正常参考值】 IgG：10～40mg/L；IgA：0～6mg/L；IgM：0～13mg/L；IgE极少量。

【临床意义】

1. **IgG增高** 常见于神经梅毒、化脓性脑膜炎、结核性脑膜炎、病毒性脑膜炎、小舞蹈病、神经系统肿瘤。

2. IgA 增高　常见于化脓性脑膜炎、结核性脑膜炎、病毒性脑膜炎、肿瘤等。

3. IgM 增高　常见于化脓性脑膜炎、病毒性脑膜炎、肿瘤、多发性硬化症等。

4. IgE 增高　常见于脑寄生虫病等。

三、浆膜腔液检查

（一）浆膜腔液量

【正常参考值】　胸膜液 <30ml，腹膜液 <100ml，心包膜液 20～50ml。

【临床意义】　人体的浆膜腔如胸腔、腹腔、心包腔等在正常情况下仅有少量液体，据估计正常成人胸腔液在 20ml 以下，腹腔液 <50ml，心包腔液为 10～30ml，它们在腔内主要起润滑作用，一般不易采集到。在病理情况下则可能有多量液体潴留而形成浆膜腔液这些积液随部位不同而分为胸腔积液（胸水）、腹腔积液、心包腔积液等。区分积液的性质对疾病的诊断和治疗有重要意义。按积液的性质分为漏出液及渗出液两大类，也有学者再将乳糜液另列一类。目前临床迫切要求通过积液检查提供良性或恶性疾患的确切信息。

（二）浆膜腔液颜色及透明

【正常参考值】　清晰，淡黄色。

【临床意义】

1. 红色血性　常见于急性结核性胸、腹膜炎，出血性疾病，恶性肿瘤，穿刺损伤等。

2. 黄色脓性或脓血性　常见于化脓性细菌感染如葡萄球菌性肺炎合并脓胸时。

3. 乳白色　常见于丝虫病、淋巴结结核及肿瘤、肾病变、肝硬化、腹膜癌等。

4. 绿色　见于铜绿假单胞菌感染。

5. 黑色　提示胸膜曲霉菌感染。

6. 黏稠样积液　提示恶性间皮瘤。

7. 漏出液和渗出液　漏出液清晰或微混浊，渗出液多混浊。

8. 含"碎屑"样积液　常见类风湿病变。

9. 混浊性积液　见于结核性胸、腹膜炎，阑尾炎穿孔，肠梗阻等引起的腹膜炎等。

（三）浆膜腔液比重

【临床意义】　<1.018 为漏出液；>1.018 为渗出液。

（四）浆膜腔液细胞计数及分类

【临床意义】

1. 漏出液细胞较少　常 <0.1×10^9/L，以淋巴细胞为主，并有少量间皮细胞。

2. 渗出液细胞较多　常 >0.5×10^9/L，各种细胞增高见于以下几种情况。①中性分叶核粒细胞增多：常见于化脓性渗出液，结核性浆膜炎早期亦可见中性粒细胞增多。②淋巴细胞增多：主要提示慢性疾病，如结核性、梅毒性、肿瘤等渗出液。慢性淋巴细胞性白血病如乳糜性积液时，也可见淋巴细胞增多。③嗜酸粒细胞增多：常见于变态反应和寄生虫病所致的渗出液。多次穿刺刺激、人工气胸、脓胸、手术后积液、肺梗死、充血性心力衰竭、系统性红斑狼疮、霍奇金病、间皮瘤等，均可见嗜酸粒细胞在积液中增多。④组织细胞增多：在炎症情况下，除可出现大量中性粒细胞外，常伴有组织细胞。⑤间皮细胞增多：表示浆膜刺激或受损，在肿瘤性积液时常见明显增多。

（五）浆膜腔液细胞学检查

【临床意义】 在胸腹水中检查肿瘤细胞，对诊断胸、腹腔肿瘤十分必要，其敏感度和特异性均达 90%。肺癌、肝癌、胰腺癌、卵巢癌及原发性间皮细胞瘤、间皮细胞肉瘤等发生转移时，均可在浆膜腔积液中找到其有关的肿瘤细胞。

（六）浆膜腔液蛋白质测定

【临床意义】 ①漏出液蛋白定性（李凡它试验）阴性，定量 <25g/L，常由心功能不全、肾病、肝硬化腹水引起。②渗出液蛋白定性阳性，定量 >40g/L，常见于化脓性、结核性疾患，恶性肿瘤，肝静脉血栓形成综合征等（表 4-3-1）。

表 4-3-1　渗出液与漏出液的鉴别

		渗出液	漏出液
原因		炎性积液：由感染、恶性肿瘤、外伤、变态反应性疾病、结缔组织病等引起	非炎性积液：由血浆渗透压、心力衰竭、肝硬化、静脉瘀血等引起
颜色		红色：急性结核性胸、腹膜炎，恶性肿瘤，出血性疾病，创伤等	常为淡黄色或草绿色
		黄色：化脓性细菌感染	
		乳白色：丝虫病、淋巴结结核及肿瘤等	
		绿色：铜绿假单胞菌感染	
		黑色：胸膜曲霉菌感染	
透明		混浊	清或微混浊
凝固		自然凝固	不易凝固
比重		>1.018	<1.018
蛋白定量		>25g/L	<25g/L
蛋白定性（Rivalta test）		一般为阳性	一般为阴性
葡萄糖定量		一般低于血糖	与血糖类似
细胞计数		$>0.5 \times 10^9/L$	$<0.1 \times 10^9/L$
细胞分类		淋巴细胞增多：慢性炎症	以淋巴细胞为主，偶见间皮细胞
		中性粒细胞增多：急性炎症	
		嗜酸粒细胞增多：过敏状态及寄生虫感染	
		大量红细胞：出血、肿瘤、结核	
		少量红细胞：穿刺损伤	
		肿瘤细胞：恶性肿瘤	
细菌		可见致病菌，如葡萄球菌、链球菌、肺炎球菌、结核杆菌等	无

第四节　肝功能检查

肝功能检查标本采集：空腹静脉采血 4ml，不抗凝送检。

一、蛋白质代谢功能检查

主要是查血清总蛋白（TP）、清蛋白（A）、球蛋白（G）及 A/G 比值。肝是合成蛋白质的主要场所，当肝有病变时，血浆中蛋白质的含量就会发生改变。因此，测定血中蛋白质含量可作为肝疾病的诊断、治疗及预后观察指征。

【正常参考值】　血清总蛋白（TP）60～80g/L，清蛋白（A）40～55g/L，球蛋白（G）20～30g/L，A/G 比值（1.5～2.5）∶1。

【临床意义】

1. **急性肝损伤**　一般无明显变化。

2. **慢性肝病**　如慢性肝炎、肝硬化、肝癌等，清蛋白下降，球蛋白上升。当 A/G 比值 <1.25 时，提示肝功能异常；A/G 比值 <1 时，提示有严重的肝病，预后不良。

3. **肝外疾病**

（1）清蛋白下降：①蛋白质丢失过多，如肾病综合征；②消耗过多，如甲状腺功能亢进、恶性肿瘤等；③摄入不足，如营养不良、慢性胃肠道疾病等。

（2）球蛋白升高：可见于黑热病、亚急性细菌性心内膜炎、系统性红斑狼疮（SLE）等。

二、胆红素代谢功能检查

正常血清中有总胆红素（STB）直接胆红素（结合）和间接胆红素（非结合，不溶水）。

【正常参考值】　总胆红素 2～18μmol/L，直接胆红素 0～6.8μmol/L，间接胆红素 1.7～10.2μmol/L。

【临床意义】　①总胆红素、间接胆红素升高见于溶血性黄疸。②总胆红素、直接胆红素、间接胆红素均升高见于肝细胞性黄疸。③总胆红素、直接胆红素升高见于阻塞性黄疸。

三、酶学检查

肝内有许多作为催化剂的特殊蛋白——酶。患肝病时这些酶便释放出来，通过测定这些酶可作为诊断肝病类型的依据。

（一）血清丙氨酸氨基转移酶（ALT）

此酶旧称 GPT（谷丙转氨酶），广泛存在于肝、心、脑、肾、肠等中，以肝含量最高，当肝损伤时，即有 ALT 升高。

【正常参考值】　<40U/L（37℃）。

【临床意义】　①急性肝炎早期即有 ALT 升高，当 >80U/L 可确诊。②慢性肝炎、肝硬化、肝癌等病时 ALT 可中度升高。③胆管疾病、心肌炎、心肌梗死、脑血管疾病时有 ALT 轻度升高。

（二）血清天门冬氨酸氨基转移酶（AST）

此酶旧称 GOT（谷草转氨酶），以心肌含量最高，其次是肝、肾等，当肝损伤时，即有 AST 升高。

【正常参考值】 <45U/L（37℃）。

【临床意义】 ①急性心脏梗死（AMI）：AST 显著升高且速度快，幅度大。②急性肝炎：AST 也升高，但不如 ALT 显著。③慢性肝炎、肝硬化、肝癌、心肌炎、胆管疾病、胸膜炎、皮肌炎、脑血管疾病等 AST 可轻度升高。

（三）血清碱性磷酸酶（ALP、AKP）

此酶在骨、肝、肾及肠含量较高。

【正常参考值】 连续监测法（37℃）：成人 <150U/L。

【临床意义】 ALP 显著升高，见于肝癌、梗阻性黄疸等，而骨组织病（骨细胞瘤、骨折恢复期、变形性骨炎等）也升高。

（四）γ-谷氨酰转肽酶（γ-GT）

此酶存在于肾、胰、肝、脾等组织中。

【正常参考值】 连续监测法（37℃）：成人 <50U/L。

【临床意义】 在肝癌（原发性或继发性）、梗阻性黄疸时 γ-GT 显著升高，而其他肝病时轻度升高。

四、病毒性肝炎检查

（一）甲型肝炎病毒（HAV）

感染 HAV 后，血清中可出现抗 HAV-IgG 和抗 HAV-IgM 抗体。其中抗 HAV-IgM 的特异性高，早期（发病后 2 周最高）即可出现，一旦出现即可确诊；抗 HAV-IgG 的出现，说明曾感染过 HAV。

（二）乙型肝炎病毒（HBV）检查

有 3 种不同的抗原—抗体系统，即两对半：① HBsAg 和抗 HBs；② HBeAg 和抗 HBe；③抗 HBc。其临床意义如下。

1. **HBsAg（＋）** 说明乙型肝炎感染期。即① HBV 潜伏期；②乙型肝炎急性期；③慢性或迁延性 HBV 活动期；④肝炎后肝硬化或原发性肝癌；⑤无症状 HBsAg 长期携带者。

2. **抗 HBs（＋）** 抗 HBs 是一种保护性抗体，其阳性说明机体有一定免疫力。其意义：①曾患过 HBV；②注射疫苗后，如抗体滴度明显升高，表明免疫效果好；③观察乙型肝炎病程，当抗 HBs 出现，表示疾病处于恢复期，预后好。

3. **抗 HBc（＋）** 说明患者正处于感染期，有传染性。

4. **HBeAg（＋）** 说明血液中有大量病毒，传染性强。如出现 HBsAg（＋）、HBeAg（＋）和抗 HBc（＋）俗称"大三阳"，具有高度的传染性，难以转阴；如出现 HBsAg（＋）、抗 HBe（＋）和抗 HBc（＋）俗称"小三阳"，为急性 HBV 感染者，趋向恢复。

5. **抗 HBe（＋）** 说明病毒在血液中消失，无传染性（表 4-4-1）。

表 4-4-1　HBV 5 项指标检测结果的临床意义

HBsAg	抗 HBs	HBeAg	抗 HBe	抗 HBc	临床意义
−	−	−	−	−	未感染 HBV
−	−	−	−	+	曾感染 HBV，急性感染恢复期
−	−	−	+	+	乙型肝炎恢复期，弱传染性
−	+	−	−	−	HBV 感染恢复或接种乙型肝炎疫苗后
−	+	−	+	+	急性 HBV 感染恢复期
+	−	−	+	+	急性 HBV 感染趋向恢复
+	−	−	−	+	急、慢性乙型肝炎，慢性 HBsAg 携带者
+	−	+	−	+	急性或慢性乙型肝炎，传染性强，HBV 复制活跃
+	−	−	−	−	急性 HBV 感染早期，慢性 HBsAg 携带者
+	−	+	−	−	急性 HBV 感染中期
−	+	−	−	−	急性 HBV 感染恢复期或曾有感染史

（三）丙型肝炎病毒（HCV）检查

HCV 是一种 RNA 病毒，其主要传播途径是血液传播。检测抗 HCV 抗体是临床上诊断 HCV 感染的依据之一。丙型肝炎病毒抗体有 IgM 和 IgG 两种，其临床意义如下。

1．抗 HCV-IgM（＋）　可早期诊断丙型肝炎，它是丙型肝炎敏感性的指标，说明病变处于活动性，传染性强。

2．抗 HCV-IgG（＋）　说明曾经患过丙型肝炎。

（四）丁型肝炎病毒（HDV）检查

丁型肝炎是一种缺陷病毒，需要 HBV 存在才能复制和传播。如 HBsAg（−），可排除 HDV。丁型肝炎病毒抗体分为抗 HDV-IgG 和抗 HDV-IgM，其临床意义如下。

1．抗 HDV-IgM（＋）　可早期诊断 HDV。

2．抗 HDV-IgG（＋）　说明曾经患过丁型肝炎。

（五）戊型肝炎病毒（HEV）检查

HEV 是一种 RNA 病毒，机体感染 HEV 后可产生 IgM 和 IgG 两种抗体。其临床意义如下。

1．抗 HEV—IgM（＋）　可早期诊断 HEV。

2．抗 HEV—IgG（＋）　说明曾经患过戊型肝炎，病变处于恢复期。

第五节　常用生化检查

一、血清钾测定

【正常参考值】　$3.5 \sim 5.5 mmol/L$。

【临床意义】

1．增高　当血 $K^+ > 5.5 mmol/L$ 称高钾血症，高于 $7.5 mmol/L$ 可出现心律失常，甚至心搏骤停。血钾升高常见于：①肾功能不全致少尿、无尿，排钾减少；②严重组织损伤或溶血，红细胞内的钾释放细胞外；③组织缺氧和代谢性酸中毒，大量细胞内的钾移至细胞外；④补钾或摄入过多。

2．减低 当血 K^+ <3.5mmol/L 称低钾血症。血 K^+ <3.0mmol/L 可出现心搏骤停。血钾降低常见于：①摄入不足，如长期禁食者；②丢失过多，如严重呕吐、腹泻、大汗，大量使用排钾利尿药等；③大量输入无钾液体或大量使用胰岛素治疗；④周期性低钾麻痹症。

二、血清钠测定

血清钠是指血清中钠离子浓度。钠离子是细胞外液（如血液）中最多的阳离子，对保持细胞外液容量、调节酸碱平衡、维持正常渗透压和细胞生理功能有重要意义，并参与维持神经－肌肉的正常应激性。细胞外液钠浓度的改变可由水、钠任一含量的变化而引起，所以钠平衡紊乱常伴有水平衡紊乱。水与钠的正常代谢及平衡是维持人体内环境稳定的重要因素。因此，血清钠测定具有重要的临床意义，尤其有助于脱水的治疗。

【正常参考值】 135 ～ 145mmol/L。

【临床意义】

1．血钠升高 临床上较少见，可见于以下几种情况。

（1）严重脱水、大量出汗、高热、烧伤、糖尿病性多尿。

（2）肾上腺皮质功能亢进、原发或继发性醛固酮增多症、脑性高血钠症（脑外伤、脑血管意外及垂体瘤等）。

（3）饮食或治疗不当导致钠盐摄入过多。

2．血钠降低

（1）肾失钠，如肾皮质功能不全、重症肾盂肾炎、糖尿病等。尿钠排出增多，因肾小管严重损伤，再吸收功能减低，尿中钠大量丢失。

（2）胃肠失钠（如胃肠道引流、幽门梗阻、呕吐及腹泻）。

（3）应用抗利尿激素过多。

（4）心力衰竭、肾衰竭、补充水分过多。

（5）高脂血症，由于血清中脂质多，钠浓度下降。

（6）心血管疾病，如充血性心功能不全、急性心肌梗死等可致低钠血症。

（7）脑部疾病如脑炎、脑外伤、脑出血、脑脓肿、脑脊髓膜炎等，因涉及一系列神经体液因素而致血清钠降低。大面积烧伤、创伤、皮肤失钠、出大汗后，体液及钠从创面大量丢失，只补充水而忽略电解质的补充等。

三、血清氯测定

【正常参考值】 96 ～ 108mmol/L。

【临床意义】 同血钠。

四、血清钙测定

【正常参考值】 成人：2.25 ～ 2.75mmol/L；儿童：2.5 ～ 3.0mmol/L。

【临床意义】

1. **升高**　见于甲状旁腺功能亢进症、骨肿瘤、维生素D治疗后、肾上腺皮质功能降低等。

2. **降低**　见于甲状旁腺功能减低、维生素D缺乏症、骨软化症、佝偻病、婴幼儿手足抽搐症、钙吸收不良、急性坏死性胰腺炎、慢性肾功能不全、尿毒症等。

五、血脂检查

血脂是胆固醇（TC）、甘油三酯（TG）、磷脂（PL）和游离脂肪酸（FFA）的总称。

（一）血清总胆固醇（T-ch）测定

【正常参考值】　成人：2.84～5.17mmol/L；儿童：3.1～5.2mmol/L。

【临床意义】

1. **升高**　轻度升高：5.17～6.47mmol/L；高胆固醇症≥6.47mmol/L；严重高胆固醇症≥7.76mmol/L。T-ch升高见于：①长期高脂饮食者；②胆道梗阻，如胆道结石、胰头癌等致胆汁排出减少→T-ch升高；③冠心病、动脉粥样硬化症；④其他，如糖尿病、肾病综合征、甲状腺功能减退症、脂肪肝等。

2. **降低**　见于重症肝病、慢性消耗性疾病、营养不良、甲状腺功能亢进症等。

（二）血清甘油三酯（TG）测定

【正常参考值】　男性：0.45～1.81mmol/L；女性：0.40～1.53mmol/L。

【临床意义】

1. **升高**　边缘性增高：2.3～4.5mmol/L；高甘油三酯血症>4.5mmol/L；胰腺炎高胆危症>11.3mmol/L。

2. **TG升高**　见于①食入过多脂肪；②肝病后释放过多的脂肪；③遗传性家族性高脂血症；④心脑血管疾病，如冠心病、动脉粥样硬化症、脑血栓等；⑤肥胖症、体力活动减少、酗酒后等；⑥其他如肾病综合征、甲状腺功能减退、糖尿病、胰腺炎、妊娠及口服避孕药等。

（三）脂蛋白与载脂蛋白测定

脂质与蛋白质结合成脂蛋白，脂蛋白中的蛋白部分称载脂蛋白（APO）。根据密度不同可分为乳糜微粒（密度最小）、极低密度脂蛋白（VLDL）、低密度脂蛋白（LDL）和高密度脂蛋白（HDL）四类。脂蛋白及载脂蛋白（APO）主要用于心脑血管疾病、高脂蛋白血症或异常脂蛋白血症的诊断。

（四）低密度脂蛋白（LDL-ch）测定

【正常参考值】　2.1～3.1mmol/L。

【临床意义】　低密度脂蛋白是致动脉硬化因子，其含量越高越容易形成动脉硬化症。

（五）高密度脂蛋白（HDL-ch）测定

高密度脂蛋白可除去沉积于血管壁上的胆固醇，因此，高密度脂蛋白是一种保护因子，有抗动脉硬化症的作用。

【正常参考值】　男性：1.14～1.76mmol/L；女性：1.22～1.91mmol/L。

【临床意义】 HDL降低可见于脑血管病、糖尿病、肝炎、肝硬化等；高甘油三酯（TG）血症、肥胖者常常HDL偏低。而吸烟可使HDL降低，少量饮酒、长期体力活动又可使HDL升高。

（六）载脂蛋白（APO）测定

载脂蛋白A_1（$APOA_1$）主要分布于乳糜微粒、HDL中。载脂蛋白B_{100}（$APOB_{100}$）是LDL的主要结构蛋白。因此，$APOA_1$和$APOB_{100}$可间接反映HDL和LDL的含量。

【正常参考值】 $APOA_1$：男性，0.96～1.76g/L；女性，1.03～2.03g/L。$APOB_{100}$：男性，0.43～1.28g/L；女性，0.42～1.12g/L。$APOA_1/APOB_{100}$：1.9±0.4。

【临床意义】 载脂蛋白测定主要用于诊断和预防动脉粥样硬化。$APOA_1$代表HDL水平，$APOB_{100}$代表LDL水平。如果$APOB_{100}$增高，则易发生动脉粥样硬化及冠心病。

六、血淀粉酶测定

淀粉酶是一种水解淀粉、糊精和糖原的水解酶，主要来自胰腺和腮腺。

【正常参考值】 血淀粉酶(AMS)总活性Somogyi法800～1800U/L，染色淀粉法760～1450U/L。

【临床意义】

1. AMS活性增高

（1）胰腺炎：急性胰腺炎AMS活性一般于发病6～12小时开始增高，12～72小时达到峰值，3～5天恢复正常，增高越明显其损伤越严重。灵敏度为70%～95%，特异性为33%～34%。

（2）胰腺癌。

（3）非胰腺疾病：腮腺炎、消化性溃疡穿孔、上腹部手术、机械性肠梗阻、胆管梗阻、急性胆囊炎等。

2. AMS活性降低 多由于胰腺组织严重破坏或肿瘤压迫时间过长。

（王娟利）

【思考题】

1. 简述白细胞的分类及正常值。

2. 简述测量网织红细胞的临床意义。

3. 肝功能检查有哪几项？

4. 蛋白尿常见的原因有哪些？

5. 简述漏出液与渗出液的区别。

6. 简述乙肝三系的临床意义。

第二篇 内科学基础

第一章 呼吸系统疾病

呼吸系统直接与外界相通，各种病原微生物、有害气体、粉尘、蛋白变应原等均可进入呼吸道和肺部，在呼吸系统防御功能下降时，有可能造成呼吸系统的损伤，引发各种疾病。据2006年全国部分城市及农村调查显示，呼吸系统疾病（不包括肺癌）在城市的死亡病因中占第四位（13.1%），在农村占第三位（16.4%）。因病因复杂，引起呼吸系统疾病的种类繁多。目前，呼吸系统疾病已成为危害人民健康和生命的常见病、多发病。主要病种有急性呼吸道感染、慢性阻塞性肺病（COPD）、支气管哮喘、慢性肺源性心脏病、各类肺炎、肺结核和呼吸衰竭等。

呼吸系统疾病常见的症状主要有咳嗽、咳痰、咯血、呼吸困难或气促、胸痛等。主要辅助检查包括血液检查、痰液检查、影像学检查、纤维支气管镜和胸腔镜检查、呼吸功能测定、放射性核素扫描及肺活体组织检查等。

呼吸系统疾病重在预防，首先应注意环境保护，减少大气污染；其次要大力宣传戒烟，改变不良生活习惯。此外，坚持锻炼身体，提高抗病能力也十分重要。

第一节 急性上呼吸道感染

急性上呼吸道感染（acute upper respiratory tract infection），简称上感，是指包括鼻腔、咽或喉部急性炎症的总称，是最常见的呼吸道传染性疾病。主要病原体为病毒，少数是细菌。通常病情较轻、病程短、可自愈，预后良好。但发病率高，影响工作和生活，甚至可出现严重并发症，故应积极防治。

急性上呼吸道感染有 70%～80% 由病毒引起，常见有鼻病毒、流感和副流感病毒、腺病毒、呼吸道合胞病毒、埃可病毒和柯萨奇病毒等。另有 20%～30% 上感由细菌引起，可单纯发生或继发于病毒感染之后，致病菌以溶血性链球菌最为多见，其次为肺炎链球菌、流感嗜血杆菌和葡萄球菌等，偶见革兰氏阴性杆菌。机体接触病原体后是否发病，取决于传播途径和人群易感性。本病多发于冬、春季节，受凉、淋雨、气候突变、过度劳累等常可诱发。年老体弱和免疫功能低下或原有慢性鼻窦炎、扁桃体炎者更易发病。

【临床表现】 主要有以下几种类型。

1. 普通感冒 俗称"伤风"，又称急性鼻炎。起病较急，主要表现为鼻塞、打喷嚏、流清水样鼻涕，也可表现为咽干、咽痒或烧灼感。2～3 天后鼻涕变稠，可伴咽痛、头痛、味觉迟钝、呼吸不畅等，有时由于咽鼓管炎致听力减退。可有轻度发热、畏寒等。体检可见鼻黏膜充血、水肿、有分泌物，咽部可为轻度充血，胸部检查无阳性体征。无并发症者，一般 5～7 天可痊愈。

2. **急性病毒性咽炎和喉炎** 咽炎多由鼻病毒、腺病毒、流感病毒、呼吸道合胞病毒等引起。主要表现为咽痒和灼热感，咽痛不明显。急性喉炎多为流感病毒、副流感病毒及腺病毒等引起，以声音嘶哑、发热、咳嗽、咽喉疼痛为主要表现。体检可见喉部充血、水肿，局部淋巴结轻度肿大和触痛。

3. **急性疱疹性咽峡炎** 多由柯萨奇病毒A引起，以明显咽痛、发热为主要表现。查体可见咽部充血，软腭、咽及扁桃体表面有灰白色疱疹或浅表溃疡。常发于夏季，多见于儿童。病程约为1周。

4. **急性咽扁桃体炎** 多由溶血性链球菌、肺炎链球菌、葡萄球菌等引起。起病急，以咽痛、畏寒、发热为主要表现，体温可达39℃以上。查体可见咽部明显充血，扁桃体肿大，表面可有黄色脓性分泌物。颌下淋巴结可出现肿大、压痛。

【辅助检查】

1. **血液检查** 外周血白细胞计数多正常或偏低，分类淋巴细胞比例升高。细菌感染时可有白细胞计数与中性粒细胞增多和核左移现象。

2. **病原学检查** 可用免疫荧光法、酶联免疫吸附法、病毒分离鉴定等方法确定病毒的类型。细菌培养和药物敏感试验可指导临床用药。

【诊断】 根据病史、流行情况、鼻咽部的症状和体征，结合周围血象和胸部X线检查临床诊断不难。一般无须病因诊断，但须与过敏性鼻炎、流行性感冒、急性气管、支气管炎等疾病相鉴别。

【治疗】 因目前尚无特效抗病毒药物，故以对症治疗为主。嘱患者注意休息、多饮水、保持室内空气流通、吸烟者应戒烟，补充足量维生素C等。另外，需防治继发细菌感染。

1. **对症治疗** 有鼻塞、流涕、咽干等症状者应给予伪麻黄碱治疗以减轻鼻咽部充血，亦可局部应用滴鼻剂。有发热、头痛者可应用解热镇痛类药物如阿司匹林等。

2. **抗菌药物治疗** 未合并细菌感染者无须使用抗菌药物。但如有白细胞升高、咳嗽、咳黄色脓痰等细菌感染证据，可选用青霉素、头孢菌素、大环内酯类或喹诺酮类抗感染药治疗。

3. **抗病毒药物治疗** 不应滥用，无发热而免疫功能正常者不必常规应用。利巴韦林和奥司他韦等抗病毒谱较广，对流感病毒、副流感病毒和呼吸道合胞病毒等有较强的抑制作用，合理使用可缩短病程。

4. **中药治疗** 根据风寒感冒、风热感冒选用不同的药物辨证治疗。小柴胡冲剂、板蓝根冲剂、银翘解毒片等应用较为广泛，有助于改善症状，缩短病程。

【预防】 加强锻炼，增强体质，避免受凉和过度劳累。年老体弱易感者尤应注意加强防护。

第二节 慢性支气管炎

慢性支气管炎（chronic bronchitis），简称慢支，是气管、支气管黏膜及其周围组织的慢性非特异性炎症。临床上以咳嗽、咳痰或伴有喘息及反复发作的慢性过程为特征。慢支为呼吸系统最常见疾病之一，尤其以老年人多见，我国患病率约为3.2%，而50岁以上者则可高达15%。此外，慢性支气管炎如不积极控制，可逐渐发展为慢性阻塞性肺病、肺源性心脏病，严重危害人们健康，故应加以积极防治。

【病因】　病因较为复杂，目前尚未完全清楚，认为可能是多种因素长期相互作用的结果。

1. 外因

(1)大气污染：如刺激性烟雾、粉尘、刺激性气体(二氧化硫、二氧化氮、氯气、臭氧)等。

(2)吸烟：诸多研究资料均表明吸烟与慢性支气管炎的发生密切相关。吸烟者慢性支气管炎的患病率比不吸烟者高 2 ~ 8 倍，且吸烟时间越长、吸烟量越大，发病率也越高。

上述因素可损伤气道上皮细胞，使纤毛清除能力降低，同时使副交感神经功能亢进，支气管平滑肌收缩，黏液分泌增加，从而有利于细菌入侵。

(3)感染因素：感染是慢性支气管炎发生发展的重要因素。病毒感染以流感病毒、鼻病毒、腺病毒和呼吸道合胞病毒常见。细菌感染常继发于病毒感染，常见病原体为肺炎链球菌、流感嗜血杆菌、葡萄球菌等。上述感染造成气管、支气管黏膜的损伤和慢性炎症。

(4)其他因素：如寒冷空气可以刺激腺体增生，黏液分泌增加，黏膜血管收缩，使局部血循环出现障碍，有利于感染的发生。

2. 内因

(1)自主神经功能失调：患者多存在副交感神经功能亢进，呼吸道分泌物增加，易感染。

(2)呼吸道局部防御和免疫功能下降：多见于老年人。

【临床表现】

1. 症状　起病缓慢，病程长，迁延不愈，反复发作而逐渐加重。主要症状为咳嗽、咳痰，或伴有喘息。多发于冬、春寒冷季节。

(1)咳嗽：一般发生于晨间，睡眠时可有阵咳或排痰。

(2)咳痰：多为白色黏液和浆液性泡沫样痰，患者清晨排痰较多，起床后或体位变动可刺激排痰。偶可痰中带血丝。

(3)喘息或气促：部分患者可伴有明显喘息或气促，需与支气管哮喘鉴别。

2. 体征　早期多无异常。急性发作期可在背部或两下肺闻及干、湿啰音，咳嗽后可减少或消失。喘息型者可闻及广泛哮鸣音伴呼气延长。

【辅助检查】

1. X 线检查　早期可无异常。晚期表现为肺纹理增粗、紊乱，呈网状或条索状、斑点状阴影，以双下肺野明显。

2. 呼吸功能检查　早期无异常。晚期出现不同程度通气功能下降。

3. 血液检查　细菌感染时可出现白细胞总数和 /(或)中性粒细胞增高。

4. 痰液检查　涂片或培养可能检出致病菌。

【诊断】

1. 诊断标准　咳嗽、咳痰，或伴有喘息，每年发病持续 3 个月，并连续 2 年或 2 年以上，并排除引起慢性咳嗽、咳痰、喘息症状的其他疾病 (如肺结核、心功能不全、支气管扩张、支气管哮喘和肺癌等)。

2. 分型　可分为单纯型和喘息型两型，仅有咳嗽、咳痰症状者为单纯型；喘息型者除有咳嗽、咳痰外尚有喘息，伴有哮鸣音。

3. 分期　按病情进展可分为三期。

(1)急性发作期：指在 1 周内出现脓性或黏液脓性痰，痰量明显增加，或伴有发热等炎症表现，或"咳""痰""喘"等症状任何一项明显加剧。

（2）慢性迁延期：指有不同程度的"咳""痰""喘"症状迁延 1 个月以上者。

（3）临床缓解期：经治疗或自然缓解，症状基本消失或偶有轻微咳嗽，少量痰液，保持 2 个月以上者。

本病需与咳嗽变异型哮喘、肺结核、支气管肺癌、支气管扩张等疾病相鉴别。

【治疗】 治疗原则：去除病因、控制感染、祛痰镇咳，但应根据不同的分型与分期制定合理的治疗方案。

1. 急性加重期和慢性迁延期

（1）控制感染：最为重要。可根据痰培养和药敏实验选择合适抗菌药物。轻症者可用喹诺酮类、大环类酯类、β 内酰胺类或磺胺类口服，如左氧氟沙星 0.4g，每日 1 次；罗红霉素 0.3g，每日 2 次；阿莫西林 2 ~ 4g/d，分 2 ~ 4 次口服。病情严重时则静脉应用青霉素或头孢类抗感染药。

（2）镇咳、祛痰：干咳为主者可用镇咳药物，如右美沙芬等。痰多且较黏稠者可选用溴己新 8 ~ 16mg，每日 3 次；盐酸氨溴索 30mg，每日 3 次。

（3）解痉、平喘：喘息型可用氨茶碱 0.1g，每日 3 次，或用茶碱控释药，或长效 β$_2$ 激动药加糖皮质激素吸入。

2. 缓解期治疗 戒烟、避免有害气体和其他有害颗粒的吸入。增强体质，预防感冒，也可试用免疫调节药或中医中药，如胸腺素等。

第三节 慢性阻塞性肺疾病

慢性阻塞性肺疾病（chronic obstructive pulmonary disease，COPD）是一组以气流受限为特征的慢性肺部疾病，气流受限不完全可逆，呈进行性发展。COPD 与慢性支气管炎、阻塞性肺气肿关系密切，一般认为慢性支气管炎、阻塞性肺气肿患者在肺功能检查出现气流受限且不能完全可逆时可诊断为 COPD。

COPD 是常见病和多发病，调查资料显示：我国 15 岁以上人群患病率为 3%，病死率也居高不下。COPD 造成巨大的社会和经济负担，世界卫生组织（WHO）估计，至 2020 年 COPD 将成为世界疾病经济负担的第 5 位。

【病因】 其确切的病因未完全明了，可能与下列因素有关。

1. 吸烟 研究表明烟龄越长，吸烟量越大，COPD 患病率越高。烟草中含焦油、尼古丁等化学物质，可损伤气道上皮细胞，促使支气管黏液腺和杯状细胞增生，黏液分泌增多，使气道净化能力下降。此外，吸烟还使氧自由基增多，诱导中性粒细胞释放蛋白酶，破坏肺弹力纤维，诱发肺气肿。

2. 空气污染 大气中的有害气体如二氧化硫、二氧化氮等均可损伤气道黏膜上皮细胞，使纤毛清除功能下降，黏液分泌增加，为细菌感染创造了条件。

3. 感染因素 与慢性支气管炎类似，感染亦是 COPD 发生发展的重要因素之一。

4. 蛋白酶－抗蛋白酶失衡 蛋白水解酶对组织有损伤、破坏作用；抗蛋白酶则对其具有抑制功能。蛋白酶增多或抗蛋白酶不足均可导致肺组织结构破坏出现肺气肿。吸入有害气体可以导致蛋白酶产生增多或活性增强，而抗蛋白酶产生减少或灭活加快，造成蛋白酶－抗蛋白酶失衡；吸烟还可以降低抗蛋白酶的活性。

5. **炎症机制** 研究表明慢性炎症是 COPD 的特征性改变，中性粒细胞、巨噬细胞、T 淋巴细胞等炎症细胞均参与了 COPD 发病过程。

【临床表现】

1. **症状** 起病缓慢、病程较长。主要症状如下。

（1）咳嗽：常为首发症状，随病程发展逐渐加重。常晨间咳嗽明显，夜间有阵咳或排痰。

（2）咳痰：一般为白色黏液或浆液性泡沫样痰，清晨排痰较多，偶可带血丝。合并细菌感染时痰量明显增多，可为脓性痰。

（3）气促或呼吸困难：早期在劳力时出现，随病情发展而逐渐加重，患者在日常活动甚至休息时也感到气短，此为 COPD 的标志性症状。

（4）胸闷和喘息：部分患者特别是重度患者或急性加重时可出现。

（5）其他：晚期可有食欲减退、体重下降等。

2. **体征** 早期不明显，随疾病进展出现以下体征。

（1）视诊：桶状胸、呼吸变浅，频率增快，严重者可有缩唇呼吸等。

（2）触诊：双侧语颤减弱。

（3）叩诊：肺部为过清音，心浊音界缩小，肺下界和肝浊音界下移。

（4）听诊：呼吸音减低，呼气延长，可闻及干性啰音，两肺底可有湿性啰音。

【辅助检查】

1. **肺功能检查** 是判断气流受限的主要客观指标，对 COPD 诊断、严重程度评价、疾病进展、预后及指导治疗均有重要意义。第一秒用力呼气容积占用力肺活量百分比（FEV_1/FVC）是评价气流受限的一项敏感指标。其中第一秒用力呼气容积占预计值百分比（FEV_1%预计值），是评估 COPD 严重程度的良好指标。吸入支气管舒张药后 $FEV_1/FVC<70\%$ 及 $FEV_1<80\%$预计值者，可确定为不能完全可逆的气流受限。

2. **胸部 X 线检查** 早期可无明显异常，以后可出现肺纹理增粗、紊乱、肺气肿等改变。

3. **动脉血气检查** 对判断有无低氧血症、高碳酸血症、酸碱平衡失调、呼吸衰竭的类型有重要价值。

4. **其他** 合并细菌感染时，外周血白细胞增高，可出现核左移。痰培养可能检出肺炎链球菌、流感嗜血杆菌等病原菌。

【诊断】 根据吸烟等病史、临床症状、体征及肺功能等检查综合分析而确定。不完全可逆的气流受限是 COPD 诊断的必备条件。吸入支气管舒张药后，$FEV_1/FVC<70\%$ 及 $FEV_1<80\%$预计值可确定为不完全可逆性气流受限。

本病需与支气管哮喘、支气管扩张、肺结核、支气管肺癌、慢性心力衰竭等疾病相鉴别。

【治疗】

1. **急性加重期治疗**

（1）控制性吸氧：一般采用低流量（1 ~ 2L/min），吸入氧浓度为25% ~ 30%，应避免吸入氧浓度过高而引起二氧化碳潴留。

（2）合理使用抗感染药：合并感染时，应根据病原菌类型及药物敏感情况选用抗感染药治疗，如给予 β 内酰胺类 / β 内酰胺酶抑制药；第二、三代头孢菌素、大环内酯类或喹诺酮类药物。

（3）支气管舒张药：短效 β_2 肾上腺素受体激动药，如沙丁胺醇气雾剂吸入。抗胆碱能药，如异丙托溴铵气雾剂吸入。茶碱类，如茶碱缓释片或控释片，0.2g，每 12 小时 1 次；氨茶碱 0.1g，每日 3 次。

（4）糖皮质激素：急性加重期患者可考虑口服泼尼松龙 30 ~ 40mg/d，也可静脉给予甲泼尼龙 40 ~ 80mg，每日 1 次，连续 5 ~ 7 天。

（5）其他：补充液体和营养、积极排痰等。如出现呼吸衰竭、心力衰竭时的治疗参阅有关章节。

2. 稳定期治疗　目的是减轻症状，阻止肺功能进一步下降，改善生活质量，降低病死率。

（1）教育和劝导患者戒烟，控制职业性或环境污染。

（2）支气管舒张药：包括短期按需应用以暂时缓解症状，以及长期规则应用以减轻症状。

（3）糖皮质激素：对重度和极重度患者或反复发作的患者，长期吸入糖皮质激素，可增加运动耐量、减少发作频率、提高生活质量，甚至可能使肺功能得到一定程度的改善。

（4）长期家庭氧疗：可望提高生活质量和生存率。对血流动力学、肺功能和精神状态均会产生有益的影响。一般用鼻导管吸氧，氧流量为 1.0 ~ 2.0L/min，吸氧时间每日 10 ~ 15 小时，长期坚持方可获益。

（5）其他：如教会患者呼吸肌锻炼，营养支持等。

第四节　慢性肺源性心脏病

慢性肺源性心脏病，又称慢性肺心病，是由支气管－肺组织、胸廓、肺血管等慢性病变引起肺组织结构和（或）功能异常，产生肺血管阻力增加，肺动脉高压，右心室肥厚、扩大，伴或不伴右心室功能衰竭的心脏疾病。本病为呼吸系统的常见病、多发病，我国居民患病率在 4.4% 左右，随年龄增长而增高。北方高于南方地区，农村高于城市，吸烟者明显高于不吸烟者，但男女无明显差异。

【病因】　其病因有以下几点。

1. 支气管、肺疾病　以 COPD 最为多见，占 80% ~ 90%，其次为支气管哮喘、支气管扩张、重症肺结核、间质性肺炎、尘肺、结节病等。

2. 胸廓运动障碍性疾病　较少见。严重的脊椎后凸、侧凸、脊椎结核、类风湿关节炎、严重胸廓或脊椎畸形，以及神经肌肉疾患如脊髓灰质炎等。

3. 肺血管疾病　少见。如各种病因所致的肺小动脉炎、原发性肺动脉高压等，均可引起肺动脉狭窄、阻塞，导致肺血管阻力增加、肺动脉高压和右心室负荷加重，最终发展成为慢性肺心病。

4. 其他　如睡眠呼吸暂停低通气综合征等也可引起肺血管收缩，出现肺动脉高压，发展成慢性肺心病。

【发病机制】　肺心病的发生是一个长期而复杂的过程，导致右心室肥厚、扩大的因素很多，但先决条件是肺血管阻力增加，产生肺动脉高压。发病机制如下。

1. 肺动脉高压的形成

（1）肺血管阻力增加的功能性因素：缺氧、二氧化碳潴留和呼吸性酸中毒使肺血管收缩、痉挛，是肺动脉高压形成最重要的因素。

（2）肺血管阻力增加的解剖学因素：如肺小动脉慢性炎症导致管壁增厚、管腔狭窄，甚至闭塞；慢性缺氧使肺血管收缩，管壁张力增高，直接刺激管壁平滑肌细胞、胶原纤维增生；肺气肿时肺泡内压力不断增高，压迫肺泡毛细血管，甚至肺泡壁破裂造成肺泡毛细血管床减损超过 70% 时，肺循环阻力增大，出现不可逆转的肺动脉高压。

（3）血液黏稠度增加和血容量增多：慢性缺氧刺激骨髓造血导致继发性红细胞增多，血液黏稠度增加。同时缺氧使肾小动脉收缩，肾血流量减少，还可导致继发性醛固酮增多，进一步加重水、钠潴留。

2. 心肌受损和心力衰竭 在肺循环阻力增加、肺动脉高压早期，机体为克服肺动脉压升高的阻力而发生右心室肥厚以代偿。但随着病情的进展，肺动脉压持续升高，超过右心室的代偿能力，右心室舒张期末压逐渐增高，促使右心室扩大；同时慢性缺氧、感染时细菌毒素、电解质紊乱等均可直接损害心肌，从而逐渐出现右心室功能衰竭。

3. 其他重要器官的损伤 除心脏外，缺氧和二氧化碳潴留可引起脑、肝、肾、内分泌系统等多器官功能损伤。

【临床表现】 本病发展缓慢，病程较长，除原发病表现外主要是逐渐出现心、肺功能衰竭。按肺、心功能情况分为代偿期与失代偿期。

1. 肺、心功能代偿期（包括缓解期） 主要是 COPD 等原发病的表现。此期可有肺动脉高压、右心室肥厚，但无右侧心力衰竭。

（1）症状：慢性咳嗽、咳痰、活动后心悸、气促等。

（2）体征：主要是肺气肿的体征，如桶状胸、肋间隙增宽、剑突下心脏搏动增强，叩诊肺部过清音，偶有干、湿性啰音，听诊心音低弱而遥远，肺动脉瓣区第二心音亢进，三尖瓣区可出现收缩期杂音。

2. 肺、心功能失代偿期（包括急性加重期） 本期主要是呼吸衰竭伴或不伴心力衰竭表现。

（1）呼吸衰竭：① 症状：呼吸困难、失眠、食欲缺乏，甚至出现表情淡漠、谵妄等精神神经症状。② 体征：皮肤潮红、多汗，明显发绀，球结膜充血、水肿等，严重时可有视盘水肿，腱反射可减弱或消失，甚至出现病理反射。

（2）右侧心力衰竭：① 症状：呼吸困难更加明显，腹胀、食欲缺乏、恶心、呕吐等。② 体征：下肢甚至全身水肿，颈静脉充盈、怒张，肝颈静脉回流征阳性，心率增快，可出现心律失常，剑突下可闻及收缩期杂音，肝大伴压痛。

【辅助检查】

1. X 线检查 除原有肺部基础疾病及急性肺部感染的征象外，出现肺动脉高压时可有：右下肺动脉干扩张，其横径 ≥ 15mm；其横径与气管横径比值 ≥ 1.07；肺动脉段明显突出或其高度 ≥ 3mm；右心室增大征等表现，为诊断慢性肺心病的主要依据。

2. 心电图检查 主要为右心室肥大改变，如电轴右偏、重度顺钟向转位、$RV_1 + SV_5 ≥ 1.05mV$ 及肺型 P 波。可作为诊断慢性肺心病的参考条件。

3. 超声心动图检查 右心室流出道内径增宽（≥ 30mm）、右心室内径增宽（≥ 20mm）、右肺动脉内径或肺动脉干及右心房增大等。出现以上指标可诊断为慢性肺心病。

4. 动脉血气分析 失代偿期可出现低氧血症或合并高碳酸血症，当 $PaCO_2 < 60mmHg$ 或（和）$PaCO_2 > 50mmHg$ 时，提示已发生呼吸衰竭。

5. 血液检查 红细胞及血红蛋白多升高，合并呼吸道感染时白细胞总数、中性粒细胞增高。部分患者可出现肝、肾功能损伤。血清钾、钠、氯、钙、镁可出现改变。

【诊断】 根据原有慢性支气管炎、肺气肿、胸廓或肺血管病等病史，逐渐出现右心室增大、右心功能不全的相关症状和体征，如咳嗽、呼吸困难、颈静脉怒张、肝大伴压痛、肝颈静脉反流征阳性、下肢水肿等，结合胸部 X 线片、心电图、超声心动图等，可以做出诊断。本病需与冠状动脉粥样硬化性心脏病、风湿性心脏瓣膜病、原发性心肌病等相鉴别。

【治疗】

1. 肺、心功能失代偿期（包括急性加重期）

(1) 控制感染：是最主要的措施，也是治疗的关键所在。根据感染的环境及痰培养加药敏试验选择抗感染药，常用的有青霉素类、头孢菌素类、氨基糖苷类、喹诺酮类。

(2) 畅通呼吸道：及时清除痰液，解除支气管痉挛。

(3) 纠正缺氧和二氧化碳潴留：吸氧时需根据呼吸衰竭的类型选择合适的氧气流量和氧气浓度。

(4) 控制心力衰竭：可根据病情选用利尿药、强心药和血管扩张药。

1) 利尿药：是心力衰竭治疗中最常用的药物，通过减轻心脏的容量负荷而起作用。电解质紊乱如低钾血症是长期使用利尿药最容易出现的不良反应，故应注意小剂量、短期、间歇使用。常用药物有氢氯噻嗪（双氢克尿塞）、呋塞米（速尿）、螺内酯（安体舒通）。

2) 强心药：以洋地黄类药物为代表。常用的洋地黄制剂有地高辛、洋地黄毒苷及毛花苷 C（西地兰）、毒毛花苷 K 等。由于慢性肺心病患者多有慢性缺氧、感染、电解质紊乱等，对洋地黄类药物的疗效和耐受性均较差，使用时应遵循以下原则：①剂量宜小，为常规剂量的 1/3 ~ 1/2。②采用作用快、排泄快的药物，如毛花苷 C 或毒毛花苷 K 缓慢静脉注射。也可每日口服地高辛 0.25mg。

3) 血管扩张药：钙通道阻滞药和 ACE 抑制药可通过扩张肺小动脉，降低肺动脉压而起治疗作用。α 受体阻滞药如酚妥拉明、硝酸酯类制剂也较常使用。

(5) 控制心律失常：部分患者经上述治疗，心律失常可自行消失。必要时，使用抗心律失常药物，但禁忌使用 β₂ 受体阻滞药，因可引起支气管痉挛而加重病情。

(6) 纠正水、电解质、酸碱失衡紊乱。

(7) 防治各种并发症：如肺性脑病、消化道出血、休克、弥散性血管内凝血（DIC）等。

2. 肺、心功能代偿期（包括缓解期） 基本同 COPD，应采用中西医结合的综合措施，包括加强呼吸肌锻炼、增强患者的免疫功能、提高机体抵抗力、长期家庭氧疗、使用扶正固本中药等。

第五节　呼吸衰竭

呼吸衰竭（respiratory failure），是指各种原因引起的肺通气和（或）换气功能严重障碍，以致在静息状态下也不能维持足够的气体交换，导致低氧血症伴（或不伴）高碳酸血症，进而引起一系列病理生理改变和相应临床表现的综合征。其诊断标准为：在海平面、静息状态、呼吸空气条件下，动脉血氧分压（PaO_2）<60mmHg，伴或不伴二氧化碳分压（$PaCO_2$）>50mmHg，并排除心内解剖分流和原发于心排血量降低等因素。

呼吸衰竭有以下 3 种分类方法：①按动脉血气分析可分为 I 型呼吸衰竭（低氧血症不伴高碳酸血症）和 II 型呼吸衰竭（低氧血症伴高碳酸血症）两大类；②按起病急缓又可分为急性呼

吸衰竭和慢性呼吸衰竭两类；③按发病机制又可分为泵衰竭和肺衰竭。

【病因】 肺通气和肺换气的任何一个环节出现病变，均可能导致呼吸衰竭。其病因为：① 呼吸道阻塞性病变，如慢性阻塞性肺疾病、重症哮喘等。② 肺组织疾病，如大面积肺炎、严重肺结核、肺气肿、弥漫性肺纤维化、尘肺等。③ 血管疾病，如肺血管炎和复发性血栓栓塞。④ 胸壁及胸膜疾病，如脊柱畸形、胸腔积液、气胸、胸膜肥厚等。⑤ 神经肌肉系统疾病，如脑血管病、脑炎、颅脑外伤、脊髓灰质炎、重症肌无力等。

【发病机制】 肺通气不足、肺通气/血流比例失调、弥散障碍和氧耗量增加是导致呼吸衰竭的主要机制。

1. **肺通气不足** 正常成人肺泡通气量约为 4L/min，肺泡通气量减少会引起 PaO_2 下降和 $PaCO_2$ 上升，从而引起缺氧和二氧化碳潴留。

2. **弥散障碍** 系指氧、二氧化碳等气体通过肺泡膜进行交换的物理弥散过程发生障碍。由于氧的弥散能力仅为二氧化碳的 1/20，故弥散障碍时，出现低氧血症为主。

3. **通气/血流比例失调** 血液流经肺泡时，能否得到足够的氧和充分排出二氧化碳，还依赖于正常的通气/血流比例。正常情况下，通气/血流比值约为 0.8。病理情况下，如肺炎、肺不张、肺水肿等引起的肺泡通气不足时，出现通气/血流比<0.8，部分静脉血未经氧合或未经充分氧合，形成肺动-静脉样分流或功能性分流；病变部位如血流减少，通气/血流比值>0.8，吸入的气体不能与血液进行有效的交换，即肺泡通气不能被充分利用，故称无效腔样通气。通气/血流比例失调通常仅有低氧血症，而无二氧化碳潴留。

4. **氧耗量增加** 发热、寒战、呼吸困难和抽搐均增加氧耗量，正常人可通过增加通气量防止缺氧的发生，但如患者已有通气功能障碍，则可出现严重的低氧血症。

一、急性呼吸衰竭

【临床表现】

1. **呼吸困难** 是呼吸衰竭最早出现的症状。可表现为频率、节律和幅度的改变。

2. **发绀** 是缺氧的典型表现。当 SaO_2<90% 时，可出现发绀。

3. **循环系统表现** 多数患者可有心动过速、心律失常、血压下降，甚至心脏停搏。

4. **消化系统表现** 食欲缺乏、消化不良，甚至胃肠道黏膜糜烂、溃疡或上消化道出血。部分患者可出现丙氨酸氨基转移酶升高。

5. **泌尿系统表现** 可表现为蛋白尿、血尿和管型尿。部分患者可出现血尿素氮升高。

6. **精神神经症状** 可表现为精神错乱、躁狂、抽搐，甚至昏迷等。也可出现嗜睡、表情淡漠。

【诊断】 呼吸衰竭的诊断主要依靠血气分析。肺功能、胸部 X 线片等检查对于明确原因十分重要。

【治疗】 呼吸衰竭的治疗原则：通畅呼吸道，纠正缺氧和改善通气，支持治疗和病因治疗。

1. **通畅呼吸道** 是最基本、最重要的治疗措施。如支气管痉挛时使用支气管扩张药物，可选用 β_2 肾上腺素受体激动药、糖皮质激素或茶碱类药物；清除气道内分泌物及异物；必要时可行气管插管或气管切开。

2. **氧疗** 立即采用鼻导管、鼻塞或面罩给氧，使 PaO_2 迅速提高到 60mmHg 以上。

3. **增加通气量，改善二氧化碳潴留**

(1) 呼吸兴奋药：在气道通畅的前提下，适当应用多沙普仑等呼吸兴奋药，以增加通气量。

(2) 机械通气：当出现严重的通气和（或）换气功能障碍时，以人工辅助通气装置（呼吸机）来改善通气和（或）换气功能。

4. 病因治疗 针对不同病因采取相应的治疗措施，是治疗的根本所在。

5. 支持疗法 纠正水、电解质紊乱和酸碱平衡紊乱，供给充足的热量及营养。

二、慢性呼吸衰竭

【临床表现】 与急性呼吸衰竭基本相似，但以下几个方面有所不同。

1. 呼吸困难 轻者呼吸费力伴呼气延长；重则呼吸浅快，可表现为点头或提肩样呼吸；出现二氧化碳麻醉时则呈浅慢呼吸、潮式呼吸，甚至间停呼吸。

2. 精神神经症状 慢性缺氧多表现为记忆力减退，智力和定向力障碍。二氧化碳潴留时，随 $PaCO_2$ 升高可出现先兴奋后抑制表现，严重时发生肺性脑病，表现为神志淡漠、肌肉震颤、抽搐、嗜睡，甚至昏迷等。

3. 循环系统表现 二氧化碳潴留可引起皮肤温暖多汗、血压升高、心排血量增多而致脉搏洪大、心率加快、搏动性头痛等。严重缺氧则可引起心律失常、血压下降，甚至周围循环衰竭。

【诊断】 慢性呼吸衰竭的血气分析诊断标准同急性呼吸衰竭。

【治疗】 与急性呼吸衰竭大致相同，包括积极治疗原发病、保持气道通畅、合理氧疗、增加通气量等。

1. 保持呼吸道通畅 应及时清除气道内分泌物及异物，选用 β_2 肾上腺素受体激动药、糖皮质激素或茶碱类药物以舒张支气管。

2. 氧疗 Ⅰ型呼吸衰竭可吸入较高浓度氧气（35% 以上），而Ⅱ型呼吸衰竭则必须低浓度（30% 以下）吸氧，否则因血氧迅速上升，解除了低氧对外周化学感受器的刺激，便会抑制患者呼吸，使二氧化碳潴留，严重时陷入二氧化碳麻醉状态。

3. 机械通气 适时选用无创机械通气或有创机械通气。

4. 使用呼吸兴奋药、增加通气量 可服用阿米三嗪（Almitrine）50 ~ 100mg，每日 2 次。该药通过刺激颈动脉体和主动脉体的化学感受器兴奋呼吸中枢，增加通气量。严重者也可静脉给予尼可刹米等药物。

5. 原发病治疗 感染是 COPD 患者诱发或加重呼吸衰竭的重要原因，故控制呼吸道感染是慢性呼吸衰竭治疗的关键。

6. 纠正水、电解质、酸碱平衡失调，维持内环境的稳定。

7. 营养支持治疗。

第六节 支气管哮喘

支气管哮喘（bronchial asthma），简称哮喘，是由多种细胞（嗜酸粒细胞、肥大细胞、T 淋巴细胞、中性粒细胞、气道上皮细胞等）参与的气道慢性炎症性疾病。这种慢性炎症可导致气道反应性增加，从而出现广泛多变的可逆性气流受限，引起反复发作性的喘息、气急、胸闷或咳嗽等症状，常在夜间和（或）清晨发作、加剧，多数患者可自行缓解或经治疗缓解。本病为常见病，我国发病率为 1% ~ 4%，儿童、青少年高于成人，50% 在 12 岁前发病，约 40% 的患者有家族过敏史。成人男女患病率无明显差别，城市高于农村。

【病因】   目前多认为与多基因遗传有关，同时受遗传因素和环境因素的双重影响。其病因如下。

1. **遗传因素**   研究表明，哮喘患者亲属患病率高于普通人群，且亲缘关系越近，患病率越高。患者存在与气道高反应性、IgE 调节和特应性反应相关的基因。

2. **环境因素**   包括某些激发因素（尘螨、花粉、二氧化硫、氨气）、感染（细菌、病毒、原虫等）、食物（鱼、虾、蛋类、牛奶等）、药物（阿司匹林等）、气候变化、运动、妊娠等。

【发病机制】   未完全阐明，一般认为与免疫－炎症反应、神经机制、气道高反应性等有关。

1. **免疫学机制**   各种变应原进入人体，激活 T 淋巴细胞，使 B 淋巴细胞转化为浆细胞，产生特异性 IgE，并结合于肥大细胞和嗜碱粒细胞等细胞表面。若同一变应原再次进入体内，可与特异性 IgE 交联，使该细胞合成并释放多种活性介质，导致支气管平滑肌收缩、黏液分泌增加、血管通透性增高和炎症细胞浸润等，临床上出现呼吸困难等症状。这是一个典型的 I 型变态反应过程。

2. **气道炎症**   气道慢性炎症是哮喘的本质，是由多种炎症细胞、炎症介质、细胞因子共同参与、相互作用的结果。气道炎症导致气道反应性增高，气道收缩，黏液分泌增加，血管渗出增加。

3. **气道高反应性**   是哮喘患者共同的病理生理特征。表现为当气道受到变应原或其他刺激后对各种刺激因子出现过强或过早的收缩反应。气道高反应性有家族倾向，受遗传因素的影响。

4. **神经机制**   支气管哮喘与 β 肾上腺素受体功能减退和迷走神经张力亢进有关，并可能存在有 α－肾上腺素能神经的反应性增加。

【临床表现】

1. **症状**   典型症状为发作性呼气性呼吸困难、喘息、胸闷、咳嗽。严重者呈端坐呼吸，干咳或咳大量白色泡沫痰，有时可以咳嗽为唯一的症状（咳嗽变异型哮喘）。症状可在数分钟内发作，持续数小时至数天，可自行缓解或使用支气管舒张药后缓解。

2. **体征**   发作时胸部呈过度充气状态，有广泛的哮鸣音，呼气音延长。严重者出现心率增快、胸腹反常运动和发绀等。

【辅助检查】

1. **痰液检查**   涂片可见嗜酸粒细胞增多或可见夏科雷登结晶。

2. **肺功能检查**   急性发作时第一秒用力呼气容积（FEV_1）及最大呼气流量（PEF）均有不同程度的降低。在缓解期以上指标可恢复正常。

3. **动脉血气分析**   发作时因过度通气可出现 PaO_2、$PaCO_2$ 下降，pH 上升，表现为呼吸性碱中毒。而重症哮喘，因气道阻塞严重，可有缺氧伴二氧化碳潴留，$PaCO_2$ 上升，表现为呼吸性酸中毒。

4. **胸部 X 线检查**   发作时可见两肺透亮度增加，呈过度通气状态。缓解期多无明显异常。

5. **特异性变应原检测**   有助于对患者的病因诊断和脱离过敏原。

【诊断标准】

(1) 反复发作喘息、气急、胸闷或咳嗽。

(2) 发作时两肺可闻及弥漫性哮鸣音，以呼气相为主，呼气相延长。

(3) 上述症状可经治疗缓解或自行缓解。

（4）除外其他疾病所引起的喘息、气急、胸闷和咳嗽。

（5）临床表现不典型者（如无明显喘息或体征）应具备下列 3 项中至少一项阳性：①支气管激发试验或运动试验阳性；②支气管舒张试验阳性，FEV_1 增加 ≥ 15%；③昼夜 PEF 变异率 ≥ 20%。

符合（1）～（4）条或（4）（5）条者，可以诊断为支气管哮喘。本病需与心源性哮喘、慢性阻塞性肺疾病（COPD）、上呼吸道阻塞如气管异物等相鉴别。

【治疗】 无特效的治疗方法，但长期规范化治疗可使哮喘症状能得到控制，减少复发。必须制定个体化的长期治疗方案，以最小量、最简单的联合用药，达到不良反应用最少、控制症状最佳为原则。

1. 脱离变应原 能找到明确的变应原者，应帮助患者立即脱离变应原。

2. 药物治疗

（1）支气管舒张药：舒张支气管，缓解急性发作。① β_2 肾上腺素受体激动药：是控制急性发作的首选药物。常用的短效 β_2 受体激动药有沙丁胺醇、特布他林等，作用时间为 4～6 小时。长效 β_2 受体激动有沙美特罗、福莫特罗等，作用时间可达 10～12 小时。用药首选吸入法，包括定量气雾剂吸入、持续雾化吸入等，也可采用口服或静脉注射。②抗胆碱药：如异丙托溴铵，可降低迷走神经兴奋性而舒张支气管平滑肌，并可减少痰液分泌。青光眼、前列腺肥大及妊娠早期患者慎用。③茶碱类：除舒张支气管平滑肌外，尚有强心、利尿、扩张冠脉、兴奋呼吸中枢等作用，是目前治疗哮喘的有效药物。如氨茶碱或茶碱缓释片口服，严重时可静脉注射氨茶碱。

（2）抗炎药：此类药物主要治疗气道炎症，从而控制或预防哮喘发作。①糖皮质激素：可多个环节抑制气道炎症，是控制哮喘发作最有效的药物。可根据病情吸入、口服和静脉用药，其中吸入治疗是目前推荐哮喘长期治疗的最常用方法。常用药物有倍氯米松、布地奈德等。吸入糖皮质激素无效或需要短期加强的患者可口服泼尼松、泼尼松龙等。静脉用药主要用于重度或严重哮喘发作。②其他药物：白三烯调节剂、酮替酚和新一代组胺 H_1 受体拮抗药如氯雷他定等在控制轻症哮喘和季节性哮喘有一定效果。

第七节 支气管扩张

支气管扩张症（bronchiectasis），是指支气管及其周围组织的慢性炎症，引起支气管壁弹力层和肌层破坏，形成支气管变形和永久性扩张。主要临床表现：慢性咳嗽、咳大量脓痰和（或）反复咯血。本病多见于儿童和青年。

近年来随着人民生活水平的提高，麻疹、百日咳等疫苗的广泛接种，呼吸道感染的及时治疗，其发病率已明显降低。

【病因和发病机制】

1. 支气管－肺组织感染 婴幼儿时期患麻疹、百日咳和其他支气管－肺组织感染是支气管扩张的主要病因。

2. 支气管阻塞 可由肿瘤、支气管异物和感染引起。

3. 支气管先天性发育不全 如巨大气管－支气管，但较少见。

4. 遗传因素 严重的 α_1- 抗胰蛋白酶缺乏症常伴支气管扩张。

5. 其他全身性疾病 系统性红斑狼疮、类风湿关节炎、溃疡性结肠炎等疾病可同时伴发支气管扩张。

以上病因通过损伤机体气道清除机制和防御功能，使机体清除分泌物的能力下降，容易发生感染。细菌反复感染可使气道逐渐扩大，形成瘢痕和扭曲变形。

【临床表现】 慢性起病，早期症状不明显，迁延不愈而逐渐加重。

1. 症状

(1) 慢性咳嗽、大量脓痰：为典型症状，痰量与体位改变有关，每日可达数十至数百毫升。痰液静置后出现分层现象：上层为泡沫，下悬脓性成分；中层为混浊黏液；下层为坏死组织沉淀物。

(2) 反复咯血：半数以上患者有不同程度的咯血，可为痰中带血或大量咯血，咯血量与病情严重程度、病变范围并不完全一致。部分患者以反复咯血为唯一症状，而无咳嗽、咳痰，临床上称为"干性支气管扩张"。

(3) 反复肺部感染：表现为肺部同一部位反复发生肺炎并迁延不愈。

(4) 慢性感染中毒症状：因反复感染，可出现间歇发热、乏力、食欲缺乏、消瘦、贫血等症状，严重者可出现呼吸困难和发绀。

2. 体征 早期或干性支气管扩张可无异常。典型者或继发感染时常可在背部、下胸部闻及固定而持久的局限性粗湿啰音，有时可有哮鸣音，部分慢性患者伴有杵状指（趾）。

【辅助检查】

1. X线胸片 早期可正常或出现肺纹理增粗、紊乱。病变典型者，可有蜂窝状或卷发状阴影。

2. 支气管造影 可直接显示扩张的支气管而明确诊断。但因其为创伤性检查，现已被 CT 所取代。

3. CT/ 高分辨 CT 病变处支气管可呈囊状、柱状或囊柱状改变。高分辨 CT 具有敏感性高，且无创、易重复等优点，已成为支气管扩张的主要诊断方法。

4. 痰液检查 痰涂片和痰细菌培养可指导抗感染药治疗。

【诊断和鉴别诊断】 诊断根据慢性咳嗽、大量脓痰、反复咯血等典型症状，结合既往有诱发支气管扩张的呼吸道感染病史，查体肺部有固定而持久的局限性粗湿啰音，CT 显示支气管扩张的异常影像学改变，即可明确诊断。

需与本病鉴别的疾病主要有慢性支气管炎、肺脓肿、肺结核、先天性肺囊肿等。

【治疗】 原则是积极控制感染，促进痰液引流，必要时手术治疗。

1. 控制感染 出现急性感染时应依据痰培养和药敏试验结果选用抗感染药，也可给予经验性治疗（如给予青霉素类或第三代头孢菌素类药物），必要时可联合应用喹诺酮类、氨基糖苷类。疗程宜稍长。

2. 清除呼吸道分泌物

(1) 体位引流：十分重要，必须长期坚持，每日进行。根据病变的部位采取不同的体位，原则上应当使病变肺处于高位，引流支气管开口朝下，以利于痰液排出。每日 2 ~ 4 次，每次 15 ~ 30 分钟。体位引流的同时协助用手轻拍患部，可提高引流效果。

(2) 化痰药物：痰多且较黏稠可选用溴己新 8 ~ 16mg，每日 3 次；盐酸氨溴索 30mg，每日 3 次等。

（3）支气管舒张药：无咯血者，可用氨茶碱等支气管舒张药以解除支气管痉挛，促进痰液排出。

3. 咯血的治疗　如止血药、垂体后叶素静脉注射等，大咯血时应防止窒息，一旦发生必须立即抢救。

4. 外科治疗　反复感染或大咯血经药物治疗无效，且支气管扩张病变局限（不超过 2 个肺叶）而年龄较轻、肺功能较好者，可考虑外科手术切除病变肺段或肺叶，否则应采用支气管动脉栓塞术。

第八节　肺　炎

肺炎（pneumonia），是指包括终末气道、肺泡和肺间质的炎症。可由病原微生物、理化因素、过敏及药物等引起，其中细菌性肺炎最为常见，约占肺炎的 80%，儿童和老年人尤易感染，且死亡率较高。虽然各类抗菌药物广泛应用于临床，但由于社会人口老龄化、吸烟、免疫功能减退、病原学诊断困难、不合理使用抗菌药物导致细菌耐药性增加等原因，近年来肺炎发病率和病死率均无明显下降，甚至还有所上升，对人类健康威胁极大，需积极防治。

肺炎可按解剖部位、病因或患病环境分类。

【分类】

1. 按解剖分类　目前临床已较少应用。

（1）大叶性（肺泡性）肺炎：病原体先在肺泡引起炎症，经肺泡间孔（Kohn 孔）扩展，累及部分肺段或整个肺段、肺叶，典型者表现为肺实变，通常不累及支气管。

（2）小叶性（支气管性）肺炎：病原体经支气管入侵，引起细支气管、终末细支气管和肺泡的炎症，常继发于支气管炎等其他疾病，无实变征象，肺下叶常受累。

（3）间质性肺炎：炎症累及支气管壁及支气管周围组织和肺泡壁，呼吸道症状较轻，异常体征少。

2. 按病因分类　有助于指导治疗。

（1）细菌性肺炎：最常见，病原体包括肺炎链球菌、葡萄球菌、肺炎克雷伯杆菌、铜绿假单胞菌肺炎等。

（2）病毒性肺炎：如腺病毒、流感病毒、呼吸道合胞病毒、冠状病毒、麻疹病毒等。

（3）真菌性肺炎：如白念珠菌、肺孢子菌、曲霉菌等。

（4）非典型病原体所致肺炎：如军团菌、支原体和衣原体等。

（5）其他病原体所致肺炎：如立克次体、弓形虫等。

（6）理化因素所致的肺炎：如放射性肺炎、化学性肺炎等。

3. 按患病环境分类

（1）社区获得性肺炎（CAP）：是指在医院外罹患的肺实质炎症，包括具有明确潜伏期的病原体感染而在入院后平均潜伏期内发病的肺炎。CAP 常见病原体为肺炎链球菌、流感嗜血杆菌、病毒、支原体、衣原体等。

（2）医院获得性肺炎（HAP）：是指患者入院时不存在，也不处于感染潜伏期，而于入院48 小时后在医院（包括老年护理院、康复院等）内发生的肺炎。HAP 占我国医院感染的第一位，多见于有基础疾病的危重患者，病原微生物主要为流感嗜血杆菌、金黄色葡萄球菌、大肠埃希菌、肺炎克雷伯杆菌、铜绿假单胞菌、不动杆菌属等。

一、肺炎球菌肺炎

肺炎球菌肺炎是由肺炎链球菌所引起的急性肺部感染，约占社区获得性肺炎的 50%。好发于青壮年，男性较多，主要临床特点为寒战、高热、咳嗽、胸痛和血痰。

肺炎链球菌为革兰氏染色阳性球菌，有荚膜，其致病因素主要是荚膜对组织的侵袭作用。根据荚膜多糖的抗原特性，可分为 86 个血清型。成人致病菌多属 1 ~ 9 型及 12 型，以第 3 型毒力最强，儿童则多为 6、14、19、23 型。本病以冬季与初春多见，常与呼吸道病毒感染相伴行。

【临床表现】

1. **症状**　起病前常有受凉、淋雨、疲劳、醉酒、全身麻醉手术、感冒等病史。多急骤起病，寒战、高热，体温通常在数小时内升至 39 ~ 40℃，多呈稽留热，咳嗽、痰少，典型者呈铁锈色或带血丝，可有患侧胸痛，咳嗽或深呼吸时加剧。偶有恶心、呕吐、腹痛或腹泻等，易被误诊为急腹症。严重者可出现神志模糊、烦躁不安、嗜睡，甚至昏迷。

2. **体征**　患者呈急性病容，可有鼻翼煽动，皮肤干燥、灼热，口角及鼻周有单纯疱疹，严重时可出现发绀。早期肺部体征不明显，仅有呼吸运动减弱，叩诊稍浊，听诊可有呼吸音减低。肺实变时叩诊浊音、触觉语颤增强并可闻及支气管呼吸音。消散期可闻及湿性啰音，累及胸膜者可有胸膜摩擦音。有败血症者，可出现皮肤、黏膜出血，巩膜黄染等。

【辅助检查】

1. **血液检查**　白细胞计数增高，可达（10 ~ 20）×10^9/L，中性粒细胞比例多在 80% 以上，并有核左移。

2. **痰液检查**　痰直接涂片或痰培养可见肺炎链球菌。

3. **X 线检查**　早期仅见肺纹理增粗，肺叶稍模糊。随着病情进展，表现为大片均匀致密阴影或实变影，偶有少量胸腔积液。

【诊断和鉴别诊断】　根据典型临床症状、体征，结合实验室检查、胸部 X 线检查，诊断不难。病原菌检测是确诊本病的主要依据，但需与肺结核、其他肺炎、肺癌、急性肺脓肿等鉴别。

【治疗】

1. **抗菌药物治疗**　首选青霉素 G，轻症患者，可肌内注射 80 万 U/ 次，每日 3 次。病情重者，宜静脉滴注青霉素 G 240 万 ~ 480 万 U/ 次，6 ~ 8 小时 1 次。对青霉素过敏者，可改用头孢噻肟或头孢曲松、氟喹诺酮类等药物。

2. **支持及对症疗法**　患者应卧床休息，多饮水，注意补充足够热量及维生素。密切监测血压等病情变化，注意防止休克的发生。胸痛剧烈者，可酌用镇痛药，但不用阿司匹林或其他解热药。并发感染性休克需积极补充血容量、应用血管活性药物等，必要时加用糖皮质激素。注意纠正水、电解质、酸碱平衡失调。

二、葡萄球菌肺炎

葡萄球菌肺炎是由葡萄球菌引起的急性肺化脓性炎症。常发生于原有慢性肝病、糖尿病、血液病、艾滋病、营养不良等基础疾病或原有支气管－肺疾病者。儿童患流感或麻疹，老年人也易罹患。多起病急骤，高热、寒战、胸痛，咳多量脓血痰，病情较严重，早期可出现循环衰竭。若治疗不及时或不当，病死率高。

葡萄球菌为革兰氏染色阳性球菌，可分为凝固酶阳性的葡萄球菌（主要为金黄色葡萄球菌）及凝固酶阴性的葡萄球菌（如表皮葡萄球菌等）。葡萄球菌的致病物质主要是毒素与酶，阳性者致病力较强。金黄色葡萄球菌凝固酶为阳性，是化脓性感染的主要原因，但凝固酶阴性葡萄球菌也可引起感染。近年来，随着医院内感染的增多，凝固酶阴性葡萄球菌肺炎也不断增多。

【临床表现】

1. **症状**　本病起病急骤，寒战、高热，体温多高达 39 ～ 40℃，胸痛，痰量多，为脓性或带血丝。毒血症状明显，可有全身肌肉、关节酸痛、精神萎靡，病情严重者可早期出现周围循环衰竭。但院内感染者通常起病较隐袭，体温逐渐上升；老年人症状可不典型，均需注意。

2. **体征**　早期可无体征，常与严重的中毒症状和呼吸道症状不平行，随病情发展可出现两肺散在的湿啰音。病变较大或融合时可有肺实变体征，并发气胸或脓气胸出现相应体征。

【实验室及其他检查】

1. **血液检查**　外周血白细胞计数明显升高，达（15 ～ 20）×10^9/L，中性粒细胞多在 90% 以上，可有核左移及中毒颗粒。

2. **痰液检查**　培养有葡萄球菌生长。

3. **X 线检查**　可呈肺段或肺叶实变，并可形成空洞，或呈小叶状浸润阴影，其中有单个或多发的液气囊腔。X 线阴影的多变性是其主要特征。

【诊断】　根据起病急骤、全身毒血症状重：咳嗽、脓血痰，白细胞计数增高、中性粒细胞比例增加、核左移并有中毒颗粒和 X 线表现，可做出初步诊断。痰或血培养葡萄球菌阳性是确诊的依据。

【治疗】　强调应早期清除引流原发病灶，选用敏感的抗菌药物。近年来，金黄色葡萄球菌对青霉素 G 的耐药率已高达 90% 左右，故应首选耐青霉素酶的半合成青霉素或头孢菌素，如苯唑西林钠、氯唑西林、头孢呋辛钠等，联合氨基糖苷类如阿米卡星等静脉滴注，疗效较好。阿莫西林、氨苄西林与酶抑制药组成的复方制剂对产酶金黄色葡萄球菌有效，可选用。如培养为 MRSA（耐甲氧西林金葡菌），则应选用万古霉素、替考拉宁等药物。金葡菌肺炎病情重，疗程不宜太短，一般需 2 ～ 3 周，有合并症者可延长至 6 ～ 8 周。

三、肺炎支原体肺炎

肺炎支原体肺炎（mycoplasmal pneumonia）是由肺炎支原体引起的呼吸道和肺部的急性炎症。约占非细菌性肺炎的 1/3 以上，或各种原因引起的肺炎的 10%。好发于秋、冬季节，多见于儿童和青年。

肺炎支原体是介于细菌和病毒之间，能独立生活的最小微生物。主要通过呼吸道传播，健康人吸入患者口、鼻分泌物而感染。病原体通常黏附于纤毛上皮表面，抑制纤毛活动与破坏上皮细胞。有学者认为其致病性可能与患者对支原体或其代谢产物的过敏反应有关。

【临床表现】　潜伏期一般 2～3 周，起病较缓慢。症状较轻，主要为乏力、咽痛、头痛、咳嗽、发热、肌肉酸痛、食欲缺乏、腹泻等。较长期的阵发性刺激性干咳为本病最突出症状，也可咳少量黏液痰。偶伴胸骨后疼痛。查体可见咽部充血，颈部淋巴结肿大等。肺部体征少，偶可闻及两肺散在的干、湿啰音。

【辅助检查】

1. **血液检查**　血白细胞总数正常或略高，以中性粒细胞为主。

2. **X 线检查**　可见肺部有多种形态的浸润影，呈节段性分布，以肺下野为多见。

3. **病原学检测**　起病 2 周后，约 2/3 的患者冷凝集试验阳性，滴度 >1：32。约半数患者对链球菌 MG 凝集试验阳性。血清支原体 IgM 抗体的测定可进一步确诊。近年来，采用单克隆抗体免疫印迹法、核酸杂交技术及 PCR 技术等对诊断有重要价值。

【诊断】　根据全身症状较轻，特征性刺激性干咳，结合 X 线表现及血清学检查结果可做出初步诊断。培养分离出肺炎支原体和血清支原体 IgM 抗体的测定则可确诊。本病需与病毒性肺炎、军团菌肺炎、浸润性肺结核等疾病相鉴别。

【治疗】　本病有自限性，部分病例可自愈。但早期使用适当抗菌药物可减轻症状并缩短病程。大环内酯类抗菌药物为首选，如红霉素、罗红霉素和阿奇霉素。氟喹诺酮类如左氧氟沙星、莫西沙星等也可用于肺炎支原体肺炎的治疗。疗程一般 2～3 周。青霉素或头孢菌素类等抗菌药物无效。对剧烈呛咳者，应适当给予镇咳药。

第九节　肺结核

肺结核是由结核分枝杆菌感染引起的主要累及肺实质的肺部慢性传染病，也是严重危害人类健康的主要传染病。20 世纪 80 年代以来由于全球 HIV 感染的流行、多重耐药结核分枝杆菌感染的增多、人口增长和移民等客观因素和各国放松和削弱了对结核病控制等主要原因，导致结核病出现全球性恶化趋势，目前估计全球有 1/3 的人口曾感染过结核。鉴于此，世界卫生组织（WHO）于 1993 年宣布结核病处于"全球紧急状态"。我国结核病疫情呈高感染率、高患病率、死亡人数多等特点。年结核分枝杆菌感染率为 0.72%，2000 年活动性肺结核患病率高达 367/10 万，估算病例数全国达 500 万之多，每年约有 13 万人死于结核病，故肺结核是我国重点控制的主要疾病之一。

致病菌为结核分枝杆菌，其在分类上属于放线菌目、分枝杆菌科、分枝杆菌属，分为人型、牛型、非洲型和鼠型。对人类致病的主要是人型结核分枝杆菌，少数为牛型和非洲型分枝杆菌。

【发病机制】

1. **传染源及传播途径**　结核病的传染源主要是排菌的肺结核患者（尤其是痰菌阳性，未经治疗者）。飞沫传播是肺结核最重要的传播途径，其次是经消化道传播。经皮肤、泌尿生殖系统等其他途径传播少见。

2. **易感人群**　婴幼儿、老年人、HIV 感染者、长期使用免疫抑制药者、慢性疾病患者因免疫功能减退，对结核病易感。

【临床分类和分型】

1. **分类**　肺结核分原发性和继发性两大类。原发性肺结核是指肺部首次感染结核菌而发生的病变，常见于小儿。继发性肺结核则多发生于曾受过结核菌感染的成年人。

2. **临床分型**

（1）原发型肺结核：含原发综合征及胸内淋巴结结核。

（2）血行播散型肺结核：含急性血行播散型肺结核（又称急性粟粒型肺结核，图 1-9-1）及亚急性、慢性血行播散型肺结核。

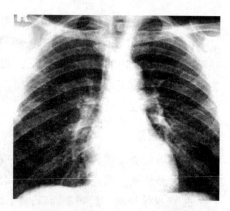

图 1-9-1　急性粟粒型肺结核

（3）继发型肺结核：多发生在成人，病程长，易反复。包括浸润性肺结核、纤维空洞性肺结核（图 1-9-2）和干酪样肺炎、结核球等。

（4）结核性胸膜炎：如结核性渗出性胸膜炎。

（5）肺外结核：如骨关节结核、肾结核、肠结核等。

【临床表现】　肺结核多见于青壮年，起病缓慢，病程较长。各型肺结核的临床表现不尽相同，但主要有以下症状和体征。

1. **呼吸系统症状**

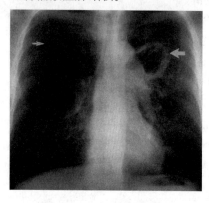

图 1-9-2　空洞性肺结核

（1）咳嗽、咳痰：是肺结核最常见症状。咳嗽多较轻，为干咳或少量黏液痰。如合并其他细菌感染，痰可变为脓性，量增多。

（2）咯血：1/3 ～ 1/2 的患者有不同程度的咯血，部分患者可作为首发症状。咯血量多少不一，多数患者为少量咯血，少数为大咯血。

（3）胸痛：病变累及胸膜时可出现胸痛，随呼吸运动和咳嗽而加重。

（4）呼吸困难：多见于广泛肺组织破坏、大量胸腔积液或胸膜肥厚患者。

2. **全身症状**　发热最为常见，多为午后潮热，常伴盗汗、乏力、食欲缺乏和体重减轻等，常被称为"结核中毒"症状。育龄女性患者可出现月经不调或闭经。

3. **体征**　与病变部位、范围、性质有关。病变位置较深、范围较小时，查体可无明显异常。渗出性病变范围较大或干酪样肺炎时，则可出现肺实变体征：语颤增强、叩诊呈浊音、听诊闻及支气管呼吸音和细湿啰音。慢性纤维空洞性肺结核，可有气管向患侧移位、患侧胸廓塌陷、叩诊呈浊音、听诊呼吸音减弱、可闻及湿啰音。渗出性胸膜炎时有胸腔积液体征：气管向健侧移位、患侧胸廓饱满、语颤减弱、叩诊实音、听诊呼吸音消失等。

【辅助检查】

1. **结核菌检查**　是确诊肺结核最特异的方法，也是判断疗效、随访病情的重要指标。痰中找到结核杆菌是确诊肺结核的主要依据。可采用直接涂片法、集菌法或培养法。其中痰涂片抗酸染色是诊断传染性肺结核最简单、可靠的方法，痰培养加药敏试验可确诊并判断结核菌有无耐药。

2. 影像学检查　胸部 X 线检查是诊断肺结核的重要方法，也是考核疗效的指标之一。可以早期发现结核病变，并确定病变范围、部位、形态、密度、与周围组织的关系，还能判断病变性质、有无活动性、有无空洞等。肺结核病灶多位于肺上部，单侧或双侧，多种性质的病灶可同时存在。胸部 CT 有助于发现细微病灶和隐蔽病灶。

3. 结核菌素实验　对儿童、少年及青年的结核病诊断有参考意义。但阳性仅表示结核感染，并不一定患病。方法：结核菌素纯蛋白衍生物（PPD−RT23）左侧前臂屈侧中上部 1/3 处，0.1ml（5IU）皮内注射，试验后 48～72 小时观察和记录结果。硬结直径 4mm 为阴性，5～9mm 为弱阳性，10～19mm 为阳性，≥20mm 或虽 <20mm 但局部出现水疱或坏死为强阳性。结核菌素试验反应越强，对结核病的诊断越重要。但结核菌素试验受许多因素影响，如营养不良、HIV 感染、麻疹、水痘、严重的细菌感染包括重症结核病如结核性脑膜炎等，结核菌素试验可为阴性。

4. 其他　血沉可增快，但无特异性。外周血白细胞总数多正常或减低（合并其他细菌感染时可增高）。

【诊断】

1. 诊断依据

（1）症状和体征：主要表现为午后低热、盗汗、乏力、食欲缺乏、消瘦等结核中毒症状，以及咳嗽、咯血、胸痛等呼吸系统症状。但多数患者早期症状不典型，故对不明原因的长期低热、消瘦、痰中带血、长时间的干咳及有肺结核密切接触史者等均应考虑结核病可能。

（2）实验室检查和影像学检查：胸部 X 线检查是早期发现肺结核的重要方法，也是分型和确定病灶部位、范围、性质、活动性等的重要依据。痰中找到结核杆菌是确诊肺结核的主要依据，同时也是观察疗效、确定有无传染性的重要指标，但应连续多次检查。

2. 诊断要求　临床上完整的肺结核诊断记录应包括 5 部分，即肺结核的类型、部位、痰菌情况、化疗史、活动性及转归。如继发型肺结核，右上涂（−），初治。

本病应与肺炎、肺癌、肺脓肿等疾病相鉴别。

【治疗】

1. 化学药物治疗　肺结核化学药物治疗的原则是早期、联合、规律、适量、全程。整个治疗方案分强化和巩固两个阶段。总疗程一般为 6～9 个月。

2. 常用抗结核病药物

（1）异烟肼（Isoniazid，INH，H）：对巨噬细胞内外的结核分枝杆菌均具有杀菌作用。成人剂量每日 300mg，顿服；儿童为每日 5～10mg/kg，最大剂量每日不超过 300mg。主要不良反应为肝功能损伤和周围神经炎。

（2）利福平（Rifampicin，RFP，R）：对巨噬细胞内外的结核分枝杆菌均有快速杀菌作用，与异烟肼联用可显著缩短疗程。成人剂量为每日 8～10mg/kg，体重在 50kg 及以下者为 450mg，50kg 以上者为 600mg，顿服。儿童每日 10～20mg/kg。间歇用药为 600～900mg，每周 2～3 次。主要不良反应为肝功能损伤和过敏反应。

（3）吡嗪酰胺（Pyrazinamide，PZA，Z）：主要是杀灭巨噬细胞内酸性环境中的 B 菌群。常与 INH 和 RFP 联用。成人用药为 1.5g/d，每周 3 次用药为 1.5～2.0g/d，儿童每日为 30～40mg/kg。常见不良反应为肝损伤、胃肠道反应、关节痛和高尿酸血症。

（4）乙胺丁醇（Ethambutol，EMB，E）：常与 INH、RFP、PZA 联用。成人剂量为 0.75～1.0g/d，每周 3 次，用药为 1.0～1.25g/d。不良反应为视神经炎，治疗中应注意密切观察，发现视力异常应及时就医。

（5）链霉素（Streptomycin，SM，S）：对巨噬细胞外碱性环境中的结核分枝杆菌有杀菌作用。肌内注射，每日 0.75g，每周 5 次；间歇用药每次为 0.75～1.0g，每周 2～3 次。不良反应主要为耳毒性、前庭功能损伤和肾毒性，应严格掌握使用剂量，儿童、老人、孕妇、听力障碍和肾功能不良等慎用或不用。

3. 对症治疗

（1）咯血：治疗原则为镇静、止血药物、患侧卧位，预防和抢救窒息。小量咯血可给予安慰、消除紧张情绪。卧位休息，应用氨基己酸、氨苯甲酸、酚磺乙胺等止血药物；大咯血可应用垂体后叶素静脉注射，但高血压、冠心病、心力衰竭、孕妇禁用。大咯血时突然出现呼吸急促、口唇发绀、烦躁不安等症状应考虑窒息，应采取下列措施及时抢救：头低脚高 45°的俯卧位，同时拍击健侧背部，使积血和血块尽快由气管排出，或直接刺激咽部以咳出血块。有条件可行气管插管或气管切开。

（2）毒性症状和胸腔积液：在结核中毒症状严重或为加快胸腔积液吸收时可适当应用糖皮质激素，但必须确保在有效抗结核药物治疗的情况下使用。如泼尼松口服每日 20mg，顿服，1～2 周后每周递减 5mg，总疗程为 6～8 周。

4. 一般支持治疗　如注意休息，加强营养。

5. 外科手术治疗　适应证：经合理化疗后治疗无效；多重耐药的厚壁空洞；结核性脓胸；支气管胸膜瘘；大咯血非手术治疗无效者。

第十节　原发性支气管肺癌

原发性支气管癌（primary bronchogenic carcinoma），简称肺癌（lung cancer），为起源于支气管黏膜或腺体的最常见的肺部恶性肿瘤。

肺癌是严重危害人类健康的疾病，根据世界卫生组织（WHO）公布的资料显示，其发病率及死亡率近年来均迅速增长，居全球癌症首位。肺癌多见于男性，男女患病比为（3～5）∶1。在我国，肺癌发病率和死因也居男性肿瘤的首位，需积极防治。

【病因】　至今尚未完全明确，认为与下列多种因素有关。

1. 吸烟　大量研究资料表明，吸烟（包括被动吸烟）是引起肺癌的首要原因。烟雾中的苯并芘、尼古丁、亚硝胺等物质均有致癌作用。与不吸烟者相比，吸烟者发生肺癌的危险性平均高 4～10 倍，重度吸烟者甚至可达 10～25 倍。而且吸烟量与肺癌之间存在着明显的量－效关系，开始吸烟的年龄越小，吸烟时间越长，吸烟量越大，肺癌的发病率越高。而戒烟后肺癌发生的危险性则逐年减少，戒烟 1～5 年后可减半，戒烟 15 后肺癌的发病率与终身不吸烟者相当。

2. 职业致癌因素　职业中长期接触石棉、砷、铬、镍、铍、煤焦油、烟草的加热产物，以及铀、镭等放射性物质可使肺癌发生危险性增加 3～30 倍，其中石棉是公认的致癌物质，接触者肺癌、胸膜间皮瘤的发病率均显著增高。

3. 空气污染　包括室内和室外环境空气污染。室内接触煤烟或其不完全燃烧物、烹调加热所释放出的油烟都是不可忽视的致癌因素。污染严重的城市居民每日吸入空气中含有的苯并芘量可超过 20 支纸烟的含量。

4. 电离辐射　大剂量电离辐射可导致基因突变而引起肺癌。

5. 饮食与营养　越来越多的研究资料表明，较多地食用含维生素 A、β 胡萝卜素的绿色蔬菜和水果的食物，可减少肺癌发生的危险性。

6. 遗传因素　近年来，分子生物学研究表明，癌基因、抑癌基因的表达变化和基因突变与肺癌的发生密切相关。

7. 其他因素　结核病、病毒感染、黄曲霉等，对肺癌的发生可能也起一定作用。

【分类】

1. 按解剖位置分类

（1）中央型肺癌：发生在肺段支气管至主支气管的肺癌称为中央型肺癌，约占 3/4，多为鳞状上皮细胞癌和小细胞肺癌。

（2）周围型肺癌：发生在段支气管以下的肺癌称为周围型肺癌，约占 1/4，多为腺癌。

2. 按组织病理学分类

（1）非小细胞肺癌：① 鳞状上皮细胞癌（简称鳞癌）：最多见，男性为主，年龄多在 50 岁以上，与吸烟关系密切。② 腺癌：包括腺泡状腺癌、乳头状腺癌、细支气管－肺泡细胞癌等。多见于女性，发病年龄相对较轻。③ 大细胞癌：包括大细胞神经内分泌癌、透明细胞癌、基底细胞样癌、淋巴上皮瘤样癌等。可发生在肺门附近或肺边缘的支气管。恶性程度高，生长发育快，但转移较小细胞未分化癌晚，手术切除机会较大。④ 其他：腺鳞癌、类癌、肉瘤样癌等。

（2）小细胞肺癌：包括燕麦细胞型、中间细胞型、复合燕麦细胞型。早期即可转移到肺门或纵隔淋巴结。

【临床表现】　与肿瘤类型、大小、部位、发展阶段、有无并发症或转移有密切相关。早期可无任何症状，随病程进展可出现以下四类临床表现。

1. 原发肿瘤引起的症状和体征

（1）咳嗽：为早期症状，多为刺激性干咳，呈持续性，可为高调金属音性咳嗽或刺激性呛咳。伴继发感染时，痰量增加，呈黏液脓性。

（2）咯血：可为间歇或持续性痰中带血，如肿瘤侵蚀大血管，则可引起大咯血。多见于中央型肺癌。

（3）气短或喘息：肿瘤或转移到肺门的淋巴结致压迫主支气管，导致气道部分阻塞时，可出现呼吸困难、气短、喘息等，听诊时可有哮鸣音。

（4）发热：由肿瘤组织坏死或肿瘤引起的阻塞性肺炎所致，抗感染药治疗效果不佳。

（5）体重下降：在肿瘤晚期，由于慢性消耗、食欲缺乏等原因，可出现为消瘦或恶病质，为恶性肿瘤的常见症状之一。

2. 肺外胸内扩展引起的症状和体征

（1）胸痛：见于约 50% 患者。如肿瘤侵犯胸膜，产生不规则的钝痛或隐痛，在呼吸、咳嗽时加重。此外，肿瘤压迫肋间神经或肋骨、脊柱受侵犯，也可出现。

（2）声音嘶哑：系肿瘤压迫喉返神经所致。

（3）咽下困难：癌肿侵犯或压迫食管，可引起咽下困难。

（4）胸水：约10%的患者有不同程度的胸水，提示肿瘤转移累及胸膜。

（5）上腔静脉阻塞综合征：肿瘤或转移的肿大淋巴结压迫上腔静脉时，出现头面部和上肢水肿、颈静脉怒张等表现。

（6）Horner综合征：肺尖部肺癌又称肺上沟癌，可压迫颈部交感神经节，引起病侧上眼睑下垂、瞳孔缩小、眼球内陷，同侧额部、面部无汗。如肿瘤压迫臂丛神经，则可出现以腋下、上肢内侧的烧灼样疼痛，夜间更明显。

3. 胸外转移引起的症状和体征　肿瘤可向远处转移，多见于小细胞肺癌，出现相应的症状和体征。

（1）中枢神经系统：可有头痛、恶心、呕吐等颅内高压的症状。少数可出现癫痫发作、偏瘫、定向力和语言障碍、肌无力及精神症状。

（2）骨骼：可引起骨痛和病理性骨折。

（3）腹部：部分小细胞肺癌可转移到胰腺，出现胰腺炎症状或阻塞性黄疸。

（4）淋巴结：最常见右侧锁骨上淋巴结转移。

4. 肺外表现　部分肺癌可产生内分泌物质，出现非转移性全身症状和体征，称为副癌综合征，主要表现如下。

（1）肥大性肺性骨关节病：多侵犯上、下肢长骨远端，发生杵状指（趾）和肥大性骨关节病。

（2）分泌异位促性腺激素：多见于大细胞肺癌，表现为男性乳房发育和增生性骨关节病。

（3）分泌促肾上腺皮质激素样物：如小细胞肺癌可引起库欣综合征。

（4）分泌抗利尿激素：可引起厌食、恶心、呕吐等水中毒症状。

（5）神经肌肉综合征：包括小脑皮质变性、周围神经病变、重症肌无力和肌病等。多见于小细胞未分化癌。

（6）高钙血症：患者表现为嗜睡、厌食、恶心，呕吐和体重减轻及精神变化。常见于鳞癌。

（7）类癌综合征：主要表现为面部、上肢、躯干的潮红或水肿，腹泻，心动过速，喘息，瘙痒和感觉异常。

【辅助检查】

1. 胸部X线检查　是发现肺癌最重要的基本方法。

（1）中央型肺癌：主要表现为单侧性、不规则的肺门肿块影，也可表现为支气管阻塞征象如局限性气肿、肺不张、阻塞性肺炎或肺脓肿等。

（2）周围型肺癌：可呈局限性小斑片状阴影，边缘不清，密度较淡。也可在肺野周围出现密度增高，圆形或类圆形块状影，常呈分叶状、有切迹或毛刺。

2. 胸部CT扫描和磁共振显像（MRI）　胸部CT的分辨率更高，其优点：能够发现普通X线检查所不能显示的病变，包括细小病灶和位于心脏后、脊柱旁、近肋骨处等隐蔽部位的病灶；可显示早期肺门和纵隔淋巴结肿大；邻近器官有无侵犯等。高分辨CT还能清晰地显示肿瘤的分叶、边缘的毛刺、支气管充气征等。此外，利用三维重建技术还可发现段支气管以上管腔内的肿瘤或狭窄。磁共振显像在明确肿瘤与大血管之间的关系上比CT有优越性。

3. 单光子发射计算机断层显像（SPECT）　利用肿瘤细胞摄取放射性核素与正常细胞之间的差异，进行肿瘤定位、定性和骨转移地诊断。此方法简单、方便。

4. 正电子发射计算机体层显像（PET）　PET对肺癌的敏感性和特异性均高达90%以

上，对发现转移病灶也很敏感。故可用于肺癌及淋巴结或骨转移转移的定性诊断，价值优于SPECT。

5. 痰细胞学检查 对中央型肺癌的检出阳性率可达80%，但对周围型肺癌的诊断率仅为50%。连续3次以上送检可提高阳性率。

6. 纤维支气管镜检 可直接观察到肿瘤，并可获取组织和细胞做病理学检查。经支气管镜肺活检可提高周围型肺癌的诊断率。对诊断、确定病变范围等均有很大帮助。

7. 经胸壁穿刺细胞学检查 对病变靠近胸壁的周围型肺癌可采用经胸壁穿刺细胞学检查，阳性率较高，但可能发生气胸、血胸、感染及肿瘤细胞扩散等并发症，故应严格掌握适应证。

8. 纵隔镜/胸腔镜检查 纵隔镜检查可以明确有无纵隔转移淋巴结转移。胸腔镜检查则主要用于确定胸腔积液或胸膜肿块的性质。

9. 胸水检查 抽取胸腔积液离心沉淀做细胞学检查，有可能找到癌细胞。

10. 肿瘤标志物检测 常用标志物包括蛋白质、内分泌物质和各种抗原物质如癌胚抗原（CEA）、CA-125、CA-199，神经特异性烯醇酶（NSE）对小细胞肺癌的诊断有一定帮助，但特异性不高。

11. 开胸肺活检 高度怀疑肺癌，但经痰细胞学检查、支气管镜检查和穿刺活检等多种检查均未能明确诊断者，可考虑开胸肺组织活检，但必须结合患者的年龄、肺功能等情况考虑能否耐受手术。

【诊断】 肺癌如能早期治疗可以明显提高生存率甚至有望治愈，故应尽可能做到早期诊断。详细询问病史，及时进行影像学、细胞学及纤支镜等检查，可使大多数肺癌患者得到确诊。对40岁以上长期重度吸烟者或有其他危险因素接触史者，出现以下情况应重点排查：无明显诱因的刺激性干咳持续2～3周，治疗无效；咳嗽性质在短期内发生改变；反复或持续咯血，无其他原因可以解释；反复发作的同一部位肺炎，治疗效果欠佳；原因不明的四肢关节疼痛及杵状指（趾）；影像学检查提示局限性肺气肿或肺不张，孤立性圆形病灶和单侧性肺门阴影增大；胸腔积液呈血性、进行性增加者。

肺癌应与肺结核、肺炎、肺脓肿、纵隔淋巴瘤、结核性渗出性胸膜炎等疾病相鉴别。

【治疗】 治疗方法有手术治疗、化学药物治疗、放射治疗、生物治疗和中医中药治疗等，但单一方法治疗的疗效均不令人满意，故应该采用综合性治疗。具体方案主要根据肿瘤的组织学分类、分期、患者全身情况等决定。

1. 手术治疗 目前仍然是最为有效的治疗方法，对于可耐受手术的Ⅱb期以前的患者，为首选。

2. 放射治疗（简称放疗） Ⅲ期以上的患者以及拒绝或不能耐受手术的Ⅰ、Ⅱ期患者均可考虑根治性放疗；对有远处转移、恶性胸腔积液者可考虑姑息性放疗。

3. 化学药物治疗（简称化疗） 小细胞肺癌等对化疗较为敏感，联合化疗可增加此类患者生存率、缓解症状和提高生活质量。可选用如紫杉醇＋卡铂、长春瑞滨＋顺铂等以铂类为基础的化疗方案。近年来，随着分子生物学技术的发展，涌现出一些分子靶向治疗药物，如表皮生长因子受体（EGFR）阻滞药吉非替尼，可用于治疗化疗失败或不适于化疗的局部晚期或远处转移的非小细胞肺癌患者。

4. 生物反应调节药 干扰素、转移因子、左旋咪唑等生物反应调节药在肺癌尤其是小细胞肺癌的治疗中可能起到增加机体对化疗、放疗的耐受性，提高疗效的作用。

5. **中医中药** 中医中药在提高机体的抗病能力，减少放疗、化疗的不良反应等方面可起到一定的辅助作用。

【预防和预后】 避免接触与肺癌发病有关的危险因素如吸烟和大气污染，加强职业接触中的劳动保护。肺癌的预后取决于早发现、早诊断、早治疗。以手术、化疗和放疗为基础的综合性治疗近30年取得了一定的进展，使肺癌总体5年生存率有了较大幅度的提高。

（周瑞芳）

第二章　循环系统

第一节　高血压

高血压是指以体循环动脉血压即收缩压和（或）舒张压持续升高为主要临床表现，伴或不伴有多种心血管危险因素的综合征，是最常见的心血管疾病之一。长期的高血压还可引起脑、心、肾等重要器官的结构改变和功能障碍，最终导致相应的器官功能衰竭。高血压分为原发性高血压和继发性高血压，原发性高血压是指原因不明的血压升高；继发性高血压是指由某些确定的疾病或病因一起的血压升高。本节主要介绍原发性高血压。

【病因】　目前认为原发性高血压发病主要与以下因素有关。

1. 遗传因素　原发性高血压存在明显的家族聚集性发病现象。目前倾向于多基因遗传病，这些遗传因子与内外环境相互作用，最终导致血压升高。

2. 饮食因素　与高血压最密切相关的是钠盐，敏感人群随膳食中食盐量的增加，血压上升；而减少每日摄入食盐量可使血压下降。膳食中钾盐、钙盐、镁盐的摄入量与血压呈负相关。总脂肪摄入量与饱和脂肪酸及血压呈正相关，随着总脂肪摄入量下降或不饱和脂肪酸的比值增加，可使人群平均血压下降。

3. 精神、神经与体液因素　长期精神紧张、从事需高度集中注意力工作、长期受环境噪声及不良视觉刺激者易患原发性高血压。

4. 吸烟　吸烟可使交感神经末梢释放去甲肾上腺素增加而使血压升高，同时可以通过氧化应激损害一氧化氮介导的血管舒张引起血压升高。

5. 其他因素　体重过高是血压升高的危险因素。药物，如避孕药、麻黄素、肾上腺皮质激素、非甾体消炎药、甘草等可使血压升高。睡眠呼吸暂停低通气综合征（SAHS）是指睡眠期间反复发作性呼吸暂停，血压升高的程度与SAHA病程和严重程度有关。

6. 肾素－血管紧张素－醛固酮系统平衡失调　该系统中血管紧张素Ⅱ是最重要的成分，有强烈的收缩血管作用，从而使血压升高。

7. 血管内皮功能异常　血管内皮既可分泌血管舒张因子，又可分泌血管收缩因子。生理情况下，两类物质保持动态平衡。当分泌血管舒张因子一氧化氮减少而血管收缩因子如内皮素增加，血管收缩反应增强，血压增高。

小动脉病变是原发性高血压最重要的病理改变。早期全身细小动脉痉挛，长期反复的痉挛使小动脉内膜缺血缺氧出现玻璃样变，中层则因平滑肌细胞增殖、肥大而增厚，纤维组织增生，出现血管壁的重构；最后管壁纤维化，管腔狭窄。病变最终导致组织器官的缺血损伤。

【临床表现】

1. 缓进型原发性高血压　多为中年后起病，起病多隐匿，病情发展慢，病程长。早期患者血压时高时正常，随着病情的发展，血压可逐渐升高并趋向持续性或波动幅度变小。早期多数无明显症状，部分患者可有头痛、头晕、头胀、耳鸣、眼胀、心悸、乏力，患者的主观症状和血压升高的程度可不一致。随着病情发展，血压可长期升高，并对心、肾、视网膜、主动脉等靶器官造成损伤。

（1）心脏表现：多发生在原发性高血压起病数年至十余年之后。血压长期升高，左心室后负荷加重，左心室因代偿而逐渐肥厚、扩张，形成高血压性心脏病。在心功能代偿期，除时有心悸外，其他心脏症状可不明显。体检可发现心界向左、向下扩大；心尖搏动强而有力，呈抬举样；心尖区和（或）主动脉瓣区可听到Ⅱ～Ⅲ级收缩期吹风样杂音。心功能失代偿期，首先出现左侧心力衰竭症状，最终可影响右心室功能而发展为全心力衰竭。部分患者可因合并冠状动脉粥样硬化性心脏病而有心绞痛、心肌梗死表现。

（2）脑部表现：原发性高血压常见的神经系统症状有头痛、头晕和头胀，也可有头部沉重或颈项扳紧感。后期可并发脑血管病，分两大类：①缺血性脑血管病，有脑血栓形成、脑栓塞等类型；②出血，有脑实质出血和蛛网膜下隙出血。根据脑血管病变的种类、部位、范围和严重程度的不同，临床症状有很大的差异，轻者仅有一时的头昏、眩晕、失明、失语、吞咽困难、口角歪斜、肢体活动不灵，甚至偏瘫，在数分钟至数天内逐渐恢复。重者突然出现口角歪斜、肢体偏瘫，可有呕吐、大小便失禁，继之昏迷、瞳孔大小不等、生理反射迟钝或消失，病理反射可呈阳性，也可只出现昏迷而无中枢神经定位表现。部分患者可在数天至数周内逐渐清醒，但可留下不同程度的后遗症。严重病例昏迷迅速加深，血压下降，呼吸不规则，可在数小时至数天内死亡。

（3）肾表现：高血压所致肾病变早期可无任何临床表现；随病程的进展可先后出现蛋白尿、血尿、管型尿，多为镜下血尿，少见有透明和颗粒管型；后期可出现多尿、夜尿、口渴、多饮、等渗尿等肾功能损伤表现；当肾功能进一步减退时，尿量可减少，血肌酐、尿素氮常增高，最终出现尿毒症。

2. 急进型高血压　在未经治疗的原发性高血压患者中，约1%可发展成急进型高血压。其临床表现与缓进型相似，但血压显著升高，舒张压多持续在17.3～18.7kPa（130～140mmHg）或更高，具有病情严重、发展迅速、视网膜病变和肾功能减退出现早等特点。常于数月至1～2年内出现严重的脑、心、肾损伤，发生脑血管意外、心力衰竭和尿毒症。肾损伤最为显著，最后多因尿毒症而死亡，也可死于脑血管意外或心力衰竭。

3. 临床特殊类型

（1）恶性高血压：多见于中青年，血压显著增高，舒张压130mmHg以上；起病及进展急骤，可出现脑卒中，眼底出血、渗出和视盘水肿，蛋白尿、血尿、管型尿、肾衰竭等；若不及时治疗常因脑、眼、肾、心脏严重损伤而死亡。

（2）老年人高血压：60岁以上老年人血压达高血压诊断标准称为老年人高血压。大多以收缩压升高为主，部分由中年原发性高血压延续而来，则收缩压、舒张压均高。老年人血压波动较大，且易发生直立性低血压，使用降压药物时尤应注意避免。

4. 高血压危重症

（1）高血压危象：在原发性高血压的进程中，如全身小动脉发生暂时性强烈痉挛，周围血管阻力明显上升，致使血压急骤上升而出现一系列临床症状称为高血压危象。血压改变以收缩压突然明显升高为主，常在强烈的情绪变化等诱发因素作用下发生。可发生在缓进型高血压的各期，亦可见于急进型高血压。患者出现剧烈头痛、眩晕，亦可有恶心、呕吐、胸闷、心悸、气急、视物模糊、腹痛、尿少、排尿困难等。可伴随口干、发热、出汗、兴奋、皮肤潮红或面色苍白等自主神经功能紊乱的症状。发作一般历时短暂，血压控制后，病情可迅速好转，但易复发。

（2）高血压脑病：急性脑循环障碍时，脑部小动脉先持久而明显的痉挛，继之被动性或强制性扩张，导致脑水肿和颅内压增高，进而出现一系列临床表现称为高血压脑病。常先有血压突然升高，收缩压、舒张压均高，以舒张压升高为主，出现剧烈头晕、头痛、恶心、呕吐、烦躁不安、脉搏多慢而有力，可有黑蒙、抽搐、意识模糊，甚至昏迷，也可出现暂时性偏瘫、偏身感觉障碍、失语等。

【诊断和鉴别诊断】

1. **诊断**　休息 15 分钟后测血压，非同日 3 次均达到或超过成人高血压标准，排除继发性高血压者，可诊断为原发性高血压。血尿常规、肾功能、血脂、血糖、电解质、心电图、胸部 X 线片和眼底检查应作为原发性高血压患者的常规检查。可帮助原发性高血压的诊断和分型，了解靶器官的功能状态，有利于治疗时正确选择药物。

（1）诊断标准及分级：2005 年中国高血压防治指南修订委员会参考国内、外最新研究成果，对《中国高血压防治指南》进行了修订。《中国高血压防治指南》（2005 年版）规定高血压的定义为：在未用抗高血压药情况下，收缩压 ≥ 140mmHg 和（或）舒张压 ≥ 90mmHg，按血压水平将高血压分为 1、2、3 级。收缩压 ≥ 140mmHg 和舒张压 <90mmHg 单列为单纯性收缩期高血压。患者既往有高血压史，目前正在用抗高血压药，血压虽然 <140/90mmHg，亦应该诊断为高血压（表 2-1-1）。

表 2-1-1　血压水平的定义和分类

类别	收缩压（mmHg）	舒张压（mmHg）
正常血压	<120	<80
正常高值	120 ~ 139	80 ~ 89
高血压	≥ 140	≥ 90
1 级高血压（轻度）	140 ~ 159	90 ~ 99
2 级高血压（中度）	160 ~ 179	100 ~ 109
3 级高血压（重度）	≥ 180	≥ 110
单纯收缩期高血压	≥ 140	<90

若患者的收缩压与舒张压分属不同的级别时，则以较高的分级为准。单纯收缩期高血压也可按照收缩压水平分为 1、2、3 级。

（2）高血压的危险分层：高血压患者的治疗决策不仅根据血压水平，还要根据危险分层，包含以下指标：①其他危险因素；②靶器官损伤；③并存临床情况，如心、脑血管病，肾病及糖尿病；④患者个人情况及经济条件等。

按危险度将患者分为 4 组：①低危组：男性年龄 <55 岁、女性年龄 <65 岁，高血压 1 级、无其他危险因素者，属低危组。典型情况下，10 年随访中患者发生主要心血管事件的危险 <15%。②中危组：高血压 2 级或 1 ~ 2 级同时有 1 ~ 2 个危险因素，属中危组。典型情况下，该组患者随后 10 年内发生主要心血管事件的危险为 15% ~ 20%。③高危组：高血压水平属

1 级或 2 级，兼有 3 种或更多危险因素、兼患糖尿病或靶器官损伤或高血压水平属 3 级但无其他危险因素患者属高危组。典型情况下，该组患者随后 10 年间发生主要心血管事件的危险为 20%～30%。④ 很高危组：高血压 3 级，同时有 1 种以上危险因素或兼患糖尿病或靶器官损伤，或高血压 1～3 级并有临床相关疾病。典型情况下，随后 10 年间发生主要心血管事件的危险最高，达 ≥ 30%，应迅速开始最积极的治疗。

2. 鉴别诊断　本病主要与以下继发性高血压鉴别。

（1）肾性高血压：主要见于急、慢性肾小球肾炎，慢性肾盂肾炎，糖尿病肾病等。

（2）内分泌代谢病高血压：见于原发性醛固酮增多症、皮质醇增多症、嗜铬细胞瘤等。

（3）药物诱发的高血压：甘草、口服避孕药、类固醇、非甾体消炎药、可卡因、安非他命、促红细胞生成素和环孢菌素等药物诱发。

此外，还需与颅内高压、主动脉缩窄、多发性大动脉炎、妊娠高血压等鉴别。

【治疗】　抗高血压治疗目的是将血压降到正常或接近正常的水平，延缓、减轻和防止脑、心、肾、眼等靶器官损伤，最大限度地降低心血管发病和死亡的总危险。抗高血压治疗目标是将血压恢复至正常或接近正常水平。建议普通原发性高血压患者的血压均应严格控制在 140/90mmHg 以下；糖尿病和肾病患者的血压则应降至 130/80mmHg 以下；老年人收缩压降至 150mmHg 以下，如能耐受，还可以进一步降低。抗高血压治疗方法包括非药物疗法和药物疗法。

1. 非药物疗法　非药物治疗包括提倡健康生活方式，消除不利于心理和身体健康的行为和习惯，达到减少高血压及其他心血管病的发病危险。具体内容包括：①合理膳食，减少钠盐摄入，每人每日食盐摄入量不超过 6g；补充钾盐；减少脂肪的摄入。②戒烟限酒。③增加体力活动、减轻体重，使体重指数在 $24kg/m^2$。④减轻精神压力，保持平衡心理。改善生活方式在任何时候对任何人都是一种合理的治疗。

2. 药物治疗

（1）降压药物治疗原则：①采用较小的有效剂量，以获得可能有的疗效而使不良反应最小；如有效而不满意，可逐步增加剂量，以获得最佳疗效。②推荐应用长效制剂，其作用可长达 24 小时，每日服用一次，可以减少血压的波动，降低主要心血管事件的发生危险和防治靶器官损伤，并提高用药的依从性。③强调长期有规律的抗高血压治疗，达到有效、平稳、长期控制的要求。④为使降压效果增大而不增加不良反应，用低剂量单药治疗疗效不满意的可以采用两种或多种降压药物联合治疗。

（2）降压药的种类：当前常用于降压的药物主要有以下 5 类，即利尿药、β 受体阻滞药、血管紧张素转化酶抑制药（ACEI）、血管紧张素 II 受体阻滞药（ARB）、钙拮抗药都可以作为降压治疗的起始用药和维持用药。①利尿药：祥利尿药如呋塞米；噻嗪类利尿药如双氢氯噻嗪；保钾利尿药如阿米洛利、氨苯蝶啶；醛固酮受体拮抗药如螺内酯。② β 受体阻滞药：如普萘洛尔、倍他洛尔、美托洛尔、阿替洛尔、比索洛尔。③血管紧张素转化酶抑制药：如卡托普利、贝那普利、依那普利、培哚普利、地拉普利。④血管紧张素 II 受体拮抗药：如氯沙坦、缬沙坦、替米沙坦、奥美沙坦。⑤钙拮抗药：二氢吡啶类，如硝苯地平、氨氯地平、尼卡地平、尼群地平；非二氢吡啶类，如维拉帕米、地尔硫䓬。

（3）特殊人群的药物选择：①老年人：应使血压逐步降低，尤其体质较弱者。注意原有的和药物治疗后出现的体位性低血压。老年人多有危险因素、靶器官损伤和心血管病，须结合考虑选用药物。建议老年人高血压的收缩压目标为150mmHg。对于合并前列腺肥大者可优先使用α受体阻滞药。②冠心病：稳定型心绞痛时首选β受体阻滞药或长作用钙拮抗药或ACEI；急性冠脉综合征时选用β受体阻滞药和ACEI；心肌梗死后患者用ACEI、β受体阻滞药和醛固酮拮抗药。③心力衰竭：症状较轻者用ACEI和β受体阻滞药；症状较重的将ACEI、β受体阻滞药、ARB和醛固酮受体拮抗药与祥利尿药合用。④糖尿病高血压：为避免对肾和心血管的损伤，要求将血压降至130/80mmHg以下，因此常需联合用药。首选ACEI或ARB，必要时用钙拮抗药、噻嗪类利尿药、β受体阻滞药。ACEI对1型糖尿病防止肾损伤有益。⑤慢性肾病：ACEI、ARB有利于防止肾病进展，重度患者可能须合用祥利尿药。

（4）降压药的剂量调整与联合应用：对重症高血压，必须及早控制其血压，可较早递增剂量和合并用药。对非重症或急症高血压，要寻找其最小有效耐受剂量药物，不宜过快降压；经治疗血压长期稳定达1年以上，可以考虑减少剂量，但以不影响疗效为前提。

大多数原发性高血压患者为控制血压须用两种或两种以上降压药，起始即联合应用低剂量两种药物，如血压不能达标，可将其中药物的剂量增至足量，或添加低剂量第三种药物，如血压仍不能达标，将三种药物的剂量调至有效剂量。常用降压药的组合：利尿药和β受体阻滞药；利尿药和ACEI或ARB；钙拮抗药和β受体阻滞药；钙拮抗药和ACEI或ARB；钙拮抗药和利尿药；α受体阻滞药和β受体阻滞药。

（5）高血压危重症的处理：应进入加强监护室，持续监测血压，尽快静脉输注适合的降压药。降压目标是1小时使平均动脉血压迅速下降但不超过25%，在以后的2～6小时内血压降至160/（100～110）mmHg。如果患者能耐受且临床情况稳定，在以后24～48小时逐步降低血压达到正常水平。下列情况应除外：急性缺血性卒中，没有明确临床试验证据要求立即抗高血压治疗；主动脉夹层患者，如能耐受应将SBP迅速降至100mmHg左右。急症常用降压药有硝普钠、尼卡地平、肼屈嗪、拉贝洛尔、酚妥拉明等。

第二节　冠心病

冠状动脉粥样硬化性心脏病指冠状动脉因粥样硬化发生狭窄，甚至堵塞和（或）因冠状动脉功能性改变（痉挛）而致心肌缺血缺氧引起的心脏病，统称冠状动脉性心脏病，简称冠心病，亦称缺血性心脏病。主要因素有下列几方面。

1. **高脂血症**　目前已证实血总胆固醇（TC）、三酰甘油（TG）、低密度脂蛋白（LDL）、极低密度脂蛋白（VLDL）、载脂蛋白B100、脂蛋白（α）增高，高密度脂蛋白（HDL）、载脂蛋白AI和AⅡ降低，均属易患因素。脂蛋白（α）增高为独立的危险因素。

2. **高血压**　冠状动脉粥样硬化患者60%～70%有高血压，高血压患者患冠心病比血压正常者高3～4倍。

3. **吸烟**　吸烟者冠心病的发病率及病死率比不吸烟者高2～6倍。

4. **糖尿病**　糖尿病者冠心病发病率较无糖尿病者高2倍，多伴有高脂血症，血中TG、VLDL水平明显升高，而HDL水平降低，与动脉粥样硬化和冠心病关系极为密切。血中胰岛素水平越高，HDL含量越低，冠心病发病率和死亡率越高。

5. **其他**　体重超过正常的20%以上，向心性肥胖者具有更大的危险性；40岁后随着年龄增加发病率也随之增加；通常男性多于女性，但女性在经绝期后发病率明显增加；经常摄入高热量、高动物脂肪、高胆固醇、糖、盐等食物者，易患本病；近年研究发现饮食中缺少抗氧化剂、体内铁贮存过多、胰岛素抵抗、血管紧张素转化酶基因过度表达、微量元素铬、锰、锌、钒、硒摄入量不足，铅、镉、钴摄入量过多等亦是易患因素。

【分类】　1979 年世界卫生组织将冠心病分为 5 型。

1. 无症状性心肌缺血　又叫无痛性心肌缺血或隐匿性心肌缺血，指确有心肌缺血的客观证据，但缺乏胸痛或与心肌缺血相关的主观症状。

2. 心绞痛　是指由冠状动脉供血不足，心肌急剧、暂时缺血与缺氧所引起的以发作性胸痛或胸部不适为主要表现的一组临床综合征。

3. 心肌梗死　是指冠状动脉出现粥样硬化斑块或在此基础上血栓形成，导致冠状动脉的血流急剧减少或中断，使相应的心肌出现严重而持久的急性缺血，最终导致心肌的缺血性坏死，属冠心病的严重类型。

4. 缺血性心肌病　是指由于长期心肌缺血导致心肌局限性或弥漫性纤维化，从而产生心脏收缩和（或）舒张功能受损，引起心脏扩大或僵硬、充血性心力衰竭、心律失常等一系列临床表现的综合征。

5. 猝死　目前认为，该病患者心搏骤停的发生是在冠状动脉粥样硬化的基础上，发生冠状动脉痉挛或微循环栓塞导致心肌急性缺血，造成局部电生理紊乱，引起暂时的严重心律失常（特别是心室颤动）所致。

近年趋向于根据发病特点和治疗原则不同分为两大类。①慢性冠脉病（CAD）：也称慢性心肌缺血综合征（CIS）；包括稳定型心绞痛、缺血性心肌病和隐匿性冠心病等。②急性冠状动脉综合征（ACS）：不稳定型心绞痛，非 ST 段抬高型心肌梗死和 ST 段抬高型心肌梗死。

本节重点讲授心绞痛和急性心肌梗死两种类型。

一、心绞痛

心绞痛是冠状动脉供血不足导致心肌急性暂时性缺血、缺氧，引起前胸阵发性压榨性疼痛为特点的临床综合征。常因劳累、情绪激动、饮食不当、寒冷等因素诱发，疼痛可向左上肢、左肩放射，多持续数分钟，经休息或含硝酸酯类药物后迅速缓解或消失。本病多见于 40 岁以上男性和绝经后女性。

动脉粥样硬化时，冠状动脉顺应性下降，扩张性减小，对心肌的供血量相对固定，当心脏负荷突然增加或冠状动脉发生痉挛，造成冠状动脉血流量急剧减少时，心肌氧供和氧耗严重失衡，心肌缺血、缺氧引起中间代谢产物如乳酸、丙酮酸、磷酸、多肽类等在局部增加，刺激心脏内传入神经末梢，经胸交感神经节及相应的脊髓段传至大脑，产生疼痛感觉，从而引起心绞痛发作。

【临床表现】

1. 症状　典型的心绞痛具有以下特点。① 部位：多出现在胸骨上段或中段之后，范围约手掌大小，边界欠清，可波及心前区或放射至左臂内侧、小指和无名指、左肩等。亦可放射至颈、咽、下颌等处，虽然少见，但易误诊。② 性质：常为压榨感或紧缩感，也可为窒息或濒死感，但不是刺痛或锐痛。③ 持续时间：大多数历时 3 ~ 5 分钟，一般不少于 1 分钟，不超过 15 分钟。④ 诱因：增加心脏负荷的因素如情绪激动、劳累、负重行走、发怒、惊恐、吸烟、饱餐、寒冷、性交、心动过速等皆可能成为诱发因素。应特别注意，疼痛发作在负荷增加时，而不是负荷过后。⑤ 缓解方式：静息或舌下含化硝酸甘油后，多很快缓解或中止，超过 15 分钟才缓解者应注意诊断是否正确。疼痛可一天内发作数次，亦可数天或数周发作一次或多次。

2. 体征 疼痛发作时可出现以下体征，如面色苍白、冷汗、焦虑、新出现的第四心音或第三心音奔马律，心尖部一过性收缩期杂音，心率增快、血压可略增高或降低，第二心音逆分裂或交替脉等。

【诊断】

1. 诊断 根据典型的发作特点，结合已知的危险因素，在排除其他原因后，通常可以做出诊断。如心绞痛发作时，心电图检查发现以 R 波为主的导联中，ST 段压低，T 波低平或倒置（变异性心绞痛时 ST 段抬高，发作后数分钟内又逐渐恢复）；心电图运动试验或动态心电图发现阳性变化；放射性核素心肌灌注显像阳性，冠状动脉造影结果阳性，则可助确诊。

（1）静息心电图：约 50% 以上患者无异常表现。也可有非特异性 ST、T 变化或陈旧性心肌梗死改变，有时可见房性或室性期前收缩、房室或束支传导阻滞等心律失常。

（2）发作时心电图：心绞痛时大多数患者可出现暂时性、缺血性 ST 段水平型或下斜型下移 0.1mV 上，有时可见 T 波倒置或原来倒置的 T 波反而直立（假性正常化），发作缓解后恢复正常。变异型心绞痛者相关导联可见 ST 段抬高。

（3）心电图负荷试验：以运动负荷试验（分级踏板、蹬车、活动平板等）最常用，通过运动增加心脏工作负荷，观察心电图有无缺血性改变，借以了解冠脉循环状况。此法简单易行，常作为早期发现冠心病的主要方法。目前国内采用次极量运动试验方法，运动中监测和记录心电图。运动后即刻、2、4、6、8 分钟重复记录。心电图改变主要以基线平稳的心电图导联上连续 3 个心脏搏动的 ST 段水平型或下斜型压低 $\geq 0.1mV$，持续 2 分钟为阳性标准。

（4）动态心电图：通过心电图监测，连续记录 24 小时以上的心电图，将发生的 ST、T 波改变和各种心律失常与患者的症状、活动情况进行对照和分析，如出现 ST 段呈水平型或下斜型下移 $\geq 1mm$，持续时间 ≥ 1 分钟，且两次缺血发作间隔时间 ≥ 1 分钟；ST 段下移 $\geq 2mm$；缺血发作总时间 $\geq 60min/24h$ 等；或缺血发作 ≥ 6 次 /24h 等，可供诊断时参考。心电图显示缺血性 ST、T 改变而患者当时并无心绞痛时称为无痛性心肌缺血。

（5）冠状动脉造影 冠状动脉造影是确诊冠心病常用而有重要价值的方法，通常认为，冠状动脉血管腔狭窄达 70% ～ 75% 以上者可以确诊为冠心病。

（6）其他检查 放射性核素检查，可提示心肌缺血的部位、范围和程度，X 线检查除可见心脏形态改变外，多无异常发现。二维超声心动图可检测到心室壁节段性运动不协调，冠状动脉内超声显像可显示血管壁粥样硬化病变。血管镜检查有助冠状动脉病变的诊断。

2. 分型诊断 心绞痛的分型尚无一致意见，参照 WHO 的意见，分型如下。

（1）劳累性心绞痛：劳累性心绞痛是由运动或其他增加心肌需氧量的情况所诱发的心绞痛，休息或含化硝酸甘油后迅速缓解。包括以下 3 种类型。

1）稳定型劳累性心绞痛：简称稳定型心绞痛，是最常见的心绞痛。指由心肌缺血缺氧引起的典型心绞痛发作，其性质在 1 ～ 3 个月内无改变。即每日和每周疼痛发作次数大致相同，诱发疼痛的劳累和情绪激动程度相同，每次发作疼痛的性质和疼痛部位无改变，疼痛时限相仿（3 ～ 5 分钟），无长达 10 ～ 20 分钟或以上者，用硝酸甘油后也在相同时间内发生疗效。患者休息时心电图 50% 以上属正常，疼痛发作时心电图可呈典型的缺血性 ST 段压低的改变。异常心电图包括 ST 段和 T 波改变、房室传导阻滞、束支传导阻滞、左束支前分支或后分支阻滞、左心室肥大或心律失常等，偶有陈旧性心肌梗死表现。

2）初发型劳累性心绞痛：简称初发型心绞痛。指患者过去未发生过心绞痛或心肌梗死，而现在发生由心肌缺血缺氧引起的心绞痛，时间尚在 1 ~ 2 个月。本型心绞痛的性质、可能出现的体征、心电图和 X 线发现等，与稳定型心绞痛相同，但心绞痛发作尚在 1 ~ 2 个月。以后多数患者显示为稳定型心绞痛，但也可能发展为恶化型心绞痛，甚至心肌梗死。

3）恶化型劳累性心绞痛：简称恶化型心绞痛，亦称进行型心绞痛。指原有稳定型心绞痛的患者，在 3 个月内疼痛的频率、程度、诱发因素经常变动，进行性恶化，患者的痛阈逐步下降，于是较轻的体力活动或情绪激动即能引起发作，故发作次数增加，疼痛程度较剧，发作的时限延长，可超过 10 分钟，用硝酸甘油后不能使疼痛立即或完全消除。发作时心电图示 ST 段明显压低与 T 波倒置，但发作后又恢复，且不出现心肌梗死的变化。

本型心绞痛反映冠状动脉病变有所发展，预后较差。可发展为急性透壁性心肌梗死，部分患者实际上可能已发生较小的心肌梗死（未透壁）或散在性心内膜下心肌梗死灶，只是在心电图中未能得到反映而已。也可发生猝死。但也有一部分患稳定型心绞痛多年的患者，可在一个阶段中呈现心绞痛的进行性增剧，然后又逐渐恢复稳定。

（2）自发性心绞痛：自发性心绞痛发作与心肌需氧量无明显关系，与劳累性心绞痛相比，疼痛持续时间一般较长，程度较重，且不易为硝酸甘油所缓解。包括 4 种类型。

1）卧位型心绞痛：亦称休息时心绞痛。指在休息时或熟睡时发生的心绞痛，其发作时间较长，症状也较重，发作与体力活动或情绪激动无明显关系，常发生在半夜，偶尔在午睡或休息时发作。疼痛常剧烈难忍，患者烦躁不安，起床走动。体征和心电图变化均较稳定型心绞痛明显，硝酸甘油的疗效不明显，或仅能暂时缓解。

2）变异型心绞痛：本型患者心绞痛的性质与卧位型心绞痛相似，也常在夜间发作，但发作时心电图表现不同，显示有关导联的 ST 段抬高，而与之相对应的导联中则 ST 段压低（其他类型心绞痛则除 aVR 及 V_1 外各导联 ST 段普遍压低）。

3）中间综合征：亦称冠状动脉功能不全。指心肌缺血引起的心绞痛发作历时较长，达 0.5 ~ 1 小时以上，发作常在休息时或睡眠中发生，但心电图、放射性核素和血清学检查无心肌坏死的表现。本型疼痛其性质是介于心绞痛与心肌梗死之间，常是心肌梗死的前奏。

4）梗死后心绞痛：在急性心肌梗死后不久或数周后发生的心绞痛。由于供血的冠状动脉阻塞，发生心肌梗死，但心肌尚未完全坏死，一部分未坏死的心肌处于严重缺血状态下又发生疼痛，随时有再发生梗死的可能。

（3）混合性心绞痛：劳累性和自发性心绞痛混合出现，兼有劳累性和自发性心绞痛的临床表现。不稳定型心绞痛近年被临床广泛应用，指介于稳定型心绞痛与急性心肌梗死和猝死之间的临床状态，包括了初发型、恶化型劳累性心绞痛，以及各型自发性心绞痛在内。

3. 鉴别诊断

（1）急性心肌梗死：其疼痛部位与心绞痛相似，但疼痛性质更剧烈，持续时间可达数小时，常伴有休克、心律失常及心力衰竭，并有发热，含用硝酸甘油多不能使之缓解。根据临床表现，结合典型的心电图及心肌酶增高等检查结果，通常不难鉴别。

（2）心脏神经官能症：患者常诉胸痛，但为短暂（几秒）的刺痛或较持久（几小时）的隐痛，胸痛部位多在左胸乳房下心尖部附近，或经常变动。症状多在体力活动之后出现，而不在体力活动的当时，甚至可耐受较重的体力活动而不发生胸痛或胸闷。含用硝酸甘油无效或在 10

多分钟后才"见效"。常有失眠、多梦、心悸、焦虑、疲乏、叹息性呼吸等神经衰弱表现，心电图及其他检查无阳性发现，鉴别一般不难。

（3）其他可引起心绞痛的疾病：如严重的主动脉瓣狭窄或关闭不全，风湿性、梅毒性主动脉炎，肥厚型心肌病，X综合征等，依据各病特点，鉴别多不困难。

（4）其他疾病：如肋间神经痛、肋软骨炎、胸肌劳损、胸膜炎、食管裂孔疝、膈疝、胃及十二指肠溃疡、急性胰腺炎、颈椎病等均可引起胸痛，鉴别诊断时均应考虑。

【治疗】　治疗原则是改善冠状动脉的血液供给，减少心肌的耗氧量，同时治疗动脉粥样硬化。

1. 发作时治疗

（1）休息：发作时应让患者立即休息，一般在停止活动后症状即可消除。有条件可予吸氧，对焦虑、紧张、恐惧者应进行解释、安慰，可酌情应用镇静药。

（2）药物治疗：较重的发作，应使用作用较快的硝酸酯类制剂，以扩张冠状动脉，降低其阻力，增加冠状动脉循环血流量，并扩张周围血管，减轻心脏前后负荷和心肌需氧量，从而缓解心绞痛。常用制剂：①硝酸甘油：常用 0.3 ～ 0.6mg 舌下含化，1 ～ 2 分钟开始起作用，约半小时后作用消失。第一次用药时，患者宜取平卧位。②硝酸异山梨酯：常用 5 ～ 10mg 舌下含化，2 ～ 5 分钟见效，作用维持 2 ～ 3 小时。③亚硝酸异戊酯：为极易气化的液体，盛于小安瓿内，每安瓿 0.2ml，用时以手帕包裹敲碎，立即盖于鼻部吸入。作用快而短，10 ～ 15 秒内开始，几分钟即消失。本药作用与硝酸甘油相同，其降低血压的作用更明显，宜慎用。以上药物主要用于劳累性心绞痛发作，使用时应注意观察血压。对变异型心绞痛可含用硝苯地平 5 ～ 10mg。中药制剂冠心苏合丸、活心丹、速效救心丸等也有较好作用。

2. 缓解期治疗

（1）一般治疗：应尽量避免各种诱因，合理安排饮食，禁绝烟酒。注意劳逸结合，保持心情愉快。一般不需卧床休息，可参加适当的运动，但以不致发生疼痛症状为度。

（2）药物治疗：使用作用持久的抗心绞痛药物，以防心绞痛发作，可单独选用、交替应用或联合应用下列作用持久的药物。缓解期治疗的 3 项基本原则：①选择性地扩张病变的冠脉血管；②降低血压；③改善动脉粥样硬化。常用药物：①硝酸异山梨酯。② β 受体阻滞药，如普萘洛尔、美托洛尔、阿替洛尔，可与硝酸酯类药物合用，因两者协同作用可影响血压，故量宜偏小，开始使用尤应注意体位性低血压等不良反应；如突然停用可致心绞痛复发，甚至诱发心肌梗死；有支气管哮喘、心动过缓、病态窦房结综合征、二度以上房室传导阻滞者不宜使用；变异型心绞痛禁用。③钙通道阻滞药，如维拉帕米。④其他：抗凝药，如肝素、溶血栓药和抗血小板药可用于治疗不稳定型心绞痛。

（3）介入治疗：是指采用经皮穿刺技术送入球囊导管或其他相关器械，解除冠状动脉狭窄或梗阻，重建冠状动脉血流的技术。常用的冠心病的介入治疗方法：①经皮穿刺腔内冠状动脉成形术（PTCA）；②冠脉内支架术（STENT）；③其他，如切割球囊技术、定向斑块旋切术、斑块旋切吸引术、斑块旋磨术、激光血管成形术等。

（4）外科手术：主要是在体外循环下施行主动脉－冠状动脉旁路移植手术，又称冠状动脉搭桥术，引主动脉的血流以改善病变冠状动脉所供血心肌的血流供应。主要适应于：①左冠状动脉主干病变狭窄 >50%；②左前降支和回旋支近端狭窄 ≥ 70%；③冠状动脉 3 支病变伴左心室射血分数 <50%；④稳定型心绞痛对内科药物治疗反应不佳，影响工作和生活；⑤不稳定型

心绞痛或非 Q 波性心肌梗死内科治疗效果不佳；⑥有严重室性心律失常伴左主干或 3 支病变；⑦介入治疗失败仍有心绞痛或血流动力异常。

3. 不稳定型心绞痛 属内科急症，应住院卧床休息，密切连续监护心电图、血清心肌酶，治疗诱发和加剧因素，促使心绞痛稳定或好转，防止发生心肌梗死。胸痛剧烈者可用吗啡、哌替啶，静脉滴注硝酸甘油；亦可用硝酸异山梨酯静脉滴注。联合应用硝酸酯类、钙通道阻滞药、抗血小板聚集药，无禁忌证应积极应用 β 受体阻滞药。严重者可考虑抗凝和溶栓治疗，有指征者可考虑行介入治疗或手术治疗。

二、急性心肌梗死

急性心肌梗死（AMI），是指在冠状动脉粥样硬化基础上，冠状动脉血流突然急剧减少或中断，使相应部位心肌发生严重持久的急性缺血性损伤和坏死。临床表现有剧烈而持久的胸骨后疼痛和与心肌梗死后相关的全身症状；特征性心电图改变和血清心肌酶增高；可能发生严重心律失常、休克、心力衰竭等，是冠心病的严重类型。

各种能增加心肌耗氧量或诱发冠状动脉痉挛的体力或精神因素，都可能使冠心病患者发生急性心肌梗死。常见的诱因有过劳、激动、暴饮暴食、寒冷刺激、便秘、大出血、休克、脱水、外科手术或严重心律失常等。

心肌梗死的发病部位与冠状动脉供血区域一致。心肌梗死多发生在左心室，其中 40%～50% 发生于左心室前壁、心尖部及室间隔前 2/3，这些部位是左冠状动脉前降支供血区；30%～40% 发生于左心室后壁、室间隔后 1/3 及右心室大部，相当于右冠状动脉供血区；15%～20% 见于左冠状动脉回旋支供血的左室侧壁。心肌梗死极少累及心房。

【临床表现】 与心肌梗死的部位、范围、大小、并发症和侧支循环等情况密切相关。

1. 先兆症状 50% 以上患者在发病前数日有乏力、胸部不适、活动时心悸、气急、烦躁、心绞痛等前驱症状。心绞痛发作的性质改变，其中以新发生心绞痛和原有心绞痛加重最为突出，与以往相比发作更频、更剧、持续时间更长、硝酸甘油疗效差。疼痛时伴恶心、呕吐、头晕、大汗、心悸，可伴血压明显波动，或伴严重心律失常或伴心功能不全，可有心电图 ST 段抬高或压低，T 波倒置或高尖（冠状 T 波）。

2. 症状

（1）疼痛：最先出现，多发生于清晨，疼痛部位和性质与心绞痛相同。但程度重，持续时间长，休息或硝酸甘油无效，可伴濒死感，少数人一开始就休克或急性心力衰竭。

（2）全身症状：发热、心动过速、白细胞增高和血沉增快等。发热多在疼痛发生后 24～48 小时后出现，体温多在 38℃ 左右。

（3）胃肠道症状：恶心，呕吐和上腹胀痛，重症者有呃逆。

（4）心律失常：多发生在起病 1～2 周内，而以 24 小时内最多见。以室性心律失常最多，尤其是室性期前收缩。房室和束支传导阻滞亦较多。

（5）低血压和休克：休克多在起病后数小时至 1 周内发生，多为心源性的。

（6）心力衰竭：主要是急性左侧心力衰竭。为梗死后心肌收缩力减弱或收缩不协调所致。

3. 体征

（1）心脏体征：心界扩大，心率多增快，少数患者可减慢；心尖部第一心音减弱，可出现第四心音奔马律，多在 2～3 天有心包摩擦音。心尖区可出现粗糙的收缩期杂音或收缩中晚期喀喇音，为二尖瓣乳头肌功能失调或断裂所致，可有各种心律失常。突然出现心脏压塞征和电－机械分离现象时，提示心脏破裂。

（2）血压：除极早期血压可升高外，几乎所有患者都有血压降低。病前有高血压病者，血压可降为正常，对此应予注意。

（3）其他：可有心律失常、休克和心力衰竭的体征。

4. 并发症

（1）乳头肌功能失调或断裂：总发生率可高达 50%。左心室乳头肌因冠状动脉狭窄而发生缺血、坏死、纤维化时，可影响腱索及瓣膜功能，造成二尖瓣脱垂及关闭不全，在心尖区出现收缩中晚期喀喇音和吹风样收缩期杂音。

（2）心脏破裂：少见，常发生在心肌梗死后 1～2 周内，绝大多数为心室游离壁破裂，出现急性心脏压塞而猝死；偶有心室间隔破裂造成穿孔，可见心力衰竭和休克，多于数天内死亡。

（3）栓塞：常见于起病后 1～2 周，多为左心室附壁血栓脱落致脑、肾、脾、四肢等动脉栓塞；下肢静脉血栓脱落则产生肺动脉栓塞。

（4）心室壁瘤：主要见于左心室，发生率 5%～20%。可发生在梗死早期或梗死灶已纤维化的愈合期。由梗死心肌或瘢痕组织在心室内压力作用下，局限性地向外膨隆而形成室壁瘤。室壁瘤可继发附壁血栓、心律失常及心功能不全。

（5）梗死后综合征：发生率约为 10%，可表现为心包炎、胸膜炎或肺炎，主要表现有发热、胸痛、心包摩擦音等。于心肌梗死后数周至数月内出现，可反复发生。抗感染药效果不佳而消炎痛或糖皮质激素疗效明显。

【诊断和鉴别诊断】

1. 诊断 诊断 AMI 必须至少具备以下标准中的两条：①缺血性胸痛的临床病史，疼痛常持续 30 分钟以上；②心电图的特征性改变和动态演变；③心肌坏死的血清心肌标志物浓度升高和动态变化。超声心动图、心电向量图和放射性核素检查有助于诊断和预后判断。

（1）心电图检查：急性心肌梗死患者，尤其是透壁性心肌梗死者，有下述典型的心电图改变。

1）特征性改变：①缺血型 T 波改变：正常 T 波前肢长，后肢短，顶部圆钝，基底较宽。在急性心肌梗死早期，缺血型 T 波高耸，双肢对称，波形变窄。在 V_1～V_6 导联，高耸的 T 波可高于 QRS 波。超急性期呈高尖 T 波或原为倒置的 T 波突然变为直立（伪改善）。②损伤型 ST 段移位：正常 ST 段位于基线水平。急性心肌梗死时，ST 段移位通常表现为 ST 段抬高与 T 波融合成单向曲线，有时亦表现为严重的 ST 段压低，见于心内膜下心肌梗死。ST 段升高 0.1～1mV，同时伴有对侧面 ST 段下降。损伤型 ST 段移位是急性心肌梗死最重要的心电图特征。③坏死型 Q 波：正常 Q 波深度不超过同一导联 R 波的 1/4，宽度 ≤ 0.03 秒，形态完整。急性心肌梗死的坏死型 Q 波深度大于同一导联 R 波的 1/4，宽度 ≥ 0.04 秒。

2）动态性改变：急性心肌梗死发生后，随着病理改变的发生发展与演变，心电图也将出现续贯性改变，一般分为急性期、亚急性期和慢性期。急性期再分为：①超急性期（T 波改变期）；通常指症状及心肌梗死发生后十余分钟到数小时内，T 波出现高尖改变，两支近乎对称，波形变窄振幅增高，顶端变钝，近似直立"冠状 T 波"，而尚未出现 ST 段抬高或下移，最早期出现的改变。②进展期或称急性早期（ST 段改变期）心肌梗死发生数小时后，面向梗死部位的导联 ST 段呈背向上型抬高，损伤进展则 ST 呈单向曲线抬高。③心肌梗死确定期（Q 波及非 Q 波期）数小时至 2 天，出现病理性 Q 波，同时 R 波减低，可出现致命性心律失常。亚急性期：

抬高的 ST 段持续数天或两周左右逐渐回到等电位线，T 波由深而倒置逐渐变为平坦或倒置。慢性稳定期（陈旧梗死期）：数周至数月后，ST、T 逐渐恢复至正常，仅有病理性 Q 波。少数患者 T 波可永久性倒置或持续数月至数年，病理性 Q 波变小或消失。

3）定位诊断：心肌梗死的定位诊断可根据病理性 Q 波，确定心肌梗死的部位和范围（表 2-2-1）。

表 2-2-1　心肌梗死的定位诊断

心电图	部位	冠状动脉
V_1、V_2、V_3	前间壁	前降支
V_3、V_4、V_5	局限前壁	前降支
II、III、aVF	下壁	右冠脉
V_7、V_8、V_9	后壁	右冠脉
V_{3R}、V_{4R}、V_{5R}	右室	右冠脉
窦性心律失常	窦房结	右冠脉
房室传导阻滞	房室结	右冠脉
I、aVL	高侧壁	回旋支
V_5、V_6、V_7；I、aVL	前侧壁	回旋支
V_1、V_2、V_3、V_4、V_5；I、aVL	广泛前壁	左冠脉主干

（2）实验室检查

1）血常规：急性心肌梗死发生 24 ~ 48 小时后白细胞增多，中性粒细胞增多，嗜酸粒细胞减少或消失，可持续 1 ~ 3 周。

2）血清心肌酶：是急性心肌梗死的诊断和鉴别诊断的重要手段之一。临床上根据血清酶浓度的序列变化和特异性同工酶的升高等肯定性酶学改变便可明确诊断为急性心肌梗死。①肌酸激酶的同工酶（CK-MB）：诊断的特异性较高，在起病后 4 小时内增高，16 ~ 24 小时达高峰，3 ~ 4 日恢复正常，其增高的程度能较准确地反映梗死的范围，高峰出现时间是否提前有助于判断溶栓治疗是否成功。②肌酸磷酸激酶（CK 或 CPK）：在起病 6 小时内升高，24 小时达高峰，3 ~ 4 日恢复正常。③天门冬酸氨基转移酶（AST）：在起病 6 ~ 12 小时后升高，24 ~ 48 小时达高峰，3 ~ 6 日降至正常。④乳酸脱氢酶（LDH）：敏感性稍差，在起病 8 ~ 10 小时后升高，达到高峰时间在 2 ~ 3 日，持续 1 ~ 2 周才恢复正常。其中 CPK 的同工酶 CPK-MB 和 LDH 的同工酶 LDH1 的诊断特异性最高。

3）其他：①肌红蛋白是心肌梗死早期诊断的良好指标。起病 2 小时内升高，12 小时达高峰，24 ~ 48 小时恢复正常。②肌钙蛋白 I（cTnI）或肌钙蛋白 T（cTnT）是更具有心脏特异性的标志物，在发病 3 ~ 4 小时即可升高，11 ~ 24 小时达高峰，7 ~ 10 天恢复正常，对心肌梗死的早期诊断和发病后较晚就诊的患者均有意义。肌红蛋白出现最早，敏感性强，特异性差；肌钙蛋白随后出现，特异性强持续时间长，CK-MB 敏感性弱于肌钙蛋白，对早期诊断有重要价值。

（3）超声心动图：急性心肌梗死后，二维超声心动图检查有助于判断。①室壁运动异常；②室壁厚度异常；③心室室壁瘤；④检测右心室心肌梗死；⑤检测并发症，如室间隔穿孔，乳头肌功能不全和心室内附壁血栓；⑥显示冠脉狭窄情况；⑦检测心肌缺血；⑧评估冬眠心肌和顿抑心肌，了解心肌梗死后心肌的存活情况。负荷超声心动图（运动或药物激发心肌缺血），可提高诊断水平，对判断预后亦有重要价值。

2. 鉴别诊断　AMI 还应注意与下列疾病相鉴别。

（1）心绞痛：胸痛性质及部位与 AMI 相似，但程度较轻，持续时间较短，休息或含化硝酸甘油可迅速缓解，无发热、呼吸困难、严重心律失常、低血压或休克、心力衰竭等表现，发作时心电图示 ST 段压低而不是呈弓背向上的抬高，无病理性 Q 波，血清心肌标志物浓度无增高，可助鉴别。

（2）急性肺动脉栓塞：多数患者有长期卧床、下肢静脉血栓史，可有胸痛、咯血、呼吸困难，右心负荷急剧增加的表现，大的栓塞可出现晕厥、休克、猝死。心电图典型改变：I 导联 S 波深，III 导联 Q 波显著、T 波倒置，肺性 P 波常见。X 线片可见肺梗死部位呈楔形致密阴影、三角形尖端指向肺门。

（3）急性主动脉夹层：发病一开始即出现剧烈的、撕裂样、进行性、下行性胸痛并达高峰，两上肢血压和脉搏常有明显差别，发作时有休克表现，但血压仍正常或偏高，可突然出现主动脉瓣关闭不全表现。心电图无 AMI 表现。二维超声心动图示主动脉根部扩张，壁增厚，可见分离的内膜摆动。X 线检查显示主动脉阴影进行性加宽。磁共振可显示主动脉夹层。

（4）急性心包炎：多见于青壮年，疼痛因深呼吸、咳嗽加重，疼痛常与发热同时出现，起病早期可闻心包摩擦音。心电图无异常 Q 波，除 aVR 导联外，其余导联均有 ST 段呈弓背向下抬高，T 波低平或倒置，QRS 波群低电压。

（5）急性胸膜炎：多由感染引起，以结核性多见，胸痛多为刺痛且在患侧，深呼吸或咳嗽时加剧，患侧呼吸受限，可闻胸膜摩擦音，出现胸腔积液时疼痛反而减轻或消失。体格检查、X 线检查、二维超声心动图的阳性发现均可助鉴别。

（6）急腹症：部分急性胰腺炎、消化性溃疡穿孔、急性胆囊炎、胆石症可引起胸痛或左上腹区域疼痛，但根据病史、典型体征、B 型超声检查、血清淀粉酶检查结果，以及无 AMI 心电图改变和血清心肌标志物浓度改变等鉴别不难。

【治疗】　治疗原则是改善冠状动脉血液供给，减少心肌耗氧，保护心脏功能，挽救因缺血而濒死的心肌，防止梗死面积扩大，缩小心肌缺血范围，及时发现、处理、防治严重心律失常、泵衰竭和各种并发症，防止猝死，并保持尽可能多的有功能的心肌。

1. 监护和一般治疗　对明确或怀疑 AMI 诊断的患者应立即收入冠心病监护病房（CCU）。

（1）休息：急性期卧床休息 1 周，保持环境安静，减少刺激，解除焦虑，注意饮食、排便及翻身等。

（2）吸氧：间断或持续鼻导管或面罩吸氧，重者应加压给氧或气管插管，吸氧时间长短据病情而定。

（3）监测：持续进行心电、血压、呼吸、血氧饱和度、体温等监测，必要时监测肺毛细血管压和中心静脉压。

（4）建立静脉通道：保持一条或多条良好的静脉给药通道。

（5）护理：第一周应严格卧床休息，开始数日一切日常生活由护理人员帮助进行，如病情稳定第二周可在床上活动或逐步下床站立、缓走，第三周可酌情在室内慢步走动。饮食宜少量多次，开始时宜流质，以后逐渐给半流质或软食；食物应保证热量、营养、易消化、低盐、低脂。患者宜缓泻药保持大便通畅，尤应避免用力大小便，以防止诱发左侧心力衰竭、心脏破裂或猝死。

2. 解除疼痛　吗啡 5 ～ 10mg 皮下注射或哌替啶 50 ～ 100mg 肌内注射，注意呼吸功能的抑制；疼痛较轻者可以使用罂粟碱或可待因，或地西泮（安定）10mg 肌内注射；试用硝酸酯类药物含服或静脉滴注；心肌再灌注治疗可有效地缓解疼痛。

3. 再灌注心肌 是急性心肌梗死早期最重要的治疗措施，又称早期血运重建，是一种使闭塞血管恢复再通、心肌得到再灌注的积极治疗措施，可以缩小梗死范围，降低死亡率，改善预后。

（1）介入治疗（PCI）：①直接 PTCA：如有条件可作为首选治疗。适应证：ST 段抬高和新出现的左束支传导阻滞的心肌梗死；心肌梗死并发心源性休克；适合再灌注治疗而有溶栓禁忌证；无 ST 段抬高的心肌梗死，但狭窄严重，血流 ≤ TIMI Ⅱ 级；发病 12 小时以上者不宜行该治疗。②支架置入术：可以对 PTCA 的患者实行该方法，近年来已广泛用于 AMI 的再灌注治疗。③补救性 PCI：溶栓后仍然胸痛，ST 段未降低，造影显示血流 ≤ TIMI Ⅱ 级，宜实行补救性 PCI。④溶栓治疗再通者的 PCI：溶栓成功，可在 7 ~ 10 天后行冠状动脉造影及 PCI。

（2）溶栓治疗：目标是尽早开通梗死相关冠状动脉；尽可能挽救濒死心肌，限制梗死面积，保存左心室功能；降低死亡率，改善远期预后；预防缺血或梗死再发。常用的溶栓药物：尿激酶（UK）；链激酶（SK）；重组组织型纤溶酶原激活药（rt–PA）。

适应证：心电图至少两个以上相邻导联出现 ST 段抬高，病史提示急性心肌梗死伴左束支传导阻滞，发病 <12 小时，年龄 <75 岁；ST 段抬高心肌梗死患者 >75 岁，可以谨慎进行溶栓治疗；ST 段抬高心肌梗死起病 12 ~ 24 小时，仍然有胸痛及 ST 段抬高者。

禁忌证：近 1 年内的脑血管意外；3 周内进行过大手术或严重外伤或分娩；2 ~ 4 周有活动性器官出血或溃疡病出血；2 周内穿刺过不能压迫止血的大血管；疑有或确诊有主动脉夹层；头颅损伤或已知的颅内肿物或动静脉畸形；正在使用治疗剂量的抗凝药或有出血倾向者；重度未控制的高血压（>180/110mmHg）或慢性严重的高血压病史；2 ~ 4 周内有心肺复苏史。

溶栓疗效评价：冠状动脉造影直接观察，临床再通的标准：①开始给药后 2 小时内，缺血性胸病缓解或明显减轻。②开始给药后 2 小时内，心电图相应导联升高的 ST 段比用药前下降 ≥ 50%。③开始给药后 2 ~ 4 小时内出现再灌注心律失常。④ CK–MB 的峰值前移到距起病 14 小时以内。但单有①或③不能判断为再通。

4. 消除心律失常 ①一旦发现室性早搏或室性心动过速，立即用利多卡因 50 ~ 100mg 静脉注射，每 5 ~ 10 分钟重复一次，至早搏消失或总量已达 300mg，继以 1 ~ 3mg/min 的速度静脉滴注维持，稳定后改用口服胺碘酮。②发生心室颤动时，立即采用非同步直流电除颤；室性心动过速药物疗效不满意时也应及早用同步直流电复律。③窦性心动过缓或Ⅰ度和Ⅱ度Ⅰ型房室传导阻滞可用阿托品 0.5 ~ 1mg 肌内注射或静脉注射。④Ⅱ度Ⅱ型或Ⅲ度房室传导阻滞，伴有血流动力学障碍时，应做临时心脏起搏治疗，待传导阻滞消失后撤除。⑤室上性快速心律失常可用洋地黄制剂、胺碘酮、维拉帕米、美托洛尔等药物治疗。⑥急性心肌梗死后窦速伴有室性期前收缩。优先使用的抗心律失常药物是普鲁帕酮。

5. 控制休克 ①补充血容量：估计有血容量不足，或中心静脉压和肺动脉楔压低者，用低分子右旋糖酐或 5% ~ 10% 葡萄糖液静脉滴注，输液后如中心静脉压上升到 >18cmH$_2$O，肺楔压 >15 ~ 18mmHg，则应停止。右心室梗死时，低血压状态可通过扩容得以纠正，中心静脉压升高未必是补充血容量的禁忌。②应用升压药：补充血容量后血压仍不升，而肺动脉楔压和心排血量正常时，提示周围血管张力不足，可加用多巴胺或去甲肾上腺素静脉滴注。两者可以合用，亦可选用多巴酚丁胺。③应用血管扩张药：经上述处理血压仍不升，而肺动脉楔压增高，心排血量低或周围血管显著收缩以致四肢厥冷并有发绀时，可试用血管扩张药如硝普钠、硝酸甘油、酚妥拉明，同时应严密监测血压。④其他：休克的其他治疗措施包括纠正酸中毒、避免脑缺血、保护肾功能，必要时应用糖皮质激素和强心苷等。

6. 治疗心力衰竭　心肌梗死主要引起急性左侧心力衰竭，药物选择以吗啡、利尿药为主，也可使用血管扩张药、ACEI 及多巴酚丁胺。洋地黄类药物可能引起室性心律失常，宜慎用。由于最早期出现的心力衰竭主要是坏死心肌间质充血、水肿引起顺应性下降所致，而左心室舒张末期容量尚不增大，因此在梗死发生后 24 小时内宜尽量避免使用洋地黄类。有右心室梗死的患者应慎用利尿药。

7. 其他治疗　β 受体阻滞药和钙通道阻滞药　若无禁忌证，应该早期使用，尤其是前壁心肌梗死伴交感神经功能亢进者，可以改善其预后。血管紧张素转化酶抑制药或血管紧张素 II 受体拮抗药有助于改善心肌重塑，降低心力衰竭发生率，降低死亡率。应该早期使用，从小剂量开始。抗凝疗法目前多用在非 ST 段抬高的心肌梗死和 ST 段抬高的心肌梗死溶栓治疗之后。在梗死范围较广，复发性梗死，或有梗死先兆而又有高血凝状态者可考虑应用；有出血、出血倾向或出血既往史，严重肝肾功能不全，活动性消化性溃疡，血压过高，新近手术而创口未愈者禁用。极化液疗法可以促进心肌的糖代谢，使钾离子进入细胞内，恢复细胞膜的极化状态，减少心律失常发生，促使 ST 段回至等电位线。

8. 恢复期的处理　住院 4 周左右如病情稳定，可考虑出院。有条件的医院，对 AMI 恢复期无明显心肌缺血症状、血流动力学稳定、无心力衰竭及严重室性心律失常者，出院前应对心肌缺血、存活心肌、心功能、室性心律失常进行无创检查与评价。出院后，可酌情选择康复治疗，逐步进行一些适当的体育锻炼，经 2 ~ 4 个月的体力活动锻炼后逐步恢复部分工作或轻工作，部分患者可恢复全天工作。

AMI 预后与梗死范围的大小、部位、侧支循环的情况及治疗是否及时等有关。死亡多发生在第一周，在最初数小时内，死亡者多有严重心律失常、休克或心力衰竭。预防应重视一级预防：主要针对动脉粥样硬化，在社会人群中普及有关心肌梗死的急救知识和急救意识，在患者中强化自防自救的药物准备等。对已有冠心病及心肌梗死病史者，应积极采取二级预防，避免再次梗死及其他心血管事件。二级预防的主要措施归纳为"ABCDE"。

A——aspirin and anti-anginals（阿司匹林和抗心绞痛药物）。

B——beta blocker and blood pressure（β 受体阻滞药和抗高血压药物）。

C——cholesterol and cigarettes（降低胆固醇和戒烟）。

D——diet and diabetes（控制饮食和治疗糖尿病）。

E——education and exercise（健康教育和体育运动）。

第三节　心力衰竭

心力衰竭简称心衰，是各种心脏结构或功能性疾病导致心脏充盈和（或）射血功能受损，心排血量不足满足机体组织代谢需求，以肺循环和（或）体循环瘀血，器官、组织血液灌注不足为临床表现的一组综合征。由于心力衰竭时通常伴有肺循环和（或）体循环的被动性充血，故又称为充血性心力衰竭。

根据心力衰竭发生的急缓可分为急性心力衰竭和慢性心力衰竭；根据心力衰竭发生的病

理解剖的不同可分为左侧心力衰竭、右侧心力衰竭和全心力衰竭；以心力衰竭发生时生理功能不同变化可分为收缩期心力衰竭和舒张期心力衰竭。以下分别介绍慢性心力衰竭和急性心力衰竭。

一、慢性心力衰竭

【病因】

1. 基本病因

（1）心肌病变：缺血性心肌损伤如冠心病心肌缺血和（或）心肌梗死是引起心力衰竭最常见原因之一。各种类型的心肌炎及心肌病均可引起心力衰竭，以病毒性心肌炎及原发性扩张型心肌病最为常见。

（2）心肌代谢障碍性疾病：以糖尿病心肌病最为常见。其他罕见者有严重的维生素 B_1 缺乏及心肌淀粉样变性等。

（3）压力负荷过重：压力负荷也称后负荷，左心室压力负荷过重的常见原因有高血压、主动脉瓣狭；右心室压力负荷过重的常见原因有肺动脉高压、肺动脉瓣狭窄、肺栓塞等。

（4）容量负荷过重：容量负荷也称前负荷，造成容量负荷增加的常见原因：①心脏瓣膜关闭不全，血液反流，如二尖瓣关闭不全、主动脉瓣关闭不全等。②先天性心血管病，如间隔缺损、动脉导管未闭等。③伴有全身血容量增多或循环血量增多的疾病，如慢性贫血、甲状腺功能亢进症等。

2. 诱发因素 常见诱因有感染、严重心律失常、贫血、妊娠、分娩、过多过快地输液、过多摄入钠盐、过度的体力活动和情绪激动、洋地黄中毒或不恰当地停用洋地黄，以及其他疾病，如肺栓塞等。

【临床表现】

1. 左侧心力衰竭 以肺瘀血和心排血量降低的表现为主。

（1）症状

1）呼吸困难：是左侧心力衰竭最基本的临床表现。常见表现：①劳力性呼吸困难，是左侧心力衰竭最早出现的症状，系体力活动时静脉回流增加，肺瘀血加重所致。最初呼吸困难仅发生在重体力劳动时，休息后可缓解；随着病情的发展，劳动能力逐渐下降乃至丧失。②端坐呼吸：呼吸困难在卧位时发生，患者被迫采取高枕卧位、半卧位甚至端坐体位，可使症状减轻，称为端坐呼吸，是肺瘀血达到一定程度的表现。③夜间阵发性呼吸困难：典型发作多为患者入睡后突然因憋气而惊醒，被迫坐起，呼吸深快，重者可有哮鸣音，又称"心源性哮喘"。患者端坐休息后可逐渐自行缓解。④急性肺水肿：是"心源性哮喘"的进一步发展，是左侧心力衰竭呼吸困难最严重的类型。

2）咳嗽、咳痰、咯血：咳嗽、咳痰多在体力活动或夜间发生，典型痰液为浆液性，呈白色泡沫状，系支气管和肺泡黏膜瘀血所致。有时痰中带血，如长期慢性肺瘀血导致支气管黏膜下层支气管静脉曲张破裂，可引起大咯血。

3）其他症状：患者常感乏力、疲倦、嗜睡，系心排血量降低导致器官、组织灌注不足所致；严重左侧心力衰竭时，可因血流再分配而出现少尿及肾功能损伤的表现。

（2）体征

1）肺部湿性啰音：肺底湿性啰音是左侧心力衰竭重要体征之一。随病情加重，湿性啰音可从局限于肺底部直至弥散至全肺，患者如取侧卧位，则下垂的一侧湿性啰音较多。系因左侧心力衰竭时，肺毛细血管压增高，液体渗出到肺泡所致。

2）心脏体征：除原有心脏病的固有体征外，常有心率增快、心尖区舒张期奔马律和肺动脉瓣区第二心音亢进。

2. 右侧心力衰竭 以体静脉瘀血的表现为主。

（1）症状：患者常有食欲缺乏、腹胀、恶心、呕吐等消化道症状，是由于胃肠道及肝脏瘀血所致，是右侧心力衰竭最常见的症状。

（2）体征：颈静脉充盈或怒张 是右侧心力衰竭的主要体征。右侧心力衰竭时肝因瘀血肿大，常伴压痛。肝－颈静脉反流征阳性更具特征性。水肿为右侧心力衰竭的重要体征，其特征为首先出现于身体最低垂部位，随病情的发展，逐渐扩展至全身。除原有心脏病的固有体征外，常因三尖瓣相对性关闭不全可于三尖瓣听诊区闻及收缩期吹风样杂音。

3. 全心力衰竭 左、右侧心力衰竭的临床表现并存。继发于左侧心力衰竭者，可因右心排血量减少，使左侧心力衰竭所致肺瘀血临床表现有所减轻。

【诊断及鉴别诊断】 心力衰竭的诊断首先应有明确的器质性心脏病存在，而伴有肺瘀血引起的不同程度的呼吸困难，和（或）体循环静脉系统瘀血引起的颈静脉怒张、肝大、水肿等表现，是诊断心力衰竭的重要依据。X 线检查示心影的大小和形态改变，可为心脏病的病因诊断提供依据；肺瘀血的程度，可为心功能状态的判断提供依据。超声心动图能比 X 线更准确地提供心腔大小及心瓣膜结构和功能状况，还能对心脏收缩和舒张功能进行评估，是临床上判断心脏舒张功能的最实用而简便的方法。

心力衰竭的诊断，还应包括心力衰竭类型的判断和心功能的分级。心功能的分级通常采用美国纽约心脏病学会（NYHA）1928 年提出的分级方法。Ⅰ级：患者患有心脏病，但活动量基本不受限制，一般活动不引起疲乏、心悸、呼吸困难或心绞痛。Ⅱ级：心脏病患者的体力活动受到轻度的限制，休息时无自觉症状，但平时一般活动可出现疲乏、心悸、呼吸困难或心绞痛。Ⅲ级：心脏病患者体力活动明显受限，小于平时一般活动即引起上述的症状。Ⅳ级：心脏病患者不能从事任何体力活动，休息状态下也出现心力衰竭的症状，体力活动后加重。

本病需与支气管哮喘、心包积液、缩窄型心包炎和肝硬化等相鉴别。

【治疗】

1. 病因治疗

（1）去除和限制基本病因：如采用药物、介入或手术治疗改善冠心病心肌缺血；有效控制高血压。

（2）消除诱因：如积极控制呼吸道感染、有效控制心律失常、避免过劳等心衰的常见诱因，有助于防止心力衰竭的发生或加重。

2. 一般治疗

（1）休息：控制体力活动，降低心脏的负荷，有利于心功能恢复。但长期静卧不仅易导致静脉血栓形成，还会降低患者体力活动耐量。

（2）改善生活方式：如戒烟、酒，肥胖患者应合理控制体重。应选择营养丰富、易消化、少胀气的食物，采取少食多餐；有钠、水潴留时宜低钠饮食。

（3）其他：消除患者精神紧张，避免精神刺激，必要时可给予小量镇静药，以减少额外的心脏负担。

3. 药物治疗 大多数心力衰竭患者常用药物有：利尿药、血管紧张素转化酶抑药、α 受体阻滞药和洋地黄制剂。

（1）利尿药是治疗心力衰竭最常用的药物，能缓解瘀血症状，减轻水肿，迅速改善临床症状。常用：①袢利尿药，如呋塞米（速尿），用法为 20 ～ 40mg 口服，2 ～ 4 小时作用达高峰。重症者可增至 100mg 口服，每日 2 次，必要时可用 20 ～ 100mg 稀释后静脉注射。主要不良反应是低钾血，因此使用袢利尿药时应注意补钾。②噻嗪类利尿药，如氢氯噻嗪（双氢克尿塞），轻度心力衰竭 25mg 口服，每周 2 次或每 2 日 1 次，此种用法不必补充钾盐；较重患者可增量至 50mg 口服，每日 2 次，此时需补充钾盐。③保钾利尿药，如螺内酯（安体舒通）、氨苯蝶啶，螺内酯一般 20mg，每日 3 次；氨苯蝶啶 50 ～ 100mg，每日 2 次。保钾利尿药排钠保钾，利尿作用不强，常与噻嗪类或袢利尿药合用，一般不宜同时服用钾盐。长期使用利尿药应及时监测血中钾、钠、氯水平，注意维持电解质平衡。

（2）血管紧张素转化酶抑制药：血管紧张素转化酶抑制药（ACEI）能抑制醛固酮、提高缓激肽水平，具有扩血管作用和抑制心室及血管的重塑，维护心肌功能，改善远期预后，降低死亡率。常用卡托普利、依那普利、贝那普利、培哚普利等。卡托普利最早用于临床，用量为 12.5 ～ 25mg，每日 2 次。ACEI 在下列情况慎用：重度血容量减少；重度主动脉瓣、二尖瓣狭窄；限制性心包炎；重度充血性心力衰竭；肾性高血压；原因未明的肾功不全等。

（3）β 受体阻滞药：现代观点认为，β 受体阻滞药可以拮抗心力衰竭的发生发展中，交感神经系统长期、慢性的激活，对心肌产生的有害影响，而起到改善预后、降低病死率的作用。对有支气管痉挛性疾病、心动过缓（<60/min）、二度及以上房室传导阻滞（除已安装心脏起搏器外）、有明显液体潴留，需大量利尿者、急性心力衰竭、难治性心力衰竭患者，应禁用或慎用 β 受体阻滞药。

（4）洋地黄制剂：可明显改善症状，但对远期生存率没有明显改善。常用：地高辛、毛花苷 C（西地兰）、洋地黄毒苷、毒毛花苷 K 等。地高辛每片 0.25mg，口服后 2 ～ 3 小时血浓度达高峰，4 ～ 8 小时获最大效应。目前多采用维持量疗法，0.125 ～ 0.25mg 口服，每日 1 次，大大减少负荷用量带来的洋地黄中毒发生率。西地兰为静脉注射制剂。每次用量为 0.2 ～ 0.4mg，稀释后静脉注射，注射后 10 分钟起效，1 ～ 2 小时达高峰，24 小时总量 0.8 ～ 1.2mg。肥厚型心肌病、二度以上房室传导阻滞而无永久性心脏起搏器保护者、预激综合征伴心房颤动或心房扑动者，禁用洋地黄。对于 70 岁以上或肾功能受损者，地高辛宜用小剂量口服，肺源性心脏病导致右侧心力衰竭患者，洋地黄治疗效果不佳，且易发生洋地黄中毒，宜慎用。

洋地黄中毒的表现：①心律失常，洋地黄中毒最重要的表现是心律失常，快速性心律失常又伴有传导阻滞是洋地黄中毒的特征性表现，最常见为室性早搏。②胃肠道症状，厌食、恶心、呕吐等。③神经系统症状，视物模糊、黄视、倦怠、定向障碍和意识错乱等。

洋地黄中毒的处理：①立即停用洋地黄制剂。②对快速心律失常者，如血钾低可予静脉补钾；如血钾不低可用利多卡因或苯妥英钠；电复率因易致心室颤动，一般禁用。③有传导阻滞及缓慢性心律失常者，可用阿托品；完全性房室传导阻滞，出现心源性晕厥、低血压时，可安置临时性心脏起搏器。

（5）环腺苷酸依赖性正性肌力药：① β 肾上腺素能激动药，如多巴胺、多巴酚丁胺。其治疗效应随剂量而不同，较小剂量（2μg/kg·min）表现为心肌收缩力增强，血管扩张，特别是肾小动脉扩张，心率加快不明显，有利于心力衰竭治疗。大剂量（$5 \sim 10\mu g/kg \cdot min$）以上，则可出现于心力衰竭不利的相反作用。②磷酸二酯酶抑制药：氨力农、米力农、依诺昔酮和伊马唑呾等。长期大剂量使用可能增高病死率和室性心律失常发生率，故多短期使用以改善症状。

（6）血管扩张药：血管扩张药目前已不作为慢性心力衰竭一线药物常规使用，仅用于急性心力衰竭或慢性心力衰竭急性加重时的短期应用。常用制剂：扩张小静脉的，如硝酸异山梨酯（消心痛）、硝酸甘油；扩张小动脉的，如哌唑嗪、肼屈嗪；兼具小静脉、小动脉双重扩张作用的，如硝普钠。

慢性心力衰竭的治疗通常按心功能 NYHA 分级进行分级治疗。Ⅰ级：控制危险因素，ACE 抑制药。Ⅱ级：ACE 抑制药，利尿药，β 受体阻滞药，地高辛（用或不用）。Ⅲ级：ACE 抑制药，利尿药，β 受体阻滞药，地高辛。Ⅳ级：ACE 抑制药，利尿药，地高辛，醛固酮受体拮抗药，病情稳定后慎用 β 受体阻滞药。

二、急性心力衰竭

急性心力衰竭是指心脏在短时间发生心肌收缩力明显减低或心脏负荷急剧加重引起心排血量显著下降，导致组织器官灌注不足和急性瘀血的临床综合征。临床上以急性左侧心力衰竭最常见，表现为急性肺水肿，可发生心源性休克或心搏骤停。急性右侧心力衰竭少见，主要见于大块肺梗死引起的急性肺心病。

常见病因：急性弥漫性心肌损伤，如急性心肌炎、广泛性心肌梗死等；急起的机械性阻塞，如严重的瓣膜狭窄、心室流出道梗阻、心房内球瓣样血栓或黏液瘤嵌顿，动脉总干或大分支栓塞等；急性容量负荷过重，如由急性心肌梗死所致乳头肌或腱索断裂，输血或输液过多过快等；急性心室舒张受限，如急性大量心包积液或积血、快速的异位心律等；严重的心律失常，如心室颤动和其他严重的室性心律失常、显著的心动过缓等，使心排血量显著减少或暂停排血。

【临床表现】

1. 急性左侧心力衰竭

（1）症状：急性左侧心力衰竭发病急骤，表现为突然剧烈气喘、被迫坐起、冷汗淋漓、唇指发绀、烦躁不安、恐惧和濒死感觉，可咯出大量白色或粉红色泡沫样血痰，甚至咯血。

（2）体征：早期双肺底可闻及少量细湿啰音，晚期双肺满布湿啰音和哮鸣音。心脏听诊心尖部第一心音减弱，心率加快，原心脏杂音常被肺内啰音掩盖而不易听出，可闻及舒张期奔马律，肺动脉瓣第二音亢进。脉搏增快，可呈交替脉。发病初期，血压可有一过性升高；如持续发展，血压继续下降直至心源性休克。

2. 急性右侧心力衰竭　颈静脉怒张是急性右侧心力衰竭的一个较明显征象；急性右侧心力衰竭者多有不同程度的周围性发绀；肝急剧增大；严重者可出现心包积液。

【诊断与鉴别诊断】　根据典型症状和体征，结合病史，一般不难做出诊断。急性严重呼吸困难主要与支气管哮喘相鉴别，心源性休克须与其他原因所致休克相鉴别。

【治疗】　急性左侧心力衰竭为内科危重急症，应分秒必争，积极迅速抢救。预后与抢救是否及时、处理是否得当有关。具体措施如下。

1. 体位　患者取坐位，两腿下垂，以减少静脉回流。

2. 吸氧　积极纠正缺氧是治疗的首要环节。可采用鼻导管给氧或面罩给氧，应选择高流量给氧（5 ~ 6L/min）。对神志不清的患者经上述方法给氧后 PaO$_2$ 仍低于 6.67kPa（50mmHg）时，应予气管插管或气管切开，呼吸机加压给氧，使肺泡内压力在吸气时增加，加强气体交换。

3. **吗啡** 首选吗啡 5 ~ 10mg 静脉注射，可使患者镇静，减少躁动带给心力衰竭患者的额外负担。此外，吗啡还可扩张周围血管，减轻心脏负荷，使呼吸减慢，改善通气功能，降低耗氧量。对老年、神志不清、休克和已有呼吸抑制者慎用，可选用哌替啶 50 ~ 100mg 肌内注射。

4. **快速利尿** 宜选用速效强效利尿药，以减少血容量，降低左心室充盈压，缓解肺循环的瘀血症状。常用呋塞米 20 ~ 40mg 稀释后静脉注射，于 2 分钟内注完，10 分钟内起效，可持续 3 ~ 4 小时，必要时 4 小时后可重复 1 次。本药尚有扩张静脉作用，有利于肺水肿的缓解。大量利尿应注意低血容量和低钾血症的发生。

5. **血管扩张药** 通过扩张周围血管，减轻心脏前、后负荷，改善心脏功能。常用制剂有硝普钠、硝酸甘油、哌唑嗪和卡托普利等。硝普钠一般剂量为 12.5 ~ 25μg/min，根据血压调整用量，宜维持收缩压在 100mmHg 左右，如有低血压，可与多巴胺或多巴酚丁胺等正性肌力药合用。连续用药时间不宜超过 24 小时。

6. **洋地黄** 近期未用洋地黄者可予西地兰 0.4 ~ 0.6mg 或毒毛花苷 K 0.25mg 以 5% 葡萄糖溶液 20ml 稀释后缓慢静脉注射，适用于心房颤动伴快速心室率或原有心脏增大伴左心室收缩功能不全者，同时密切观察心率、心律和尿量等。重度二尖瓣狭窄所致肺水肿者疗效不佳，急性心肌梗死 24 小时内忌用。

7. **氨茶碱** 可解除支气管痉挛，并有一定的正性肌力及扩血管、利尿作用。

8. **减少静脉回流** 应用橡胶止血带四肢轮流结扎法，以减少静脉回心血量，每 15 分钟按一定顺序（顺钟向或逆钟向）轮换 1 次，即每个肢体加压 45 分钟放松 15 分钟。但需防止结扎过久而引起动脉供血障碍和坏疽。

9. **其他** 激素的应用。地塞米松 10 ~ 20mg 静脉注射，可解除支气管痉挛，降低周围血管阻力，减少渗出，有利于肺水肿的治疗。

第四节 心律失常

一、总论

心律失常是指心脏冲动的起源部位、频率和节律、传导途径和速度异常。按其发生原理，区分为冲动形成异常和冲动传导异常两大类。按心律失常时心率的快慢，心律失常又可分为快速性和缓慢性心律失常。

常见病因：多见于各种器质性心血管病，如冠状动脉性心脏病、心肌炎、心肌病、瓣膜病和高血压病等；可见于自主神经功能失调者；其他，如电解质紊乱、麻醉、低温、胸腔或心脏手术、药物不良反应和中枢神经系统疾病等，部分病因不明；偶见于健康人。

精神紧张、过度疲劳、严重失眠、大量烟、酒、茶、咖啡等常为诱发因素。

按心律失常的发病机制分为冲动形成异常和冲动传导异常。

1. 冲动形成异常

（1）窦性心律失常：①窦性心动过速；②窦性心动过缓；③窦性停搏。

（2）异位心律

1）被动性异位心律：①逸搏（房性、房室交界区性、室性）；②逸搏心律（房性、房室交界区性、室性）。

2）主动性异位心律：①期前收缩（房性、房室交界区性、室性）；②阵发性心动过速（房性、房室交界区性、房室折返性、室性）；③心房扑动、心房颤动；④心室扑动、心室颤动。

2. 冲动传导异常

（1）生理性干扰及房室分离。

（2）病理性：①窦房传导阻滞；②房内传导阻滞；③房室传导阻滞；④束支或分支阻滞（左、右束支及左束支分支传导阻滞）或室内阻滞。

（3）房室间传导途径异常预激综合征；按照心律失常发生时心率的快慢，可分为快速性心律失常与缓慢性心律失常两大类。

【诊断】 根据病史、心脏体征可以做出初步判定。确定心律失常的类型主要依靠心电图，部分患者需做心电生理检查。

【治疗】

1. 病因治疗 可导致心律失常的常见病因有炎症、冠状动脉狭窄、高血压、心功能不全、自主神经功能紊乱、电解质紊乱、药物不良反应及甲状腺功能异常等。经过去除病因或适当只对症治疗，心律失常多可消失。

2. 药物治疗

（1）抗快速心律失常的药物治疗：目前临床应用的抗快速心律失常药物已有数十种，常按药物对心肌细胞动作电位的作用分5类。①钠通道阻滞药：能抑制0相去极化速率，并延缓复极过程，达到抗快速心律失常的目的。根据其作用特点分为3个亚类：Ia类对0相去极化与复极过程抑制均强。代表药物有奎尼丁、普鲁卡因胺、丙吡胺。Ib类对0相去极化及复极的抑制作用均弱，几乎不影响除极速率，可缩短复极时程。代表药物有利多卡因、美西律、苯妥英钠、妥卡尼、莫雷西嗪。Ic组明显抑制0相去极化，对复极的抑制作用较弱。代表药物有普罗帕酮、氟卡尼。②β受体阻滞药：能阻断β肾上腺素能受体，抑制4相自动除极，减慢0相除极速率，而抑制自律性和传导性。代表药物有普萘洛尔、美托洛尔、阿替洛尔。③延长动作电位间期药物：主要通过延长复极时程而延长QT间期，具有延长动作电位间期和有效不应期的作用。代表药物有：溴苄胺、乙胺碘呋酮。④钙通道阻滞药：通过阻断钙离子内流而对慢反应心肌电活动起抑制作用，抑制4相自动除极减慢自律性，亦可减慢传导。代表药物有维拉帕米、地尔硫䓬等。⑤洋地黄类药物：其抗心律失常作用主要是通过兴奋迷走神经而起作用的。代表药物有西地兰、毒毛旋花子苷K、地高辛等。

（2）抗缓慢心律失常的药物治疗：一般选用增强自律性和（或）加速传导的药物，如拟交感神经药（异丙肾上腺素、沙丁胺醇等）、迷走神经抑制药（阿托品、山莨菪碱）或碱化剂（乳酸钠、碳酸氢钠）。

（3）其他治疗：包括机械方法兴奋迷走神经，心脏起搏器，电复律，电除颤，射频消融和冷冻以及手术治疗等。

二、窦性心动过速

若成人窦性心律的频率>100次/分，称为窦性心动过速。窦性心动过速多为生理性原因所致，如情绪激动、饮酒和茶或咖啡、沐浴等；也可见于病理原因，如发热、心肌炎、甲状腺功能亢进、严重贫血、休克及缺氧等；药物，如肾上腺素类、阿托品类也能引起。

【诊断】　心电图表现为符合上述窦性心律的心电图特征，PP 间期 <0.6 秒，即 P 波频率 >100 次 / 分。常逐渐发生和终至。频率多在 101 ～ 180 次 / 分，刺激迷走神经可使频率逐渐减慢，停止刺激后又加速至原先水平。

【治疗】　对于窦性心动过速的患者，首先应该分析并确定病因，针对病因进行治疗，窦性心动过速本身一般不必治疗，病因去除后，窦性心动过速可随之消失。由甲状腺功能亢进症等情况引起者，为减慢心率，必要时可用 β 受体阻滞药如普萘洛尔、美托洛尔等。

三、窦性心动过缓

成人窦性心律的频率 <60 次 / 分，称为窦性心动过缓。窦性心动过缓可见于生理状态（如运动员、重体力劳动者、老年人、睡眠状态等），也可见于病理状态（如颅内疾患、甲状腺功能减退症、窦房结病变、急性下壁心肌梗死、阻塞性黄疸等），对心肌具有负性频率作用的药物（如洋地黄类等）及电解质紊乱（如高钾血症）等。

【诊断】　心电图表现为符合窦性心律的心电图特征，PP 间期 >1.0 秒，即 P 波频率 <60 次 / 分。常伴发窦性心律失常，即在同一个导联中，R–R 间距或 P–P 间距差异达 0.12 秒以上。

【治疗】　无症状的窦性心动过缓一般无须治疗。因心动过缓出现头晕、乏力等症状时，可用阿托品、山莨菪碱、沙丁胺醇（舒喘灵）、麻黄碱或异丙肾上腺素等。必要时考虑心脏起搏器治疗。

四、窦性停搏

窦性停搏也称窦性静止，是指窦房结电冲动形成暂停或中断，导致心房及心室电活动和机械活动暂停或中断的现象。窦性停搏可发生于迷走神经张力增高或颈动脉窦过敏者；病理情况见于急性心肌梗死、脑血管意外等；某些药物如洋地黄类、胺碘酮、奎尼丁等；电解质紊乱（如高钾血症）也可引起窦性停搏。

【诊断】　心电图表现为心电图显示在一比较正常 PP 间期显著延长的时间内没有 P 波，长的 PP 间期与基本的窦性 PP 间期无倍数关系，其后可出现交界性逸搏、室性逸搏或逸搏心律。

【治疗】　过长时间窦性停搏，如无逸搏发生，患者可出现眩晕、黑蒙或短暂意识障碍，严重者可出现阿 - 斯综合征。治疗可参照病态窦房结综合征。

五、病态窦房结综合征

病态窦房结综合征，简称病窦综合征，是窦房结及其邻近组织病变导致窦房结起搏功能和（或）窦房传导功能障碍，导致以心动过缓为主要特征的多种心律失常，并引起相应症状体征的临床综合征。大多于 40 岁以上出现症状。多种临床病变（如淀粉样变性、纤维化和退行性变、甲状腺功能减退、部分感染性疾病）均可导致窦房结及其邻近组织损伤。部分抗心律失常药也可抑制窦房结功能而引发本病。

【临床表现】　起病隐袭，进展缓慢，临床表现轻重不一，可间歇或持久发作。多以脑、心、肾等器官供血不足，尤其是脑血供不足症状为主。轻者乏力、头晕、眼花、失眠、记忆力差、反应迟钝等；严重心动过缓或心动过速除引起心悸外，还可加重原有心脏病症状，引起心力衰竭或心绞痛；严重者可引起短暂黑蒙、晕厥或阿 – 斯综合征发作。急性下壁心肌梗死和心肌炎引起的暂时性窦房结功能不全，急性期过去后多可消失。

【诊断】 依据心电图和动态心电图的典型表现，以及临床表现与心电图典型表现之间的明确关联性，结合固有心率、窦房结恢复时间和窦房传导时间测定结果，可确定诊断。

心电图可有下列表现：①持续而显著的心动过缓（<50 次 / 分，且排除药物干扰）；②窦性停搏或（和）窦房传导阻滞；③窦房传导阻滞与房室传导阻滞并存；④严重的心动过缓与室上性心动过速、心房颤动或扑动交替发生，即慢 - 快综合征；⑤交界性逸搏心律。

动态心电图是普通心电图的补充，可进一步了解心律失常发生与终止的规律，有助于准确判断是否存在病态窦房结综合征。本病所表现的心动过缓应和药物及电解质紊乱等引起者相鉴别。后二者均非持续性心动过缓，病因去除后心动过缓即可消失。

【治疗】 若患者未出现由心动过缓引起的头晕、晕厥或心力衰竭等症状，不必针对心动过缓进行治疗，仅需随访观察并治疗原发病，但禁用具有减慢心率作用的药物。对于有症状的病窦综合征，则需安装永久性心脏起搏器。由急性心肌炎、急性心肌梗死引起的急性病窦综合征，可置入临时起搏器直至窦性心律恢复正常。

六、房性期前收缩

房性期前收缩是起源于窦房结以外的心房任何部位的期前收缩，可见于正常人，正常人房性期前收缩发生率约在 60% 以上；也可见于各种器质性心脏病。

【诊断】 依据心电图的典型表现，可确定诊断。心电图表现：

(1) 提前出现的房性异位 P′ 波，其形态与窦性 P 波不同。

(2) P′ R 间期 <0.12 秒。

(3) P′ 波后的 QRS 波群有 3 种可能：①联律间期极短者，P′ 波常重叠于其前的 T 波上（需仔细辨认）；当心室尚处于前一心动周期不应期时，冲动不能下传心室，故 P′ 波后无 QRS 波群，称为未下传的房性期前收缩。②联律间期较短者因室内差异传导 P′ 波后出现较宽且与正常窦性心律形态不同的 QRS 波群。③联律间期较长者 P′ 波后的 QRS 波群与窦性心律 QRS 波群形态相同。

(4) 代偿间歇不完全。

【治疗】 通常无症状的房性期前收缩一般不需治疗。由吸烟、饮酒、咖啡、浓茶等引起的功能性房性期前收缩，待诱因去除后可消失。对于发作频繁、症状明显或有器质性心脏病，尤其可触发室上性心动过速发作的房性期前收缩，需选用抗心律失常药物治疗。

常用药物：①镇静药，如地西泮（安定）；② β 受体阻滞药，如普萘洛尔，如合并心力衰竭、传导阻滞、休克、支气管哮喘，禁用 β 受体阻滞药；③洋地黄类，如地高辛。

七、心房扑动

心房扑动，简称房扑，是一种快速、规则的心房电活动。房扑时心房内产生 300 次 / 分左右规则的冲动，介于阵发性房性心动过速与心房颤动之间，三者可相互转换。心室率常为 140 ～ 160 次 / 分，多数规则，少数不规则。房扑的发生常提示合并有器质性心脏病，很少见于正常人，其中以风湿性二尖瓣病变、冠心病和高血压性心脏病最为常见。此外，心肌病、缩窄型心包炎、感染性心内膜炎、肺心病或其他心脏病亦可发生。

【临床表现】 轻者可无明显不适，或仅有心悸、乏力；严重者可出现头晕、晕厥、心绞痛或心功能不全，少数患者可因心房内血栓形成脱落而引起脑栓塞；心室律规则，140 ~ 160次 / 分，伴不规则房室传导阻滞时，心室率可较慢，且不规则；刺激迷走神经可使心室率减慢或突然减半，解除压迫后又即回复到原有心率水平，部分可听到心房收缩音。

【诊断】 诊断主要依据心电图表现：①P 波消失，代之一系列大小相同、形态如锯齿样的规则的扑动波，称 F 波，频率通常为 250 ~ 350 次 / 分。②心室律可规则 [房室传导比例多为（2 ~ 4）：1]，也可不规则（房室传导比例不均）。③QRS 波群形态与窦性心律相同，如伴有室内差异传导或原先有束支传导阻滞时，QRS 波群增宽、形态异常。

【治疗】

1. **病因治疗** 应针对原发疾病进行治疗。

2. **转复心律** 最有效终止心房扑动的方法是直流电复律。通常应用很低的电能（<50J），便能迅速转复心房扑动为窦性心律。

3. **控制心室率** 钙拮抗药维拉帕米或地尔硫䓬，能有效减慢心房扑动的心室率，或使新发生的心房扑动转复窦性心律。超短效的 β 阻断药艾司洛尔，亦可用作减慢心房扑动时的心室率。若上述治疗方法无效，且心房扑动发作频繁，可应用洋地黄制剂减慢心室率，常需较大剂量始能达到目的。用药后，房扑通常先转变为心房颤动，停药后再恢复窦性心律。若单独应用洋地黄未能奏效，联合应用普萘洛尔或钙拮抗药可有效控制心室率。

4. **预防复发** 常用奎尼丁、胺碘酮等，能有效转复心房扑动并预防复发。但事前应以洋地黄、钙拮抗药或 β 阻断药减慢心室率，否则，由于奎尼丁减慢心房率和对抗迷走神经作用，反而招致心室率加快。胺碘酮（200mg/d，每周用 5 天）对预防心房扑动复发有效。

5. **预防血栓栓塞** 持续心房扑动，伴心功能不全或二尖瓣病变、心肌病者，宜长期服华法林、阿司匹林等抗凝药物预防血栓形成。

6. **心导管消蚀与外科手术**适用于药物治疗无效的顽固心房扑动患者。

八、心房颤动

心房颤动，简称房颤，是指心房发生 350 ~ 600 次 / 分不规则的冲动，引起不协调的心房肌颤动，它是成人最常见的心律失常之一。由于仅有部分房性冲动下传心室，故心室率多为 100 ~ 160 次 / 分，称为快速率心房颤动；如心室率低于 100 次 / 分，称为缓率性心房颤动。

初次发作，且在 24 ~ 48 小时以内，称为急性房颤。慢性房颤根据发作的状况分为阵发性、持续性和永久性房颤 3 种。发作后持续数秒到数天，可自行转复为窦性心律称为阵发性房颤；房颤发作后不加干预不能自行转复为窦性心律，形成慢性房颤称为持续性房颤；因多种因素已不能复律，房颤为终身心律称为永久性房颤。持续性或永久性房颤绝大多数发生在有器质性心脏病的患者，其中以风湿性二尖瓣病变、冠心病和高血压性心脏病最为常见。此外，心肌病、缩窄性心包炎、感染性心内膜炎、肺心病或其他心脏病亦可发生。其他病因尚有低温麻醉、胸腔或心脏手术后、预激综合征等。阵发性心房颤动可见于健康者酒精中毒、情绪激动及运动时，部分由器质性心血管病引起。部分长时间阵发或持久性房颤患者，并无器质性心脏病的证据，称为特发性房颤。

【临床表现】 房颤症状的轻重，与心室率快慢有关。心室率接近正常且无器质性心脏病者可无明显症状；心室率快时可有心悸、胸闷与惊慌。心排血量、冠状循环及脑部供血明显减少，可引起心力衰竭、心绞痛或晕厥。如心房或心耳有附壁血栓形成，栓子脱落后，可引起栓塞，临床上以脑栓塞最为常见。心室率多快速，120～180次/分。主要体征为心律绝对失常，第一心音强弱不等，脉搏短绌，心室率越快脉搏短绌越明显。

【诊断】 听诊心律绝对失常，第一心音强弱不等，脉搏短绌，可初步判定房颤，典型心电图改变可确定诊断。典型心电图特点：① P 波消失，代之以大小、形态不一且不整齐的颤动波（f 波），频率为 350～600 次/分，心室率为 120～180 次/分；② RR 间期绝对不等；③ QRS 波群大多与窦性心律时相同，伴频率依赖性心室内差异性传导时，QRS 波群增宽变形。

【治疗】 除病因和诱因治疗外，重点应考虑心律失常发作时心室率的控制和心律失常的转复及预防复发。

1. 控制心室率 发作时间短暂、无明显症状，且发作时心室率 <100 次/分的房颤，无须特殊治疗。有症状且心室率 >100 次/分者，宜按心率增快和影响循环功能的程度，选用 β 受体阻滞药、维拉帕米或洋地黄制剂。有器质性心脏病基础，尤其是合并心功能不全时，首选洋地黄制剂静脉给药，使心室率控制在 100 次/分以下后改为口服维持，调整用量，使休息时心室率为 60～80 次/分，轻度活动时不超过 90 次/分。少数房颤患者经上述治疗后，心律可转复为窦性。合并预激综合征的房颤，尤其是 QRS 综合波增宽畸形的不宜用上述药物治疗。病窦综合征合并房颤短阵发作时，宜在电起搏的基础上进行上述药物治疗。

2. 转复心律 及时使房颤转复为窦性心律，可增加心排血量，防止心房内血栓形成和栓塞现象。

（1）复律指征：①基本病因去除后心房颤动持续存在，如二尖瓣置换术后、甲状腺功能亢进已得到控制等；②房颤持续时间在 1 年以内且心脏扩大不显著，无严重心脏病变者；③有动脉栓塞史者；④心房颤动伴肥厚型心肌病；⑤由于房颤的出现使心力衰竭加重而用洋地黄类制剂疗效欠佳者。

下列情况不宜复律：①房颤持续 1 年以上，且病因未去除者；②房颤伴严重二尖瓣关闭不全，且左房巨大者；③房颤心室率缓慢者（非药物影响）；④合并病态窦房结综合征的阵发性房颤；⑤复律后难以维持窦性心律者。

（2）复律方法：①同步直流电复律，是终止房颤迅速有效且较安全的方法，有条件者宜首先选用；②药物复律，常用奎尼丁或胺碘酮。

（3）外科手术复律：近年国内外均有应用心脏外科手术治疗，以阻断发生在心房的全部潜在折返环达到消除房颤或心房扑动的目的，有迷宫手术和过道手术等方式。确切疗效尚待观察。

九、预激综合征

预激综合征是房室传导的一种异常现象。当心房冲动经附加传导通路下传提早引起部分或全部心室肌提前激动，或心室的冲动逆传提前激动心房的一部分或全部时，这种现象称为预激综合征。患者大多无器质性心脏病，可发生于任何年龄，以男性居多；亦可见于某些先天性或后天性心脏病，如三尖瓣下移畸形、二尖瓣脱垂及心肌病等。

预激综合征的发生是除正常房室传导通路外，还存在先天性附加传导通道（简称旁道），附加旁道的传导速度常快于正常房室传导通路，于是心房的冲动首先通过旁道预先激动心室，或心室的冲动首先通过旁道逆传预先激动心房。预激综合征的旁道有 3 种（同一患者可有多条旁道）：①房室旁道（Kent 束），连接心房与心室之间，大多位于房室沟左右两侧或间隔旁；

②房结旁道（James 通路），为心房与房室结下部的通路；③结室、束室连接（Mahaim 纤维），为连接房室结远端或束支近端与室间隔的通路。三者中以房室旁道最为常见。

【临床表现】 预激本身不引起症状。当发生房室折返性室上性心动过速、心房扑动或颤动时，可出现相应症状。频率过快的心动过速（特别是持续发作心房颤动），可恶化为心室颤动或导致充血性心力衰竭、低血压。

【诊断】 诊断主要依据心电图表现，心电生理检查有助于确定诊断。房室旁路典型预激表现：①窦性心搏的 PR 间期短于 0.12 秒；②某些导联之 QRS 波群超过 0.12 秒，QRS 波群起始部分粗钝（称 delta 波），终末部分正常；③ ST-T 波呈继发性改变，与 QRS 波群主波方向相反。

预激综合征患者遇到下列情况应接受心电生理检查：①协助确定诊断；②确定旁路位置与数目；③确定旁路在心动过速发作时，直接参与构成折返回路的一部分或仅作为"旁观者"；④了解发作心房颤动或扑动时最高的心室率；⑤对药物、导管消融与外科手术等治疗效果做出评价。

【治疗】 若预激综合征患者无心动过速发作，或偶有发作但症状轻微，不需治疗。如心动过速发作频繁伴有明显症状，应给予治疗。治疗方法包括药物和导管消融术。

1. 药物治疗 预激综合征发作正向房室折返性室上性心动过速，可参照房室结内折返性心动过速处理。如迷走神经刺激无效，首选药物为腺苷或维拉帕米静脉注射，也可选普罗帕酮。洋地黄缩短旁路不应期使心室率加快，因此不应单独用于曾经发作心房颤动或扑动的患者。预激综合征患者发作心房扑动与颤动时伴有晕厥或低血压，应立即电复律。治疗药物宜选择延长房室旁路不应期的药物，如普鲁卡因胺或普罗帕酮。应当注意，静注利多卡因与维拉帕米会加速预激综合征合并心房颤动患者的心室率。假如心房颤动的心室率已很快，静脉注射维拉帕米，甚至会诱发心室颤动。

2. 射频消融治疗 近年来射频消融治疗本病取得极大的成功，而且死亡率很低，提供了一个治愈心动过速的途径。射频消融治疗可考虑在极早期应用，已可取代大多数药物治疗或手术治疗。有条件者应作为根治预激综合征室上性心动过速发作的首选治疗。适应证：①心动过速发作频繁者；②心房颤动或扑动经旁路快速前向传导，心室率极快，旁路的前向传导不应期短于 250 毫米者；③药物治疗未能显著减慢心动过速时的心室率者。

十、室性期前收缩

室性期前收缩是起源于心室的异位搏动，在窦性激动尚未到达心室之前，心室中某一起搏点提前发生激动，引起心室除极，是最常见的心律失常。

正常人（情绪激动、疲劳、饮酒、吸烟、饮茶、咖啡等）、各种心脏病（如心肌炎、心肌病、风湿性心瓣膜病、冠心病等）、药物毒性反应（如奎尼丁、洋地黄、三环类抗抑郁药、肾上腺素等）及电解质紊乱（如低钾血症、低钙血症等）均可引起室性期前收缩，其中器质性心脏病患者更易发生。正常人发生室性期前收缩的机会随年龄的增长而增加。

【临床表现】 室性期前收缩偶发或频发但患者已适应时可无症状；频发室性期前收缩最常见的症状是心悸、心脏"停跳"感；老年人或原有心脏病者可导致心排血量下降，出现头晕、乏力、心绞痛或心力衰竭。心音和脉搏节律紊乱是室性期前收缩最常见的体征。听诊时可发现期前收缩后出现较长间歇。室性期前收缩之第一心音增强，第二心音减弱或消失。

【诊断】　诊断主要依据心电图表现。心电图特征：提前发生的 QRS 波群，时限通常超过 0.12 秒，宽大畸形；QRS 波群前无相关 P 波；ST 段与 T 波的方向和 QRS 波群主波方向相反。室性期前收缩与其前面的窦性搏动之间期（称为配对间期）恒定。室性期前收缩后出现完全性代偿间歇，如果室性期前收缩恰巧插入两个窦性搏动之间，不产生室性期前收缩后停顿，称为间位性室性期前收缩。

室性期前收缩可起源于单个异位起搏点（单源性），也可起源于多个异位起搏点（多源性）。同一导联内，室性期前收缩形态相同者，为单形性室性期前收缩；形态不同者称多形或多源性期前收缩。室性期前收缩可孤立或规律出现。当每个正常窦性搏动后都跟一个室性期前收缩形成一个周期，周而复始连续发生时称二联律；每两个正常搏动后跟一个期前收缩形成一个周期周而复始连续发生时称三联律，依此类推。连续发生两个室性期前收缩称为成对室性期前收缩；连续 3 个或 3 个以上室性期前收缩称室性心动过速。

心室的异位起搏点规律地自行发放冲动，并能防止窦房结冲动入侵。心电图表现：①异位室性搏动与窦性搏动的配对间期不恒定；②长的两个异位搏动之间距，是最短的两个异位搏动间期的整倍数；③当主导心律的冲动下传与心室异位起波点的冲动几乎同时抵达心室，可产生室性融合波，其形态介于以上两种 QRS 波群形态之间。

【治疗】　根据患者室性期前收缩的类型、症状及原有心脏病情况，决定是否给予治疗，采用何种方法治疗以及确定治疗的终点。

1. 无器质性心脏病　室性期前收缩不会增加此类患者发生心脏性死亡的危险性，如无明显症状，不必使用药物治疗。如患者症状明显，治疗以消除症状为目的，减轻患者焦虑与不安，避免诱发因素，如吸烟、咖啡、应激等。药物宜选用 β 受体阻滞药，一般很少需要应用 IC 和 Ⅲ类抗心律失常药物治疗。

2. 急性心肌缺血

（1）急性心肌梗死：急性心肌梗死发生室性期前收缩，且出现以下情况时。①频发性室性期前收缩（每分钟超过 5 次）；②多源（形）性室性期前收缩；成对或连续出现的室性期前收缩；③室性期前收缩落在前一个心搏的 T 波上（R-on-T）。应预防性应用抗心律失常药物，首选药物为静脉注射利多卡因。利多卡因无效时改用静注普鲁卡因胺。若急性心肌梗死发生窦性心动过速与室性期前收缩，早期静脉 β 受体阻滞药能有效减少心室颤动的发生。

（2）其他急性暂时性心肌缺血：如变异型心绞痛、溶栓治疗、经皮穿刺腔内冠状动脉成形术的再灌注性心律失常，可静脉注射利多卡因或普鲁卡因胺。急性肺水肿或严重心力衰竭并发室性期前收缩，治疗应针对改善血流动力学障碍。

（3）慢性心脏病变：心肌梗死后或心肌病患者并发室性期前收缩，应当避免应用 Ⅰ类，特别是 Ⅰc 类药物。β 受体阻滞药对室性期前收缩的疗效不显著，但能降低心肌梗死后猝死发生率。低剂量胺碘酮应用于心肌梗死后合并心力衰竭伴有关室性期前收缩的患者，能有效减少心律失常死亡率与心脏性死亡率。

十一、阵发性室性心动过速

室性心动过速，简称室速，是发生于希氏束分叉以下的异位性心动过速。室速绝大多数发生于器质性心脏病，尤其是心肌病变广泛而严重的患者，如冠心病、特别是急性心肌梗死、扩张型及肥厚型心肌病、严重心肌炎等；心瓣膜病、二尖瓣脱垂等也可发生；其他病因尚有药物中毒（如洋地黄中毒），Q-T 间期延长综合征，低温麻醉，心肺手术；偶尔室速亦可发生在无器质性心脏病者，称特发性室速。

【临床表现】 室速症状轻重取决于两方面：① 室速发作的频率和持续时间，是否引起血流动力学改变；② 有无心脏病及心功能障碍。非持续性室速（发作时间 <30 秒）或室速频率较慢或无器质性心脏病者，可无症状或仅有心悸；持续性室速（发作时间 30 秒以上）室速频率过快或原有严重心脏病者，常引起明显血流动力学障碍，患者可有乏力、眩晕、心悸、心绞痛，严重者可发生低血压、晕厥、休克、急性肺水肿，甚至发展为心室扑动、颤动而猝死。心律轻度失常，第一心音强度经常变化，心尖第一心音分裂；颈静脉搏动强弱不等，有时可见较强的颈静脉波（大炮波）。

【诊断】 根据室速发作时的心电图特征，室速的诊断不难，尤其是当心动过速发作时出现心室夺获或室性融合波，是诊断室速的有力证据。心电图特征：① 3 个或 3 个以上的室性期前收缩连续出现，QRS 波群宽大畸形，时限增宽，>0.12 秒；② T 波方向与 QRS 波主波方向相反，P 波与 QRS 波群之间无固定关系，即形成干扰性房室分离；③ Q-T 间期多正常，可伴有 Q-T 间期延长，多见于多形室速；④心室率常为 150 ~ 250 次 / 分；心房率较心室率缓慢，有时可见到室性融合波或心室夺获，是室速的最重要依据。

【治疗】 对于室速的治疗，一般遵循的原则：① 无器质性心脏病者发生非持续性室速，如无症状及晕厥发作，无须进行治疗；② 持续性室速发作，无论有无器质性心脏病，均应给予治疗；③ 有器质性心脏病的非持续性室速亦应考虑治疗。由于室速多发生于器质性心脏病患者，故室速尤其是持续性室速往往导致血流动力学障碍，甚或发展为室颤，应严密观察，并予紧急处理，终止发作。

1. 急性发作的治疗 争取尽快终止发作，如伴有休克，可先给予或同时给予升压药物，并做好同步直流电复律的准备。

（1）药物治疗：①利多卡因，作用迅速、安全，应作为首选。②苯妥英钠及钾盐，适用于洋地黄中毒引起的室速。③多形性室速（尖端扭转型室速），可试用 I b 类药和静脉注射镁盐。先天性长 Q-T 间期综合征伴多形性室速的治疗应选用 β 受体阻滞药、苯妥英钠，亦可行临时心室起搏治疗。

（2）直流电复律：在室性心动过速发作时，给予直流电复律，多数情况下可使室性心动过速立即终止。在室性心动过速伴有严重血流动力学障碍如低血压、休克、急性心力衰竭或严重心绞痛发作时应该作为首选措施。洋地黄毒性反应引起者禁用。

（3）经导管射频消融术：经导管射频消融可成功治疗室性心动过速，是目前比较理想的治疗手段。消融治疗对无器质性心脏病的室性心动过速，如特发性左心室或右心室室性心动过速有非常好的效果，成功率在 90% ~ 95% 以上。

（4）体内埋藏式转复除颤器（ICD）：是埋藏在体内可以自动识别室性心动过速和室颤，而用电除颤等方法终止室性心动过速及室颤的装置，对持续性室性心动过速，特别是有猝死高危险的室性心律失常者有良好疗效，可改善患者的预后，尤其对于器质性心脏病合并明显心功能不全的患者，ICD 治疗的患者获益更大。

2. 预防复发 预防复发的首要步骤为去除病因，如治疗心肌缺血，纠正水、电解质平衡紊乱，治疗低血压、低钾血症，治疗充血性心力衰竭等有助于减少室速发作的次数。

十二、心室扑动和心室颤动

心室扑动和心室颤动是最严重的致命性室性心律失常。前者为心室快而微弱的无效收缩，后者为各部位心室肌不协调颤动，心脏均失去泵血功能，二者血流动力学状态均相当于心室停搏，心、脑等器官和周围组织血液灌注停止，阿－斯综合征发作和猝死。心室颤动是导致心源性猝死的严重心律失常，也是临终前循环衰竭的心律改变，而室扑则为室颤的前奏。主要见于严重器质性心脏病，如冠心病，尤其是发生不稳定型心绞痛、急性心肌梗死、心功能不全和（或）室壁瘤以及急性心肌梗死后6个月内的患者；原发性扩张型和肥厚型心肌病等；也可见于严重低钾或高钾血症；低温、电击或雷击；洋地黄、肾上腺素类药物过量等。

【临床表现】 一旦发生心室扑动或颤动，患者迅速出现阿－斯综合征，表现为意识丧失、抽搐，继之呼吸停止，如不及时抢救，最终死亡。听诊心音消失、脉搏触不到、血压亦无法测到。伴随急性心肌梗死发生的原发性心室颤动，预后较佳，复发率与猝死率均很低；相反，不伴随急性心肌梗死发生的心室颤动，一年内复发率高达20%～30%。

【诊断】 根据典型的临床表现和心电图特征，诊断并不困难。心室颤动的心电图上表现：P、QRS、T波消失，代之以波形、振幅与频率均不规则的颤动波（室颤波），频率150～500次/分，颤动波大者称粗颤，颤动波纤细者称细颤。心室扑动表现为P、QRS、T波群消失，代之以150～300次/分波幅大而规则、向上与向下的波幅几乎相等（正弦波）的图形（室扑波），相邻两波之间等电位线消失。

【治疗】 一旦确诊为心搏骤停，应立刻进行下列两项处理。首先，立即尝试捶击复律。方法：从20～25cm高度向胸骨中下1/3段交界处捶击1～2次，部分患者可瞬即复律。若患者未立即恢复脉搏与呼吸，不应继续捶击。捶击复律应在有监护的条件下进行，以防室速捶击后转为心室颤动。对于频率极快的心动过速，或意识未完全丧失的患者，不应施行捶击复律。如患者仍处清醒状态，嘱患者用力咳嗽，通过提高胸内压，可能终止室性心动过速，称为咳嗽复律。其次是清理患者呼吸道，保持气道通畅。将患者头后仰，提高颏部，清除口腔异物（包括假牙）。方法：术者将一手置于患者前额用力加压，使头后仰，另一手的示、中两指抬起下颌，使下颌尖、耳垂与平地呈垂直，以畅通气道，并立即施行人工呼吸、维持血流等基本生命支持措施。进一步抢救包括：人工呼吸、胸按压、除颤复律、药物治疗和心脏复苏后的监护。

十三、房室传导阻滞

房室传导阻滞是指窦房结发出的冲动，从心房传到心室的过程中发生延迟或中断。根据病因不同，其阻滞部位可在房室结、希氏束或束支内，常分为希氏束分叉以上与分叉以下阻滞两类。按阻滞程度可分为一、二、三度房室传导阻滞。

房室传导阻滞的常见病因：①心脏器质性病变，是引起房室传导阻滞的主要原因，包括心肌炎、心肌缺血或坏死（如急性下壁或前壁心肌梗死）、退行性变、损伤（如手术引起的传导系统损伤）及先天性心脏病（如室间隔缺损）等；②功能性改变，如迷走神经张力增高及电解质紊乱（如高钾血症）；③药物毒性作用，如洋地黄中毒等。

【临床表现】 一度房室传导阻滞本身无任何症状，听诊时第一心音可略减弱。二度房室传导阻滞由于心室搏动有脱漏，患者可有心脏停顿或心悸感，脱漏频繁心室率缓慢者可有乏力眩晕或短暂晕厥，听诊心律失常。三度房室传导阻滞症状取决于心室率的快慢和伴随病变。心室率过慢，心排血量减少，可引起脑、心供血不足，可表现为头晕、智力减退、心力衰竭等。一、二度房室传导阻滞突然进展为三度房室传导阻滞时，常可出现暂时性意识丧失、抽搐，即所谓阿－斯综合征发作，如未及时采取恢复有效心搏的措施，可导致死亡。

听诊心率慢而规则，多为 35 ~ 50 次 / 分，第一心音强弱不等，有时可听到响亮的第一心音（大炮音），是由于心室紧接心房收缩，房室瓣由较低位置突然关闭所致。此外尚有颈静脉搏动与心音不一致，收缩压偏高、脉压增大等。

【诊断】 根据临床表现和典型心电图特征，房室传导阻滞的诊断不难，应注意判断阻滞部位和程度、类型。

1. 一度房室传导阻滞 ① P–R 间期 >0.20 秒，②每个 P 波后，均有 QRS 波群，QRS 波群不增宽。

2. 二度房室传导阻滞 部分心房激动不能传至心室，一些 P 波后没有 QRS 波群，房室传导比例可能是 2∶1，3∶2，4∶3…二度房室传导阻滞可分为两型。二度Ⅰ型房室传导阻滞，又称文氏现象，或称莫氏Ⅰ型。典型心电图表现：① P–R 间期逐渐延长，直至 P 波受阻与心室脱漏。② R－R 间期逐渐缩短，直至 P 波受阻。③包含受阻 P 波的 R－R 间期比两个 P－P 间期之和为短。二度Ⅱ型房室传导阻滞，又称莫氏Ⅱ型。典型心电图表现：① P－R 间期固定，可正常或延长。② QRS 波群有间期性脱漏，阻滞程度可经常变化，可为 1∶1，2∶1，3∶1，3∶2，4∶3 等。下传的 QRS 波群多呈束支传导阻滞图形。二度Ⅰ型房室传导阻滞，阻滞部位多在房室结，其 QRS 波群不增宽；二度Ⅱ型房室传导阻滞，其阻滞部位多在希氏束以下，此时 QRS 波群常增宽。

3. 三度房室传导阻滞 又称完全性房室传导阻滞。典型心电图表现：① P 波与 QRS 波群相互无关；②心房速率比心室速率快，心房律可能为窦性或起源于异位；③心室律由交界区或心室自主起搏点维持。

QRS 波群的形态主要取决于阻滞的部位，如阻滞位于希氏束分支以上，则逸搏起搏点多源于房室交界区紧靠分支处出现高位心室自主心律，QRS 波群不增宽。如阻滞位于双束支，则逸搏心律为低位心室自主心律，QRS 波群增宽或畸形。邻近房室交界区高位逸搏心律的速率常为 40 ~ 60 次 / 分，而低位心室自主心律的速率多为 30 ~ 50 次 / 分。

【治疗】

1. 病因治疗 积极治疗引起房室传导阻滞的各种心脏病，纠正电解质紊乱，停用具有负性传导作用的药物如 β 受体阻滞药、某些钙拮抗药等，解除迷走神经张力过高等。一度和二度Ⅰ型房室传导阻滞如心室率 >50 次 / 分，仅需病因治疗，房室传导阻滞本身无须治疗，二度Ⅱ型及三度房室传导阻滞应积极治疗。

2. 拟交感神经药物 常用异丙肾上腺素、麻黄碱等，阿托品试用于希氏束分叉以上的阻滞，可提高房室传导阻滞的心室率。

3. 人工心脏起搏 对于症状明显、心室率过缓，尤其 QRS 波群宽大畸形（希氏束分叉以下阻滞）且发生过心源性晕厥者，应及时安装临时性或永久性心脏起搏器。

第五节　病毒性心肌炎

病毒性心肌炎是指病毒侵犯心脏所致的炎性过程，临床表现以心肌的炎性病变为主，可呈局限性或弥漫性；部分病例可伴有心内膜炎或心包炎，临床症状轻重不一，轻者多数可完全恢复正常，少数可发生心力衰竭、心源性休克或严重心律失常，甚至猝死。

引起心肌炎的病毒常见的有柯萨奇 B 组病毒、埃可病毒、脊髓灰质炎病毒、腺病毒、流感和副流感病毒、传染性肝炎病毒、麻疹病毒、单纯疱疹病毒及流行性腮腺炎病毒等。临床上绝大多数病毒性心肌炎由柯萨奇病毒和埃可病毒引起。柯萨奇病毒 B 组所引起的新生儿病毒性心肌炎可导致群体流行，其死亡率可高达 50% 以上。本病的发病机制尚不完全清楚。随着分子病毒学和分子免疫学的发展，发现在起病 9 天内，患者的心肌中可分离出病毒，病毒通过心肌细胞的相关受体直接侵入心肌细胞，导致心肌细胞的变性、坏死和溶解。同时机体受病毒的刺激，激活了细胞和体液免疫反应，触发人体自身免疫反应而引起心肌损伤。因此，病毒性心肌炎早期以病毒直接作用为主，以后则以免疫反应为主。

【临床表现】　患者发病前 1～3 周大多有病毒感染史，表现为发热、全身酸痛、咽痛、腹痛、腹泻等，部分患者上述表现较轻微；临床诊断的心肌炎中，90% 左右以心律失常为主诉或首见症状；本病临床表现轻重不一，轻者无明显症状，危重症患者可突然发生心力衰竭、心源性休克及严重的心律失常等，可在数小时或数日内死亡。

1. **急性期**　病程 <6 个月。

（1）轻型：以乏力为主，可出现苍白、多汗、心悸、胸闷、气短、食欲缺乏、头晕、精神萎靡等，听诊第一心音低钝。

（2）中型：较少见，起病较急，表现与轻型相似，乏力是突出表现，部分患者可诉心前区疼痛。检查可见心动心律失常、过速或过缓、心音低钝、肝大。

（3）重型：较罕见，呈暴发型，起病急骤，可在 1～2 天内出现心功能不全，甚至突发心源性休克，患者极度乏力、头晕、呕吐、心前区疼痛、烦躁，出现严重心律失常，发展极为迅速，抢救如不及时可有生命危险。

2. **恢复期**　急性期经过积极治疗和休息，各项表现逐渐好转，但尚未痊愈。病程大多在半年以上。

3. **迁延期**　临床症状反复出现，心电图及 X 线改变迁延不愈。病程大多在一年以上。

【诊断】　具备以上 2 项临床表现，发病同时或发病前 1～3 周有病毒感染者可临床诊断为病毒性心肌炎；同时具备病原学确诊依据者可确诊为病毒性心肌炎。

1. **心肌损伤血生化指标**　早期血清磷酸激酶（CPK）及其同工酶、血清乳酸脱氢酶（LDH）多增高，尤其血清肌酸激酶同工酶（CK-MB）或心肌肌钙蛋白的增高是心肌炎诊断依据之一。

2. **心电图检查**　心肌损伤明显时可见 T 波和 ST 段的改变。另外，可发现因心肌损伤而导致心律失常的发生，以期前收缩多见。

3. **超声心动图检查**　可显示心房、心室扩大，心室收缩功能的受损程度，探查有无心包积液及瓣膜功能状态。

4. **病毒学诊断**　病毒分离结合血清抗体检测有助于明确病因。

【治疗点】　以改善心肌代谢及心肌功能，减轻心脏负荷，促进心肌修复为原则。

1. **休息**　急性期应强调休息，减轻心脏负荷；一般休息至症状消除后 3～4 周，有心脏扩大者休息应不少于 6 个月，恢复期应限制活动至少 3 个月。

2. 保护心肌　临床多采用 1, 6-二磷酸果糖改善心肌能量代谢，同时应用大剂量维生素 C、辅酶 Q、大剂量丙种球蛋白、维生素 E 及中药参脉注射液、黄芪口服液等。

3. 对症治疗　合并心源性休克、致死性心律失常的重症患儿可早期、足量应用糖皮质激素。发生心力衰竭者应用利尿药、强心药及血管扩张药等。

心脏功能改善，活动量逐渐增加，胸闷、心悸等症状逐渐消失；病程中不出现并发症，或出现并发症能及时发现得到合理治疗。

第六节　原发性心肌病

世界卫生组织将心肌病定义为伴有心肌功能障碍的心肌疾病，原发性心肌病是一组病因未明的以心肌病变为主的心脏疾病。其分类包括扩张型心肌病、肥厚型心肌病、限制型心肌病。

1. 扩张型心肌病　此型特征为左心室或右心室或双侧心室扩大，并且伴有心肌肥厚，心室收缩功能减退，伴或不伴充血性心力衰竭，心律失常较多见，病情呈进行性加重，死亡在疾病的任何阶段都可发生，此型最为常见，占 70% ~ 80%。

2. 肥厚型心肌病　此型特征为心室肌肥厚，该型也较为常见，占 10% ~ 20%。

3. 限制型心肌病　此型特征为原发性的心肌浸润性或非浸润性病变，心肌心内膜纤维化，心脏充盈受阻，导致舒张期功能障碍，较为少见。

扩张型心肌病最为常见，扩张型心肌病是指以一侧或双侧心腔扩大、心肌收缩功能减弱、常伴有充血性心力衰竭和心律失常为特征的心肌病，可发生栓塞或猝死等并发症。本病病死率较高，以中年以上男性多见。本病病因和发病机制尚不完全清楚，近年来认为病毒性心肌炎与其发生密切相关。体液、细胞免疫反应引起的心肌炎亦可导致和诱发扩张型心肌病。此外，遗传、中毒、药物、代谢异常等亦可引起本病。

【临床表现】　以充血性心力衰竭为主，最常表现为气急和水肿。

1. 症状

（1）气急：最初发生在劳动或劳累后，以后即使轻度活动或休息时也可出现气急，或者出现夜间阵发性气急，并常伴有头晕、心前区疼痛等症状，少数患者甚至出现晕厥。

（2）水肿：出现肝大及水肿，甚至胸水、腹水。

2. 体征

（1）各种心律失常均可出现，且为首发或主要的表现。多种心律失常合并存在往往构成复杂的心律失常，且反复发生。心浊音界向左扩大，常常可闻及第三、四心音，且心率快时呈奔马律，二尖瓣或三尖瓣听诊区可闻及收缩期吹风样杂音，但该杂音可在心功能改善后减轻，心尖搏动向左下移位，可出现抬举性搏动。患者血压多正常，但晚期可下降。

（2）两肺底可闻及湿啰音。

（3）可出现脑、肾、肺等处栓塞的体征。

【诊断】　本病为不明原因的左心室或左、右心室均扩大，心室收缩功能受损，同时伴或不伴充血性心力衰竭和心律失常，须排除其他原因后方能做出本病的诊断。

1. 胸部 X 线检查　心影明显增大呈普大型，心胸比常> 50%，肺瘀血常见。

2. 心电图　以心律失常、心室肥大和心肌损伤为主，可出现室性期前收缩、心房颤动、传导阻滞等各种心律失常。其他可见 ST 波、T 波改变，R 波降低，低电压等。

3. **超声心动图**　扩张型心肌病超声心动图具有一"大"、二"薄"、三"弱"、四"小"的特征，其中"大"是指早期左心室内径增大，晚期心脏四腔均可扩大，且以左心室扩大较为明显，左心室流出道也扩大；"薄"为室间隔和左心室后壁均变薄；"弱"指室间隔与左心室后壁运动功能均减弱，提示心肌收缩功能下降；"小"指二尖瓣口开放幅度相对变小，主要由于左心室充盈压升高从而引起二尖瓣前叶舒张期活动的振幅降低。

4. **心导管检查和心血管造影**　心导管检查发现左心室舒张末期压、肺毛细血管楔压和左心房压均增高，心脏指数、心搏出量降低；心室造影发现左心室明显扩大，室壁运动功能减弱，心室射血分数降低。

5. **心肌活检**　可见心肌细胞呈变性、肥大、间质纤维化等，可作为评价病变程度及预后的参考，有助于排除心肌炎。

【治疗】　因本病病因未明，尚无特殊的治疗方法。目前治疗的原则为减轻心脏负荷、预防和控制充血性心力衰竭、纠正各种心律失常及减少栓塞的发生。

1. **一般治疗**　限制体力活动，避免过度劳累，给予易消化、低盐的饮食，避免大便干燥和用力排便。

2. **心力衰竭的治疗**　与一般心力衰竭的处理相同，目前主张应用利尿药、β 受体阻滞药、血管紧张素转化酶抑制药和洋地黄类药物等。由于本病对洋地黄敏感性较强易发生洋地黄毒性反应，故应慎用。也可应用血管扩张药物，改善临床症状。

3. **抗心律失常治疗**　在治疗心力衰竭的基础上应用抗心律失常药物。

4. **抗凝治疗**　为减少栓塞并发症的发生，除有禁忌证外，应给予抗凝治疗。可应用华法林、氯比格雷、肝素等。

5. **改善心肌代谢药物**　可应用 1，6－ 二磷酸果糖、维生素 C、三磷酸腺苷、环磷腺苷、极化液、能量合剂等。

6. **起搏治疗**　对一些重症晚期患者，在应用血管紧张素转化酶抑制药、强心药、利尿药的基础上置入起搏器，选用适当的起搏方式和起搏参数，有助于改善血流动力学。

7. **心脏移植**　对病情严重的患者，心脏移植可明显改善预后。我国已有成功病例，且术后的存活率和预后正在逐年改善。

第七节　先天性心脏病

先天性心脏病，简称先心病，是胎儿时期心脏及大血管发育异常而致的心血管畸形，也是小儿最常见的心脏病。其发病率约占出生婴儿的 0.8%，由于严重或复杂畸形的患儿常常在生后数周或数月夭折，因此，60% 的复杂心血管畸形患儿死亡于婴儿期。随着医疗水平不断发展，许多常见的先天性心脏病得到了准确的诊断和彻底地根治。因此，先心病的预后已大为改观。引起先天性心脏病的原因尚未完全明确，本病的发生主要与环境因素和遗传因素有关。

1. **环境因素**

（1）感染：妊娠期前 3 个月曾患病毒或细菌感染，如风疹、流行性感冒、流行性腮腺炎及柯萨奇病毒感染等。

（2）其他：如妊娠早期先兆流产，胎儿受压，羊膜的病变，母体营养不良如缺乏叶酸、苯酮尿、高钙血症、糖尿病，受药物影响，与大剂量放射线接触，高龄产妇等均有可能使胎儿发生先天性心脏病。

2. 遗传因素 先天性心脏病具有一定程度的家族性发病趋势，可能与生殖细胞、染色体畸变有关。遗传学研究认为，大多数先天性心脏病是由多个基因与环境因素相互作用而形成。

加强孕妇保健，尤其在妊娠早期适量补充叶酸，积极预防上述各种感染及避免与发病有关的不良因素接触，对预防先心病具有积极意义。

根据心脏左右两侧及大血管之间有无分流及分流方向可将先心病分为3类。

1. 左向右分流型（潜伏青紫型） 常见的有房间隔缺损、室间隔缺损、动脉导管未闭等。正常情况下体循环压力高于肺循环压力，左心的压力高于右心，所以，血流从左向右分流，临床上通常不出现青紫；但当患儿屏气或者患肺炎时，使肺动脉或右心的压力增高并超过主动脉或左心的压力，血液便会由右向左分流，从而出现暂时性青紫（诱因去除后青紫会随之消退），故称为潜伏青紫型。随着病情的进展，肺血流的持续增加会使肺小动脉发生痉挛而产生动力型肺动脉高压，长期高压使肺小动脉肌层和内膜层增厚（器质性改变），肺循环阻力呈进行性增加而形成梗阻型肺动脉高压，从而发生反向分流出现持续性青紫，称为艾森曼格综合征（此时已不能手术治疗）。

2. 右向左分流型（青紫型） 先天性心脏病中最严重的一类，常见的有法洛四联症、大血管错位等。此类先天性心脏病在左右心或大血管之间存在异常通道及分流，而且血液从右向左分流，或直接由于大动脉起源异常，使大量含氧量较低的静脉血直接流入体循环，从而出现持续性青紫。

3. 无分流型（无青紫型） 较常见的有肺动脉狭窄、主动脉缩窄、右位心等。此类先天性心脏病左右心或大血管间无异常通路以及血液分流，临床上一般不出现青紫。

【临床表现】

1. 左向右分流型先天性心脏病 缺损小、分流量少者，一般无临床症状，只在体格检查时发现心脏杂音；缺损大，分流量多者，患儿可出现明显的临床症状。

（1）症状：生长发育落后，体格瘦小，面色苍白，乏力，活动后心悸，多汗，喂养困难，当剧烈哭闹、屏气、患肺炎或心力衰竭时可出现暂时青紫。晚期形成肺动脉高压时出现持续性青紫（动脉导管未闭患儿表现为差异性青紫），临床表现为发绀，杵状指（趾），红细胞增多症，右侧心力衰竭表现，如颈静脉怒张、肝大、周围组织水肿，此时患者已丧失手术的机会，患者大多数在40岁以前死亡。此型先天性心脏病患者易出现反复呼吸系统感染（如肺炎），亚急性细菌性心内膜炎、心力衰竭等并发症。

（2）体征：房间隔缺损者可在胸骨左缘第2、3肋间闻及收缩期喷射性杂音，室间隔缺损者在胸骨左缘第3、4肋间可闻及粗糙的全收缩期杂音，动脉导管未闭者可在胸骨左缘第2肋间闻及连续性机器样杂音，还可出现周围血管征。

2. 右向左分流型先心病 法洛四联症最常见，由4种畸形组成：肺动脉狭窄，室间隔缺损、主动脉骑跨和右心室肥厚。

（1）症状：青紫为最突出的表现，多见于唇、指（趾）甲床、眼结膜等处，症状轻者生后2～3个月逐渐出现，重者出生后即可出现。由于血氧含量下降，患者活动耐力差，稍微活动，如吃奶、哭闹、情绪激动等即可出现气急和青紫加重，有时甚至出现突然昏厥或抽搐；患儿多有蹲踞现象（蹲踞时体循环阻力增加，右向左分流减少，同时也增加静脉血回流到右心，从而改善肺血流，缺氧可得到暂时缓解）。患儿往往发育不正常，具体表现为瘦弱、营养不良、发育迟缓等。患者易并发脑脓肿、脑血栓及亚急性细菌性心内膜炎等并发症。

（2）体征：可在胸骨左缘第2～4肋间闻及喷射性收缩期杂音。肢体末端由于慢性缺氧、代谢障碍、中毒性损伤，可出现手指或足趾末端增生、肥厚、呈杵状膨大。

【诊断】　根据患儿的病史、临床表现、体格检查及辅助检查得出的阳性体征，加以综合分析判断，先天性心脏病的诊断并不困难。

1. **X线检查**　左向右分流型均可出现肺动脉段凸出，有肺门舞蹈影，肺门阴影增粗，肺野充血。室间隔缺损者左右心室及左心房均有增大，房间隔缺损者右心房、右心室均增大，动脉导管未闭者左心房、左心室均增大；法洛四联症者可出现肺动脉段凹陷，肺门阴影缩小，右心室增大呈"靴形"心。

2. **超声波检查**　能显示心脏内部结构的精确图像，确定缺损部位，是一项无痛、非侵入性检查方法。多普勒彩色血流显像可观察到分流的方向、位置，并能估测分流的大小。对某些先天性心脏病可替代心血管造影及心导管检查帮助确诊。

3. **心导管检查**　是先天性心脏病进一步明确诊断和决定手术前的重要检查方法之一。通过导管检查，了解心腔及大血管不同部位的氧含量和压力变化，明确有无分流及分流的部位。

4. **心血管造影**　心导管检查仍不能确诊而又需要考虑手术治疗的患儿，可做心血管造影。

5. **磁共振成像**　一种非侵入性心脏检查技术，今后可能替代心导管检查，可测定心内分流、定性和定量研究计算心室容积、瓣膜反流和射血分数等。

【治疗】

1. **内科治疗**　内科治疗的目的在于维持患儿正常的生活、防治并发症，使之能安全到达手术年龄。

2. **外科治疗**　常见的左向右分流型和无分流型先心病大部分已能施行根治术，而且效果较好。对分流量小的房间隔缺损及动脉导管未闭患儿，可运用心导管介入疗法，能取得较好的疗效。手术的适当年龄需根据患儿心脏畸形的类型、伴随情况、社会因素和精神状态等个体条件而定，一般以4～6岁为宜。右向左分流型先天性心脏病，如法洛四联症，施行根治手术的成功率也在不断提高，患儿大多于2岁时进行手术；如有重度发绀、肺血管发育不良等，可先做姑息性分流，2岁时再做选择性根治术。

第八节　感染性心内膜炎

感染性心内膜炎是指因细菌、真菌和其他微生物（如病毒、立克次体、衣原体、螺旋体等）直接感染而产生心瓣膜或心室壁内膜的炎症。常多发于原已有病的心脏，近年来发生于接受长时间经静脉治疗、静脉注射麻醉药成瘾、由药物或疾病引起免疫功能抑制的患者及人工瓣膜置换术后逐渐增多。按病程分为急性和亚急性心内膜炎，按微生物侵入途径可分为自体瓣膜、静脉药瘾者和人工瓣膜心内膜炎。致病微生物主要为链球菌和葡萄球菌，急性感染性心内膜炎主要由金黄色葡萄球菌引起，亚急性者草绿色链球菌最常见，少数为表皮葡萄球菌、真菌、立克次体及衣原体所致。感染途径主要为咽峡及呼吸道炎症，如拔牙和扁桃体手术；其次有皮肤黏膜创伤如各种手术和器械检查时；静脉药瘾者可经皮肤通过静脉将致病微生物带入血流；人工瓣膜置换术偶可直接感染引起心内膜炎。

【临床表现】

1. **症状**　急性感染性心内膜炎主要是由于致病力强的化脓性细菌引起，呈暴发性败血症过程，表现为高热、寒战，多伴头、胸、背和四肢肌肉关节疼痛，常突发心力衰竭。此病起病急，病程短，病情严重，患者多在数日或数周内死亡。

亚急性感染性心内膜炎主要由毒力相对较弱的草绿色链球菌所引起（约占75%），还有肠球菌、革兰氏阴性杆菌、立克次体、真菌等均可引起此病。起病隐匿，部分患者可有致病微生物入侵血流病史，但不少病例无明确的细菌进入途径可寻。除老年或心、肾衰竭重症患者外，几乎均有发热，呈弛张性低热，一般低于39℃，午后和晚上高，伴寒战、盗汗、乏力、全身不适、食欲缺乏、体重减轻等；常有点状出血、栓塞病状、脾大及进行性贫血等迁延性败血症表现。病程较长，可迁延数月，甚至1年以上。

2. **体征**

（1）心脏体征：急性感染性心内膜炎早期可无心脏杂音，急性晚期及亚急性感染性心内膜炎几乎均有心脏杂音，包括原有基础心脏病的杂音和心瓣膜感染后新出现的杂音。杂音常呈性质和强度的变异，可产生乐音样心脏杂音。病程中杂音改变和新的杂音出现提示心脏有新的结构破坏。

（2）全身体征：多为微血管炎、微血栓及出血所致。①瘀血及出血点：可发生于任何部位，以指甲下、锁骨以上皮肤、口腔黏膜和眼结合膜常见。② Roth 斑：为视网膜的中心发白的卵圆形出血斑，多见于亚急性感染。③ Osler 结：为指（趾）垫出现的豌豆大的红色或紫色痛性结节，较常见于亚急性者。④ Janeway 损伤：为手掌和足底处直径1～4mm的出血红斑，主要见于急性感染性心内膜炎。⑤脾大：多见于亚急性者。⑥杵状指：见于病程>6个月以上者。⑦贫血：主要见于亚急性感染性心内膜炎，多为轻中度贫血，晚期可呈重度贫血。

3. **并发症**

（1）心脏并发症：①心力衰竭：最常见，主要由瓣膜关闭不全所致，主动脉瓣受损最常发生。急性感染性心内膜炎瓣膜破坏迅速，可早期发生心力衰竭。②心肌脓肿：常见于急性感染性心内膜炎，可发生于心脏任何部位，以瓣周多见，可致房室和室内传导阻滞，心肌脓肿偶可穿破。③急性心肌梗死：多由冠状动脉栓塞引起，主动脉瓣感染者多见。④化脓性心包炎：不多见，主要见于急性感染性心内膜炎。⑤心肌炎。

（2）动脉栓塞：急性感染性心内膜炎多见，常发生于病程晚期，可栓塞于机体的任何部位，尤以脑、心、脾、肾、肠系膜和四肢常见。先天性心脏病左至右分流者可发生肺动脉栓塞。

（3）细菌性动脉瘤：多见于亚急性感染性心内膜炎。受累动脉依次为近端主动脉（包括主动脉窦）、脑、内脏和四肢，一般多见于晚期患者，常无症状，仅可扪及搏动性肿块。

（4）转移性脓肿：多见于急性感染性心内膜炎，常发生于肝、脾、骨骼和神经系统。

（5）脑：可并发脑栓塞；细菌性脑动脉瘤破裂出血；脑脓肿；化脓性脑膜炎；中毒性脑病。后三者多见于急性感染性心内膜炎。

（6）肾：肾动脉栓塞和肾梗死多见于急性感染性心内膜炎；免疫复合物所致继发性肾小球肾炎常见于亚急性感染性心内膜炎；肾脓肿不多见。

【诊断和鉴别诊断】　临床上有发热、心脏杂音、贫血、血尿、脾大、白细胞增高、伴或不伴栓塞症状，血培养阳性，可诊断感染性心内膜炎，超声心动图发现赘生物者可进一步明确诊断。原有心脏病变者，发热1周以上，多考虑为亚急性感染性心内膜炎。

1. **血培养**　是诊断菌血症和感染性心内膜炎最重要方法。患者应在入院后 3 小时内每隔 1 小时采血 1 次，共取 3 个血标本后开始抗感染药治疗。如次日未见细菌生长，重复采血 3 次后开始治疗。已用过抗感染药者，据病情可停药 2 ～ 7 天采血。本病菌血症为持续性，无须在体温升高时采血。每次取血 10 ～ 20ml，做需氧和厌氧培养，至少 3 周，培养出细菌时，应作药物敏感试验。2 周内用过抗感染药或采血、培养技术不当会降低血培养的阳性率。

2. **免疫学检查**　亚急性感染性心内膜炎病程长达 6 周者，50% 类风湿因子呈阳性，经抗感染药治疗后，其效价可迅速下降。有时可出现高 γ 球蛋白血症或低补体血症，常见于并发肾小球肾炎的患者，其下降水平常与肾功能不良保持一致。约有 90% 患者的循环免疫复合物阳性，且常在 100μg/ml 以上，比无心内膜炎的败血症患者高，具有鉴别诊断的价值，血培养阴性者犹然。

3. **超声心动图**　在血培养阴性的感染性心内膜炎中起着特别重要的作用，超声心动图能探测到赘生物所在部位、大小、数目和形态。未探及赘生物不能排除心内膜炎。其他异常征象：瓣叶结节样肿厚，瓣叶穿孔、粘连，室间隔或瓣环脓肿，主动脉细菌性动脉瘤和心包积液等。

由于本病临床表现涉及全身多器官，又缺乏特异性，需与多种情况鉴别。急性者应与金黄色葡萄球菌、淋球菌、肺炎球菌和革兰氏阴性杆菌所引起的败血症鉴别。亚急性者应与急性风湿热、系统性红斑狼疮、左房黏液瘤、淋巴瘤、结核病及腹腔内感染鉴别。

【治疗】

1. **抗感染药治疗**　治疗原则：①早期用药，在连续送 3 ～ 5 次血培养后即可开始治疗；②用杀菌性抗感染药，大剂量、长疗程，一般需要 4 ～ 6 周以上，静脉用药为主，以保持高而稳定的血药浓度；③根据血培养、致病菌药物敏感试验选择药物；④联合用药以增强疗效。

（1）经验治疗：在病原菌未培养出时，急性者可选用萘夫西林 2g，静脉滴注，每 4 小时 1 次；加氨苄西林 2g，静脉滴注，每 4 小时 1 次；或加庆大霉素 160 ～ 240mg/d，静脉滴注。亚急性者按常见致病菌的用药方案，以青霉素为主或加庆大霉素，剂量同上。

（2）针对致病微生物的治疗

1）对青霉素敏感的细菌：如草绿色链球菌、牛链球菌、肺炎球菌等，首选青霉素 400 万 U 静脉滴注，每 6 小时 1 次；或用头孢曲松 2g/d，静脉滴注。青霉素过敏者可用万古霉素 30mg/（kg·d），分 2 次静脉注射。所有病例均至少用药 4 周。

2）对青霉素耐药的细菌：如链球菌、肠球菌可用氨苄西林加庆大霉素静脉滴注，用药 2 周。效果不佳时，可用万古霉素静脉滴注，用药 4 周。

3）金黄色葡萄球菌和表皮葡萄球菌：可选用萘夫西林或苯唑西林静脉滴注；青霉素过敏者，可选用头孢噻吩或头孢唑啉静脉滴注或静脉注射；对青霉素和头孢菌素均过敏者可选用万古霉素。以上用药疗程均为 4 ～ 6 周。

4）其他致病微生物：革兰氏阴性菌可选用氨苄西林、哌拉西林、头孢噻肟、头孢他啶等静脉滴注。亦可选用环丙沙星静脉滴注。真菌感染者静脉滴注两性霉素 B，如药物治疗效果不佳，常需手术治疗。

2. **手术治疗**　近年来手术治疗的开展，使感染性心内膜炎的病死率有所降低，尤其在伴有明显心力衰竭者，死亡率降低得更为明显。

人工瓣膜置换术适应证：适合用抗感染药治疗，但血培养反复阳性、反复复发者或反复大动脉栓塞者；严重瓣膜毁损或缺损口脓肿致严重反流导致心力衰竭者；主动脉瓣受累致房室传导阻滞者；真菌性心内膜炎。

末治疗的急性患者几乎 100% 在 4 周内死亡，亚急性者的自然病程一般 ≥ 6 个月，及早积极治疗者 70% 以上可治愈。有下列情况者提示预后不良：心力衰竭、主动脉瓣损伤、肾衰竭、由革兰氏阴性杆菌或真菌致病、瓣环或心肌脓肿、老年等。人工瓣膜性心内膜炎预后不良。

对心脏有基础病变的易感者，在接受可能因出血或明显创伤而致暂时性菌血症的手术和器械操作时，应采取有效的预防措施，如采取针对性的预防用药、加强无菌操作等。

第九节　心包炎

各种致病因素引起脏层和壁层心包膜发生炎症改变即为心包炎，可使心脏受压而舒张受限制。心包炎可分为急性和慢性两类，急性心包炎常伴有心包积液；慢性心包炎常引起心包缩窄。

一、急性心包炎

急性心包炎为心包脏层和壁层的急性炎症，可由细菌、病毒、自身免疫、物理、化学等因素引起，可单独存在或与心内膜炎、心肌炎并存。

急性心包炎几乎都继发于其他疾病，常作为某种疾病的一部分或其并发症。常见病因：①急性非特异性；②感染，病毒、细菌、真菌、螺旋体、立克次体、寄生虫等；③自身免疫，风湿热及其他风湿性疾病，如系统性红斑狼疮、结节性多动脉炎、类风湿关节炎、心肌梗死后综合征、心包切开后综合征及药物性如肼屈嗪、普鲁卡因胺等；④肿瘤，原发性、继发性；⑤代谢性疾病，如痛风、尿毒症等；⑥物理因素：损伤性、放射性等；⑦邻近器官疾病，如急性心肌梗死、胸膜炎、主动脉夹层、肺梗死等。

根据病理改变急性心包炎可分为纤维蛋白性和渗出性两种。

1. 纤维蛋白性心包炎　急性心包炎的早期，心包的脏层和壁层充血、肿胀，有纤维蛋白、白细胞及少量内皮细胞渗出，致使心包膜不光滑，此为纤维蛋白性心包炎阶段，尚无明显液体聚集。

2. 渗出性心包炎　随着病程的进展，渗出液体增加，则转变为渗出性心包炎。渗液多为浆液纤维蛋白性，液量可由 100ml 至 2 ~ 3L，多为黄而清的液体，依病因不同渗液也可呈血性或脓性，渗出液一般于数周至数个月内吸收，但可伴随发生脏层与壁层心包的粘连、增厚及缩窄，逐渐形成慢性心包炎。急性心包炎时，炎症可累及心外膜下浅层心肌和邻近的胸膜、纵隔和横膈，心包与周围结构间可形成纤维蛋白性粘连。

【临床表现】

1. 症状　除有原发性疾病如感染时的发冷、发热等全身症状外，心包炎本身的症状有如下几个。

（1）胸痛：主要见于纤维蛋白性心包炎。常见于病毒性、急性非特异性和与自身免疫有关的急性心包炎，结核、肿瘤、尿毒症所致者胸痛可不明显。疼痛性质为尖锐性痛，体位改变深呼吸、咳嗽及卧位时疼痛加重，坐位身体前倾时疼痛减轻。胸痛常位于胸骨下或心前区，可放射到左肩、背部、颈部等处。由于第 5 或第 6 肋间水平以下的壁层心包外表面有膈神经的痛觉纤维分布，因此当这部分心包或邻近胸膜被累及时出现胸痛。

（2）呼吸困难：是心包积液时最突出的症状，与肺瘀血及肺、支气管受压有关。呼吸困难严重时患者呈端坐呼吸、身体前倾、呼吸浅快。当出现急性心脏压塞时，患者烦躁不安、面色苍白、发绀、上腹部胀痛、水肿、头晕，甚至休克。

（3）心包积液时邻近器官的压迫症状：压迫支气管可引起干咳；压迫食管可引起吞咽困难；压迫喉返神经则导致声音嘶哑。

2. 体征

（1）心包摩擦音：是急性纤维蛋白性心包炎特征性体征。一般持续数天至数周，有时仅存在数小时。当渗液增多使壁层和脏层心包完全分开时心包摩擦音即消失。

（2）心包积液体征：①心尖搏动减弱或消失，于心浊音界左缘内侧处触及；②心浊音界向两侧扩大，相对浊音界消失，患者由坐位变卧位时第2、3肋间心浊音界增宽；③心音遥远、心率增快；④大量心包渗液时可压迫左侧肺部，在左肩胛骨下区可出现浊音及支气管呼吸音（Ewart征）；⑤少数患者于胸骨左缘第3、4肋间可听到心包叩击音。

（3）心脏压塞体征：当心包渗液聚集较慢时，可出现亚急性或慢性心包压塞，表现为体循环静脉瘀血、奇脉等；如心包积液发展迅速，即使仅100ml亦可引起急性心脏压塞，表现为急性循环衰竭、休克等。心包压塞的征象：①体循环静脉瘀血：由于大量心包积液使心室舒张受限、回心血量减少，产生静脉系统瘀血。表现为颈静脉怒张，吸气时尤为明显（Kussmaul征）、静脉压升高、肝大伴压痛、腹水、皮下水肿等。②心排血量下降：引起动脉收缩压下降、脉压变小、脉搏细弱，严重时心排血量减低可发生休克。③奇脉：是指大量心包积液时，触诊桡动脉呈吸气性显著减弱或消失，呼气时复原的现象。这种现象亦可通过血压测量来发现，吸气时声音减弱，呼气时声音复原。

【诊断和鉴别诊断】

1. 诊断　在心前区听到心包摩擦音，对心包炎的诊断有重要意义。但由于急性心包炎的心包摩擦音持续时间较短，故必须于病程早期反复听诊才可能发现。根据临床表现、X线检查，尤其超声心动图检查可做出伴有或不伴有渗液的急性心包炎的诊断。心包穿刺液的检查和心包活检有助于心包炎病因类型的诊断。

（1）化验检查：原发病为感染性者常有白细胞计数增加、红细胞沉降率增快等炎性反应。

（2）X线检查：对渗出性心包炎有一定价值。心包渗液量 >250ml 时，可出现心脏阴影向两侧扩大，心膈角变成锐角；超过 1000ml 时，心影呈烧瓶状，并随体位而异；心尖搏动减弱或消失。

（3）心电图检查：心电图改变取决于心外膜下心肌受累的范围和程度。主要表现：常规12导联（aVR除外）有ST段弓背向下型抬高及T波增高，数天后ST段回到等电位线，T波低平、倒置，持续数周至数个月，T波逐渐恢复正常；此外，心包积液时可有QRS波群低电压，大量积液时可见电交替；无病理性Q波，常有窦性心动过速。

（4）超声心动图：对诊断心包积液和观察心包积液量的变化有重大意义，方法简便易行、迅速可靠。M型或二维超声心动图均可见心包腔内液性暗区，据此可明确诊断。

（5）心包穿刺：对心包炎性质的鉴别、解除心脏压塞及治疗心包炎均有重要价值。可将穿刺液做涂片、细菌培养、查找肿瘤细胞和渗液的细胞分类等，有助于确定病原；心包积液测定腺苷脱氨基酶（ADA）活性 >30U/L 对结核性心包炎的诊断有高度的特异性；抽取一定量的积液可解除心脏压塞症状。心包腔内注入抗感染药或化疗药物有助于感染性或肿瘤性心包炎的治疗。

(6) 心包活检：有助于明确病因。

2. 鉴别诊断 本病须注意与扩张型心肌病、右心功能不全、急性心肌梗死等鉴别。右心功能不全的表现与渗出性心包炎心脏压塞表现相似，但右心功能不全有心脏病史及反复发作史，病程长，后者不会出现奇脉、烧瓶心及心影随体位改变等体征，二者鉴别不难。非特异性心包炎胸痛剧烈酷似 AMI。但 AMI 患者多有高血脂、高血压、吸烟、高血糖等冠心病易患因素；发病多在 40 岁以后，多有反复发作的心绞痛病史，心电图和心肌酶谱有 AMI 特征性改变，胸痛不因咳嗽、呼吸等改变而加重。

【治疗】 急性心包炎的治疗包括病因治疗、解除心脏压塞和对症治疗。

1. 病因治疗 结核性心包炎应尽早开始抗结核治疗，剂量要足，疗程要长，一般用至结核活动停止 1 年左右再停药；化脓性心包炎应选用敏感的抗感染药且剂量要足，并反复心包穿刺抽脓和心包腔内注入抗感染药，必要时及早进行心包切开引流；非特异型心包炎和心肌损伤后综合征可给予糖皮质激素治疗；肿瘤性心包炎除治疗原发病外，可行心包穿刺或切开解除心脏压塞或心包内注射抗肿瘤药物等。

2. 解除心脏压塞 可行心包穿刺术，必要时穿刺完毕后可向心包腔内注入药物（如抗感染药或抗肿瘤药物等）。

3. 对症治疗 患者应卧床休息；呼吸困难者可采取半卧位或端坐位并予以吸氧；水肿者可给予低盐饮食及利尿药；胸痛剧烈者可给予镇痛药，如磷酸可待因口服，必要时可使用吗啡类药物。

积极进行病因防治，是预防心包炎的最重要措施。如积极防治结核病、风湿热、败血症及病毒感染等。积极治疗结核性心包炎常可避免其演变为慢性缩窄性心包炎，在化脓性心包炎治疗效果不佳时及时行心包切开引流术，是预防缩窄性心包炎的重要手段。

二、慢性心包炎

急性心包炎后，部分病例心包上遗留下轻度的瘢痕和疏松的局部粘连，心包无明显增厚，不影响心包功能，称为慢性粘连性心包炎；部分患者心包渗液长期存在，形成慢性渗出性心包炎，主要表现为心包积液；少数患者心包明显增厚、粘连、钙化，形成坚厚的瘢痕缠绕心脏，限制心脏的舒张和收缩功能，称为缩窄性心包炎；如心包腔内仍有积液，称为渗出缩窄性心包炎。慢性心包炎继发于急性心包炎，目前结核性心包炎仍为主要的病因，其次为化脓性心包炎，少数为需要血液透析的尿毒症性心包炎、心包肿瘤、急性非特异性心包炎、放射性心包炎等，部分患者病因不明。

【临床表现】

1. 症状 起病隐袭，常于急性心包炎后数月至数年才发生心包缩窄。最早期症状为劳力性呼吸困难，是由于心排血量相对固定，劳力时不能相应增加所致，呼吸困难严重时不能平卧，呈端坐呼吸。由于肝大及大量腹水可引起食欲缺乏、腹部胀满或疼痛，此外可有头晕、乏力等症状。

2. 体征

(1) 心脏体征：心尖搏动减弱或消失，心浊音界正常或稍大，心音减低而遥远，部分患者在胸骨左缘第 3、4 肋间于舒张早期可听到心包叩击音，可出现期前收缩、心房颤动等心律失常。

(2) 心包腔缩窄、心腔受压的表现：出现静脉回流受限的体征，如颈静脉怒张、肝大、胸腹腔积液、下肢水肿等。少数患者出现 Kussmaul 征和 Friedreich 征（舒张早期颈静脉突然塌陷现象），是由于充盈压过高的右心房于三尖瓣开放时压力骤然下降所致。由于心排血量减少，致使收缩压下降，反射性引起周围小动脉痉挛使舒张压升高，因此，脉压变小，脉搏细弱无力。

【诊断和鉴别诊断】 根据典型临床表现及辅助检查，诊断并不困难。

1. **X线检查** 心搏减弱或消失，约 1/2 患者心影增大，心影可呈三角形，左、右心缘变直，主动脉弓小或难以辨认；上腔静脉常扩张；有时可见心包钙化。

2. **心电图** 常可提示心肌受累的范围和程度。主要表现为 QRS 波群低电压和 T 波低平或倒置；T 波倒置越深，心肌损伤越重；部分病例 P 波增宽、顶端有切迹。此外，还可出现右心室肥厚、右束支传导阻滞及心房颤动等心电图表现。

3. **超声心动图** 可见心包增厚、钙化，有时可见少量局限性心包积液及心房扩大、心室容量变小、室壁活动减弱、室间隔矛盾运动等。

4. **电子计算机 X 线体层显像（CT）和磁共振体层显像（MRI）** 是识别心包增厚和钙化的敏感和可靠方法，但心包增厚或钙化不一定有心包缩窄，如见心室呈狭窄的管状畸形、心房增大和下腔静脉扩张，则提示可能为心包缩窄所致。

本病须与肝硬化、充血性心力衰竭、限制型心肌病等相鉴别。肝硬化腹水期虽有腹水与缩窄性心包炎相似，但无心包压塞的症状和体征，结合病史、体检及 X 线、心电图、超声心动图等检查不难鉴别；充血性心力衰竭体循环瘀血与缩窄性心包炎相似，但缩窄性心包炎的腹水较皮下水肿出现早及静脉压明显升高，这些表现均与右侧心力衰竭不同，加之心力衰竭时均有心脏明显增大，有时可听到心瓣膜杂音，故二者较易鉴别；限制型心肌病临床表现和血流动力学改变与缩窄性心包炎相似，二者鉴别十分困难，必要时需进行心内膜心肌活检来鉴别。

【治疗】 早期实施心包切除术是缩窄性心包炎治疗的关键，以避免发展到心肌萎缩、心源性恶病质及严重肝功能受损而失去手术时机。通常在心包感染被控制、结核活动已静止时即应手术，并在术后继续用药 1 年。术后约 75% 的患者可获得持久的临床症状和血流动力学改善。

第十节　心脏瓣膜病

心脏瓣膜病是由于炎症、退行性改变、创伤等原因引起的心脏瓣膜（包括瓣叶、瓣环、腱索及乳头肌）的功能或结构异常，导致瓣膜狭窄和（或）关闭不全。二尖瓣最常受累，其次为主动脉瓣。本病多发生于 20～40 岁青壮年，其中 2/3 为女性，多有风湿热史。临床上常见的心脏瓣膜病变有二尖瓣狭窄或关闭不全、主动脉狭窄或关闭不全、三尖瓣狭窄或关闭不全、联合瓣膜病变（多个瓣膜受损）等。

一、二尖瓣狭窄

二尖瓣狭窄绝大多数是风湿热的后遗症，极少数为先天性狭窄或老年性二尖瓣环或环下钙化。约 40% 的风湿性心脏病患者为单纯性二尖瓣狭窄。通常，从初次风湿性心脏病到出现明显二尖瓣狭窄的症状可长达 10 年，此后 10～20 年活动能力逐渐丧失。

【临床表现】

1. **症状**

（1）呼吸困难：劳动力性呼吸困难为最早期的症状。随着病程发展，日常活动即可出现呼吸困难，乃至端坐呼吸；当有呼吸道感染、劳累、情绪激动，或快速心房颤动等诱因存在时，可诱发急性肺水肿。

（2）咳嗽：多在夜间睡眠时发生，劳累时加重，左心房明显扩大压迫支气管亦可引起，多为干咳；并发支气管炎或肺部感染时，咳黏液样或脓痰。

（3）咯血：多为痰中带血或血痰，与肺部感染和肺充血或毛细血管破裂有关，常伴夜间阵发性呼吸困难；左心房压力突然增高，以致黏膜支气管静脉破裂出血时，可造成大量咯血；出现粉红色泡沫痰，是急性肺水肿的特征，为毛细血管破裂所致。

（4）胸痛：约15%的患者有胸痛表现，经二尖瓣分离术或扩张术后可缓解。

（5）血栓栓塞：20%的患者可发生血栓栓塞，栓塞可发生在脑血管，冠状动脉和肾动脉等，或为多发性栓塞，部分患者可反复发生。

（6）其他症状：如声音嘶哑，由左心房扩大和左肺动脉扩张压迫左喉返神经引起；吞咽困难，由左心房显著扩大压迫食道引起；右侧心力衰竭时可出现食欲缺乏，腹胀等症状。

2. 体征

（1）心脏听诊：可闻及心尖区局限性舒张中晚期隆隆样杂音，可伴有舒张期震颤。心尖区第一心音亢进，呈拍击样。部分患者可闻及二尖瓣开瓣音，提示二尖瓣狭窄以及瓣膜仍有一定的柔顺性和活动力，有助于隔膜型二尖瓣狭窄的诊断，对决定手术治疗的方法有一定的意义。由于肺动脉高压，可出现肺动脉瓣第二心音亢进和分裂；严重时，可造成相对性肺动脉瓣关闭不全而出现 Graham-Settll 杂音。严重二尖瓣狭窄致右心室扩大，引起三尖瓣瓣环的扩大，可导致相对性三尖瓣关闭不全，因而出现三尖瓣区全收缩期吹风样杂音。

（2）其他体征：二尖瓣面容，见于严重二尖瓣狭窄患者，主要表现为颧红唇绀。四肢末梢亦见发绀。

3. 并发症

（1）心律失常：以房性心律失常最多见，首先出现房性早搏，继以房性心动过速，心房扑动，阵发性心房颤动，部分可发展为持久性心房颤动。

（2）充血性心力衰竭：50%～75%的患者可发生充血性心力衰竭，是二尖瓣狭窄的主要死亡原因。呼吸道感染是心力衰竭的常见诱因。

（3）急性肺水肿：见于重度二尖瓣狭窄患者，属临床急危重症，多发生于剧烈体力活动、情绪激动、感染、突发心动过速或快速心房颤动时。

（4）栓塞：多见于伴心房颤动者，栓子多来自扩大的左心耳。以脑栓塞最常见，亦可发生于四肢、肠、肾和脾等器官。右心房来源的栓子可造成肺栓塞或肺梗死。

（5）肺部感染：由于肺静脉压力增高及肺瘀血的存在，易合并肺部感染。肺部感染发生后往往加重或诱发心力衰竭。

（6）感染性心内膜炎：较少见。

【诊断及鉴别诊断】　发现心尖区隆隆样舒张期杂音并有左心房扩大，即可诊断二尖瓣狭窄；X 线检查和心电图检查有助于诊断，超声心动图检查可明确诊断。

1. X 线检查　最早的改变是左心缘的左心房弧度明显，肺动脉主干突出；病变严重时，左心房和右心室明显增大，中下肺可见 Kerley B 线，长期肺瘀血致含铁血黄素沉积，双下肺野可出现散在的点状阴影。

2. 心电图检查　轻度二尖瓣狭窄者心电图可正常。特征性的改变为 P 波增宽且呈双峰形，提示左心房增大。后期显示右心室增大，电轴右偏，常合并心房颤动。

3. 超声心动图检查　是最敏感和特异的无创性诊断方法，对判断病变的程度，确定瓣口面积和跨瓣压力阶差，决定手术方法及评价手术的疗效均有很大价值。临床上二尖瓣狭窄的心尖区舒张期杂音应与下列情况鉴别：①二尖瓣相对狭窄所致杂音；②左心房黏液瘤；③三尖瓣狭窄所致胸骨左缘下端低调的隆隆样舒张期杂音。超声心动图可明确诊断。

【治疗】

1. 一般治疗　①对风湿性心脏病患者应积极预防链球菌感染与风湿活动；②适当避免过度的体力劳动及剧烈运动，保护心功能；③出现临床症状者，宜口服利尿药并限制钠盐摄入。

2. 并发症治疗　①右侧心力衰竭明显或出现快速心房颤动时，可用洋地黄类制剂缓解症状，控制心室率；②出现持续性心房颤动一年以内者，应考虑药物或电复律治疗；③对长期心力衰竭伴心房颤动者应采用抗凝治疗，以预防血栓形成和动脉栓塞的发生。

3. 介入与手术治疗　是治疗本病的有效方法，关键是解除二尖瓣狭窄，降低跨瓣压力阶差。常采用的手术方法：①经皮二尖瓣球囊成形术：这是适用于单纯二尖瓣狭窄的介入性心导管治疗技术，能明显降低二尖瓣跨瓣压力阶差和左心房压力，有效地改善临床症状。本法较为安全，损伤小，康复快，近期疗效已获肯定。②二尖瓣分离术：有闭式和直视式两种：闭式分离术对隔膜型疗效最好；直视式分离术主要适用于中度或重度二尖瓣关闭不全；瓣膜重度钙化或腱索明显融合缩短；疑有心房内血栓形成的患者。③人工瓣膜替换术：可根据需要选用机械瓣或生物瓣：机械瓣经久耐用，不致钙化或感染，缺点是需终身抗凝治疗，伴有溃疡病或出血性疾病者忌用；生物瓣不需抗凝治疗，但有发生感染性心内膜炎和数年后瓣膜钙化或机械性损伤而失效的危险。

二、二尖瓣关闭不全

二尖瓣关闭不全主要是二尖瓣反流一方面使得左心房负荷加重，引起肺静脉和肺毛细血管压力的升高；另一方面左心室舒张期容量负荷增加，左心室扩大，最终临床上出现肺瘀血和体循环灌注低下等左侧心力衰竭的表现。

我国最常见病因为风湿性心脏病，约占全部二尖瓣关闭不全患者的1/3，且多见于男性，常伴有二尖瓣狭窄和主动脉瓣损伤；部分为二尖瓣脱垂、冠心病所致乳头肌功能失常；也可见于老年退行性改变所致二尖瓣环和环下部钙化、感染性心内膜炎所致瓣膜受损，以及左心室显著扩大所致瓣环扩张。

【临床表现】

1. 症状　轻度二尖瓣关闭不全时可无明显症状或仅有轻度不适感。严重二尖瓣关闭不全时常见症状：劳力性呼吸困难，端坐呼吸，疲乏，活动耐力显著下降；晚期右侧心力衰竭时可出现脏瘀血、肿大，有触痛，踝部水肿，甚至胸水或腹水；部分患者可发生急性左侧心力衰竭或肺水肿。

2. 体征　视诊可见心尖搏动向左下移位，心尖搏动强，发生心力衰竭后减弱；触诊心尖搏动有力，可呈抬举样，重度关闭不全者可触及收缩期震颤；叩诊心浊音界向左下扩大，晚期向两侧扩大，提示左右心室均增大；心脏听诊可闻及心尖区全收缩期吹风样杂音，可伴有收缩期震颤，心尖区第一心音减弱，第二心音分裂；动脉血压正常而脉搏较细小。

【诊断及鉴别诊断】 临床诊断主要是根据典型的心尖区吹风样收缩期杂音并有左心房和左心室扩大的体征，X 线和心电图检查有助于诊断，超声心动图检查可明确诊断。超声心动图检查是最准确的检测和定量二尖瓣反流的无创性诊断方法。

二尖瓣关闭不全的杂音应与下列情况相鉴别：①由于左心室或二尖瓣环明显扩大造成的相对性二尖瓣关闭不全；②发热，贫血，甲状腺功能亢进等所致的功能性心尖区收缩期杂音；③室间隔缺损的全收缩期杂音常向心尖区传导；④三尖瓣关闭不全所致的局限性吹风样全收缩杂音。

【治疗】

1. **内科治疗** 对风心病患者应积极预防链球菌感染与风湿活动；适当避免过度的体力劳动及剧烈运动，保护心功能；限制钠盐摄入，适当使用利尿药、血管扩张药，急性者可用硝普钠，或硝酸甘油，或酚妥拉明静脉滴注，慢性患者可用血管紧张素转化酶抑制药；洋地黄类药物适用于出现心力衰竭的患者，对伴有心房颤动者更有效。

2. **手术治疗** 在左心室开始呈现不可逆性病变时，是施行手术治疗的最好时期。即使临床症状尚不严重，超声心动图检查可早期发现左心室功能减退，为手术时机的选择提供参考。目前常用的手术方法：①瓣膜修复术：能最大限度地保存天然瓣膜，适用于病变局限瓣膜损伤轻微者。②人工瓣膜置换术：可选用的置换瓣膜有机械瓣和生物瓣。机械瓣优点：首先，耐磨损性强，但需终身抗凝治疗；其次，对血流阻力较大，跨瓣压差较高。生物瓣优点为不需终身抗凝和对中心血流影响小，但不如机械瓣牢固，10 年后约 50% 需再次换瓣。

三、主动脉瓣狭窄

主动脉瓣狭窄常由风湿热的后遗症、先天性狭窄或老年性主动脉瓣钙化所造成，导致主动脉瓣在心脏射血期不能完全开放，使左心室阻力增加，逐渐引起左心室肥厚。瓣口严重狭窄时，左心房压、肺动脉压及右心室压均上升，而心排血量减少。

【临床表现】

1. **症状** 主动脉瓣狭窄在相当长的时间内患者可无明显症状，中、重度狭窄患者常出现呼吸困难、心绞痛和晕厥，称为主动脉狭窄三联征。

（1）呼吸困难：首先出现劳动力呼吸困难，随着病程发展，日常活动即可出现呼吸困难，乃至端坐呼吸。当有呼吸道感染、劳累、情绪激动等诱因时，可诱发急性肺水肿。

（2）心绞痛：约 1/3 的患者可有劳力性心绞痛，多在夜间睡眠时及劳动后发生。

（3）劳力性晕厥：可为首发症状，多在体力活动中或其后立即发作。主要是由于心排血量突然降低，造成脑供血明显不足所致。

（4）其他症状：主动脉瓣狭窄晚期可出现心排血量降低的各种表现及全心衰竭的表现。

2. **体征**

（1）心脏听诊：胸骨右缘第 2 肋间可听到粗糙、响亮的喷射性收缩期杂音，向颈动脉及锁骨下动脉传导，有时向胸骨下端或心尖区传导，常伴有收缩期震颤。

（2）其他体征：心尖区可触及收缩期抬举样搏动，左侧卧位时可呈双重搏动，心脏浊音界可正常，心力衰竭时向左扩大，严重狭窄时收缩压降低，脉压减小。

【诊断及鉴别诊断】　临床诊断主要是根据病史和典型的主动脉瓣区喷射性收缩期杂音，X线和心电图检查有助于诊断，超声心动图检查可明确诊断。临床上主动脉瓣狭窄应与特发性肥厚性主动脉瓣下狭窄、主动脉扩张和肺动脉瓣狭窄等疾病相鉴别。

【治疗】

1. **内科治疗**　积极防治感染性心内膜炎，风湿性心脏病应注意预防链球菌感染与风湿活动，积极预防和治疗心律失常；避免剧烈运动；心力衰竭患者限制钠盐摄入，谨慎使用利尿药及洋地黄类药物；定期随访和复查超声心动图，观察狭窄进展情况，合理选择手术时机。

2. **手术治疗**　目的是解除主动脉瓣狭窄，降低跨瓣压力阶差。常采用的手术方法：①人工瓣膜替换术：是治疗成人主动脉瓣狭窄的主要方法。手术指征：重度主动脉瓣狭窄；主动脉瓣狭窄合并关闭不全；钙化性主动脉瓣狭窄。在出现临床症状前施行手术远期疗效较好，手术死亡率较低。出现临床症状如心绞痛、晕厥或左心室功能失代偿者，虽然手术危险相对较高，但症状改善和远期效果均比非手术治疗好，亦应尽早施行人工瓣膜替换术。②直视下主动脉瓣交界分离术：适用于儿童和青少年先天性主动脉瓣狭窄且无钙化的患者。可有效改善血流动力学，手术死亡率低于 2%，但 10 ~ 20 年后可发生再狭窄或继发瓣膜钙化，需再次手术。③经皮穿刺主动脉瓣球囊分离术：能即刻减小跨瓣压差，增加心排血量和改善症状，但中远期结果不甚理想。适应证：高龄心衰不能耐受手术，重度狭窄危及生命者，可改善左心室功能和症状；也可作为明显狭窄伴严重左心功能不全的手术前过渡。

四、主动脉瓣关闭不全

主动脉瓣关闭不全可因主动脉瓣和瓣环，以及升主动脉的病变造成。急性主动脉瓣关闭不全多见于感染性心内膜炎，慢性发病者中，风湿热造成的瓣叶损伤所致最多见，约占全部主动脉瓣关闭不全患者的 2/3。

【临床表现】

1. **症状**　主动脉瓣关闭不全患者在较长时间内无症状，即使明显关闭不全者到出现明显的症状亦可长达 10 ~ 15 年，而一旦发生心力衰竭，则进展迅速。

（1）心悸：可能是最早的主诉，主要由于心脏搏动增强所致，心动过速或室性早搏可使心悸感更为明显。

（2）呼吸困难：劳力性呼吸困难最早出现，随着病情的进展，可出现夜间阵发性呼吸困难和端坐呼吸。

（3）胸痛：可能是由于左心室射血时引起升主动脉过分牵张所致，亦有心脏明显增大，心肌缺血的因素，但心绞痛比主动脉瓣狭窄少见。

（4）晕厥：较少见，快速改变体位时，可出现头晕或眩晕。

（5）其他：疲乏，活动耐力显著下降。

2. **体征**

（1）心脏体征：心脏听诊主动脉瓣区舒张期哈气样杂音，在胸骨左缘第 3 肋间最响，可沿胸骨缘下传至心尖区；关闭不全越严重，杂音所占的时间越长，响度越大。心尖区常可闻及柔和低调的隆隆样舒张中晚期或收缩期前杂音，即 Austin–Flint 杂音。当左心室明显扩大引起功能性二尖瓣反流，则可在心尖区闻及全收缩期吹风样杂音，向左腋下传导。心尖搏动向左下移位，范围弥散；心浊音界向左下扩大，胸骨左下缘可触到舒张期震颤。

（2）周围血管征：收缩压正常或稍高，舒张压明显降低，脉压差显著增大，可出现周围血管体征：毛细血管搏动征，水冲脉，股动脉枪击音，股动脉收缩期和舒张期双重杂音，以及点头运动。

（3）右侧心力衰竭时，可见颈静脉怒张，肝大，下肢水肿。急性主动脉瓣关闭不全时，由于突然的左心室容量负荷加大，可很快发生急性左侧心力衰竭或出现肺水肿。

【诊断及鉴别诊断】 临床诊断主要是根据病史和典型的舒张期杂音及周围血管征等临床表现，X线和心电图检查有助于诊断，超声心动图检查可明确诊断。超声心动图检查对检测主动脉瓣反流非常敏感，并可判定其严重程度；对主动脉瓣关闭不全时左心室功能的评价和病因的判断亦很有价值。主动脉瓣关闭不全应与主动脉窦瘤破裂、冠状动静脉瘘等相鉴别。

【治疗】

1. 内科治疗 风湿性心脏病应积极预防链球菌感染与风湿活动及感染性心内膜炎，梅毒性主动脉炎应给予全疗程的青霉素治疗；积极预防和治疗心律失常；避免剧烈运动，限制钠盐摄入；利尿药及血管扩张药，特别是血管紧张素转化酶抑制药，有助于阻止心功能的恶化；洋地黄类药物亦可用于主动脉瓣反流严重且左心室扩大明显的患者。

2. 手术治疗 患者无明显症状，左心室功能正常时不必急于手术，可密切随访；一旦出现症状或左心室功能不全或心脏明显增大时即应手术治疗。通常采用的手术方法是人工瓣膜置换术，机械瓣和生物瓣均可使用。瓣膜修复术较少用，仅适用于感染性心内膜炎主动脉瓣赘生物或穿孔及主动脉瓣与其瓣环撕裂。

3. 急性主动脉瓣关闭不全的治疗 严重的急性主动脉瓣关闭不全可迅速发生急性左心功能不全，极易导致死亡，故应在积极进行内科治疗的同时，及早采用手术治疗，以挽救患者的生命。

五、联合瓣膜病

联合瓣膜病是指两个或两个以上的瓣膜病变同时存在。风湿性心脏病常以联合瓣膜病变的形式出现，最常见的是二尖瓣病变与主动脉瓣病变共存，三尖瓣和肺动脉瓣的病变常与其他瓣膜病变共存而几乎不单纯出现；感染性心内膜炎、马方综合征、瓣膜黏液样变性等，亦常同时损及两个及两个以上瓣膜。常见的联合瓣膜病的分类有二尖瓣狭窄合并主动脉瓣关闭不全、二尖瓣狭窄合并主动脉瓣狭窄、主动脉瓣狭窄合并二尖瓣关闭不全、二尖瓣关闭不全合并主动脉瓣关闭不全等。

【临床表现】

1. 常见的症状和体征 联合瓣膜病的常见症状有劳力性心悸、气促、心绞痛、呼吸困难。主要的体征有二尖瓣膜听诊区可闻舒张期隆隆样杂音或收缩吹风样杂音，主动脉听诊区可闻收缩期或舒张期样杂音；肝大、肝颈静脉回流征阳性、腹水等。联合瓣膜病变常使单瓣膜病变的典型体征发生改变，如二尖瓣狭窄合并主动脉瓣狭窄时主动脉瓣区收缩期杂音减弱，同时心尖舒张期杂音亦可减弱；二尖瓣狭窄伴主动脉瓣关闭不全时二尖瓣狭窄之舒张晚期杂音常减弱或消失。

2. 并发症 联合瓣膜病变多见于风湿性心脏病，故常见的并发症多与风湿性心脏病有关。①心房颤动：为相对早期的并发症，有时为首发病症。②急性肺水肿，为严重并发症，常因感染、剧烈体力活动、情绪激动或快速心律失常而诱发急性肺水肿。③血栓栓塞：常见的有脑栓塞、四肢动脉栓塞、肠系膜上动脉栓塞、肾动脉栓塞、脾栓塞及右房附壁血栓或深静脉血栓造成的肺动脉栓塞。④心力衰竭：为晚期并发症，是风湿性心脏病的主要致死原因。⑤感染性心内膜炎：常发生在瓣膜病的早期。⑥呼吸道感染，为常见并发症，可加重心力衰竭。

【诊断及鉴别诊断】　联合瓣膜病变常使单瓣膜病变的典型体征发生改变，给诊断带来困难，诊断时必须仔细分析；X线和心电图检查有助于诊断；超声心动图检查对联合瓣膜病可明确诊断，并且对治疗效果判断、心功能的评价均有重要意义。

联合瓣膜病变的联合存在还常使单个瓣膜病变的典型体征发生改变，从而给诊断带来困难，如二尖瓣狭窄合并主动脉瓣狭窄时主动脉瓣区收缩期杂音减弱，第四心音减弱或消失；同时心尖区舒张期杂音亦可减弱。二尖瓣狭窄伴主动脉瓣关闭不全时可使二尖瓣狭窄之舒张晚期杂音减弱或消失。

【治疗】　联合瓣膜病变的预后比单一瓣膜病变的预后差，治疗也更为复杂。联合瓣膜病的治疗应全面评价纠治某一瓣膜病变的利弊，通常情况下宜对合并存在的瓣膜病变同时纠正。

1. **药物治疗**　主要针对病因和并发症。联合瓣膜病变主要是由风湿病变引起，故及时有效地预防链球菌感染与风湿活动是防治本病的关键；积极预防和治疗心律失常；有心力衰竭时可用利尿、强心、扩血管药物治疗，重者可用西地兰 0.2 ～ 0.4mg，静脉推注，呋塞米 20 ～ 60mg，静脉推注。

2. **手术治疗**　病变累及心脏瓣膜，出现明显病理改变，并影响心功能，均应积极考虑手术治疗。

第十一节　心肺脑复苏

心搏骤停是指因急性原因导致心脏突然丧失有效的排血功能而致循环和呼吸停顿的病理生理状态。现代医学认为，因急性原因所致的临床死亡在一定条件下是可以逆转的。使心跳、呼吸恢复的一切抢救措施称为"心肺复苏"（CPR）。由于心肺复苏的最终目的是恢复患者的社会行为能力，故从20世纪70年代开始又发展为"心肺脑复苏"（CPCR）。

引起心搏骤停的原因可分为心脏性和非心脏性两大类，前者如急性心肌梗死，后者如窒息、触电、溺水、药物过量、药物不良反应和迷走反射等，但不论何种原因，均可直接或间接地引起冠脉灌注量减少、心律失常、心肌收缩力减弱或心排血量锐降，从而导致心搏骤停。并将其分为3个阶段：基本生命支持、高级生命支持和复苏后治疗。

【诊断】　应特别强调快和准，在短时间内凭以下征象明确诊断。传统的判断方法包括：①意识突然消失；②呼吸停止；③大动脉搏动消失。在临床上判断采用一拍或摇（判断意识）、二看、听、感（判断呼吸）、三触摸大动脉（判断心跳是否停止）的方法。《2010年美国复苏指南》已将看、听、感作为判断呼吸骤停的方法从指南中删除，也不再强调检查大动脉搏动是诊断心搏骤停的必要条件。对于非专业人员，只要轻拍患者双肩并大声呼喊，如无反应，没有呼吸或仅仅是喘息，就应立即判断为心搏骤停。一旦诊断，应马上呼叫急救中心，启动 EMSS，并立即开始胸外心脏按压，并及时得到电除颤。专业人员10秒内不能判断有脉搏，也应开始 CPR，如两人急救，一人心脏按压，一人打电话启动 EMSS。

一、基本生命支持

基本生命支持（BLS），又称初期复苏，是呼吸、循环骤停时的现场急救措施，主要任务是迅速有效地恢复生命器官（特别是心和脑）的血液灌流和供氧。胸外心脏按压和人工呼吸是初期复苏时的主要措施。

（一）判断与启动紧急服务

尽早判断心搏呼吸骤停并启动紧急医疗服务系统（EMSS），心肺脑复苏成功与否的关键是时间，BLS 开始的越早，复苏成功的概率越大，所以，尽早识别心搏、呼吸骤停就显得十分重要。

（二）尽早开始 CPR

CPR 是复苏能够成功与否的关键，在启动 EMSS 的同时立即开始 CPR。胸外心脏按压是 CPR 的重要措施。因此，2010 年开始已将成人 CPR 的顺序由 A-B-C 改成了 C-A-B，即在现场心肺复苏时，应先心脏按压 30 次，再开放气道进行人工呼吸。

1. **心脏按压**　心脏按压是指间接或直接按压心脏以形成暂时的人工循环，并可诱发心脏恢复自律搏动的方法。心脏停搏是指心脏丧失其排血能力，使全身血液循环处于停止状态。根据心脏活动情况及心电图表现，心搏骤停包括心室颤动、无脉性心电活动、无脉性室性心动过速和心搏停止。无论什么原因引起的心搏骤停，其后果均是心脏不能有效排出血液，导致组织细胞缺血缺氧，故均应立即进行心肺复苏。心脏按压分为胸外心脏按压和开胸心脏按压两种方法。

（1）胸外心脏按压：胸外心脏按压之所以能使心脏排出血液，目前认为有心泵和胸泵两种机制。当按压胸骨时，对位于胸骨和脊柱之间的心脏产生压力，引起心内压力的增加和瓣膜的关闭，这种压力使血液流向主动脉和肺动脉，即心泵机制。胸外心脏按压时，胸廓下陷，容量缩小，使胸膜腔内压增高并传递至胸内的心脏和血管，再传递到胸腔以外的血管；按压间歇时胸膜腔内压降低，静脉血回流至心脏，心室得到充盈，即胸泵机制。由此可见，胸外心脏按压能建立暂时的人工循环，改善组织细胞缺血、缺氧。动脉血压达 80 ～ 100mmHg 可防止脑细胞不可逆损伤。

胸外心脏按压时，患者仰卧于地板或硬板床上，施救者立于或跪于患者一侧。按压的部位在胸骨下 1/2 处或剑突以上 4 ～ 5cm 处。将一手掌根部置于按压点，另一手掌根部交叉重叠在该手背上，手指向上跷起，双臂伸直，凭自身重力通过双臂和双手掌，垂直向胸骨加压。按压深度成人使胸骨下陷至少 5cm 或达胸前后径的 1/3，婴儿约为 4cm，儿童约为 5cm。按压后放松胸骨，便于心脏舒张，但手不能离开按压部位。待胸骨回复到原来位置后再次下压，如此反复进行。按压时心脏排血，松开时心脏再充盈，形成人工循环。按压频率至少 100 次 / 分钟。按压与松开的时间比为 1 : 1。按压不应被人工呼吸打断。现场急救不管是单人还是双人操作胸外按压与人工呼吸的比例均为 30 : 2，直到人工气道的建立。如两人抢救，建议每 2 分钟交换操作或替换工作。

胸外心脏按压较常见的并发症是肋骨骨折。肋骨骨折可引起内脏的穿孔、破裂及出血等，以心、肺、肝和脾较易遭受损伤，应尽量避免。老年人由于骨质较脆而胸廓又缺乏弹性，更易发生肋骨骨折。

（2）开胸心脏按压：虽然胸外心脏按压可使主动脉压升高，但右房压、右室压及颅内压也升高。因此冠脉的灌注压和血流量并无明显改善，脑灌注压和脑血流量的改善也有限。而开胸直接心脏按压更容易激发自主心跳，对中心静脉压和颅内压的影响较小，有利于恢复自主循环和保护脑细胞。但开胸心脏按压在条件和技术上的要求都较高，且难以立即开始，适用于胸廓严重畸形，外伤引起的张力性气胸，多发性肋骨骨折，心脏压塞，主动脉瘤破裂需要立即进行体外循环者，以及开胸手术过程中发生心脏停搏者。胸外心脏按压效果不佳并超过 10 分钟者，只要具备开胸条件，均应采用开胸心脏按压。

无论是胸外或胸内心脏按压，按压心脏有效的表现：①大动脉能触摸到搏动；②可测到血压，收缩压≥ 60mmHg；③发绀的口唇渐转为红润；④散大的瞳孔开始缩小，甚至出现自主呼吸。

2. 人工呼吸

（1）保持呼吸道通畅：是进行人工呼吸的先决条件。昏迷患者很容易因各种原因发生呼吸道梗阻，其中最常见原因是舌后坠和呼吸道内的分泌物、呕吐物或其他异物引起呼吸道梗阻。因此，在施行人工呼吸前必须清除呼吸道内的异物或分泌物，并以仰头抬颌、仰头抬颈等方法消除因舌后坠引起的呼吸道梗阻。有条件时（后期复苏）可通过放置口咽或鼻咽通气道、气管内插管等方法，保持呼吸道通畅。

（2）徒手人工呼吸：当呼吸道通畅后，立即施行人工通气，以气管插管行机械通气效果最好，但因现场无此设备，应先采用口对口（鼻）人工呼吸，以免延误抢救时机。口对口（鼻）人工呼吸：将患者置仰卧位，头后仰，急救者左手按住患者额部，另一手抬起颈部，左手的拇指和示指捏住患者鼻孔，然后深吸一口气，以嘴唇密封住患者的口部，用力吹气，直至患者胸部隆起为止，然后放开紧捏的鼻孔，同时将口唇移开，使患者被动呼气。进行人工呼吸时每次吹气时间应 >1 秒，以免气道压过高。潮气量以可见患者胸廓起伏即可，为 500 ～ 600ml。

儿童按压部位在胸骨中下 1/2 的位置；救护者一手的示指、中指置于近侧的病者一侧肋弓下缘；示指、中指沿肋弓向上滑到双侧肋弓的汇合点，中指定位于下切迹，示指紧贴中指；另一只手的手掌根部贴于第一只手的示指平放，使手掌根部的横轴与胸骨的长轴重合；手臂伸直，垂直向下用力；按压深度 2.5 ～ 4cm；按压速度 100 次 / 分；放松时，手指不要离开胸壁；按压与吹气比为 30 ：2。

婴儿年龄 <1 岁。选胸骨中 1/2 的位置，即两乳头连线正中下一横指处。救护者用一手示指置于婴儿两乳头连线与胸骨交界处，中指、环指与示指合并置于胸骨上。将示指抬起，中指、环指并拢用力垂直向下挤压。挤压深度为 1.5 ～ 2.5cm，挤压速度为 110 ～ 120 次 / 分。放松时，手掌不要离开胸壁，确保定位正确。挤压与吹气比为 5 ：1。按压用力要均匀，不可过猛，防止肋骨骨折等并发症。

复苏成功的标志：大动脉出现搏动；收缩压在 60mmHg 以上；瞳孔缩小；发绀减退，自主呼吸恢复，神志恢复等。

（3）简易人工呼吸器和机械通气：常见的简易呼吸器由面罩、呼吸活瓣、呼吸囊 3 部分组成。使用方法是将患者的头部后仰，使气道保持通畅。一手将面罩扣住患者口鼻，一手挤压呼吸囊将气体送入患者肺内（可见胸廓起伏）。松开呼吸囊后气体被动排出。人工气道建立后可进行机械通气，即用呼吸机、麻醉机等机械装置辅助或取代患者的自主呼吸称机械通气，主要用于 ICU、手术室及其他医院内的固定场所。

（三）尽早电除颤

电除颤是用一定能量的电流冲击心脏，导致心脏室颤终止的方法。电除颤是心室纤颤和无脉室速最有效的治疗方法。原理是用除颤器进行电击除颤，使得全部或绝大部分心肌细胞在瞬时内同时发生去极化，并均匀一致地进行复极，然后由窦房结或房室结发放冲动，从而恢复有规律的协调一致的收缩。一旦发现需要救治者，首先启动紧急医疗服务系统，并立即开始CPR，尽早进行电除颤。将电极板置于胸壁进行电击者为胸外除颤。将一个电极板置于患者左胸部心尖区，另一个放于胸骨右缘第二肋间，电极下垫盐水纱布或导电糊，紧压胸壁。首次胸外除颤电能不大于200J，第二次200～300J，第三次可达360J。小儿胸外电除颤的能量一般为2～4J/kg。如果已开胸，可将电极板直接放在心室壁上进行电击，称胸内除颤。胸内除颤的能量成人从10J开始，一般不超过40J，小儿从5J开始，一般不超过20J。除颤后立即实施胸外心脏按压和人工呼吸。

二、高级生命支持

高级生命支持（ALS）是基本生命支持的继续，内容包括：借助专用设备、器械、药物和专门技术建立和维持有效的呼吸和循环功能，建立和维持静脉输液，调整体液，纠正电解质和酸碱平衡失衡，采取必要措施（药物、电除颤等）维持患者循环功能的稳定。

（一）建立有效的呼吸

放置口咽或鼻咽通气道，利用呼吸器进行人工呼吸的效果较徒手人工呼吸更有效。为了获得最佳肺泡通气和供氧，需行机械通气治疗者应施行气管内插管。对于不适宜气管内插管者，可施行气管切开术。

（二）恢复和维持自主循环

强调CPR和电除颤，除颤后继续CPR 2分钟，并进行病因治疗。如此反复救治，直到自主循环恢复。

（三）CPR期间的监测

监测包括心电图、呼气末二氧化碳、中心静脉血氧饱和度、冠状动脉灌注压和动脉压等。

（四）药物治疗

复苏时用药的目的是为了激发心脏复跳并增强心肌收缩力，防治心律失常，纠正酸碱平衡失调，补充体液和电解质。给药途径为首选静脉或骨内注射，还可气管内给药如肾上腺素、利多卡因及阿托品。常用药物如下。

1. 肾上腺素　目前认为是心肺复苏中的首选药物，具有兴奋 α、β 肾上腺素能受体的作用，兴奋窦房结有助于自主心率的恢复；使周围血管收缩，从而提高主动脉收缩压和舒张压，而使心脑灌注压升高，增加心脑的血流量；能增强心肌收缩力，使心室颤动由细颤转为粗颤，提高电除颤成功率。给药途径以静脉给药为主，成人首次剂量为 0.5～1.0mg，或 0.01～0.02mg/kg，必要时每 3～5 分钟可重复一次。血管加压素可替代肾上腺素，一次量和重复量为 40U，经静脉或骨髓腔内注射。

2. 利多卡因　是治疗室性心律失常的有效药物，尤其适用于治疗室性期前收缩或阵发性室性心动过速。对于除颤后再次出现心室颤动而需反复除颤的患者，利多卡因可使心肌的激惹性降低，缓解心室颤动的复发。常用剂量为 1.0～1.5 mg/kg，缓慢静脉注射，必要时可隔 5～10分钟重复应用，也可以每分钟 2～4mg 的速度静脉输注。

3. 胺碘酮　能阻断钾、钠、钙离子通道，具有 α、β 肾上腺素受体阻滞作用。用于治疗室上性及室性心律失常。对电除颤或药物无效的心室颤动或无脉室速都有效。常见不良反应为心动过缓和血压下降。成人初始静脉注射给药剂量为 300mg（或 5mg/kg），稀释于 5% 葡萄糖溶液 20ml 中，必要时可追加注射 150mg（或 2.5mg/kg），总量不超过 2g/d。

2010 年，下列药物列为非常规用药。

4. **阿托品**　能提高窦房结的兴奋性，促进房室传导，降低心肌迷走神经的张力，对窦性心动过缓有较好疗效，尤其适用于有严重窦性心动过缓合并低血压、低组织灌注或合并频发室性早搏者。2010 年心肺复苏指南心脏停搏时不主张应用阿托品，心动过缓时的首次用量为 0.5mg，每隔 5 分钟可重复注射，直到心率恢复至 60 次 / 分以上。

5. **氯化钙**　可提高心肌的激惹性，增强心肌收缩力，并可延长心脏收缩期。尤其适用于因高血钾或低血钙引起的心脏停搏者。成人常用 10% 氯化钙 2.5 ~ 5ml，缓慢静脉注射。

6. **碳酸氢钠**　为复苏时纠正急性代谢性酸中毒的主要药物。呼吸心搏骤停后。全身组织缺血、缺氧，酸性代谢产物蓄积，可引起呼吸 – 代谢混合性酸中毒。严重酸中毒（pH<7.20）时容易发生顽固性心室颤动，使心肌收缩力减弱，因而影响复苏效果。常用 5% 碳酸氢钠纠正酸中毒。首次剂量可按 1mmol/kg 给予，然后每 10 分钟给 0.5mmol/kg。最好根据血液 pH 及血气分析结果指导碱性药物的应用。

三、复苏后治疗

心脏停搏使全身各组织器官立即缺血缺氧。心、脑、肺、肾等重要器官损伤的程度对于复苏的转归起着决定性作用。防治多器官功能衰竭和缺氧性脑损伤是复苏后治疗的主要内容。其中尤以脑的病变最为复杂也最难处理。在防治多器官功能衰竭时，首先应保持呼吸和循环功能的良好和稳定。

（一）维持循环功能

心搏恢复后，常伴有循环功能不稳定，必须严密监测 ECG、BP、CVP，根据情况监测肺毛细血管楔压（PCWP）、心排血量（CO）、外周血管阻力、胶体渗透压等。治疗包括：补足血容量，提升血压，支持心脏，纠正心律失常。维持血压在正常或稍高于正常水平为宜，有利于脑内微循环血流的重建。

（二）维持呼吸功能

心脏复跳后，维持良好的呼吸功能对患者的预后起着十分重要的作用。对于自主呼吸恢复者，应常规进行吸氧治疗。对于昏迷、自主呼吸尚未恢复或有通气障碍者，应进行机械通气，从而保证全身各器官，尤其是脑的氧供。

（三）防治多器官功能障碍或衰竭

心搏骤停虽几分钟，但器官功能障碍可持续数小时，甚至是数天，这是组织细胞缺血缺氧的后果，称心搏骤停后综合征。临床上有代谢性酸中毒、心排血量降低、急性肺水肿、肝肾功能障碍、急性呼吸综合征。维持呼吸和循环功能极为重要。

（四）脑复苏

脑复苏是心脏停搏后防治缺氧性脑损伤所采取的措施。脑复苏的主要任务是防治脑水肿和颅内压升高，以减轻或避免脑组织的再灌注损伤，最大限度地保护脑细胞功能。防治脑水肿和降低颅内压其主要措施是脱水、降温和肾上腺皮质激素的应用。

1. 脱水利尿 利尿脱水是减轻脑水肿，改善脑循环的重要措施。一般以渗透性利尿为主，快速利尿药物为辅助措施。甘露醇是最常用的渗透性利尿药，用量为 20% 甘露醇 0.5 ～ 1.0g/kg 静脉滴注，每日 4 ～ 6 次，以后视尿量辅以利尿药，如呋塞米 20 ～ 40mg 静注。此外，浓缩清蛋白、血浆亦可用于脱水治疗，尤其对于低蛋白血症或胶体渗透压低的患者，联用呋塞米效果更佳。

2. 低温治疗 低温是脑复苏综合治疗的重要组成部分，可以降低脑的代谢率，减少耗氧量，预防和治疗脑水肿。通常体温每下降 1℃，脑代谢率下降 6.7%，颅内压下降 5.5%。脑组织是降温的重点，头部以冰帽降温效果较好。将冰袋置于颈侧、腋窝、腹股沟和腘窝等大血管经过的部位，可达到全身降温的目的。一般降至直肠温度 33℃ 左右。由于在降温时易发生寒战反应、心肌抑制等，因此在降温之前应给予镇静药。普遍认为心搏骤停低于 4 分钟不必低温治疗，超过 4 分钟，自主循环已恢复仍处于昏迷者，或患者出现体温快速升高，或肌张力升高，经治疗循环稳定，仍应尽早低温治疗。骤停时间不能确定，观察期间患者出现神志未恢复，体温升高或有肌紧张及痉挛表现，也应立即降温。2010 年心肺复苏指南推荐，院外因心室颤动发生的心搏骤停，经 CPR 恢复自主循环，但仍处于昏迷的成年人，应进行浅低温（32 ～ 34℃）治疗 12 ～ 24 小时。我国经验是一旦低温，就持续到患者神志恢复，尤其是听觉恢复。

3. 肾上腺皮质激素 具有稳定细胞膜结构、改善血脑屏障、减轻脑水肿的功能。激素的应用宜尽早开始。为避免发生并发症，一般使用 3 ～ 4 日即停药。

4. 促进脑血流灌注 适当提高动脉压，降低颅压，防治脑水肿。

5. 其他 ①高压氧治疗：高压氧能极大地提高血氧张力，显著提高脑组织与脑脊液中的氧分压，增加组织氧储备，增强氧的弥散率和弥散范围，纠正脑缺氧，减轻脑水肿，还具有促进缺血缺氧的神经组织和脑血管床修复的作用。促进意识的恢复，提高脑复苏的减功率，有条件者应尽早常规应用。②促进脑代谢的药物：ATP 直接为脑细胞提供能量，促进细胞膜 Na^+-K^+ 泵功能恢复，有助于减轻脑水肿。精氨酸能增加钾离子内流，促进钠离子流出细胞，ATP 与精氨酸配合使用效果更好。其他药物，如辅酶 A、细胞色素 C 等也可配合应用。

（王淑静）

【思考题】

1. 患者，男，63 岁，5 年前曾患心肌梗死。2 年前开始出现心悸、气短，以劳累后为著，休息后可缓解，近半年症状加重，时有夜间憋醒，并反复出现双下肢水肿，腹胀，尿少。体检发现口唇发绀，颈静脉怒张，双肺底可闻及湿性啰音，心界向两侧扩大，心率 96 次 / 分，心率不规则，可闻及频发期前收缩，心尖部可闻及 2/6 级收缩期吹风样杂音，$A_2>P_2$，无心包摩擦音。

　　请思考：（1）该患者的初步诊断是什么？

　　　　　　（2）当前发生了什么问题？

　　　　　　（3）应该采取哪些有效的措施？

2. 患者，男，51 岁，4 年前，因急速上楼梯出现胸骨后闷痛，被迫停止活动后 2 ～ 3 分钟即缓解，4 年来上诉症状时有发生，与劳累有关，休息即可缓解，未介意。近 1 周来胸痛发作频繁，每日 2 ～ 3 次，3 小时前突然出现胸骨后压榨性疼痛，持续不缓解，伴大汗，窒息感，并恶心、呕吐 1 次。

请思考：（1）该患者发生了什么问题？

（2）需要做哪些检查？

（3）目前应如何处理？

3. 患者，女，55 岁，于 8 年前开始反复出现头晕、头痛，以情绪波动及精神紧张时为著。曾测血压发现血压升高（具体不详），因不影响日常生活，未系统诊治。一天前，因生气上诉症状加重，伴恶心、呕吐，视物模糊，体检发现血压 190/120mmHg，神志清楚，语言流利，查体合作，心界向左下扩大，心率 96 次 / 分，节律规整，心尖部可闻及 2/6 级收缩期吹风样杂音，A_2 亢进呈金属音调。

请思考：（1）请考虑该患者的初步诊断？

（2）当前发生了什么问题？

（3）应该采取哪些有效的措施？

4. 一患者自高处坠地后出现心搏、呼吸骤停，施救人员到达后立即用仰头（面）举颏法打开气道对患者进行人工呼吸和胸外心脏按压等抢救。

请问：（1）选择打开气道的方法是否正确？

（2）正确的处理方法应该是怎样的？

第三章　消化系统疾病

一、胃食管反流病

胃食管反流病（gastroesophageal reflux disease，GERD）是指过多的胃、十二指肠内容物反流入食管引起的反酸、烧心，甚至导致食管炎及咽、喉等食管以外的组织损伤。临床上胃食管反流病可分为3种类型：非糜烂性反流病（nonerosive reflux disease，NERD）、反流性食管炎（reflux esophagitis，RE）、Barrett 食管。

【临床表现】　患者多有长期、反复且较明显的反流症状，少数可能表现为无明显肺部原因的咳嗽及胸痛。烧心和反酸是 GERD 最常见的症状，其次可见吞咽困难，吞咽疼痛，胸骨后疼痛，咽部异物感或堵塞感。

【诊断】　胃镜结合活组织检查对 GERD 有确诊价值，可准确判断反流性食管炎的严重程度、有无 Barrett 食管及其他并发症，内镜阴性者即可确诊为 NERD。24 小时食管 pH 监测可提供食管是否存在过度酸反流的客观证据，尤其对于症状不典型、无反流性食管炎的患者诊断价值更大，pH<4 被认为是酸反流指标。

【治疗】　GERD 的治疗原则是控制症状、治疗食管炎、减少复发和防治并发症。

1. 一般治疗（非药物方法）　包括变换体位（餐后直立位，睡眠时头端床脚抬高 15 ~ 20cm）；戒烟、戒酒；改变饮食成分及习惯，避免咖啡、巧克力、浓茶摄入，睡前勿进食；控制体重；避免服用抑制食管下段括约肌（LES）的药物，如钙离子拮抗药、地西泮、阿托品类药物。

2. 药物治疗　包括 H_2 受体拮抗药（如西咪替丁、雷尼替丁、法莫替丁等）、促胃肠动力药物（如多潘立酮、莫沙必利等）、质子泵抑制药（如奥美拉唑、兰索拉唑、泮托拉唑、雷贝拉唑及埃索美拉唑等）、抗酸药（如氢氧化铝、碳酸钙等）、黏膜保护药（如硫糖铝、铝碳酸镁及康复新液等）。

3. 手术治疗　抗反流手术，如内镜下贲门缝合术、外科胃底折叠术等。

二、食管癌

食管癌（esophageal carcinoma）是发生于食管上皮组织的恶性肿瘤，占所有恶性肿瘤的2%，鳞状上皮癌占绝大多数，少数食管下段癌可谓腺癌，常由 Barrett 食管发展而来。临床上以进行性吞咽困难为其最典型的症状。我国是世界上食管癌的高发地区之一。食管癌的确切病因目前尚不清楚。但吸烟和重度饮酒已证明是其重要原因。研究显示，吸烟者食管癌的发生率增加 3 ~ 8 倍，而饮酒者增加 7 ~ 50 倍。在我国食管癌高发区，主要致癌危险因素还有亚硝胺和某些霉菌及其毒素。其他可能的病因包括：① 缺乏某些微量元素及维生素；② 不良饮食习惯，食物过硬、过热，进食过快；③ 食管癌遗传易感因素。总之，食管癌的病因是复杂、多方面的，有的可能是主因，有的是可能性诱因，有些或许只是一些相关现象，有待继续深入研究。

【临床表现】

1. 食管癌的早期症状 多不典型，易被忽略。吞咽粗硬食物时可能偶有不适，如胸骨后烧灼样、针刺样或牵拉摩擦样疼痛。食物通过缓慢，并有停滞感或异物感。哽噎停滞感常通过吞咽水后缓慢消失。症状时轻时重，进展缓慢。

2. 中晚期食管癌典型症状 为进行性吞咽困难，先是难咽干的食物，继而半流质，最后水和唾液也不能咽下。常吐黏液样痰，为下咽的唾液和食管的分泌物。患者逐渐消瘦、脱水、乏力。持续胸痛或背痛表示癌已侵犯食管外组织。当癌肿梗阻所引起的炎症水肿暂时消退，或部分癌肿脱落后，梗阻症状可暂时减轻，常误认为病情好转。若癌肿侵犯喉返神经，可出现声音嘶哑；若压迫颈交感神经节，可产生 Horner 综合征；若侵入气管、支气管，可形成食管－气管或食管－支气管瘘，出现吞咽水或食物时剧烈呛咳，并发生呼吸系统感染。后者有时亦可因食管梗阻致内容物反流入呼吸道而引起。最后出现恶病质状态。若有肝、脑等器官转移，可出现黄疸、腹水、昏迷等状态。

3. 体征 早期体征可缺如。晚期则可出现消瘦、贫血、营养不良、失水或恶病质体征。当癌转移时，可触及肿大而坚硬的浅表淋巴结（多转移至左锁骨上），或肿大而有结节的肝等。

【诊断】 食管癌的早期发现和早期诊断十分重要。凡年龄在 50 岁以上（高发区在 40 岁以上），可用双腔网囊管行食管脱落细胞学检查作为普查。出现进食后胸骨后停滞感或咽下困难者，目前多采用上消化道钡餐和纤维胃镜检查，以明确诊断。其中消化内镜检查是诊断食管癌最可靠的方法，对于部分表浅性食管癌病例综合采用染色内镜技术可显著提高诊断率；通过超声内镜可自食管腔直接观察食管壁的结构，精确判断肿瘤的浸润深度及观察食管外是否有淋巴结肿大。通过详细的病史询问、症状分析和实验室检查等，确诊一般无困难。

【治疗】 本病的根治关键在于对食管癌的早期诊断。治疗方法包括内镜下治疗、手术、放疗、化疗和综合治疗。两种以上疗法同时或先后应用称为综合治疗。结果显示以综合治疗效果较好。

1. 内镜下治疗 对于早期病变，可采用黏膜切除术（EMR）或黏膜下剥离术（ESD）进行治疗。

2. 手术治疗 外科手术是治疗食管癌首选方法。术前应进行 TNM 分期。手术原则是肿瘤完全性切除和淋巴结清扫。通常行食管次全切后胃或结肠代食管术。

3. 放射治疗 主要适用于手术难度大的上段食管癌和不能切除的中、下段食管癌。上段食管癌放疗效果不亚于手术，故放疗作为首选。手术前放疗可使癌块缩小，提高切除率和存活率。

4. 化学药物治疗 采用化疗与手术治疗相结合或与放疗、中医中药相结合的综合治疗，有时可提高疗效，或使食管癌患者症状缓解，存活期延长。应定期复查血常规、肝肾功能，注意药物引起的骨髓抑制、脏器损伤等不良反应发生。

5. 食管内支架置入术 对于年老体弱不能耐受手术、肿瘤广泛转移无法手术或食管－气管瘘的患者，可以施行食管球囊扩张＋食管内支架置入术，以改善患者营养状况，延长患者生命，提高患者生存质量。

三、急性胃炎

急性胃炎（acute gastritis），是由多种病因引起的胃黏膜急性炎症。根据常见病因分为急性感染性胃炎（由细菌、其他病原体以及毒素引起）、腐蚀性胃炎（由强碱、酸等化学物品引起）、糜烂出血性胃炎（由药物、酒精、应激引起）。其中糜烂出血性胃炎是以黏膜急性浅溃疡、糜烂、出血为特征的急性胃炎，临床上较为多见，近年来多称为急性胃黏膜病变，常为上消化道出血的病因之一。

【临床表现和诊断】 多数患者表现为上腹隐痛、饱胀不适、恶心、呕吐和食欲缺乏。急性糜烂出血性胃炎患者多以突然发生呕血和（或）黑粪的上消化道出血症状而就诊。在所有上消化道出血病例中由急性糜烂出血性胃炎所致者占 10%～25%，是上消化道出血的常见病因之一。有近期服用 NSAID 史、严重疾病状态或大量饮酒患者，如发生呕血和（或）黑粪，应考虑急性糜烂出血性胃炎的可能，确诊有赖急诊胃镜检查。内镜可见以弥漫分布的多发性糜烂、出血灶和浅表溃疡为特征的急性胃黏膜病损，强调胃镜检查宜在发病 24～48 小时内进行，超过 48 小时，病变有可能消失，导致无法明确出血原因。感染性胃炎常为临床诊断，很少胃镜检查，而腐蚀性胃炎急性期为胃镜检查禁忌证。

【治疗】 针对原发病和病因采取防治措施。对处于急性应激状态的严重疾病患者，除积极治疗原发病外，应常规给予 H_2 受体拮抗药或质子泵抑制药，或黏膜保护药如硫糖铝或康复新液。对已发生上消化道大出血者，按上消化道出血治疗原则采取综合措施进行治疗。对于腐蚀性胃炎，由强碱引起者可饮柠檬汁、橘子汁，强酸引起者可用牛奶、豆浆以稀释腐蚀剂，但勿用苏打水中和，以免产生气体增加消化道穿孔危险，禁用催吐法，可下胃管将胃内的腐蚀剂吸出。急性胃炎一般不用抗感染药，但急性胃肠炎、腐蚀性胃炎时可适当应用抗感染药。

四、慢性胃炎

慢性胃炎（chronic gastritis），是指各种原因引起的胃黏膜慢性炎症。病理变化以黏膜内淋巴细胞和浆细胞浸润为主。临床非常常见，在接受胃镜检查的患者中绝大多数有慢性胃炎改变，其发病率随年龄增长而增加，男性多于女性与幽门螺杆菌（Hp）感染有关的慢性胃炎常表现为胃窦或窦、体多灶性炎症；与自身免疫有关的胃炎表现为胃体萎缩性胃炎。

【临床表现】 主要表现为上腹不适、疼痛，以进餐后为甚，同时可伴有反酸、嗳气、厌食、恶心、呕吐等症状，少数可有消化道出血，一般量很少，仅表现为黑粪。幽门螺杆菌感染引起的胃炎多数患者无症状，查体主要表现为上腹部轻度压痛、自身免疫性胃炎患者在发作期可有明显厌食、消瘦，甚至出现贫血，多为缺铁性贫血，也可有恶性贫血。

【诊断】 病史、临床症状可供诊断参考，确诊有赖于胃镜和活组织检查。内镜下非萎缩性胃炎可见点、片状或条状红斑，黏膜水肿、渗出、粗糙不平、出血点斑；萎缩性胃炎分两种类型，即单纯萎缩性胃炎和萎缩性胃炎伴增生，前者主要表现为黏膜红白相间，以白为主，血管显露，色泽灰暗，皱襞变平，甚至消失；后者主要表现为黏膜呈颗粒状或结节状。幽门螺杆菌检测可确定病因。若血清胃泌素增高和相关的自身抗体阳性有助于自身免疫性胃炎的诊断。

【治疗】

1. **一般治疗** 宜多吃新鲜蔬菜、水果及易消化食物，避免粗糙、辛辣刺激性食物，戒除烟酒。
2. **消除或削弱攻击因子** ① 根除幽门螺杆菌：PPI+ 铋剂 + 两种抗感染药组成四联疗法；② 抑酸或抗酸治疗：适用于胃黏膜糜烂或以胃灼热、反酸、上腹饥饿痛等症状为主者，可根据病情或症状的严重程度，选用抗酸药、H_2 受体阻断药或 PPI。

3. 增强胃黏膜防御能力 对于胃黏膜糜烂、出血或症状明显者，可使用兼有杀菌作用的胶体铋和兼有抗酸和胆盐吸附作用的铝碳酸类药物。

4. 动力促进药 适用于以上腹饱胀、早饱等症状为主者，常用药物有多潘立酮、莫沙必利等。

5. 萎缩性胃炎的治疗 对症治疗为主，伴贫血者可给予维生素 B_{12} 和叶酸；伴肠腺化生者可给予中药和维生素治疗；伴肠腺化生和轻、中度不典型增生者则需密切观察，定期（6～12个月）进行胃镜和活组织病理学检查；对于重度不典型增生者宜内镜下或手术治疗。

五、消化性溃疡

消化性溃疡（peptic ulcer）是指胃肠道黏膜被胃酸和胃蛋白酶等自身消化而发生的溃疡，是消化系统的常见疾病。临床上胃溃疡（gastric ulcer，GU）和十二指肠溃疡（duodenal ulcer，DU）最常见，故通常所指的消化性溃疡是指 GU 和 DU。

本病是全球多发病。不同国家和地区，其患病率也明显不同。我国胃镜检查发现率南方高于北方，城市高于农村。GU 和 DU 均好发于男性。本病可发生于任何年龄，DU 多见于青壮年，GU 多见于中老年，DU 比 GU 的发病高峰早 10 年。

消化性溃疡的发生是由于对胃、十二指肠黏膜有损伤作用的侵袭因素与黏膜自身防御/修复因素之间失去平衡的结果。GU 主要是防御/修复因素减弱，DU 主要是侵袭因素增强。

1. 幽门螺杆菌（Helicobacter pylori，Hp） 确认幽门螺杆菌为消化性溃疡的重要病因主要基于两方面的证据。①消化性溃疡患者的幽门螺杆菌检出率显著高于对照组的普通人群，在 DU 的检出率约为 90% 以上、GU 约为 80% 以上；②大量临床研究肯定，成功根除幽门螺杆菌后溃疡复发率明显下降，用常规抑酸治疗后愈合的溃疡年复发率 50%～70%，而根除幽门螺杆菌可使溃疡复发率降至 5% 以下，这就表明去除病因后消化性溃疡可获治愈。至于何以在感染幽门螺杆菌的人群中仅有少部分人（约15%）发生消化性溃疡，一般认为，这是幽门螺杆菌、宿主和环境因素三者相互作用的不同结果。

2. 胃酸和胃蛋白酶 消化性溃疡的最终形成是由于胃酸/胃蛋白酶对黏膜自身消化所致。因胃蛋白酶活性是 pH 依赖性的，在 pH>4 时便失去活性，因此在探讨消化性溃疡发病机制和治疗措施时主要考虑胃酸。无酸情况下罕有溃疡发生，以及抑制胃酸分泌药物能促进溃疡愈合的事实均确证胃酸在溃疡形成过程中的决定性作用，是溃疡形成的直接原因。胃酸的这一损伤作用一般只有在正常黏膜防御和修复功能遭受破坏时才能发生。

3. 非甾体消炎药（non-steroidal anti-inflammatory drug，NSAID） NSAID 是引起消化性溃疡的另一个常见病因。大量研究资料显示，服用 NSAID 患者发生消化性溃疡及其并发症的危险性显著高于普通人群。临床研究报道，在长期服用 NSAID 患者中 10%～25% 可发现胃或十二指肠溃疡，有 1%～4% 患者发生出血、穿孔等溃疡并发症。NSAID 引起的溃疡以 GU 较 DU 多见。

4. 其他因素 下列因素与消化性溃疡发病有不同程度的关系。①吸烟：吸烟者消化性溃疡发生率比不吸烟者高，吸烟影响溃疡愈合和促进溃疡复发。②遗传：单卵双胎发生溃疡的一致性高于双卵双胎；在一些罕见的遗传综合征中，消化性溃疡为其临床表现的一部分。③急性应激：临床观察发现长期精神紧张、过劳，确实易使溃疡发作或加重。④胃十二指肠运动异常：研究发现部分 DU 患者胃排空增快，这可使十二指肠球部酸负荷增大；部分 GU 患者有胃排空延迟，这可增加十二指肠液反流入胃，加重胃黏膜屏障损伤。

总之，消化性溃疡是一种多因素疾病，其中幽门螺杆菌感染和服用 NSAID 是已知的主要病因，溃疡发生是黏膜侵袭因素和防御因素失平衡的结果，胃酸在溃疡形成中起关键作用。

【临床表现】 上腹痛是消化性溃疡的主要症状，但部分患者可无症状或症状较轻以至不为患者所注意，而以出血、穿孔等并发症为首发症状。典型的消化性溃疡有如下临床特点。①慢性病程：病史可达数年至数十年。②周期性发作：发作与自发缓解相交替，发作与季节有关，多在秋冬或冬春之交发病，也可因精神因素、某些药物和饮食不当而诱发。③节律性疼痛：是消化性溃疡的特征性表现。

1. 症状 上腹痛为主要症状，性质多为灼痛，亦可为钝痛、胀痛、剧痛或饥饿样不适感。多位于中上腹，可偏右或偏左。一般为轻至中度持续性痛。疼痛常有典型的节律性，进食或服用抗酸药后缓解或消失。GU 常表现为进食痛，而 DU 常表现为饥饿痛及夜间痛。部分患者无上述典型表现的疼痛，而仅表现为无规律性的上腹隐痛或不适。具或不具典型疼痛者均可伴有反酸、嗳气、上腹胀等症状。

2. 体征 溃疡活动时上腹部可有局限性轻压痛，缓解期无明显体征。

【诊断】 根据临床慢性病程、周期性发作和节律性上腹疼痛可做出初步诊断。X 线钡餐检查和（或）胃镜检查可确定诊断，胃镜的诊断价值优于 X 线钡餐检查。胃镜下可见圆形或椭圆形溃疡，并可区分为活动期（A_1 期、A_2 期）、治愈期（H_1 期、H_2 期）、瘢痕期（S_1 期、S_2 期）三期，若不能耐受胃镜检查则可行上消化道钡餐检查（直接征象：龛影。间接征象：局部压痛、对侧痉挛性压迹，十二指肠球部激惹和球部变形等）。

【治疗】

1. 一般治疗 合理膳食，避免辛辣刺激性食物摄入，食有定时，保持心态平和，戒烟、酒。服用 NSAID 者尽可能停用，即使未用亦要告诫患者今后慎用。

2. 药物治疗 ① 根除幽门螺杆菌治疗：对幽门螺杆菌感染引起的消化性溃疡，根除幽门螺杆菌不但可促进溃疡愈合，而且可预防溃疡复发，从而彻底治愈溃疡。因此，凡有幽门螺杆菌感染的消化性溃疡，不论初发或复发、不论活动或静止、不论有无合并症，均应予以根除幽门螺杆菌治疗（俗称"三不论原则"，格杀勿论）。目前推荐 PPI+ 铋剂 + 两种抗感染药四联方案 10～14 天根除幽门螺杆菌感染。② 中和胃酸及抑制胃酸分泌：常用 H_2 受体拮抗药、PPI 制剂。③ 保护胃黏膜：常用药物硫糖铝、枸橼酸铋钾、米索前列醇、康复新液等。

3. 手术治疗 由于内科治疗的进展，目前外科手术主要限于少数有并发症者，包括：①大量出血经内科治疗无效；②急性穿孔或慢性穿透溃疡；③瘢痕性幽门梗阻；④胃溃疡癌变；⑤严格内科治疗无效的顽固性溃疡。

六、胃癌

胃癌（gastric carcinoma），是最常见的恶性肿瘤之一，在我国消化道恶性肿瘤中居第二位，好发年龄在 50 岁以上，男女发病率之比为 2：1。胃癌的确切病因不十分明确，但发病与以下因素有关。

1. 地域环境 胃癌发病有明显的地域性差别，在我国的西北与东部沿海地区胃癌发病率比南方地区明显为高。在世界范围内，日本发病率最高，而美国则很低。

2. 饮食生活因素 长期食用熏烤、盐腌食品的人群中胃癌发病率高。吸烟者的胃癌发病危险较不吸烟者高 50%。

3. 幽门螺杆菌感染　幽门螺杆菌感染也是引发胃癌的主要因素之一。我国胃癌高发区成人幽门螺杆菌感染率在 60% 以上，比低发区 13% ~ 30% 的幽门螺杆菌感染率明显要高。

4. 慢性疾患和癌前病变　易发生胃癌的胃疾病包括胃息肉、慢性萎缩性胃炎及胃部分切除后的残胃。癌前病变指容易发生癌变的胃黏膜病理组织学改变，本身尚不具备恶性特征，是从良性上皮组织转变成癌过程中的病理变化。

5. 遗传与基因　胃癌患者有血缘关系的亲属其胃癌发病率较对照组高 4 倍，其一级亲属患胃癌的比例显著高于二、三级亲属。近年来分子生物学研究表明，胃黏膜的癌变是一个多因素、多步骤、多阶段发展过程，涉及癌基因、抑癌基因、凋亡相关基因与转移相关基因等的改变，不同基因可能在胃癌发展的不同阶段发挥作用。

【临床表现】

1. 早期胃癌　多无症状，或者仅有一些非特异性消化道症状。因此，仅凭临床症状，诊断早期胃癌十分困难。进展期胃癌最早出现的症状是上腹痛，常同时伴有食欲缺乏、厌食、体重减轻。腹痛可急可缓，且这种疼痛不能被进食或服用制酸药缓解。患者常有早饱感及软弱无力。

2. 胃癌发生并发症或转移　可出现一些特殊症状，贲门癌累及食管下段时可出现吞咽困难。并发幽门梗阻时可有恶心呕吐，溃疡型胃癌出血时可引起呕血或黑粪，继之出现贫血。胃癌转移至肝脏可引起右上腹痛，黄疸和（或）发热；转移至肺可引起咳嗽、呃逆、咯血，累及胸膜可产生胸腔积液而发生呼吸困难；肿瘤侵及胰腺时，可出现背部放射性疼痛。

3. 体征　早期胃癌无明显体征，进展期在上腹部可扪及肿块，有压痛。肿块多位于上腹偏右相当于胃窦处。如肿瘤转移至肝可致肝大及出现黄疸，甚至出现腹水。腹膜有转移时也可发生腹水，移动性浊音阳性。侵犯门静脉或脾静脉时有脾增大。有远处淋巴结转移时可扪及 Virchow 淋巴结，质硬不活动。肛门指检在直肠膀胱凹陷可扪及一板样肿块。

【诊断】　胃癌的诊断主要依据内镜检查加活检及 X 线钡餐。早期胃癌的治疗效果要明显好于进展期胃癌，早期胃癌术后 5 年生存率可达 90% 以上，因此，早期诊断是提高治愈率的关键。对下列情况应及早和定期胃镜检查：① 40 岁以上，既往无胃病史而出现上述消化道症状者，或已有溃疡病史但症状和疼痛规律明显改变者；②有胃癌家族史者；③有胃癌前期病变者，如萎缩性胃炎、胃溃疡、胃息肉、胃大部切除病史者；④有原因不明的消化道慢性失血或短期内体重明显减轻者。

【治疗】

1. 外科治疗　外科手术切除肿瘤是唯一可治愈的疗法。对于体质能耐受，又无远处转移者应进行根治性手术。对于病变不可切除，可行姑息性手术。外科手术切除加区域淋巴结清扫是目前治疗胃癌的手段。手术效果取决于胃癌的分期、浸润的深度和扩散范围。对那些无法通过手术治愈的患者，部分切除仍然是缓解症状最有效的手段，特别是有梗阻的患者，术后有 50% 的患者症状能缓解。因此，即使是进展期胃癌，如果无手术禁忌证或远处转移，应尽可能手术切除。

2. 内科治疗　①胃癌的内镜下治疗：适合于早期胃癌患者，可根据病变范围、大小、浸润深度等使用圈套切除术（EMR）或黏膜下剥离术（ESD）。②化学治疗：早期胃癌且不伴有任何转移灶者，术后一般不需要化疗。胃癌对化疗并不敏感，目前应用的多种药物以及多种给药方案的总体疗效评价很不理想，尚无标准方案。化疗失败与癌细胞对化疗药物产生耐药性或多药耐药性有关。常用化疗药物有氟尿嘧啶、丝裂霉素 C 及阿霉素等。

七、腹泻

腹泻（diarrhea），主要是指排便次数增多（每日超过 3 次），粪便量增加（每日超过 200g），粪质稀薄（含水量超过 85%）。腹泻可分为急性和慢性两种，病史短于 3 周者为急性腹泻，超过 3 ~ 6 周或反复发作为慢性腹泻。

病理状态下，进入回盲部的液体量超过结肠正常的吸收容量，或结肠的吸收容量减少时就会发生腹泻。腹泻发生的机制可分为：①肠腔内存在大量不能吸收、有渗透活性的溶质，使肠腔渗透压增加；②肠腔内水和电解质的过度分泌；③肠蠕动加速；④炎症所致的病理渗出物大量渗出。据此，可将腹泻分为渗透性、分泌性、肠运动功能紊乱和渗出性四大类。应当指出，不少腹泻并非由某种单一机制引起，而是多种因素共同作用发生。

腹泻按病因分类有助于原发疾病的诊断和治疗。

1. 急性腹泻 ①肠道疾病，包括由病毒、细菌、霉菌、原虫、蠕虫等感染所引起的肠炎及急性出血性坏死性肠炎、溃疡性结肠炎急性发作等；②各种生物和化学药物急性中毒；③全身性感染，如败血症、伤寒或副伤寒、钩端螺旋体病等；④其他，如变态反应性肠炎、过敏性紫癜、服用某些药物如利血平及新斯的明等。

2. 慢性性腹泻 ①各种消化系统疾病，包括胃部疾病；肠道感染；肠道非感染性病变，如溃疡性结肠炎、吸收不良综合征等；肠道恶性肿瘤；胰腺疾病，如慢性胰腺炎、胰腺癌、胰腺广泛切除等；肝胆疾病，如肝硬化、胆汁郁积性黄疸、慢性胆囊炎与胆石症。②全身性疾病，包括内分泌及代谢障碍疾病。③一些药物不良反应，如利血平、甲状腺素、洋地黄类药物等。④神经功能紊乱，如肠易激综合征。

【临床表现】

1. 急性腹泻 起病急骤，病程较短，多为感染或食物中毒所致。慢性腹泻起病缓慢，病程较长，多见于慢性感染、非特异炎症、吸收不良、肠道肿瘤或神经功能紊乱。

2. 急性感染性腹泻 每日排便次数多达 10 次以上，如细菌感染，常有黏液血便或脓血便。阿米巴痢疾的粪便呈暗红色或果酱样。慢性腹泻，多为每日排便数次，可为稀便，亦可带黏液、脓血，见于慢性痢疾，炎症性肠病及结肠、直肠癌等。粪便中带黏液而无病理成分者常见于肠易激综合征。

3. 急性腹泻常有腹痛，尤以感染性腹泻较为明显。小肠疾病的腹泻疼痛常在脐周，便后腹痛缓解不明显，而结肠疾病则疼痛多在下腹，且便后疼痛常可缓解。分泌性腹泻往往无明显腹痛。

【诊断】 腹泻的诊断以病史和体格检查为基础，粪便检查（包括病原体检查）作为常规。诊断未明时进行 X 线钡剂造影检查和结肠镜检查，最后也可以进行诊断性治疗试验。

【治疗】 腹泻是症状，治疗应针对病因，但相当部分的腹泻需根据其病理生理特点给予对症和支持治疗。

1. 病因治疗 感染性腹泻需根据病原体进行治疗。乳糖不耐受症和麦胶性乳糜泻需分别剔除食物中的乳糖或麦胶类成分。高渗性腹泻应停食高渗的食物或药物。胆盐重吸收障碍引起的结肠腹泻可用考来烯胺吸附胆汁酸而止泻。治疗胆汁酸缺乏所致的脂肪泻，可用中链脂肪代替日常食用的长链脂肪，前者不需经结合胆盐水解和微胶粒形成等过程而直接经门静脉系统吸收。

2. 对症治疗　①纠正腹泻所引起的失水、电解质紊乱和酸碱平衡失调；②对严重营养不良者，应给予营养支持，如弥漫性肠黏膜受损者，谷氨酰胺是黏膜修复的重要营养物质，在补充氨基酸时应注意补充谷氨酰胺；③严重的非感染性腹泻可用止泻药。

八、细菌性痢疾

细菌性痢疾（bacillary dysentery），简称菌痢，是由痢疾杆菌引起的急性肠道传染病。传染源为急、慢性菌痢患者及无症状带菌者，主要通过粪 – 口途径传播。中毒型菌痢多见于儿童。夏秋季多发。

【临床表现】

1. 急性菌痢　潜伏期一般为 1 ～ 3 天，病程在 2 个月内。临床分型如下。

（1）急性典型（普通型）：发热、腹痛、腹泻、里急后重及排黏液脓血样粪便。粪便量不多，每日排便十余次至数十次不等。

（2）急性非典型（轻型）：症状轻微或不典型，无里急后重。

（3）急性中毒型：2 ～ 7 岁儿童多见。起病急骤，突然高热，进展迅速，数小时内出现昏迷、抽搐等。肠道症状不明显。①休克型（周围循环衰竭型）：最常见，以感染性休克为主要表现，可并发 DIC、肺水肿等。②脑型（呼吸衰竭型）：病情严重，早期呈现颅内压增高、脑水肿，晚期为中枢性呼吸衰竭和脑疝。③混合型：以上两型同时或先后存在，最为严重。

2. 慢性菌痢　病情迁延不愈，病程超过 2 个月。分为急性发作型、迁延型和隐匿型。

【诊断】　夏秋季节，常见儿童及青壮年，病前一周内有不洁饮食或患者接触史，出现典型菌痢、急性中毒型菌痢的典型表现，粪便镜检见较多白细胞或成堆脓细胞，细菌培养检出痢疾杆菌即可确诊。

【治疗】　早发现、早隔离、早治疗，彻底治疗。认真管好水源、食物和粪便，消灭苍蝇，养成勤洗手的好习惯。对于幼托、饮食行业、供水等单位人员应定期进行体检。

1. 急性菌痢　口服补盐液或静脉补液；用适宜抗感染药，注意药物禁忌和不良反应。

2. 中毒性菌痢　选用敏感抗感染药，联合用药，静脉给药；控制高热与惊厥；抗感染性休克治疗。

3. 慢性菌痢　去除诱因。出现肠道菌群失调时，可改用微生态制剂。

九、急性化脓性腹膜炎

腹膜炎（peritonitis）是腹腔脏腹膜和壁腹膜的炎症，可由细菌感染、化学性或物理性损伤等引起。按病因可分为细菌性和非细菌性两类，按临床经过可将其分为急性、亚急性和慢性三类，按发病机制可分为原发性和继发性两类，按累及范围可分为弥漫性和局限性两类。继发性腹膜炎（secondary peritonitis）是临床上最常见的腹膜炎，通常由腹腔内空腔器官穿孔、器官破裂引起；其次为腹腔内器官炎症扩散所致，致病菌以大肠埃希菌最为多见。原发性腹膜炎（primary peritonitis），又称为自发性腹膜炎，腹腔内无原发性病灶，致病菌通过血行播散、上行性感染、直接扩散、透壁性感染等其他途径进入腹腔引起。致病菌多为溶血性链球菌、肺炎双球菌或大肠埃希菌。

【临床表现】

1. **腹痛** 是最主要的临床表现，疼痛一般都很剧烈，难以忍受，呈持续性。深呼吸、咳嗽、转动身体时疼痛加剧。患者多不愿改变体位。疼痛先从原发病变部位开始，随炎症扩散而延及全腹。

2. **恶心、呕吐** 腹膜受到刺激，可引起反射性恶心、呕吐，吐出物多是胃内容物。发生麻痹性肠梗阻时可吐出黄绿色胆汁，甚至棕褐色粪水样内容物。

3. **体温、脉搏变化与炎症的轻重有关** 开始时正常，以后体温逐渐升高，脉搏逐渐加快。年老体弱的患者体温可不升高。如脉搏快，体温反而下降，这是病情恶化的征象之一。

4. **感染中毒症状** 患者可出现高热、脉速、呼吸浅快、大汗、口干。如体温骤升或下降、血压下降、神志恍惚或不清，表示已有重度缺水、代谢性酸中毒及休克。

5. **腹部体征腹胀** 腹式呼吸减弱或消失。腹部压痛、腹肌紧张和反跳痛是腹膜炎的标志性体征，尤以原发病灶所在部位最为明显。腹胀加重是病情恶化的一项重要标志。胃肠或胆囊穿孔可引起强烈的腹肌紧张，甚至呈"木板样"强直。腹腔内积液较多时可叩出移动性浊音。听诊时肠鸣音减弱，肠麻痹时肠鸣音可能完全消失。

【诊断】 根据病史及典型体征，白细胞计数及分类，腹部立位 X 线检查可见小肠普遍胀气并有多个小液平面或隔下游离气体，超声、CT 显示腹内有液体等检查结果，综合分析，腹膜炎的诊断一般比较容易。

【治疗】 治疗分为非手术治疗和手术治疗。

1. **非手术治疗** 适用于病情较轻，腹部体征已减轻或腹膜炎范围局限者。治疗包括取半卧位，禁食和胃肠减压，纠正水、电解质紊乱，合理应用抗感染药，补充热量和营养支持治疗。

2. **手术治疗** 适用经非手术治疗 6～8 小时后腹膜炎不缓解或加重者，腹腔内原发病严重者，腹腔内炎症较重、有中毒症和休克表现者，以及腹膜炎病因不明确、无局限趋势者。手术原则包括去除病灶，彻底清理腹腔，充分引流。

十、肠梗阻

肠梗阻（intestinal obstruction），是指肠内容物不能正常运行、顺利通过肠道。按病因可以分为机械性肠梗阻、动力性肠梗阻和血运性肠梗阻，按肠壁有无血运障碍分为单纯性肠梗阻和绞窄性肠梗阻，按梗阻程度分为完全性肠梗阻和不完全性肠梗阻，按梗阻的部位分为高位肠梗阻和低位肠梗阻，按发展过程的快慢分为急性肠梗阻和慢性肠梗阻。

肠梗阻的病理和病理生理变化主要包括：①肠管局部变化：梗阻以上肠蠕动增加，肠管因气体和液体的积贮扩张；扩张的肠管肠壁静脉回流受阻，肠壁充血水肿；继续发展会出现动脉血运受阻，血栓形成，肠壁失去活力，甚至缺血坏死穿孔。②全身性变化：主要由于体液丧失引起水、电解质紊乱与酸碱失衡，以及肠内细菌大量繁殖引起感染和中毒，病情继续发展可导致休克和循环功能障碍。

【临床表现】

1. **症状** 肠梗阻的典型表现有腹痛、呕吐、腹胀及肛门停止排气、排便四大症状。肠梗阻的腹痛呈阵发性绞痛，单纯性机械性肠梗阻的腹痛常有缓解的间歇期，其时间长短随梗阻部位而已；绞窄性肠梗阻时腹痛发作急骤，程度剧烈，呈持续恶性，可伴阵发性加重；麻痹性肠梗阻时呈持续性全腹胀痛，少有阵发性绞痛。高位肠梗阻呕吐频繁、量多，一般不臭；低位肠梗阻呕吐出现迟而少。呕吐物常有粪臭。小肠梗阻腹胀不明显，结肠梗阻腹胀显著，麻痹性肠梗阻表现为全腹明显腹胀。

2. 腹部体征 可见到肠型和肠蠕动波，绞窄性肠梗阻有明显的局限性压痛，可伴有反跳痛及肌紧张，腹部叩诊呈鼓音，可出现移动性浊音，腹部听诊可听到肠鸣音亢进，有气过水声或金属音。

【诊断】 根据症状、体征和辅助检查如立位腹部 X 线可见肠腔内气体、多数液气平面及气胀肠袢，一般可做出肠梗阻的诊断，但需进一步分析和明确：①是否肠梗阻；②是机械性还是动力性梗阻；③是高位梗阻还是低位梗阻；④是完全性还是不完全性梗阻；⑤是什么原因引起梗阻；⑥更重要的是单纯性，还是绞窄性肠梗阻。

对有下列表现者，应考虑绞窄性肠梗阻的可能：①腹痛发作急骤，起始即为持续性剧烈疼痛，呕吐出现早、剧烈而频繁；②病情发展迅速，早期出现休克，抗休克治疗后改善不显著；③有明显腹膜刺激征，体温上升、脉率增快、白细胞计数增高；④腹胀不对称，腹部有局部隆起或触及有压痛的肿块；⑤呕吐物、肛门排出物为血性，腹腔穿刺抽出血性液体；⑥腹部 X 线检查见孤立、突出胀大的肠袢、不因时间而改变位置，肠间隙增宽；⑦经积极非手术治疗而症状体征无明显改善。

【治疗】 肠梗阻的治疗原则是解除梗阻及纠正因梗阻所引起的全身生理紊乱。具体治疗方法要根据肠梗阻的类型、部位和患者的全身情况而定。

1. 基础疗法 禁饮食，胃肠减压，矫正水、电解质紊乱和酸碱失衡，防治感染和中毒，以及应用镇静药、解痉药等一般对症治疗。

2. 解除梗阻 对各种类型的绞窄性肠梗阻、肿瘤及先天性肠道畸形引起的肠梗阻，以及非手术治疗无效的患者，适应手术治疗。应在最短手术时间内，以最简单的方法解除梗阻或恢复肠腔的通畅。手术方式大体可归纳为下述 4 种：①解决引起梗阻原因的手术；②肠切除肠吻合术；③短路手术；④肠造口或肠外置术。

十一、急性阑尾炎

急性阑尾炎（acute appendicitis），是外科常见病，是最多见的急腹症。阑尾管腔阻塞是急性阑尾炎最常见的病因，阑尾管腔阻塞后阑尾黏膜仍继续分泌黏液，腔内压力上升，血运发生障碍，可引起阑尾缺血、梗死、坏疽。肠道内各种革兰氏阴性杆菌和厌氧菌的入侵是导致急性阑尾炎的另一重要因素。根据急性阑尾炎的临床过程和病理学变化，可分为急性单纯性阑尾炎、急性化脓性阑尾炎、坏疽性或穿孔性阑尾炎和阑尾周围脓肿 4 种病理类型。

【临床表现】

1. 症状 典型的腹痛发作始于上腹，逐渐移向脐部，数小时后转移并局限在右下腹。可有腹胀、恶心、呕吐。炎症重时出现中毒症状、心率增快、发热，阑尾穿孔时体温会更高。如炎症刺激膀胱或直肠，可引起尿频或里急后重症状。

2. 体征 右下腹固定压痛是急性阑尾炎最常见的重要体征，压痛点通常位于麦氏点，可随阑尾位置的变异而改变。当阑尾穿孔时，疼痛和压痛的范围可波及全腹。反跳痛、腹肌紧张等腹膜刺激征象是壁层腹膜受炎症刺激出现的防卫性反应，提示阑尾炎症加重，出现化脓、坏疽或穿孔等病理改变。阑尾周围脓肿时右下腹可扪及有压痛的包块。

【诊断】 根据典型的临床表现，大多数急性阑尾炎患者的诊断并不困难，多数患者可伴有白细胞计数和中性粒细胞比例增高。可发生核左移，部分患者可有发热、乏力等全身症状。B超检查有时可见肿大的阑尾或脓肿。

【治疗】

1. 手术治疗 绝大多数急性阑尾炎一旦确诊，应早期施行阑尾切除术。早期手术系指阑尾炎症还处于管腔阻塞或仅有充血水肿时就手术切除，此时手术操作较简易，术后并发症少。如化脓坏疽或穿孔后再手术，不但操作困难且术后并发症会明显增加。术前即应用抗感染药，有助于防止术后感染的发生。

2. 非手术治疗 仅适用于单纯性阑尾炎及急性阑尾炎的早期阶段，患者不接受手术治疗或客观条件不允许，或伴存其他严重器质性疾病有手术禁忌证者。主要措施包括选择有效的抗感染药和补液治疗，也可经肛门直肠内给予抗感染药栓剂。

十二、大肠癌

大肠癌（colorectal carcinoma），是大肠黏膜上皮起源的恶性肿瘤，包括结肠癌与直肠癌，是常见的消化道肿瘤。我国南方，特别是东南沿海发病率明显高于北方。大肠癌的病因尚未完全清楚，目前认为主要是环境因素与遗传因素综合作用的结果。按组织学类型不同将大肠癌分为腺癌、黏液癌和未分化癌，以腺癌最多见。临床上习惯使用简明实用的 Dukes 大肠癌临床病理分期法：A 期（癌局限于肠壁）、B 期（癌穿透浆膜）、C 期（有局部淋巴结转移）、D 期（有远处转移）。本病的转移途径包括直接蔓延、淋巴转移及血行播散。

【临床表现】 本病男女差别不大，但其中直肠癌男性较多见，年轻结肠癌患者男性多见。我国发病年龄多在 40~60 岁，发病高峰在 50 岁左右，但 30 岁以下的青年大肠癌并不少见。大肠癌起病隐匿，早期常仅见粪便隐血阳性，随后出现下列临床表现。

1. 排便习惯与粪便性状改变 常为本病最早出现的症状。多以血便为突出表现，或有痢疾样脓血便伴里急后重。有时表现为顽固性便秘，大便形状变细。也可表现为腹泻与糊状大便，或腹泻与便秘交替，粪质无明显黏液脓血，多见于右侧大肠癌。

2. 腹痛 也是本病的早期症状，多见于右侧大肠癌。表现为右腹钝痛，或同时涉及右上腹、中上腹。因病变可使胃结肠反射加强，可出现餐后腹痛。大肠癌并发肠梗阻时腹痛加重或为阵发性绞痛。

3. 腹部肿块 肿块位置取决于癌的部位，提示已到中晚期。

4. 直肠肿块 因大肠癌位于直肠者占 50% 以上，故直肠指检是临床上不可忽视的诊断方法（所谓"一指值千金"）。多数直肠癌患者经指检可以发现直肠肿块，质地坚硬，表面呈结节状，有肠腔狭窄，指检后的指套上有血性黏液。

5. 全身情况 可有贫血、低热，多见于右侧大肠癌。晚期患者有进行性消瘦、恶病质、腹水等。

【诊断】 要求做到早期诊断本病，首先应做到对有症状就诊者不漏诊大肠癌的诊断，认识大肠癌的有关症状如排便习惯与粪便性状改变、腹痛、贫血等，提高对结肠癌的警惕性，及早进行 X 线钡剂灌肠或结肠镜检查，是早期诊断的关键。鉴于早期大肠癌并无症状，如何早期发现这类患者则是目前研究的重要课题。对 40 岁以上具有下列高危因素者：大肠腺瘤、有家族史如大肠息肉综合征或家族遗传性非息肉大肠癌或一级血缘亲属中有大肠癌者、溃疡性结肠炎等，应进行长期随访，可定期肠镜检查。

【治疗】　大肠癌的治疗关键在早期发现与早期诊断，从而能有根治机会。

1. 外科治疗　大肠癌的唯一根治方法是癌肿的早期切除。对有广泛癌转移者，如病变肠段已不能切除，则应进行捷径、造瘘等姑息手术。

2. 经结肠镜治疗　结肠腺瘤癌变和黏膜内的早期癌可经结肠镜用高频电凝切除。切除后的息肉回收做病理检查，如癌未累及基底部则可认为治疗完成；如累及根部，需追加手术，彻底切除有癌组织的部分。对晚期结、直肠癌形成肠梗阻，患者一般情况差不能手术者，可考虑支架置入，作为一种姑息疗法。

3. 化学药物治疗　化学药物一般不很敏感，是一种辅助疗法。早期癌根治后一般不需化疗。氟尿嘧啶（5-FU）至今仍是大肠癌化疗的首选药物，常与其他化疗药联合应用。

4. 放射治疗　用于直肠癌，术前放疗可提高手术切除率和降低术后复发率；术后放疗仅用于手术未达根治或术后局部复发者。但放疗有发生放射性直肠炎的危险。

十三、痔

痔（hemorrhoids），是直肠下端黏膜下、肛管和肛缘皮肤下层的静脉丛瘀血、扩张和迂曲所形成的柔软静脉团。痔是最常见的肛肠疾病，分为内痔、外痔和混合痔。内痔是肛垫的支持结构、静脉丛及动静脉吻合支发生病理性改变或移位；外痔是齿状线远侧皮下静脉丛的病理性扩张或血栓形成；内痔通过丰富的静脉丛吻合支和相应部位的外痔相互融合为混合痔。痔发生的病因尚未完全明确，可能与多种因素有关，目前主要有肛垫下移学说和静脉曲张学说。长期饮酒和进食大量刺激性食物使局部充血可诱发痔的发生。

【临床表现】

1. 内痔　主要临床表现是无痛性间歇性便后出鲜血。未发生血栓、嵌顿、感染时内痔无疼痛，部分患者可伴发排便困难，内痔的好发部位为截石位3、7、11点钟方向。内痔根据痔的脱出程度，可分为4期。第一期只在排便时出血，痔不脱出肛门外；第二期排便时痔脱出肛门外，排便后自行还纳；第三期痔脱出于肛门外，需用手才可还纳；第四期痔长期在肛门外，不能还纳或还纳后又立即脱出。

2. 外痔　主要临床表现是肛门不适、潮湿不洁，有时有痔痒。如发生血栓形成及皮下血肿有剧痛。血栓性外痔最常见。结缔组织外痔（皮垂）及炎性外痔也较常见。

3. 混合痔　表现为内痔和外痔的症状可同时存在。混合痔逐渐加重，呈环状脱出肛门外，脱出的痔块在肛周呈梅花状，称为环状痔。脱出痔块若被痉挛的括约肌嵌顿，以致水肿、充血，甚至坏死，临床上称为嵌顿性痔或绞窄性痔。

【诊断】　诊断要靠肛门直肠检查。首先做肛门视诊，外痔及二至四期内痔均可在肛门视诊下见到。对有脱垂者，最好在蹲位排便后立即观察，可清晰见到痔块大小、数目及部位。直肠指诊虽对痔的诊断意义不大，但可了解直肠内有无其他病变，如直肠癌、直肠息肉等。最后做直肠镜检查，不仅可见到痔块的情况，还可观察到直肠黏膜有无充血、水肿、溃疡、肿块等。血栓性外痔表现为肛周暗紫色长条圆形肿物，表面皮肤水肿、质硬、压痛明显。

【治疗】　治疗应遵循3个原则：①无症状的痔无须治疗；②有症状的痔重在减轻或消除症状，而非根治；③以非手术治疗为主。

1. **一般治疗**　在痔的初期和无症状静止期的痔，只需增加纤维性食物，改变不良的大便习惯，保持大便通畅，防治便秘和腹泻。热水坐浴可改善局部血液循环。肛管内注入油剂或栓剂，有润滑和收敛作用，可减轻局部的痔痒不适症状。

2. **注射疗法**　对一期和二期出血性内痔的效果较好。注射硬化剂的作用是使痔和痔周围产生无菌性炎症反应，黏膜下组织纤维化，致使痔块萎缩。

3. **胶圈套扎法**　可用于治疗一至三期内痔，是将特制的胶圈套入到内痔的根部，利用胶圈的弹性阻断痔的血运，使痔缺血、坏死、脱落而愈合。

4. **手术疗法**　只限于非手术治疗失败或不宜做非手术治疗者。常用手术方法：①痔单纯切除术；②吻合器痔固定术；③血栓外痔剥离术。

十四、肛裂

肛裂（anal fissure），是齿状线下肛管皮肤层裂伤后形成的缺血性溃疡，方向与肛管纵轴平行，呈梭形或椭圆形，排便时常引起肛周剧痛。肛裂分为急性和慢性两种，急性肛裂病史短，裂口边缘整齐，底浅，呈红色并有弹性，无瘢痕形成；慢性肛裂病史长，因反复发作，底深不整齐，质硬，边缘增厚纤维化、肉芽灰白。裂口上端的肛门瓣和肛乳头水肿，形成肥大乳头；下端皮肤因炎症、水肿及静脉、淋巴回流受阻，形成袋状皮垂向下突出于肛门外，称为前哨痔。因肛裂、前哨痔、乳头肥大常同时存在，称为肛裂"三联征"。

肛裂的病因尚不清楚，可能与多种因素有关。长期便秘、粪便干结引起的排便时机械性创伤是大多数肛裂形成的直接原因。肛门外括约肌浅部在肛管后方形成的肛尾韧带伸缩性差、较坚硬，此区域血供亦差；肛管与直肠成角相延续，排便时，肛管后壁承受压力最大，故后正中线处易受损伤。

【临床表现】　肛裂患者有典型的临床表现，即疼痛、便秘和出血。疼痛多剧烈，有典型的周期性；排便时由于肛裂内神经末梢受刺激，立刻感到肛管烧灼样或刀割样疼痛，称为排便时疼痛；便后数分钟可缓解，称为间歇期；随后因肛门括约肌收缩痉挛，再次剧痛，此期可持续半到数小时，临床称为括约肌挛缩痛。直至括约肌疲劳、松弛后疼痛缓解，但再次排便时又发生疼痛。以上称为肛裂疼痛周期。因害怕疼痛不愿排便，久而久之引起便秘，粪便更为干硬，便秘又加重肛裂，形成恶性循环。排便时常在粪便表面或便纸上见到少量血迹，或滴鲜血，大量出血少见。

【诊断】　依据典型的临床病史、肛门检查时发现的肛裂"三联征"，不难做出诊断。应注意与其他疾病引起的肛管溃疡相鉴别，可以取活组织做病理检查以明确诊断。肛裂行肛门检查时，常会引起剧烈疼痛，有时需在局麻下进行。

【治疗】　急性或初发的肛裂可用坐浴和润便的方法治疗，慢性肛裂可用坐浴、润便加以扩肛的方法。经久不愈、非手术治疗无效，且症状较重者可采用手术治疗。

1. **非手术治疗**　原则是解除括约肌痉挛，镇痛，帮助排便，中断恶性循环，促使局部愈合。治疗方法包括温水坐浴、口服缓泻药或石蜡油，增加饮水和多纤维食物等。

2. **手术疗法**　包括肛裂切除术、肛管内括约肌切断术等。

十五、肛瘘

肛瘘（anal fistula），是指肛门周围的肉芽肿性管道，由内口、瘘管、外口3部分组成。内口常位于直肠下部或肛管，多为一个。外口在肛周皮肤上，可为一个或多个，经久不愈或间歇性反复发作。大部分肛瘘由直肠肛管周围脓肿引起，因此，内口多在齿状线上肛窦处，脓肿自行破溃或切开引流处形成外口，位于肛周皮肤。由于外口生长较快，脓肿常假性愈合，导致脓肿反复发作破溃或切开，形成多个瘘管和外口。目前临床常根据瘘管位置高低将肛瘘分为两类：①低位肛瘘：瘘管位于外括约肌深部以下，又可分为低位单纯性肛瘘（只有一个瘘管）和低位复杂性肛瘘（有多个瘘口和瘘管）。②高位肛瘘：瘘管位于外括约肌深部以上，又可分为高位单纯性肛瘘（只有一个瘘管）和低高位复杂性肛瘘（有多个瘘口和瘘管）。

【临床表现】

1. **症状** 外口流出少量脓性、血性、黏液性分泌物为主要症状。较大的高位肛瘘，因瘘管位于括约肌外，不受括约肌控制，常有粪便及气体排出。由于分泌物的刺激，使肛门部潮湿、瘙痒，有时形成湿疹。当外口愈合，瘘管中有脓肿形成时，可感到明显疼痛，同时可伴有发热、寒战、乏力等全身感染症状，脓肿穿破或切开引流后，症状缓解。

2. **体征** 在肛周皮肤上可见到单个或多个外口，呈红色乳头状隆起，挤压时有脓液或脓血性分泌物排出。

【诊断】 肛瘘常有肛周脓肿自行破溃或切开引流的病史，此后伤口经久不愈，成为肛瘘的外口。依据肛瘘的典型临床症状和体检发现，诊断并不困难。应注意确定内口位置非常重要。

【治疗】 肛瘘不能自愈，不治疗会反复发作，形成直肠肛管周围脓肿，治疗方法主要有两种。

1. **堵塞法** 1% 甲硝唑、生理盐水冲洗瘘管后，用生物蛋白胶自外口注入。治愈率较低，约为 25%。该方法无创伤无痛苦，对单纯性肛瘘可采用。

2. **手术治疗** 手术原则是将瘘管切开，形成敞开的创面，促使愈合。手术的关键是尽量减少肛门括约肌的损伤，防止肛门失禁，同时避免肛瘘的复发。手术方式很多，应根据内口位置的高低、瘘管与肛门括约肌的关系来选择，包括瘘管切开术、挂线疗法、肛瘘切除术等。

十六、直肠肛管周围脓肿

直肠肛管周围脓肿（anorectal abscess），是指直肠肛管周围软组织内或其周围间隙发生的急性化脓性感染，并形成脓肿，是常见的肛管直肠疾病。直肠肛管周围脓肿破溃或切开引流后常形成肛瘘。绝大部分直肠肛管周围脓肿由肛腺感染引起，致病菌主要是大肠埃希菌、厌氧菌和类杆菌。

【临床表现】

1. **症状** 局部持续性疼痛、畏寒、发热、头痛、食欲缺乏及白细胞升高等全身中毒症状是直肠肛管周围脓肿主要临床表现，症状随脓肿的大小和部位而略有不同，如浅表的肛周脓肿以局部症状为主，而深部的骨盆直肠窝脓肿以全身症状为主。

2. **体征** 浅部脓肿局部有压痛性肿块或扪及波动感，深部脓肿肛周外观无异常，直肠指检可扪及压痛性肿块。

【诊断】 根据临床表现和体检，一般直肠肛管周围脓肿的诊断不难。临床诊断有困难者，可借助于超声、直肠内超声检查帮助诊断，脓肿部位穿刺抽到脓液可以确诊。

【治疗】

1. 非手术治疗 ①抗感染药治疗：选用对革兰氏阴性杆菌有效的抗感染药；②温水坐浴；③局部理疗；④口服缓泻药或石蜡油以减轻排便时疼痛。

2. 手术治疗 脓肿切开引流是治疗直肠肛管周围脓肿的主要方法，一旦诊断明确，即应切开引流。手术方式因脓肿的部位不同而异。

十七、炎症性肠病

炎症性肠病（inflammatory bowel disease，IBD），专指病因未明的炎症性肠病，包括溃疡性结肠炎（ulcerative colitis，UC）和克罗恩病（Crohn disease，CD）。目前 IBD 发病率有上升趋势，其中 UC 明显多于 CD，已成为消化系统常见疾病和慢性腹泻的主要病因。IBD 发病高峰年龄为 15～25 岁，亦可见于儿童或老年，男女发病率无明显差异。其发病具有明显的地域差异和种族差异，北美和北欧发病率高，亚洲较低；黑人的发病率仅为白人的 1/3，犹太人比非犹太人高 3～5 倍。研究认为 IBD 发病是免疫、遗传、感染和环境等多因素共同作用的结果，是遗传易感者在环境外来因素的刺激和体内菌群参与作用下，促发免疫调节紊乱，最终导致不能自限的炎症过程。

【临床表现】

1. 溃疡性结肠炎 是一种局限于结肠黏膜和黏膜下层的非特异性炎症病变，病变多位于乙状结肠及直肠，也可延伸至降结肠，甚至整个结肠。病程长，轻重不等，常反复发作。表现为持续或反复发作的腹泻、黏液脓血便伴腹痛、里急后重和不同程度的全身症状。可伴有关节、皮肤、眼、口及肝胆等肠外表现。

2. 克罗恩病 又称局限性肠炎、节段性肠炎或肉芽肿性肠炎，可累及消化道任何部位，好发于回肠末端及右半结肠，有终身复发倾向，多迁延不愈。慢性隐匿起病，反复发作，有腹痛、腹泻、便血、发热、贫血及瘘管形成。可伴有胃肠外表现，如骨关节损伤、结节性红斑、硬化性胆管炎等。

【诊断】 根据典型临床表现、X 线和结肠镜检查进行综合分析做出临床诊断，但必须排除肠道感染性疾病或非感染性疾病及肠道肿瘤，阳性家族史有助于诊断。

1. 溃疡性结肠炎 结肠镜检查最有价值，可明确病变范围、严重程度，并有助于鉴别诊断。病变多从直肠开始，呈连续性、弥漫性分布。表现为：①黏膜血管纹理模糊、紊乱，充血水肿、易脆、出血及脓性分泌物附着；②病变明显处可见弥漫性多发糜烂或溃疡；③慢性病变者可见结肠袋变浅、变钝或消失、假息肉等。X 线钡剂灌肠检查根据病变程度不同可出现"雪花点征"、充盈缺损甚或"铅管征"。

2. 克罗恩病 结肠镜检查见病变呈节段性分布，病变肠段之间黏膜正常，见纵行或匐行性溃疡，或"鹅卵石样"外观，多发炎性息肉，肠腔狭窄，活检为非干酪样肉芽肿。X 线钡餐和钡剂灌肠检查，可见节段性肠壁受累，常以回肠末端为主，病变黏膜紊乱、变粗、变平、痉挛性狭窄。随着病变进展，可见裂隙状溃疡、瘘管形成和卵石征；后期肠腔节段性狭窄、重者纤细如线，称为"线样征"，钡剂显示出跳跃征象。

【治疗】 IBD 的治疗原则是控制急性发作，维持缓解，减少复发，防治并发症。

1. 一般治疗 急性发作期，应卧床休息，及时纠正水、电解质平衡紊乱，并予以易消化流质饮食，补充多种维生素，必要时可给予全胃肠外营养。要求戒烟。

2. 药物治疗 氨基水杨酸制剂、糖皮质激素、免疫抑制药及生物制剂，如英夫利昔单抗等，近年来反应停又用于 IBD 的治疗。

3. 手术治疗 适应证为完全性肠梗阻、急性肠穿孔、不能控制的大出血及疑有癌变者等。手术后复发率高。

4. 对于一些难治性 IBD，可考虑行粪菌移植。

十八、病毒性肝炎

病毒性肝炎（viral hepatitis）是由多种肝炎病毒引起的以肝损伤为主的一组传染病，临床上主要表现为乏力、食欲缺乏、肝大及肝功能异常，部分患者出现黄疸。按病毒不同目前已确定的有甲型肝炎、乙型肝炎、丙型肝炎、丁型肝炎和戊型肝炎。甲型、戊型肝炎经粪－口途径传播，表现为急性感染。乙型、丙型、丁型肝炎主要经血液、体液等胃肠外途径传播，大多呈慢性感染，少数发展为肝硬化或肝细胞癌。

【临床表现】

1. 潜伏期 甲型肝炎 5 ～ 45 天，乙型肝炎 30 ～ 180 天，丙型肝炎 15 ～ 180 天，丁型肝炎 3 ～ 12 周，戊型肝炎 10 ～ 75 天。各型肝炎病毒均可引起急性肝炎、重型肝炎，慢性肝炎由乙型、丙型、丁型肝炎病毒引起。

2. 急性肝炎 急性黄疸型肝炎分为 3 期。①黄疸前期：出现乏力、食欲缺乏、厌油、恶心、呕吐、上腹部不适、腹胀、肝区痛等症状，尿色逐渐加深。甲型、戊型肝炎起病较急，多数病例有发热。乙型肝炎可有皮疹、关节痛等血清病样表现。本期持续 1 周左右。②黄疸期：发热消退，自觉症状有所好转，但尿色加深，巩膜、皮肤出现黄染，黄疸于 1 ～ 3 周内达高峰。可有一过性粪色变浅、皮肤瘙痒、心率缓慢，肝大且有叩压痛。部分患者脾大，肝功能异常。本期持续 2 ～ 6 周。③恢复期：黄疸逐渐消退，症状消失，肝脾回缩，肝功能逐渐恢复至正常。本期持续 2 ～ 16 周，平均 1 个月。急性无黄疸型肝炎：起病较缓，症状较轻，无黄疸。病程 2 ～ 3 个月。

3. 慢性肝炎 按病情严重程度分为：①轻度，病情较轻，症状不明显，或虽有症状、体征，但肝功能指标仅 1 或 2 项轻度异常；②中度，症状、体征、实验室检查居于轻度与重度之间；③重度，有明显或持续的肝炎症状，可伴有肝病面容、肝掌、蜘蛛痣、脾大。ALT 反复或持续升高，白蛋白（A）降低或白蛋白／球蛋白（A／G）比值倒置。

4. 重型肝炎 ① 急性重型肝炎：以急性黄疸型肝炎起病，2 周内出现极度乏力、严重的消化道症状，迅速出现肝性脑病，凝血酶原活动度 <40%，黄疸急剧加深，肝浊音界进行性缩小。即使黄疸很浅，甚至尚未出现黄疸，但有上述表现者均应考虑本病。② 亚急性重型肝炎：以急性黄疸型肝炎起病，15 天至 24 周出现极度乏力、明显消化道症状，黄疸迅速加深，血清总胆红素每日上升 ≥ 17.1μmol／L 或大于正常值 10 倍，凝血酶原活动度 <40%，凝血酶原时间明显延长。首先出现肝性脑病者称为脑病型，首先出现腹水者称为腹水型。③ 慢性重型肝炎：临床表现同亚急性重型肝炎，但有慢性肝炎或肝硬化病史，或慢性乙型肝炎病毒携带史。无慢性肝病史或无 HBsAg 携带史者，有慢性肝病体征、影像学改变及生化检测改变。

5. 淤胆型肝炎 起病类似急性黄疸型肝炎，但自觉症状较轻，皮肤瘙痒，大便灰白，肝明显肿大，血清胆红素明显升高，以直接胆红素为主。黄疸持续 3 周以上。

6. 肝炎后肝硬化 肝炎后肝硬化是慢性肝炎的发展结果。根据肝炎症的活动程度，分为活动性肝硬化、静止性肝硬化。根据临床表现及肝组织病理表现，分为代偿性肝硬化、失代偿性肝硬化。

【诊断】

1. 流行病学资料有助于诊断。甲型、戊型肝炎：病前流行区生活史，与患者的生活接触史。乙型肝炎：与 HBV 感染者的密切接触史，输血史，不洁注射史及无防护的性交史，婴儿的母亲为 HBsAg 阳性。丙型肝炎：是否为静脉药瘾者，是否有多个性伴侣，有无输血及血制品、血液透析，母亲是否为 HCV 感染者。

2. 各临床类型的临床表现是临床分型诊断的依据。

3. 病原学或血清学特异方法的检测是病原学诊断的确诊依据。

【治疗】 以合理休息、营养为主，辅以适当药物，避免过度劳累、饮酒和损伤肝药物为原则。

1. **急性肝炎** 早期卧床休息，恢复期逐渐增加活动量，应避免过劳，症状消失、肝功能正常后仍应休息 1～3 个月。饮食应清淡易消化，热量足够。适当补充维生素，必要时静脉补充葡萄糖。对症治疗及恢复肝功能的药物不宜太多，以免加重肝的负担。急性丙型肝炎应早期抗病毒治疗，药物可选用干扰素或长效干扰素＋利巴韦林，定期复查血常规及肝肾功能、HCVRNA 病毒指数，必要时可选用新型抗病毒药物索非布韦，三期临床试验表明索非布韦对HCV 的治愈率高达 90% 以上。

2. **慢性肝炎** ①一般治疗：症状明显时以静养为主，病情较重者应卧床休息，病情好转后应注意动静结合，不宜过度劳累。合理饮食，不必过分强调高营养。②药物治疗：非特异性护肝药物治疗可用维生素（维生素 B 族、维生素 C、维生素 E 等）、辅酶 A、三磷腺苷、还原型谷胱甘肽等；黄疸患者可选用茵栀黄注射液、门冬氨酸钾镁、丹参等。干扰素（INF）、核苷类药物抗病毒治疗，以及胸腺素、转移因子免等免疫调节。

3. **重型肝炎** 采用综合性治疗措施。绝对卧床休息，加强监护，严密观察病情变化，防止医院内感染。控制蛋白质的摄入量，加强支持治疗，维持水、电解质及酸碱平衡。应用肝细胞生长因子促进肝细胞再生。积极防治肝性脑病、上消化道出血、继发感染及肝肾综合征。通过保守治疗难以恢复的患者，可以采用人工肝支持系统。

十九、肝硬化

肝硬化（hepatic cirrhosis）是一种由不同病因引起的慢性、进行性、弥漫性肝病，是各种慢性肝病发展的晚期阶段。病理上以肝弥漫性纤维化、再生结节和假小叶形成为特征。临床上，起病隐匿，病程发展缓慢，晚期以肝功能减退和门静脉高压为主要表现，常出现多种并发症。肝硬化是常见病，在我国年发病率 17/10 万，发病高峰年龄在 35～50 岁，男性多见，出现并发症时死亡率高。

引起肝硬化病因很多，在我国以病毒性肝炎为主，欧美国家以慢性酒精中毒多见。①病毒性肝炎：主要为乙型、丙型和丁型肝炎病毒感染引起的肝炎均可进展为肝硬化，而甲型和戊型病毒性肝炎不发展为肝硬化。②慢性酒精中毒：长期大量饮酒，一般为每日摄入酒精 80g 达10 年以上可引起酒精性肝炎，继而可发展为肝硬化。③非酒精性脂肪性肝炎：随着世界范围肥胖的流行，非酒精性脂肪性肝炎的发病率日益升高，约 20% 的非酒精性脂肪性肝炎可发展为肝硬化。④胆汁淤积：持续肝内淤胆或肝外胆管阻塞时，引起原发性胆汁性肝硬化或继发性胆汁性肝硬化。⑤工业毒物或药物：长期接触对肝脏有损害的工业毒物或药物可引起中毒性或药物性肝炎而演变为肝硬化。

【临床表现】 起病隐匿，病程发展缓慢，可隐伏数年至 10 年以上，早期可无症状或症状轻微，当出现腹水或并发症时，临床上称之为失代偿期肝硬化。

1. **症状** 代偿期肝硬化轻患者无特异性症状。失代偿期肝硬化可出现乏力、食欲缺乏、腹胀、腹泻、体重减轻、出血倾向、内分泌系统失调及门静脉高压症状，如食管胃底静脉曲张破裂而致上消化道出血时，表现为呕血及黑粪。脾功能亢进可致血三系细胞减少，发生腹水时腹胀更为突出。

2. **体征** 呈肝病病容，面色黝黑而无光泽，皮肤可见蜘蛛痣、肝掌等，腹壁静脉显露或曲张、黄疸、腹水，肝早期肿大、后期缩小，常可触及中度以上肿大的脾。

3. **并发症** 食管胃底静脉曲张破裂出血、肝性脑病、自发性细菌性腹膜炎、原发性肝细胞癌、肝肾综合征、肝肺综合征、严重水电解质平衡紊乱等。

【诊断】 依据下列各点，可对失代偿期肝硬化做出诊断：①有病毒性肝炎、长期大量饮酒等可导致肝硬化的有关病史；②有肝功能减退和门静脉高压的临床表现；③肝功能检查有胆红素增高、肝酶升高、白/球倒置及凝血酶原时间延长等指标提示肝功能失代偿；④ B 超或 CT 提示肝硬化以及内镜发现食管胃底静脉曲张。肝活组织检查见假小叶形成是诊断本病的金标准。

【治疗】 本病目前无特效治疗，关键在于早期诊断，针对病因给予相应处理，阻止肝硬化进一步发展，后期积极防治并发症，及至终末期则只能有赖于肝移植。

1. **一般治疗** 代偿期患者宜适当减少活动、避免劳累、保证休息，失代偿期尤当出现并发症时患者需卧床休息；饮食以高热量、高蛋白和维生素丰富而易消化的食物为原则，禁酒、忌用对肝有损伤药物，有食管静脉曲张者避免进食粗糙、坚硬食物。

2. **药物治疗** 目前尚无对抗肝纤维化有肯定作用的药物，对病毒复制活跃的病毒性肝炎肝硬化患者可予抗病毒治疗。中医药治疗肝硬化一般常用活血化瘀药为主，按病情辨证施治。

3. **腹水的治疗** 限制钠和水的摄入，合理应用利尿药，提高血浆胶体渗透压。对难治性腹水大量排放腹水、输注清蛋白、自身腹水浓缩回输等。

4. **食管胃底静脉曲张破裂出血** 常用药物为垂体后叶素和生长抑素，三腔两囊管压迫止血、急诊内镜下曲张静脉套扎术或硬化治疗等有一定疗效。内科非手术治疗无效时可考虑外科手术治疗，即门体断流术或分流术，必要时可行 TIPS 术。

5. **自发性细菌性腹膜炎** 及时应用针对革兰氏阴性菌的抗感染药。一旦发生肝肾综合征，内科治疗效果很差。

6. **肝移植** 是对晚期肝硬化治疗的最佳选择，掌握手术时机及尽可能充分做好术前准备可提高手术存活率。

二十、门静脉高压症

门静脉正常压力为 13 ~ 24cmH$_2$O，门静脉的血流受阻、血液淤滞时，门静脉系统压力的增高至 30 ~ 50cmH$_2$O，表现为脾大、食管胃底静脉曲张、呕血和黑粪，以及腹水，此即门静脉高压症（portal hypertension）。门脉高压症分为肝前、肝内和肝后 3 型。在我国，肝炎后肝硬化是引起肝窦和窦后阻塞性门静脉高压症的常见原因。血吸虫性门静脉高压症为肝内窦前性梗阻；肝前型的常见病因是肝外静脉血栓形成、先天性畸形；肝后型的常见病是 Budd-Chiari 综合征。

门静脉系与腔静脉系之间存在有 4 个交通支，包括：①胃底、食管下段交通支；②直肠下端、肛管交通支；③前腹壁交通支；④腹膜后交通支。其中最主要的是胃底、食管下段交通支，可合并食管胃底曲张静脉破裂出血。门静脉高压症形成后可发生脾大、脾功能亢进、交通支扩张和腹水等病理变化。约有 20% 的患者可并发门静脉高压性胃病，并可能引起上消化道出血。胃肠道出血、感染等可能诱发肝性脑病。

【临床表现】

1. **症状**　主要是脾大、脾功能亢进、呕血或黑粪、腹水或非特异性全身症状，如疲乏、嗜睡、厌食等。曲张的食管、胃底静脉一旦破裂，立刻发生急性大出血，呕吐鲜红色血液。由于肝功能损伤引起凝血功能障碍，又因脾功能亢进引起血小板减少，因此出血不易自止。由于大出血引起肝组织严重缺氧，容易导致肝性脑病。

2. **体征**　能触及肿大的脾，病情较严重时可有黄疸、腹水和前腹壁静脉曲张等体征，还可有慢性肝病的其他征象如蜘蛛痣、肝掌、男性乳房发育等。

【诊断】　门静脉高压症的诊断并不困难，主要依据病史及临床表现。实验室检查有血细胞减少，以白细胞和血小板减少为明显；肝功能检查，食管吞钡检查，B 超检查，血管造影，内镜检查等。门静脉高压症急性大出血时，应与胃十二指肠溃疡大出血等鉴别。

【治疗】　主要是预防和控制食管胃底曲张静脉破裂出血，包括非手术治疗和手术治疗。

1. **非手术治疗**　对于有黄疸、大量腹水、肝功能严重受损的患者发生大出血，如果进行外科手术，死亡率可高达 60% ~ 70%。对这类患者应尽量采用非手术疗法，重点是输血、输液、注射垂体加压素、生长抑素等，应用三腔二囊管压迫或内镜治疗止血等。

2. **手术治疗**　对于没有黄疸、没有明显腹水的患者发生大出血，应争取即时或经短时间准备后即行手术，手术方式包括：①门体分流术；②门奇静脉断流手术；③单纯脾切除术；④终末期肝病可行肝移植。

二十一、肝性脑病

肝性脑病（hepatic encephalopathy），又称肝性昏迷（hepatic coma），是由严重肝病引起的以代谢紊乱为基础的中枢神经系统功能失调的综合征，其主要临床表现是意识障碍、行为失常和昏迷。引起肝性脑病的主要病因是各型肝硬化（以病毒性肝炎导致的肝硬化最多见）及改善门脉高压的门体分流手术。其次是为重症肝炎、中毒性肝炎、药物性肝病和原发性肝癌。关于肝性脑病的发病机制目前主要有如下假说。

1. **氨中毒学说**　肝功能减退时，肝将氨转化为尿素的能力减弱，如果存在门 - 体分流，氨还可绕过肝直接进入体循环，并通过血脑屏障进入中枢神经系统。

2. **假神经递质与氨基酸不平衡学说**　肝功能衰竭时，代谢产物胺清除发生障碍，在脑内经 β 羟化酶的作用下分解成为鳝胺和苯乙醇胺，二者被称为假神经递质，当其取代了突触中的正常递质时，则发生神经传导障碍，故出现意识障碍与昏迷。肝衰竭时，芳香族氨基酸分解减少，其血浓度增高。支链氨基酸大量进入骨骼肌，故二者的比值由正常的 (1/3 ~ 3)：5 降低到 1：1 或更低，因而进入脑中的芳香族氨基酸增多，可进一步形成假神经递质。

【临床表现】　肝性脑病发生在严重肝病和（或）广泛门体分流的基础上，临床上主要表现为高级神经中枢的功能紊乱（如性格改变、智力下降、行为失常、意识障碍等）以及运动和反射异常（如扑翼样震颤、肌阵挛、反射亢进和病理反射等）。根据意识障碍程度、神经系统体征和脑电图改变，可将肝性脑病的临床过程分为4期。分期有助于早期诊断、预后估计及疗效判断。

一期（前驱期）：焦虑、欣快激动、淡漠、睡眠倒错、健忘等轻度精神异常，可有扑翼样震颤。此期临床表现不明显，易被忽略。

二期（昏迷前期）：嗜睡、行为异常（如衣冠不整或随地大小便）、言语不清、书写障碍及定向力障碍。有腱反射亢进、肌张力增高、踝阵挛及Babinski征阳性等神经体征，有扑翼样震颤。

三期（昏睡期）：嗜睡，但可唤醒，各种神经体征持续或加重，有扑翼样震颤，肌张力高，腱反射亢进，锥体束征常阳性。

四期（昏迷期）：昏迷，不能唤醒。由于患者不能合作，扑翼样震颤无法引出。浅昏迷时，腱反射和肌张力仍亢进；深昏迷时，各种反射消失，肌张力降低。

肝性脑病的临床表现和临床过程因原有肝病的不同、肝功能损伤严重程度不同及诱因不同而异。急性肝功能衰竭所致的肝性脑病往往诱因不明显，肝性脑病发生后很快进入昏迷至死亡。失代偿期肝硬化病程中由明显诱因诱发的肝性脑病，临床表现的各个阶段比较分明，如能去除诱因及恰当治疗可能恢复。肝硬化终末期肝性脑病，起病缓慢，反复发作，逐渐转入昏迷至死亡。

【诊断】 肝性脑病的诊断可依据下列异常而建立：①有严重肝病和（或）广泛门体侧支循环形成的基础；②出现精神紊乱、嗜睡或昏迷，可引出扑翼样震颤；③有肝性脑病的诱因；④反映肝功能的血生化指标明显异常及（或）血氨增高；⑤脑电图异常。

有少部分肝性脑病患者肝病病史不明确，以精神症状为突出表现，易被误诊。故对有精神错乱患者，了解其肝病史及检测肝功能等应作为排除肝性脑病的常规。还应与可引起昏迷的其他疾病，如糖尿病、低血糖、尿毒症、脑血管意外、脑部感染和镇静药过量等相鉴别。

【治疗】 治疗肝性脑病发作的目的是促进意识恢复。早期治疗远比已进入昏迷期效果为好。

1. **消除诱因** 及时控制上消化道出血和感染，避免快速、大量排钾利尿和放腹水。注意纠正电解质和酸碱平衡紊乱。

2. **减少肠内毒物的生成与吸收** ①限制蛋白质饮食；②清除肠道含氮物质；③口服乳果糖降低肠道pH值；④口服抗感染药抑制肠道细菌生长。

3. **促进氨的代谢** 鸟氨酸促进尿素合成；门冬氨酸促进脑、肝、肾利用氨以合成谷氨酸和谷氨酰胺从而降低血氨；谷氨酸、精氨酸等也可降低血氨。

4. **改善脑水肿** 对肝性脑病并发脑水肿者可静脉滴注高渗葡萄糖或甘露醇等脱水治疗。

5. **人工肝** 用分子吸附剂再循环系统可清除肝性脑病患者血液中部分有毒物质、降低血胆红素浓度及改善凝血酶原时间，对肝性脑病有暂时的、一定程度的疗效，有可能赢取时间为肝移植作准备，尤适用于急性肝衰竭患者。

6. **肝移植** 肝移植是治疗各种终末期肝病的一种有效手段，严重和顽固性的肝性脑病有肝移植的指征。

二十二、原发性肝癌

原发性肝癌（primary liver cancer）是指由肝细胞或肝内胆管上皮细胞发生的恶性肿瘤，是我国常见的恶性肿瘤之一，高发于东南沿海地区。本病多见于中年男性，男女之比为

(2～5):1。原发性肝癌的病因和发病机制尚未确定,目前认为与肝硬化、病毒性肝炎、黄曲霉素等某些化学致癌物质和水土因素有关。按肝癌的大小和分布可将肝癌分3型:结节型、巨块型和弥漫型。按组织学类型可分为三类:肝细胞癌、胆管细胞癌和二者同时出现的混合型肝癌。我国绝大多数原发性肝癌是肝细胞癌。

【临床表现】 原发性肝癌起病隐匿,早期缺乏典型症状。临床症状明显者,病情大多已进入中、晚期。本病常在肝硬化的基础上发生,或者以转移病灶症状为首发表现。

1. 肝区疼痛 是肝癌最常见的症状,半数以上患者有肝区疼痛,多呈持续性胀痛或钝痛,是因癌肿生长牵拉肝包膜所致。如病变侵犯膈,疼痛可牵涉右肩或右背部。当肝表面的癌结节破裂,可突然引起剧烈腹痛,从肝区开始迅速延至全腹,产生急腹症的表现,如出血量大时可导致休克。

2. 肝大 肝呈进行性增大,质地坚硬,表面凸凹不平,常有大小不等的结节,边缘钝而不整齐,常有不同程度的压痛。肝癌突出于右肋弓下或剑突下时,上腹可呈现局部隆起或饱满;如癌位于膈面,则主要表现为膈肌抬高而肝下缘不下移。

3. 黄疸 一般出现在肝癌晚期,常因癌肿压迫胆管造成阻塞所致或由于癌组织肝内广泛浸润或合并肝硬化、慢性肝炎引起。

4. 肝硬化征象 在失代偿期肝硬化基础上发病者有基础病的临床表现。原有腹水者可表现为腹水迅速增加且具难治性。血性腹水多因肝癌侵犯肝包膜或向腹腔内破溃引起。

5. 恶性肿瘤的全身性表现 进行性消瘦、发热、食欲缺乏、乏力、营养不良和恶病质等。

6. 转移灶症状 如转移至肺、骨、脑、淋巴结、胸腔等处,可产生相应的症状。有时患者以转移灶症状首发而就诊。

7. 伴癌综合征 是原发性肝癌患者由于癌肿本身代谢异常或癌组织对机体影响而引起内分泌或代谢异常的一组症候群。主要表现为自发性低血糖症、红细胞增多症等。

【诊断】 有乙型或丙型病毒性肝炎病史或酒精性肝病的中年,尤其是男性患者,有不明原因的肝区疼痛、消瘦、进行性肝大者,应考虑肝癌的可能,作血清甲胎蛋白(AFP)测定:① AFP>500μg/L持续4周以上;② AFP在200μg/L以上的中等水平持续8周以上;③ AFP由低浓度逐渐升高不降。以及有关影像学检查,如B超、CT、MRI等确定肝内占位性病变。必要时行肝穿刺活检,可获诊断。

有典型临床症状的就诊患者,往往已届晚期,为争取对肝癌的早诊早治,应对高危人群(肝炎史5年以上,乙型或丙型肝炎病毒标志物阳性,35岁以上)进行肝癌普查,血清AFP测定和B型超声检查每年1次是肝癌普查的基本措施。经普查检出的肝癌可无任何症状和体征,称为亚临床肝癌。对原发性肝癌的临床诊断及对普查发现的亚临床肝癌的诊断可参考以下标准。

1. 非侵入性诊断标准 ①影像学标准:两种影像学检查均显示有>2cm的肝癌特征性占位性病变,肝脏增强CT呈现特征性"快进快出"征象。②影像学结合AFP标准:一种影像学检查显示有>2cm的肝癌特征性占位性病变,同时伴有AFP≥400μg/L(排除妊娠、生殖系胚胎源性肿瘤、活动性肝炎及转移性肝癌)。

2. 组织学诊断标准 肝组织学检查证实原发性肝癌。对影像学尚不能确定诊断的≤2cm的肝内结节应通过肝穿刺活检以证实原发性肝癌的组织学特征。

【治疗】 随着医学技术的进步及人群体检的普及,早期肝癌和小肝癌的检出率和手术根治切除率逐年提高。早期肝癌尽量手术切除,不能切除者应采取综合治疗的模式。

1. **手术治疗** 手术切除仍是目前根治原发性肝癌的最好手段，主要包括肝切除术和肝移植术。凡有手术指征者均应积极争取手术切除。手术适应证：①诊断明确，估计病变局限于一叶或半肝，未侵及第一、第二肝门和下腔静脉者；②肝功能代偿良好，凝血酶原时间不低于正常的 50%；③无明显黄疸、腹水或远处转移者；④心、肺、肾功能良好，能耐受手术者；⑤术后复发，病变局限于肝的一侧者；⑥经肝动脉栓塞化疗或肝动脉结扎、插管化疗后，病变明显缩小，估计有可能手术切除者。其中 <3cm 的单发小肝癌根治术后效果最好。由于手术切除仍有很高的复发率，因此此后宜加强综合治疗与随访。肝移植在我国多作为补充治疗，用于无法手术切除、不能进行或微波消融和 TACE 治疗以及肝功能不能耐受的患者。适应证为 HCC 单个肿瘤直径 ≤ 5cm 或多发肿瘤 <3 个且最大直径 ≤ 3cm，B 超、CT、MRI 显示无血管浸润的征象，无肝外转移，无门脉癌栓。

2. **局部治疗** 包括：①肝动脉化疗栓塞治疗（TACE）；②无水酒精注射疗法（PEI）；③微波组织凝固技术、射频消融、高功率聚焦超声治疗、激光等物理疗法。

3. **放射治疗** 对肿瘤较局限尚无远处转移而不能手术切除者，可选用放射治疗联合化疗，如同时结合中药或其他支持疗法，效果更好。

4. **全身化疗** 肝癌较有效的药物以 CDDP 方案为首选，单一药物疗效较差。

5. **综合治疗** 由于患者个体差异和肿瘤生物学特性的不同，治疗过程要根据患者具体情况制订可行的治疗计划，合理地选择一种或多种治疗方法联合应用，尽可能去除肿瘤，修复机体的免疫功能，保护患者重要器官的功能。综合治疗目前已成为中晚期肝癌主要的治疗方法。

二十三、上消化道出血

上消化道出血（upper gastrointestinal hemorrhage）是指屈氏韧带以上的消化道，包括食管、胃、十二指肠或胰胆等病变引起的出血，胃空肠吻合术后的空肠病变出血亦属于这一范围。常表现为呕血和黑粪。大量出血是指在数小时内失血量超过 1000ml 或循环血容量的 20%，是临床常见急症之一，至今病死率仍相当高。

临床上最常见的病因是消化性溃疡、食管胃底静脉曲张破裂、急性糜烂出血性胃炎和胃癌。食管贲门黏膜撕裂综合征引起的出血亦不少见。血管异常诊断有时比较困难，值得注意。

【临床表现】 上消化道出血的临床表现一般取决病变性质、部位、出血量及出血速度。

1. **呕血与黑粪** 是上消化道出血的特征性表现。上消化道大量出血之后，均有黑粪。出血部位在幽门以上者常伴有呕血。呕血多棕褐色呈咖啡渣样，如出血量大，则为鲜红或有血块。黑粪呈柏油样，黏稠发亮，当出血量大，粪便可呈暗红，甚至鲜红色。

2. **失血性周围循环衰竭** 急性大量失血时循环血容量迅速减少而导致周围循环衰竭，表现为头晕、心慌、心率加快、血压偏低等。严重者呈休克状态。

3. **贫血和血象变化** 急性大量出血后均有失血性贫血。在出血的早期，血红蛋白浓度、红细胞计数与血细胞比容可无明显变化。在出血后，组织液渗入血管内，使血液稀释，一般须经 3～4 小时以上才出现贫血，出血后 24～72 小时血液稀释到最大限度。贫血程度除取决于失血量外，还和出血前有无贫血基础、出血后液体平衡状况等因素有关。急性出血患者为正细胞正色素性贫血，慢性失血则呈小细胞低色素性贫血。上消化道大量出血 2～5 小时，白细胞计数轻至中度升高，血止后 2～3 天才恢复正常。但在肝硬化患者，如同时有脾功能亢进，则白细胞计数可不增高。

4. **发热**　上消化道大量出血后多数患者在 24 小时内出现低热，持续 3 ～ 5 天后降至正常。

【诊断】

1. **上消化道出血诊断的确立**　根据呕血、黑粪和失血性周围循环衰竭的临床表现，呕吐物或黑粪隐血试验呈强阳性，血红蛋白浓度、红细胞计数及血细胞比容进行性下降的实验室证据，可做出上消化道出血的诊断，但必须注意排除消化道以外的出血因素如来自呼吸道、口、鼻、咽喉部的出血及进食动物血、炭粉、铁剂或铋剂等引起的黑粪。并注意与下消化道出血鉴别。

2. **出血严重程度的判断**　成人每日消化道出血 >5 ～ 10ml，粪便潜血试验出现阳性；每日出血量 50 ～ 100ml 可出现黑粪；胃内储积血量在 250 ～ 300ml 可引起呕血；一次出血量不超过 400ml，因轻度血容量减少可由组织液及脾贮血所补充，一般不引起全身症状；出血量超过 400 ～ 500ml，可出现全身症状，如头晕、心慌、乏力等。短时间内出血量超过 1000ml，可出现周围循环衰竭表现。

3. **出血是否停止的判断**　上消化道大出血经过恰当治疗，可于短时间内停止出血。由于肠道内积血需经数日（一般 3 天）才能排尽，故不能以黑粪作为继续出血的指标。临床上出现下列情况应考虑继续出血或再出血：①反复呕血，或黑粪次数增多、粪质稀薄，伴有肠鸣音亢进；②周围循环衰竭的表现经充分补液输血而未见明显改善，或虽暂时好转后又恶化；③血红蛋白浓度、红细胞计数与血细胞比容继续下降，网织红细胞计数持续增高；④补液与尿量足够的情况下，血尿素氮持续或再次增高。

4. **出血病因的判断**　过去病史、症状与体征可为出血的病因诊断提供重要线索，但确诊出血的原因与部位需靠器械检查。胃镜检查是目前诊断上消化道出血病因的首选检查方法。X 线钡餐检主要适用于有胃镜检查禁忌证或不愿进行胃镜检查。

【治疗】　上消化道大量出血病情急、变化快，严重者可危及生命，应采取积极措施进行抢救。抗休克、迅速补充血容量治疗应放在一切医疗措施的首位。

1. **一般急救措施**　患者应卧位休息，保持呼吸道通畅，避免呕血时血液吸入引起窒息，必要时吸氧，行心电监护。活动性出血期间禁食。严密监测患者生命体征，观察呕血与黑粪情况，定期复查血红蛋白浓度、红细胞计数，必要时测定中心静脉压。

2. **积极补充血容量**　立即查血型和配血，尽快建立有效的静脉输液通道，尽快补充血容量。在配血过程中，可先输平衡液或葡萄糖盐水。改善急性失血性周围循环衰竭的关键是要输血，一般输浓缩红细胞（即"成分输血"），严重活动性大出血考虑输全血。

3. **止血措施**　对于静脉曲张性上消化道大出血者，施行以下措施。①药物止血：血管加压素、生长抑素、PPI 制剂等，注意药物不良反应，如血管加压素可引起腹痛等。②气囊压迫止血：经鼻腔或口插入三腔二囊管，注气入胃囊、食管囊压迫胃底、食管曲张静脉，注意需定时放气并注意置管相关并发症。③内镜治疗：内镜直视下注射硬化药或组织黏合胶至曲张的静脉止血或内镜下曲张静脉橡皮圈套扎治疗止血。④外科手术或经颈静脉肝内门体静脉分流术（TIPS）等。对于非静脉曲张破裂上消化道大出血者，施行以下措施：①药物治疗：H_2 受体拮抗药、PPI 制剂等。②内镜治疗：证明有效的方法包括热探头、高频电灼、激光、微波、肾上腺素 – 高渗盐水、无水酒精注射疗法或止血夹等，可酌情选用。③手术治疗：内科积极治疗仍大量出血、危及患者生命，需行手术治疗，不同病因所致上消化道大出血的具体手术指证和手术方式各有不同。④介入治疗：严重消化道出血，若无法行内镜治疗，又不能耐受手术，可考虑在选择性肠系膜动脉造影找到出血灶的同时行血管栓塞治疗。

二十四、下消化道出血

下消化道出血（lower gastrointestinal hemorrhage），是指屈氏韧带以下的肠道，包括空肠、回肠、结肠及直肠病变引起的出血，习惯上不包括痔、肛裂引起的出血。可因消化道本身的炎症、机械性损伤、血管病变、肿瘤等因素引起，也可因邻近器官的病变和全身性疾病累及消化道所致。

【临床表现】 下消化道出血可表现为鲜血粪或黑粪，与出血部位、出血量及出血速度有关。血色鲜红或有黏液，多为肛门、直肠、乙状结肠病变，大便干结或血附于粪表面、便后滴血或喷血常为痔或肛裂。右侧结肠出血为暗红色或猪肝色，停留时间长可呈柏油样便。小肠出血与右侧结肠出血相似，但更易呈柏油样便。黏液脓血便多见于菌痢、溃疡性结肠炎，大肠癌特别是直肠、乙状结肠癌有时亦可出现黏液脓血便。注意直肠指检，常可发现痔、直肠癌等病变。注意腹部触诊，结肠癌有时可触及包块。失血性周围循环衰竭及氮质血症等表现同上消化道出血。

【诊断】 根据典型临床表现、体征，结合结肠镜检查、X线钡剂检查、血管造影和核素扫描、小肠镜及胶囊内镜检查等多可明确出血部位、病因，并指导治疗。其中结肠镜检查是首选的检查方法，可发现活动性出血，可进行组织活检，并予以镜下止血治疗；血管造影和核素检查必须在活动性出血时进行，选择性腹腔动脉造影尤其适用于持续大出血患者，有较准确的定位价值；双气囊小肠镜可直接观察十二指肠及空、回肠的病变，胶囊内镜检查阳性检出率与小肠镜相仿，但不能进行组织活检和镜下治疗。

【治疗】

1. **一般治疗** 总的原则是按不同病因确定治疗方案，在未能明确诊断时，应积极给予抗休克治疗，患者绝对卧床休息，禁饮食或低渣饮食，经静脉或肌肉给予止血药，如生长抑素及其类似物。治疗期间有严密观察患者生命体征，注意腹部情况，记录黑粪或便血次数、数量，动态复查血常规、尿常规、肝肾功能等。

2. **内镜下治疗** 内镜下止血。常用方法有止血夹、高渗盐水 – 肾上腺素液注射、激光止血、电凝止血、热探头止血及对出血病灶喷洒肾上腺素、凝血酶、巴曲酶等。

3. **介入治疗** 在选择性血管造影显示出血部位后，可经导管输注血管加压素或注入栓塞剂。

4. **手术治疗** 经内科非手术治疗仍出血不止，危及生命，无论出血病变是否确诊，均为急诊手术指证。若仍未发现病变，可采用经肛门或（和）经肠造口导入术中内镜检查以协助发现病灶。

二十五、急性胆囊炎

急性胆囊炎（acute cholecystitis），是胆囊管梗阻和细菌感染引起的炎症。约95%以上的患者有胆囊结石，称结石性胆囊炎；5%的患者无胆囊结石，称非结石性胆囊炎。急性胆囊炎是常见的外科急腹症，发病率仅次于急性阑尾炎，居急腹症第二位。近年来随着胆囊结石发病率明显提高，急性胆囊炎患者也明显增多。

【临床表现】 女性多见，50岁前约为男性的3倍，50岁后约为1.5倍。因女性体内雌激素使胆固醇更多地集聚在胆汁中过饱和，易形成胆结石，雌激素同时亦影响胆囊收缩，导致胆汁淤积，结石长期刺激引发胆囊炎。

1. **症状** 急性发作主要是上腹部疼痛，开始时仅有上腹胀痛不适，逐渐发展至呈阵发性绞痛；夜间发作常见，饱餐、进食肥腻食物常诱发发作。疼痛放射到右肩和背部，伴恶心、呕吐、厌食、便秘等消化道症状。如病情发展，疼痛可为持续性、阵发加剧。患者常有轻度至中度发热，通常无寒战，可有畏寒，如出现寒战高热，表明病变严重，如胆囊坏疽、穿孔或胆囊积脓，或合并急性胆管炎。

2. 体格检查　右上腹胆囊区域可有压痛，程度个体有差异，炎症波及浆膜时可有腹肌紧张及反跳痛，Murphy 征阳性。有些患者可触及肿大胆囊并有触痛。如胆囊被大网膜包裹，则形成边界不清、固定压痛的肿块；发生坏疽、穿孔则出现弥漫性腹膜炎表现。

【诊断】　根据典型的临床表现、结合实验室和影像学检查，诊断一般无困难。实验室检查常可见白细胞、血清丙氨酸转移酶、碱性磷酸酶升高。B 超检查可见胆囊增大、囊壁增厚，囊内结石显示强回声、其后有声影。CT 和 MRI 检查可协助诊断。

【治疗】　急性结石性胆囊炎最终需采用手术治疗，应争取择期进行手术。手术方法首选腹腔镜胆囊切除术（LC），其他还有传统的开腹手术、胆囊造口术。

1. 非手术治疗　也可作为手术前的准备。方法包括禁食、输液、营养支持、补充维生素、纠正水电解质及酸碱代谢失衡。抗感染可选用对革兰氏阴性细菌及厌氧菌有效的抗感染药和联合用药。需并用解痉镇痛、消炎利胆药物。如病情加重，应及时决定手术治疗。大多数患者经非手术治疗能控制病情发展，待日后行择期手术。

2. 手术治疗　急性期手术力求安全、简单、有效，对年老体弱、合并多个重要器官疾病者，选择手术方法应慎重。手术方法包括：①胆囊切除术；②部分胆囊切除术；③胆囊造口术；④超声导引下经皮经肝胆囊穿刺引流术（PTCD）。

二十六、胆石病

（一）胆囊结石

胆囊结石（cholecystolithiasis），主要为胆固醇结石或以胆固醇为主的混合性结石和黑色胆色素结石。主要见于成年人，发病率在 40 岁后随年龄增长而增高，女性多于男性。胆囊结石的成因非常复杂，是综合性因素所致。目前认为其基本因素是胆汁成分和理化性质发生了改变，导致胆汁中的胆固醇呈过饱和状态，易沉淀析出和结晶形成结石。

【临床表现】　胆囊结石生成后尚未阻塞胆道时，可无任何临床症状，或仅有上腹部隐痛、饱胀不适、嗳气、呃逆等，常被误诊为"胃病"。一旦结石阻塞胆道，就会引起急性或慢性并发症。急性并发症有胆绞痛和急性胆囊炎。5 ~ 6 小时以上不缓解的胆绞痛可继发感染而转化为急性胆囊炎，此时可伴有发热、脉快、白细胞增高等全身炎症表现，以及右上腹压痛、肌紧张等胆囊区的腹膜刺激征。如胆囊结石降入胆总管还可引起急性化脓性胆管炎和胆源性急性胰腺炎，呈现出相应的临床表现。

【诊断】　典型的胆绞痛病史是诊断的重要依据，影像学检查可确诊。首选 B 超，其诊断胆囊结石的准确率在 95% 以上，B 超检查发现胆囊内有强回声团，随体位改变而移动，其后有声影即可确诊为胆囊结石。个别情况可辅以腹部 X 线或 CT 检查。

【治疗】　对于有症状和（或）并发症的胆囊结石，首选腹腔镜胆囊切除（laparoscopic cholecystectomy，LC）治疗，与经典的开腹胆囊切除术相比同样效果确切，但损伤小。没有腹腔镜条件也可作小切口胆囊切除。无症状的胆囊结石一般不需积极手术治疗，可观察和随诊。

（二）肝外胆管结石

位于胆总管和肝总管的结石统称为肝外胆管结石。由胆囊结石经胆囊管降入胆总管者，称继发性胆管结石。在胆管内生成的、不是来自胆囊的胆管结石，称原发性胆管结石。继发性胆管结石来源于胆囊，其化学成分与胆囊结石相同。

【临床表现】 当肝外胆管结石阻塞胆道时就出现明显的症状。最常见的表现为急性化脓性胆管炎，其次为胆源性急性胰腺炎、胆绞痛，有时也表现为无痛性黄疸。梗阻自行解除或经治疗而解除后，症状可能全部消失，也可能遗留"慢性胃病症状"。急性化脓性胆管炎一般会反复发作，呈现急性发作期和间歇期反复交替的特点。

【诊断】 根据临床表现考虑到肝外胆管结石的可能性。B超发现胆总管内结石回声可证实诊断，但未发现胆总管内结石回声不能否定诊断，内镜逆行胰胆管造影（ERCP）或MRCP可确定诊断。部分患者是在胆囊切除术术中行胆总管切开探查时才发现并确诊肝外胆管结石。

【治疗】 肝外胆管结石的基本治疗措施是胆总管切开探查、取石和引流术。取出结石后，还要仔细探查胆总管全程和整个肝，必要和可能时做术中胆道造影。

（三）肝内胆管结石

左、右肝管汇合部以上的胆管结石称为肝内胆管结石。凡肝内胆管中有结石的病例，无论是否有肝外胆管结石或胆囊结石并存，均为肝内胆管结石。

肝内胆管结石主要是棕色胆色素结石。结石的诱因有多种，如胆道感染、肠道梗阻、胆道蛔虫、低蛋白饮食等。肝内胆管结石一旦形成，就会出现反复发作的急性化脓性胆管炎。

【临床表现】

1. 症状 可多年无症状或仅有上腹和胸背部胀痛不适。绝大多数患者以急性胆管炎就诊，主要表现为寒战、高热和腹痛，除合并肝外胆管结石或双侧肝胆管结石外、局限于某肝段、肝叶的可无黄疸。严重者出现急性梗阻性化脓性胆管炎、全身脓毒症或感染性休克。反复胆管炎可导致多发的肝脓肿；长期梗阻甚至导致肝硬化，表现为黄疸、腹水、门静脉高压和上消化道出血、肝衰竭。

2. 体征 可能仅可触及肿大或不对称的肝，肝区有压痛和叩击痛。有其他并发症则出现相应的体征。

【诊断】 对反复腹痛、寒战高热者应进行影像学检查。B超检查可显示肝内胆管结石及部位，根据肝胆管扩张部位可判断狭窄的位置。ERCP、MRCP均能直接观察到胆管内结石影、胆管狭窄及近端胆管扩张等。CT或MR也有助于诊断。

【治疗】 治疗肝内胆管结石的最终目的应是消除急性胆管炎的反复发作。用于治疗肝内胆管结石的手术方法可以归纳为三类，即胆总管切开探查取石引流术、肝部分切除术和肝胆管狭窄切开整形术。胆总管切开探查取石引流术是诊治肝内胆管结石的基本术式。局限于半肝、一叶或一段的肝内胆管结石，应首选肝部分切除术。由于病情不允许或技术条件限制等各种原因而不能接受肝部分切除术治疗的肝内胆管结石患者，需接受肝胆管狭窄整形术、大口径胆肠吻合术。胆道镜取石是处理术后肝内、外胆管残留结石的有效方法。

二十七、急性化脓性梗阻性胆管炎

急性化脓性胆管炎（acute obstructive suppurative cholangitis，AOSC），是急性胆管炎的严

重阶段，也称急性重症胆管炎。本病是在胆道梗阻的基础上发生的急性化脓性炎症，是一系列肝胆疾病的严重并发症，具有多样性、多层次病理过程，也是胆道疾病梗阻与感染向严重阶段发展的共同转归。本病起病急，变化快和病死率高，为胆道良性疾病死亡的首要病因。我国引起 AOSC 最常见的原因是肝内胆管结石，其次为胆道寄生虫和胆管狭窄。

【临床表现】 男女发病比例接近，青壮年多见。多数患者有较长胆道感染病史和急诊或择期胆道手术史。本病除有急性胆管炎的 Charcot 三联征（右上腹痛、发热和黄疸）外，还有休克、神经中枢系统受抑制表现，称为 Reynolds 五联征。

1. 症状 本病发病急骤，病情迅速发展。可分为肝外梗阻和肝内梗阻两种，肝外梗阻腹痛、寒战、高热、黄疸均较明显，肝内梗阻则主要表现为寒战、高热，可有腹痛，黄疸较轻。常伴有恶心、呕吐等消化道症状。神经系统症状主要表现为神情淡漠、嗜睡、神志不清，甚至昏迷；合并休克可表现为烦躁不安、谵妄等。

2. 体格检查 体温常呈弛张热或持续升高达 39 ~ 40℃ 以上，脉搏快而弱，血压降低。口唇发绀，指甲床青紫，全身皮肤可能有出血点和皮下瘀斑。剑突下或右上腹有压痛，或可有腹膜刺激征。常肝大并有压痛和叩击痛。肝外梗阻可触及肿大的胆囊。

【诊断】 根据典型的 Charcot 三联征及 Reynolds 五联征，AOSC 的诊断并不困难。但应注意到，即使不完全具备 Reynolds 五联征，临床也不能完全排除本病的可能。满足以下 6 项中之 2 项即可诊断：①精神症状；②脉搏 >120/min；③白细胞计数 >20×10⁹/L；④体温 >39℃ 或 <36℃；⑤胆汁为脓性或伴有胆道压力明显增高；⑥血培养阳性或内毒素升高。

【治疗】 治疗原则是立即解除胆道梗阻并引流。当胆管内压降低后，患者情况常常能暂时改善，有利于争取时间继续进一步治疗。

1. 非手术治疗 既是治疗手段，又可作为手术前准备。主要包括：①维持有效的输液通道，尽快恢复血容量；②联合应用足量抗感染药，应先选用针对革兰阴性杆菌及厌氧菌的抗感染药；③纠正水、电解质紊乱和酸碱失衡；④对症治疗如降温、使用维生素和支持治疗；⑤如经短时间治疗后患者仍不好转，应考虑应用血管活性药物以提高血压、肾上腺皮质激素保护细胞膜和对抗细菌毒素，应用抑制炎症反应药物，吸氧纠正低氧状态；⑥以上治疗后病情仍未改善，应在边抗休克的同时行紧急胆道引流治疗。

2. 紧急胆管减压引流 只有使胆管压力降低，才有可能中止胆汁或细菌向血液的反流，阻断病情的恶化。胆管减压主要为抢救患者生命，方法力求简单有效，包括：①胆总管切开减压、T 管引流。②经内镜鼻胆管引流术（ENBD），比手术创伤小，当胆管内压增高时，能有效地减压，并能根据需要持续放置 2 周或更长时间。但对高位胆管梗阻引起的胆管炎引流效果不肯定。③经皮肝穿刺胆管引流术（PTCD），操作简单，能及时减压，对较高位胆管或非结石性阻塞效果较好，但引流管容易脱落和被结石堵塞，且需注意凝血功能。

3. 后续治疗 急诊胆管减压引流一般不可能完全去除病因，如不做后续治疗，可能会反复发作。如患者一般情况恢复，宜在 1 ~ 3 个月后根据病因选择彻底的手术治疗。

二十八、腹股沟疝

腹股沟区是前外下腹壁一个三角形区域，其下界为腹股沟韧带，内界为腹直肌外侧缘，上界为髂前上棘至腹直肌外侧缘的一条水平线。腹股沟疝是指发生在这个区域的腹外疝。腹股沟疝分为斜疝和直疝两种。疝囊经过腹壁下动脉外侧的腹股沟管深环（内环）突出，向内、向下、向前斜行经过腹股沟管，再穿出腹股沟管浅环（皮下环），并可进入阴囊，称为腹股沟斜疝（indirect inguinal hernia）。疝囊经腹壁下动脉内侧的直疝三角区直接由后向前突出，不经过内环，也不进入阴囊，称为腹股沟直疝（direct inguinal hernia）。腹股沟斜疝是最多见的腹外疝。

【临床表现】　典型的腹股沟疝的临床表现是腹股沟区有一突出的肿块，站立或咳嗽时出现，平卧后消失。疝内容物回纳后用手指紧压腹股沟管深环，让患者起立并咳嗽，斜疝疝块并不出现，出现者即为直疝。难复性斜疝的主要特点是疝块不能完全回纳。嵌顿性疝临床上表现为疝块突然增大，并伴有明显疼痛，平卧或用手推送不能使疝块回纳，并有明显触痛。绞窄性疝的临床症状多较严重，可发生疝外被盖组织的急性炎症及肠袢坏死穿孔，严重者可出现脓毒症。直疝不进入阴囊，极少发生嵌顿。

【诊断】　腹股沟疝的诊断一般不难，主要是根据典型的临床表现，但需要与睾丸鞘膜积液、交通性鞘膜积液、隐睾等疾病做鉴别。

【治疗】　腹股沟疝如不及时处理，疝块可逐渐增大，终将加重腹壁的损坏而影响劳动力；斜疝又常可发生嵌顿或绞窄而威胁患者的生命。因此，除少数特殊情况外，腹股沟疝一般均应尽早施行手术治疗。

1. 非手术治疗　1 岁以下婴幼儿可暂不手术。因为婴幼儿腹肌可随躯体生长逐渐强壮，疝有自行消失的可能。可采用棉线束带或绷带压住腹股沟管深环，防止疝块突出并给发育中的腹肌以加强腹壁的机会。

2. 手术治疗　腹股沟疝最有效的治疗方法是手术治疗。①疝修补术：手术的基本原则是疝囊高位结扎，加强或修补腹股沟管管壁。手术方法包括加强或修补腹股沟管前壁，最常用 Ferguson 法；加强或修补腹股沟管后壁，常用 Bassini 法、Halsted 法、McVay 法和 Shouldice 法等。②无张力疝修补术：适用于巨大疝、复发疝、腹壁严重缺损者，采用人工合成材料填补缺损。③经腹腔镜疝修补术，手法方法有经腹膜前法（TAPA）、完全经腹膜外法（TEA）、经腹腔补片置入技术（IPOM）、单纯疝环缝合法。

二十九、急性胰腺炎

急性胰腺炎（acute pancreatitis），是多种病因导致胰酶在胰腺内被激活后引起胰腺组织自身消化、水肿、出血甚至坏死的炎症反应。临床以急性上腹痛、恶心、呕吐、发热和血胰酶增高等为特点。病变程度轻重不等，轻者以胰腺水肿为主，有自限性，数日可恢复，预后好称为急性水肿性胰腺炎，也称轻症急性胰腺炎（MAP）；少数患者病情严重，胰腺出血坏死，易继发感染、腹膜炎和休克等，病死率高达 5% ～ 10%，称为急性坏死性胰腺炎，也称重症急性胰腺炎（SAP）。本病可见于任何年龄，以青壮年居多。

急性胰腺炎的病因甚多，但多数与胆管疾病、大量饮酒和暴饮暴食有关。

1. 胆管疾病　为我国最常见的病因，约占所有病因的 50% 以上，胆石症、胆道感染或胆道蛔虫等均可引起急性胰腺炎，又称胆源性急性胰腺炎，其中胆石症最为常见。急性胰腺炎与胆管疾病关系密切，胆汁排出障碍、胆管内压力超过胰管内压力，造成胆汁逆流入胰管，引起急性胰腺炎。

2. 大量饮酒和暴饮暴食　酒精刺激胃酸分泌，胃酸刺激胰泌素与缩胆囊素分泌，进而胰液和胰酶分泌增加，胰腺分泌过度旺盛及十二指肠乳头水肿和 Oddi 括约肌痉挛，导致胰液引流受阻，胰管内压上升，引发急性胰腺炎。暴饮暴食使短时间内大量食糜进入十二指肠，引起乳头水肿和 Oddi 括约肌痉挛，同时刺激大量胰液与胆汁分泌，由于胰液和胆汁排泄不畅，导致急性胰腺炎发生。

3. 其他原因　胰管阻塞、手术与创伤、十二指肠乳头周围病变、感染、药物、内分泌与代谢障碍等。

【临床表现】　由于病变程度不同，患者的临床表现也有很大差异。

1. 症状　腹痛常在胆石症发作不久后或暴饮暴食后突然发生，多位于中上腹，常可放射至腰、背及左肩，腹痛剧烈而持续，可呈胀痛、绞痛或刀割样痛，镇痛药多无效；多数起病即有恶心、呕吐；多数患者有中度以上发热，合并胆管感染者常伴有寒战、高热；重症急性胰腺炎患者常有烦躁不安、皮肤苍白、湿冷等低血压和休克表现。

2. 体征　轻症急性胰腺炎患者腹部体征较轻，可有腹胀和肠鸣音减少，无肌紧张和反跳痛。重症胰腺炎患者腹部压痛明显，腹肌紧张，反跳痛，肠鸣音减弱或消失。少数患者因胰酶、坏死组织及出血沿腹膜间隙与肌层渗入腹壁下，致两侧胁腹部皮肤呈暗灰蓝色，称 Grey-Turner 征；可致脐周围皮肤青紫，称 Cullen 征。在胆总管或壶腹部结石、胰头炎性水肿压迫胆总管时，可出现黄疸。患者因低血钙引起手足搐搦者，为预后不佳表现。

【诊断】　根据典型的临床表现和检查，常可做出诊断。轻症的患者有剧烈而持续的上腹部疼痛，恶心、呕吐、轻度发热、上腹部压痛，但无腹肌紧张，同时有血清淀粉酶和（或）尿淀粉酶显著升高，排除其他急腹症者，即可以诊断。由于重症胰腺炎病程发展险恶且复杂，区别轻症与重症胰腺炎十分重要，因两者的临床预后截然不同。有以下表现应当按重症胰腺炎处置：①临床症状：烦躁不安、四肢厥冷、皮肤呈斑点状等休克症状；②体征：腹肌强直、腹膜刺激征，Grey-Turner 征或 Cullen 征；③实验室检查：血钙显著下降至 2mmol/L 以下，血糖>11.2mmol/L（无糖尿病史），血尿淀粉酶突然下降；④腹腔诊断性穿刺有高淀粉酶活性的腹水。

【治疗】

1. 治疗措施　大多数急性胰腺炎属于轻症急性胰腺炎，经 3～5 天积极治疗多可治愈。治疗措施：①禁食；②胃肠减压，适用于腹痛、腹胀、呕吐严重者；③补液、防治休克，积极补充血容量，维持水、电解质和酸碱平衡，改善微循环；④抑制胰液分泌，PPI 或 H_2 受体阻滞药，可间接抑制胰液分泌，多数认为生长抑素（如 Octreotide）及胰蛋白酶抑制药也有抑制胰腺分泌的作用；⑤营养支持，禁食期主要靠完全肠外营养（TPN），待病情稳定，肠功能恢复后可早期给予肠内营养，酌情恢复饮食；⑥抗感染药的应用，有感染证据时可经验性或针对性使用抗感染药；⑦中药治疗，额头基本控制后，经胃管注入中药，常用复方清胰汤加减。

2. 手术治疗　手术适应证：①急性腹膜炎不能排除其他急腹症时；②胰腺和胰周坏死组织继发感染；③伴胆总管下端梗阻或胆管感染者；④合并肠穿孔、大出血或胰腺假性囊肿。手术方式最常用的是坏死组织清除加引流术。

3. 胆源性胰腺炎的处理　手术目的是取出胆管结石，解除梗阻，畅通引流。仅有胆囊结石，且症状轻者，可在初次住院期间行胆囊切除；合并胆管结石，且病情较重或一般情况差，无法耐受手术者宜急诊或早期经纤维十二指肠镜行 Oddi 括约肌切开、取石及鼻胆管引流术。

三十、壶腹周围癌

壶腹周围癌（periampullary adenocarcinoma），主要包括壶腹癌、胆总管下端癌和十二指肠腺癌。壶腹周围癌的恶性程度明显低于胰头癌，手术切除率和 5 年生存率都明显高于胰头癌。壶腹周围癌的组织类型主要是腺癌，其次为乳头状癌、黏液癌等。淋巴结转移比胰头癌出现晚。远处转移多至肝。

【临床表现与诊断】 常见临床症状为黄疸、消瘦和腹痛，与胰头癌的临床表现易混淆。术前诊断包括化验及影像学检查方法，与胰头癌基本相同。壶腹周围癌 3 种类型之间也不易鉴别，ERCP 在诊断和鉴别诊断上有重要价值。

1. **壶腹癌** 黄疸出现早，可呈波动性，与肿瘤坏死脱落有关。常合并胆管感染类似胆总管结石。大便潜血可为阳性。ERCP 可见十二指肠乳头隆起的菜花样肿物。胆管与胰管于汇合处中断，其上方胆胰管扩张。

2. **胆总管下端癌** 恶性程度较高。胆管壁增厚或呈肿瘤样，致胆总管闭塞，黄疸出现早，进行性加重，出现陶土色大便。多无胆管感染。胰管末端受累时可伴胰管扩张。ERCP 胆管不显影或梗阻上方胆管扩张，其下端中断，胰管可显影正常。MRCP 也具有重要的诊断价值。

3. **十二指肠腺癌** 位于十二指肠乳头附近，来源于十二指肠黏膜上皮。胆管梗阻不完全，黄疸出现较晚，黄疸不深，进展较慢。由于肿瘤出血，大便潜血可为阳性，患者常有轻度贫血。肿瘤增大可致十二指肠梗阻。

【治疗】 行胰头十二指肠切除术（Whipple 手术）或保留幽门的胰头十二指肠切除术（PPPD），远期效果较好，5 年生存率可达 40% ~ 60%。队友高龄、已有肝转移、肿瘤已不能切除或合并明显心肺功能障碍不能耐受交大手术的患者，可行姑息性手术，如胆肠吻合术、胃空肠吻合术，以缓解胆管、十二指肠梗阻及疼痛。

三十一、药物性肝病

药物性肝病（drug induced liver disease，DILD），是指由药物或其代谢产物引起的肝损伤。药物性肝病约占所有药物不良反应的 6%，黄疸和急性肝炎住院患者的 2% ~ 5%，非病毒性肝炎的 20% ~ 50%，并且是引起暴发性肝衰竭的重要病因之一。它可发生于以往无肝病史的健康人，也可以发生在原有严重疾病的患者。随着新药的不断开发与应用，药物性肝病的发病率呈逐年上升趋势。据 WHO 统计药物性肝损伤已上升至全球死亡原因的第 5 位。

目前，已发现可造成肝不同程度损伤的药物有 1000 余种。国内多以抗结核药物和抗肿瘤药物引起者为主，也有以抗感染药为首的报道，中药制剂引起的肝损伤近年来也日益增多，并有致死的报告。

【临床表现】 药物性肝损伤几乎包括了所有类型的肝病，可以表现为肝细胞坏死、胆汁淤积、细胞内微脂滴沉积或慢性肝炎、肝硬化等。最多见的是类似急性黄疸型肝炎或胆汁淤积性肝病的表现。

【诊断】 符合以下诊断标准的①②③，或前 3 项中有 2 项符合，加上第 4 项，均可诊断为药物性肝病。①有与药物性肝损伤发病规律相一致的潜伏期，初次又要后出现肝损伤的潜伏期为 5 ~ 90 天(提示)，有特异质反应者可 <5 天，慢代谢药物导致肝损伤的潜伏期可 >90 天(可疑)，停药后出现肝细胞损伤的潜伏期 ≤ 15 天，出现胆汁淤积性肝损伤的潜伏期 ≤ 30 天；

②有停药后异常肝生化指标迅速恢复的临床过程；③能排除其他病因或疾病的肝损伤；④再次用药后迅速激发肝损伤，肝酶活性水平至少升高至正常范围上限的 2 倍以上。

【治疗】

1. **停用治病药物**　药物性肝病的治疗最关键的是停用和防止重新给予引起肝损伤的药物。

2. **早期清除和排泄体内药物**　是成功处理大多数药物性肝损伤的另一关键。服药 6 小时内可通过洗胃、导泻、吸附等消除胃肠内残留的药物，亦可采取血液透析、利尿等措施。

3. **一般治疗**　加强支持治疗，卧床休息，密切监测肝功能等指标，特别是监测急性肝衰竭和进展为慢性肝衰竭的征象。

4. **药物治疗**　可选择使用抗氧化药、保护性物质的前体、组织损伤发生过程的干预剂或膜损伤的修复药。

5. **药物引起急性肝功能衰竭的治疗原则**　基本同急性重型肝炎。

6. **其他**　人工肝支持治疗或肝移植。

（段红良）

第四章 泌尿与生殖系统疾病

第一节 肾小球肾炎

一、急性肾小球肾炎

急性肾小球肾炎，简称急性肾炎，又称为急性肾炎综合征，是指急性起病，临床以血尿、蛋白尿、高血压、水肿或伴短暂氮质血症为主要特征的一组综合征。多见于儿童及青少年，男性发病率高于女性，为（2～3）∶1。多数属于急性链球菌感染后肾炎。

【临床表现】

1. **前驱症状** 发病前 1～3 周多有呼吸道或皮肤感染史，如急性咽炎、扁桃体炎、猩红热、水痘、丹毒等，部分患者可无前驱症状。

2. **血尿** 约 40% 患者以肉眼血尿为首发症状，尿色呈洗肉水样，一般在数天内消失。

3. **水肿及少尿** 约 80% 患者以水肿为首发症状，多出现于面部、眼睑，可波及下肢，严重时有胸、腹水及心包积液。每日尿量少于 400ml，少尿与水肿同时出现。

4. **高血压** 血压自轻至中度增高，随尿量增多，血压逐渐趋于正常。少数患者可出现严重高血压，甚至高血压脑病。

5. **实验室检查**

（1）尿液检查包括 ①蛋白尿为本病的特点，尿蛋白含量不一，一般（1～3）g/24h，（尿蛋白定性＋～+++）；②镜下血尿；③尿比重多在 1.010～1.018。

（2）血液检查 急性肾小球肾炎时，因血液浓度被稀释，血红蛋白量稍降低、红细胞数稍减少，红细胞沉降率加快；白细胞数升高。70%～90% 的患者血清抗链球菌溶血素 O（ASO）滴度升高。急性肾小球肾炎伴肾功能不全时血尿素氮、血肌酐升高，采取利尿措施后，可恢复正常。

【诊断和鉴别诊断】 急性肾小球肾炎根据有前驱感染史、水肿、血尿，同时伴高血压和蛋白尿，诊断并不困难。急性期多有抗链球菌溶血素"0"效价增高，血清补体浓度下降，尿中 FDP（纤维蛋白降解产物）含量增高等更有助于诊断。对临床诊断困难者，必要时做肾活检确诊。

急性肾炎需与慢性肾小球肾炎急性发作、急性风湿病、过敏性紫癜肾炎或系统性红斑狼疮性肾炎等疾病鉴别。

【治疗】

1. **一般治疗** 急性性期应卧床休息、低盐饮食（每日 3g 以下）。肾功能正常者不需限制蛋白质的摄入，氮质血症者应限制蛋白质的摄入。

2. **抗感染治疗** 反复发作的慢性扁桃体炎，待病情稳定后（尿蛋白少于＋，尿沉渣红细胞少于 10 个 /Hp）应考虑做扁桃体摘除术。

3. **对症治疗**　包括利尿消肿、降血压，预防心脑合并症的发生。

4. **透析治疗**　发生急性肾衰竭有透析指征时，应及时给予透析治疗。

5. **中医治疗**　根据辨证可分别给予宣肺利尿，凉血解毒等方案进行治疗。

二、慢性肾小球肾炎

慢性肾小球肾炎，简称慢性肾炎，是有多种不同病因、不同病理类型的一组原发性肾小球疾病。临床特点为病程长，病情发展缓慢，有不同程度的水肿、蛋白尿、镜下血尿伴高血压和（或）氮质血症及进行性加重的肾损伤。

绝大多数慢性肾炎病因不清，起病即慢性。仅有少数是由急性肾炎发展所致，其发病机制多为免疫介导炎症。疾病过程中的高血压，长期存在，可导致肾小动脉狭窄、闭塞，加速肾小球硬化。

【临床表现】　慢性肾炎起病缓慢，可发生于任何年龄，但以青中年男性为主。

1. **起病方式**　有些患者开始无明显症状，仅于查体时发现蛋白尿或血压高。多数患者于起病后即有乏力、头痛、水肿、血压高、贫血等临床症候，少数患者起病急、水肿明显，尿中出现大量蛋白。

2. **高血压**　多为轻、中度，持续存在。

3. **尿的改变**　尿量多在1000ml/d以下，少数可出现少尿，常伴有水肿；肾小管功能损伤较明显者，尿量增多，并伴有夜尿多。

4. **实验室检查**

（1）尿常规：尿比重偏低，多在1.020以下。尿蛋白微量～+++不等。尿中常有红细胞及管型（颗粒管型、透明管型）。

（2）血液检查：常有轻、中度正色素性贫血，红细胞及血红蛋白成比例下降，红细胞沉降率增快，可有低蛋白血症，一般血清电解质无明显异常。

（3）肾功能检查：肾小球滤过率、内生肌酐清除率降低，血尿素氮及肌酐升高，肾功能分期多属代偿期或失代偿期。

【诊断和鉴别诊断】　根据临床表现，尿检查异常，不同程度水肿，高血压及肾功能异常，临床上诊断慢性肾炎多无困难。若要确定系何种肾小球疾病或何种病理类型，需做肾穿刺活组织检查。

慢性肾炎需与慢性肾盂肾炎、原发性高血压、继发于全身疾病的肾损伤如过敏性紫癜性肾炎、糖尿病肾病、痛风性肾病、多发性骨髓瘤、感染性心内膜炎等疾病鉴别。

【治疗】　防止肾功能进行性恶化、改善或缓解临床症状及防治严重合并症为主要目的。

1. **一般治疗**　防止感染，加强休息，避免强体力活动。

2. **水肿**　高血压或肾功能不全者，要限制钠的摄入量，适当控制饮水量，对有大量蛋白尿，患者应提高蛋白质摄入量。

3. **利尿药的应用**　轻度水肿不必给利尿药，中度以上水肿者可按病情选用噻嗪类药物，保钾利尿药（安体舒通、氨苯蝶啶）或呋塞米，可单独或联合应用，剂量宜由小到大，逐渐消肿以防止电解质紊乱。

4. **降血压**　力争把血压控制在理想水平：蛋白尿≥1g/L，血压控制在125/75mmHg以下；蛋白尿<1g/L，血压控制在130/80mmHg以下。

5. **其他** 应用抗凝疗法及抗氧化剂。

6. **中医中药治疗** 可选用下列中草药或方剂治疗，如金钱草、板蓝根、败酱草、蒲公英、当归、丹参、桃仁、红花等，具有清热解毒、消肿利尿、活血化瘀等功效。

第二节　肾病综合征

肾病综合征是由多种病因引起的以大量蛋白尿、低蛋白血症、水肿、高脂血症为其临床特点的一组症候群。

发病机制尚未明确，与免疫因素有关，可分为原发性与继发性肾病综合征。原发性肾病综合征病因及发病机制尚未清楚。继发性肾病综合征可由过敏性紫癜、乙型肝炎、系统性红斑狼疮、糖尿病等其他系统疾病所致。

【临床表现】

1. **蛋白尿** 肾小球滤过膜受损时，肾小球滤过膜对血浆蛋白（以清蛋白为主）的通透性增加，致使原尿中的蛋白含量增多，当超过近曲小管回吸收量时，尿蛋白量 > 3.5g/24h，形成大量蛋白尿。大量蛋白尿是诊断本征最主要条件。

2. **低蛋白血症** 主要是血浆白蛋白下降，其程度与蛋白尿的程度有明显关系，一般血浆白蛋白 < 30g/L，多数为 15 ~ 26g/L。

3. **全身水肿** 水肿以面部、下肢、阴囊部最明显，严重时可伴胸水、腹水及心包积液。

4. **高脂血症** 血中三酰甘油明显增高，有高胆固醇血症，多在 3g/L 以上。

5. **消化道症状** 常有不思饮食、恶心、呕吐、腹胀等消化道功能紊乱症状。

6. **高血压** 有水、钠潴留，血容量增多，可出现一时性高血压。

7. **实验室及其他检查**

（1）尿常规中除有大量蛋白外，可有透明管型或颗粒管型，有时也可有脂肪管型。

（2）血液检查除血浆总蛋白降低外，白／球蛋白比例倒置，血胆固醇Ⅰ型增高，Ⅱ型可不增高。血沉增速。

（3）肾活体组织检查可通过超微结构及免疫病理学观察，以提供组织形态学依据。

【诊断和鉴别诊断】 根据大量蛋白尿（> 3.5g/24h）、低蛋白血症（< 30g/L）、水肿、高脂血症，而又能排除继发性肾病综合征和遗传性疾病，才可诊断为原发性肾病综合征。最好进行肾活检做出病理诊断。

需与过敏性紫癜性肾炎、糖尿病性肾病、系统性红斑狼疮性肾炎等疾病鉴别。

【治疗】

1. **一般治疗** 有严重水肿及低蛋白血症者应卧床休息，低盐饮食，控制入水量；并给予正常优质蛋白饮食。

2. **利尿消肿** 对肾上腺皮质激素效应差、水肿不能消退或尿量减少者，可给双氢克尿塞25mg，每日 3 次，加安体舒通 20mg，每日 3 次；效果不显时改用呋塞米或利尿酸钠同时加用保钾利尿药。

3. **糖皮质激素** 常用激素有泼尼松、泼尼松龙、氟氢泼尼松龙、地塞米松等。

4. **免疫抑制剂** 常用药物有氮芥、环磷酰胺、苯丁酸氮芥、硫唑嘌呤。

5. **联合疗法**　对难治性原发性肾病综合征治疗，目前多采用联合疗法，即肾上腺皮质激素、环磷酰胺、肝素、潘生丁四联疗法。

6. **中医中药治疗**　肾病综合征患者多被辨证为脾肾阳虚，可给予健脾温肾的方剂治疗。

第三节　尿路感染

尿路感染，简称尿感，是病原微生物直接侵袭尿路而引起的非特异性感染，可分为上尿路感染和下尿路感染。好发于女性，男女之比为 1：10，其中育龄妇女发病率最高。

肾盂肾炎则称为上尿路感染，尿道炎和膀胱炎合称为下尿路感染。上尿路感染一般都伴有下尿路感染，下尿路感染可单独存在，由于临床上二者不易分开，常统称为尿路感染。

1. **致病菌**　泌尿系统感染的致病菌以肠道细菌为最多，大肠分枝杆菌感染占 60% ~ 80%，其次为副大肠埃希菌、变形杆菌、葡萄球菌、粪链球菌及铜绿假单胞杆菌感染。

2. **感染途径**

（1）上行感染：上行感染为泌尿系统感染最常见的感染途径。当机体抵抗力下降或尿路黏膜损伤时，细菌由尿道外口、膀胱、输尿管逆流上行到达肾盂，引起肾盂肾炎后，再经肾盏、肾乳头侵犯肾小管间质。致病菌多为大肠分枝杆菌。

（2）血行感染：泌尿系统血行感染较少见。在机体免疫功能减退或某些促发因素下，体内存在感染病灶（如扁桃体炎、鼻窦炎、龋齿或皮肤感染）或败血症时，细菌侵入血液循环到达肾而引起肾盂肾炎。

（3）淋巴管感染：下腹部和盆腔器官的淋巴管与肾的淋巴管有多数的交通支，结肠肝曲与各肾之间有淋巴管沟通，当盆腔感染或结肠有病变时，细菌可沿淋巴道感染肾。

（4）直接感染：外伤或肾周器官发生感染时，该处细菌偶可直接侵入肾引起感染。

【临床表现】

1. **膀胱炎和尿道炎**　急性出血性膀胱炎表现为突然发作的肉眼血尿和较重的尿路刺激症状，每日排尿可达数十次，排尿终末时下腹疼痛严重、发热等全身中毒症状轻微。

2. **急性肾盂肾炎**　起病大多数急骤、常有寒战或畏寒、高热、体温可达 39℃ 以上，全身不适、头痛、乏力、食欲缺乏，有时恶心或呕吐等。体格检查有上输尿管（腹直肌外缘平脐处）或肋腰点（腰大肌外缘与第 12 肋骨交叉处）压痛，肾区叩击痛。

3. **实验室及其他检查**

（1）尿常规：白细胞尿（每高倍视野 ≥ 5 个白细胞）为其特征性改变，如发现白细胞管型，有助于肾盂肾炎的诊断。

（2）尿细胞培养及菌落计数是确诊的重要指标。目前多采用新鲜清洁中段尿培养法，尿细菌培养阳性，菌落计数 ≥ 10^5/ml，即有诊断价值。

（3）尿沉渣抗体包裹细菌检查，阳性时有助诊断，膀胱炎为阳性，有鉴别诊断价值。

【诊断和鉴别诊断】　凡是有真性菌尿者，都可诊断为尿路感染。真性菌尿只表明有尿感存在，但感染在上尿路还是下尿路，则需做定位诊断。

【治疗】

1. **一般治疗**　急性期有高热者应卧床休息，鼓励多饮水以增加尿量，促使细菌及炎性渗出物迅速排出。

2. **病因治疗** 对于有尿路梗阻及感染原因（如尿路结石、膀胱颈梗阻、盆腔感染等）者，应及时排除并针对病因治疗。

3. **急性膀胱炎的治疗** 可根据致病菌选用复方新诺明 6 片顿服或氧氟沙星 0.6g 顿服。

4. **急性肾盂肾炎的治疗** 应根据细菌培养及药敏结果，针对性用药。常选用抗革兰氏阴性杆菌药物，如复方新诺明或呋喃妥因等。

第四节　慢性肾衰竭

慢性肾衰竭，简称慢肾衰，是多种原因引起肾损伤和进行性恶化的结果，表现为肾功能减退和氮质代谢产物潴留，水、电解质及酸碱平衡失调，肾实质已严重毁损，致使内分泌紊乱等所表现的一种临床症候群。根据肾功能损伤的程度可分为以下 4 期（表 4-4-1）。

表 4-4-1　慢性肾衰竭分期

分期 SCr（μmol/L）	CFR（ml/min）	BUN（mmol/L）
代偿期	>50	<9
<178		
失代偿期（氮质血症期）	25~50	9~20
178~445		
肾衰竭期	<25	20~28
451~707		
尿毒症期	<10	>28.6
>707		

主要病因：①各型原发性肾小球肾炎，如膜增殖性肾炎、急进性肾炎、膜性肾炎、局灶性肾小球硬化症等；②继发于全身性疾病，如高血压及动脉硬化、系统性红斑狼疮、过敏性紫癜肾炎、糖尿病、痛风等；③慢性肾感染性疾病，如慢性肾盂肾炎；④慢性尿路梗阻，如肾结石、双侧输尿管结石、尿路狭窄、前列腺肥大、肿瘤等；⑤先天性肾疾患，如多囊肾、遗传性肾炎及各种先天性肾小管功能障碍等。

【临床表现】

1. **胃肠道表现** 食欲缺乏是慢肾衰常见的最早期表现，多有厌食、恶心、呕吐、腹泻、舌炎、口有尿臭味、口腔糜烂、消化道出血等。

2. **精神神经系统表现** 精神萎靡不振、疲乏、头晕、头痛、记忆力减退、失眠、四肢麻木、手足灼痛、嗅觉异常、神经性耳聋、咽部及舌部肌肉无力、排尿困难、尿潴留等。晚期出现嗜睡、烦躁、谵语、肌肉颤动，甚至抽搐、昏迷。

3. **心血管系统表现** 常有高血压、心肌损伤、冠心病、心力衰竭、心律失常。

4. **血液系统表现** 严重贫血为主要症状，晚期患者多有出血倾向，常伴有皮下瘀斑、鼻出血、牙龈出血，甚或发生呕血、便血、血尿。

5. **呼吸系统表现** 呼出的气体有尿味，容易患支气管炎、肺炎、胸膜炎。

6. **皮肤表现** 皮肤瘙痒是常见症状。尿毒症患者面部肤色常较深并萎黄，轻度水肿感。

7. **电解质平衡紊乱** 如低钠血症和钠潴留、高钾血症、低钙血症和高磷血症。

8. **代谢性酸中毒** 尿毒症患者都有轻重不等的代谢性酸中毒，二氧化碳结合力 < 13.5mmol/L，则可有较明显症状，如呼吸深长、食欲缺乏、呕吐、无力，严重者可昏迷、血压下降。

9. **骨骼系统表现** 可出现肾性骨病，包括纤维性骨炎、肾性骨软化症、骨质疏松、肾性骨硬化症及转移性钙化等。

10. **实验室及其他检查**

（1）血液检查：①血肌酐、尿素氮增高；②血红蛋白一般在 80g/L 以下，终末期可降至 20 ~ 30g/L，可伴有血小板降低或白细胞偏高；③动脉血气分析，晚期常有 pH 值下降、AB、SB 及 BE 均降低，$PaCO_2$ 呈代偿性降低；④血浆蛋白可正常或降低。

（2）尿液检查：①尿常规改变，可有蛋白尿、红细胞、白细胞或管型；②尿比重多在 1.018 以下，尿毒症时为 1.010 ~ 1.012，夜间尿量多于日间尿量。

（3）肾功能测定：①肾小球滤过率、内生肌酐清除率降低；②酚红排泄试验及尿浓缩稀释试验均减退。

【**诊断**】 根据慢性肾病史、临床表现及尿、血生化检查结果即可确诊。

【**治疗**】

1. 积极治疗原发病。

2. **治疗慢性肾衰竭**

（1）饮食疗法：一般采用低蛋白、低钠、低磷饮食。

（2）口服或静脉点滴必需氨基酸液。

（3）控制全身性高血压：首选血管紧张素转化酶抑制药或血管紧张素 II 受体拮抗药。血肌酐 > 350μmol/L 者，可能会引起肾功能急剧恶化，故应谨慎使用。

（4）中药：在西医治疗基础上，进行辨证论治地加用中药，方剂中均加入大黄 9 ~ 12g，每日 1 剂，水煎服，务使患者每日排便 2 次为宜，促进粪氮排出增加。

3. **纠正水、电解质平衡失调**

（1）水、钠平衡失调：无水肿不需禁盐，低盐即可。水肿较重者限制盐、水摄入外，可用呋塞米 20mg 静脉注射，每日 3 次。

（2）高钾血症：如果血钾 > 6.5mmol/L，出现心电图高钾表现，甚至肌无力，必须紧急缓慢静脉注射 10% 葡萄糖酸钙 20ml；继之静脉注射 5% 碳酸氢钠 100ml，5 分钟注射完；然后用 50% 葡萄糖 50 ~ 100ml 加普通胰岛素 6 ~ 12U 静脉注射。经上述处理后，立即做透析。

（3）低钙血症和高磷血症：当发生低钙搐搦时，应静脉注射 10% 葡萄糖酸钙 10 ~ 20ml，加以纠正。口服氢氧化铝凝胶可抑制磷从肠道吸收使血磷降低。

（4）代谢性酸中毒：如酸中毒不严重，可口服碳酸氢钠 1 ~ 2g，每日 3 次。二氧化碳结合力低于 13.5mmol/L，发生深快呼吸时，应静脉补 5% 碳酸氢钠 0.5ml/kg。

4. **对症处理** 有高血压者，应限制钠盐摄入，并适当给予降压药物，控制高血压。伴有严重贫血者应补充铁剂，有条件输少量鲜血。

5. **透析疗法** 当血肌酐高于 707μmol/L，且患者开始出现尿毒症症状时，应透析治疗。

6. **肾移植** 尿毒症患者可进行异体的健康肾移植术。

第五节 泌尿系统结石

一、上尿路结石

肾是大多数泌尿系统结石的原发部位，结石位于肾盏或肾盂中，输尿管结石多由肾移行而来，肾和输尿管结石单侧为多，双侧同时发生者约占 10%。

【临床表现】 主要症状是与活动有关的疼痛和血尿。

1. **疼痛** 大部分患者活动后出现腰痛或腹部疼痛。

2. **血尿** 由于结石直接损伤肾和输尿管的黏膜，常在剧痛后出现镜下血尿或肉眼血尿。

3. **感染** 肾和输尿管结石并发感染时，可有尿频、尿急等症状。

4. **其他** 结石梗阻可引起肾积水，检查时能触到肿大的肾。

【诊断和鉴别诊断】

1. **病史和体检** 病史中多有典型的疼痛和血尿。查体可发现患侧肾区有叩击痛，并发感染、积水时叩击痛更为明显。

2. **实验室检查** 尿液常规检查可见红细胞、白细胞或结晶。合并感染时尿中出现较多的脓细胞，尿细菌学培养常为阳性。并发急性感染及感染较重时，血常规检查可见白细胞总数及嗜中性粒细胞升高。

3. **X 线检查** X 线检查是诊断肾及输尿管结石的重要方法，约 95% 以上的尿路结石可在 X 线平片上显影。侧位片上尿路结石位于椎体前缘之后，腹腔内钙化阴影位于椎体之前。辅以排泄性尿路造影，可确定结石的部位、肾结构和功能改变（图 4-5-1）。

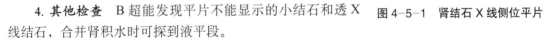

阴影在脊椎前缘之后

4. **其他检查** B 超能发现平片不能显示的小结石和透 X 线结石，合并肾积水时可探到液平段。

图 4-5-1 肾结石 X 线侧位平片

【治疗】

1. **肾绞痛的处理** 常用药物为哌替啶及阿托品，用阿托品 0.5mg 及哌替啶 50 ～ 100mg 肌内注射、静脉点滴，应用钙通道阻滞药、吲哚美辛、黄体酮等，均能有效缓解肾绞痛。

2. **非手术疗法** 非手术疗法一般适合于结石直径 <0.6cm、周边光滑、无明显尿路梗阻及感染者，纯尿酸及胱氨酸结石，可先采用非手术疗法。

（1）大量饮水：保持每日尿量在 2000ml 以上。

（2）饮食调节：含钙结石应限制含钙、草酸成分丰富的食物，避免高动物蛋白，高糖和高动物脂肪饮食。

（3）控制感染：根据细菌培养和药敏试验选用抗感染药。

（4）调节尿液 pH 值：碱化尿液对尿酸、胱氨酸结石有一定作用。

（5）中药治疗：常用药物有金钱草、海金沙、瞿麦、扁蓄、车前子、木通、滑石、鸡内金、石韦等随症状加减。

（6）经常做跳跃活动及拍击活动，有利于结石的排出。

3. **体外冲击波碎石** 大多数上尿路结石均适用此法，最适用于＜2.5cm的结石。但远端尿路梗阻、妊娠、出血性疾病、严重心脑血管病、安置心脏起搏器者、血肌酐≥265μmol/L、急性尿路感染、育龄期妇女下段输尿管结石不宜使用。

4. **手术疗法** 根据结石大小、形状和部位不同，常用有肾盂或肾窦切开取石术、肾实质切开取石术、肾部分切除术、肾切除术、输尿管切开取石术等手术方式。

二、膀胱结石

膀胱结石多在膀胱内形成，少数自上尿路移行而来。膀胱结石有地区性，多见于10岁以下的男孩，与营养有关。

【临床表现】 主要表现为尿路刺激症状，如尿频、尿急和终末性排尿疼痛，尿流突然中断伴剧烈疼痛且放射至会阴部或阴茎头，改变体位后又能继续排尿或重复出现尿流中断。

【诊断】 根据典型病史和症状，结合辅助检查可确诊。肛门指诊能扪及较大结石。膀胱区摄X线平片多能显示结石阴影，B超检查可探及膀胱内结石声影，膀胱镜检查可以确定有无结石、结石大小、形状、数目。

【治疗】 小的结石可经尿道自行排出，较大结石不能自行排出者可行膀胱内碎石术。较大结石可行耻骨上膀胱切开取石术，对合并有膀胱感染者，应同时积极治疗炎症。

三、尿道结石

尿道结石绝大多数来自膀胱和肾的结石，少数原发于尿道内的结石则常继发于尿道狭窄或尿道憩室。

【临床表现】 典型表现为急性尿潴留伴会阴部剧痛，亦可表现为排尿困难、点滴状排尿及尿痛。

【诊断】 后尿道结石可经直肠指检触及，前尿道结石可直接沿尿道体表处扪及。X线平片和B超可明确结石部位、大小及数目。尿道造影更能明确结石与尿道的关系。

【治疗】 前尿道结石可在麻醉下于结石近侧压紧尿道，从尿道外口注入石蜡油，用钩针钩取，如不能取出，用金属探条将结石推回到尿道球部，行尿道切开取石。

后尿道结石需在麻醉下用金属探条将结石推回膀胱，再按膀胱结石处理。

第六节　前列腺增生症

前列腺增生症是一种老年男性的常见病，随着年龄增长其发病率递增，35岁以上男性前列腺有不同程度的增生，50岁以后才出现症状。前列腺增生常发生在两侧叶及中叶，前叶很少发生，后叶从不发生。

【临床表现】

1. **尿频、尿急** 早期最常见的症状是尿频，且逐渐加重，尤其是夜尿次数增多。

2. **进行性排尿困难** 是前列腺增生最重要的症状。

3. **尿失禁** 当膀胱内积存大量残余尿时，由于膀胱过度膨胀，膀胱内压力增高至超过尿道阻力后尿液可随时自行溢出，称充盈性尿失禁。

4. **急性尿潴留**　在排尿困难的基础上，如有受凉、饮酒、劳累等诱因而引起腺体及膀胱颈部充血水肿时，即可发生急性尿潴留。

5. **其他症状**　前列腺增生合并感染时，亦可有尿频、尿急、尿痛等膀胱炎现象。

【诊断】

1. **病史和体检**　凡50岁以上男性有进行性排尿困难，须考虑有前列腺增生可能。体检：排尿后直肠指诊可触到增大的前列腺表面光滑、质韧、有弹性，中间沟消失或隆起。

2. **B型超声检查**　前列腺增生时前列腺明显增大，前后径增大较横径更显著。

3. **血清前列腺特异抗原（PSA）测定**　在前列腺体积较大，有结节或较硬时，应测定血清PSA，以排除合并前列腺癌的可能性。

【治疗】

1. **药物治疗**

（1）应用5α-还原酶抑制药：通过抑制5α-还原酶的活性，减少前列腺内双氢睾酮的含量，使前列腺腺体缩小，症状缓解至少需要3～6个月，但停药后可复发。

（2）α肾上腺素能受体阻滞药：临床应用α肾上腺素能受体阻滞药减小前列腺和尿道平滑肌的张力，治疗早期前列腺增生症，疗效满意。常用的有特拉唑嗪、阿夫唑嗪、坦索罗辛等。

2. **手术治疗**　前列腺摘除术是治疗前列腺增生症的根治方法，适用于尿路梗阻明显，一般情况较好，心、肺、肝、肾功能无严重障碍的患者。

3. **其他疗法**　①激光治疗；②经尿道气囊高压扩张术；③经尿道高温治疗；④体外高强度聚焦超声。

第七节　鞘膜积液

正常睾丸鞘膜囊内有少量液体（2～3ml），供滑润、保护睾丸用。如果液体过多即为鞘膜积液。根据发生原因可分为原发性鞘膜积液和继发性鞘膜积液。根据鞘状突在不同部位闭合不全，可形成多种类型的鞘膜积液（图4-7-1）。

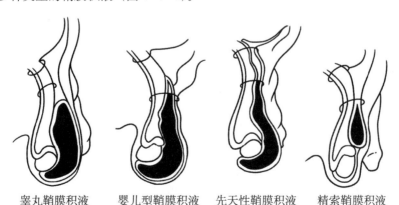

睾丸鞘膜积液　婴儿型鞘膜积液　先天性鞘膜积液　精索鞘膜积液

图4-7-1　各类鞘膜积液

1. **睾丸鞘膜积液**　积水在睾丸鞘膜囊内，这是成人中最常见的一种类型。

2. **婴儿型鞘膜积液**　也称精索、睾丸鞘膜积液，多见于婴儿期。精索部鞘状突在内环处闭合，闭合处以下之鞘状突成为一个梨形囊，但不与腹腔相通。

3. 交通性鞘膜积液 也称先天性鞘膜积液，是幼儿中最常见的一种类型。鞘状突完全未闭合、鞘膜囊与腹腔相通。平卧时鞘膜囊内液体可流入腹腔，站立时腹腔内液体又可流入鞘膜囊内，鞘膜囊时大时小。

4. 精索鞘膜积液 精索部鞘状突本身并未闭合，仍留有一囊，位于阴囊上方或腹股沟管内，不与腹腔及睾丸鞘膜囊相通。

【临床表现】 鞘膜积液的主要表现是局部包块、逐渐长大，可有坠痛、胀痛、牵扯痛。积液过多、包块过大者可引起阴茎内缩。

【诊断和鉴别诊断】 根据病史和典型临床表现，诊断比较容易。鞘膜积液应与睾丸肿瘤和腹股沟斜疝相鉴别。睾丸肿瘤为实质性肿块，质地坚硬，患侧睾丸有沉重感，透光试验阴性。腹股沟斜疝的阴囊肿大，有时可见肠型、闻及肠鸣音，疝内容物可以还纳或过去有还纳史，咳嗽有冲击感，透光试验阴性。

【治疗】

1. 婴儿期各种鞘膜积水均有自愈的机会，所以，2 岁以内不需手术。

2. 手术治疗 睾丸鞘膜积液、婴儿型鞘膜积液、精索鞘膜积液可用鞘膜翻转术或鞘膜大部切除术。交通性鞘膜积液经腹股沟切口，近内环处结扎腹膜鞘状突并将远端鞘膜囊翻转或切除。

第八节 肾结核

肾结核多发生在 20 ~ 40 岁青壮年，约占 70%。男性较女性为多，约为 2 ：1。约占 90% 的肾结核为单侧性。肾结核绝大多数起源于肺结核，少数起源于骨、关节结核或消化道结核。原发病灶的结核杆菌经过血行进入肾，主要在肾小球的毛细血管丛中发展成为结核病，在双侧肾皮质形成多发性微结核病灶，如患者免疫状况良好，可全部愈合，不引起症状也不易被发现。肾皮质结核患者免疫能力较低，病灶不愈合则发展为肾髓质结核，即临床结核，多数为单侧病变。

【临床表现】 肾结核的临床表现取决于肾病变范围及输尿管膀胱继发结核的严重程度。在早期往往无明显症状，只在尿液检查时可发现异常，如尿液酸性、含少量蛋白，有红细胞、白细胞、结核杆菌。

1. 尿频、尿急和尿痛 75% ~ 85% 的患者有此症状。肾结核的尿频的症状具有发生最早、进行性加重和消退最晚的特点。晚期膀胱挛缩、容量很少，每日排尿次数可达数十次，甚至呈尿失禁现象。在尿失禁的同时有尿急、尿痛症状。

2. 血尿和脓尿 较为常见，有 60% ~ 70% 的患者可出现血尿。血尿可为肉眼或显微镜下血尿，常与尿频症状并发，多为终末血尿，多由膀胱结核所致。

3. 肾区疼痛和肿块 肾结核一般无明显腰痛。患侧腰痛和肿块常在晚期形成结核性脓肾或病变延及肾周围时出现。并发对侧肾积水时可出现对侧腰痛。

4. 全身症状 多不明显。晚期肾结核或合并其他器官活动性结核时可出现低热、盗汗、消瘦及贫血等结核中毒症状。

【实验室与其他检查】

1. **尿液检查**　尿常规为酸性，有少量蛋白及红细胞、白细胞。24 小时尿结核杆菌检查是诊断肾结核的重要方法。尿中确实查到结核杆菌对诊断肾结核有决定性意义。

2. **膀胱镜检查**　可见膀胱黏膜充血、水肿、结核结节及溃疡等，以三角区及患侧输尿管口附近为明显。晚期膀胱结核使整个膀胱充血、水肿。

3. **X 线检查**　肾结核有钙化时可在尿路平片上显示斑点状钙化或全肾钙化阴影。肾结核有尿路造影上的表现为早期肾盏边缘呈鼠咬状。病变进展即可出现肾皮质脓肿和空洞形成，表现为不规则的造影剂充填区（图 4-8-1）。

4. **B 型超声检查**　早期无异常发现。肾组织明显破坏时，多出现异常波型并伴有肾体积增大。结核性脓肾则在肾区出现液平段。

【诊断】　凡有尿频、尿急、尿痛等膀胱刺激症状，都应考虑肾结核的可能性。

【治疗】　肾结核是全身结核病的一部分，故在治疗上必须既重视全身治疗，又注意局部治疗才能取得满意的效果。

1. **抗结核药物治疗**　单纯药物治疗的基本条件为病肾功能尚好和尿液引流无梗阻。常用的抗结核药物为利福平、异烟肼、乙胺丁醇、吡嗪酰胺及链霉素等。

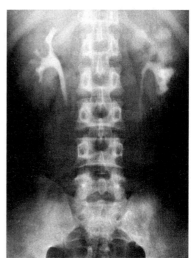

图 4-8-1　左肾结核

2. **手术治疗**　手术治疗前后均需配合抗结核药物治疗，手术前用药不少于 2 周。肾结核的手术治疗包括肾切除术、肾部分切除术和肾病灶清除术。

第九节　泌尿系统肿瘤

一、肾癌

肾癌为源于肾实质的恶性肿瘤，又称肾细胞癌，占肾肿瘤总数的 75% ~ 80%，发病年龄多在 50 ~ 60 岁，男多于女，约为 2 ∶ 1，两侧肾发病无明显差异，同时发病者少见。

肾癌生长迅速，早期即可突破肾包膜而直接侵犯肾周围组织或向肾盂、肾盏内压迫以致破溃，出现肉眼血尿。肾癌的转移主要是通过血液和淋巴转移，肿瘤可直接扩展至肾静脉、腔静脉形成癌栓，亦可转移至肺、脑、骨、肝等。淋巴转移最先到肾蒂淋巴结。

【临床表现】

1. **血尿**　无痛性全程肉眼血尿常是患者就诊的初发症状，常无任何诱因，也不伴有其他排尿症状。数次血尿后，常自行停止，再次发作后，病情逐渐加重。

2. **肿块**　肿瘤长大后，可在肋缘下触及包块，包块较硬，表面不平，如肿瘤和周围组织粘连则因固定不随呼吸上下活动，双手合诊时，肾肿块触诊更为清晰。

3. **疼痛**　肾癌早期，常无任何疼痛不适，病变晚期则可由于肿瘤包块压迫肾包膜或牵拉肾蒂而引起腰部酸胀坠痛，出血严重时偶可因血块梗阻输尿管引起肾绞痛。

4. 其他 同侧阴囊内可伴精索静脉曲张，癌栓侵及下腔静脉时可出现下肢水肿，病灶远处转移患者，可出现转移病灶的症状，如肺转移可出现咳嗽、咯血，骨骼转移可出现病理性骨折等。晚期患者常出现明显消瘦、贫血、低热、食欲缺乏等恶病质表现。

【诊断】 肾癌典型的临床表现是血尿、包块和腰痛，对 40 岁以上的患者，出现以上任何一个症状都应引起高度重视，尤其是间歇性无痛性肉眼血尿往往是肾癌的首发症状。

常用辅助检查方法如下。

1. B 型超声检查 能检出直径 1cm 以上的肿瘤，且使用方法无创伤性，能重复检查，能准确地分辨囊性病变抑或是实性占位性病变。

2. CT 扫描 CT 扫描不仅能正确分辨病变性质是囊性还是实性外，它尚能通过测定病变组织的密度进行诊断。

3. 静脉肾盂造影 通过排泄性尿路造影，不但能看到肾癌引起的肾盂肾盏受压情况，如龙爪样畸形、花瓣状变形、缺损不显影等，而且能了解对侧肾功能情况。

【治疗】

1. 手术治疗 肾癌一经确诊，应尽早行患肾切除。

2. 放疗及化疗 肾癌的放化疗治疗效果不好。

3. 免疫治疗 卡介苗、转移因子、免疫 RNA、干扰素、白介素等对预防复发或缓解病情发展有一定用处。

二、膀胱癌

膀胱癌较常见，占所有恶性肿瘤的 20% 左右，在我国发病率居泌尿系肿瘤首位。本病男多于女，约为 4：1，发病年龄多在 50 ～ 70 岁，且随年龄增大发病率增加。

膀胱癌病因复杂，发病原因尚不完全清楚。

膀胱癌的组织类型 上皮性肿瘤占 95% 以上，鳞癌和腺癌各占 2% ～ 3%。肿瘤最多分布在膀胱侧壁及后壁，其次为三角区和顶部，其发生可为多灶性，以浅表的乳头状肿瘤最为常见。膀胱癌的扩散主要是向深部浸润，继而发生远处转移。转移途径以髂淋巴结、腹主动脉淋巴结为主，晚期少数患者可经血流转移至肺、骨、肝等器官。

【临床表现】

1. 血尿 绝大多数膀胱肿瘤患者的首发症状呈间歇性、无痛性血尿。一般为全程血尿，终末加重。

2. 膀胱刺激症状 肿瘤坏死、溃疡、合并炎症及形成感染时，患者可出现尿频、尿急、尿痛等膀胱刺激症状。

3. 其他 当肿瘤浸润达肌层时，可出现疼痛症状，肿瘤较大影响膀胱容量或肿瘤发生在膀胱颈部，可引起排尿困难甚至尿潴留。晚期膀胱肿瘤患者有贫血、水肿、下腹部肿块等症状，盆腔淋巴结转移可引起腰骶部疼痛和下肢水肿。

【诊断】 成年人尤其年龄在 40 岁以上、出现间歇性、无痛性肉眼血尿，特别是终末血尿者，都应想到泌尿系肿瘤，而首先应考虑膀胱癌的可能。

1. 尿液脱落细胞检查 可查见肿瘤细胞，该检查方法简便，可做血尿患者的初步筛选。

2. 膀胱镜检查 对本病临床诊断具有决定性意义。可直接看到肿瘤生长的部位、大小、数目，并可根据肿瘤表面形态，初步估计其恶性程度，并进行活检以明确诊断。

3. 影像学检查　膀胱 X 线造影检查可见充盈缺损，浸润的膀胱壁僵硬不整齐。B 超、CT 扫描、静脉肾盂造影等对全面了解本病及排除上尿路有无肿瘤等都有一定价值。

【治疗】　膀胱肿瘤治疗以手术治疗为主。手术治疗分为经尿道手术、膀胱切开切除肿瘤、膀胱部分切除、膀胱全切除等手术。根据肿瘤的病理并结合肿瘤生长部位、患者全身情况等选择适当的手术方式。

第十节　功能失调性子宫出血

功能失调性子宫出血，简称功血，是指异常的子宫出血，是由于神经内分泌系统功能失调所致。常表现为月经周期不规律、经量过多、经期延长或不规则出血。根据排卵与否，通常将功血分为无排卵型及排卵型两大类，前者最为多见，占 80%～90%，主要发生在青春期及更年期，后者多见于生育期妇女。

一、无排卵型功血

【分类】

1. 无排卵型功血　任何内外因素干扰了性腺轴的正常调节，均可导致功血，如精神紧张、过度劳累、气候骤变或全身性疾病等。

2. 青春期功血　是因青春期下丘脑和垂体的调节功能未臻成熟，垂体分泌卵泡刺激素（FSH）呈持续低水平，黄体生成素（LH）无高峰形成。

3. 更年期功血　主要因卵巢功能衰退。卵泡对垂体促性腺激素的反应力低下，雌激素分泌量锐减，对垂体的负反馈变弱，垂体分泌 FSH 及 LH 增高，缺乏 LH 中期高峰，不能排卵，子宫内膜发生增生过长而引起无排卵型功血。

【临床表现】　临床最常见的症状是子宫不规则出血，特点是月经周期紊乱，经期长短不一，出血量时多时少。出血期无下腹痛或其他不适，出血多、时间长者常伴贫血。妇科检查子宫大小在正常范围，出血时子宫较软。

【诊断和鉴别诊断】　根据子宫不规则出血的临床表现，查体子宫可稍大，质较软，宫颈口松。结合辅助检查如宫颈黏液透明、量多，可呈不同程度的羊齿状结晶，或不典型结晶。基础体温单相型。

功能失调性子宫出血病需与妊娠有关的出血性疾病、子宫内膜息肉、子宫肌瘤、子宫内膜炎、宫颈息肉等出血鉴别。

【治疗】

1. 止血　用于大量出血患者。

（1）孕激素：孕激素（快诺酮）止血适用于患者体内已有一定雌激素水平，此时加上孕激素的作用，可使子宫内膜发生分泌期变化而完全脱落，其止血作用发生在撤药性出血之后。

（2）雌激素：主要用于青春期功血，一般用己烯雌酚。

（3）雌激素、孕激素合剂止血。

（4）雄激素：适用于更年期功血，用法是每日肌注丙酸睾丸酮 25～50mg，连用 3 天。

2. **调整月经周期** 全周期疗法适用于卵巢功能受损较低落、子宫偏小者。合并疗法适用于雌激素偏高、内膜较厚及子宫饱满者。后半周期疗法包括孕激素作用于已受雌激素影响的增生期子宫内膜，出现撤药性出血。

3. **促排卵** 在月经周期基本得到控制后用克罗米芬、促性腺激素释放激素(GnRH)促排卵。

二、排卵型功血

多发生在生育年龄的妇女，可分为黄体功能不全和黄体萎缩不全两种。前者月经周期中有卵泡发育及排卵，但黄体期孕激素分泌不足或黄体过早衰退，导致子宫内膜分泌反应不良；后者黄体发育良好，但萎缩过程延长，导致子宫内膜不规则脱落。

【临床表现】 表现为月经周期缩短，月经频发，或月经间隔时间正常，但经期延长，达9～10天，且出血量多。

【诊断】 病史常有月经周期缩短，不孕或早孕流产，辅助检查基础体温双相型，可行诊断性刮宫，子宫内膜呈分泌期反应，且与出血期及增生期内膜并存。

【治疗】

1. **黄体功能不全** 应用小剂量雄激素有兴奋垂体分泌促性腺激素、促使卵泡发育，从而改善黄体功能作用。可于周期第5天开始，每晚口服己烯雌酚0.125～0.25mg，连服20天。在月经周期第20天起，每日肌注黄体酮10～20mg，共5～7天。

2. **黄体萎缩不全** 在每个周期的第21～25天，每日肌注黄体酮10～20mg，共5次，或口服安宫黄体酮8～10mg，每日1次，于月经周期第18天开始，连服10天。这样可使子宫内膜完全剥脱。

第十一节　围绝经期综合征

围绝经期是指从接近绝经出现与绝经有关的内分泌、生物学和临床特征起至绝经一年内的期间。围绝经期妇女约1/3能通过神经内分泌的自我调节达到新的平衡而无自觉症状，2/3妇女则可出现一系列性激素减少所致的症状，称围绝经期综合征。

【临床表现】

1. **月经紊乱** 绝经前半数以上妇女出现月经紊乱，多为月经周期不规则，持续时间长及月经量增加。

2. **全身症状** 阵发性潮红及潮热为最常见症状，即突然感到胸部、颈部及面部发热，同时上述部位皮肤呈片状发红，然后出汗、畏寒、有时可扩散到脊背及全身。

3. **精神、神经症状** 围绝经期妇女往往有忧虑、抑郁、易激动、失眠、好哭、记忆力减退、思想不集中等，有时喜怒无常。

4. **心血管症状** 容易发生动脉粥样硬化、心肌缺血、心肌梗死、高血压和脑卒中。

5. **泌尿及生殖器官改变** 尿道黏膜变薄，括约肌松弛，常有尿失禁。性器官和第二性征由于雌激素的减少而逐渐萎缩。

6. **皮肤和毛发改变** 皮肤皱纹多加深，色素沉着，出现斑点；阴毛、腋毛有不同程度的丧失。

7. **其他** 骨质疏松。

【治疗】

1. 一般治疗　症状轻者经过解释工作后即可消除焦虑或恐惧，必要时服用适量镇静药物以助睡眠。坚持体育锻炼，增加日晒时间，摄入足量蛋白质及含钙丰富的食物，并补充钙剂。

2. 激素替代治疗　以补充雌激素最为关键。给药途径分为口服和胃肠道外途径，如阴道和皮肤等。

（1）雌激素：一般用尼尔雌醇，短期用药待症状消失后即可停药。使用雌激素时，给予一定量的孕激素对抗雌激素的不良反应，临床提倡雌孕激素合剂。

（2）雄激素：常用甲基睾丸素。

第十二节　宫颈癌

子宫颈癌是最常见的女性生殖器官恶性肿瘤，年龄分布呈双峰状，35～39岁和60～64岁，平均年龄为52.2岁，发病随年龄而增长，绝经期后逐渐下降。

【病因】　宫颈癌的确切病因不明。根据普查和临床资料分析，发病似与早婚、早育、多育、性生活紊乱、慢性宫颈炎、种族与地理环境等因素有关。

【病理】　子宫颈癌以鳞状细胞癌为主，约占95%，腺癌仅为5%左右。腺鳞癌少见，但恶性度最高，预后最差。

1. 巨检　宫颈上皮不典型增生、原位癌和早期浸润癌的外观，可基本正常或类似宫颈糜烂。

2. 显微镜检查　①不典型增生：底层细胞增生，从正常的1～2层细胞增至多层，停留于未成熟阶段。细胞分化不良，排列紊乱，核浆比例失常，核大小不等，染色深，核丝分型增多。表层细胞分化成熟。②原位癌：鳞状上皮全层皆为癌细胞，但基底膜完整，间质不受侵犯。③早期浸润癌：在原位癌的基础上，少量癌细胞穿过基底膜而侵入间质，浸润深度在5mm以内，无血管及（或）淋巴管侵犯，且癌灶无融合现象。④浸润癌：癌细胞穿过基底膜，侵入间质的范围较广，浸润深度在3mm以上，且有血管及（或）淋巴管侵犯。

【转移途径】　宫颈癌的转移主要为直接蔓延及淋巴结转移，血行转移极少。

1. 直接浸润　最多见，癌细胞可向上侵犯子宫体肌层，向下蔓延到阴道。

2. 淋巴转移　发生转移最多的淋巴结为髂内、髂外、闭孔、髂总淋巴结，其次为宫旁、宫颈旁淋巴结。

3. 血行转移　发生在晚期，可转移到肺、肾、脊柱等处。

【临床表现】

1. 阴道出血　阴道出血及白带增多是其主要症状。

2. 阴道排液　白带呈水样，黄色或白色，有腥臭味。晚期癌则出血甚多，白带稀脓样，有恶臭。

3. 晚期癌症状　疼痛是晚期症状。因盆腔神经受癌瘤压迫，引起下腹痛和腰腿痛。

【诊断】　根据病史和临床表现，尤其有接触性出血者，应想到宫颈癌可能，做以下辅助检查。

1. 宫颈刮片细胞学检查　凡遇可疑病例，如宫颈接触性出血或糜烂较重、久治不愈者，应做宫颈刮片查癌细胞。

2. **宫颈活检**　应先作碘试验，在未染色区取材，可提高准确性，取材时应包括宫颈鳞柱上皮交界外，并最好在 3、6、9、12 点钟方向做 4 点活检，以防漏诊。

3. **阴道镜检查**　在阴道镜指导下做活检，可提高准确性。

4. **宫颈锥形活检**　当宫颈刮片多次阳性，但宫颈活检为阴性；或活检为原位癌，但不能排除浸润癌时，应做宫颈锥切术。

【治疗】

1. **不典型增生**　轻度和中度不典型增生可予观察，每半年做宫颈刮片或活检。重度不典型增生可考虑行全子宫切除术。

2. **原位癌**　可行全子宫切除术，同时切除 1～2cm 的阴道壁。

3. **早期浸润癌**　治疗原则上同原位癌。手中如发现盆腔淋巴结肿大，应做活检，如有转移，须做广泛性子宫切除并清扫盆腔淋巴结。

4. **浸润癌**　根据癌瘤的病理性质、临床分期，对放射线的敏感性及患者的年龄、体质等采用手术、放疗或手术和放射联合治疗。

（1）手术治疗：广泛性子宫切除术和盆腔淋巴结清扫术手术范围包括子宫、双侧附件、宫旁组织、主韧带、阴道上段、阴道旁组织及盆腔各组淋巴结。年轻患者可保留一侧卵巢。

（2）放射治疗：适用于 I b 期以后的各期管颈癌。对放射线敏感的肿瘤疗效较好。放射治疗可分为腔内放射和体外放射两种，可内外结合应用。

（3）手术和放射联合治疗：适用于浸润癌手术后位淋巴结转移者。有学者主张宫颈肿瘤＞3cm 者先行放疗，待肿瘤缩小后再行手术。

第十三节　卵巢肿瘤

卵巢肿瘤很常见，各种年龄均可患病，但以 20～50 岁最多见。卵巢恶性肿瘤由于患病初期很少有症状，因此早期诊断困难，就诊时 70% 已属晚期，5 年生存率在 20%～30%，是目前威胁妇女生命严重恶性肿瘤之一，其病因为：①遗传和家庭因素：20%～25% 卵巢恶性肿瘤患者有家族史。②环境因素：工业发达的国家卵巢癌发病率高，与饮食中高胆固醇有关。③内分泌因素：卵巢癌患者未孕妇女发病多。

【临床表现】

1. **卵巢良性肿瘤**　早期多无症状，常在妇科检查时被发现，或待肿瘤长大后有并发症时才被患者发现。

（1）腹部肿块：患者自觉下腹肿块逐渐增大或在腹部触及包块，或在妇科检查时发现包块。

（2）压迫症状：巨大的卵巢良性肿瘤可产生压迫症状，如压迫横膈引起心悸、呼吸困难；由于腹内压增加，影响下肢静脉回流，可引起两下肢水肿；膀胱受压时可引起尿频、排尿困难或尿潴留；位于子宫直肠陷凹的肿瘤可压迫直肠引起下坠感或排便。

（3）腹痛：当出现腹痛尤其是突然发生者，多系卵巢肿瘤蒂扭转所致。

2. **卵巢恶性肿瘤**　早期多无症状，或伴有食欲缺乏、腹胀等消化道症状，常被忽视。晚期出现腹部增大，腹痛及腹部肿物，或原有的卵巢囊肿迅速长大，不规则阴道流血及消瘦、贫血等恶病质。良、恶性卵巢瘤的鉴别见表 4-13-1。

3. 并发症

（1）蒂扭转：多见于瘤蒂长、中等大小、活动度大、重心偏向一侧的囊性肿瘤，多发生在体位急骤变动时、妊娠早期或产后。

（2）肿瘤破裂：可因囊壁缺血坏死或肿瘤侵蚀穿破囊壁引起自发性破裂，或因受挤压、分娩、妇科检查及穿刺致外伤性破裂。

（3）感染：多继发于肿瘤蒂扭转或破裂等。

（4）恶性变：卵巢良性肿瘤恶变多发生于年龄较大，尤其是绝经后者。

表 4-13-1　卵巢良、恶性肿瘤的鉴别

鉴别内容	良性肿瘤	恶性肿瘤
病史	病程长，逐渐长大	病程短，迅速长大
体征	单侧多，活动，囊性，表面光滑，通常无腹水	双侧多，固定，实性或半实囊性，表面结节不平，常伴腹水，多为血性，可查到癌细胞
一般情况	良好	逐渐出现恶病质
B 超	液性暗区，边缘清晰	液性暗区内有杂乱光点，边界不清

【诊断】 应根据患者年龄、病史特点及局部体征做初步确定，并对卵巢肿瘤良恶性做出估计，诊断困难时应做如下检查。

1. 细胞学检查 阴道脱落细胞涂片查找癌细胞以诊断卵巢恶性肿瘤，阳性率不高。

2. B超检查 能检测肿块大小、形态及性质，既可对肿块来源做出定位，是否来自卵巢，又可提示肿瘤性质为囊性或实性，良性或恶性。卵巢良、恶性肿瘤的鉴别见表 4-13-1。

3. CT检查 良性肿瘤多呈均匀吸收，囊壁薄，光滑。恶性肿瘤轮廓不规则，向周围浸润或伴腹水。

4. 腹腔镜检查 可直接观察肿瘤情况，并对可疑部位进行多点活检。

5. 肿瘤标志物检查 CA_{125} 对浆液性腺瘤有特异性；AFP 对卵巢内胚窦瘤有特异价值；HCG 对原发性卵巢绒癌有特异性；颗粒细胞癌、卵泡膜细胞瘤产生较高水平雌激素。

【治疗】

1. 良性卵巢肿瘤 一经确诊，应手术切除。对儿童、年轻未孕患者，多采取患侧卵巢切除术或患侧附件切除术。有条件医院可术中切取肿块做冰冻切片，根据病理结果确定手术范围。

2. 恶性卵巢肿瘤 治疗原则是以手术为主，加用化疗、放疗等综合治疗。

（1）手术治疗：是最主要的治疗方法，手术时应先探查腹腔，明确病变范围，有无淋巴结转移。

（2）化疗：卵巢癌对化疗比较敏感，最常用而效果较肯定的药物为烷化剂。目前常用的药物有环磷酰胺、噻替派、苯丙酸氮芥、放线菌素 D（更生霉素）、氟尿嘧啶、顺铂、阿霉素等。可单独或联合应用反复进行多个疗程治疗。

（3）放疗：主要用 ^{60}Co 或直线加速器做外照射。内照射是指腹腔内灌注放射性核素，如 ^{32}P。

（4）免疫治疗：目的为增强机体免疫功能，特异性杀伤肿瘤细胞。

第十四节　盆腔炎

盆腔炎是指盆腔生殖器官（子宫体、输卵管、卵巢）、子宫周围结缔组织及盆腔腹膜发生的炎症，炎症可一处或多处发生。

一、急性盆腔炎

急性盆腔炎的致病菌以溶血性链球菌、金黄色葡萄球菌、大肠埃希菌、厌氧链球菌及淋球菌为主，多为混合感染。急性盆腔炎多因产后或流产后感染、宫腔内手术操作后感染、经期卫生不良、感染性传播疾病、邻近器官炎症直接蔓延、慢性盆腔炎急性发作、宫内节育器等引起。

【临床表现】　急性盆腔炎起病时，下腹痛，常有寒战、高热、头痛、食欲缺乏，可伴有尿频、排尿困难、大便坠感等症状，阴道分泌物增多，常呈脓性，有臭味。

体检：患者呈急性病容，体温39℃以上，下腹压痛、反跳痛、拒按、腹肌痉挛、腹胀、肠鸣音减弱或消失，阴道黏膜充血，有脓性排液。子宫颈充血、剧痛，子宫体略大，压痛，活动受限，子宫两侧压痛，有时可扪及包块。脓肿形成时，触诊子宫直肠陷凹处触及波动感，后穹隆胀满、触痛，穿刺可抽出脓液，血常规检查结果显示白细胞总数及中性白细胞增加。

【诊断和鉴别诊断】　急性盆腔炎临床诊断标准需同时具备下列3项：①下腹压痛伴或不伴反跳痛；②宫颈或宫体举痛或摇摆痛；③附件区压痛。该病确诊时，应取宫腔分泌物或后穹隆穿刺抽出物做涂片及培养，必要时做血培养及药敏试验，疑有包块者应做超声检查。但需与急性阑尾炎、异位妊娠、卵巢囊肿破裂或肿蒂扭转等急腹症鉴别。

【治疗】　患者取半卧位以利于炎症局限，针对病原体应用药物彻底治疗，已形成炎性包块疗效不佳的患者应手术治疗。

二、慢性盆腔炎

慢性盆腔炎多为急性盆腔炎治疗不彻底所引起。机体抵抗力减弱时，慢性盆腔炎容易急性发作。

【临床表现】

1. **症状**　多不明显，可有低热、乏力、全身不适等症状。局部有下腹坠胀、疼痛及腰骶痛，在劳累、性交后及月经前后疼痛加剧。

2. **体征**　子宫呈后位或偏向一侧，活动受限或固定。一侧或双侧附件呈条索状增厚或有包块、压痛，若形成输卵管积水或输卵管卵巢囊肿者，可在子宫一侧或双侧触及活动受限的囊性包块。

【诊断和鉴别诊断】　根据病史慢性盆腔炎诊断多无困难，但需与子宫内膜异位症、陈旧性异位妊娠、盆腔结核、卵巢肿瘤疾病鉴别。

【治疗】

1. **一般治疗**　注意阴部卫生，特别是月经期卫生。注意营养、加强锻炼以增加机体的抵抗力，避免慢性盆腔炎急性发作。

2. **抗感染药治疗**　应用抗感染药杀灭残留致病菌。

3. 物理疗法　选用超短波、离子透入等疗法，以促进盆腔血液循环，消炎散肿。

4. 手术治疗　对反复发作经长期非手术治疗无效的慢性盆腔炎形成较大炎症包块或已无生育能力的患者，可考虑做全子宫及附件切除术。

（成燕明）

【思考题】

1. 肾病综合征主要临床表现有哪些?

2. 尿路感染常见致病菌与感染途径是什么?

3. 如何鉴别急、慢性肾盂肾炎与肾结核?

4. 肾和输尿管结石的体征有哪些?

5. 引起尿路梗阻的病因有哪些?

6. 肾癌的临床表现有哪些?

7. 围绝经期综合征激素替代治疗的方案有哪些?

8. 宫颈癌的转移途径有哪些?

9. 卵巢肿瘤的并发症有哪些?

第五章　内分泌系统

第一节　糖尿病

糖尿病（diabetes mellitus，DM），是一组以慢性血糖增高为特征的代谢疾病。由于胰岛素分泌不足和（或）胰岛素作用缺陷，引起糖类、蛋白质、脂肪、水和电解质等一系列代谢紊乱，久病患者可引起多系统损伤，导致眼、肾、心血管、神经等组织慢性进行性病变，病情严重或应激时易发生糖尿病酮症酸中毒（DKA）等急性并发症。

随着生活水平的提高、生活方式的改变及人口老龄化，糖尿病的患病率逐年增加。据国际糖尿病联盟（International Diabetes Federation，IDF）2015 年的统计资料显示，全球约有糖尿病患者 4.15 亿人，到 2040 年将上升到 6.42 亿人。我国目前糖尿病患者人数超过了 1.14 亿人，糖尿病已成为严重威胁人类健康的世界性公共卫生问题。

【分型】 WHO 糖尿病专家委员会提出的病因学分类标准（1999），建议将糖尿病分为 1 型糖尿病、2 型糖尿病、妊娠期糖尿病和其他特殊类型四大类型。

1 型糖尿病（T1DM）：约占本病群体的 5%，分为免疫介导 1 型糖尿病和特发性 1 型糖尿病，绝大多数是免疫介导 1 型糖尿病，是由于胰岛 β 细胞发生细胞介导的自身免疫反应性损伤引起。β 细胞破坏的程度和速度存在很大个体差异，起病缓急不一。青少年起病急，症状明显，临床易发生 DKA。成人发病较缓，症状隐匿，易误诊为 2 型糖尿病。该型患者胰岛逐渐减退，最终需用胰岛素治疗以控制代谢紊乱和维持生命。特发性 1 型糖尿病是在某些人种（如美国黑人、南亚印度人）所见的特殊类型，无自身免疫反应的证据。常有明显家族史，发病早，初发时可有酮症，需要胰岛素治疗。

2 型糖尿病（T2DM）：占据本病群体的 95% 以上，主要病理生理改变为从以胰岛素抵抗为主伴胰岛素分泌不足到以胰岛素分泌不足为主伴胰岛素抵抗。任何年龄均可发病，但多见于成人，尤其 40 岁以后，起病隐匿，缓慢发展，可以没有明显的症状而被忽视，有些患者发现时就已经出现并发症，不一定依赖胰岛素治疗。

妊娠期糖尿病（GDM）：是指妊娠前糖代谢正常或有潜在糖耐量减退，妊娠过程中初次发现的糖尿病，不包括妊娠前已知的糖尿病患者，后者称为"糖尿病合并妊娠"。

其他特殊类型糖尿病：共有 8 个类型数十种疾病。

糖尿病的病因和发病机制较复杂，至今未完全明了。遗传因素及环境因素共同参与其发病过程。研究表明，人口老龄化、中心型肥胖、高热量饮食、体力活动减少等是 2 型糖尿病主要的环境因素。

【临床表现】

1. 代谢紊乱症状群　糖尿病患者由于胰岛素绝对或相对不足或胰岛素抵抗，机体不能充分利用摄取的葡萄糖，出现以血糖升高为主的一系列代谢紊乱。典型临床表现描述为"三多一少"，即多尿、多饮、多食和体重减轻。T1DM 患者多起病急，病情重，症状明显。T2DM 患者多起病缓，病情较轻，相当一部分患者症状不明显，常因各种并发症或伴发病就诊，或健康检查发现高血糖。

（1）多尿：由于血糖升高，形成渗透性利尿而引起多尿。

（2）多饮：多尿致水分丢失过多，细胞内脱水，刺激口渴中枢而多饮。

（3）多食：机体丢失大量葡萄糖，为维持机体活动，常通过多食补偿。

（4）消瘦：外周组织利用葡萄糖障碍，脂肪分解增多，蛋白质代谢呈负平衡，机体逐渐消瘦、乏力、体重减轻，儿童生长发育受阻。2 型糖尿病往往"三多一少"不明显，消瘦少见，多为肥胖。

2. 并发症

（1）急性并发症：①糖尿病酮症酸中毒、高渗性非酮症糖尿病昏迷：部分患者以此为首发表现。②感染：合并疖、痈、足癣、体癣、尿路感染、肺结核等，女性还常伴真菌性阴道炎和巴氏腺炎。

（2）慢性并发症：糖尿病的慢性并发症可遍及全身各重要器官，大多数患者因心血管或脑血管动脉粥样硬化而死亡。①大血管病变：肢体动脉硬化常以下肢动脉病变为主，表现为下肢疼痛、感觉异常和间歇性跛行，严重缺血可导致肢体坏疽。②微血管病变：主要累及肾、视网膜、心肌、神经组织，其中以糖尿病肾病和视网膜病变为重要。糖尿病肾病常见于病史 10 年以上的患者，表现为蛋白尿、水肿、高血压、肾衰竭等，是 T1DM 的常见死因。糖尿病视网膜病变是患者失明的主要原因之一，发病率随年龄和病程的增加而上升。③神经病变：临床最常见周围神经病变，肢端感觉异常如麻木、刺痛、灼热等呈对称性手套、袜套样分布，下肢比上肢严重。脑神经也可受累，常见动眼神经麻痹。④眼的其他病变：除视网膜病变外，还可见青光眼、白内障、屈光改变、虹膜睫状体病变及黄斑病等。⑤糖尿病足：是指与下肢远端神经异常和不同程度的周围血管病变相关的足部感染、溃疡、深层组织破坏，是致残、截肢的主要原因。

【实验室及其他检查】

1. 尿糖测定 尿糖阳性是诊断糖尿病的重要线索，但不能用于确诊糖尿病；尿糖阴性也不能排除糖尿病。

2. 血糖测定 血糖升高是诊断糖尿病的主要依据。空腹静脉血糖正常浓度为 3.9～6.0mmol/L（70～108mg/dl）。血糖测定又是判断糖尿病病情和控制情况的主要指标。

3. 口服葡萄糖耐量试验（OGTT） 血糖高于正常范围而又达不到诊断标准者，需进行 OGTT。晨起采空腹血标本测血糖，然后将 75g 无水葡萄糖（儿童按每千克体重 1.75g，总量不超过 75g），溶于 250～300ml 水中，5 分钟内快速饮完，2 小时后再测静脉血浆葡萄糖。

4. 糖化血红蛋白 A1 及糖化血浆白蛋白测定 是病情控制情况的监测指标。糖化血红蛋白 A1（GHbA1）由血红蛋白与葡萄糖非酶化结合而成，反映糖尿病患者近 8～12 周内血糖总水平；果糖胺（FA）是由血浆白蛋白与葡萄糖非酶化结合而成，反映患者近 2～3 周内血糖总水平。一般而言，GHbA1 和 FA 测定不作为诊断糖尿病的依据，可以作为病情监测的重要指标之一。

5. 血浆胰岛素和 C- 肽测定 T1DM 患者血浆胰岛素和 C- 肽减少或不能测得，T2DM 可偏低、正常或高于正常。血浆胰岛素和 C- 肽测定有助于了解胰岛 β 细胞功能和指导治疗，但不作为诊断糖尿病的依据。

6. 其他 关于代谢紊乱方面还应进行血脂、血浆尿素氮、肌酐、尿酸、乳酸、β_2 微球蛋白、血流动力学等测定。

【诊断】 根据病史、各种慢性合并症及实验室检查，诊断并不困难。

1. 诊断标准 我国现采用 1999 年的诊断标准：①糖尿病症状 + 任意时间血浆葡萄糖水平 ≥ 11.1mmol/L（200mg/dl）；②空腹血浆葡萄糖水平 ≥ 7.0mmol/L（126mg/dl）；③ OGTT 试验中，2hPG 水平 ≥ 11.1mmol/L（200mg/dl）。符合上述任何一条标准，需再测一次予以核实，诊断即可成立。

2. 鉴别诊断 需排除其他原因所致的尿糖阳性（如肾糖阈降低、急性应激状态等）、药物对血糖的影响（如糖皮质激素、噻嗪类利尿药、口服避孕药、阿司匹林、三环类抗抑郁药等可使血糖升高）及继发性糖尿病（如肢端肥大症、库欣综合征、嗜铬细胞瘤等）。

【治疗】 由于糖尿病的病因和发病机制未完全明了，缺乏针对病因的治疗。目前强调早期治疗、长期治疗、综合治疗、治疗措施个体化的原则。国际糖尿病联盟（IDF）提出糖尿病治疗的 5 个要点：糖尿病教育、饮食控制、运动疗法、血糖监测、药物治疗。具体措施以饮食控制和运动疗法为基础，根据病情选择药物治疗。

1. 糖尿病教育 是基本治疗措施之一，被公认为是其他治疗成败的关键。由于糖尿病是终身疾病，患者的行为和自我管理能力也是糖尿病控制是否成功的关键，良好的教育可使患者充分认识糖尿病，掌握糖尿病的自我管理能力，持之以恒坚持治疗。通过健康教育让患者了解糖尿病的基础知识，学会饮食和运动控制，学会使用便携式血糖计测血糖，学会胰岛素注射技术，识别药物的不良反应如低血糖反应等。

2. 饮食治疗 所有糖尿病患者均需控制饮食，并长期严格执行，此为另一项重要的基础治疗措施。

（1）总热量：根据患者的理想体重 [查表，或简易计算，理想体重（kg）= 身高（cm）~ 105] 和工作性质，计算每日所需总热量。在不同工作状态下，成人每日所需总热量（每日每千克理想体重）分别为：休息 105 ~ 125kJ（25 ~ 30kcal），轻体力劳动 125 ~ 146kJ（30 ~ 35kcal），中度体力劳动 146 ~ 167kJ（35 ~ 40kcal），重体力劳动 167kJ（40kcal）以上。儿童、孕妇、乳母、营养不良者、低体重者和伴消耗性疾病者酌增，肥胖者酌减，使患者体重逐渐达到理想体重 ±5% 左右。

（2）饮食成分：糖类占总热量的 50%~ 60%，蛋白质摄入一般不超过总热量的 15%，脂肪约占总热量的 30%。

（3）合理分配：确定每日摄取热量和食物成分后，将热量换算为食物重量。每克糖类、蛋白质产热均为 16.7kJ（4kcal），每克脂肪产热 37.7kJ（9kcal）。换算为食物后制定食谱，三餐按 1/5、2/5、2/5 或 1/3、1/3、1/3 分配，四餐按 1/7、2/7、2/7、2/7 分配。提倡食用粗粮、富含纤维素食物，限制饮酒。

3. 体育锻炼 根据年龄、性别、病情、体力及有无并发症等妥善安排恰当的运动，循序渐进并长期坚持。对 T1DM 患者，体育锻炼宜餐后进行，运动量不宜过大，持续时间不宜过长，并于餐前在腹壁皮下注射胰岛素，以免运动后出现低血糖反应。T2DM 患者根据具体情况作妥善安排。

4. 自我血糖监测 使用便携式血糖计可以经常观察和记录患者血糖水平，便于及时调整药物。糖尿病的控制情况可参见表 5-1-1。

表 5-1-1 糖尿病血糖控制目标（mmol/L）

	理想	尚可	差
空腹	4.4 ~ 6.1	≤ 7.0	> 7.0
非空腹	4.4 ~ 8.0	≤ 10.0	> 10.0

5. 口服药物治疗

（1）促胰岛素分泌药

1）磺脲类（Sulfonylureas，SUs）：SUs 是临床上应用较广泛的口服降血糖。作用机制是 SUs 能促进内源性胰岛素分泌，但需在机体存留相当数量（≥ 30%）有功能的胰岛 β 细胞时发挥作用，并可能改善 T2DM 患者胰岛素的敏感性。常用磺脲类制剂及用法，见表 5-1-2。

适应证：无急性并发症的 T2DM。

禁忌证：T1DM、有严重并发症的 T2DM、儿童糖尿病、孕妇、哺乳期妇女、大手术围术期、过敏或有重度不良反应等。

不良反应：①低血糖反应，与剂量过大、饮食不当、使用长效制剂或联合使用了增强 SUs 降血糖作用的药物等有关，多见于肝、肾功能不全和老年患者；②消化道反应，如厌食、恶心、呕吐、腹痛、腹泻、胆汁淤积性黄疸和肝功能损伤等，应立即停药；③过敏反应，如皮肤瘙痒、皮疹、光敏性皮炎等，应立即停药；④造血系统反应，如再生障碍性贫血、溶血性贫血、白细胞减少、粒细胞缺乏、血小板减少等，临床少见，一旦发生，立刻停药并予相应治疗；⑤其他，如头痛、眩晕、乏力、视物模糊等。

表 5-1-2 常用磺脲类制剂和用法

	名称	每片剂量（mg）	每日剂量（mg/d）	日服次数	作用时间（h）
第一代	甲苯磺丁脲	500	500 ~ 3000	2 ~ 3	6 ~ 8
	氯磺丙脲	100	50 ~ 100	1 ~ 2	36 ~ 60
第二代	格列本脲	2.5 ~ 5	2.5 ~ 15	1 ~ 2	16 ~ 24
	格列吡嗪	5	2.5 ~ 20	1 ~ 3	3 ~ 7
	格列齐特	80	40 ~ 320	1 ~ 2	12 ~ 24
	格列波脲	25	12.5 ~ 75	1 ~ 2	8 ~ 10
	格列喹酮	30	15 ~ 120	2 ~ 3	4 ~ 8
第三代	格列苯脲	1	1 ~ 6	1	12 ~ 24

SUs 治疗宜从小剂量开始，餐前半小时服用。根据尿糖和血糖每数日调整剂量一次，直至病情达到良好控制。可联合使用双胍类、α 葡萄糖苷酶抑制药、胰岛素，通常不联合使用其他 SUs 制剂。

2）非磺脲类：直接刺激胰岛 β 细胞分泌胰岛素，当血糖水平较高时才会刺激胰岛素分泌，降血糖作用快而短，主要用于降低餐后高血糖。包括：①瑞格列奈：于餐前或进食时口服，从小剂量开始，根据病情调节剂量，剂量范围 0.5 ~ 16mg，不进餐不服药。②那格列奈：于餐前口服，常用剂量为每次 120mg。

（2）双胍类（Biguanides）：作用机制是促进外周组织（肌肉、脂肪等）对葡萄糖的摄取和利用；抑制糖原异生和糖原分解；提高葡萄糖的运转能力；降低脂肪酸氧化率；改善胰岛素敏性，减轻胰岛素抵抗。对正常人无降糖作用。

适应证：T2DM，尤其伴肥胖者。不单独用于 T1DM，但可以联合胰岛素治疗 T1DM。

禁忌证：糖尿病并发酮症酸中毒或高渗性昏迷，充血性心力衰竭、急性感染、肝、肾功能不全等。老年患者慎用，孕妇、哺乳期妇女、儿童也不宜使用。

不良反应：①胃肠道反应，如口干、口苦、恶心、呕吐、食欲缺乏、腹泻等，于餐中或餐后服用或从小剂量开始可减轻；②乳酸性酸中毒，为严重不良反应，应紧急处理；③少数可出现皮肤过敏反应。

常用制剂及用法：①二甲双胍（贾福明），通常 0.5 ～ 1.5g/d，分 2 ～ 3 次服用，最大剂量不超过2g/d；②苯乙双胍(降糖灵)，50 ～ 150mg/d，分 2 ～ 3 次服用，不良反应较大，现已少用。

（3）α 葡萄糖苷酶抑制药（AGI）：AGI 竞争性抑制小肠黏膜刷状缘的 α－葡萄糖苷酶，使糖类在肠道吸收延缓，从而降低餐后高血糖。AGI 应在进食第一口食物后服用。可作为 T2DM 的一线药，特别适合于空腹血糖基本正常而餐后血糖明显升高的患者。不良反应多为胃肠道反应，如腹胀、腹泻、便秘等，服用一段时间后可减轻。胃肠功能紊乱、孕妇、哺乳期妇女和儿童不宜使用；肝、肾功能不全者慎用。

常用制剂：①阿卡波糖（Acarbose），每次 50 ～ 100mg，每日 3 次；②伏格列波糖（Voglibose），每次 0.2mg，每日 3 次。

（4）胰岛素增敏药：为噻唑烷二酮（Thiazolidinedione，TZD）类，可提高细胞对胰岛素作用的敏感性，减轻胰岛素抵抗。适用于 T2DM 患者，尤其肥胖、胰岛素抵抗明显者；不适于 T1DM、孕妇、哺乳期妇女和儿童，心、肝功能不全者慎用。目前有两种制剂：①罗格列酮（Rosiglitazone），口服 4mg/ 次，每日 1 ～ 2 次。②吡格列酮（Pioglitazone），15 ～ 45mg/d，早餐时一次顿服。本类药物主要不良反应是水肿。

6. 胰岛素治疗

（1）适应证：① T1DM；② T2DM 患者经饮食疗法及口服降糖药物未获良好控制者；③糖尿病酮症酸中毒、高渗性昏迷、乳酸性酸中毒伴高血糖者；④糖尿病并发心、脑、肾、视网膜等器官严重损伤者；⑤伴重症感染、围术期、创伤、妊娠、分娩等；⑥全胰腺切除引起的继发性糖尿病。

（2）胰岛素类型：胰岛素按作用时间可分成不同类型，各种胰岛素制剂特点见表 5－1－3。

表 5-1-3　　各种胰岛素制剂的特点

作用类别	制剂	皮下注射作用时间（h）		
		起效	高峰	持续
短效	普通胰岛素（regular insulin，RI）	0.5	2 ～ 4	6 ～ 8
中效	低精蛋白锌胰岛素混悬液（NPH）	1 ～ 3	6 ～ 12	18 ～ 26
	慢胰岛素锌混悬液（lente insulin）			
长效	精蛋白锌胰岛素混悬液（PZI）	3 ～ 8	14 ～ 24	28 ～ 36
	特慢胰岛素锌混悬液（ultralente insulin）			

注：作用时间仅供参考。

短效胰岛素主要控制一餐饭后高血糖。中效胰岛素主要控制两餐饭后高血糖，以第 2 餐饭为主。长效胰岛素无明显作用高峰，主要提供基础水平胰岛素。普通（正规）胰岛素是唯一可经静脉注射的胰岛素，可用于抢救糖尿病酮症酸中毒等。

（3）治疗原则和方法：胰岛素剂量必须个体化，差异非常悬殊，每 3～5 天调整一次。开始时宜用普通胰岛素以便探索剂量，三次餐前注射。为了防止餐后高血糖，一般每餐前 15～45 分钟皮下注射。如果患者胰岛功能很差，不能维持基础性胰岛素分泌，则应加用长效胰岛素或晚 10～12 时再注射一次胰岛素，以保持黎明时血糖正常。

糖尿病的治疗中出现的两种现象：①黎明现象，即夜间血糖控制良好，仅在黎明前一段短时间出现高血糖，可能是胰岛素拮抗激素分泌增加引起；② Somogyi 效应，即在夜间曾有低血糖而未被察觉，继而发生低血糖后的反跳性高血糖。

胰岛素还可通过胰岛素泵给予，可由计算机控制，模拟胰岛素的持续基础分泌和进餐时的脉冲式释放。

（4）不良反应：①低血糖反应：与剂量过大或进餐不及时有关，多发生于 T1DM 患者。②过敏反应：注射局部瘙痒、荨麻疹，少数可出现全身荨麻疹，甚至过敏性休克。③脂肪营养不良：少见，多次胰岛素注射后，注射部位出现脂肪萎缩或增生，停止该部位注射后可自行恢复。治疗中应经常更换注射部位。④其他：胰岛素治疗初期可出现水肿，与钠潴留有关，可自行缓解；部分患者出现屈光不正，可自行恢复。

7. 胰腺移植和胰岛细胞移植 适应 T1DM 患者，尤其合并糖尿病肾病肾功能不全者。单独胰腺移植（节段或全胰腺）可去除对胰岛素的依赖，改善生活质量；但术后并发症严重，不良反应多，需有待提高。胰岛细胞移植技术取得了一些进展，但胰岛细胞来源和技术仍有待进一步发展。

【预防】 平日以天然食物和粗加工食物为主，提倡不吸烟、少饮酒、少摄盐。适当进行体力活动，防止肥胖。定期进行健康检查，及时发现和早期干预是争取良好预后的先决条件。

第二节 甲状腺功能亢进症

甲状腺功能亢进症（hyperthyroidism），简称甲亢，是指由多种病因导致的甲状腺功能增强，分泌甲状腺激素（TH）过多而引起的甲状腺毒症。根据病因可分为多种类型，如毒性弥漫性甲状腺肿（Graves 病，GD）、多结节性甲状腺肿伴甲亢、桥本甲状腺毒症、垂体性甲亢等。其中以 Graves 病最多见，约占全部甲亢的 80%，好发于 20～40 岁女性，男女之比为 1 :（4～6）。

本病病因尚未完全明确，目前公认与自身免疫有关。

1. 自身免疫 Graves 病患者的血清中存在针对甲状腺细胞 TSH 受体的特异性自身抗体，称为 TSH 受体抗体（TRAb），又称为 TSH 结合抑制性免疫球蛋白（TBII）。TRAb 有两种类型，即 TSH 受体刺激性抗体（TSAb）和 TSH 受体刺激阻断性抗体（TSBAb）。TSAb 与 TSH 受体结合，激活腺苷酸环化酶信号系统，导致甲状腺细胞增生和甲状腺激素合成、分泌增加。所以，TSAb 是 Graves 病的致病性抗体。TSBAb 与 TSHR 结合，占据了 TSH 的位置，使 TSH 无法与 TSHR 结合，所以产生抑制效应，引起甲状腺激素产生减少。

2. 遗传 本病有显著的遗传倾向，与组织相容性复合体（MHC）基因相关。

【临床表现】

1. 高代谢综合征 甲状腺激素分泌增多导致交感神经兴奋性升高和新陈代谢加速，患者常出现怕热多汗、皮肤潮湿、多食善饥、疲乏无力、体重显著下降等。

2. **循环系统** 心动过速、心悸气短、S_1亢进。收缩压升高，舒张压降低，脉压增大。合并甲状腺毒症心脏病时，出现心动过速、心律失常、心脏增大和心力衰竭。多见于心房颤动等房性心律失常，偶可见房室传导阻滞。

3. **消化系统** 稀便、排便次数增加。重者可以有肝大、肝功能异常，偶有黄疸。

4. **造血系统** 血中淋巴细胞比例增加，单核细胞增加，但是白细胞总数减低。可伴血小板减少性紫癜。

5. **肌肉骨骼系统** 主要是甲状腺毒症性周期性瘫痪（TPP），好发于 20 ~ 40 岁亚洲男性，常有诱因，如剧烈运动、高糖类饮食、注射胰岛素等，病变主要累及下肢，有低钾血症。TPP病程呈自限性，甲亢控制后可以自愈。

6. **精神神经系统** 紧张焦虑、焦躁易怒、多言好动、失眠不安、记忆力减退、注意力不集中，手和眼睑震颤。

7. **生殖系统** 女性月经减少或闭经。男性阳痿，偶有乳腺增生（男性乳腺发育）。

8. **甲状腺肿大** 甲状腺肿大呈弥漫性、对称性，质地不等，无压痛。甲状腺上下极可触及震颤，闻及血管杂音。少数病例甲状腺可以不肿大。

9. **眼征** GD 的眼部表现分为两类。

（1）单纯性眼征：又称为良性突眼，较常见。临床表现：①轻度突眼，突眼度 19 ~ 20mm；② Stellwag 征：瞬目减少，目光炯炯有神；③ von Graefe 征，双眼下视时，上眼睑不能随眼球下落，显现白色巩膜；④上睑挛缩，睑裂增宽；⑤ Joffroy 征：眼球上视时，无额纹出现；⑥ Mobius 征，双眼看近物时，眼球集合不良。

（2）浸润性眼征：即 Graves 眼病（Go），又称为恶性突眼。患者自诉眼内异物感、胀痛、畏光、流泪、复视、斜视、视力下降；检查见突眼，眼睑肿胀，结膜充血水肿，眼球活动受限，严重者眼球固定，眼睑闭合不全、角膜外露而发生角膜溃疡、全眼炎，甚至失明。

【特殊类型的临床表现】

1. **甲状腺危象（thyroid crisis）** 也称甲亢危象，是甲状腺毒症急性加重的一个综合征。较重甲亢未治疗或治疗不充分的患者常发生。感染、创伤、手术、精神刺激等是常见诱因。临床表现为高热、心动过速（≥ 140 次 / 分）、烦躁不安、谵妄、大汗、恶心、呕吐、腹泻，严重患者可有心力衰竭、休克及昏迷等。

2. **甲状腺毒症性心脏病（thyrotoxic laeart disease）** 甲状腺毒症性心脏病的心力衰竭分为两种类型。一类是心动过速和心排血量增加导致的心力衰竭。是由于心脏高排血量后失代偿引起，称为"高排血量型心力衰竭"，常随甲亢控制，心功能恢复，年轻患者多发。另一类是已有的或潜在的缺血性心脏病加重而发生的心力衰竭，是心脏泵衰竭，老年患者多见。

3. **亚临床甲亢（subclinical hyper-thvroidism）** 本病主要依赖实验室检查结果诊断。血清TSH降低，而 T_3、T_4 正常，伴或不伴有轻微的甲亢症状。

4. **妊娠期甲状腺功能亢进症** 妊娠期甲状腺激素结合球蛋白（TBG）增高，引起血清 TT_4 和 TT_3 增高，所以妊娠期甲亢的诊断应依赖血清 FT_4、FT_3 和 TSH。甲亢和妊娠相互影响，妊娠可加重甲亢，甲亢也可导致妊娠高血压综合征、早产、流产和死胎等。因此，甲亢未控制的患者不宜妊娠。

5. **胫前黏液性水肿** 多发生在胫骨前下 1/3 部位，足背、踝关节、肩部、手背或手术瘢痕处也可见，偶见于面部，皮损大多为对称性。早期皮肤增厚、变粗，有广泛大小不等的棕红色或红褐色或暗紫色突起不平的斑块或结节，边界清楚，直径为 5 ~ 30mm，连片时更大，皮损周围的表皮稍发亮，薄而紧张，病变表面及周围可有毳毛增生、变粗、毛囊角化，可伴感觉过敏或减退，或伴痒感；后期皮肤粗厚，如橘皮或树皮样，皮损融合，有深沟，覆以灰色或黑色疣状物，下肢粗大似象皮腿。

6. **淡漠型甲亢（apathetic hyper-thyroidism）** 老年患者多见。起病隐袭，多无高代谢综合征、眼征和甲状腺肿。主要表现为明显消瘦、心悸、乏力、震颤、头晕、晕厥、神志淡漠、厌食等，可伴有心房颤动和肌病等。

7. **T_3 型甲状腺毒症（T_3 toxicosis）** 由于甲状腺功能亢进，T_3 产生量明显多于 T_4 所致。实验室检查 TT_4、FT_4 正常，TT_3、FT_3 升高，TSH 减低，^{131}I 摄取率增加。多见于老年人。

【实验室及其他检查】

1. **血清总甲状腺素（TT_4）、血清总三碘甲状腺原氨酸（TT_3）测定** 甲亢时均升高。

2. **血清游离甲状腺素（FT_4）、血清游离三碘甲状腺原氨酸（FT_3）** 甲亢时均升高。与甲状腺激素的生物学效应密切相关，临床上已逐渐替代 TT_4 和 TT_3，成为诊断甲亢的首选指标。

3. **血清促甲状腺激素（TSH）** 根据下丘脑－垂体－甲状腺轴的反馈调节机制，TSH 是反映甲状腺功能最敏感的指标。甲亢时 TSH 降低。

4. **TSH 受体抗体（TRAb）** 是鉴别甲亢病因、诊断 GD 的指标之一。TRAb 包括刺激性（TSAb）和抑制性（TSBAb）两种抗体，而检测到的 TRAb 仅能反映有针对 TSH 受体的自身抗体存在，不能反映这种抗体的功能。TSAb 不仅与 TSH 受体结合，而且产生了对甲状腺细胞的刺激功能。所以，TSAb 比 TRAb 更有意义。

5. **甲状腺摄 ^{131}I 率** 目前已经被 sTSH 测定技术所代替。甲亢时 ^{131}I 总摄取量增加，摄取高峰值提前。非甲状腺功能亢进类型的甲状腺毒症 ^{131}I 摄取率减低。

6. **影像学检查** 眼部 CT 和 MRI 可以排除其他原因所致的突眼，评估眼外肌受累的情况。甲状腺放射性核素扫描，对诊断甲状腺自主高功能腺瘤有意义。肿瘤区浓聚大量核素，肿瘤区外甲状腺组织和对侧甲状腺无核素吸收。

【诊断】 诊断的程序：①甲状腺毒症的诊断，测定血清 TSH 和甲状腺激素的水平；②确定甲状腺毒症是否来源于甲状腺功能亢进；③确定引起甲状腺功能亢进的原因，如 GD、结节性毒性甲状腺肿、甲状腺自主高功能腺瘤等。

1. **甲亢的诊断** 高代谢症状和体征；甲状腺肿大；血清 FT_4 增高，TSH 减低。具备以上 3 项即可诊断。应注意的是，淡漠型甲亢的高代谢症状不明显，仅表现为明显消瘦或心房颤动，尤其是老年患者；少数患者无甲状腺肿大；T_3 型甲亢仅有血清 T_3 增高。

2. **GD 的诊断** ①甲亢确诊；②甲状腺弥漫性肿大；③伴浸润性眼征；④胫前黏液性水肿；⑤ TRAb、TSAb 阳性。①②项为诊断必备条件，③④⑤项为诊断辅助条件。

【鉴别诊断】

1. **单纯性甲状腺肿** 甲状腺肿大，但无甲亢症状，各种甲状腺功能检查均属正常范围。

2. **神经官能症** 精神神经症候群与甲亢相似，但无甲亢的高代谢症群，食欲不亢进，甲状腺功能检查正常。

3. **其他原因所致甲亢** 如垂体性甲亢、自身免疫性甲状腺炎等，均可通过相应的特殊检查加以鉴别。

4. **其他** 消瘦、低热应与结核、恶性肿瘤等鉴别，腹泻应与慢性结肠炎等鉴别，心律失常应与风湿性心脏病、心肌炎及冠心病等鉴别，单侧突眼应与眼眶内肿瘤鉴别。

【治疗】 临床上主要采取 3 种疗法：抗甲状腺药物（antithyroid drugs，ATD）、放射性 ^{131}I 治疗和手术治疗。

1. 抗甲状腺药物（ATD）治疗 ATD 治疗是甲亢的基础治疗，常用药物为硫脲类包括甲硫氧嘧啶（MTU）和丙硫氧基嘧啶（PTU）等；咪唑类包括甲巯咪唑（MMI，他巴唑）和卡比马唑（CMZ，甲亢平）等。普遍使用 MMI 和 PTU。

（1）适应证：①病情轻、中度患者；②甲状腺轻、中度肿大；③年龄 <20 岁；④孕妇、高龄或由于其他严重疾病不适宜手术者；⑤手术前和 ^{131}I 治疗前的准备；⑥手术后复发且不适宜 ^{131}I 治疗者。

（2）剂量与疗程（以 PTU 为例，如用 MMI 则剂量为 PTU 的 1/10）：①初治期：300 ~ 450mg/d，分 3 次口服，持续 6 ~ 8 周，每 4 周复查血清甲状腺激素水平 1 次；临床症状缓解后开始减药。②减量期：每 2 ~ 4 周减量 1 次，每次减量 50 ~ 100mg/d，3 ~ 4 个月减至维持量。③维持期：50 ~ 100mg/d，维持治疗 1 ~ 1.5 年。近年来提倡 MMI 小量服用法。即 MMI 15 ~ 30mg/d，治疗效果与 40mg/d 相同。

（3）不良反应：①粒细胞减少；②皮疹；③中毒性肝病。另外，甲亢本身也有转氨酶增高，所以在用药前需要检查基础的肝功能，以区别是否是药物的不良反应。

（4）停药指标主要依据临床症状和体征：目前认为 ATD 维持治疗 18 ~ 24 个月可以停药。下述指标预示甲亢可能治愈：①甲状腺肿明显缩小；② TSAb（或 TRAb）转为阴性。

2. 放射性 ^{131}I 治疗 ^{131}I 被甲状腺摄取后释放 β 射线，破坏甲状腺组织细胞，从而降低甲状腺功能达到治疗的目的。β 射线在组织内的射程仅为 2mm，故不影响邻近组织。

（1）适应证：①年龄 > 25 岁；②中度甲亢；③同时患有其他疾病，如肝、心、肾等疾病不宜手术治疗者，或不愿接受手术者，或术后复发者；④ ATD 治疗失败或过敏。

（2）禁忌证：①妊娠、哺乳期妇女；②伴严重心、肝、肾功能衰竭或活动性肺结核；③外周血白细胞低于 $3.0 \times 10^9/L$ 或中性粒细胞低于 $1.5 \times 10^9/L$；④甲状腺危象；⑤重度浸润性突眼。

（3）并发症：①放射性甲状腺炎；②甲状腺功能减退症；③个别可诱发甲状腺危象；④加重浸润性突眼。

3. 手术治疗 甲状腺次全切除是治疗甲亢的有效方法之一，两侧各留下 2 ~ 3g 甲状腺组织。多数患者可得以根治，且可使自身免疫反应减弱，复发率较低。

（1）适应证：①中、重度甲亢，长期服药无效，或停药复发，或不能坚持服药者；②甲状腺肿大显著，有压迫症状；③胸骨后甲状腺肿；④多结节性甲状腺肿伴甲亢。手术治疗的治愈率为 95% 左右，复发率为 0.6% ~ 9.8%。

（2）禁忌证：①重度浸润性突眼；②合并严重心、肝、肾疾病不能耐受手术者；③早期妊娠（前 3 个月）或晚期妊娠（第 6 个月后）。

（3）并发症：①喉返神经损伤；②甲状旁腺功能减退症。

4. 甲状腺危象的治疗

（1）针对诱因治疗。

（2）抑制甲状腺激素合成：首选 PTU 600mg 口服或经胃管注入，以后给予 250mg 每 6 小时口服，待症状缓解后减至一般治疗剂量。

（3）抑制甲状腺激素释放：服 PTU 1 小时后再加用复方碘口服溶液 5 滴、每 8 小时一次，或碘化钠 1.0g 加入 10% 葡萄糖盐水溶液中静脉滴注 24 小时，以后视病情逐渐减量，一般使用 3 ～ 7 天。如果对碘剂过敏，可改用碳酸锂 0.5 ～ 1.5g/d，分 3 次口服，连用数日。

（4）β 受体阻滞药：普萘洛尔 20 ～ 40mg，每 6 ～ 8 小时口服 1 次，或 1mg 稀释后静脉缓慢注射。

（5）激素：氢化可的松 50 ～ 100mg 加入 5% ～ 10% 葡萄糖溶液静滴，每 6 ～ 8 小时 1 次。

（6）降低或清除血浆甲状腺激素：在上述常规治疗效果不满意时，可选用腹膜透析、血液透析或血浆置换等措施迅速降低血浆甲状腺激素浓度。

（7）降温：高热者予物理降温，避免用乙酰水杨酸类药物。

（8）其他：支持治疗。

第三节　慢性肾上腺皮质功能减退症

慢性肾上腺皮质功能减退症（chronic adrenocortical hypofunction），分为原发性与继发性两类，原发性者又称 Addison 病，由于多种原因导致双侧肾上腺绝大部分被破坏；继发性者由下丘脑 - 垂体病变引起。本节叙述 Addison 病。其病因如下。

1. 自身免疫性肾上腺炎　为本病目前最常见的病因。自身免疫致使两侧肾上腺皮质破坏，呈纤维化，伴淋巴细胞、浆细胞、单核细胞浸润，髓质一般不受损。约 75% 患者血中可检出抗肾上腺的自身抗体。近半数患者伴其他器官特异性自身免疫病，称为自身免疫性多内分泌综合征（autoimmune polyendocrine syndrome，APS），有两种类型。APS 多见于女性（约 70%），而不伴其他内分泌腺病变的单一自身免疫性肾上腺炎多见于男性。

APS Ⅰ型见于儿童，平均起病年龄 12 岁，主要表现为肾上腺功能减退、甲状腺功能减退及黏膜皮肤白色念珠菌病，性腺（主要是卵巢）功能减退，偶见慢性活动性肝炎、恶性贫血。此综合征呈常染色体隐性遗传。肾上腺自身抗体针对的抗原为类固醇激素侧链裂解酶及 17- 羟化酶。

APS Ⅱ型见于成人，平均起病年龄 24 岁，主要表现为肾上腺功能减退、自身免疫甲状腺病（甲状腺功能减退症、Graves 病、慢性淋巴细胞性甲状腺炎）、1 型糖尿病，呈显性遗传，与白细胞抗原 DR3/DR4 型有关联。自身抗体的抗原为 21 羟化酶。

2. 感染　肾上腺结核为 20 世纪 60 年代前最常见的病因，系血行播散所致，常现有或同时有其他部位结核病灶如肺、肾、肠等。肾上腺增大，为上皮样肉芽肿或干酪样坏死病变所替代，继而出现纤维化病变，肾上腺体积可缩小。肾上腺钙化常见。肾上腺真菌感染的病理过程与结核性相近。艾滋病后期可伴有肾上腺皮质功能减退，多为隐匿性，一部分可有明显临床表现。坏死性肾上腺炎常由巨细胞病毒感染引起，也可为鸟 - 胞内分枝杆菌或真菌感染。

严重脑膜炎球菌感染可引起急性肾上腺皮质功能减退症。严重败血症，如铜绿假单胞菌感染，尤其儿童可引起肾上腺出血伴功能减退。

3. 其他病因　较少见，如恶性肿瘤转移，淋巴瘤，双侧肾上腺切除，放疗破坏，肾上腺酶系抑制药如美替拉酮、酮康唑、氨鲁米特，或细胞毒药物如米托坦（双氯苯二氯乙烷）的长期应用，血管栓塞等。

【临床表现】　在典型的 Addison 病中，肾上腺破坏一般在 90% 以上，而且不仅影响束状带和网状带，常累及球状带，表现为糖皮质激素和盐皮质激素同时出现缺乏的临床表现。本病常有慢性失水现象，明显消瘦，体重下降 5 ～ 10kg。随病情进展，可有典型临床表现。

1. **皮肤黏膜色素沉着** 为本病早期症状之一，几乎见于所有病例。继发于垂体性者无此症状。垂体 ACTH 大量分泌引起皮肤黏膜色素沉着。色素沉着分布不均，面部、四肢、乳头、腋下、掌纹指纹、会阴部、瘢痕等明显。色深者如焦炭，浅者如棕黄色、古铜色不等。色素深浅与病情轻重不成正比。

2. **循环系统** 患者常有头晕、眼花、体位性晕厥。特征性表现是低血压，有时低于 80/50 mmHg；心脏小，胸部 X 线示心脏阴影明显缩小。心电图示低电压，窦性心动过缓，P–R 间期延长，T 波低平或倒置。

3. **消化系统** 消化不良、食欲缺乏为早期症状之一，往往有恶心、呕吐，偶有腹痛。由于消化酶和消化液分泌不足可导致部分患者出现腹泻或便秘。

4. **生殖系统** 男性多出现阳痿。女性可出现月经不调、闭经，轻者仍可怀孕，且孕期病情一般不加重，但产后可发生危象。男女毛发可减少，易脱落，但第二性征多无异常。

5. **肌肉、神经精神系统** 表现为肌无力、头晕、精神萎靡、表情淡漠、嗜睡、记忆力下降，或偶有烦躁、失眠、谵妄或精神失常等。

6. **低血糖** 表现为空腹血糖低于正常，往往在餐前或剧烈活动后，易发生饥饿、冷汗、乏力等，严重时出现视物模糊、复视、精神失常，甚至昏迷。

7. **肾上腺危象** 因原有的慢性肾上腺皮质功能减退症加重或急性肾上腺皮质破坏导致肾上腺皮质功能急性衰竭所致。表现为原有症状急剧加重，可有高热、呕吐、腹痛、腹泻、血压下降、心率加快、脉搏细速、神志模糊，甚至昏迷。可有低血糖、低血钠，血钾可高可低。应尽早识别及时抢救。

8. **与疾病有关的症状** 若由结核所致者，活动期可出现低热、盗汗等，或由肺结核、肠结核、泌尿生殖系结核、骨关节结核等表现。若为自身免疫甲状腺炎可有甲状腺功能减退症表现。

【实验室及其他检查】

1. **血常规检查** 常出现正细胞正色素性贫血，中性粒细胞减少，血小板减少，淋巴细胞相对增多，嗜酸粒细胞明显增多。

2. **生化检查** 可有低血钠、高血钾。脱水明显时低血钠、高血钾不明显，有氮质血症，可有空腹低血糖。少数患者可有轻、中度高血钙，如有低血钙和高血磷则提示合并甲状旁腺功能减退症。

3. **血浆肾上腺皮质激素基础值测定** 血浆皮质醇（F）水平常低下，但可接近正常，若 F ≤ 850nmol/L（30μg/L）可确诊为本病。基础 ACTH 测定对本病的诊断及鉴别诊断具有重要意义，原发性者血浆 ACTH 明显升高，常 ≥ 55pmol/L（100pg/ml）；继发性者 ACTH 常偏低，早晨 8 时 < 4.5pmol/L（20pg/ml）。

4. **ACTH 兴奋试验** 对诊断本病非常有效，是目前筛查本病的标准方法。静注 Cortrosyn（一种人工合成的 ACTH 类似物）25μg，45 分钟后，抽血测定，若 F ≥ 200μg/L 为正常；若 F < 200μg/L 提示垂体 – 肾上腺轴功能障碍。本法不受饮食、药物影响，结果可靠，适用任何年龄患者，无明显不良反应。

5. **影像学检查** 肾上腺区 X 线片、CT、MRI 检查结核病患者可示肾上腺增大及钙化阴影。感染、出血、转移性病变 CT 示肾上腺增大，自身免疫病所致者肾上腺不增大。

【诊断与鉴别诊断】 本病诊断主要依据典型临床表现，实验室检查示血浆 F 降低、ACTH 兴奋试验呈低反应。肾上腺自身抗体、X 线、CT 及 MRI 检查有助病因诊断。

本病皮肤色素沉着需与长期日晒或慢性肝病等鉴别。消瘦、厌食、疲乏无力等需与结核病或恶性肿瘤鉴别。

【治疗】

1. **基础治疗**

（1）健康教育：使患者了解本病的性质，需终身使用激素替代治疗，平时用适当的基础量，有并发症时要适当加量。患者身上应配带写有姓名、住址的卡片。一旦出现神志不清，应立即送医院救治。

（2）糖皮质激素替代治疗：根据性别、年龄、身高、体重、体力活动程度等，确定合适的基础量。宜模仿激素分泌周期，于清晨睡醒时服用全日量的 2/3，下午 4 时服用剩余的 1/3。成人每日剂量开始时为氢化可的松 20 ~ 30mg 或可的松 25 ~ 37.5mg，以后可逐渐减量，氢化可的松 15 ~ 20mg 或相应量可的松。

（3）食盐与盐皮质激素：食盐摄入量每日至少 8 ~ 10g，如大量出汗、腹泻应酌情加量，大部分患者服用氢化可的松和充分摄盐后取得满意疗效。有些患者仍感头晕、乏力、血压偏低，则血加用盐皮质激素，可每日上午 8 时左右一次顿服 9α - 氟氢可的松 0.05 ~ 0.1mg。如有水肿、高血压、低血钾则需减量；如有低血钠、低血压、高血钾则需加量；对有高血压、肝硬化、肾炎及心功能不全者慎用。

2. **病因治疗** 如有活动性结核者，应积极给予抗结核治疗。补充替代量的糖皮质激素并不影响对结核病的控制。若为自身免疫病者，还应检查其他腺体功能，如有功能减退，则需做相应治疗。

3. **肾上腺危象治疗** 为内科急症，应积极抢救。①补充液体：典型的危象患者液体损失量约达细胞外液的 20%，故初治的第 1、2 日内应迅速补液 2000 ~ 3000ml/d，补充含糖溶液以避免低血糖，则以 5% 葡萄糖盐水为宜，脱水不甚严重者补液量适当减少。②糖皮质激素：立即静脉注射氢化可的松或琥珀酸氢化可的松 100mg，使血皮质醇浓度达到正常人在发生严重应激时的水平。以后每 6 小时加入补液中静脉滴注 100mg，第 2、3 天可减至 300mg/d，分次静脉滴注。如病情好转，继续减至 200mg/d，继而 100mg。呕吐停止，可进食者，可改为口服。③积极治疗感染及其他诱因。

4. **外科手术或其他应激时治疗** 在发生严重应激时，应每日给予氢化可的松总量约 300mg。大多数外科手术应激为时短暂，故可在数天内逐步减量，直至维持量。较轻的短暂应激，每日给予氢化可的松 100mg 即可，以后按情况递减。

第四节　痛风

痛风（gout），临床特点为高尿酸血症、关节炎、痛风石、尿酸性尿路结石和关节畸形。高尿酸血症患者出现上述临床表现时，才称为痛风。临床上分为原发性和继发性两大类，前者多由先天性嘌呤代谢异常所致，常与肥胖、糖脂代谢紊乱、高血压、冠心病等聚集发生，后者则由某些系统性疾病或者药物引起。

由于受地域、民族、饮食习惯的影响，高尿酸血症与痛风发病率差异较大。病因和发病机制不清，可能与下列因素有关。

1. 高尿酸血症的形成

(1) 尿酸排泄减少、尿酸排泄障碍，包括肾小球滤过减少、肾小管重吸收增多、肾小管分泌减少及尿酸盐结晶沉积。80%～90%的高尿酸血症具有尿酸排泄障碍，最重要的是肾小管分泌减少。

(2) 由嘌呤代谢酶缺陷所致尿酸生成增多，包括磷酸核糖焦磷酸（PRPF）合成酶活性增高、酸核糖焦磷酸酰基转移酶（PRPPAT）活性增高、次黄嘌呤 – 鸟嘌呤磷酸核糖转移酶（HGPRT）缺陷症、腺嘌呤磷酸核糖转移酶（APRT）缺陷症及黄嘌呤氧化酶（XO）活性增加均可致尿酸升高。

2. 痛风的发生 临床上有部分高尿酸血症患者发展为痛风。当血尿酸浓度过高和（或）在酸性环境下，尿酸可析出结晶，沉积在骨关节、肾和皮下等组织，造成组织病理学改变，导致痛风性关节炎、痛风肾和痛风石等。

原发性痛风患者少数为尿酸生成增多，大多数由尿酸排泄障碍引起。痛风患者常有阳性家族史，属多基因遗传缺陷。原发性高尿酸血症与痛风需建立在排除其他疾病基础之上；而继发者则主要由于肾疾病致尿酸排泄减少，骨髓增生性疾病致尿酸生成增多，某些药物抑制尿酸排泄等多种原因所致。

【临床表现】 临床多见于 40 岁以上的男性，约占 95%；女性多在绝经期后发病。常有家族遗传史。

1. 无症状期 仅有波动性或持续性高尿酸血症，自血尿酸增高至症状出现可长达数年至数十年，有些可终身不出现症状，但随年龄增长痛风的患病率增加。

2. 急性关节炎期 常有以下特点：①常于午夜或清晨突然起病，多呈剧痛，数小时内出现受累关节红、肿、热、痛和功能障碍，单侧踇趾及第 1 跖趾关节最常见，其次为足底、踝、膝、腕、指、肘；②秋水仙碱治疗后，关节炎症状可迅速缓解；③发热；④初次发作常呈自限性，数天内自行缓解，受累关节局部皮肤出现瘙痒和脱屑，是本病特有的表现；⑤可伴高尿酸血症，但部分患者急性发作时血尿酸正常；⑥关节腔滑囊液偏振光显微镜检查可见双折光的针形尿酸盐结晶是确诊本病的依据。受寒、劳累、饮酒、高嘌呤饮食、感染、手术、外伤等为常见诱因。

3. 痛风石及慢性关节炎期 痛风石是痛风的特征性表现，多见于耳轮、掌指关节、指间和跖趾，常为多关节受累，以关节远端多见，表现为关节肿胀、僵硬、畸形及周围组织变性、纤维化，严重时受累皮肤发亮、菲薄，破溃则排出豆渣样的白色物质，形成瘘管时周围组织呈慢性肉芽肿，不易愈合，但很少感染。

4. 肾病变

(1) 痛风性肾病：起病隐匿，早期呈间歇性蛋白尿，随着病情发展而呈持续性，伴肾浓缩功能损伤时夜尿增多，晚期可发生肾功能不全，表现高血压、水肿、血肌酐和尿素氮升高。少数患者表现为急性肾衰竭，出现少尿或无尿，最初 24 小时尿酸排出增加。

(2) 尿酸性肾石病：10%～25%痛风患者肾有泥沙样尿酸结石，常无症状，结石较大者可出现肾绞痛、血尿。当结石引起梗阻时可出现肾盂肾炎、肾积水、肾积脓或肾周围炎，感染可加速结石增长和肾实质损伤。

【实验室及其他检查】

1. 血尿酸测定 血清标本，尿酸酶法。正常男性为 150 ～ 380mmol/L（2.5 ～ 6.4mg/dl），女性为 100 ～ 300mmol/L（1.6 ～ 5.0mg/dl）。血尿酸存在较大波动，需反复监测。

2. **尿尿酸测定** 限制嘌呤饮食 5 天后，每日尿酸排出量超过 3.57mmol（600mg），可认为尿酸生成增多。

3. **滑囊液或痛风石内容物检查** 偏振光显微镜下可见针形尿酸盐结晶。

4. **X 线检查** 急性关节炎期可见非特征性软组织肿胀。慢性期或反复发作后可见软骨缘破坏，关节面不规则，穿凿样、虫蚀样圆形或弧形的骨质透亮缺损是 X 线的特征性表现。

5. **CT 与 MRI 检查** 第 1 跖趾关节相邻骨端多发性蜂窝状骨质破坏区，关节周围不对称性较高密度软组织结节影，CT 扫描受累部位可见不均匀的斑点状高密度痛风石影像；MRI 的 T_1 和 T_2 加权图像呈斑点状低信号。

【诊断与鉴别诊断】

1. **诊断** 男性和绝经后女性血尿酸 >420μmol/L（7.0mg/dl）、绝经前女性 >350μmol/L（5.8mg/dl）可诊断为高尿酸血症。中老年男性如出现特征性关节炎表现、尿路结石或肾绞痛发作，伴有高尿酸血症应考虑痛风。关节液穿刺或痛风石活检证实为尿酸盐结晶可做出诊断。X 线检查、CT 或 MRI 扫描对明确诊断具有一定价值。急性关节炎期诊断有困难者，秋水仙碱试验性治疗有诊断意义。

2. **鉴别诊断**

（1）继发性高尿酸血症或痛风：①多见于儿童、青少年、女性和老年人；②高尿酸血症程度较重；③约 40% 的患者 24 小时尿尿酸排出增多；④肾脏受累多见，痛风肾、尿酸结石发生率较高，甚至发生急性肾衰竭；⑤痛风性关节炎症状往往较轻或不典型；⑥有明确的相关用药史。

（2）关节炎：①类风湿关节炎：青、中年女性多见，四肢近端小关节常呈对称性梭形肿胀畸形，晨僵明显。血尿酸不高，类风湿因子阳性，X 线片出现凿孔样缺损少见。②化脓性关节炎与创伤性关节炎：前者关节囊液可培养出细菌，后者有外伤史，两者血尿酸水平不高，关节囊液无尿酸盐结晶。③假性痛风：系关节软骨钙化所致，多见于老年人，最常累及膝关节。血尿酸正常，关节滑囊液检查可发现焦磷酸钙结晶或磷灰石，X 线可见软骨呈线状钙化或关节旁钙化。

【预防和治疗】 原发性高尿酸血症与痛风的防治目的：①控制高尿酸血症，预防尿酸盐沉积；②防止急性关节炎的发作；③防止尿酸结石形成和肾损伤。

1. **一般治疗** 控制饮食总热量；限制饮酒和高嘌呤食物（如心、肝、肾等）的大量摄入；每日饮水 2000ml 以上，以增加尿酸的排泄；慎用抑制尿酸排泄的药物如噻嗪类利尿药等；避免诱发因素，积极治疗相关疾病等。

2. **急性痛风性关节炎期的治疗** 绝对卧床，抬高患肢，避免负重，迅速给秋水仙碱，越早用药疗效越好。

（1）秋水仙碱：是治疗急性痛风性关节炎的特效药，通过抑制中性粒细胞、单核细胞释放白三烯 B_4、糖蛋白化学趋化因子、白介素 -1 等炎症因子，同时抑制炎症细胞的变形和趋化，从而缓解炎症。常用口服法：初始口服剂量为 1mg，随后 0.5mg/h 或 1mg/2h，直到症状缓解，最大剂量 6 ~ 8mg/d。90% 的患者口服秋水仙碱后 48 小时内疼痛缓解。症状缓解后 0.5mg，每日 2 ~ 3 次，维持数天后停药。不良反应为恶心、呕吐、厌食、腹胀和水样腹泻，发生率高达 40% ~ 75%，如出现上述不良反应及时调整剂量或停药，若用到最大剂量症状无明显改善时应及时停药。该药还可以引起白细胞减少、血小板减少等骨髓抑制表现及脱发等。静脉法：秋水仙碱 1 ~ 2mg 溶于 20ml 生理盐水中，5 ~ 10 分钟内缓慢静脉注射；如病情需要，4 ~ 5 小时后重复注射 1mg；24 小时不超过 4mg。静脉注射时避免药液外漏，否则可引起剧烈疼痛和组织坏死。此外，静脉给药可产生严重的不良反应，如肝坏死、骨髓抑制、肾衰竭、DIC、癫痫样发作，甚至死亡，国内极少静脉给药。

（2）非甾体消炎药：通过抑制花生四烯酸代谢中的环氧化酶活性，进而抑制前列腺素合成而达到消炎镇痛的作用。活动性消化性溃疡、消化道出血为禁忌证。常用药物：①吲哚美辛，初始剂量 75 ~ 100mg，随后 50mg/6 ~ 8h。②双氯芬酸，每次口服 50mg，每日 2 ~ 3 次。③布洛芬，每次 0.3 ~ 0.6g，每日 2 次。④罗非昔布 25mg/d。可任选一种药，禁止同时服用两种或多种非甾体消炎药，否则会加重不良反应。一旦症状缓解应减量，5 ~ 7 天后停用。

（3）糖皮质激素：上述药物治疗无效或不能使用秋水仙碱和非甾体消炎药时，可考虑使用糖皮质激素或 ACTH 短程治疗。如泼尼松，起始剂量为 0.5 ~ 1mg/（kg·d），3 ~ 7 天后迅速减量或停用，疗程不超过 2 周；ACTH 50U 溶于葡萄糖溶液中缓慢静脉滴注。可同时口服秋水仙碱 1 ~ 2mg/d，以防止症状"反跳"。

3. 发作间歇期和慢性期的处理

（1）排尿酸药：抑制近端肾小管对尿酸盐的重吸收，促进尿酸排泄，降低尿酸水平，肾功能良好者适合；当内生肌酐清除率＜ 30ml/min 时无效；每日尿中尿酸盐＞ 3.57mmol（600mg）或有尿酸盐结石时不宜使用；用药期间需多饮水，并服碳酸氢钠 3 ~ 6g/d；从小剂量开始逐步递增。常用药物：①苯溴马隆（Benzbromarone）：25 ~ 100mg/d，该药不良反应轻，一般不影响肝肾功能；少数有胃肠道反应，过敏性皮炎、发热少见。②丙磺舒（Probenecid，羧苯磺胺）：初始剂量为 0.25g，每日 2 次；两周后可逐渐加量，最大剂量不超过 2g/d。约 5% 的患者可出现发热、皮疹、胃肠道刺激等不良反应。

（2）抑制尿酸生成药：别嘌呤醇通过抑制黄嘌呤氧化酶，使尿酸生成减少，适用于尿酸生成过多或不适合使用排尿酸药者。每次 100mg，每日 2 ~ 4 次，最大剂量 600mg/d，待血尿酸降至 360μmol/L 以下，可减量至维持此水平的最小剂量，与排尿酸药合用效果更佳。肾功能不全者常出现发热、皮疹、肝损伤、骨髓抑制等不良反应，故肾功能不全者剂量减半。

（3）较大痛风石或经皮溃破者可手术剔除。

4. 其他 高尿酸血症和痛风常伴代谢综合征，应积极降压、降脂、减重及改善胰岛素抵抗等综合治疗。

【预后】 高尿酸血症与痛风是一种终身性疾病，无肾损伤及关节畸形者，经有效治疗可维持正常的生活和工作。急性关节炎和关节畸形会严重影响患者生活质量，若有肾损伤预后不良。

第五节 乳房疾病

一、总论

乳房位于前胸第 2、3 至第 6 肋骨水平的浅筋膜浅、深层之间，内侧缘达胸骨旁，外侧缘至腋前线；在乳房外上方，腺体向腋窝呈角状延伸，形成尾部。乳房的主要结构是腺体、导管、结缔组织和脂肪。每一乳房有 15 ~ 20 个腺叶，呈轮辐状排列。腺叶分小叶，小叶由腺泡组成，腺叶间有许多与皮肤垂直的纤维束，连接皮肤及浅筋膜浅层与浅筋膜深层，称为 Cooper 韧带，又称乳房悬韧带，起支持与固定作用。一旦受侵犯，皮肤可出现凹陷呈"酒窝征"。各小叶腺汇集成腺体内乳管，每个腺体的各大乳管呈放射状向乳晕汇集，开口于乳头。靠近开口 0.5cm 处略膨大，是乳管内乳头状瘤的好发部位。若病变侵犯导管，可导致乳头凹陷、位置不对称或溢液。正常乳房腺体最多的是在外上象限，因此，此处患病机会也最多。

乳房的淋巴网丰富，淋巴液引流有 4 条途径。①外界侧：大部分经胸大肌外侧缘淋巴管流至腋窝淋巴结，再流向锁骨下淋巴结；一部分上部淋巴液直接穿过胸大肌淋巴管流向锁骨下淋巴结。通过锁骨下淋巴结再流向锁骨上淋巴结，占 75%。②内侧：一部分内侧淋巴液通过肋间淋巴管流向胸骨旁淋巴结（主要在第 2、3 肋间，沿胸廓内动、静脉分布），再流向锁骨上淋巴结，占 20% ~ 25%。③对侧：两侧乳房在皮下交通淋巴管并与胸壁，颈部、腹壁的皮下淋巴网有广泛联系，一侧流向另一侧乳房或腋窝淋巴结。④下侧：深部淋巴网与腹直肌鞘和肝镰状韧带的淋巴管相通，流向肝。

乳房的生理活动受垂体前叶、卵巢、肾上腺皮质等分泌的激素的影响，呈周期性改变。生长发育、月经周期、妊娠及哺乳等生理活动将影响乳房，其中雌激素可促进乳房导管发育、孕激素促进腺泡发育、催乳素促进乳汁生成及分泌、缩宫素促进乳汁排出。女性乳房在人的一生中会发生生理性或病理性的变化。生理性的变化包括：①月经来潮前乳房稍微变大、胀痛、有硬结感，但月经后即可恢复；②妊娠期乳房变大、内部腺体组织增生、乳房结实、乳头变大、颜色变深、乳晕颜色加深，产后腺体缩小、乳房稍微下垂；③停经后，腺体萎缩、由脂肪组织代替、乳房变小、松弛、乳头周围的腺管容易触及。病理性变化包括：乳房的炎症、囊肿、增生和肿瘤。

二、急性乳腺炎

急性乳腺炎是乳腺的急性化脓性感染，患者多是产后哺乳的妇女，尤以初产妇多，发病多在产后第 3 ~ 4 周，致病菌多为金黄色葡萄球菌。除因患者产后抵抗力下降外，还与下列因素有关。

1. **乳汁淤积** 为主要原因：①乳头发育不良（过小或凹陷），妨碍正常哺乳。淤积的乳汁将成为入侵细菌的培养基，使之生长繁殖引起感染；②乳汁过多或婴儿吸乳过少，以致不能完全排空乳汁；③乳管不通畅，影响乳汁排出。

2. **细菌侵入** ①乳头破损或皲裂使细菌沿淋巴管入侵，是感染的主要途径。②婴儿患口腔炎或口含乳头睡眠，细菌直接入侵乳管。

【临床表现】

1. **局部表现** 初期乳房肿胀疼痛，压痛性肿块，局部皮肤可有红热，病情发展时症状可加重，并有脓肿形成，一般在局部症状红肿热痛 3 天以后出现，压之有波动感和疼痛，局部皮肤表面有脱屑，表示脓肿形成，穿刺抽出脓液。腋窝淋巴结肿大疼痛。

2. **全身表现** 高热寒战，食欲缺乏，全身不适。

【辅助检查】 白细胞上升，中性粒细胞增高。B 超肿块区域可有液性回声，诊断性穿刺可抽出脓液诊断。

【治疗原则】

1. **一般处理** ①患乳停止哺乳，用吸奶器吸尽奶汁或乳房按摩尽量促使乳房排空乳汁。②局部热敷或理疗，促进血液循环，有利于早期炎症消散；水肿明显者可用 25% 硫酸镁溶液湿热敷。③感染严重或并发乳瘘者常需终止乳汁分泌，可口服己烯雌酚 1 ~ 2mg，每日 3 次，共 2 ~ 3 天；或肌内注射苯甲酸雌二醇，每次 2mg，每日 1 次，至收乳为止。

2. **应用抗感染药** 原则为早期、足量。选用青霉类抗感染药，或根据脓液培养、细菌药物敏感试验结果调整抗感染药。

3. **中药治疗** 服用清热解毒类中药及用金黄散或鱼石脂软膏外敷。

4. **脓肿处理** 脓肿形成后应及时施行手术引流排脓。深部脓肿波动感不明显，可在超声波引导下定位穿刺，明确诊断后再行切开引流。应注意：①切口呈放射状至乳晕处，以避免损伤乳管发生乳瘘；乳晕部脓肿可沿乳晕边缘做弧形切口，乳房深部或乳房后脓肿可在乳房下缘作弓形切口；经乳房后间隙引流。②分离多房脓肿的房间隔膜以利于引流。③为保证引流通畅，引流条应放在脓腔最低部位，必要时另加切口做对口引流。

【预防】

1. **保持乳头和乳晕清洁** 孕妇定期用肥皂及温水清洗两侧乳头，妊娠后期每日清洗 1 次；产后每次哺乳前、后均需清洁乳头，以保持局部干燥和洁净。

2. **纠正乳头内陷** 乳头内陷者于妊娠期每日挤捏、提拉乳头。

3. **养成良好的哺乳习惯** 定时哺乳，每次哺乳时让婴儿吸净乳汁，如有淤积及时用吸乳器或手法按摩排空乳汁；培养婴儿养成不含乳头睡眠的好习惯；注意婴儿口腔卫生，及时治疗其口腔炎症。

4. **乳头、乳晕破损或皲裂者** 暂停哺乳，用吸乳器吸出乳汁哺育婴儿；局部用温水清洗后涂以抗感染药软膏，待愈合后再行哺乳。症状严重时应及时就诊。

5. **避免乳汁淤积** 这是预防乳房炎的关键，每次哺乳之后如果乳汁过多，一定要想法排空乳汁。

三、乳癌

乳癌是女性最常见的恶性肿瘤之一，在我国占全身恶性肿瘤的 7% ～ 10%，仅次于子宫颈癌，但近年来有超过子宫颈癌的倾向，并呈逐年上升趋势，部分大城市报告乳癌占女性恶性肿瘤之首位。病因尚不清楚，通常认为易患因素有以下几个方面。①性激素变化：以更年期（45 ～ 49 岁）及老年人 60 ～ 64 岁居多，更年期卵巢功能逐渐减退，垂体前叶功能增强，促使肾上腺皮质产生雌激素；60 ～ 64 岁年龄段，肾上腺皮质产生较多雄激素。激素变化使乳房腺体上皮细胞过度增生。各种雌激素中，雌酮（E_1）有明显的致癌作用，而雌二酮（E_2）及雌三酮（E_3）无此作用。年老者雌激素中的 E_1 含量增高，而 E_2、E_3 下降，使乳癌发病率增高。②月经史及生育史：月经初潮高于 12 岁、绝经晚于 50 岁，未婚、未哺乳，40 岁以上未孕或初次足月产迟于 35 岁等。③乳癌家族遗传因素：一级亲属中有乳房癌病史者发病危险性是普通人群的 2 ～ 3 倍。④地区因素：欧美多，亚洲国家少，5 个白人中有一例乳癌患者。⑤饮食习惯：高脂饮食者发病多，肥胖者发病率高。⑥癌前期病变：如乳房增生导致恶变。⑦其他因素：如放射线、致癌药物应用等。

乳腺癌分类方法较多，目前我国多采用以下病理分型。①非浸润性癌：即原位癌，包括导管内癌（癌细胞未突破基膜）、小叶原位癌（癌细胞未突破末梢乳管或腺泡基膜），乳头湿疹样乳腺癌（伴发浸润性癌不在此列），属早期，预后较好。②浸润性特殊癌：包括乳头状癌、髓样癌（伴大量淋巴细胞浸润）、小管癌（高分化腺癌）、腺样囊性癌、黏液腺癌、大汗腺样癌、鳞状细胞癌。此型癌细胞一般分化程度高，预后尚好。③浸润性非特殊癌：包括浸润性小叶癌、浸润性导管癌、硬癌、髓样癌（无大量淋巴细胞浸润）、腺癌等。此类癌共占乳房癌的 70% ～ 80%，预后较上述类型差。④其他罕见癌：包括分泌型（幼年型）癌、富脂质型（分泌脂质）癌、纤维腺瘤癌变、乳头状瘤癌变等。

转移途径有下列途径：①直接浸润：癌细胞直接蔓延浸润皮肤、胸筋膜、胸肌等周围组织。②淋巴转移：可沿乳房淋巴液的 4 个输出途径扩散。其中主要途径：沿胸大肌外侧缘淋巴管侵入同侧腋窝淋巴结，进一步则侵入锁骨下淋巴结、锁骨上淋巴结，进入血液循环占75%，原发灶多在乳头、乳晕区及乳房的外上象限；向内侧侵入胸骨旁淋巴结，继而达到锁骨上淋巴结，进入血循环，占20%～25%，原发灶多在乳房内侧部分；经皮下淋巴管可转移到对侧乳房；沿腹直肌前鞘和镰状韧带转移到肝。③血运转移：癌细胞除可经淋巴结转移进入血液循环外，亦可直接侵入血液循环。最常见远处转移部位依次为肺、骨、肝。骨又以椎骨、骨盆和股骨等处的转移最常见。

【临床表现】

1. 乳房肿块　为乳癌最重要的早期表现。多见于外上象限（45%～50%），其次是乳头、乳晕（15%～20%）、内上象限（12%～15%）。早期表现为无痛、单发、质硬、不光滑、外形不规则与周围组织分界不清、不易推动。常无自觉症状，多在无意间如洗澡、更衣或查体时发现。

2. 皮肤改变　周围组织或皮肤被肿块累及时，可使乳房外形改变。癌肿块侵入Cooper韧带后可使韧带收缩而失去弹性，导致皮肤凹陷称酒窝征，这是早期症状；癌细胞阻塞于皮下、皮内淋巴管可引起局部淋巴水肿，由于皮肤在毛囊处与皮下组织连接紧密，毛囊处出现凹陷皮肤似橘皮样改变，称橘皮样变。后期癌细胞浸润皮肤，皮肤表面出现多个坚硬小结或条索，呈卫星样围绕原发性病灶称卫星结节；乳癌晚期，癌细胞侵入背部、对侧胸壁，可限制呼吸，称铠甲胸；有时皮肤破溃形成溃疡呈菜花状。常有恶臭，容易出血。少数患者出现乳头溢液，多为血性分泌物。

3. 乳头改变　癌肿块侵入大乳管使之收缩将乳头牵向患侧，即偏歪，抬高或内陷，如外上象限癌肿使乳头抬高。乳头深部癌肿侵入乳管使乳头凹陷、两乳头不对称。

4. 腋窝区域淋巴结肿大　常为患侧腋窝淋巴结肿大，淋巴结先为散在、数目少、质硬、无痛、可活动。以后数目增多、粘连成团，甚至与皮肤和深部组织粘连，不易推动。当累及腋神经时，患侧上肢出现麻木或疼痛。大量癌细胞堵塞腋窝淋巴管可致上肢蜡白色淋巴水肿；胸骨旁淋巴结肿大，位置深，手术时才发现。晚期锁骨上淋巴结增大、变硬。少数对侧腋窝淋巴结转移。

5. 全身症状　早期一般无全身症状，晚期发生血行转移，出现相应症状。患者可有晚期恶性肿瘤表现，如肺转移时出现胸痛、咳嗽、气急；骨转移可出现局部疼痛，如腰背痛，病理性骨折（锥体、骨盆、股骨）；肝转移时出现肝大、黄疸等。

6. 特殊乳腺癌表现

（1）炎性乳腺癌：少见，一般发生于年轻女性，尤其在妊娠及哺乳期，发展迅速，转移早，预后极差。表现为乳房增大，皮肤红肿热痛，似急性炎症，开始比较局限，随即迅速扩展到乳房大部分皮肤，触诊整个乳房肿大发硬，无明显局限性肿块。多在病后数月内死亡。

（2）乳头湿疹样癌（又称Paget病）：少见，恶性程度低，发展慢。发生在乳头区大乳管内，后发展到乳头。表现为乳头刺痒、灼痛，湿疹样变。乳头乳晕脱屑、糜烂、皮肤发红、粗糙进而形成溃疡，部分在乳晕区可触及肿块。病变发展则乳头内陷、破损，淋巴转移出现晚。

【临床分期】　可根据临床分期估计预后及制定治疗方案，分为4期。

1. 原发肿瘤（T）分期

T_x：原发肿瘤情况不详。

T_0：原发肿瘤未扪及。

T_{is}：原位癌（非浸润性癌及未查到肿块的湿疹样乳腺癌）。

T_1：肿瘤最大直径≤2cm。

T_2：肿瘤最大直径≥2cm，≤5cm。

T_3：肿瘤最大直径>5cm。

T_4：肿瘤任何大小，直接侵犯胸壁和皮肤，包括炎性乳腺癌。

2. 局部淋巴结（N）分期

N_x：局部淋巴结情况不详。

N_0：同侧腋淋巴结未扪及。

N_1：同侧腋淋巴结肿大，尚可活动。

N_2：同侧腋淋巴结肿大，互相融合或与其他组织粘连。

N_3：同侧锁骨上、胸骨旁淋巴结转移。

3. 远处转移（M）分期

M_0：无远处转移。

M_1：有远处淋巴结转移。

4. 临床分期

0期：$T_{is}N_0M_0$

Ⅰ期：$T_1N_0M_0$

Ⅱ期：$T_{0-1}N_1M_0$，$T_2N_{0\sim1}M_0$，$T_3N_0M_0$

Ⅲ期：$T_{0-2}N_2M_0$，$T_3N_{1-2}M_0$，T_4任何NM_0，任何TN_3M_0

Ⅳ期：包括M_1的任何TN

【辅助检查】

1. 影像学检查

（1）X线检查：①钼靶X线摄影术：为常用手段，放射量小，穿透力较弱，而乳房内各种组织的密度不同便于区别乳房内各种密度的组织，可发现较小（>5mm）的肿物。②CT检查：表现征象与钼靶摄影相似，但分辨率较高。③乳房腺管照影术：主要用于检查乳房腺管内疾病，对判断乳管内病变的大小、部位和性质，有一定帮助。如导管内乳头状瘤。

（2）B超：无损伤检查，可检出>1cm的肿块，并可区别良、恶性肿块已成为临床诊断乳癌的首选检查方法。

2. 物理检查

（1）热象图：利用恶性肿瘤代谢率高的特点，无损伤，简单敏感，但特异性差，常用于普查中的筛查。

（2）红外线扫描：无损伤，简单，根据血管分型、病变灰度及阴影形态判断。对于>2cm的肿块效果差，有一定的误诊率及漏诊率。

3. 乳头溢液涂片 有一定假阴性，3%～10%患者可有溢液，血性溢液占50%～75%。可做溢液涂片找寻肿瘤细胞。

4. 活组织病理检查 为确诊方法，最可靠，分针吸法及肿块切除法两种。针吸组织检查确诊率达80%～90%，但有刺激肿瘤生长转移的可能。肿块切除法可在术中做冰冻快速需20～30分钟，也可用石蜡固定需2～5天。

【治疗原则】 乳癌采用以手术为主，辅以化疗、放疗、内分泌治疗、免疫等综合疗法。

1. 手术治疗 根据病理分型、临床分期及辅助治疗的条件选择手术方式。目前应用的治疗性手术有以下5种手术方式。

（1）乳癌根治术：手术切除包括整个乳房、胸大肌、胸小肌、腋窝及锁骨下淋巴结的整块组织。适用于有腋窝上组淋巴结转移，但无远处转移征象者。乳癌扩大根治术目前已不采用。

（2）乳癌改良根治术有两种术式：①保留胸大肌，切除胸小肌；②保留胸大肌、胸小肌。该术式均行胸大小肌间清除，但保留了胸肌，手术后外观效果好，生活质量提高，目前已成为常用的手术方式。

（3）乳房单纯切除术：手术切除包括腋尾部及胸大肌筋膜的整个乳房。该术式适于原位癌、微小癌及年迈体弱不能耐受根治术者。

（4）保留乳房的乳房癌切除术：手术包括完整切除肿块及腋淋巴结清扫术。手术后必须辅以放疗、化疗。

（5）前哨淋巴结活检及腋淋巴结清扫术：前哨淋巴结是乳癌引流的第一枚淋巴结，可用示踪剂显示，如腋淋巴结阳性做腋淋巴结清扫，如阴性可不做清扫，做前哨淋巴结活检术。

手术后 10% ～ 60% 的患者由于手术损伤面积大、切除组织过多、皮瓣游离，可使皮缘缝合的张力较大，而引起皮瓣坏死。若皮瓣区包扎得不紧密、手术后引流或负压吸引不通畅、引流管放置不合适可引起皮瓣下积液。由于腋窝淋巴结被切除后，上肢淋巴回流受阻，或由于手术后血栓性静脉炎所致的静脉阻塞、静脉粘连及附近的淋巴结炎可导致患侧上肢肿胀。

2. 化学药物治疗 化疗是一种必要的全身性辅助治疗，可以提高手术治疗的疗效，改善生存率，在整个治疗中占有重要的地位。化疗应于手术后早期开始应用，联合化疗的效果优于单药化疗。治疗期不宜过长，以 6 个月左右为宜。常用的有 CMF 方案（环磷酰胺、甲氨蝶呤、氟尿嘧啶）、CAF 方案（环磷酰胺、阿霉素、氟尿嘧啶）。化疗可引起骨髓抑制、肝、肾损伤，阿霉素还具有心脏毒性。MFO 方案（丝裂霉素、氟尿嘧啶、长春新碱）等。主要化疗反应有呕吐、静脉炎、肝功能异常、骨髓抑制等。

3. 放射治疗 放疗是乳房病局部治疗的手段之一。可根据情况在手术前或手术后进行，以减少局部的复发率。可提高 5 年生存率，腋窝淋巴结转移超过一定数额时进行，不做常规治疗方法。一般在术后 2 ～ 3 周，在锁骨上、胸骨旁及腋窝等区域进行放射。此外，骨转移灶及局部复发灶照射，可缓解症状。若照射部位的皮肤没有注意保护，则可能发生放射性皮炎，以放疗 4 周左右多见。

4. 激素治疗 癌肿细胞中雌激素受体（ER）含量高者，称激素依赖性肿瘤；而 ER 含量低者，称激素非依赖性肿瘤。激素依赖性肿瘤应用内分泌治疗有效。绝经前患者可切除卵巢或 X 线照射卵巢的治疗，称卵巢去势。绝经前后妇女可用雌激素拮抗药他莫昔芬（三苯氧胺）治疗，以抑制肿瘤细胞生长、降低乳癌手术后复发及转移、减少对侧乳癌的发生率。一般服用 5 年，至少 3 年，20mg/d。

5. 生物治疗 目前未取得突破性进展，正在努力研究。

（胡　燕）

【思考题】

1. 目前临床上甲状腺功能亢进症治疗方法主要有哪些？

2. 现代糖尿病治疗药物有哪几类？

3. 乳癌的高危因素有哪些？

第六章　理化因素疾病

第一节　有机磷农药中毒

有机磷农药是我国广泛应用的杀虫剂，根据其毒性强弱分为剧毒、高毒、中毒、低毒四类。剧毒类有对硫磷（1605）、内吸磷（1059）、甲拌磷（3911）等；高毒类有甲胺磷、甲基对硫磷、敌敌畏等；中毒类有乐果、敌百虫、高灭磷等；低毒类有马拉硫磷、氯硫磷、辛硫磷等。有机磷农药中毒的途径有通过皮肤吸收、由呼吸道吸入或经消化道吸收。人体对有机磷的中毒量、致死量差异很大，其潜伏期也因中毒途径不同而有所差异。经消化道吸收者5～20分钟即可出现恶心、呕吐，以后进入昏迷状态；经呼吸道吸入者，潜伏期约30分钟，产生呼吸道刺激症状，而后出现全身症状；经皮肤吸收者潜伏期最长2～6小时，可有头晕、烦躁、出汗、肌张力减低及共济失调等症状。由消化道进入较一般浓度的呼吸道吸入或皮肤吸收中毒症状重、发病急，但如吸入大量或浓度过高的有机磷农药，可在5分钟内发病，迅速致死。

【临床表现】　有机磷酸酯通过其磷酸根与胆碱酯酶活性部分相结合，形成磷酰化胆碱酯酶而丧失水解乙酰胆碱的能力，导致乙酰胆碱蓄积，产生毒蕈碱样症状和烟碱样毒症状等一系列中毒症状。急性中毒症状主要有毒蕈碱样症状、烟碱样症状和中枢神经系统症状。

1. **毒蕈碱样症状**　临床上出现瞳孔缩小、视物模糊、对光反应消失、多汗、面色苍白、流涎、恶心、呕吐、腹泻、胸闷、呼吸困难等平滑肌痉挛及腺体分泌亢进的表现，支气管分泌物增多严重者可出现肺水肿。

2. **烟碱样症状**　表现为肌纤维颤动，常自小肌群开始渐及全身，如眼睑、颜面、舌肌颤动、腓肠肌痉挛直至牙关紧闭、颈项强直、全身肌肉抽搐，处理不及时可出现呼吸麻痹以致呼吸衰竭。

3. **中枢神经系统症状**　头晕、头痛、神志恍惚、嗜睡、意识障碍直至昏迷等。严重者出现脑水肿，或因呼吸衰竭而死亡。

【诊断及鉴别诊断】　有机磷农药中毒的诊断主要根据有机磷农药接触史，患者衣物、皮肤、呼吸、呕吐物有特殊蒜臭味，结合特殊的临床表现，特别是瞳孔缩小呈针尖样、流涎、多汗、肌肉颤动等中毒表现。血液胆碱酯酶活力测定及胃液和可疑食物的毒物分析可确诊。

有机磷农药中毒的病情按临床表现及血液胆碱酯酶活力测定分为轻、中、重度三级。轻度中毒：有头晕、头痛、流涎、多汗、乏力、恶心、呕吐、视物模糊、瞳孔缩小。血胆碱酯酶活力降至70%～50%。中度中毒：除上述症状加重外，有肌束颤动，轻度呼吸困难，腹痛腹泻，轻度意识障碍。血胆碱酯酶活力降至50%～30%。重度中毒：除上述症状外，瞳孔极度缩小呈针尖样，呼吸极度困难，昏迷，呼吸麻痹。血胆碱酯酶活力降至30%以下。

有机磷农药中毒应与中暑、脑炎、胃肠炎等相鉴别，特别要注意与拟除虫菊酯类中毒及杀虫脒中毒鉴别。

【治疗】

1. **清除毒物** 对接触中毒者应帮助患者迅速脱离中毒现场，立即除去沾染农药的衣服、鞋帽等；用大量清水或肥皂水清洗被污染的头发、皮肤、指甲等处。口服者应催吐洗胃，可用清水或 1 : 5000 高锰酸钾溶液（对硫磷中毒者禁用）或者 2% 碳酸氢钠（敌百虫中毒者禁用）溶液洗胃。对于轻、中度中毒者，洗胃液总量需达 10 000 ～ 30 000ml，重度中毒者则需 30 000 ～ 40 000ml 以上，直至洗出液清澈无农药气味为止。由呼吸道吸入者应将患者移到空气清洁的环境，有条件者应立即吸氧，有窒息者应行气管插管和机械通气。

2. **特效解毒药治疗**

（1）抗胆碱药：如阿托品，可拮抗乙酰胆碱的毒蕈碱样作用，尤其可解除平滑肌痉挛，抑制支气管分泌，有利于保持呼吸道通畅，防止发生肺水肿，并对心律失常和高血压有拮抗作用，但对烟碱样作用无效。大剂量阿托品必须在确诊后方可使用，阿托品早期应足量应用直至阿托品化，患者对阿托品的耐受量及阿托品化所需剂量有较大个体差异，使用阿托品时注意观察瞳孔大小的变化、皮肤的颜色、心率和体温等变化，以防止阿托品过量。应注意观察和判断阿托品化与中毒的临床表现。

阿托品中毒表现：瞳孔明显散大，对光反应迟钝或消失，无汗性高热可达 40℃ 以上，心动过速，160 次 / 分，患者烦躁不安，甚至出现幻觉、狂躁等精神症状，严重阿托品过量患者，可转为抑制状态，出现昏迷、呼吸中枢衰竭等。遇有阿托品中毒应立即停用阿托品，并增加输液量，促使排泄，必要时可选用拟胆碱药、毛果芸香碱、毒扁豆碱、新斯的明等拮抗药。

（2）胆碱酯酶复活药：有解磷定、氯磷定、双解磷、双复磷等，通过夺取与胆碱酯酶结合的有机磷，恢复胆碱酯酶活力，对解除烟碱样作用和促进昏迷患者苏醒有明显作用，可与阿托品协同使用。尤其对对硫磷、内吸磷、甲拌磷和乙硫磷中毒有明显效果。解磷定与碱性液混合使用可水解为剧毒的氰化物，静脉注射时药液不可外漏。

3. **对症治疗** 应以维持正常心肺功能为重点。呼吸心搏骤停者应及时清理呼吸道分泌物，保持呼吸道通畅，尽快进行心肺脑复苏；急性呼衰者应正确氧疗，合理运用呼吸机；有心律失常者正确选用相应的抗心律失常的药物；对有肺水肿或脑水肿的患者应严格掌握输液速度和输液量；危重患者可给肾上腺皮质激素，改善脑水肿和肺水肿，必要时可输新鲜血，补充提高胆碱酯酶的活力。

4. **防止反跳及有机磷溶剂的毒性作用** 以乐果中毒最常见，常在抢救成功后 3 ～ 10 天又突然出现急性中毒症状、神志改变、心律失常、肺水肿及呼吸衰竭，患者可很快死亡。预防反跳的发生首先应彻底洗胃，其次解毒剂用量应足够，持续时间应较长，症状缓解后应逐步减量，至症状消失后停药，继续观察至少 3 ～ 7 天。

第二节 急性一氧化碳中毒

急性一氧化碳中毒，即指人体在短时间内吸入过量一氧化碳所引起的中毒。在生产和建筑过程中，采矿、隧道的放炮、铜铁冶炼、化肥生产制造等都可产生大量的一氧化碳。在日常生活中，如烧煤炉、烟筒堵塞漏气等；家用管道煤气，如煮沸液体溢出熄火，造成泄漏煤气时间较长；煤气热水器在浴室内的不当安装等，常在室内门窗紧闭、通风不良，产生大量的一氧化碳浓度很高而导致中毒。

一氧化碳经呼吸道进入人体血液后，与血红蛋白、碳氧血红蛋白（COHb）二者的亲和力约比氧和血红蛋白的亲和力大240倍，其解离又比氧合血红蛋白慢3600倍。故一氧化碳一经吸入，即与氧争夺血红蛋白，使大部分血红蛋白变成碳氧血红蛋白，不但使血红蛋白丧失携带氧的能力和作用，同时还能阻碍氧合血红蛋白的解离，更加重组织缺氧。高浓度的一氧化碳还能与细胞色素氧化酶中的二价铁离子相结合，直接抑制细胞内呼吸造成内窒息。由于中枢神经系统和心肌对缺氧特别敏感，在受一氧化碳损伤时也表现得最严重。

【临床表现】　急性一氧化碳中毒的症状与空气中的一氧化碳浓度、接触时间长短有密切关系，同时也与患者中毒前的健康情况，如有无心血管疾病和脑血管病，以及中毒时体力活动等情况有关。按中毒程度可为三级。

1. **轻度中毒**　患者有剧烈的头痛、头晕、四肢无力、恶心、呕吐、嗜睡、意识模糊。原有冠心病的患者可出现心绞痛。血液COHb浓度可高于10%。

2. **中度中毒**　患者昏迷，对疼痛刺激可有反应，瞳孔对光反射和角膜反射可迟钝，腱反射减弱，呼吸、血压和脉搏可有改变。经治疗可恢复且无明显并发症。血液COHb浓度可高于30%。

3. **重度中毒**　深昏迷，各种反射消失。患者可呈去大脑皮质状态：患者可以睁眼，但无意识，不语，不动。不主动进食或大小便，呼之不应，推之不动，并有肌张力增强。常有脑水肿而伴有惊厥、呼吸抑制。可有休克和严重的心肌损伤，出现心律失常，偶可发生心肌梗死。有时并发肺水肿、上消化道出血、脑局灶损伤，出现锥体系或锥体外系损伤体征。皮肤可出现大水疱和红肿，多见于昏迷时肢体受压迫的部位。该部位肌肉血液供给受压可导致压迫性肌肉坏死（横纹肌溶解症，rhabdomyolysis）。坏死肌肉释放的肌球蛋白可引起急性肾小管坏死和肾衰竭。血液COHb浓度可高于50%。

4. **急性一氧化碳中毒迟发脑病（神经精神后发症）**　急性一氧化碳中毒患者在意识障碍恢复后，经过2～60天"假愈期"，可出现下列临床表现之一：①精神意识障碍，呈现痴呆状态、谵妄状态或去大脑皮质状态；②锥体外系神经障碍，出现震颤麻痹综合征；③锥体系神经损伤，如偏瘫、病理反射阳性或小便失禁等；④大脑皮质局灶性功能障碍，如失语、失明等，或出现继发性癫痫。

【诊断】　根据吸入较高浓度一氧化碳的接触史，急性发生的中枢神经损伤的症状和体征，结合血液COHb及时测定的结果，按照国家诊断标准（GB8781−88），可做出急性一氧化碳中毒诊断。职业性一氧化碳中毒多为意外事故，接触史比较明确。疑有生活性中毒者，应询问发病时的环境情况，如炉火烟囱有无通风不良或外漏现象及同室其他人有无同样症状。

急性一氧化碳中毒应与脑血管意外、脑震荡、脑膜炎、糖尿病酮症酸中毒及其他中毒引起的昏迷相鉴别。既往史、体检、实验室检查有助于鉴别诊断。血液COHb测定是有价值的诊断指标，但采取血本要早，因为脱离现场数小时后COHb即逐渐消失。

【治疗】　迅速将患者转移到空气新鲜的地方，卧床休息，保暖，保持呼吸道通畅。

1. **纠正缺氧**　迅速纠正缺氧状态。吸入氧气可加速COHb解离。增加一氧化碳的排出。吸入新鲜空气时，一氧化碳由COHb释放出50%约需4小时；吸入纯氧时可缩短至30～40分钟，吸入3个大气压的纯氧可缩短至20分钟。高压氧舱治疗能增加血液中溶解氧，提高动脉血氧分压，使毛细血管内的氧容易向细胞内弥散，可迅速纠正组织缺氧。但是高压氧治疗应早期应用，最好在中毒后4小时进行，超过36小时再用高压氧治疗收效不大。呼吸停止时，应及早进行人工呼吸，或用呼吸机维持呼吸。危重患者可考虑血浆置换。

2. 防治脑水肿　严重中毒后，脑水肿可在 24～48 小时发展到高峰。脱水疗法很重要。目前最常用的是 20% 甘露醇，静脉快速滴注。待 2～3 天后颅压增高现象好转，可减量。也可注射呋塞米脱水。三磷腺苷、肾上腺糖皮质激素如地塞米松也有助于缓解脑水肿。如有频繁抽搐，目前首选药是地西泮，10～20mg 静脉注射，抽搐停止后再静滴苯妥英 0.5～1g，剂量可在 4～6 小时内重复应用。

3. 治疗感染和控制高热　应做咽拭子、血、尿培养，选择广谱抗感染药。高热能影响脑功能，可采用物理降温方法，如头部用冰帽，体表用冰袋，使体温保持在 32℃ 左右。如降温过程中出现寒战或体温下降困难时，可用冬眠药物。

4. 促进脑细胞代谢　应用能量合剂，常用药物有三磷腺苷、辅酶 A、细胞色素 C 和大量维生素 C 等。

5. 防治并发症和后发症　昏迷期间护理工作非常重要。保持呼吸道通畅，必要时行气管切开。定时翻身以防止压疮和肺炎。注意营养，必要时鼻饲。急性一氧化碳中毒患者从昏迷中苏醒后，应尽可能休息观察 2 周，以防止神经系统和心脏后发症的发生。如有后发症，给予相应治疗。

第三节　中暑

中暑（heatstroke）是指在高温和热辐射的长时间作用下，机体体温调节障碍，水、电解质代谢紊乱及神经系统功能损伤的症状的总称。根据其主要发病机制和临床表现不同，通常将中暑分为热痉挛（heat cramp）、热衰竭（heat exhaustion）和热（日）射病（sun stroke）。上述 3 种情况可顺序发展，也可交叉重叠。热射病是一种致命性疾病，病死率较高。热衰竭可以是热痉挛和热射病的中介过程，治疗不及时，可发展为热射病。

在高温（一般指室温超过 35℃）环境中或炎夏烈日曝晒下从事一定时间的劳动，且无足够的防暑降温的措施，常易发生中暑。有时气温虽未达到高温，但由于湿度较高和通风不良，亦可发生中暑。老年、体弱、疲劳、肥胖、饮酒、饥饿、失水、失盐、穿着紧身不透风的衣裤，以及发热、甲状腺功能亢进、糖尿病、心血管病、广泛皮肤损伤、先天性汗腺缺乏症和应用阿托品或其他抗胆碱能神经药物而影响汗腺分泌等常为中暑的发病因素。

正常人的体温由大脑皮层、间脑、延髓及视丘脑下部的体温调节中枢管理。人体产生的热通过传导、辐射、对流和蒸发而散失，从而维持适当的体温。当外界温度过高，长时间日晒、湿热或空气不流通的高温环境等阻碍了散热时，就会发生中暑。

【临床表现】　热射病的典型临床表现为高热（41℃ 以上）、无汗和意识障碍。常在高温环境中工作数小时或老年、体弱、慢性病患者在连续数天高温后发生中暑。先驱症状有全身软弱、乏力、头晕、头痛、恶心、出汗减少。继而体温迅速上升，出现嗜睡、谵妄或昏迷。皮肤干燥、灼热、无汗，呈潮红或苍白；呼吸快而浅，后期呈陈－施氏呼吸。四肢和全身肌肉可有抽搐。瞳孔缩小，后期扩大，对光反应迟钝或消失。严重者出现休克、心力衰竭、肺水肿、脑水肿，或肝、肾衰竭、弥散性血管内凝血。实验室检查有白细胞总数和中性粒细胞比例增多，尿蛋白和管型出现，血尿素氮、丙氨酸氨基转移酶和天门冬氨酸氨基转移酶、乳酸脱氢酶、肌酸激酶和红细胞超氧化物歧化酶（SOD）增高，血 pH 降低，血钠、血钾降低。心电图有心律失常和心肌损伤表现。

热痉挛常发生在高温环境中强体力劳动后。患者常先有大量出汗，然后四肢肌肉、腹壁肌肉、甚至胃肠道平滑肌发生阵发性痉挛和疼痛。实验室检查有血钠和氯化物降低，尿肌酸增高。

热衰竭常发生在严重热应激时，由于体液和体钠丢失过多引起循环容量不足所致。患者先有头痛、头晕、恶心，继有口渴、胸闷、脸色苍白、冷汗淋漓、脉搏细弱或缓慢、血压偏低，可有晕厥，并有手足抽搐。重者出现周围循环衰竭。实验室检查有低钠血症和低钾血症。

【诊断】   中暑的诊断可根据在高温环境中劳动和生活时出现体温升高、肌肉痉挛和（或）晕厥，并应排除其他疾病后方可诊断。与热射病特别需要鉴别的疾病有脑炎、有机磷农药中毒、中毒性肺炎、菌痢、疟疾，热衰竭应与消化道出血或宫外孕、低血糖等鉴别，热痉挛伴腹痛应与各种急腹症鉴别。

根据我国《职业性中暑诊断标准》（GB 11508—1989），可将中暑分为三级。①先兆中暑：是患者在高温环境中劳动一定时间后，出现头晕、头痛、口渴、多汗、全身疲乏、心悸、注意力不集中、动作不协调等症状，体温正常或略有升高。②轻症中暑：除有先兆中暑的症状外，出现面色潮红、大量出汗、脉搏快速等表现，体温升高至 38.5℃ 以上。③重症中暑：包括热射病、热痉挛和热衰竭三型，也可出现混合型。

【治疗】   热痉挛和热衰竭患者应迅速转移到阴凉通风处休息或静卧。口服凉盐水、清凉含盐饮料。有周围循环衰竭者应静脉补给生理盐水、葡萄糖溶液和氯化钾。一般患者经治疗后30分钟到数小时内即可恢复。

热射病患者预后严重，死亡率达 5%～30%，故应立即采取以下急救措施。

1. 物理降温   为了使患者高温迅速降低，可将患者浸浴在 4℃ 水中，并按摩四肢皮肤，使皮肤血管扩张和加速血液循环，促进散热。在物理降温过程中必须随时观察和记录肛温，待肛温降至 38.5℃ 时，应即停止降温，将患者转移到室温在 25℃ 以下的环境中继续密切观察。如体温有回升，可再浸入 4℃ 水中或用凉水擦浴、淋浴，或在头部、腋窝、腹股沟处放置冰袋，并用电扇吹风，加速散热，防止体温回升。老年、体弱和有心血管疾病患者常不能耐受 4℃ 浸浴，有些患者昏迷不深，浸入 4℃ 水中可能发生肌肉抖动，反而增加产热和加重心脏负担，可应用其他物理降温方法。

2. 药物降温   氯丙嗪的药理作用有调节体温中枢功能、扩张血管、松弛肌肉和降低氧消耗，是协助物理降温的常用药物。剂量 25～50mg 加入 500ml 补液中静脉滴注 1～2 小时。用药过程中要观察血压，血压下降时应减慢滴速或停药，低血压时应肌内注射重酒石酸间羟胺(阿拉明)、盐酸去氧肾上腺素（新福林）或其他 α 受体兴奋药。

3. 对症治疗   保持患者呼吸道通畅，并给予吸氧。补液滴注速度不宜过快，用量适宜，以避免加重心脏负担，促发心力衰竭。纠正水、电解质紊乱和酸中毒。休克用升压药，心力衰竭用快速效应的洋地黄制剂。疑有脑水肿患者应给予甘露醇脱水，有急性肾衰竭患者可进行血液透析。发生弥散性血管内凝血时应用肝素，需要时加用抗纤维蛋白溶解药物。肾上腺皮质激素在热射病患者的应用尚有不同看法，一般认为肾上腺皮质激素对高温引起机体的应激和组织反应以及防治脑水肿、肺水肿均有一定的效果，但剂量不宜过大，用药时间不宜过长，以避免发生继发感染。

4. 其他　中暑患者需要细心的护理，特别是热射病昏迷患者极容易发生肺部感染和压疮。提供营养丰富的食物和多种维生素 B 和维生素 C，促使患者早日恢复健康。

第四节　高原病

高原病，又称高山病，是由平原进入高原（海拔 3000m 以上，对机体产生明显生物效应的地区），或由低海拔地区进入海拔更高的地区时，由于对低氧环境的适应能力不全或失调而发生的综合征。高原低氧环境引起机体缺氧是其病因。上呼吸道感染、疲劳、寒冷、精神紧张、饥饿、妊娠等为发病诱因。该病一般分为急性和慢性两大类。急性高原病指初入高原时出现的急性缺氧反应或疾病。慢性高原病，又称蒙赫病，指抵高原后半年以上方发病或原有急性高原病症状迁延不愈者，少数高原世居者也可发病。

【临床表现】

1. 急性高原病　根据起病急缓和特点，将急性高原病分为三型，但三者间互有关联，常可合并存在。

（1）急性高原反应：初入海拔 3000m 以上地区，大多数人都可出现高原反应症状，迅速登山更易发病，进入高原数小时后出现症状，主要是头痛、头晕、胸闷、气短、心悸、食欲减退、恶心、呕吐常见，记忆力和思维能力减退，可伴有失眠、多梦、部分人有口唇发绀，少数人血压暂时升高，一般在登山后第 1 ~ 2 天症状明显，以后减轻，一周左右消失，但也有少数人症状急剧加重，发展为高原肺水肿或高原脑水肿。

（2）高原肺水肿：由平原迅速登上海拔 3000m 以上，特别是 4000m 以上地区后 1 ~ 3 天内发病，劳累、寒冷、上呼吸道感染常为诱因，对高原适应不全者，剧烈活动可诱发肺水肿，世居者短期到海拔较低地区，再回到原地也可发病，先有急性高原反应症状，头痛、乏力、呼吸困难，咳嗽逐渐加重，出现发绀、胸痛、咳白色或粉红色痰，端坐呼吸，肺有痰鸣音和湿啰音，心率加快，胸部 X 线检查见肺野有不对称絮状、片状模糊阴影，有些患者可同时并发脑水肿。

（3）高原脑水肿：虽为高原反应实质上也有轻度脑水肿，只有出现显著的神经精神症状时才诊断脑水肿，因而发病率较低，可能只有 1%，进入海拔 4000m 以上地区，过劳或精神过度紧张作为诱因，先有严重的高原反应症状并逐渐加重，出现显著的神经精神症状，如剧烈头痛、头晕、频繁恶心、呕吐、共济失调、步态不稳、精神萎靡或烦躁，意识障碍有嗜睡、昏睡乃至昏迷，部分患者可发生抽搐或脑膜刺激症状。

2. 慢性高原病　急性高原反应患者症状迁延不愈。移居高原长期生活正常者及少数世居者，由于某种原因失去对缺氧的适应能力，均可发生慢性高原病。

（1）慢性高原反应：在发生急性高原反应后，症状持续时间超过 3 个月以上者属本症。有的患者可伴肝大，有的出现蛋白尿，症状多样，且时多时少，时轻时重。

（2）高原红细胞增多症：在高原低氧环境中发生红细胞增多者最为多见。这是生理性代偿反应，而且随海拔增高而增多，但红细胞过度增多也可产生症状。在海拔 4000m 以下地区，红细胞超过 650 万 /mm^3，血红蛋白超过 200g/L，红细胞压积超过 62%，可诊断为本症。患者有高原反应症状，头痛、头晕、嗜睡、记忆力减退、失眠。多有发绀和面颊部、眼结膜毛细血管网扩张和增生，可有杵状指。由于红细胞压积增大，血液黏滞性增大，可形成脑内微血栓而引起一过性脑缺氧发作。还可由于肺循环阻力增大，加重肺动脉高压而产生右侧心力衰竭。

（3）高原血压异常：高原高血压起病缓慢，症状与一般高血压病相似。高原低血压多发生于移居高原较久或世居者中。发病地区多在海拔4000m以上地区。血压<12/8kPa（90/60mmHg）可有低血压症状。脉压<2.7kPa（20mmHg）的高原低脉压症患者亦不少见，且多与低血压同时存在，症状类似高原反应。高原血压异常的类型常有波动和转化，回到平原后可逐渐恢复。

（4）高原心脏病：多见于移居者在高原出生成长的婴幼儿。成年移居者在进入高原6～12个月发病。起病隐袭症状逐渐加重，心悸、胸闷、气短、劳动时加重。有时咳嗽，少数患者咯血。最终发生右侧心力衰竭。体格检查见发绀，肺动脉高压和右心室增大体征，可有早搏和房室传导阻滞。重症出现心力衰竭。胸部X线表现为肺动脉凸出，右肺下动脉干扩张，右心室增大。心电图示右室肥厚、劳损，或不完全右室传导阻滞。

【诊断】

1. 由平原快速进入海拔3000m以上高原，或由高原进入海拔更高地区，在数小时或1～3天发病。

2. 有下列表现之一或一种以上者应考虑本病。

（1）有头痛、头晕、恶心呕吐、心慌气短、胸闷胸痛、失眠、嗜睡、食欲缺乏、腹胀、手足发麻等症状，经检查不能用其他原因解释者。评价症状的程度主要依据头痛及（或）呕吐的程度（轻、中、重度），并结合其他症状。

（2）休息时仅表现轻度症状如心慌、气短、胸闷、胸痛等，但活动后症状特别显著者。

（3）有下列体征者，如脉搏显著增快，血压轻度或中度升高（也有偏低），口唇及（或）手指发绀，眼睑或面部水肿等。

3. 经吸氧，或适应1～2周，或转入低处后上述症状或体征明显减轻或消失者。

【治疗】 对重危患者就地抢救，给予高流量吸氧或面罩给氧。发病地点确无医疗条件而有较好的运送工具及抢救设备者，可将患者由高原转往海拔低的地区治疗。慢性高原病患者如病情许可，应逐步锻炼；如疗效不佳，可转往海拔低的地区。

1. **急性高原反应** 轻症患者可自愈。重症患者给予对症治疗，如镇痛、镇痛药阿司匹林等，吸氧，或用利尿药如呋塞米或乙酰唑胺125～250mg，每12小时1次。

2. **高原肺水肿** 患者绝对静卧休息，吸入流量高浓度氧，保暖。如现场确无医疗条件，转运到低海拔区，可迅速好转。休息2～3天后可再攀登。地塞米松10～20mg稀释后缓慢静脉注射，每日1～2次，可减少肺毛细血管渗出。氨茶碱0.25mg加50%葡萄糖20ml稀释缓慢静脉注射可缓解支气管痉挛和降低肺动脉压。如无低血压，可舌下含化硝苯地平5～10mg降低肺动脉压，如出现右侧心力衰竭，可用毒毛旋花子苷K或毛花苷C及利尿药。

3. **高原脑水肿** 加大吸氧量，给予地塞米松、高葡萄糖、乙酰唑胺、呋塞米等。如有肺水肿、心力衰竭和红细胞增多时，不宜用甘露醇脱水疗法。

4. **高原血压异常** 高血压按一般高血压治疗。

5. **高原心脏病** 出现心力衰竭时，吸氧，加服硝苯地平以加强降低肺动脉压，高原心脏病心肌显著缺氧，易发生洋地黄中毒而出现心律失常，可选用作用快、排泄快的强心药，如毛花苷C 0.2～0.4mg，心力衰竭控制后改口服地高辛。

6. **高原红细胞增多症** 吸氧和低分子量右旋糖酐静脉滴注可暂时缓解症状，对有高血压和心力衰竭的危重患者，如有血液黏滞性过高，静脉放血 300 ～ 500ml 可使病情暂时好转，以备紧急转运，患者回到平原后，症状可以消失。

（胡 燕）

【思考题】

1. 去西藏旅游之前应该注意什么？

2. 在高温环境下工作易发生什么？

3. 在烧有煤火炉的房内睡觉易发生什么？

第七章　风湿性疾病

第一节　类风湿关节炎

类风湿关节炎（rheumatoid arthritis，RA），是一种累及周围关节为主的多系统、炎症性自身免疫性疾病，其特征为对称性、多个周围关节慢性炎症。临床表现为受累关节疼痛、肿胀、功能下降，呈持续性、反复发作的过程。其病理为慢性滑膜炎，侵及下层的软骨和骨骼，造成关节畸形和功能障碍并可伴有关节外系统性损伤。

本病可见于任何年龄，其中以 35～50 岁女性多见，女性患病率为男性的 2～3 倍。本病全球性分布，在我国患病率为 0.32%～0.36%，低于欧美白人的 1%，是造成我国人群丧失劳动力和致残的主要病因之一。

病因尚未明确。可能是在遗传易感性基础上，在环境因素如感染（病毒、细菌、支原体等）的作用下促发了机体的自身免疫反应，产生自身抗体，即类风湿因子（RF），可以自身的 IgG 作为抗原，与体内的 IgG 形成免疫复合物，经补体激活后诱发炎症反应，产生关节和关节外病变。

【临床表现】　多数患者起病缓慢，发病前几周有低热、乏力、全身不适、食欲缺乏等前驱症状，随后逐渐出现典型关节症状。少数患者急性起病，数天内出现多关节的症状。

1. 关节表现　主要侵犯小关节，以腕关节、近端指关节、掌指关节及趾跖关节最常见，其次为膝、踝、肘、肩、髋等关节。

（1）晨僵：病变关节在夜间或静止不动时出现较长时间（至少 1 小时）的僵硬，如胶黏样的感觉。晨僵出现在 95% 以上的 RA 患者。晨僵持续时间和关节炎症的程度呈正比，是观察本病活动的指标之一。

（2）痛与压痛：关节痛是最早的关节症状，多呈对称性、持续性疼痛，但时轻时重，有压痛，受累关节皮肤呈现褐色色素沉着。

（3）关节肿胀：多因关节腔内积液、滑膜增生、关节周围软组织炎症引起。凡受累的关节均可肿胀，多呈对称性。

（4）关节畸形：见于较晚期患者，关节周围肌肉的萎缩、痉挛则使畸形更为加重。最为常见的晚期关节畸形是腕和肘关节强直、掌指关节的半脱位、手指向尺侧偏斜和呈"天鹅颈"样及"纽扣花样"表现。重症患者关节呈纤维性或骨性强直失去关节功能。

（5）关节功能障碍：关节肿痛和结构破坏都引起关节的活动障碍。美国风湿病学会按因本病而影响生活的程度分为 4 级。Ⅰ级：关节功能完整，一般活动无障碍。Ⅱ级：关节活动不适或障碍，但尚能完成一般活动。Ⅲ级：功能活动明显受阻，但大部分生活自理。Ⅳ级：生活不能自理或卧床。

2. 关节外表现

（1）类风湿结节：是本病较常见的关节外表现，可见于 20%～30% 患者，浅表结节多位于关节隆突部及受压部位的皮下，如前臂伸面、肘鹰嘴突附近、枕、跟腱等处，其大小不一、质硬、无压痛、对称性分布。有结节出现提示病情活动，深部结节可出现在肺、心脏、肠道、硬脑膜。结节破溃后可并发感染。

（2）类风湿血管炎：是关节损伤的基础，主要累及病变组织的动脉，可出现在患者的任何器官。表现为甲床或肢端小血管炎。

（3）其他：侵犯肺部出现间质性肺炎、肺间质纤维化、胸膜炎等，心脏受累常见的是心包炎，冠状动脉炎可引起心肌梗死，神经系统受损可出现脊髓受压、周围 IE 神经炎的表现，30%～40% RA 患者在疾病的各个时期均可出现此综合征，部分患者可出现小细胞低色素性贫血。

【辅助检查】

1. **血象** 轻中度贫血，活动期白细胞或血小板增多。

2. **血清学检查** 85% 的患者类风湿因子（RF）阳性。RF 是一种自身抗体，分为 IgG 型、IgM 型、IgA 型 RF，目前临床多检测 IgM 型 RF，其数量与本病活动性和严重性呈正比。少数患者抗核抗体阳性。

3. **血沉及 C 反应蛋白** 本病活动期红细胞沉降率增快、C 反应蛋白增高。

4. **关节滑液** 关节有炎症时关节内滑液超过 3.5ml，滑液中白细胞明显增多，中性粒细胞占优势。

5. **关节 X 线检查** 以手指和腕关节的 X 线摄片最有价值。早期表现为关节周围组织肿胀、关节附近骨质疏松（I 期）；关节间隙因软骨的破坏变窄（II 期）；关节便出现虫蚀样破坏性改变（III 期）；晚期关节半脱位或骨性强直畸形（IV 期）。

【诊断】 目前类风湿关节炎的诊断仍然沿用美国风湿病协会 1987 年修订的《类风湿关节炎分类标准》：①晨僵：至少 1 小时（≥6 周）。②多关节炎：14 个关节区中 ≥3 个同时肿胀或积液（≥6 周）。③手关节炎：腕关节、掌指关节或近端间关节区肿胀（≥6 周）。④对称性关节炎：≥6 周。⑤有类风湿结节。⑥ X 线：手和腕关节的 X 线改变。⑦类风湿因子：RF 阳性。该标准包含 7 项，符合 4 项则可做出诊断。

【治疗】 由于类风湿关节炎的病因和发病机制尚不明确，目前缺乏特效的治疗方法，多采取综合治疗的方案。治疗的原则主要是控制炎症，缓解症状，控制病情进展，保持关节功能和防止畸形，改善患者的生活质量。

1. **一般治疗** 活动期应卧床休息。症状基本消失后可适当活动，但避免劳累。饮食宜增加蛋白质及维生素。

2. **药物治疗**

（1）非甾体消炎药物（non-steroid antiinflammatory drugs，NSAIDs）：用于初发或轻度病例，其作用机制主要抑制环氧化酶（cyclo-oxygenase，COX）使前列腺素生成抑制而起作用，达到消炎镇痛的作用，是改善关节炎症状的常用药物，但不能控制病情的自然过程，须与改变病情抗风湿药同服。常用药物：①布洛芬，每次 0.2～0.4g，每日 2～3 次；②萘普生，每次 0.25～0.50g，每日 2 次；③吲哚美辛（消炎痛），每次 0.25g，每日 2～3 次，饭后或餐中服用。

NSAIDs 药物应用期间注意观察胃肠道反应、肝肾毒性、出血倾向、神经系统毒性等。

（2）缓解病情抗风湿药（DMARD）：①甲氨蝶呤（MTX），7.5～20mg，每周 1 次，可口服、静脉或肌内注射。4～6 周起效，疗程半年以上。不良反应为肝损伤、胃肠道反应、骨髓抑制等。②柳氮磺吡啶，每次口服 1.0g，每日 2～3 次，不良反应少，主要为恶心、上腹部不适；对磺胺过敏者禁用。③来氟米特，口服 20mg，每日 1 次。梗阻性胆管疾病、肝病、严重免疫缺陷、妊娠等禁用。④羟基氯喹，每次口服 200mg，每日 1 ~ 2 次，1 ~ 6 个月起效。长期应用损伤视网膜，需定期检查。

（3）糖皮质激素：控制炎症，消炎镇痛作用迅速。但久服会造成依赖性导致停药困难，并可出现许多不良反应。泼尼松：每日剂量一般不超过 10mg。大关节受累时可用醋酸泼尼松龙或利美达松关节腔内注射。

3. 外科手术 对晚期病例可行关节成形术或人工关节置换以减轻疼痛，矫正畸形，改进关节功能和提高生活质量。

第二节　系统性红斑狼疮

系统性红斑狼疮（systemic lupus erythematosus，SLE）是一种多因素参与、累及全身多系统、多器官的特异性自身免疫性结缔组织病。由于体内有大量致病性自身抗体和免疫复合物，造成组织损伤，临床上出现各个系统和器官损伤的复杂表现。本病病程迁延，反复发作。发病以青年女性多见，患病年龄以 20 ~ 40 岁最多，我国患病率约为 7/10 000。通过早期诊断及综合性治疗，本病的预后较前明显改善。本病的病因与发病机制不明，可能与遗传、性激素、环境等有关。

1. 遗传 多年研究已证明 SLE 是多基因相关疾病。流行病学及家系调查资料表明有 SLE 家族史、同卵孪生、SLE 易感基因的人群、有色人种患病率明显高于正常人群。

2. 环境因素 日光、紫外线、感染、食物（如含补骨脂素的芹菜、无花果、香菜及含联胺基团的烟熏食物、蘑菇等）、药物（如肼屈嗪、苯妥英钠、普鲁卡因胺、异烟肼、磺胺类）等环境因素都与 SLE 有关。

3. 雌激素 育龄期女性的患病率与同龄男性之比为 1 ：9，而青春期前和绝经期后的女性患病率仅略高于男性，表明其患病率与育龄期女性雌激素 / 雌激素比值显著增高有关。

SLE 的发病机制尚不明确，可能是在各种致病因子作用下，激发机体免疫功能紊乱或免疫调节障碍而出现的一种自身免疫性疾病。

【临床表现】

1. 全身症状 起病可急可缓，多数早期表现为非特异性的全身症状，如发热，尤以低热、中热常见。此外，全身不适、乏力、体重下降等。感染、日晒、药物、精神创伤、手术等均可诱发或加重本病。

2. 皮肤与黏膜 80% 的患者出现皮肤损伤，常于皮肤暴露部位出现对称性皮疹。典型者在双面和鼻梁部出现蝶形红斑，为鲜红色或紫红色，偶可变现为盘形红斑，红斑上毛细血管明显扩张，有鳞屑，去掉鳞屑后可见毛囊口扩大，缓解时红斑可消退，留有棕黑色色素沉着；也可在手掌大小鱼际部位的皮肤、指端、甲周出现红斑、紫癜、网状瘀斑。约 30% 的患者口腔溃疡。约 40% 的患者有脱发。少数患者有雷诺现象。

3. 骨关节和肌肉 约 90% 以上患者有关节肿痛，最易受累的是手指近端指关节。关节疼痛呈对称性，也可有晨僵。X 线检查多无明显改变。约 40% 的患者出现肌痛，5% 可有肌炎。

4. 肾 系统性红斑狼疮最常累及肾脏。约 50% 患者有狼疮性肾炎，表现为急慢性肾炎、肾病综合征、肾衰竭等，尿毒症是 SLE 常见的死亡原因。

5. 心血管 约 30% 的患者有心血管表现，其中以心包炎最为常见，可为纤维蛋白性心包炎或渗出性心包炎。约 10% 患者可有心肌损伤，10% 有周围血管病变，如血栓性静脉炎等。

6. 肺与胸膜 常累及肺和胸膜，约 35% 患者有胸膜炎、胸腔积液。约有 10% 的患者发生急性狼疮性肺炎。少数患者还可出现肺间质性病变、肺动脉高压，或合并弥漫性肺泡出血(DAH)。

7. 消化系统 约 30% 患者有食欲减退、腹痛、呕吐、腹泻或腹水等，少数可并发急腹症，如急性腹膜炎、胰腺炎、胃肠炎等。40% 患者血清转氨酶升高，肝不一定肿大，常无黄疸。

8. 神经系统 约 25% 患者神经系统损伤，以脑损伤最常见，又称神经精神性狼疮。可表现为头痛、呕吐、偏瘫、癫痫发作、意识障碍或躁动、幻觉、妄想等。脑损伤症状提示 SLE 病情活动，且严重，往往预后不佳。

9. 血液系统 约 60% 的活动性 SLE 有慢性贫血表现，为正细胞正色素性贫血。40% 的患者可有白细胞减少或淋巴细胞绝对数减少。约 20% 的患者血小板减少，并发生各系统出血。

10. 眼 约 25% 的患者有眼底变化，如出血、视盘水肿、视网膜渗出等，可影响视力，严重者可在数日内致盲。早期治疗，多数可逆转。

11. 浆膜炎 50% 以上患者在急性发作期出现多发性浆膜炎，包括双侧中小量胸腔积液，中小量心包积液。

12. 继发性干燥综合征 有约 30% 的 SLE 有继发性干燥综合征并存，因外分泌腺受累引起口、眼、阴道干燥，常见于伴有血清抗 SSB、抗 SSA 抗体阳性患者。

【辅助检查】

1. 一般检查 多数患者有轻至中度贫血，1/3 患者有血小板减少、白细胞计数减少，病情活动期血细胞沉降率增快，肝功能和肾功能可出现异常。

2. 免疫学检查

（1）自身抗体：抗核抗体（ANA），对 SLE 的敏感性为 95%，但特异性不理想，是 SLE 的主要筛选指标；抗 ds-DNA（抗双链 DNA）抗体，是诊断 SLE 的标记抗体之一，特异性高；抗 Sm 抗体，特异性高达 99%，但敏感性较低，是 SLE 的标记性抗体。

（2）补体：活动性病例血清补体 C_3、C_4、CH_{50} 明显下降，有助于 SLE 诊断。

（3）免疫病理学：狼疮带试验阳性代表系统性红斑狼疮的活动性。肾活检可发现有免疫复合物颗粒在肾小球基底膜或系膜上沉积，对狼疮肾炎的诊断、治疗和估计预后有指导意义。

3. 其他检查 CT、X 线检查及超声心动图间差分别有利于早期发现出血性脑病、肺部浸润及心血管病变。

【诊断】 本病病因不明，临床表现变化多端，累及的组织和器官较多，病情复杂，特别是早期不典型患者或仅有一两个器官受累者，甚至无临床表现，诊断较困难。目前普遍采用美国风湿病学会（1997 年）修订的诊断标准，共 11 项。①颊部红斑：蝶形红斑或盘状红斑。②光敏感：对日光有明显的反应，引起皮疹。③口鼻腔黏膜溃疡。④盘状红斑：片状高于皮肤的红斑。⑤关节炎：非侵蚀性关节炎，累积 2 个或更多的外周关节，有压痛、肿胀或积液。⑥浆膜炎：胸膜炎或心包炎。⑦神经病变：癫痫发作或精神症病，除外药物和已知的代谢紊乱。⑧肾脏病变：尿蛋白 > 0.5g/24h 或 +++，或管型尿。⑨血液学疾病：溶血性贫血或血小板减少，或白细胞减少，或淋巴细胞减少。⑩免疫学异常：抗 ds-DNA 抗体阳性、抗 Sm 抗体阳性或抗磷脂抗体阳性。⑪抗核抗体：在任何时候和未用药物诱发"药物性狼疮"的情况下，抗核抗体滴度异常。

上述 11 项中符合任何 4 项或 4 项以上者在除外感染、肿瘤和其他结缔组织病后，可诊断为系统性红斑狼疮。

【治疗】 SLE 是一个发作与缓解交替的自身免疫病，目前无根治方法，但合理的治疗可控制病情活动，维持临床缓解。

1. 一般治疗 ①进行心理治疗，树立乐观情绪；②急性活动期应卧床休息，病情稳定者可适当参加工作，但勿劳累；③及早发现和治疗感染；④避免使用可能诱发狼疮的药物，如避孕药等；⑤避免强阳光直接暴晒和紫外线照射；⑥缓解期才可以做防疫注射，但尽可能不用活疫苗。

2. 药物治疗

（1）非甾体消炎药物（NSAIDs）：适用于轻度患者，缓解皮疹、发热、关节肌肉痛等。常用阿司匹林、吲哚美辛。

（2）抗疟药：该类药具有抗炎、抑制免疫、光保护作用，可缓解 SLE 患者的皮肤损伤，对控制皮疹、关节症状、光敏感有一定效果，是治疗盘状红斑狼疮的主药。常用氯喹，0.25 ~ 0.5g/d，羟氯喹，0.4g/d，分 1 ~ 2 次服用。

（3）糖皮质激素：对一般病例可用泼尼松 1mg/（kg·d），晨起顿服。如好转，连续服用 6 ~ 8 周后逐渐减量，每 2 周减量 10%，直至维持量 10 ~ 15mg/d。注意长期使用糖皮质激素的不良反应。

（4）免疫抑制药：①环磷酰胺（CTX）：每次 10 ~ 16mg/kg，加入液体缓慢静脉滴注，每 4 周冲击 1 次，危重者每 2 周冲击 1 次。冲击 6 次后，改为每 3 个月冲击 1 次，至狼疮活动静止后一年停止。CTX 也可口服，1 ~ 2mg/kg 分 2 次服用；②硫唑嘌呤：口服（1 ~ 2）mg/（kg·d）。

（5）环孢素：5mg/（kg·d），分 2 次口服，连续 3 个月，以后逐渐减至维持量 1 ~ 3mg/kg。主要不良反应为肝、肾损伤。

3. 大剂量丙种球蛋白静脉注射 是一种强有力的辅助治疗措施，对危重、难治患者有效，300 ~ 400mg/（kg·d）静脉滴注，连续 3 ~ 5 天为一疗程。

4. 其他 血浆置换疗法通过去除患者血浆以去除血浆中所含免疫复合物、游离抗体、免疫球蛋白及补体成分，使血浆中抗体滴度减低，并改变网状内皮系统的吞噬功能。对于危重患者有迅速缓解病情的功效。

（刘格日乐）

【思考题】

1. 试述类风湿关节炎的临床特点、治疗原则、常用药物。
2. 简述系统性红斑狼疮的诊断标准。

第八章　血液系统疾病

第一节　缺铁性贫血

缺铁性贫血（iron deficient anemia，IDA），是由于体内贮存铁缺乏，导致血红蛋白合成不足，红细胞生成减少而引起的一种小细胞、低色素性贫血。本病是我国最常见的一种贫血，各年龄组均可发生，以生长发育期的婴幼儿及育龄期女性发病率最高。铁缺乏症包括开始时体内贮铁耗尽（iron depletion，ID），继之缺铁性红细胞生成（iron deficient erythropoiesis，IDE），最终引起缺铁性贫血（iron deficient anemia，IDA）。

【铁的代谢】

1. **铁的分布**　人体铁分两部分：其一为功能状态铁，包括血红蛋白铁（约占体内铁67%），肌红蛋白铁（占体内铁15%），转铁蛋白铁（3～4mg）、乳铁蛋白、酶/辅助因子结合铁等；其二为贮存铁，男性为1000mg，女性为300～400mg（以铁蛋白和含铁血黄素的形式贮存）。铁总量在正常成人男性为50～55mg/kg，女性为35～40mg/kg。

2. **铁的来源和吸收**　人体每日所需的铁为20～25mg，内源性铁大部分来自衰老红细胞破坏后释放出的铁，外源性铁主要来源于食物，每日从食物中摄取1～1.5mg（育龄妇女及妊娠哺乳期铁的需要量应增加为2～4mg/d）。正常人铁的吸收率约为10%（动物食品铁吸收率20%，植物食品铁吸收率1%～7%）。铁的吸收主要在十二指肠及空肠上段。

影响吸收的因素：①胃酸和维生素C及其他还原剂能使三价铁还原成二价铁，有利于吸收；②体内铁贮存量、胃肠蠕动（酸碱度）、骨髓造血状态等的对铁的吸收亦有影响。

3. **铁的转运和利用**　经肠黏膜进入血浆的二价铁经铜蓝蛋白氧化三价铁，与血浆转铁蛋白结合后转运到组织或通过有红细胞膜转铁蛋白受体饮入细胞内，再与转铁蛋白分离病还原成二价铁，参与形成血红蛋白。多余的铁以铁蛋白和含铁血黄素形式贮存于肝、脾、骨髓等器官的单核－巨噬细胞系统，待需要增加时动用。

生理状态下，转铁蛋白仅1/3与铁结合，血浆中能与铁结合的转铁蛋白称为总铁结合力，正常男性为2490～3870μg/L，女性为2040～4290μg/L。正常血清铁：男性为760～1580μg/L，女性为600～1730μg/L。转铁蛋白饱和度=血清铁÷总铁结合力×100%。

4. **铁的贮存及排泄**　正常人每日铁排泄甚微，并与吸收量保持平衡。正常男性每日排泄铁不超过1mg，女性每日排泄1～1.5mg，主要从粪便中排出，少数由尿中排泄，随皮肤、汗液排出的铁量极少。育龄妇女主要通过月经、妊娠、哺乳而丢失。

铁的缺乏有以下几个因素：①铁的需要量增加而摄入不足。婴幼儿、儿童生长过快、月经过多、妊娠期或哺乳期女性需铁量增加，如果饮食中缺少铁则易导致缺铁性贫血。人工喂养的婴儿，以含铁量较低的牛乳、谷类为主要饮食，未及时添加含铁量较多的食品则也易发生缺铁性贫血。②铁的吸收不良。铁主要在十二指肠及空肠上端吸收，胃大部分切除及胃肠吻合手术后，胃酸分泌不足及食物在肠内蠕动加快而影响铁的吸收。胃酸缺乏（萎缩性胃炎）、小肠黏膜病变、肠道功能紊乱等也可引起铁的吸收不良，引起缺铁性贫血。③铁丢失过多。慢性失血，如消化性溃疡、钩虫病、痔出血、肠息肉等。

铁缺乏引起的缺铁性贫血经历以下几个过程：铁缺乏期、红细胞生成缺铁期、缺铁性贫血。缺铁不影响红细胞的分裂和增殖，但血红蛋白不足，故缺铁性贫血是小细胞低色素性贫血。

【临床表现】

1. 贫血一般表现　头晕、头痛、面色苍白、乏力、易倦、心悸、活动后气短、眼花及耳鸣。

2. 组织缺铁表现

（1）营养缺乏：皮肤干燥、角化、萎缩、无光泽、毛发干枯易脱落，指（趾）甲扁平、不光整、脆薄易裂、部分患者呈匙状甲（反甲）。

（2）黏膜损伤：表现口角炎、舌炎、舌乳头萎缩，严重者引起吞咽困难，或咽下梗阻感（Plummer-Vinson 综合征）表现。

（3）胃酸缺乏及胃功能紊乱：食欲缺乏、胃酸减少、吸收不良、便稀或便秘。约 1/3 患者有慢性萎缩性胃炎。

（4）神经、精神系统异常：儿童、青少年生长发育迟缓、体力下降、智商低、易兴奋激动、注意力不集中、烦躁、头痛、易动、易怒或淡漠、异食癖（如喜食盐块、土块、生米等）。约 1/3 患者出现神经痛、末梢神经炎，严重者可出现颅内压增高、视盘水肿。

【辅助检查】

1. 血象　典型血象为小细胞低色素性贫血。平均红细胞体积（MCV）<80fl，平均红细胞血红蛋白量（MCH）<27pg，平均红细胞血红蛋白浓度（MCHC）<32%。血片中可见红细胞体积小、中央淡染区扩大。网织红细胞计数正常或轻度增高。白细胞和血小板计数正常或减低。

2. 骨髓象　红细胞系增生活跃，以中、晚幼红细胞增生为主，幼红细胞体积偏小、核染色质致密、胞质减少、染色偏蓝、边缘不整齐，有血红蛋白形成不良的表现。粒细胞系和巨核细胞系统常为正常。骨髓铁染色显示骨髓小粒可染铁消失，铁粒幼红细胞 <15%，是诊断缺铁的最可靠标准。

3. 生化检查　血清铁（ST）<8.95μmol/L（50μg/dl）；血清总铁结合力（TIBC）增高，可 >64.44μmol/L（360μg/dl）；故转铁蛋白饱和度（TS）降低，可 <15%；血清铁蛋白（SF）测定可准确反映体内贮存铁情况，<12μg/L，可作为缺铁的重要依据；红细胞游离原卟啉（FEP）正常参考值 <0.9μmol/L（50μg/dl）（全血），缺铁时 FEP 可升高。

【诊断】　IDA 诊断包括以下 3 方面。

1. 贫血为小细胞低色素性　男性 Hb<120g/L，女性 Hb<110g/L，孕妇 Hb<100g/L；MCV<80fl，MCH<27pg，MCHC<32%。

2. 有缺铁的依据　符合贮铁耗尽（ID）或缺铁性红细胞生成（IDE）的诊断。

（1）ID：符合下列任一条即可诊断。①血清铁蛋白 <12μg/L；②骨髓铁染色显示骨髓小粒可染铁消失，铁粒幼红细胞 <15%。

（2）IDE：①符合 ID 诊断标准；②血清铁 <8.95μmol/L，总铁结合力升高 >64.44μmol/L，转铁蛋白饱和度 <15%；③ FEP/Hb>4.5μg/gHb。

3. 存在铁缺乏的病因，铁剂治疗有效。

【治疗】　缺铁性贫血的治疗原则是防治病因，补充铁剂。口服铁剂为治疗缺铁性贫血的首选方法。

1. 病因治疗　尽可能去除导致 IDA 的病因。如婴幼儿、青少年和妊娠妇女营养不足引起的 IDA，应改善饮食；消化性溃疡应抑酸治疗。月经过多引起的 IDA 应调理月经；寄生虫感染者应驱虫治疗等。

2. 补铁治疗　首选口服铁剂，无机铁以硫酸亚铁为代表，有机铁则以右旋糖酐铁、葡萄糖亚铁、富马酸铁、琥珀酸亚铁等。无机铁的不良反应比有机铁明显。如硫酸亚铁 0.3g，每日 3 次；琥珀酸亚铁 0.1g，每日 3 次。餐后服用胃肠道反应小且易耐受。应注意，进食谷类、乳类和茶等会抑制铁剂的吸收，鱼、肉类、维生素 C 可加强铁剂的吸收。口服铁剂后，先是外周血网织红细胞增多，高峰在开始服药后 5～10 天，2 周后血红蛋白浓度上升，一般 2 个月左右恢复正常。铁剂治疗在血红蛋白恢复正常后至少持续 4～6 个月，待铁蛋白正常后停药。若口服铁剂不能耐受或吸收障碍，可用右旋糖酐铁肌内注射，每次 50mg，每日或隔日 1 次，缓慢注射。输血只适用于严重贫血伴不全感染，速度必须减慢。铁剂补充后网织红明显升高 8% 左右可看作治疗有效。

【预防】　对婴幼儿及时添加富含铁的食品，如蛋类、肝等；对青少年纠正偏食，定期查、治寄生虫感染；对孕妇、哺乳期妇女可补充铁剂；对月经期妇女应防治月经过多。做好肿瘤性疾病和慢性出血性疾病的人群防治。

第二节　再生障碍性贫血

再生障碍性贫血（aplastic anemia，AA），简称再障，是由多种病因引起的造血干细胞数量减少和（或）功能障碍引起的一类贫血，是一种获得性骨髓造血功能衰竭症。主要表现为骨髓功能减退、外周血中全血细胞减少和进行性贫血、出血、感染综合征。各年龄段均可发生，以青壮年居多，男性略高于女性。

根据发病急缓、病情轻重分为重型（SAA）和非重性型（NSAA）。国内将 AA 分为急性型（AAA）和慢性型（CAA）。再障在我国发病率为每年 0.74/10 万人口，重型（SAA）发病率为 0.14/10 万人，非重型（NSAA）发病率为 0.6/10 万人。

按病因明确与否分为原发性和继发性再障。原发性再障病因不明，继发性再障的发生与下列因素有关。

1. 药物及化学毒物　药物是引起再障的最常见病因，其中以氯霉素最多见，其次为解热镇痛药，还有抗肿瘤药、磺胺类、抗甲状腺药等。化学毒物中以苯及其衍生物是最严重的骨髓抑制剂，如油漆、塑料、染料、杀虫药等。

2. 物理因素　各种形式的电离辐射如 X 射线、γ 射线、放射性核素等。

3. 病毒感染　风疹病毒、EB 病毒、流感病毒，以及各型肝炎病毒等均可引起再障。

4. 其他因素　阵发性睡眠性血红蛋白尿、系统性红斑狼疮、慢性肾衰竭、恶性肿瘤等疾病可演变成再障。

再障的发病机制目前尚不明确，主要认为是由于骨髓造血干细胞内在缺陷（"种子学说"）、骨髓造血微循环缺陷（"土壤学说"）、异常免疫反应损伤造血干细胞（免疫学说、"虫子学说"）及遗传倾向。

【临床表现】 主要症状为进行性贫血、出血、反复感染，无肝、脾、淋巴结肿大。急性再障和慢性再障表现，见表8-2-1。

1. 急性再障（重型再障Ⅰ型，SAA-Ⅰ） 较少见。起病急、进展快，病情重；早期主要表现为出血和感染，随着病程的进展出现进行性加重的贫血，伴明显的乏力、头晕及心悸等。出血部位广泛，有皮肤、黏膜出血，60%以上有内脏出血，甚至发生颅内出血，常为患者死亡的主要原因。皮肤、黏膜反复感染，常波及内脏，以肺炎、败血症常见，感染不易控制。若仅采取一般治疗患者多在6～12个月内死亡。

2. 慢性再障（非重型） 较多见。起病缓，病程长，贫血为主要表现，感染、出血较轻，以皮肤、黏膜为主。很少有内脏出血。感染以呼吸道多见，合并严重感染者少。经恰当治疗病情可缓解或治愈，预后相对较好。经治疗有30%～50%的患者痊愈。少数病例病情恶化（重型再障Ⅱ型）表现同性再障，预后极差。

表 8-2-1 急、慢性再障的区别

	急性再障	慢性再障
起病	急	缓
出血	严重，常发生在内脏	轻，以皮肤、黏膜多见
感染	严重，常发生内脏感染、败血症	轻，以上呼吸道为主
血象	中性粒细胞计数 $<0.5\times10^9$/L	中性粒细胞 $>0.5\times10^9$/L
	血小板计数 $<20\times10^9$/L	血小板 $>20\times10^9$/L
	网织红细胞绝对值 $<15\times10^9$/L	网织红细胞绝对值 $>15\times10^9$/L
骨髓象	多部位增生极度减低	增生减低但可有灶性增生
预后	不良，多于6～12个月内死亡	较好，少数死亡

3. 实验室检查

（1）血常规示三系血细胞减少，网织红细胞绝对值降低。急性再障中性粒细胞常 $<0.5\times10^9$/L，慢性再障 $>0.5\times10^9$/L，而淋巴细胞相对值增高。

（2）骨髓象：急性型多部位骨髓增生低下或极度低下，粒、红两系均明显减少，无巨核细胞。慢性型骨髓增生减低，可出现局灶性增生，在局灶增生部位，骨髓象呈增生活跃，但巨核细胞均减少。

（3）骨髓活组织检查和放射性核素扫描：骨髓活组织检查对估计增生情况优于骨髓涂片，可提高诊断正确性。骨髓活检可见红骨髓显著减少，重型的骨髓组织示纯粹的脂肪髓，其间杂有淋巴细胞、浆细胞及组织嗜碱细胞，脂肪细胞比例增多为其典型改变。硫化 ^{99m} 锝或氯化 ^{111} 铟全身骨髓 γ 照相可反映全身功能性骨髓的分布，再障时在正常骨髓部位的放射性摄取低下甚至消失。

【诊断】 主要根据进行性贫血、伴出血、感染，多无肝、脾、淋巴结大；血象检查全血细胞减少，网织红细胞绝对值减少，骨髓多部位增生低下或重度减低，巨核细胞减少，一般抗贫血药物治疗无效，能除外其他全血细胞减少的疾病，可诊断为再障。

重型再障的血象诊断标准：①网织红细胞 <0.01，绝对值 $<15\times10^9$/L；②中性粒细胞绝对值 $<0.5\times10^9$/L；③血小板 $<20\times10^9$/L。

【治疗】

1. 支持治疗

（1）保护措施：预防感染，注意饮食及环境卫生，SAA 需要保护性隔离；避免出血，防止外伤及剧烈活动；不用对骨髓有损伤作用和抑制血小板功能的药物。

（2）对症治疗：①纠正贫血：通常认为血红蛋白 <60g/L，可输注红细胞。②控制出血：可用酚磺乙胺（止血敏），氨基己酸（泌尿生殖系统出血患者禁用）。女性子宫出血可肌内注射丙酸睾酮。③控制感染：增加营养，注意个人卫生，特别是皮肤及口腔卫生，如白细胞数低于 <1×10^9/L，应给予保护性隔离。合并感染时及时选用不影响造血而对致病菌有效的抗感染药。对粒细胞减少并发严重感染者输白细胞悬液。④护肝治疗：AA 常合并肝功能损伤，应酌情选用护肝药物。

2. 针对发病机制的治疗

（1）免疫抑制治疗：①抗淋巴 / 胸腺细胞球蛋白（ALG/ATG）：用于 SAA。用药过程中用糖皮质激素防治过敏反应和血清病，可与环孢素（CsA）组成强化免疫抑制方案。②环孢素：6mg/（kg·d）左右，疗程一般长于 1 年。③其他：CD_3 单克隆抗体、麦考酚吗乙酯（MMF，骁悉）、环磷酰胺、甲泼尼龙等治疗 SAA。

（2）促造血治疗：①雄激素：司坦唑醇（康力龙）2mg，每日 3 次；十一酸睾酮（安雄）40 ~ 80mg，每日 3 次；达那唑 0.2g，每日 3 次；丙酸睾酮 100mg/d，肌内注射。应视药物的作用效果和不良反应，如男性化、肝损伤等调整疗程及剂量。②造血生长因子：特别适用于 SAA。一般在免疫抑制治疗 SAA 后使用，剂量可酌减，维持 3 个月以上为宜。

（3）改善骨髓造血环境：有硝酸士的宁、一叶萩碱和山莨菪碱等。

（4）脾切除：只适合于慢性再障。

（5）造血干细胞移植：对 40 岁以下、起病不久、未输血、无感染及其他并发症、有合适供体的 SAA 患者，如同基因、同胞和父母 HLA 配型相同，可考虑造血干细胞移植。

第三节 巨幼细胞贫血

叶酸、维生素 B_{12} 缺乏或某些药物影响核苷酸代谢导致细胞核脱氧核糖核酸（DNA）合成障碍所致的贫血称巨幼细胞贫血（megaloblastic anemia，MA）。巨幼细胞贫血的发病原因主要是由于叶酸或（及）维生素 B_{12} 缺乏。

1. 叶酸缺乏的原因

（1）摄入不足，需要量增加：摄入不足主要是食物加工不妥，如烹调时间过长或温度过高，破坏大量叶酸；其次见于长期素食者。需要量增加见于婴幼儿、妊娠和哺乳妇女、溶血性贫血、甲状腺功能亢进症及恶性肿瘤等。

(2)吸收障碍：腹泻、小肠炎症、肿瘤和手术及某些药物(抗癫痫药物、柳氮磺吡啶、乙醇)等影响叶酸的吸收。

（3）利用障碍：抗核苷酸合成药物如甲氨蝶呤、甲氧苄啶、氨苯蝶啶、氨基蝶呤和乙胺嘧啶等均可干扰叶酸的利用；一些先天性酶缺陷（甲基 FH4 转移酶、N5，N10- 甲烯基 FH4 还原酶、FH2 还原酶和亚氨甲基转移酶）可影响叶酸的利用。

（4）叶酸排出增加：血液透析、酗酒可增加叶酸排出。

2. 维生素 B_{12} 缺乏的原因

（1）摄入减少：完全素食者因摄入减少导致维生素 B_{12} 缺乏。

（2）吸收障碍：这是维生素 B_{12} 缺乏最常见的原因。

（3）利用障碍：先天性 TC II 缺乏引起维生素 B_{12} 输送障碍；麻醉药氧化亚氮可将钴胺氧化而抑制甲硫氨酸合成酶。

【临床表现】

1. 血液系统表现　起病缓慢，常有面色苍白、乏力、耐力下降、头晕、心悸等贫血症状。重者全血细胞减少，反复感染和出血。少数患者可出现轻度黄疸。

2. 消化系统表现　口腔黏膜、胃肠道黏膜、舌乳头萎缩，舌质红、表面光滑，呈"牛肉舌"，伴舌疼。

3. 神经系统表现和精神症状　维生素 B_{12} 缺乏者有手足麻木、感觉障碍、行走困难等周围神经炎、亚急性或慢性脊髓后、侧索联合变性表现，如无欲、嗜睡或精神错乱。叶酸缺乏可引起情感改变。

4. 实验室检查

（1）血象：呈大细胞性贫血，MCV、MCH 均增高，MCHC 正常。血片中可见红细胞大小不等、中央淡染区消失，有大椭圆形红细胞、点彩红细胞等；中性粒细胞核分叶过多（5 叶核占 5% 以上或出现 6 叶以上的细胞核）。

（2）骨髓象：增生活跃或明显活跃，红系增生显著、巨幼变（胞体大，胞质较胞核成熟，"核幼质老"）；粒系也巨幼变，成熟粒细胞多分叶，巨核细胞体积增大，分叶过多。骨髓铁染色常增多。

（3）血清维生素 B_{12}、叶酸及红细胞叶酸含量测定：血清维生素 B_{12} 缺乏，<74pmol/L（100ng/ml）。血清叶酸缺乏，<6.8nmol/L（3ng/ml），红细胞叶酸 <227nmol/L（100ng/ml）。

【诊断】　根据营养史或特殊用药史、贫血表现、消化道及神经系统症状、体征，结合特征性血象和骨髓象，血清维生素 B_{12} 及叶酸水平测定等可做出诊断。若无条件测血清维生素 B_{12} 和叶酸水平，可予诊断性治疗，叶酸或维生素 B_{12} 治疗一周左右网织红细胞上升者，应考虑叶酸或维生素 B_{12} 缺乏。

【治疗】

1. 病因治疗　有原发病（如胃肠道疾病、自身免疫病等）的 MA，应积极治疗原发病；用药后继发的 MA，应酌情停药。因疗程特异，2 ~ 4 周后改成维持量，药物效应是 2 ~ 3 天，预防和处理感染。

2. 补充缺乏的营养物质

（1）叶酸缺乏：口服叶酸，每次 5 ~ 10mg，每日 2 ~ 3 次，用至贫血表现完全消失。如同时有维生素 B_{12} 缺乏，则需同时注射维生素 B_{12}，否则可加重神经系统损伤。

（2）维生素 B_{12} 缺乏：肌内注射维生素 B_{12}，每次 500μg，每周 2 次；无维生素 B_{12} 吸收障碍者可口服维生素 B_{12} 片剂 500μg，每日 1 次；若有神经系统表现，治疗维持半年到 1 年；恶性贫血患者，治疗维持终生。

【预防】　纠正偏食及不良烹调习惯。对高危人群可给予适当干预措施，如婴幼儿及时添加辅食；青少年和妊娠妇女补充新鲜蔬菜，也可口服小剂量叶酸或维生素 B_{12} 预防。

第四节 白血病

白血病（leukemia），是骨髓造血干细胞克隆性增生的恶性肿瘤。克隆的白血病细胞在骨髓和其他造血组织中进行性、失控性、弥漫性异常增生，再通过血流全身播散到各系统、器官和组织的血液病。正常造血功能受抑制，病浸润、破坏其他器官和组织。临床上以贫血、出血、感染和不同程度肝、脾、淋巴结大，周围血中白细胞异常为特征。根据白血病细胞的成熟度和自然病程可将白血病分为急性和慢性两大类。急性白血病外周血和骨髓中以原始细胞及早期幼稚细胞为主，原始细胞超过30%，病情发展迅速，自然病程仅数月。慢性白血病外周血和骨髓中多为较成熟的中、晚幼细胞和成熟细胞，原始细胞不超过10%～30%，病情发展慢，自然病程为数年。根据是主要受累的细胞系列将急性白血病分为急性淋巴细胞性白血病（ALL）和急性非淋巴细胞性白血病（ANLL）。慢性白血病按细胞类型分为慢性粒细胞性白血病（简称慢粒）、慢性淋巴细胞性白血病（简称慢淋）、慢性单核细胞性白血病。急性白血病成人患者以急性粒细胞性白血病占首位，儿童则以急性淋巴细胞性白血病多见。慢性白血病以慢性粒细胞性白血病多见，主要见于中年人。

我国急性白血病比慢性白血病多见（约5.5∶1），其中急粒细胞白血病最多（1.62/10万），其次为急淋白血病（0.39/10万）、慢粒白血病（0.36/10万），慢淋白血病少见。

我国白血病在恶性肿瘤中居第6位（男性）和第8位（女性），在儿童及35岁以下成人中居第1位。

目前白血病的病因尚未完全明确，可能与以下原因有关。①病毒：成人T细胞白血病/淋巴瘤（ATL）可由人类T淋巴细胞病毒Ⅰ型所致。EB病毒、HIV病毒与淋巴系统恶性肿瘤有关。②电离辐射：包括X射线、γ射线、电离辐射等，长期接触可致白血病的发病率增高。③化学因素：如苯及含有苯的有机溶剂（汽油、橡胶等）；有些药物如氯霉素、保泰松、抗肿瘤的烷化剂等与白血病的发生有关。④遗传因素：白血病的发生与遗传因素有关。⑤其他血液病：如骨髓增生异常综合征、淋巴瘤、多发性骨髓瘤等血液病可发展为白血病。重点介绍急性白血病。

急性白血病（AL）是造血干细胞的恶性克隆性疾病，发病时骨髓中异常的原始细胞及幼稚细胞（白血病细胞）大量增殖并广泛浸润肝、脾、淋巴结等各种器官，抑制正常造血。临床主要表现为贫血、出血、感染及浸润等征象。

国际上常用的法美英（FAB）分类法将急性白血病分为急性淋巴细胞白血病（ALL）和急性髓系白血病（AML）两大类。这两类可分成多种亚型。

ALL 共分 3 型。

L_1：原始和幼淋巴细胞以小细胞为主。

L_2：原始和幼淋巴细胞以大细胞为主。

L_3：原始和幼淋巴细胞以大细胞为主，大小较为一致，细胞内有明显空泡，胞质嗜碱性，染色深。

AML 分为以下 8 型。

M_0（急性髓细胞白血病微分化型，minimally differentiated AML）。

M_1（急性粒细胞白血病未分化型，AML without maturation）。

M_2（急性粒细胞白血病部分分化型，AML with maturation）。

M₃（急性早幼粒细胞白血病，APL）。

M₄（急性粒—单核细胞白血病，AMML）。

M₅（急性单核细胞白血病 AMoL）。

M₆（红白血病，EL）。

M₇（急性巨核细胞白血病，AMeL）。

【临床表现】 起病急缓不一，急起者可表现为突发高热或明显的出血倾向，慢起者常表现为面色苍白、乏力、低热、轻微出血等。

1. 贫血 往往是首发症状，进行性加重。主要是由于正常红细胞生成减少，其次是红细胞寿命缩短引起出血所致。

2. 出血 以出血为早期表现者近40%，出血可发生在全身各部位，以皮肤紫癜、鼻出血、牙龈出血、月经过多为多见。重者可发生颅内出血。

3. 发热 为本病常见症状之一。可低热，也可高热，伴有畏寒、出汗等。发热的主要原因是感染。感染可发生在全身各个部位，以口腔炎、牙龈炎、咽峡炎最为常见，肺部感染、肛周炎、肛旁脓亦常见，严重时可致败血症或菌血症。易发生感染的主要原因是血中成熟粒细胞减少和免疫力下降。

4. 组织器官浸润的表现

（1）淋巴结和肝脾大：轻、中度肝脾大，淋巴结肿大以 ALL 较多见。

（2）骨骼和关节：常有胸骨下端局部压痛，提示髓腔内白血病细胞过度增生，有助于诊断。另外，可出现关节、骨骼疼痛，尤多见于儿童。

（3）眼部：粒细胞白血病可形成粒细胞肉瘤或绿色瘤，常累及骨膜，以眼眶部位最为常见，可引起眼球突出、复视或失明。

（4）口腔和皮肤：白血病细胞浸润所致的牙龈增生、肿胀，尤多见于 M₄ 和 M₅，在皮肤可出现皮肤粒细胞肉瘤，表现为蓝灰色斑丘疹，局部皮肤隆起、变硬。

（5）中枢神经系统白血病（CNSL）：发生在白血病的各个时期，但常发生在治疗后缓解期，这是由于化疗药物难以通过血脑屏障，隐藏在中枢神经系统的白血病细胞不能被有效地杀灭，因而导致 CNSL，以 ALL 最为常见。表现为头晕、头痛，重者可出现呕吐、颈项强直，甚至抽搐、昏迷，但不发热。

（6）睾丸：睾丸出现无痛性肿大，多为一侧，另一侧即便无肿大，活检时往往也发现有白血病细胞浸润。睾丸白血病多见于 ALL 化疗缓解后的儿童和青年，是仅次于 CNSL 的髓外复发的根源。

【实验室检查】

（1）血象：大多数患者白细胞增多，>10×10⁹/L 者称为白细胞增多性白血病，>100×10⁹/L 者称为高白细胞性白血病，也有病例白细胞计数正常或减少，<1.0×10⁹/L 者称为白细胞不增多性白血病。血涂片分类检查可见相当数量的原始和（或）早幼细胞，占30%～90%，甚至高达95%以上，但在白细胞不增高型病例的血片上很难找到白血病细胞。白血病患者有不同程度的正色素、正常细胞性贫血，少数患者血片红细胞大小不等，可见幼红细胞。50%患者血小板低于60×10⁹/L，晚期血小板常常极度减低。

（2）骨髓象：FAB 协作组提出原始细胞占全部骨髓有核细胞（ANC）≥30%为诊断 AL 的标准。绝大多数病例骨髓象有核细胞显著增多，主要是白血病性的原始（M₃ 为早幼粒）细胞，一般占非红系细胞的30%～90%。细胞停滞于原始细胞阶段，而较成熟的中间型细胞缺如，残留少量成熟粒细胞，形成所谓"裂孔"现象。少数病例骨髓增生低下但原始细胞仍占30%以上者，称为低增生性急性白血病。Auer 小体仅见于急性非淋巴细胞性白血病，有独立诊断意义。

（3）细胞化学染色：主要用于协助形态学，以鉴别各类白血病。

（4）免疫学检查：根据白血病细胞表达的系列相关抗原，应用单克隆抗体可以确定白血病细胞的来源，将各型白血病加以区分。

（5）染色体和基因改变：白血病常伴有特异的染色体和基因的改变。如90%的 M_3 有 t（15；17）（q22；q21）。

（6）血液生化改变：在化疗期间，血清尿酸浓度增高，尿中尿酸排出增多，甚至出现尿酸结晶。发生 DIC 时可出现凝血异常。M_5 和 M_4 血清和尿溶菌酶活性增高。CNSL 时脑脊液压力增高，脑脊液白细胞数增加（$>0.01 \times 10^9$/L），蛋白质增多（$>450mg$/L），糖定量减少。涂片中可找到白血病细胞。

【诊断】

1. **病史和体征**　有发热、贫血、出血和组织器官浸润的表现。

2. **辅助检查**　有血常规、骨髓象检查、细胞化学检查、免疫学检查及染色体和基因改变的异常。

【治疗】

1. **对症支持治疗**　当血中白细胞 $>100 \times 10^9$/L 时，应紧急清除过高的白细胞。白血病患者常伴有粒细胞减少，特别是在化疗、放疗后，要积极防治感染。严重贫血可吸氧、输浓缩红细胞维持 Hb$>80g$/L。由于白细胞的大量破坏，血清和尿中尿酸的浓度增高，要积极防治尿酸性肾病。由于本病为消耗性疾病，要注意营养支持。

2. **抗白血病化学治疗**

（1）治疗策略

1）诱导缓解治疗：目的是患者尽快获得完全缓解（CR），使机体造血恢复正常。所谓 CR，即白血病的症状和体征消失，外周血中性粒细胞绝对值 ≥ 1.5×10^9/L，血小板 ≥ 100×10^9/L，白细胞分类中无白血病细胞；骨髓中原粒细胞 + 早幼粒细胞（原单 + 幼单核细胞或原淋 + 幼淋巴细胞）≤ 5%，M_3 型除了原粒 + 早幼粒细胞 ≤ 5%，还应无 Auer 小体，红细胞及巨核细胞系列正常，无髓外白细胞浸润。理想 CR 是指白血病的免疫学、细胞遗传学和分子生物学异常标志均消失。

2）缓解后治疗：目的是争取患者长期无病生存（DFS）和痊愈。主要方法为化疗和造血干细胞移植。

（2）急性淋巴细胞白血病的治疗

1）诱导缓解治疗：ALL 的诱导缓解治疗常用长春新碱(VCR)和泼尼松(P)组成的 VP 方案。成人 ALL 常需在 VP 方案上加蒽环类药物（如柔红霉素，DNR）组成 DVP 方案，再加左旋门冬酰胺酶（L–ASP）即成为 DVLP 方案，后者是推荐的 ALL 诱导方案。

2）缓解后治疗：缓解后强化巩固和维持治疗非常重要。未行异基因造血干细胞移植的 ALL 治疗的总疗程一般需要 3 年。

（3）急性髓系白血病的治疗

1）诱导缓解治疗：①标准方案，DA（3+7）方案，即柔红霉素（DNR）和阿糖胞苷（Ara–C）。

国内采用 HA 方案诱导治疗 AML，高三尖杉酯碱（H）和 Ara-C；②急性早幼粒细胞白血病患者采用 ATRA（全反式维甲酸）口服治疗直至缓解。

2）缓解后治疗：诱导 CR 后，要定期巩固治疗。要注意密切随访。

第五节　淋巴瘤

淋巴瘤（lymphoma）是原发于淋巴结或淋巴组织的恶性肿瘤，可分为霍奇金病（HL）和非霍奇金淋巴瘤（NHL）两大类。临床以无痛性、进行性淋巴结肿大为主要表现。本病可发生于任何年龄，但发病年龄高峰在 20 ~ 40 岁，其中非霍奇金淋巴瘤高峰略往前移。男女之比为（2 ~ 3）：1。淋巴瘤的细胞形态极其复杂，原发部位可在淋巴结，也可在结外的淋巴组织，如扁桃体、鼻咽部、胃肠道、脾、骨骼或皮肤等。结淋巴组织原发部变多见于 NHL。

淋巴瘤的病因及发病机制迄今尚不清楚，但病毒病因学说颇受重视。本病与 EB 病毒、反转录病毒、免疫功能减退与免疫抑制药的应用及幽门螺杆菌等有关。

【临床表现】　淋巴瘤细胞增生引起淋巴结肿大和压迫症状，无痛性、进行性的淋巴结肿大或局部肿块是 HL 和 NHL 的共同的临床表现，具有以下两个特点。①全身性：淋巴瘤可发生在身体的任何部位，其中淋巴结、扁桃体、脾及骨髓是最易受到累及的部位，常伴有发热、消瘦、盗汗，最终出现恶病质等全身症状。②多样性：组织器官不同，受压迫或浸润的范围和程度不同，引起的症状也不同。当淋巴瘤浸润血液和骨髓时可形成淋巴细胞白血病，如浸润皮肤时则表现为蕈样肉芽肿或红皮病等。HL 和 NHL 的病理组织学变化不同也形成了各自特殊的临床表现。

1. 霍奇金淋巴瘤　多见于青年，儿童少见。首发症状常是无痛性颈部或锁骨上淋巴结进行性肿大（占 60% ~ 80%），其次是腋下淋巴结肿大。肿大的淋巴结可活动，也可融合成块，触诊有软骨样感觉。少数 HL 可浸润、压迫器官组织，还可发生带状疱疹及饮酒后引起的淋巴结疼痛。发热、盗汗、瘙痒及消瘦等全身症状较多见。

2. 非霍奇金淋巴瘤　随年龄增长而发病增多，男较女为多，一般发展迅速（除惰性淋巴瘤）。NHL 有远处扩散和结外侵犯倾向，常以高热或各系统症状为主要表现，无痛性颈和锁骨上淋巴结进行性肿大为首发表现较 HL 少。

3. 实验室检查和特殊检查

（1）血液和骨髓检查：HL 常有轻或中度贫血，部分患者嗜酸粒细胞升高。骨髓被广泛浸润或发生脾功能亢进时，全血细胞减少。骨髓涂片找到 R-S 细胞是 HL 骨髓浸润的依据，活检可提高阳性率。NHL 白细胞数多正常，伴有淋巴细胞绝对和相对增多。一部分患者的骨髓涂片中可找到淋巴瘤细胞。晚期并发急性淋巴细胞白血病时，可呈现白血病样血象和骨髓象。

（2）化验检查：疾病活动期有红细胞沉降率增加，血清乳酸脱氢酶升高提示预后不良。如血清碱性磷酸酶活力或血钙增加，提示骨骼累及。B 细胞 NHL 可并发抗人球蛋白试验阳性或阴性的溶血性贫血，少数可出现单株 IgG 或 IgM。中枢神经系统累及时脑脊液中蛋白升高。

（3）影像学检查：CT、正电子发射计算机体层显像 CT（PETCT）、B 超、放射性核素显像及 MRI 等检查结合进行判断。

（4）病理学检查：病理学检查是诊断淋巴瘤的基本方法。

（5）剖腹探查。

【诊断】 进行性、无痛性淋巴结肿大者，应做淋巴结印片及病理切片或淋巴结穿刺物涂片检查。根据组织病理学检查结果，做出淋巴瘤的诊断和分类分型诊断。还需根据淋巴瘤的分布范围，提出的临床分期方案分期。

【治疗】

1. 以化疗为主的化、放疗结合的综合治疗 HL 放疗方法：病变在膈上采用斗篷式，照射部位包括两侧从乳突端至锁骨上下、腋下、肺门、纵隔至横膈的淋巴结；膈下倒"Y"字照射，包括从膈下淋巴结到腹主动脉旁、盆腔及腹股沟淋巴结，同时照射脾区。剂量为 30 ~ 40Gy，3 ~ 4 周为一疗程。化疗方法：1963 年 DeVita 用 MOPP 方案及 20 世纪 70 年代提出了 ABVD 方案，目前 ABVD 已替代 MOPP 方案成为 HL 的首选方案。化疗对 HL 的疗效不逊于放疗，甚至比放疗好。

2. 生物治疗 单克隆抗体、干扰素及抗幽门螺杆菌的药物治疗有效。

3. 骨髓或造血干细胞移植。

4. 手术治疗 合并脾功能亢进者如有切脾指征，可行脾切除术以提高血象，为以后化疗创造有利条件。

【预后】 淋巴瘤的治疗已取得了很大进步，HL 已成为化疗可治愈的肿瘤之一。

第六节 过敏性紫癜

过敏性紫癜（allergic purpura），又称出血性毛细血管中毒症，为一种常见的血管变态反应性疾病，因机体对某些致敏物质产生变态反应，导致毛细血管脆性及通透性增加，血液外渗，产生皮肤、黏膜及某些器官出血。可同时伴发血管神经性水肿、荨麻疹等其他过敏表现。

本病多见于青少年，男性发病略多于女性，春、秋季发病较多。致敏因素甚多，与本病发生相关的主要有下列几项。

1. 感染

（1）细菌：主要为 β 溶血性链球菌，以呼吸道感染最为多见。

（2）病毒：多见于发疹性病毒感染，如麻疹、水痘、风疹等。

（3）其他：寄生虫感染。

2. 食物 是人体对异性蛋白过敏所致，如鱼、虾、蟹、蛋、鸡、牛奶等。

3. 药物 与抗感染药类（青霉素及头孢菌素类抗感染药等）、解热镇痛类（水杨酸类、保泰松、吲哚美辛及奎宁类等），以及磺胺类、阿托品、异烟肼及噻嗪类利尿药等药物有关。

4. 其他 花粉、尘埃、菌苗或疫苗接种、虫咬、受凉及寒冷刺激等。

【临床表现】 发病前 1 ~ 3 周有全身不适、低热、乏力及上呼吸道感染等前驱症状，随之出现典型临床表现。

1. 单纯型（紫癜型） 为最常见的类型。以皮肤紫癜为首起症状，以下肢及臀部多见，躯干极少累及。紫癜常成批反复发生、对称分布，可同时伴发皮肤水肿、荨麻疹。紫癜大小不等，呈紫红色，按之不褪色，可融合成片形成瘀斑，经 7 ~ 14 天逐渐消退。

2. 腹型 约 50% 患者有腹痛，常发生在出疹的 1 ~ 7 天，为阵发性绞痛，多位于脐周、下腹或全腹，发作时可有压痛但无腹肌紧张，严重者可合并呕吐及消化道出血。在幼儿可因肠壁水肿、蠕动增强等而致肠套叠。少数患者可误诊为急腹症而进行剖腹探查。

3. 关节型 多发生于膝、踝、肘、腕等大关节，呈游走性，可有关节肿胀、疼痛、压痛及功能障碍等表现，反复性发作，经数日而愈，不遗留关节畸形。

4. 肾型 过敏性紫癜肾炎的病情最为严重，见于 1/3 ~ 1/2 患者，一般于紫癜出现后 1 ~ 8 周发生，主要表现为血尿、蛋白尿、水肿、高血压及肾衰竭等表现。少数病例因反复发作而演变为慢性肾炎或肾病综合征。

5. 混合型 皮肤紫癜合并上述两种以上临床表现。

6. 其他 少数患者还可因病变累及眼部、脑及脑膜血管而出现视神经萎缩、虹膜炎、视网膜出血及水肿，以及中枢神经系统相关症状、体征。

7. 实验室检查

（1）毛细血管脆性试验：50% 以上阳性，毛细血管镜可见毛细血管扩张、扭曲及渗出性炎症反应。

（2）尿常规检查：肾型或混合型可有血尿、蛋白尿、管型尿。

（3）血小板计数、功能及凝血相关检查：除 BT 可能延长外，其他均为正常。

（4）肾功能：肾型及合并肾型表现的混合型，可有程度不等的肾功能受损，如血尿素氮升高、内生肌酐清除率下降等。

【诊断】

1. 发病前 1 ~ 3 周有低热、咽痛、全身乏力或上呼吸道感染史。
2. 典型四肢皮肤紫癜，可伴腹痛、关节肿痛及血尿。
3. 血小板计数、功能及凝血相关检查正常。
4. 排除其他原因所致的血管炎及紫癜。

【治疗】

1. 消除致病因素 防治感染，清除局部病灶（如扁桃体炎等），驱除肠道寄生虫，避免可能致敏的食物及药物等。

2. 一般治疗

（1）抗组胺药：盐酸异丙嗪、氯苯那敏（扑尔敏）、阿司咪唑（息斯敏）、去氯羟嗪（克敏嗪）、西米地丁及静脉注射钙剂等。

（2）其他：维生素 C、曲克芦丁、卡巴克络等。维生素 C 以大剂量（5 ~ 10g/d）静脉注射疗效较好，持续用药 5 ~ 7 天。

3. 糖皮质激素 糖皮质激素有抑制抗原抗体反应、减轻炎症渗出、改善血管通透性等作用。一般用泼尼松 30mg/d，顿服或分次口服。重症者可用氢化可的松 100 ~ 200mg/d，或地塞米松 5 ~ 15mg/d，静脉滴注，症状减轻后改口服。糖皮质激素疗程一般不超过 30 天，肾型者可酌情延长。

4. 对症治疗 腹痛较重者可予阿托品或山莨菪碱（654-2）口服或皮下注射；关节痛可酌情用镇痛药；呕吐严重者可用止吐药；伴发呕血、血便者，可用奥美拉唑等治疗。

5. 其他 如上述治疗效果不佳或近期内反复发作者，可酌情使用：①免疫抑制剂，如硫唑嘌呤、环孢素、环磷酰胺等；②抗凝疗法，适用于肾型患者，初以肝素钠 100 ~ 200U/（kg·d）静脉滴注或低分子肝素皮下注射，4 周后改用华法林 4 ~ 15mg/d，2 周后改用维持量 2 ~ 5mg/d，

2～3个月；③中医中药以凉血、解毒、活血化瘀为主，适用于慢性反复发作或肾型患者。

【预后】　本病病程一般在2周左右。多数预后良好，少数肾型患者可转化为慢性肾炎或肾病综合征。

第七节　特发性血小板减少性紫癜

特发性血小板减少性紫癜（idiopathic thrombocytopenic purpura，ITP），是血小板免疫性破坏，导致外周血中血小板减少的出血性疾病，也称自身免疫性血小板减少性紫癜。临床表现为自发性皮肤、黏膜及内脏出血。ITP是最为常见的血小板减少性紫癜。临床上分为急性型和慢性型两种，前者好发于儿童，后者40岁以下女性多见。

ITP的病因迄今未明，与感染、免疫因素、脾及雌激素等因素相关。

【临床表现】

1. **急性型**　儿童多见，80%以上患者发病前1～2周有上呼吸道等感染史，特别是病毒感染史。起病急，常有畏寒、发热，并伴有皮肤黏膜及内脏出血症状。

（1）皮肤、黏膜出血：全身皮肤瘀点、紫癜、瘀斑，严重者可有血泡及血肿形成。鼻出血、牙龈出血、口腔黏膜及舌出血常见，损伤及注射部位可渗血不止或形成大小不等的瘀斑。

（2）内脏出血：如呕血、黑粪、咯血、尿血、阴道出血等，颅内出血（含蛛网膜下隙出血）可致剧烈头痛、意识障碍、瘫痪及抽搐，是本病致死的主要原因。

（3）其他：出血量过大，可出现程度不等的贫血、血压降低，甚至失血性休克。

2. **慢性型**　中年轻女性多见。起病隐匿，多在常规查血时偶然发现。症状较轻，容易反复发生，可表现为皮肤、黏膜出血，如瘀点、紫癜、瘀斑及外伤后止血不易等，鼻出血、牙龈出血亦很常见。严重内脏出血较少见，但月经过多较常见，在部分患者可为唯一的临床症状。患者病情可因感染等而骤然加重，出现广泛、严重的皮肤黏膜及内脏出血。

3. **实验室检查**

（1）血液检查：急性型血小板低于<20×10^9/L，慢性型常为（30～80）×10^9/L。

（2）骨髓象：急性型骨髓巨核细胞数量轻度增加或正常，慢性型骨髓象中巨核细胞显著增加；巨核细胞发育成熟障碍，急性型者尤为明显，表现为巨核细胞胞质少，胞质内颗粒减少，幼稚巨核细胞增加。

（3）免疫学检查：血小板生存时间：90%以上的患者血小板生存时间明显缩短。80%患者血小板相关抗体（PALg）及血小板相关补体（PAC$_3$）阳性。

（4）其他：束臂试验阳性，出血时间延长，血块收缩不良，不同程度贫血等。

【诊断】

1. 广泛出血累及皮肤、黏膜及内脏。
2. 多次检验血小板计数减少。
3. 脾不大或轻度肿大。
4. 骨髓巨核细胞增多或正常，有成熟障碍。
5. 泼尼松或脾切除治疗有效。
6. 排除其他继发性血小板减少症。

【治疗】

1. 一般治疗　出血严重者应注意休息。血小板低于 $20×10^9/L$ 者，应严格卧床，避免外伤。

2. 糖皮质激素　一般情况下为首选治疗，近期有效率约为80%。常用泼尼松 1mg/（kg·d），分次或顿服，病情严重者用等效量地塞米松或甲泼尼龙静脉滴注，持续 3～6 个月。

3. 脾切除。

4. 免疫抑制药治疗　糖皮质激素或脾切除疗效不佳者或有使用糖皮质激素或脾切除禁忌证考虑应用，常用药物有长春新碱、环磷酰胺、硫唑嘌呤、环孢素及酶酚酸酯（MMF，骁悉）等。

第八节　弥散性血管内凝血

弥散性血管内凝血（disseminated intravascular coagulation，DIC）是许多疾病发展过程可能出现的一种复杂的病理过程，其特点是微循环中广泛微血栓形成，血小板和凝血因子大量消耗病继发纤溶亢进。临床主要表现为出血、栓塞、微循环障碍及溶血，其病情凶险，如不及时恰当地处理，常危及生命。常见病因如下：①感染性疾病：最多见，包括各种细菌、病毒、立克次体等感染的疾病，如脑膜炎、败血症、重症肝炎、斑疹伤寒等。②恶性肿瘤：次之，常见有急性白血病、淋巴瘤、前列腺癌、胰腺癌、肝癌、绒毛膜上皮癌、胃癌、肺癌、脑肿瘤等。③病理产科：如胎盘早剥、羊水栓塞、感染性流产、死胎潴留、重症妊娠高血压综合征等。④组织损伤：少见，如大面积烧伤、严重创伤、毒蛇咬伤、广泛性手术（如脑、前列腺、胰腺、子宫、胎盘等富含组织因子器官的手术）。⑤医源性疾病：其发病率日趋增高。主要有药物、手术、放疗、化疗、不正常的医疗操作等。⑥全身性疾病：几乎涉及各系统，如恶性高血压、肺心病、ARDS、急性胰腺炎、肝衰竭、溶血性贫血、糖尿病酮酸中毒、SLE、脂肪栓塞等都有可能发生 DIC。

上述致病因素激活凝血系统，产生大量凝血酶，使血液呈高凝状态，导致全身微血栓形成，血小板、凝血因子大量消耗，使血液处于消耗性低凝状态，纤溶酶被激活，导致继发性纤溶亢进。

病理变化主要表现：①微血栓形成：是 DIC 的基本和特异性病理变化，多发生于肺、肾、肝、心、肾上腺、胃肠道及皮肤、黏膜等部位。主要表现为纤维蛋白血栓及纤维蛋白－血小板血栓。②凝血功能异常：表现在以下 3 期。初发性高凝期为 DIC 的早期改变；消耗性低凝期出血倾向明显，PT 显著延长，血小板及多种凝血因子水平低下，此期持续时间较长，常构成 DIC 的主要临床表现及特点、实验室检查异常；继发性纤溶亢进期多出现在 DIC 后期，临床上以广泛再发性出血倾向为特征。③微循环障碍：毛细血管微血栓形成、血容量减少、血管舒缩功能失调、心功能受损等因素造成微循环障碍。

【临床表现】　DIC 的表现可分为原发性、DIC 类型、分期的不同而有较大差异。

1. 出血　发生率达84%～95%，特点为自发性、多发性出血，多见于皮肤、黏膜、伤口及穿刺部位，其次为某些内脏出血，如呕血、尿血、便血。严重时颅内出血。

2. 微循环衰竭　发生率为30%～80%，为一过性、持续性血压下降或休克，早出现肾、肺、脑等器官衰竭，表现为肢体湿冷、少尿、呼吸困难、发绀，甚至神志改变等。

3. 微血管栓塞　发生率为40%～70%，分布广泛，可发生于皮肤（多见于眼睑、四肢、胸背及会阴部）、黏膜（发生于口腔、消化道、肛门等）等表浅部位，表现为局灶性或斑块状缺血性坏死及溃疡。亦可发生于深部器官，常见于肾、肺、脑等器官，表现为急性肾衰竭、呼吸衰竭、意识障碍等。起病较缓、发展较慢者栓塞症状比较突出。

4. 微血管病性溶血 发生率约为25%，为红细胞通过微血栓阻塞的毛细血管，受到机械性擦伤所致，表现为不同程度的贫血及黄疸，显微镜下可见到较多的破碎红细胞。

5. 基础疾病表现。

【诊断】 DIC的诊断涉及临床症状、体征及实验室检查，由于症状、体征缺乏特异性，其中与许多基础疾病的临床表现重叠，因此，DIC的诊断对实验室检查的依赖性比较强。

1. 临床表现

（1）具有易致DIC的基础疾病，如感染、病理产科、恶性肿瘤、大型手术及创伤等。

（2）有以下2项以上的临床表现：①多发性出血倾向；②不能用基础疾病解释的微循环衰竭或休克；③多发性微血管栓塞症状、体征，如皮肤、黏膜栓塞性坏死或不明原因的肺、肾、脑等器官衰竭；④抗凝治疗有效。

2. 实验室检查 同时具备下列3项以上异常。

（1）血小板计数 $<100 \times 10^9/L$ 或呈进行性下降（白血病、肝病时 $<50 \times 10^9/L$），或者下述两项以上的血小板活化产物水平增高：① β 血小板球蛋白（β-TG）；②血小板第4因子（PF4）；③血栓烷 B_2（TXB_2）；④ GMP-140（P-选择素）。

（2）血浆纤维蛋白原含量 $<1.5g/L$ 或呈进行性下降，或 $>4.0g/L$（肝病时 $<1.0g/L$，白血病或其他恶性肿瘤时 $<1.8g/L$）。

（3）3P试验阳性，或血浆 FDP$>20mg/L$（肝病时 $>60mg/L$），D-二聚体水平增高。

（4）PT缩短或延长3秒以上（肝病时延长5秒以上），或APTT缩短或延长10秒以上。

（5）纤溶酶原含量和活性降低。

（6）血浆 AT-Ⅲ 含量及活性降低（不适用于肝病）。

（7）F Ⅷ：C活性 $<50\%$（肝病必备）。

【治疗】

1. 基础疾病的治疗 如积极控制感染、病理产科及外伤的处理、治疗肿瘤、纠正缺氧、休克及酸中毒等。

2. 抗凝治疗 抗凝治疗是有效消除DIC、减轻器官功能损伤、重建凝血-抗凝血系统平衡的重要措施。

（1）肝素治疗：高凝期可单独应用肝素；消耗性低凝期在补充血小板及凝血因子的基础上应用肝素；纤溶亢进期可与抗纤溶药物同用。①肝素钠：一般每日15000 U/d，每6小时用量不超过5000U，持续静脉滴注，维持24小时，连用3～5天；②低分子肝素：对FXa的抑制作用较肝素钠强，抗凝作用对AT-Ⅲ的依赖性小，半衰期长，出血并发症少，常用剂量为75～150U/（kg·d），皮下注射，连用3～5天。

以下情况应慎用肝素：①手术后或其创面未经良好止血者；②肺结核或支气管扩张咯血症未稳定者或有大量出血的活动性消化性溃疡；③蛇毒所致的DIC；④ DIC纤溶亢进期在未补充足量的凝血因子之前。

（2）抗血小板制剂：常与肝素同时应用，常用的制剂有以下几种。①噻氯匹定250mg，每日2次，口服，连用5～7天；②双嘧达莫500mg/d，加入200ml液体内，静脉滴注，连用

3～5天；③低分子右旋糖酐 500～1000ml/d，静脉滴注，连用 3～5天；④复方丹参注射液 20～40ml，加入 150ml 液体内，静脉滴注，连用 3～5天；⑤川芎嗪注射液 20～30ml，加入 200ml 液体内，静脉滴注，每日 2 次，连用 3～5天。

3. 补充凝血因子及血小板　对于消耗性低凝期患者，已证实确实存在凝血因子和血小板严重减少，在病因和抗凝治疗基础上，可酌情应用。常用制剂有以下几种。①新鲜血浆或新鲜冰冻血浆：含有几乎全部的凝血因子，每次 400～800ml；②血小板悬液：血小板计数 $<20\times10^9/L$，疑有颅内出血者或其他危及生命出血者；③纤维蛋白原：首次剂量 2.0～4.0g，静脉滴注，24 小时总量 8～12g。纤维蛋白原半衰期较长，一般 3 天用药 1 次；④ F Ⅷ及凝血酶原复合物：适用于严重肝病合并 DIC。

4. 抗纤溶制剂　因为抗纤溶制剂有诱发和加重 DIC 之嫌，故应慎用，必要时应与肝素同用。适应证：①基础疾病已控制或者病因已去除；②有明显的纤溶亢进的临床及实验室证据；③ DIC 晚期继发性纤溶亢进已成为迟发性出血的主要原因。

5. 溶栓疗法　仅适用于慢性或亚急性 DIC 以栓塞症状为主，或 DIC 晚期器官功能明显衰竭者。

6. 其他　由免疫因素诱发的 DIC，或并发肾上腺功能不全者；感染中毒性休克并发的 DIC，可酌情应用糖皮质激素；在早、中期可酌情应用莨菪类药物。

（刘格日乐）

【思考题】

1. 试述缺铁性贫血的常见病因、实验室检查及治疗原则。
2. 简述再生障碍性贫血的诊断要点及治疗原则。
3. 试述巨幼细胞贫血的常见病因及治疗原则。
4. 试述急性白血病髓外浸润的表现。
5. 简述急性白血病的治疗原则。
6. 简述过敏性紫癜的分类及治疗原则。
7. 试述特发性血小板减少性紫癜的诊断、治疗原则。
8. 试述弥散性血管内凝血的病因、临床表现及诊断。

第九章 神经系统疾病

第一节 周围神经病

一、三叉神经痛

三叉神经痛（trigeminal neuralgia），是指原因不明的三叉神经分布区内短暂的、反复发作的剧痛，又称原发性三叉神经痛。病因尚未明确。近年来由于显微外科技术的广泛开展，多数认为在脑桥入口处，三叉神经后根被异型扭曲的血管压迫是导致疼痛发作的主要原因。主要病理改变为三叉神经脱髓鞘，脱失髓鞘的轴突与相邻纤维间发生"短路"而引起的剧痛。由颅内肿瘤、动脉瘤、脑蛛网膜炎、多发性硬化等有确切病因引起的三叉神经痛，称继发性三叉神经痛。

【临床表现】 本病多发于 40 岁以上的中年人，女性居多。主要表现为面部三叉神经分布区内的反复发作的短暂性剧痛，每次持续数秒至 1 ~ 2 分钟，呈刀割样、电击样、针刺样或撕裂样剧痛，多为单侧，以第二、三支多见。疼痛以面颊、口角、鼻翼、舌部为敏感区，轻触即可诱发，好似"触发点"或"扳机点"，以致患者精神抑郁、面色憔悴、面部及口腔不洁。严重者可出现反射性面肌抽搐，口角拉向患侧，称痛性抽搐，并可伴有流泪、流涕、面部潮红、结膜充血等。病程可呈周期性，逐渐加重。神经系统检查无阳性体征。

【诊断】 诊断要点：①根据疼痛部位、性质呈"扳机点"等特征；②神经系统检查无阳性体征；③颅底、面额部 CT 或 MRI 常规检查无阳性发现。

【治疗】

1. 预防的措施 注意触发因素，保持充足的睡眠。

2. 治疗原则 合理选用治疗疼痛的有效药物控制发作。常用药物为卡马西平、丙戊酸钠、硝西泮、氯硝西泮及扶他林等。补充大剂量维生素 B_{12} 及 γ - 氨络酸。中医针灸理疗。

3. 其他 久治疗不佳者，可行神经阻滞疗法、半月神经节射频热凝术、三叉神经纯乙醇封闭治疗及三叉神经显微血管减压术，而三叉神经显微血管减压术是既安全又有效的新疗法。

二、坐骨神经痛

坐骨神经痛（sciatica）是指沿坐骨神经径路任何部位损伤，所引起的以疼痛为主的综合征。坐骨神经系腰 4 ~ 骶 3 神经根组成，支配臀部、大腿后侧部、小腿后外侧和足外侧部，分为原发性和继发性坐骨神经痛。原发性坐骨神经痛病因不明，可能与感染或代谢有关，临床少见。继发性坐骨神经痛根据受损部位分为根性和干性坐骨神经痛，根性坐骨神经痛见于椎管内病变（炎症、肿瘤、外伤、血管畸形等）及脊柱疾病（腰椎间盘突出、椎管狭窄、腰椎骨关节病、结核、肿瘤等），以腰椎间盘突出最常见；干性坐骨神经痛见于神经干邻近病变，如骶髂关节病、髂关节炎、盆腔炎、子宫附件炎及肿瘤、妊娠子宫压迫、臀部肌内注射部位不当等。基本病理特征是神经髓鞘脱失、炎性或炎性反应改变。

【临床表现】 本病好发于青壮年，常急性起病，多为单侧。主要症状沿坐骨神经分布区的放射性疼痛，即疼痛由腰部、臀部，向股后、腘窝、小腿外侧及足部放射。疼痛呈电击样、烧灼样或刀割样，在持续性基础上有阵发性加剧。行走、弯腰、咳嗽及喷嚏时疼痛可加重，休息或卧床时疼痛减轻。患者常喜卧或喜坐健侧，站立时腰部屈曲，患侧屈髋、屈膝、脚尖着地。体格检查：①压痛，沿坐骨神经各点（棘旁点、骶髂点、臀点、股后点、腘点、腓点、踝点）压痛；②运动障碍，患肢肌力减弱、肌肉松弛、轻度肌萎缩；③感觉障碍，小腿外侧或足背感觉减弱；④直腿抬高试验（Lasegue征）阳性；⑤颏胸试验阳性；⑥腱反射减弱或消失。

【诊断】 诊断要点：①有典型的坐骨神经分布区的放射性疼痛；②沿坐骨神经各点压痛；③常有小腿外侧或足背感觉减退，腱反射减弱；④直腿抬高试验阳性。骨盆X线、CT或MRI检查、盆腔B超、腰穿有助确诊。

【治疗】

1. **预防措施** 预防腰部外伤。

2. **治疗措施** 首要的是病因治疗。坐骨神经痛的常见病因是腰椎间盘突出，可卧硬板床、牵引、理疗、封闭，3～6个月无效者可手术治疗。对症镇痛治疗可用扶他林、布洛芬等，严重者可用卡马西平或糖皮质激素，同时肌内注射神经营养药维生素 B_1 和维生素 B_{12}，并可选用理疗、按摩、中医药等治疗。

三、急性炎症性脱髓鞘性多发性神经病

急性炎症性脱髓鞘性多发性神经病（acute inflammatory demyelinating polyneuropathy，AIDP），又称格林－巴利综合征，是一种免疫介导性周围神经病变。临床主要表现为四肢对称性弛缓性瘫痪。儿童和青壮年多见，病因尚未明确，认为与空肠弯曲菌感染关系最为密切。实验研究提示本病是由细胞免疫和体液免疫参与引起的免疫介导的周围神经脱髓鞘病。病理改变主要是周围神经广泛炎症性节段性脱髓鞘。

【临床表现】 急性或亚急性起病，病前1～4周常有上呼吸道或胃肠道症状，少数有疫苗接种史。临床主要表现为四肢对称性弛缓性瘫痪。常在1～2周内病情发展至最高峰。四肢肌张力降低，腱反射减弱或消失，腹壁、提睾反射多正常。起病时常有颈、腰、背痛等根性痛，病程中可有根性或手套、袜套样感觉障碍，起病后2~3周逐渐出现肌萎缩。重症病例可累及肋间肌、膈肌，可出现呼吸困难，严重者可缺氧、呼吸衰竭或呼吸道并发症而至死。30%～40%患者可有脑神经麻痹，以双侧面瘫最常见，其次是舌咽、迷走神经损伤，出现构音障碍和吞咽困难。眼肌和舌肌瘫痪较少见，偶有视盘水肿。自主神经损伤较常见，表现为皮肤红肿、发凉、出汗异常及营养障碍。起病2～3周后脑脊液蛋白含量增高、细胞数正常，称为蛋白－细胞分离现象，肌电图示周围神经损伤及传导速度减慢。

【诊断】 诊断要点：①急性或亚急性起病，病前1～4周常有感染史；②迅速进展的四肢对称性、弛缓性瘫痪，感觉障碍较轻；③常合并脑神经损伤；④脑脊液呈蛋白/细胞分离现象；⑤周围神经有电生理改变。还需与急性脊髓灰质炎、急性脊髓炎、全身型重症肌无力、周围性麻痹相鉴别。

【治疗】

1. 预防措施　积极治疗上呼吸道或胃肠道感染，加强体质锻炼，提高身体抗病能力。

2. 治疗原则　辅助呼吸、对症治疗、防治并发症及病因治疗。呼吸肌麻痹是本病最大的危险，当患者出现咳嗽无力、排痰困难及肺活量下降至正常的 25%～30% 时，应立即进行气管切开，使用呼吸器；延髓麻痹者应尽早鼻饲，保持营养及水电解质平衡，预防吸入性肺炎；免疫球蛋白能缩短疗程，预防呼吸肌麻痹，应尽早使用，IgA 缺乏患者禁用；重症可行血浆交换以改善症状，减少并发症。康复期可针灸、按摩、理疗及主动或被动运动，以利于瘫痪肢体功能恢复。

3. 其他　卧床休息，应用大量激素、大剂量丙种球蛋白、能量合剂（维生素 +ATP+ 辅酶 A 等）。

第二节　脊髓疾病

一、急性脊髓炎

急性脊髓炎（acute myelitis），亦称急性非特异性脊髓炎，系指一组病因不明的急性横贯性脊髓损伤。临床表现为损伤平面以下的肢体瘫痪，各种感觉缺失和自主神经功能障碍。病因不清，目前认为本病可能是病毒感染或疫苗接种后所诱发的一种自身免疫性反应。本病可累及脊髓的任何节段，以胸 3～5 节段受累最为多见。肉眼可见脊髓肿胀，软脊膜充血，切面上灰白质界限不清。镜下可见神经细胞溶解、消失，白质内髓鞘脱失、轴突变性，血管周围淋巴细胞、浆细胞浸润。后期胶质瘢痕形成，脊髓萎缩。

【临床表现】　多发生于青壮年，病前 1～2 周常有上呼吸道感染或疫苗接种史，呈急性起病，前驱症状多有双下肢麻木、根痛及束带感。常在数小时或 1～2 天发展到高峰，以胸段累及最多见。早期表现为完全性弛缓性瘫痪，张力降低，腱反射消失，病理征阴性称脊髓休克，可持续 2～4 周，以后病变部位以下肢体渐呈中枢性瘫痪特征，肌张力逐渐增高，腱反射增强，病理征阳性，如休克期延长或不缓解，提示预后不良。病变平面以下有深浅感觉消失，病变水平有背痛、束带感或感觉过敏带，大小便潴留。因肢体瘫痪，常合并肺部、泌尿道感染或压疮。高颈段脊髓炎或上升性脊髓炎可有呼吸困难。脑脊液一般无特异性改变，脊髓 MRI 检查通常无特异性改变，少数因脊髓严重肿胀，MRI 可见病变部位脊增粗。

【诊断】　诊断要点：①病前常有上呼吸道感染或疫苗接种史；②急性起病，迅速出现脊髓横贯性损伤的症状和体征；③脑脊液压力正常，无椎管阻塞，细胞数及蛋白质正常或轻度增高。但需与急性硬膜外脓肿、兴柱结核、脊柱转移性肿瘤、视神经脊髓炎、脊髓出血鉴别。

【治疗】

1. 预防　积极防治病毒感染，过敏体质者慎行疫苗接种，必要时加用激素预防。

2. 治疗原则　急性期用糖皮质激素治疗，补充大剂量维生素 B 族和胞磷胆碱等有助于神经功能恢复。加强护理，防治呼吸道、泌尿道感染及压疮。高颈段脊髓炎或上升性脊髓炎伴有呼吸困难者应尽早行气管切开给予人工辅助呼吸。

3. 其他　恢复期加强肢体康复锻炼，并给予针灸、理疗。

二、脊髓压迫症

脊髓压迫症（compression of the spinal cord），是指一组由各种原因引起的椎管内具有占位性特征的临床综合征。病变呈渐进性发展，导致脊髓、脊神经根及脊髓血管不同程度受累，出现半侧乃至横贯性脊髓的损伤。常见的原因包括脊椎外伤、结核、椎间盘脱出、椎管狭窄症、脊椎的原发肿瘤和转移瘤、椎管内良性或恶性肿瘤、肉芽肿、血肿、血管畸形、寄生虫囊肿、室管膜瘤、脊髓内肿瘤、空洞及出血等疾病。当病变直接压迫或破坏脊髓和脊神经根，或将脊髓推移并受压于对侧骨壁时，引起疼痛和病侧肢体瘫痪、对侧肢体和躯干痛温觉障碍。静脉受压可使受压平面以下的血液回流受阻，引起脊髓水肿。动脉受压可使相应部位的脊髓缺血、水肿、神经细胞及白质变性和软化。病变压迫脊髓可梗阻脊髓蛛网膜下隙，可使梗阻平面以下脑脊液循环障碍。

【临床表现】 临床表现因病变性质的不同、病灶所在部位、发展速度、累及范围的不同而异，如脊髓肿瘤，通常发病渐缓，逐渐进展；脊椎转移癌及硬脊膜外脓肿常引起急性压迫症状；脊椎结核所致的脊髓压迫症状可缓可急。常见的症状如下。

1. **脊神经根受压症状** 根痛常为髓外压迫的最早症状。主要表现相应的皮肤节段烧灼痛、撕裂痛或刺痛，当活动脊柱、咳嗽、喷嚏时可引起疼痛加剧，在根痛部位常可查到感觉过敏或异常区，这种首发的根性疼痛症状常有重要定位诊断的意义。如病灶位于脊髓腹侧时，可刺激和损伤脊神经前根，引起节段性肌萎缩和肌束颤动。

2. **脊髓受压症状** 脊髓慢性受压过程中可经历脊髓半横贯损伤到横贯性损伤的发展过程。半横贯损伤是指损伤平面以下同侧的深感觉障碍和锥体束征（肌力下降、肌张力增高、腱反射亢进、病理反射阳性）及对侧的浅温觉障碍，称为脊髓半切综合征；横贯性损伤是指损伤平面以下双侧深浅感觉、锥体束征及自主神经功能障碍（大小便潴留、出汗减少、趾（指）甲粗糙、肢体水肿。如脊髓前角受压时表现为由受损前角支配范围内的肢体或躯干肌肉萎缩、无力和肌肉纤颤。

3. **脊椎症状** 病灶所在部位可有压痛、叩痛、畸形、活动受限等体征。

4. **辅助检查** ①腰穿检查脑脊液常规、生化和动力学检测：脊髓的蛛网膜下隙发生梗阻时，脑脊液压力降低、奎肯试验显示不全或完全梗阻。脑脊液外观可呈淡黄或黄色，蛋白量增高。腰穿后常可出现神经症状的加重，对疑为高颈髓段病变者腰穿时应格外小心，以免症状加重，引起呼吸肌麻痹。②脊髓造影：可显示脊髓的形态和位置，椎管有无梗阻等。③ CT 或 MR 检查：可显示脊柱有无破坏及脊髓病变的形态和位置、椎管有无梗阻等。

【诊断】 脊髓压迫症的诊断步骤首先考虑下面几个问题。

1. **是否为压迫性** 依据病灶常从一侧开始，早期有根性痛症状，以后由一脊髓受压的脊髓半切综合征发展至横贯性脊髓损伤症状，诊断不难。急性脊髓压迫症起病急，常在短期内表现为脊髓横贯性损伤。脑脊液检查、脊髓造影、脊髓 CT 或 MRI 可提供压迫性的证据。脊髓压迫症应与急性脊髓炎、多发性硬化症、运动神经元病、亚急性联合变性、脊髓空洞症等脊髓的炎性、变性等疾病相区别。

2. **脊髓受压的节段** 一般以感觉障碍的平面确定脊髓受压的节段，但有些颈段脊髓病变病例，感觉障碍的平面可在胸段。

3. **脊髓压迫症的性质** 急性压迫症常由外伤、硬膜外脓肿等引起。慢性压迫症常由椎间盘突出、肿瘤等引起。髓内或髓外硬膜内的压迫以肿瘤多见，硬膜外的压迫以外伤、转移性肿瘤、椎间盘突出、脓肿等多见。

【治疗】

1. 预防　避免脊椎外伤，积极治疗结核病及脊椎炎症，腰腿痛患者应早期就医检查。

2. 治疗原则　①病因治疗：针对病因进行手术或药物等治疗。②对症治疗：保持皮肤干燥，避免发生压疮，保持大小便通畅，防止尿路感染，对瘫痪肢体进行按摩、锻炼；如为高位瘫痪、注意保护呼吸功能和预防肺部感染。

第三节　急性脑血管疾病

急性脑血管疾病（cerebral vascular disease，CVD），又称脑卒中（stroke）、脑中风或脑血管意外，是由各种原因引起的脑部血管疾病的总称。当代流行病学调查研究表明，脑血管疾病是中老年人一种发病率、病死率和致残率高的常见病。它与心脏病、恶性肿瘤构成人类的三大致死病因。其年发病率（100～300）/10万人口，患病率（500～740）/10万人口，死亡率（50～100）/10万人口，占所有疾病死亡人数的10%，在目前人类疾病三大死亡原因中排第二位。存活者中约60%病例留有严重的后遗症，给患病家庭和社会带来沉重的负担。新近的脑血管病流行病学调查结果表明，随着生活水平的提高，脑血管疾病的致病危险因素如高血压、糖尿病、心脏病、高脂血症和过度肥胖症等发生率明显增加，脑血管疾病的发病率、患病率和死亡率都有明显的提高。由此可见，积极防治脑血管病具有重要的意义。常见的疾病包括短暂性脑缺血发作、心源性脑栓塞、动脉血栓性脑栓塞、腔隙性脑梗死、脑出血、蛛网膜下隙出血。

一、短暂性脑缺血发作

短暂性脑缺血发作（transient ischemic attack，TIA）是指颈动脉系统或椎－基底动脉系统短暂性血液供应不足，导致供血区局限性神经功能缺失症状。持续时间短，缓解快，24小时内完全缓解。可反复发作，少部分患者可因频繁发作而发生完全性脑梗死，是完全性脑梗死的重要危险因素。病因与多种因素有关。颈内动脉系统动脉硬化狭窄处附壁血栓或动脉粥样硬化斑块的脱落，脑动脉硬化后血管狭窄诱发的血管痉挛；各种血液病造成的血液成分异常或各种原因引起的血液高凝状态、低血压和心律失常，颈椎病所致的椎动脉受压、脑外盗血综合征及脑内动脉炎等都可能是致病的原因。过去认为缺血部位的脑组织常无明显的病理改变。近年来TIA患者CT检查梗死灶阳性率可达20%～75.5%。颈总动脉、颅内动脉可见动脉粥样硬化改变。

【临床表现】　本病好发于中老年，多有高血压、糖尿病、心脏病和高脂血症病史，起病突然，症状在几分钟内达高峰，历时数分钟至1小时，常反复发作，数日、数月发作1次，或日发数次，但每次发作症状在24小时内完全缓解，少部分患者可因频繁发作而导致完全性脑梗死。颈内动脉系统TIA表现为一侧大脑半球损伤的症状，包括单肢或偏身无力、瘫痪、麻木、失语或单眼视蒙、同向偏盲等一种或数种症状组合。椎－基底动脉系统TIA表现为脑干或小脑损伤的症状，主要有眩晕、复视、吞咽困难、共济失调或交叉性瘫痪。部分患者可表现为双眼视蒙、失明等症状，但不伴耳鸣。CT或MRI检查多未见脑内小梗死灶或缺血灶，颈部MRA或彩超检查可见血管狭窄和（或）动脉粥样硬化斑。

【诊断】　诊断要点：①发病突然、持续时间短暂，可反复发作；②神经功能障碍，仅局限于某一血管分布范围；③症状体征在24小时内完全恢复；④间歇期无任何神经系统阳性体征。颈部MRA或彩超检查可见血管狭窄和（或）动脉粥样硬化斑有助诊断。主要鉴别的疾病是部分性发作（局灶性癫痫），该病发作表现为肢体抽搐、发麻，脑电图检查常有癫痫波，脑CT、MRI 或 DSA 检查多可发现致痫病灶。

【治疗】

1. 积极控制 TIA 的危险因素，及时治疗血液高凝状态、血管狭窄诱发的血管痉挛、心律失常，保持血压的稳定，颈内动脉狭窄达 60% 者行颈内动脉内膜剥离术。

2. 治疗上积极控制高血压、糖尿病、心脏病和高脂血症；使用抗血小板凝集药物，预防TIA 发作；频繁发作者可使用玻立维或抵克力得或低分子肝素行抗凝治疗。

二、动脉血栓性脑梗死

脑梗死（cerebral infarction），是指脑部血液供应障碍导致脑组织缺血缺氧、营养缺乏而引起脑组织的坏死软化，是脑血管病中最常见者，约占 75%。分为脑血栓形成、脑栓塞、腔隙性脑梗死。

（一）脑血栓形成

脉血栓形成（cerebral thrombosis），是由于供应脑的动脉因动脉硬化等自身病变，使血管腔狭窄、闭塞，并进而有血栓形成，造成脑局部急性血流中断，缺血缺氧，软化坏死，出现相应的神经系统症状和体征。最常见的病因是动脉粥样硬化，其次为血管壁的炎症、损伤、血管发育异常、血液成分改变等。在血管病变的基础上，如动脉内膜损伤破裂或形成溃疡，当处于睡眠、失水、心力衰竭、心律失常、红细胞增多等情况时，容易形成血栓。大约 4/5 脑梗死发生于颈内动脉系统，发生于椎 - 基底动脉系统者仅占 1/5。血栓形成后，血流受阻或完全中断，受累血管供应区内的脑组织则缺血、水肿、软化、坏死。经数周后坏死组织被吸收，胶质纤维增生或瘢痕形成。

【临床表现】 本病多发于中老年，病前多有高血压、糖尿病或心脏病史；常在安静中发病，可数小时或数日达到高峰。临床表现与栓塞血管的大小和部位有关，小血管梗死时仅表现为局部脑损伤症状，如单肢无力、瘫痪、麻木或偏瘫、偏麻，大血管如颈内动脉、大脑中动脉梗死时病情较重，除偏瘫外，脑水肿表现明显，可出现呕吐、昏迷等全脑症状，脑干基底动脉梗死时可表现为眩晕、复视、眼球内外活动不能，吞咽与言语困难，四肢瘫痪，并可有意识障碍。头部 CT 或 MRI 可发现梗死灶。心电图、超声心动图、颈部彩超及胸片等检查可发现心脏病或动脉粥样硬化或血栓形成的依据。

【诊断】 诊断要点：发病年龄多较高；多有动脉硬化及高血压；发病前可有 TIA 发作；常在安静状态下发病，多在几小时或数天内达高峰，无明显头痛、呕吐及意识障碍；有相应的脑动脉供血区的神经功能缺失体征；脑脊液多正常，CT 检查在 24~48 小后出现低密度影。该病需与脑出血、脑栓塞、颅内占位性病变相鉴别。

【治疗】

1. 定期检测血液黏度，使用血管扩张药和抗血小板凝集药。

2. 急性期重症患者应根据病情合理使用甘露醇、呋塞米、清蛋白脱水降颅压，病情极重者可辅加激素治疗。注意保护心、肺、肾等器官功能，保持水电解质平衡。保持血压稳定，防治胃黏膜损伤。使用神经元保护剂和营养药。如起病 3 ~ 6 小时内、CT 未显示梗死灶、肌力在 3 度以下、年龄 <70 岁的患者，可考虑溶栓疗法。大面积梗死、经抢救病情仍恶化、年龄 <65 岁

的患者，可考虑开颅去骨瓣减压术治疗。病情稳定、病期一周以上者可使用血管扩张药，并早期施行患肢功能康复。轻症患者可使用血管扩张药、抗血小板凝集药、神经营养药和肢体功能锻炼。恢复期可用针灸、理疗、高压氧治疗，继续肢体功能锻炼。

（二）脑栓塞

脑栓塞（cerebral embolism），是指栓子经血流进入脑颅内动脉系统，使血管腔急性闭塞，引起相应供血区脑组织缺血坏死及脑功能障碍。占脑卒中的 15%~20%，脑栓塞的原因有心源性、非心源性和来源不明三大类。其中以心源性栓塞最常见，栓子多来自风湿性心脏病瓣膜赘生物、主动脉及颈动脉等大血管粥样硬化斑块的脱落，空气、脂肪、血管壁炎性物质、癌细胞、寄生虫等亦可作为栓子栓塞血管，引起该血管支配区脑组织发生缺血、缺氧、软化、坏死从而产生脑功能障碍的表现。栓塞血管以大脑中动脉最多见。

【临床表现】　任何年龄均可发病，但常见于患风湿性心脏病的青中年、动脉粥样硬化的老年人。多在活动中突然发病，常无前驱症状，局限性神经缺失症状多在数秒至数分钟内发展到高峰，是所有脑血管病中发病最快者，多属完全性卒中，仅个别患者因反复栓塞可在数天内呈阶梯式加重，或因逆行性血栓形成病情有所进展。半数患者起病时有短暂的程度不等的意识障碍，当大血管及椎－基底动脉栓塞时，昏迷发生快且重。由于发病快，常引起血管痉挛伴癫痫发作。少数患者还有头痛，多限于病侧。常见偏瘫、失语、偏身感觉障碍及偏盲等，症状取决于栓塞血管所支配的供血区的神经功能。某些病例可伴发脑外其他部位如皮肤、黏膜、视网膜、肺血管栓塞的症状。脑脊液（CSF）检查多数正常，出血性脑栓塞者 CSF 可含红细胞，细菌性栓塞波及脑膜或脑室管膜时 CSF 白细胞数增多；脂肪栓塞者 CSF、尿及痰中有脂肪球。头部 CT 或 MRI 显示梗死灶。心电图、超声心动图、颈部彩超及胸部 X 片等检查有助寻找原发疾病。

【诊断】　起病急骤，有明显的脑局部损伤表现，可伴癫痫发作，可寻及栓子来源或脑外其他器官或组织栓塞的证据，头部 CT 或 MRI 显示梗死灶，诊断成立。对于症状轻者，需与少量脑出血鉴别，后者发病时血压增高，常有恶心、呕吐是鉴别要点，头颅 CT 检查显示出血灶。重症者需与大量脑出血鉴别，后者发病时血压增高，恶心、呕吐及意识障碍更明显，但两者临床表现有时难以鉴别，CT 检查是最终手段。

【治疗】

1. 预防心源性栓子的脱落和心律失常。

2. 治疗原则包括两个方面：①脑部损伤的治疗；②原发病的治疗。急性期和恢复期的治疗原则上与脑血栓相同，可根据病情在维持心功能的情况下适当选用脱水药及血液稀释药疗法，并主张抗凝治疗及抗血小板聚集治疗，但出血性梗死或亚急性心内膜炎并发的脑栓塞，禁用抗凝治疗。

3. 对感染性栓塞，要积极抗感染治疗。对伴有癫痫发作者，应及时控制其发作。

4. 原发病的治疗随疾病不同而异，其目的在于去除栓子来源，防止复发。

（三）腔隙性脑梗死

腔隙性脑梗死（lacunar infarct），是脑梗死中最常见的一种类型，是指发生在大脑半深部的及脑干的缺血性微坏死，因脑组织缺血坏死并被吞噬细胞清除而形成腔隙，故称腔隙性梗死。梗死部位多见于豆状核，但也见于皮层下、脑干及小脑。梗死灶直径多为 0.2~1.5mm，梗死的原因可由小动脉粥样硬化性血栓闭塞或因心瓣膜小赘生物、大血管壁附壁小血栓及粥样硬化斑块脱落栓塞血管引致。

【临床表现】 多发于长期患高血压、心脏病和糖尿病的中老年人，起病可急可缓，栓塞者起病突然，小动脉血栓闭塞者起病多数较缓慢。临床主要为脑局灶性损伤的表现，因病变部位主要在内囊、放射冠，故常见症状为偏身无力、轻瘫和（或）感觉异常，其次为皮层下病变所致的失语和小脑病变的共济失调。无头痛、呕吐及意识障碍等全脑症状。多数病例病情较轻，治疗效果良好。脑 CT 和 MRI 检查多可发现梗死灶（直径 1.5cm），少数病例脑 CT 和 MRI 正常。

【诊断】 长期患高血压、心脏病和糖尿病的中老年人，突然出现脑局灶性损伤的症状和体征，应考虑本病的诊断，如脑 CT 和 MRI 查出相应的腔隙灶，诊断成立。

【治疗】

1. 使用抗血小板凝集药物，防止心源性和大血管壁附壁的栓子脱落。

2. 急性期间使用改善脑血循环和抗血小板凝集药物及神经营养药物，早期进行患肢功能康复。

3. 适当控制高血压和糖尿病，积极治疗心脏病。恢复期主要是预防复发。

三、脑出血

脑出血（cerebral hemorrhage），系指非外伤性脑实质内的自发性脑出血，又称脑溢血，占急性脑卒中的 20%~30%，最常见的原因为高血压并动脉硬化，当高血压性小动脉硬化时血管阻力增大，管壁受压而缺血缺氧，代谢障碍和纤维坏死，斑块脱落，继而管腔扩大，动脉瘤形成，在血压突然升高时导致破裂出血。此外，脑血管畸形、血液病、脑动脉炎、脑瘤及抗凝治疗等也可引起。出血的最常见部位是壳核，其次为丘脑，脑干的脑桥、脑室和小脑也是出血的好发部位。出血量可大可小，大脑半球出血量达到 30ml、小脑 15ml、脑干 5ml 均称为大量脑出血，其病情严重，死亡率高。

【临床表现】 常见于 50 岁以上人群，绝大多数有高血压动脉硬化病史，活动中或激动时突然发病，发病前常有头痛、血压增高，发病时症状依出血部位和出血量而异，少量出血时，仅表现为脑局部损伤症状，内囊出血最常见，可出现偏瘫、偏身感觉障碍及偏盲三偏症状群，优势半球损伤时常伴失语；脑干出血时表现为交叉性瘫痪；小脑出血呈眩晕与共济失调。脑室出血常有高热、昏迷、抽搐及瞳孔缩小。大量出血时，不仅表现脑局部损伤症状，还出现头痛、呕吐及意识障碍等全脑症状，并出现应急性消化道溃疡出血，也可引发呼吸道及泌尿道感染。如出血破入脑室或蛛网膜下隙时，可合并头痛、高热、昏迷、抽搐，脑膜刺激征阳性。脑CT 检查发现颅内均匀一致的高密度影，MRI 检查可在出血后的不同时期有相应的特征性改变。出血破入脑室或蛛网膜下隙时，脑脊液检查其压力增高，外观呈洗鱼水样淡红血性，镜下可见大量红细胞，其数量与破入脑室或蛛网膜下隙的量相关。

【诊断】 诊断要点：常见于 50 岁以上，高血压动脉硬死病史，一般在白天活动过程中或激动时突然发病；具有头痛、呕吐、昏迷和偏瘫等脑损伤症状；头颅 CT 检查发现颅内高密度影血肿。

【治疗】

1. 主要为控制血压，血液病或动脉炎患者应给予及时有效的治疗。

2. 急性期重症患者原则上保持安静，依病情决定卧床时间，多数患者需 2 ～ 3 周，保持呼吸道通畅；合理使用甘露醇、呋塞米、清蛋白脱水降颅压，病情极重者可辅加激素治疗；维持营养和水电解质平衡，注意保护心、肺、肾等内脏功能。

3. 控制血压，血压过高时可用输液泵方法缓慢滴注硝酸甘油，血压保持较病前略高水平，避免低血压；积极防治消化道出血，积极防治感染，控制抽搐。

4. 血肿 >40ml、脑叶出血或小脑出血并伴有颅内高压者可考虑血肿清除术或抽吸术。血肿破入脑室量大或有合并梗阻性脑积水时应及时脑室穿刺引流术，条件允许者应用止血药。

5. 急性期轻症患者应安静卧床 1~2 周，对症处理为主，并可早期施行患肢功能康复。神经营养药和肢体功能锻炼。

6. 恢复期可用针灸、理疗、高压氧治疗，继续肢体功能锻炼。

四、蛛网膜下隙出血

蛛网膜下隙出血（subarachnoid hemorrhage，SAH），系指脑表底部或脑及脊髓表面的血管破裂，血液直接流入蛛网膜下隙，又称原发性 SAH。占急性脑卒中的 10% ~15%；最常见的病因是先天性脑底动脉瘤，其次是脑血管畸形和高血压动脉硬化，少见的病因有脑基底异常血管网病、脑瘤、脑动脉炎、血液病等。大量吸烟、饮酒、精神紧张及用力过度可使血压突然增高诱发本病，部分病例可找不到明显诱因。出血后，红细胞首先沉积在脑底、脑池、脑沟，出血量大，可涌流向上以薄层样血块覆盖大脑表面，导致急性颅内压增高，并刺激脑膜引起无菌性脑膜炎。由于血细胞破坏而释放大量的血管活性物质而发生弥漫性血管痉挛，导致脑缺血、脑水肿、脑梗死。血凝块阻塞脑脊液通路、血液刺激脑膜引起蛛网膜粘连可导致梗阻性脑积水，而矢状窦旁蛛网膜粒吸收障碍可导致交通性脑积水。蛛网膜下隙出血后，部分病例可因各种因素再出血，且不限于任何时间，但好发时间依次分别为出血后 7 天、14 天、30 天内，一旦再出血，病情较首次出血重，预后差，死亡率高。

【临床表现】 任何年龄均可发病，但以 40~70 岁为多，少数病前 2 周有头痛、头晕及视力改变等前驱症状。发病突然，可有情绪激动、用力、排便、咳嗽等诱因。最常见的症状是突然剧烈头痛、恶心、呕吐、面色苍白、全身冷汗。半数患者可有不同程度意识障碍，以一过性意识障碍为多，部分患者出现抽搐、精神症状、头晕、眩晕、颈背或下肢疼痛等。脑膜刺激征明显，也可出现视网膜和玻璃体后片状出血，少数出现视盘水肿。后交通动脉瘤破裂可引起患侧动眼神经麻痹。60 岁以上的老年人临床症状常不典型，头痛、呕吐、脑膜刺激征都可能不明显，而表现为精神症状或意识障碍。SHA 发病数日后可有低热，系出血后吸收热。少数重症患者深昏迷，可出现去大脑强直、脑疝死亡。

腰穿检查脑脊液压力增高，外观呈均匀血性，镜检可见大量红细胞象。数日后脑脊液呈黄色，3 ~ 4 周后恢复正常。CT 可显示蛛网膜下隙高密度影像。脑血管造影可提示脑血管痉挛的改变及脑动脉瘤和血管畸形的部位与形态。

【诊断】 诊断要点：发病急骤，出现剧烈头痛呕吐；有脑膜刺激征或玻璃体后片状出血；血性脑脊液；CT 检查证实蛛网膜下隙有出血。

【治疗】

1. 经常性头痛年轻患者，应行头颅 MRI 及 MRA 检查，中老年高血压患者需控制血压。

2. 急性期应绝对卧床 4 ~ 6 周，尽量避免搬动；及时处理兴奋躁动和精神症状，控制抽搐；保持呼吸道和消化道通畅，预防感染；合理使用甘露醇、呋塞米、复方甘油、清蛋白治疗脑水肿，降低颅内压，保持水电解质平衡，注意心、肺、肾等器官功能保护；保持血压稳定，血压过高时可用输液泵方法缓慢滴注硝酸甘油，避免低血压；使用止血药 2 ~ 3 周，降低再出血率；防治消化道出血。

3. 掌握放射介入指征和适应证，出血后 5 天内，无血管痉挛征象或恢复期病情稳定者可考虑行动脉数字减影并行动脉瘤和脑血管畸形介入或手术治疗。

第四节　中枢神经系统感染性疾病

一、病毒性脑膜炎

病毒性脑膜炎（viral meningitis），是一组由各种病毒感染引起的软脑膜（软膜和蛛网膜）弥漫性炎症的临床综合征，是临床最常见到的非细菌性脑膜炎。绝大多数由肠道病毒引起，脊髓灰质炎病毒、柯萨奇病毒和埃可病毒是最常见的致病病毒。主要通过肠道和呼吸道传播。

【临床表现】　本病好发于夏秋季节，以儿童多见，成人也可罹患。临床多急性起病，主要表现为发热、头痛、肌痛、恶心、呕吐、腹泻和全身乏力等，常误诊为流行性感冒；神经系统检查发现轻度的颈强直和克氏征阳性。病程在儿童多超过一周，成人的症状可能持续两周或更长时间。多数病例脑脊液检查淋巴细胞数轻至中度升高，达（100 ~ 1000）×10^6/L，蛋白质可轻度增高，糖和氯化物正常。脑 CT 和 MRI 检查无异常。

【诊断】　对急性起病的青少年患者，出现以脑膜刺激症状为主的临床表现，脑脊液检查淋巴细胞轻至中度升高，除外其他疾病时可做出本病的临床诊断。确诊尚需脑脊液病原学检查。

【治疗】

1. 注意饮食卫生，防止病从口入；加强体育锻炼，提高抗病能力。

2. 由于本病是一种可恢复的自限性疾病，应用抗病毒治疗可明显缩短病程和缓解症状。

对症治疗如头痛严重者可使用镇痛药，癫痫发作可选丙戊酸钠或卡马西平。脑水肿在病毒性脑膜炎不常见，如头痛、呕吐、脑膜刺激征明显者，可适当应用甘露醇脱水。

二、化脓性脑膜炎

化脓性脑膜炎（purulent meningitis），是由各种化脓菌感染引起的急性脑膜炎症，临床特征为发热、头痛、呕吐、脑膜刺激征、脑脊液呈化脓性改变。多见于婴幼儿，诊治不及时者后遗症重，病死率高。由脑膜炎双球菌引起者在传染病学中叙述。病原菌有肺炎球菌、金黄色葡萄球菌、大肠埃希菌、溶血性链球菌等。多经血行传播途径致病，少数化脓性脑膜炎也可由邻近组织感染（如鼻窦炎、中耳炎、乳突炎等）扩散而至。炎症遍及蛛网膜和软脑膜。早期有充血、少量浆液性渗出，后期则有大量纤维蛋白、中性粒细胞浸润及脑脊液呈化脓性改变。常伴颅内压升高。

【临床表现】　不同病原体所致的化脓性脑膜炎其临床表现具有共同的特点。发病前常有上呼吸道或胃肠道感染症状，起病急，突发寒战、高热、食欲缺乏及神志淡漠等全身中毒症状。严重者常急骤起病，迅速出现惊厥或昏迷。因颅内压升高常有剧烈头痛、频繁呕吐、烦躁不安、血压增高和脉搏减慢，严重者呼吸不规则，甚至出现脑疝；由于神经根受刺激而出现颈强直，Kernig 征、Brudzinski 征阳性。脑脊液检查压力增高，外观混浊或脓性。白细胞数增多，为 $1000 \times 10^6/L$，以中性粒细胞为主，蛋白增高，糖显著降低，病原学检查可明确病原体。头颅 CT 检查及时发现并发症。

【诊断】 典型病例根据有感染病史、颅内高压、脑膜刺激征及脑脊液改变即可诊断。该病需与病毒性脑炎及结核性脑炎相鉴别。

【治疗】

1. 加强体育锻炼，提高抗病能力，积极防治呼吸道及胃肠道疾病。

2. 治疗原则尽早选用有效抗感染药，如病因不清者可用氨苄西林和氯霉素或大剂量青霉素静脉给药；及时处理颅内高压，预防发生脑疝。

3. 急性期可给予肾上腺皮质激素以减轻蛛网膜下隙的炎症反应，防止粘连，降低颅内压。保证充足的热量及维持水电质平衡。

第五节 癫痫

癫痫（epilepsy），是一组由大脑神经元异常放电所引起的短暂中枢神经系统功能失常为特征的慢性脑部疾病，具有突然发生、反复发作的特点。人群年发病率为 $(50 \sim 70)$ /10 万，年患病率为 500/10 万，是神经系统最常见的疾病之一。癫痫分为原发性和继发性两大类，前者可能与遗传因素有关，后者与脑部外伤、炎症、肿瘤、血管病、变性病、寄生虫病、各种原因的中毒、缺氧、代谢异常及先天异常有关。其发病机制很复杂，至今还未完全阐明。但不管是何种原因引起，其电生理改变都是大脑神经元异常放电。根据痫性放电的起始部位及扩散范围不同，确定不同发作的类型，如放电局限于大脑某一区域时表现为部分性发作；放电扩散到全脑表现为部分性发作继发全面性发作。癫痫的发作受年龄、内分泌、睡眠和劳累、饮酒等因素的影响。

【临床表现】 常见的癫痫发作类型有如下几种。

1. **部分性发作** 依发作时是否伴有意识障碍分为单纯部分性发作和复杂部分性发作。

（1）单纯部分性发作：不伴有意识障碍，可分为部分运动性发作、感觉性发作或特殊感觉性发作、自主神经发作。

（2）复杂部分性发作：特点为发作起始出现精神症状或特殊感觉症状，随后出现意识障碍、自动症和遗忘症，有时发作即为意识障碍。因其病灶多在颞叶，又名颞叶癫痫。常表现为突然与外界失去接触，意识模糊，出现一些无意识的动作，如机械地重复动作，或出现吸吮、咀嚼、舔唇、清喉、搓手、抚面、摸索衣裳、挪动桌椅等，较为复杂的自动症可以外出游走、乘马、驾车等。每次发作持续时间几分钟至半小时不等，有时时间更长。有的在发作前有先兆症状，如情感障碍、记忆障碍、知觉幻觉等，发作后对先兆多不能回忆。

（3）单纯或复杂部分性发作均可继发为全面性强直－阵挛发作。

2. **全面性发作** 全面性发作的特征是发作时伴有意识障碍或以意识障碍为首发症状，神经元痫性放电起源于双侧大脑半球。依发作时表现可分为失神发作、肌阵挛发作、阵挛性发作、强直性发作、强直－阵挛发作和无张力性发作。下面重点讨论失神发作和强直－阵挛发作。

（1）失神发作：通常称为小发作（petitmal）。主要见于青年及儿童。典型失神发作的特征为突然、短暂的意识障碍。表现为动作中断，手持物体掉落，两眼凝视，呆立不动，呼之不应等，但无抽动，不跌倒。发作后仍然继续原来的工作，一日可发作数次或百次以上，一次发作持续 5～25 秒。事后对发作全无记忆。发作脑电图呈特异的双侧对称，3 周波／秒，棘－波或多棘－慢波。

（2）强直－阵挛发作：全面性强直－阵挛发作（generalized tonic-clonic seizure，GTCS），也称为大发作（grandmal），是最常见到的发作类型之一，以意识丧失和全身对称性抽搐为特征。发作可为三期：①强直期：患者突然意识丧失，跌倒，全身骨骼肌持续性收缩；上睑抬起，眼球上窜，喉部痉挛发出叫声；口先张后闭，可能咬破舌尖；颈部先屈曲而后反张，上肢先上举后旋转为内收前旋，下肢自屈曲转为强烈伸直，强直期持续 10～20 秒后，肢端出现细微的震颤。②阵挛期：肌肉出现一张一弛的节律性抽动，频率逐渐减慢，最后一次在强烈痉挛之后，抽搐突然停止。此期患者可有口吐白沫，小便失禁，历时 1～3 分钟。③惊厥后期：阵挛期后尚有短暂的强直痉挛，造成牙关紧闭和大小便失禁，呼吸首先恢复，心率、血压、瞳孔等恢复正常，肌张力松弛，意识逐渐苏醒，自发作开始至意识恢复历时 5～10 分钟。清醒后常感到头晕、头痛、全身酸痛和疲乏无力，对抽搐全无记忆；不少患者发作后进入昏睡，个别患者在完全清醒前有自动症或暴怒、惊恐等情感反应。强直期脑电图显示为逐渐增强的弥漫性 10 周波／秒；阵挛期为渐变慢的弥漫性慢波，附有间歇发作的成群棘波；惊厥后期呈低平记录。

【诊断】　诊断程序应首先确定是否为癫痫，然后判定癫痫的类型和病因。诊断要点：病史提供的发作过程和表现符合各类癫痫的表现形式；继发性癫痫可发现阳性体征；有关实验室及其他检查，如脑电图、CT、MRI 等，可提供相关诊断依据。注意同癔症、晕厥鉴别。

【治疗】

1. 病因预防，如围生期的保健、脑部外伤、寄生虫病、各种原因的中毒、缺氧症的预防、脑部炎症、肿瘤、血管病、变性病、代谢异常及先天异常的及时处理和治疗。另外，为癫痫发作诱因的预防，如高热、精神紧张、睡眠不足、水电解质紊乱等。在治疗方面，必须坚持正规、守则。

2. 癫痫一经诊断必须确定其发作类型，及时依发作类型选用抗癫痫药；依患者全身情况和药物毒副作用确立合适的初始剂量，从单药治疗小剂量开始，视发作控制情况和血药浓度检测值调整用量；病因明确者应进行病因治疗。单药控制不好时可以考虑更换药物或合并用药，药物替换时必须一药渐减，另一药渐加，不可突然停药；合并用药时必须考虑到药物之间的协同作用、拮抗作用，以及药物的毒副作用。对于难治性癫痫可考虑手术治疗。根据癫痫发作类型推荐选择的抗癫痫药物，如表 9-5-1。

表 9-5-1　癫痫发作类型推荐选择的抗癫痫药物

发作类型	一线药物	二线或辅助药物
单纯及复杂部分性发作、部分性发作继发 GTCS	卡马西平、苯妥英钠、苯巴比妥、扑痫酮	氯硝西泮
GTCS	卡马西平、苯巴比妥、丙戊酸钠、苯妥英钠、扑痫酮	氯硝西泮、乙酰唑胺
继发性或性质不明的 GTCS	卡马西平、苯妥英钠、苯巴比妥、	
失神发作	丙戊酸钠、乙琥胺	氯硝西泮、乙琥胺

第六节　帕金森病

帕金森病（Parkinson disease，PD），又名震颤麻痹（paralysis agitans），由英国 James Parkinson（1817）首先提出，故而得名。帕金森病是一种好发于中老年人的锥体外系统进行性变性疾病。主要病变在黑质及纹状体。临床特征是震颤、肌强直、运动减少和姿势步态异常。多在 60 岁以后发病，偶有 20 多岁发病者。60 岁以上人群中患病率为 1000/10 万人口，并随年龄增长而增高，两性分布差异不大。病因至今未明，发病机制十分复杂，可能与年龄老化、环境因素及遗传因素有关，是三者共同作用的结果。本病的主要病理改变是含色素的神经元变性、缺失，尤以中脑黑质致密部多巴胺能神经元为主。黑质－纹状体多巴胺通路变性，纹状体多巴胺含量显著降低，造成与之相平衡的乙酰胆碱系统功能相对亢进，进而导致帕金森病的发生。多巴胺递质减少的程度与患者症状的严重程度一致。

【临床表现】　帕金森病起病隐袭，缓慢发展，逐渐加重。主要症状有静止性震颤、运动迟缓、肌强直和姿势步态异常等。症状常自一侧上肢开始，逐渐波及同侧下肢、对侧上肢及下肢、头颈部、躯干。初发症状以震颤最多（60% ～ 70%）。震颤多由一侧上肢远端（手指）开始，呈规律性"搓丸样"动作，逐渐扩展到同侧下肢及对侧肢体，下颌、口唇、舌及头部通常最后受累。节律为 4 ～ 6 周 / 秒，安静或休息时明显，故有静止性震颤之称，情绪紧张时加剧，活动和睡眠时减轻或消失。运动迟缓表现为随意运动减少，包括始动困难，以及起床、翻身、步行、转身迟缓，还有扣纽扣、系鞋带等精细动作困难，书写时越写越小称为"小写症"。肌强直为被动运动关节时阻力增高，呈"铅管样"（无震颤）或"齿轮样"（有震颤）。面肌强直表现出"面具脸"，四肢、躯干、颈部肌强直表现出头前倾、躯干俯屈、肘关节屈曲、髋膝关节屈曲的特殊屈曲体态。疾病早期行走时，患侧上肢前后摆动减少或消失，患侧下肢拖曳；后期步伐极小、前冲、越走越快，呈特殊的"慌张步态"。大多数病例出现自主神经功能障碍，常见症状为多汗、便秘。中晚期患者可发生精神异常及认知功能减退或痴呆。晚期病例多因运动障碍、衰竭或合并感染而死亡。脑脊液和尿中多巴胺的代谢产物高香草酸（HAV）和 5- 羟色胺的代谢产物 5- 羟吲哚乙酸（5-HIAA）含量降低，而血、尿常规及脊液常规检查正常。头颅 CT 和 MRI 无特征性改变。

【诊断】　诊断要点：常见于 50 岁以上中老年人，起病隐匿，缓慢进展；具有典型的震颤、强直、运动迟缓三大主症及特殊的姿势步态异常；结合相关的辅助检查。本病应与原发性震颤、继发性帕金森症状群及帕金森叠加综合征等神经系统变性疾病相鉴别。

【治疗】

1. 加强劳动卫生保护，防止重金属及毒物慢性中毒。

2. 治疗原则是帕金森病早期无须特殊治疗，若影响工作和生活，则需采用药物治疗。药物治疗应遵循的原则：从小剂量开始，缓慢递增，尽量以较小剂量取得较满意疗效；治疗方案个体化。常用药物包括左旋多巴或复方左旋多巴、胆碱能受体阻断药、多巴胺受体激动药、单胺氧化酶 B 抑制药及儿茶酚 - 氧位 - 甲基转移酶抑制药。药物治疗失效或不能耐受药物的不良反应，可考虑选用细胞移植及脑深部刺激治疗，基因治疗还在探索中。

3. 康复治疗作为帕金森病治疗的辅助手段对改善症状也起到一定作用。

第七节　痴呆

痴呆 (dementia)，是由于脑功能障碍而产生的获得性和持续性智能障碍综合征。智能损伤包括不同程度的记忆、语言、视空间功能、人格异常及认知（概括、计算、判断、综合和解决问题）能力的降低，常伴有行为和情感的异常，导致日常生活能力、社会交往能力和工作能力的明显减退。痴呆的发病率和患病率随年龄增长而增加，国外痴呆患病率在 60 岁以上人群中为 1%，在 85 岁以上人群中达 40%；我国痴呆患病率在 60 岁以上人群中为 0.75% ~ 4.69%。引起痴呆的原因包括变性病性和非变性病性，前者主要包括阿尔茨海默病 (Alzheimer disease，AD)、路易体痴呆、Pick 病和额颞痴呆等，以阿尔茨海默病最常见；后者包括血管性痴呆、感染性痴呆、代谢性或中毒性脑病等，以血管性痴呆最常见。

阿尔茨海默病是老年人最常见的神经变性疾病，首先由 Alzheimer (1907) 描述。阿尔茨海默病的发病率随年龄增长而增高，65 岁以上患病率约为 5%，85 岁以上为 20%，女性的患病率是男性的 3 倍。家族性阿尔茨海默病约占 10% 以下，为常染色体显性遗传。阿尔茨海默病的病因至今仍不清楚，一般认为可能与遗传和环境因素有关。阿尔茨海默病患者海马和新皮层胆碱乙酰转移酶及乙酰胆碱显著减少引起皮层胆碱能神经元递质功能紊乱，被认为是记忆障碍和其他认知功能障碍的原因之一。阿尔茨海默病受环境因素的影响，如脑外伤、文化程度低、吸烟、重金属接触史、一级亲属患有 Down（先天愚型）综合征被认为可增加患病的危险性；而长期使用雌激素和非甾体类抗炎药物可能对患病有保护作用。患者有颞、顶叶及前额叶萎缩，其病理特征包括老年斑、神经元纤维缠结、神经元减少及轴索和突触异常、颗粒空泡变性、星形细胞和小胶质细胞反应和血管淀粉样改变。老年斑是阿尔茨海默病的特征性病理改变。

血管性痴呆 (vascular dementia，VD)，是因脑血管疾病所致的智能及认知功能障碍临床综合征。西方国家血管性痴呆占所有痴呆的 15% ~ 20%，我国所占比例较高，是仅次于阿尔茨海默病的第二位常见的痴呆。大脑特定部位如额叶、颞叶及边缘系统的血管源性损伤可能导致痴呆，造成多梗死性痴呆，主要病因是动脉粥样硬化、动脉狭窄和脑梗死；在大脑实质可见出血或缺血损伤，以缺血性病变多见。

【临床表现】　阿尔茨海默病多隐匿起病，早期出现经常性遗忘，以近记忆力受损为主，随后远记忆力也受损；认知障碍是阿尔茨海默病特征性的临床表现，掌握新知识、熟练运用及社交能力下降并逐渐加重，而且语言功能障碍、计算力障碍、视空定向力障碍如逐渐出现穿外衣时手不能穿进袖子、迷路、不能画最简单的几何图形等；同时还有思维、心境、行为等精神症状，如表情淡漠、抑郁、焦虑、兴奋和欣快、主动性减少、注意力涣散、恐惧及幻觉和妄想等；体检主要表现高级神经活动异常及精神异常，一般视力、视野保持相对完整，后期可出现碎步及平衡障碍，无锥体束征和感觉障碍。阿尔茨海默病病情呈进行性发展，病程通常持续 5 年或 5 年以上，患者常死于肺部感染、压疮等并发症。

血管性痴呆多有脑卒中史，常表现波动性病程或阶梯式恶化。多梗死性痴呆是血管性痴呆中最常见的类型，占血管性痴呆的 39.4%，反复发生脑卒中后病变累及双侧半球。多梗死性痴呆患者有多次缺血性脑血管病史，有脑梗死局灶定位体征，认知功能障碍表现为近记忆力减退、计算力减退、不能胜任以往熟悉的工作和进行正常交往，甚至外出迷路，最终生活不能自理；精神症状有表情淡漠、少语、焦虑、抑郁或欣快等。

【诊断】　阿尔茨海默病的诊断主要根据患者详细的病史、体检、精神量表及有关的辅助检查。目前临床应用较广泛的是美国推荐的 NINCDS-ADRDA 的诊断标准，将阿尔茨海默病分为确诊、很可能及可能 3 种。PET、SPECT 及 fMRI 发现额、颞叶和顶叶代谢率降低，基因检查发现类淀粉样蛋白前体基因、早老素 1 基因或早老素 2 基因突变有助于确诊。本病要与轻度认知障碍、抑郁症、血管性痴呆及帕金森病性痴呆鉴别。

多梗死性痴呆的诊断标准：痴呆多伴随脑血管事件突然发生，表现为认知功能障碍和抑郁等情绪变化；病情呈阶段式加重，每次卒中后症状进一步恶化；有局灶性神经功能缺损的定位体征；CT 或 MRI 检查证实存在多发性脑缺血病变。多梗死性痴呆应与 Binswanger 病（皮质下动脉粥样硬化性脑病）、合并皮质下梗死和白质脑病的常染色体显性遗传性脑动脉病（CADASIL）、进行性多灶性白质脑病及伴随阿尔茨海默病的脑血管病鉴别。

【治疗】

1. 对某些已知的致病危险因素进行预防，如积极防治脑血管病，降低血管性痴呆的发生率等。

2. 阿尔茨海默病目前尚无特效治疗方法，主要为对症治疗。常用扩血管药物，脑细胞代谢营养药物；新近使用抗胆碱酯酶药抑制乙酰胆碱的降解，改善认知功能；还可使用抗氧化药、雌激素和非甾体消炎药保护神经；康复治疗。

3. 多梗死性痴呆的治疗包括控制血压，改善脑循环，抑制血小板聚集，脑代谢复活剂及脑保护药物。另外，还应进行康复治疗。

第八节 肌肉疾病

一、重症肌无力

重症肌无力（myasthenia gravis，MG），是乙酰胆碱受体抗体介导的、细胞免疫依赖及补体参与的一种神经－肌肉接头处传递障碍的自身免疫性疾病，病变主要累及神经－肌肉接头突触后膜上的乙酰胆碱受体。重症肌无力在一般人群中发病率为（8～20）/10 万，患病率为 50/10 万，我国南方的发病率较高。任何年龄均可发病，40 岁前女性患病率为男性的 2～3 倍，40 岁以后发病者，常合并胸腺瘤，且男性居多，10 岁以前发病者仅占 10%。家族性病例少见。感染、精神创伤、过度疲劳、妊娠、分娩等可为诱因。临床特征为部分或全身骨骼肌易疲劳，呈波动性肌无力，常具有活动后加重、休息后减轻和晨轻暮重等特点。重症肌无力患者胸腺几乎都有异常，约 70% 有胸腺肥大，淋巴滤泡增生；乙酰胆碱受体抗体在增生的胸腺中产生。重症肌无力患者常合并其他自身免疫性疾病如甲状腺功能亢进症、系统性红斑狼疮、类风湿关节炎、恶性贫血和天疱疮等。

【临床表现】 大多起病隐袭，本病的主要临床特征是受累肌肉呈病态疲劳，常有活动后加剧、休息后减轻和晨轻暮重等特点。首发症状多为一侧或双侧眼外肌瘫痪，表现眼睑下垂、斜视和复视，重者眼球运动明显受限，甚至眼球固定，但瞳孔括约肌一般不受累。10 岁以下小儿眼肌受累较为常见。其他骨骼肌也可受累，如咀嚼肌及延髓肌受累时出现咀嚼无力、吞咽困难、饮水呛咳、声音嘶哑或带鼻音。颈肌及四肢肌受累时出现抬头困难，肢体无力等。呼吸肌、膈肌受累出现咳嗽无力、呼吸困难，严重者以致不能维持换气即为危象，此时呼吸肌麻痹，导致呼吸衰竭。危象是重症肌无力死亡的常见原因。

【诊断】 根据病变主要侵犯骨骼肌、症状波动性及晨轻暮重的特点诊断不难。疲劳试验阳性、血高滴度乙酰胆碱受体抗体、神经重复频率刺激检查阳性及抗胆碱酯酶药物试验阳性均有助于确诊。本病要与 Lambert-Eaton（又称肌无力综合征）综合征、进行性肌营养不良、肌萎缩侧索硬化、甲状腺功能亢进症引起的肌无力、肉毒杆菌中毒、有机磷农药中毒及蛇咬伤所致的呼吸肌无力相鉴别。

【治疗】

1. 有手术指征的胸腺病变患者宜早期手术治疗，可降低本病的发生率。

2. 病因治疗包括使用肾上腺皮质类固醇类激素、免疫抑制药、血浆置换、免疫球蛋白和胸切除，其次使用抗胆碱酯酶药。

3. 一旦发生危象应立即气管切开，用人工呼吸器辅助呼吸。

4. 避免受凉、感冒、精神创伤、过度疲劳等，慎用安定类、苯巴比妥等镇静药，禁用奎宁、氯仿、多黏菌素、吗啡、哌替啶及氨基糖苷类抗感染药。

二、周期性麻痹

周期性麻痹（periodic paralysis），是以反复发作的突发的骨骼肌迟缓性瘫痪为特征的一组疾病，发病时常伴有血清钾含量的改变。临床上有 3 种类型：低钾型、高钾型和正常血钾型，以低钾型最多见。低钾型周期性麻痹是常染色体显性遗传性骨骼肌钙通道病，家族性低钾型周期性麻痹与染色体 lq31 ~ 32 连锁，我国以散发者多见；高钾型和正常血钾型周期性麻痹属于常染色体显性遗传性骨骼肌钠通道病，致病基因均位于 17q23.1 ~ 25.3。病肌活检光镜下可见肌原纤维被空泡分隔，空泡内含透明液体及少数糖原颗粒。电镜下可见肌质网膨大呈空泡状，钾含量降低，钠含量和水分增加。低钾型周期性麻痹以 20 ~ 40 岁的青壮年发病居多，男性多于女性，发作次数随年龄增长而减少。

【临床表现】 饱餐（尤其是过量进食糖类）、酗酒、过劳、剧烈运动、寒冷、感染、创伤、情绪激动、焦虑和月经，以及注射胰岛素、肾上腺素、皮质类固醇或大量输入葡萄糖等都可诱发此病。前驱症状有肢体酸胀、疼痛或麻木感，以及烦渴、多汗、少尿、面色潮红、嗜睡、恶心和恐惧等。多在夜晚或晨醒时发病，四肢软瘫，肌无力常由双下肢开始，延及双上肢，双侧对称，近端较重。神志清楚，头面部肌肉很少受累，呼吸肌罕见累及，尿便功能正常。发作时血清钾降低，心电图呈低钾改变。肌无力一般持续 6 ~ 24 小时，或 1 ~ 2 天。最早瘫痪的肌肉先恢复。发作间期一切正常。发作频率不等，数周或数月 1 次，也有数年 1 次或终生仅发作 1 次。高钾型周期性麻痹极罕见，10 岁前发病，男女比例相等。饥饿、寒冷、剧烈运动和摄入钾为诱因。常在白天发作，肌无力常从下肢开始，随后累及躯干、上肢；部分患者有手肌、舌肌和眼睑肌的肌强直或痛性痉挛，肢体放入冷水中易出现肌肉僵硬；发作时血清钾高于正常水平，血钙降低，心电图呈高钾改变；持续 30 ~ 60 分钟或数小时，发作频率每日至每年数次。正常血钾型周期性麻痹罕见，多在 10 岁前发病，诱因与低钾型周期性瘫相似。另外，限制食盐摄入或补钾也可诱发；多于夜间或晨起时发现四肢瘫痪，严重者发音不清、呼吸困难；持续时间较长，数日至数周，多在 10 天以上；发作时血清钾及心电图正常。

【诊断】 根据诱因、临床表现、血清钾改变（多降低）、心电图改变可确诊，有家族史诊断更容易。散发低钾型周期性麻痹要与甲亢性周期性麻痹、原发性醛固酮增多症、肾小管酸中毒、应用利尿药或皮质类固醇等、胃肠道疾病大量失钾、格林－巴利综合征及癔症性瘫痪相鉴别。高钾型周期性麻痹要与醛固酮缺乏症、肾功能不全、肾上腺皮质功能减退和服用氨苯蝶啶、氨体舒通过量引起的高钾型瘫痪鉴别。

【治疗】

1. 避免过饱、寒冷、酗酒、过劳。

2. 低钾型周期性麻痹发作时补钾。发作间期应少食多餐，采取高钾、低钠、低糖类饮食；可予碳酸酐酶抑制药及保钾利尿药预防性治疗。

3. 高钾型周期性麻痹轻者无须治疗，重者降低血清钾，促进钾的排出；采取低钾、高糖类饮食，规律但不剧烈运动，避免过劳和寒冷。

4. 正常血钾型周期性麻痹发作时静脉使用钙剂及大量生理盐水，每日服用食盐 10 ～ 15g，不要进食含钾过多的食物，避免过劳和剧烈运动。

三、进行性肌营养不良症

进行性肌营养不良症（progressive muscular dystrophy，PMD），是一组遗传性肌肉变性病，临床以缓慢进行性加重的对称性肌无力和肌萎缩为特征，可累及肢体和头面部肌肉，少数可累及心肌。根据遗传方式、发病年龄、萎缩肌肉的分布、有无肌肉假性肥大、病程及预后，可分为不同的临床类型，包括假肥大型肌营养不良症、面肩肱型肌营养不良症、肢带型肌营养不良症、眼咽型肌营养不良症、远端型肌营养不良症、眼肌型肌营养不良症及先天型肌营养不良症。大多有家族史。

假肥大型肌营养不良症（duchenne muscular dystrophy，DMD），研究最多，致病基因位点在 XP^{21} 染色体上，该基因是迄今发现的人类最大的基因，编码 3685 个氨基酸组成 427 个 kD 的抗肌萎缩蛋白，分布于骨骼肌和心肌细胞膜，起细胞支架作用。假肥大型肌营养不良症患者因基因缺陷导致细胞膜缺乏抗肌萎缩蛋白、功能缺失而发病。

【临床表现】　假肥大型肌营养不良症是最常见的 X 性连锁隐性遗传性肌病，发病率约为 1/3500 男婴，无地理或种族间明显差异。女性是基因携带者，所生男孩约 50% 发病，女孩患者罕见，1/3 患儿由新的基因突变所致病。3 ～ 5 岁隐袭发病，开始症状多为行走慢，不能正常跑步，容易跌倒；肌无力自躯干和四肢近端开始缓慢进展，下肢重于上肢；登楼及蹲位站立困难，腰椎前凸；走路呈典型的鸭步；由仰卧站立时 Gower 征阳性，为本病的特征性表现；举臂无力，翼状肩胛；四肢近端萎缩明显，90% 患儿双腓肠肌假性肥大；发音、吞咽、眼肌运动不受累。一般至 9 ～ 12 岁不能行走，患者多在 25 ～ 30 岁前死于呼吸道感染、心力衰竭或消耗性疾病。肌电图为典型的肌原性损伤，血清肌酸磷酸激酶（CK）、乳酸脱氢酶（LDH）、谷草转氨酶（GOT）、谷丙转氨酶（GPT）和醛缩酶增高，尤其肌酸磷酸激酶（CK）显著增高，可达正常者的 50 倍以上，尿中肌酸增加，肌酐减少；心电图多数异常，表现为 V$_1$ 导联 RS 波幅增加，左前导联 Q 波深而窄。

面肩肱型肌营养不良症是最常见的常染色体显性遗传的肌病，基因定位于 4q^{35}。发病年龄自儿童期至中年不等，以青春期为多，男女无别。早期症状为表情肌无力和萎缩，表现在眼闭合无力，吹哨、鼓腮困难；特殊的"斧头脸"面容及口轮匝肌假性肥大；逐渐出现翼状肩胛，上臂肌、胸大肌上半部及下肢远端也可受累，一般不伴心肌损伤。病情进展缓慢，一般不影响正常寿命。肌电图为肌源性损伤，肌肉活检表现为肌病特征，血清学及心电图正常。

肢带型肌营养不良症属常染色体显性或隐性遗传，10～20岁发病，男女无别。首发症状为骨盆带肌肉萎缩，腰椎前凸，上楼困难，鸭步，下肢近端无力，上楼及从座位上站起困难；以后肩胛带肌肉受累萎缩，抬臂困难，翼状肩胛。病情进展缓慢，平均于发病后20年左右丧失行动能力。肌电图和肌肉活检均为肌原性损伤；血清酶显著增高，但低于假肥大型；心电图正常。

眼咽型肌营养不良症为常染色体显性遗传，多在45岁以后发病；首发症状为上睑下垂和眼球运动障碍，双侧对称；逐步出现轻度面肌力弱，咬肌无力和萎缩，吞咽困难，构音不清；血清酶正常或轻度升高。远端型肌营养不良症自肢端开始，主要影响手部和小腿肌肉；眼肌型肌营养不良症主要侵犯眼外肌；先天型肌营养不良症在婴儿期起病。

【诊断】 据临床表现和遗传方式，尤其基因检测和抗肌萎缩蛋白检测，配合肌电图、肌活检、血清学和心电图检查，均可明确诊断。要与少年近端型脊髓性肌萎缩症和慢性多发性肌炎鉴别。

【治疗】

1. 检出携带者和进行产前诊断，防止重症患儿出生。

2. 迄今为止尚无特效治疗，治疗原则以支持疗法为主，如增加营养，适当锻炼，从事力所能及的日常活动，避免过劳，防止继发感染。

3. 药物治疗可使用增加肌肉能量的药物、别嘌呤醇、长期小剂量泼尼松及人胚肌细胞注入，基因治疗正在研究中。

第九节 颅内肿瘤

按起源分为原发性和转移性两大类，原发性肿瘤可发生于脑组织、脑膜、脑神经、垂体、血管及残余胚胎组织等，转移性肿瘤指身体其他部位的恶性肿瘤转移或侵入颅内的肿瘤。按性质分为良性和恶性两大类，但由于位置特殊，即使颅内良性肿瘤也会有极大危害，甚至危及生命，因此，必须早期诊断、早期治疗。

颅内肿瘤发病率为（10～12）/10万，可发生于任何年龄，以20～50岁多见。发病率与性别无明确关系，男性稍高于女性。发病年龄与肿瘤的好发部位及其病理性质有一定关系：儿童颅内肿瘤45%～75%位于幕下，以髓母细胞瘤、星形细胞瘤和室管膜瘤较常见，幕上则以颅咽管瘤和松果体瘤为多。成年患者多为胶质细胞瘤、脑膜瘤、垂体瘤和听神经瘤，肿瘤多位于幕上。老年患者以幕上胶质细胞瘤、脑膜瘤和转移瘤多见。颅内肿瘤的确切病因至今尚未清楚。大量研究表明，细胞染色体上存在癌基因加上各种后天诱因可使其发生。诱发脑肿瘤的可能因素有先天性或遗传性因素，以及包括物理、化学、生物学等继发性致瘤因素。

颅内肿瘤常按发病及生长部位，可以分为额叶、顶叶、枕叶、颞叶、小脑、脑干、丘脑、鞍区、脑室及小脑脑桥角区的肿瘤。病理学分类按颅内肿瘤组织来源，可以分为神经上皮组织肿瘤、脑膜肿瘤、神经鞘细胞肿瘤、垂体前叶肿瘤、先天性肿瘤、血管性肿瘤、转移性肿瘤、邻近组织侵入颅内的肿瘤和未分类肿瘤。

【临床表现】 颅内肿瘤表现多种多样，其表现与肿瘤的部位、性质和生长速度，并与颅脑解剖与生理的特殊性相关。颅内肿瘤的症状可以大致归纳为颅内压增高和神经系局灶症状两方面，有时还可出现内分泌与全身症状。首发症状可为颅内压增高，如头痛、恶心、呕吐，或为神经定位症状，如肌力减退、躯体麻木、癫痫等。发病较急的患者可于数小时或数日内突然加重、恶化，陷入瘫痪、昏迷。后者多见于肿瘤囊性变、瘤内出血（瘤卒中）、高度恶性的肿瘤或转移瘤并发弥漫性脑水肿，或因瘤体阻塞脑脊液循环通路，致颅内压急剧增高，导致脑疝危象。颅内肿瘤所致颅内压增高的原因多且相互影响，形成恶性循环，使颅内压进行性增高。老年患者因多有脑萎缩，对肿瘤占位效应的代偿相对较强，可长时间内不出现颅内压增高症状；婴幼儿则因颅缝尚未闭合，在病程早期可因颅腔扩张性代偿，也可不出现颅内压增高症状。

不同部位肿瘤有不同的局部症状和体征：常见的有精神症状（额叶）、癫痫（额叶和颞叶）、偏瘫或单一肢体瘫痪（运动区）、失语（优势半球额下回或颞上回）、视野缺损（鞍区、颞叶深部或枕叶）、内分泌功能紊乱（鞍区、下丘脑、松果体）、共济失调（小脑）、脑神经症状（脑干或颅后窝肿瘤）。随着影像学技术的发展，大多数颅内肿瘤可借助 CT、MRI 检查确诊，必要时可行数字减影全脑血管造影检查，与血管性疾病鉴别。

【诊断】　详细询问病史和进行全面体格检查是正确诊断的基础，选择辅助检查应遵循经济、实用的原则。常用的检查手段包括颅骨 X 线平片、CT 与 MRI、MRA、脑电图、脑电诱发电位等。颅内肿瘤应当与常见而又容易混淆的疾病相鉴别，如脑脓肿、脑结核瘤、脑寄生虫病、颅内血肿、脑血管病和良性颅内压增高。

【治疗】　颅内肿瘤的治疗包括内科治疗、外科治疗、放射治疗、化学治疗、免疫治疗、基因治疗和中医中药治疗。

1. **内科治疗**　①降低颅内压，采用渗透性脱水药和利尿性脱水药降低颅内压，利用侧脑室穿刺或脑脊液持续外引流解除颅内高压，应用低温冬眠或亚低温、激素治疗和限制水钠输入量等综合措施防治颅内高压；②抗癫痫药物治疗，控制癫痫发作；③激素治疗，用于减轻脑水肿，补偿内分泌激素和处理尿崩症等。

2. **手术治疗**　手术是当今颅内肿瘤治疗最直接、有效的常用基本方法。手术方法包括肿瘤切除、内减压、外减压和脑脊液分流术。肿瘤手术切除的原则是尽可能保留正常脑组的基础上，最大限度地切除肿瘤。根据肿瘤切除程度可分为全切除、次全切除、大部切除、部分切除和活检。

3. **放射治疗**　适用于肿瘤位于重要功能区或位置深在不宜手术者，全身情况难于耐受手术者，对放射治疗敏感的颅内肿瘤患者，或作为手术者的辅助治疗。放射治疗分为内照射法和外照射法。前者将放射性同位素置入肿瘤组织内放疗，又称为间质内放疗；后者常用 X 线机、^{60}Co 和加速器，在颅外远距离照射实施管道放射治疗，或利用计算机辅助立体定向技术施行伽马刀放射治疗或等中心直线加线器（γ 刀）治疗。

4. **化学治疗**　是颅内肿瘤综合治疗的重要方法之一。常用的药物有卡莫司汀（氯乙亚硝脲，BCNU）、洛莫司汀（环己亚硝脲，CCNU）、司莫司汀（甲环亚硝脲，me-CCNU）丙卡巴肼、博来霉素、阿霉素、长春碱等。还可药物联合配伍治疗，但效果都有限。

5. **免疫治疗**　肿瘤免疫治疗是继手术治疗、放疗及化疗后的一种有前途的新疗法，近年来日益受到重视。通常采用主动或被动免疫手段，干预宿主免疫应答，增强机体抗肿瘤能力。目前已经建立了多种免疫方法，如应用免疫核糖核酸治疗脑胶质细胞瘤等，并在动物实验中取得了良好疗效，但在临床应用中的治疗效果尚待进一步观察。

6. **基因治疗**　随着对脑肿瘤生物学行为的进一步了解及分子生物学技术的不断成熟，基因治疗脑肿瘤正成为研究的热点。由于基因转移效率及表达率低，目前基因治疗尚处于基础研究阶段。

7. 中医药治疗 运用中医药治疗脑肿瘤，对消除肿瘤引起的脑水肿有一定效果，但对脑瘤是否能达到根治的作用，尚待继续研究。通过中医的扶正固本、益气养血、调整阴阳等理论合理配方可望改善患者的全身情况和减轻手术及放射治疗的反应。

一、胶质瘤

来源于神经上皮的肿瘤统称为胶质瘤，占脑肿瘤的 40% ~ 50%，是最常见的颅内恶性肿瘤。根据瘤细胞的分化情况又分为星形细胞瘤、少突胶质细胞瘤、室管膜瘤、髓母细胞瘤、多形性胶质母细胞瘤等。

【临床表现与诊断治疗】

1. 星形细胞瘤（astrocytoma） 为胶质瘤中最常见的一种，占 40% ~ 60%。临床上按恶性程度分成 4 级：I ~ II 级星形细胞瘤为低度恶性，起病缓慢。肿瘤在 CT 及 MRI 的表现多为实性或囊性，边界不清，肿瘤实性部分或囊性结节均可强化。III ~ IV 级起病快速，为高度恶性肿瘤，多生长于大脑半球，因肿瘤生长迅速，肿瘤中心可有坏死及出血，CT 及 MRI 均明显强化，瘤周水肿明显。星形细胞瘤应争取早期手术，手术原则是保留功能的前提下，尽量切除肿瘤。术后辅以放射治疗或化疗。

2. 少突胶质细胞瘤（oligodendroglioma） 肿瘤细胞形态以少枝胶质细胞为主的胶质瘤。约占胶质瘤的 7%，多生长在两在脑半球白质内，生长较慢，肿瘤形状不规则，瘤内常有钙化斑块。分界清，可手术切除。术后往往复发，术后需结合放疗及化疗。与星形细胞瘤相比预后稍差。

3. 室管膜瘤（ndymoma） 好发于儿童及青年，约占胶质瘤的 12%，由脑室壁上的室管膜细胞发生，突出于脑室系统内，多见于侧脑室、第四脑室底部及第三脑室，偶见于脊髓的中央管。可穿过脑室壁侵入脑实质，可经第四脑室的正中孔或侧孔长入小脑延髓池及桥池内。肿瘤与周围组织分界尚清楚，有时有假囊形成。本瘤有种植性转移倾向，手术切除后仍会复发，术后需放射治疗及化学治疗。

4. 髓母细胞瘤 为高度恶性肿瘤，好发于 2 ~ 10 岁儿童，可见于数月大的婴儿，多起源于小脑蚓部，并向第四脑室、延髓及小脑半球生长。因易阻塞脑脊液循环通道，发现时多已伴有梗阻性脑积水。CT 及 MRI 可发现颅后窝占位影像，MRI 检查可清晰显示病灶。

显微手术切除是治疗本病的主要方法，应力争镜下全切肿瘤，并去除梗阻性脑积水。术后给以常规放疗。初发的髓母细胞瘤对放疗敏感，放疗部位应包括全脑、颅后窝和脊髓。化疗虽有效，但疗效不持久。髓母细胞瘤的 5 年生存率 50% ~ 60%，10 年生存率 28% ~ 33%。

5. 松果体区肿瘤 不多见，但儿童发生率是成人的 10 倍，男性明显多于女性。含有多种病理类型，其中生殖细胞肿瘤最为常见。肿瘤多位于松果体，易压迫导水管，较早引起颅内压增高症状。肿瘤压迫四叠体出现瞳孔散大，光反应迟钝或消失，两眼球上视与下视运动障碍，称为四叠体综合征。同时还可引起小脑性共济失调。内分泌症状有性器官早熟表现的特征。治疗尽量手术切除肿瘤，并保持脑脊液循环通畅。多数生殖细胞肿瘤对放疗敏感，应列为常规治疗手段。

二、脑膜瘤

脑膜瘤仅次于胶质瘤，占颅内肿瘤的 20%，多呈良性生长，起病慢，病程较长。按组织学特征分为内皮细胞型、纤维型或成纤维细胞型、血管瘤型、化生型与恶性脑膜瘤等五类。常起源于蛛网膜颗粒，故发病部位多与硬膜关系密切，可见于颅腔各部位。脑膜瘤多发部位为矢状窦旁、大脑凸面，其他尚有蝶骨嵴、嗅沟、鞍结节、脑桥小脑角、斜坡和脑室等部位。一般于脑实质外呈球形或结节状生长，但可呈扁平生长或嵌入脑组织内生长。

【临床表现与诊断】 临床表现依据肿瘤部位而定。位于大脑半球者常引起癫痫、肢体瘫痪及精神障碍。位于颅底者常出现相应部位脑神经与受累部位的症状。颅内压增高症状通常出现较晚，有时肿瘤长到很大仍可不出现症状。患者可因长期慢性颅内压增高而致两眼视力减退甚至失明。一般 CT 及 MRI 即能临床诊断脑膜瘤，必要时行血管造影检查以了解肿瘤血供情况。

【治疗】 脑膜瘤治疗以显微手术全切除为原则。与重要血管神经粘连紧密的脑组织可残存少量瘤组织，以保留功能。某些复发者可再次手术切除。有手术残留、复发后不愿再手术或不能耐受手术者可考虑行 γ 刀治疗。脑膜瘤手术全切除后，仍有一定比例的复发。多数预后良好。

三、垂体瘤

来源于垂体前叶的肿瘤，多为良性，占颅内肿瘤的 10%～12%。过去，根据肿瘤细胞染色的特性分为嫌色性、嗜酸性、嗜碱性腺瘤。现已被按细胞的分泌功能分类法所替代。目前将垂体腺瘤分为催乳素腺瘤（PRL 瘤）、生长激素腺瘤（GH 瘤）、促肾上腺皮质素腺瘤（ACTH 瘤）等。

【临床表现与诊断】 垂体腺瘤直径 <1cm 者称为微腺瘤，临床上常仅有内分泌方面的症状，薄层 CT 及 MRI 易于发现，确诊需血清内分泌学测定。如肿瘤直径 >1cm 者称为大腺瘤，除内分泌症状外还可能引起视神经或视交叉的压迫症状，表现为视力下降、视野缺损，典型者为双颞侧偏盲。女性 PRL 腺瘤主要表现为闭经、泌乳、不育等。男性则为性欲减退、阳痿、体重增加、毛发稀少等。GH 腺瘤在青春期前表现为巨人症，发育成熟后表现为肢端肥大症。ACTH 腺瘤以满月脸、水牛背、腹壁及大腿部皮肤紫纹、肥胖、高血压及性功能减退等皮质醇增多症表现。

【治疗】 垂体腺瘤治疗首选手术切除。经蝶窦显微镜下手术肿瘤切除和经颅显微手术肿瘤切除。经蝶窦显微手术相对简单、对患者影响小，适用于微腺瘤及 <3cm 的中小肿瘤，效果满意。也有报道对巨大腺瘤及侵入海绵窦的肿瘤也取得良好效果。一般认为，对巨大腺瘤及向三脑室生长的肿瘤仍以经颅手术为佳。垂体腺瘤对放疗中等度敏感，但有影响垂体功能的缺点，可根据情况选用，不作常规治疗。药物治疗中，溴隐亭对大多数 PRL 腺瘤有效，可恢复患者月经周期，恢复排卵，可应用于微腺瘤、<3cm 的中小肿瘤患者。但药物仅能控制肿瘤生长，不能代替手术治疗，尤其对视力已有障碍的患者，宜尽早手术，以解除肿瘤对视神经的压迫，挽救视力。垂体腺瘤预后良好。

四、听神经瘤

听神经瘤系起源于听神经前庭支神经鞘膜细胞（施万细胞）的神经鞘瘤，属良性肿瘤，约占颅内肿瘤 10%。听神经瘤病程进展缓慢。

【临床表现与诊断】 首发症状主要是前庭耳蜗神经症状，包括头晕、眩晕、单侧耳鸣和耳聋等。其他首发症状有颅内压增高、三叉神经症状、小脑功能障碍、肢体乏力和精神异常。肿瘤位于桥小脑角内引起的桥小脑角综合征表现为听神经及邻近各脑神经的刺激或麻痹症状、小脑症状、脑干症状和颅内压增高等；其症状演变取决于肿瘤的生长部位和速度，以及是否囊变、出血等。头颅 X 线平片可见患侧内听道扩大。头颅 CT 平扫常表现为均匀的等密度或低密度占位病灶，中等以上的听神经瘤可见四脑室受压移位，小脑和脑干受压；增强后肿瘤呈均匀或不均匀强化。MRI 检查可清楚显示听神经瘤的大小、形状及与相邻结构的关系。可根据具体情况进行听力测定及脑干诱发电位检查。

【治疗】　听神经瘤是良性肿瘤，治疗原则以手术切除为主，尽可能安全、彻底地切除肿瘤，避免周围组织损伤。部分小型听神经瘤和大型听神经瘤术后残留者可使用 γ 刀治疗。肿瘤全切后可得到根治，反之则可复发。

五、转移性颅内肿瘤

转移性颅内肿瘤指身体其他部位的恶性肿瘤转移到颅内者，好发于 40 ~ 60 岁，以肺癌、胃肠道癌和乳腺癌多见；好发部位为灰白质交界处，常位于脑内大血管分布的交界区。其临床表现可包括原发灶、脑和脑外转移的共同表现。脑转移灶的表现类似于其他颅内占位病变，可归结为颅内压升高症状、局灶性症状和体征、精神症状、脑膜刺激征。目前高分辨率 MRI 和第三代 CT 能发现直径 ≤ 0.5cm 的肿瘤。由于 MRI 的三维成像优点可显示 CT 难以发现的小转移瘤、脑膜转移瘤、小脑及脑干的转移瘤，MRI 已作为首选检查。治疗原则采用综合治疗，重视一般治疗，综合治疗优于单一治疗，有助于提高疗效，延长生命。颅内转移瘤预后差。

第十节　椎管内肿瘤

椎管内肿瘤是指发生于脊髓本身及椎管内与脊髓邻近的组织（脊神经根、硬脊膜、血管、脂肪组织、先天性残留组织等）的原发或转移性肿瘤。发病率为 (0.9 ~ 2.5) /10 万，可发生于任何年龄，多见于 20 ~ 40 岁。椎管内肿瘤可见于脊髓的任何节段和马尾神经，以胸段最多，其次颈段。髓外肿瘤多于髓内肿瘤。

根据肿瘤生长部位及与脊髓的关系，可将椎管内肿瘤分为硬脊膜外肿瘤、硬脊膜下脊髓外肿瘤及髓内肿瘤。硬脊膜外肿瘤多为恶性肿瘤，如肉瘤和转移瘤；硬脊膜下脊髓外肿瘤最常见，主要是神经鞘瘤和脊膜瘤；髓内肿瘤主要有胶质瘤、室管膜瘤、血管母细胞瘤及脂肪瘤。

【临床表现】　依病程发展过程可分为 3 个阶段：刺激期、脊髓部分受压期和脊髓完全受压期。

刺激期为疾病早期肿瘤较小时，对神经根和硬膜的刺激，表现为神经根痛或运动障碍。神经根痛常为髓外占位病变的首发症状。多数肿瘤位于脊髓后方或后侧方，故病变早期神经根易受刺激引发疼痛。疼痛性质呈电灼、针刺、刀切等。这种根性疼痛开始时为间歇性，常在咳嗽、喷嚏、劳累时加剧。此时检查可以没有任何感觉障碍，可能在相应神经根支配区域内有感觉过敏。以后随神经根压迫或牵拉的加重，出现感觉减退或感觉消失。这种肿瘤早期对神经根的刺激所致的感觉、运动异常，由于部位明确而固定，对定位诊断很有意义。

脊髓部分受压期为病程发展，肿瘤长大直接压迫脊髓，出现脊髓传导束受压症状，表现为受压平面以下肢体运动和感觉障碍。由于运动神经纤维较感觉神经纤维粗，容易受压迫影响，而较早出现功能障碍。由于运动束和感觉束在脊髓内的排列是颈部、上肢、躯干和下肢顺序依次向外排列，所以髓内肿瘤引发的传导束症状是从上向下发展；而髓外肿瘤则相反，由下向上发展，最后到达肿瘤压迫的节段。

脊髓完全受压期为晚期即脊髓瘫痪期。常由脊髓部分受压或不全性截瘫发展至最终出现完全性截瘫。肿瘤平面以下深浅感觉消失，肢体呈上运动神经元瘫痪（即痉挛性瘫痪），并出现大小便障碍。肿瘤平面以下部位汗腺分泌减少，皮肤干燥、粗糙、少汗或无汗。瘫痪的肢体可出现静脉瘀血或水肿，此期容易发生骶尾部压疮。

【诊断】 详细的病史与体格检查有助于对脊髓肿瘤平面进行正确的定位。腰椎穿刺检查对椎管内肿瘤有一定的风险性，放液后可使病情加重，因此，放液应缓慢。脑脊液生化改变呈蛋白细胞分离现象，即蛋白含量很高，而细胞数正常。脑脊液动力学检查可显示蛛网膜下隙有不同程度梗阻。脊柱 X 线照片可显示受累节段椎骨骨质的改变。椎管 CT 及 MRI 扫描检查对脊髓肿瘤具有很高的定位、定性的诊断价值。但 MRI 优于 CT，可作为首选检查。脊髓造影现已少用。脊髓压迫症需与胸膜炎、心绞痛、胆石症、脊柱结核、椎间盘脱出、脊柱转移癌及脊髓炎、脊髓蛛网膜炎等鉴别。

【治疗】 治疗以显微手术全切除肿瘤为主，其他治疗方法为辅的原则。椎管内肿瘤尤其是髓外硬膜下肿瘤多属良性，一旦定位诊断明确，应尽早手术切除。髓内室管膜瘤有一定的边界，应力争全切除。髓内胶质细胞瘤与正常脊髓分界不清，只能部分切除，但必须充分减压，以缓解脊髓压迫症状。硬脊膜外的恶性肿瘤，如患者全身情况好，骨质破坏较局限，也可手术切除，术后辅以放射治疗及化学治疗。椎管内肿瘤术后主张早期进行功能锻炼。髓外硬膜下肿瘤引起的神经功能症状可逐渐恢复，而髓内肿瘤引起的神经功能症状术后一般难以恢复，手术仅能保留残存的功能。椎管内肿瘤的预后依其生长部位和疾病性质的变化有所不同。髓外硬膜下肿瘤预后良好，髓内肿瘤和硬膜外肿瘤预后不良。

（任春晓）

【思考题】

1. 三叉神经痛的临床表现是什么？

2. 急性脊髓炎的临床表现是什么？

3. 简答短暂脑缺血发作的诊断依据及防治原则。

4. 脑出血的治疗原则是什么？

5. 如何鉴别病毒性脑膜炎与化脓性脑膜炎？

6. 癫痫大发作的临床特点有哪些？

7. 癫痫患者如何合理用药？

8. 帕金森病的临床表现是什么？

9. 周围性瘫痪如何与吉兰-巴雷综合征鉴别？

10. 胶质瘤根据病理学分类有哪些？各有什么特点？

第十章 精神疾病

精神活动或心理活动是人的大脑对客观事物的主观反映，包括意识、认知、思维、情感和意志行为等活动过程。这些活动过程相互联系、精密协调，维持着精神活动的统一完整。精神障碍或精神疾病是指在各种因素的作用下大脑功能失调，导致认知、思维、情感、意志行为等精神活动不同程度障碍的疾病。20 世纪后期，国内外广泛应用"精神卫生"这个术语替代精神病学，并拓展了精神病学的范畴，它不仅研究各类精神障碍的病因、发病机制、临床表现及防治，同时还探索保障普通人群的心理健康，以减少和预防各种心理和行为问题的发生。本章重点介绍常见的几种精神疾病。

第一节 精神分裂症

精神分裂症（schizophrenia）是一类常见的精神症状复杂、至今未明确其病理基础的重性精神障碍，多起病于青年或成年早期，具有知觉、思维、情感、认知、行为及社会功能等多方面的障碍和精神活动不协调。一般没有意识障碍。自然病程多迁延，导致衰退和残疾。部分患者可痊愈或基本痊愈。精神分裂症是我国住院精神病患者的主要病种。我国 1993 年流调资料显示精神分裂的终身患病率为 6.55‰。城市患病率高于农村，且与家庭经济水平呈负相关。

由于精神分裂症症状的复杂多样性，病因尚未完全阐明，但已发现许多因素与本病有关。

1. **遗传因素** 临床遗传学研究，证明遗传因素在本病的发生中起一定的作用。根据调查，发现本病患者近亲中的患病率比一般居民高数倍，且血缘关系越近，发病率越高。双生子研究发现同卵双生的同病率是异卵双生的 4～6 倍。寄养子研究发现精神分裂症母亲所生子女从小寄养出去，生活于正常家庭环境中，成年后仍有较高的患病率，提示遗传因素在本病发病中的主要作用。目前对精神分裂症的基因定位研究，尚无定论。

2. **神经病理学及脑形态学变化** 资料显示，精神分裂症神经系统发育缺陷和早年中枢神经系统病毒或类病毒感染、孕期、围生期产科并发症，以及婴幼儿期的高热、惊厥、严重躯体疾病有一定关系，可能增加该病的易感性。

3. **神经生化方面的异常** 目前主要有以下几个假说：多巴胺（DA）假说、5-羟色胺（5-HT）假说、谷氨酸假说。

4. **心理社会因素** 社会因素所致的巨大压力使具有易感素质的人容易发病。一种认为贫困阶层精神压力较大，因此容易发病，是所谓"温床"假说；另一种则认为患病影响社会和职业功能，因而沦于贫困，是所谓"漂移"假说。这两种解释一个倾向于病因，一个倾向于后果。有关研究显示，移民中精神障碍包括精神分裂症发病率较高。

【临床表现】 可发病于任何年龄，以青壮年最多，20～30 岁发病者约占 50%。男女发病率大致相近。一般起病缓慢，起病日期难以确定，也有急性或亚急性起病的。随着病情的进一步发展，精神分裂症的基本症状日益明显。

1. 主要精神症状是思维障碍

（1）思维形式障碍：在意识清晰和注意力集中时出现的联想松弛和思维破裂是精神分裂症的特征性症状。患者的思维缺乏连贯性和逻辑性。患者的言谈虽然语法正确，但语句之间或上下文之间的内容缺乏紧密的有机联系（思维散漫），或完全没有联系（思维破裂）。思维的非自主性体验也是精神分裂症的特征性症状，如在无外界因素影响下，患者体验到思维突然出现短暂的停止（思维中断），甚至体验到思维被某种外力抽走了（思维被抽取），有些患者体验到一些外来的思维强行进入自己的脑中（强制性思维），或者外来思维同时在脑中大量涌现（思维云集），甚至体验到这些思维是某种外力插入到脑内（思维插入）。逻辑倒错性思维也是精神分裂症特征性症状，如逻辑倒错，概念混乱和一些奇怪的逻辑推理方式。如患者用某种具体概念代表一种抽象概念，所代表的意义别人无法理解（病理性象征性思维），患者自创新词、新字、图像或符号，并赋予特殊意义（语词新作）。有的患者整天思考一些没有现实意义的或不可能实现的问题，或认为一些普通的问题具有深奥的哲理（内向性思维）。思维贫乏见于晚期退缩精神分裂症患者，患者感到脑子空空，词盲和概念贫乏，交谈时言语单调或重复一些简单句子。

（2）思维内容障碍：原发性妄想是本病的特征性症状。继发于幻觉，尤其是听、嗅、味幻觉的妄想更为常见。思维内容障碍多为各种妄想，其逻辑推理荒谬离奇，无系统，脱离现实，且常有泛化，涉及众人。妄想内容以被害、嫉妒等多见，也可有夸大、罪恶等妄想。还可有被控制感、思维播散、思维插入或思维被夺等。

2. 感知觉障碍幻觉尤其是言语性幻听是本病的常见症状　患者听到有声音威胁、辱骂或赞扬他，听到命令他做这做那的声音（命令性幻听），或听到自己的思维（思维回想），或听到有声音说出他的思维（读心症）。这些特殊形式的幻听对精神分裂症具有诊断意义。幻视较少见。有的患者可有嗅或味幻觉，多为闻到或尝到不愉快的味道，由此怀疑有人投毒，继而发展成被害妄想。这种妄想、幻觉体验会给患者的思维、行为等带来显著影响，在妄想、幻觉支配下，患者可能做出有悖于常理的冲动行为。

3. 情感障碍情感淡漠和情感不协调为精神分裂症特征性的情感障碍　开始是高级情感（如亲情感）受损，随着病情的发展，患者的情感日益淡漠，甚至对与其自身有切身利害关系的事情也无动于衷。情感不协调也是突出表现，如使人高兴的事件或环境却引起患者悲伤的内心体验（情感倒错），或内心高兴的患者却表现为痛哭流涕（表情倒错）。

4. 意志和行为障碍患者的意志活动减退或完全缺乏　变得孤僻、被动、不与人交谈往来，无故旷工或旷课，甚至不能维持基本的生活要求，如不注意个人清洁卫生、不洗澡、不理发、不更换衣服，不定时进餐或进食一些不能吃的东西。精神分裂症患者常做出一些常人难以理解的行为（怪异行为），或突然做出难以预料的行为如攻击或破坏行为。有些精神病患者表现为言语和动作增加，但缺乏内心体验，与环境缺乏联系（不协调性精神运动性兴奋）。紧张型患者表现为精神运动性抑制，如木僵等。

5. 自知力绝大多数缺失　患者不愿意就医、服药，也不愿意住院，给治疗造成很大的困难。

除因躯体疾病可有意识障碍外，患者的意识是清晰的，幻觉、妄想和思维形式障碍都是在意识清晰状态下出现的。智能也不因患病明显受损。

【临床类型】

1. 偏执型　或称妄想型。临床上最常见，发病稍晚，多在30岁前后，与其他类型相比，已婚、有子女、有工作者较多，病前功能状况较好。起病可急可缓，主要表现为妄想、幻觉及相应的行为障碍。在早期其妄想内容可以与现实有些联系，不涉及妄想的精神活动可以正常，因而有时不易被发现是病态。经适当治疗后，急性发病者预后较好，缓慢发病者预后较差。

2. 青春型　较常见。多发生于青年期，常急性或亚急性起病，主要表现为明显的思维散漫、情感反应不协调及行为紊乱。幻觉妄想若有，多是片段性的。常显得幼稚愚蠢，窥镜、痴笑、扮鬼脸多见。近期疗效尚可，但较多复发。

3. 单纯型　多发于青少年期，潜隐起病，逐渐进展，以阴性症状为主要表现。因早期症状不明显，不易及时发现和及时治疗，预后较差。

4. 紧张型　该型近年来已很少见。常急性起病，症状以交替出现的运动抑制和兴奋为主。抑制时患者可表现为木僵或亚木僵，兴奋时可表现为刻板动作或言语、短暂的冲动行为、重复言语或动作。经及时治疗，近期疗效良好。

有些患者的精神症状较多，也不很固定，难以归类，称为未分化型或未定型。有些患者符合精神分裂症诊断标准，病期多在 3 以上，但最近 1 年以阴性症状为主，社会功能严重受损，成为精神残疾，称为衰退型。有些患者的主要症状已消失，仅残留个别阴性症状，如情感淡漠或社会性退缩，称为残留型。部分患者症状部分控制或病情基本稳定后，出现抑郁状态，称为精神分裂症后抑郁，因存在自杀的危险性，应予以重视。

其他的临床分型方式还有 Ⅰ 型精神分裂症（以阳性精神症状为主）、Ⅱ 型精神分裂症（以阴性精神症状为主）、混合型精神分裂症、核心型及周围型精神分裂症。发病于儿童期者称为儿童型，初发病于 45 岁以后者称为晚发型。

【诊断】　详细的病史收集，细致的观察，全面的精神检查，辅以必要的诊断工具、体格检查和实验室检查，加上严谨的临床思考，构成精神分裂症临床诊断的基础。精神分裂症目前还没有肯定的实验室诊断方法。

《中国精神障碍分类与诊断标准》（第 3 版）（CCMD-3）精神分裂症诊断标准。

1. 症状标准　至少有下列 2 项，并非继发于意识障碍、情感高涨或情感低落、智能障碍（单纯型精神分裂症另有规定）：①反复出现的言语性幻听；②明显的思维松弛、思维破裂、言语不连贯、思维贫乏或思维内容贫乏；③思想被插入、被撤走、被播散、思维中断，或强制性思维；④被动、被控制，或被洞悉体验；⑤原发性妄想，或妄想内容自相矛盾，或毫无联系的两个妄想，或妄想内容变化不定，或妄想内容荒谬离奇；⑥思维逻辑倒错、病理性象征性思维，或语词新作；⑦情感倒错，或明显的情感淡漠；⑧紧张综合征、怪异行为，或愚蠢行为；⑨明显的意志减退或缺乏。

2. 严重标准　丧失自知力，丧失工作（包括家务）和学习能力，生活不能自理，无法与患者进行有效的交谈。

3. 病程标准　包括：①符合症状标准和严重标准至少已持续 1 个月，单纯型另有规定（病程至少 2 年）；②若同时符合精神分裂症和心境障碍的症状标准，当情感症状减轻到不符合心境障碍标准时，分裂症状需继续符合精神分裂症的症状标准至少 2 周以上，方可诊断为精神分裂症。

4. 排除标准　排除器质性精神障碍及精神活性物质和非成瘾物质所致精神障碍。尚未明确的精神分裂症患者，若又罹患本项中前述两类疾病，应并列诊断。

【治疗】 由于精神分裂症的病因与发病机制未明，目前尚无病因治疗方法，以缓解急性精神症状、改善病况和减少慢性残缺为主要目标。通常采用抗精神分裂症药物等躯体治疗，辅以心理治疗的综合治疗措施。在症状明显阶段，以躯体治疗为主，尽快控制精神症状。当症状开始缓解时，在坚持治疗的同时，适时地加入心理学治疗，解除患者的精神负担，鼓励其参加集体活动和工娱治疗，促进精神活动的社会康复。对慢性期患者仍应持积极治疗的态度，同时加强患者与社会的联系，活跃患者生活，防止衰退。

抗精神病药物是本病的主要治疗。心理治疗、康复措施和技巧训练的目的在于减少复发，提高患者的生活质量和社会适应能力。

1. **药物治疗** 能有效控制精神分裂症的幻觉、妄想、思维联想障碍和精神运动性兴奋的药物称为抗精神病药。

抗精神病药按结构可分为：①酚噻嗪类，如氯丙嗪、奋乃静和硫利达嗪；②丁酰苯类，如氟哌啶醇和五氟利多；③硫杂蒽类，如氟哌噻吨；④苯甲酰胺类，如舒必利；⑤二苯二氮，如氯氮平、奥氮平等。

按药物作用机制分为经典与非经典两类。经典药物又称神经阻滞药，主要通过阻断多巴胺 D_2 受体起到抗幻觉妄想的作用。按临床特点分为高效和低效两类。前者以氯丙嗪为代表，镇静作用强，抗胆碱作用强，对心血管和肝功能影响较大，锥体外系不良反应较小，治疗剂量比较大；后者以氟哌啶醇为代表，抗幻觉妄想作用突出，镇静作用弱，心血管及肝毒性小，但锥体外系不良反应较大。非经典抗精神病药物通过平衡阻滞 5-HT 与 D_2 受体，起到治疗作用，不但对幻觉妄想等阳性症状有效，对情感平淡、意志减退等阴性症状也有一定疗效。代表药物有利培酮、奥氮平、奎硫平、氯氮平等。

一般都推荐非典型抗精神病药物作为一线药物首先使用，而典型抗精神病药物及氯氮平作为二线药物使用。

2. **环境治疗、心理治疗和社会康复** 减少不良刺激，对患者的心理问题及时给予疏导，协助患者解决家庭、生活和工作中的困难以防止复发。通过参加集体活动和公共娱乐活动使患者回归社会，动员家庭和社会力量开展心理社会康复，对预防复发有着重要作用。

对临床痊愈的患者，鼓励其参加社会活动和从事力所能及的工作。对慢性精神障碍有退缩表现的患者，鼓励人际交往，进行职业技能训练，使患者尽可能保留部分社会生活能力，提高生活自理能力，减轻残疾程度。

向患者的亲属和健康人群大力开展卫生知识宣教，使家庭、社会对精神障碍患者消除歧视、偏见和隔阂，多给予患者一些理解和关爱。

3. **电抽搐治疗** 对紧张型精神分裂症，尤其是木僵、严重精神运动性兴奋、拒食、有自伤自杀和攻击破坏行为的患者有很好的疗效。电抽搐治疗应严格掌握适应证，在专科医院进行治疗。随着药物治疗的进步，此种疗法已逐渐被药物治疗替代。

第二节 偏执性精神障碍

偏执性精神障碍（paranoid mental disorders），是一组以系统妄想为突出临床特征的精神病性障碍。妄想常具有系统化的倾向，个别可伴有幻觉但历时短暂而不突出。病程演进较慢，一般不会出现人格衰退和智能缺损，并有一定的工作和社会适应能力。

本病原因不明。起病年龄一般在 30 岁以后，女性偏多，未婚者多见。病前性格多有固执、主观、敏感、猜疑、好强等特征。一般认为本病是在个性缺陷的基础上遭受刺激而诱发，由于自负和敏感，对比遭遇的挫折做歪曲的理解而逐步形成妄想；而在妄想的影响下则容易和环境发生冲突，反过来又强化其妄想。生活环境的改变，如移民、服役、被监禁及社会隔绝状态，可能会诱发妄想性障碍。老年人中出现的感官功能缺陷如失聪、失明，也易伴发妄想症状。

【临床表现】 本病发展缓慢，往往不为周围人所发现，逐渐发展为一种或一整套相互关联的妄想，可为被害、嫉妒、诉讼、钟情、夸大、疑病等。妄想多持久，有时持续终生。很少出现幻觉，也不出现精神分裂症的典型症状如被控制感、思维被夺等。①被害妄想往往与诉讼妄想相伴随。患者认为社会中存在针对他的恶势力，有计划地迫害他，为达到目的不择手段、不惜代价。患者不断扩大自己的对立面，从最初的对手扩展到一个部门乃至整个社会，谁不相信他讲的话，谁就是被敌人收买了。为此患者会一次次、一级级上告，不达目的，誓不罢休。②嫉妒妄想多见于男性。他们无端怀疑配偶的忠贞，千方百计搜集所谓证据，逼迫配偶"招供"、写"保证书"，但所有这一切只会令情况更加恶化。有时患者会在妄想支配下产生伤害行为。③钟情妄想多见于未婚中年女性。她所认定的爱人多具有较高的社会地位、名声，也有妻室。患者坚信对方通过各种暗示传达爱意，并认为只有自己才能给对方带来真正的幸福。

【诊断】 以系统性妄想为主要症状，内容比较固定，具有一定的现实性，主要表现为被害、嫉妒、夸大、疑病或钟情等内容。社会功能受损，病程持续 3 个月以上，并排除相关疾病即可诊断。

偏执性精神障碍主要应与精神分裂症相鉴别。除了临床表现不具备精神分裂症的典型症状外，情感一般保持完好，在不涉及妄想内容时，行为态度和言语均正常。也很少出现衰退。

【治疗和预后】 抗精神病药可以起到镇静情绪、缓解妄想的作用，但药物治疗最大的障碍是患者不依从。必要时可使用长效针剂。心理治疗对妄想的作用不佳。

病程多呈持续性，有的可终生不愈，但老年后由于体力与精力日趋衰退，症状可有所缓解。个别患者经治疗缓解较彻底。

第三节　心境障碍

心境障碍（mood disorder），又称情感性精神障碍（affective disorder），是以明显而持久的心境高涨或低落为主的一组精神障碍，并有相应的思维和行为改变。有些患者发作时可有精神病性症状，如幻觉、妄想。大多数患者有反复发作的倾向，每次发作后多数可以缓解，部分患者有残留症状或者转为慢性。这种心境与正常好运时的喜悦或灾难时的悲伤相比，持续时间更长，表现更强烈。临床可表现为抑郁发作、躁狂发作或者躁狂抑郁混合发作。

我国资料显示，心境障碍的时点患病率 5.2%，终生患病率 8.3%，近年来，我国心境障碍患病率有增高趋势。心境障碍起病年龄高峰为 20 ～ 40 岁。

病因迄今未明，大量的研究资料提示遗传因素、神经生化因素和心理社会因素对本病的发生有明显影响。

1. 遗传因素 心境障碍患者有家族聚集现象，患者的双亲、同胞、子女中患心境障碍的人数明显高于普通人群，（10% ～ 20%）：（1% ～ 2%）。双生子研究显示同卵双生子心境障碍的同病率为异卵双生子的4倍多（65：14）。寄养子的研究结果进一步证实遗传因素在心境障碍发病中的作用。家族史、双生子、寄养子的资料显示双相障碍的遗传倾向比单相更明显。

2.神经生物学因素

（1）神经递质：去甲肾上腺素（NE）、5-羟色胺（5-HT）等神经递质在心境障碍的发病机制中起着非常重要的作用。抑郁症主要与5-HT和NE缺乏有关，躁狂症与NE增多有关。

（2）神经内分泌：如抑郁症患者存在下丘脑-垂体-肾上腺轴（HPA轴）及下丘脑-垂体-甲状腺轴（HPT轴）功能异常。研究还发现，老年男性抑郁心境与睾酮水平下降有关，雌激素和孕激素与经前期紧张症、更年期综合征中的抑郁等症状及其严重程度相关，因此提出了下丘脑-垂体-性腺轴（HPG轴）异常。

（3）神经电生理：部分抑郁症患者有脑诱发电位和认知电位的异常，如潜伏期延长、波幅增大或降低等。特别在睡眠脑电图上，抑郁症患者存在广泛的异常，如慢波睡眠缩短、快速眼动睡眠（REM）潜伏期缩短、频度增加及时相变化等。

（4）脑影像学：可分为脑结构影像和脑功能影像研究两个部分。脑结构影像包括CT和MRI，二者比较一致的发现是抑郁症患者脑皮质下区域灰质和白质改变。脑功能影像学研究（包括PET、SPECT和fMRI）发现，额叶、扣带回异常是抑郁症研究报告最多的两个脑区。

3.心理社会因素 几乎所有的心境障碍患者在首次发病时都可以找到明确的心理社会因素，如不愉快事件可引起情绪低落，特别是非常严重的生活事件、接踵而来的事件或持续很久的事件。如果当事人存在易感素质，则更容易引起抑郁发作或躁狂发作。

【临床表现】 心境障碍的临床表现主要为抑郁症状群或躁狂症状群。根据临床发作形式，目前分为以下几型：躁狂发作、双相障碍、抑郁发作、环性心境障碍、恶劣心境及其他心境障碍。

1.躁狂发作 躁狂发作的核心症状是情绪高涨，伴有思维敏捷和言语动作增多三联征。有些患者以易激惹为主。

情绪高涨表现为自我感觉良好，精力非常充沛，终日喜气洋洋、谈笑风生。讲话时声音高亢、中气十足、高傲自大、自命不凡，做事轻率、任性，盲目乐观不计后果。病情稍轻者，言语动作常有"感染力"，即把自己愉快的情绪传给别人，旁人常不认为是病态。患者以自我为中心。部分患者表现为情绪易激惹，令人生畏讨厌。但往往片刻即逝，转怒为喜或赔礼道歉。

思维敏捷表现为患者的注意力容易随境转移。联想加快，叙述问题或事件时常有始无终，从一个主题很快转到另一个主题。常伴有记忆增强、聪明感、思维云集、观念飘忽、反应敏捷，可出现音联、意联。言语辞藻华丽，但缺乏深思熟虑，往往流于肤浅。轻躁狂时可落笔成文，出口成章，有文学修养的患者此时可写出很多，甚至很好的作品。轻躁狂时观察问题敏锐，容易抓住事物的特点，容易熟悉和适应环境。

言语动作增多是躁狂发作时情感高涨和思维敏捷的外在表现。讲话时言语滔滔不绝，不易中断，有的患者即使声音嘶哑仍喋喋不休。常爱管闲事、打抱不平，但常常有始无终。整日忙碌、不知疲倦；常伴有爱打扮、乱花钱、社交活动增加、性欲亢进。患者因"忙碌"，吃饭也不能定下心来，睡眠明显减少，然而精力仍充沛。食欲增加，但体重下降（因活动过多、能量消耗过多所致）。

除非是极度严重的躁狂发作，一般的躁狂症状都可视为正常精神活动量的过度，与精神分裂症的质的变化不同。少数患者可出现幻觉、妄想等精神病性症状，多为夸大妄想。一般来说，这些症状常随情感症状的消失而消失。

2. 抑郁发作　抑郁发作的核心症状为情绪低落、思维迟钝和言语动作减少，亦称抑郁症三联征，与躁狂发作恰恰相反。

情绪低落或抑郁是其最核心的症状，且常有昼重夜轻的特点。情绪低落/抑郁的程度因病情而轻重不一，可从心情不佳到悲观绝望。患者缺乏兴趣和愉快感，对往日的爱好和活动缺乏热情和兴趣，回避社会交往、隔离封闭自己。多数患者伴有焦虑或易激惹，表现为坐立不安、惶惶不可终日。抑郁症患者的表情常具特征性的表现：双眉紧锁、愁容满面、低头前倾、整日沉默少言、唉声叹气。

思维迟钝是患者常见的症状，患者自觉脑子迟钝、联想困难。常伴有记忆力减退、记不住东西、"脑子变笨"和注意力不能集中。同抑郁情绪伴行的是悲观思维，患者常在情绪低落、抑郁的背景上产生对过去、现在和未来的悲观、消极的思维，常有自责自罪的观念。回忆过去，把一些不值一提的小过失、小缺点看成是自己犯了很大的罪过，应该受到惩罚，或者常常回忆过去不愉快的经历。考虑当前，患者自觉记忆力差、注意力不集中、能力降低、效率差，常有今不如昔感，悲观消极，缺乏自信，感到前途渺茫、自己是家人的累赘、生不如死，甚至出现自杀行为。

言语动作减少是情绪低落/抑郁的外在表现。患者沉默寡言、被动，不能胜任日常的工作、学习和家务。行动缓慢、活动很少，卧床或独居一隅，懒于梳洗。严重时最基本的生活要求（如吃、喝）都不顾，需要别人督促或照顾，甚至处于木僵状态。

抑郁症患者往往伴有较多的躯体症状。失眠是最常见的症状，多数患者有入睡困难、睡眠浅、早醒（至少比平时少睡 2 小时以上），甚至彻夜不眠。食欲缺乏、便秘是消化道的常见症状。体重下降、性欲减退、闭经也是常见症状。有些患者伴有腰酸背痛、肌肉疼痛、头痛、胸闷、心悸及其他含糊、不固定的体诉。

3. 双相障碍　上述抑郁发作和躁狂发作交替出现称为双相障碍。这种交替不一定规则，即不一定表现为躁狂后出现抑郁。可以数次躁狂或抑郁后出现一次抑郁或躁狂发作。两类症状的轻重程度也不一定相同。

4. 环性心境障碍　临床特点是患者周期性出现情感的高涨或低落，但其高涨或低落的程度都达不到诊断躁狂发作和抑郁发作的标准。患者常常述说情绪好坏来去突然，没有规律，持续几个小时或几天。这些患者对外界主动热情，遇到拒绝和困难容易激怒。他们常常为寻求刺激，而经常变换工作、学业和危险的业余爱好。由于患者易激惹，常导致与亲朋和同事之间矛盾，病程常常持续多年，至少 2 年以上才可做此诊断。

5. 恶劣心境　患者表现为持续的心境恶劣，主观症状多于客观症状，患者常常述说缺乏兴趣、没有愉快感、自我评价低、缺乏自信心、感觉不良、思维悲观、社交减少、注意力不集中、记忆力减退、慢性疲劳、自主神经症状等。25% ～ 50% 的患者脑电图检查有异常发现，REM 潜伏期缩短、REM 密度增加、慢波睡眠减少、睡眠的持续性受损。病程至少 2 年以上，间隙期不足 2 个月。

【诊断】　临床上如果患者存在典型的三联征表现，诊断不难。心境障碍的诊断除根据症状特点外，还有病程特点及严重程度特点。近年来，临床上广泛应用抑郁症或躁狂症的症状量表来确认诊断、评估严重程度和评价疗效。

1. 躁狂发作诊断　以心境高涨为主要临床相，可以从高兴愉快到欣喜若狂，某些病例仅以易激惹为主。伴有相应的思维和行为的明显增加，具体表现为以下症状至少 3 项：①注意力不集中或随境转移；②言语增多；③思维奔逸、联想加快或意念飘忽；④自我评价过高或夸大；⑤精力充沛、不感疲乏、活动增多、难以安静，或不断改变计划和活动；⑥鲁莽行为；⑦睡眠需要减少；⑧性欲亢进。病程持续 1 周或以上，如有心境障碍家族史则有助于诊断。

2. 抑郁发作诊断 以心境低落为主要临床相，可以从闷闷不乐到悲痛欲绝，甚至木僵。伴有相应的思维和行为的明显减少，具体表现为以下症状至少 4 项：①兴趣丧失、无愉快感；②精力明显减退或疲乏感；③精神运动性迟钝或激越；④自我评价过低、自责或内疚感；⑤联想困难或自觉思考能力下降；⑥反复出现想死的念头或自杀、自伤行为；⑦睡眠减退。病程至少已持续 2 周以上，如有心境障碍家族史则有助于诊断。

【治疗】

1. 躁狂发作的治疗

（1）药物治疗：①抗躁狂药：锂盐，常用碳酸锂，是治疗躁狂发作的首选药。锂盐的抗躁狂作用与锂离子降低神经细胞的兴奋性，抑制中枢去甲肾上腺素和多巴胺的释放及抑制腺苷环化酶的活性有关。②抗癫痫药：卡马西平和丙戊酸盐也有抗躁狂作用，广泛用于治疗躁狂发作、双相心境障碍维持治疗及用锂盐治疗无效的患者。③抗精神病药：有镇静作用的抗精神病药，如氯丙嗪、氟哌啶醇和氯氮平可用于控制躁狂患者的精神运动性兴奋。

（2）电抽搐治疗：用于控制严重躁狂患者的极度精神运动性兴奋和锂盐治疗无效的患者。可单独应用和合并药物治疗一般隔日 1 次，4 ～ 10 次为一疗程。

2. 抑郁发作治疗

（1）药物治疗：能振奋抑郁情绪的药物称为抗抑郁药。这类药物主要用于治疗抑郁症，其作用机制可能与阻滞单胺神经递质，如 5- 羟色胺、去甲肾上腺素重吸收或抑制单胺氧化酶的活性，导致突触部位可利用单胺神经递质增加有关。

（2）常用的抗抑郁药：①三环类抗抑郁药，如多塞平、阿米替林、丙米嗪和氯米帕明（氯丙咪嗪）等；②单胺氧化酶抑郁剂，如马氯贝胺；③选择性 5- 羟色胺重摄取抑制药，如氟西汀、帕罗西汀和舍曲林等；④其他新抗抑郁药，如曲唑酮、米氯平等。

2. 电抽搐治疗 可迅速控制患者的严重自杀企图、木僵，用于有严重消极自杀企图的患者及使用抗抑郁药治疗无效或不能耐受药物不良反应的抑郁症患者。见效快，疗效好。6 ～ 10 次为一疗程。电抽搐治疗后仍需用药物维持治疗。

3. 心理治疗 可采用支持心理治疗和认知治疗。

心境障碍患者预后一般较好。有些患者一生只发作一次，而且缓解完全。躁狂发作和抑郁发作均可变为慢性，社会功能明显受影响。自杀是抑郁症患者的最大威胁和危险，应积极有效地预防或制止。患此病的患者避免生育，可减少下一代的患病概率。

第四节 神经性厌食

神经性厌食（anorexia nervosa），是以对肥胖有病态恐惧，故意节食导致体重过轻为特征，好发于女性，特别是 12 ～ 18 岁青春前期或青春早期者，可伴有闭经。国外报道 12 ～ 18 岁女性的患病率为 0.1% ～ 1%，美国及西欧女性的患病率为 0.7% ～ 2.1%。国内患病率尚无确切资料。但是随着生活水平的不断提高，物质供应的不断丰富，以及对"瘦为美"标准的追求，其发病率有增高的趋势。

神经性厌食症病因未明，可能与以下因素有关。①社会文化因素：现代社会把女性身材苗条作为女性美的一个重要标准，肥胖被视为缺乏魅力、不节制。②心理因素：有人认为厌食行为是青少年对情绪问题的回避、对父母控制的反抗或达到对父母的反控制，或向儿童期退行的表现，并且往往有刻板、强迫、追求完美、依赖性强及自我控制差等人格特征。③生物学因素：双生子研究显示该病的同病率为 6% ~ 10%，高于普通人群，提示遗传因素起一定作用。此外，该类患者可能存在神经内分泌、去甲肾上腺素及 5- 羟色胺功能的异常，与心境障碍、强迫症及焦虑症可能存在一定的联系。

【临床表现】　对肥胖的强烈恐惧和对体形、体重的过度关注是患者临床症状的核心。

患者病前有轻度肥胖或体重基本正常，担心发胖或为了追求苗条而过分有意地限制饮食，利用运动、呕吐或导泻等手段减轻体重，使体重迅速下降。多数患者存在体象障碍，即使明显消瘦仍认为自己过胖或部分躯体过胖。常伴有明显的内分泌功能紊乱，女性出现闭经、月经周期的紊乱，男性性欲减退或阳痿。严重者伴有营养不良、皮肤干燥、脱发、水肿、低血压、低体温、低血糖、心律失常，甚至因衰竭、感染致死。

情绪障碍也是常见表现，患者常有抑郁、焦虑、强迫及情绪不稳等表现，严重时可出现自杀行为。

神经性厌食症患者的食欲不一定减退，部分患者在病程中因不能耐受饥饿而有阵发性贪食，少食或禁食与贪食相交替。

患者一般否认患病，不会主诉厌食或体重下降，通常对治疗有抵触情绪。

【诊断】

1. 明显的体重减轻，比正常平均体重减轻 15% 以上，或在青春期前不能达到预期的躯体增长标准，发育延迟或停止。

2. 故意减轻体重，至少有下列一项：①回避"导致发胖的食物"；②自我诱发呕吐；③自我引发排便；④过度运动；⑤服用厌食药或利尿药等。

3. 常有病理性怕胖，指一种持续存在的异乎寻常地害怕发胖的超价观念，并且患者给自己制定一个过低的体重界限，这个界限远低于其适度的或健康的体重。

4. 常有下丘脑 - 垂体 - 性腺轴的紊乱，女性表现为闭经，男性表现为性兴趣丧失或性功能低下。可有生长激素及皮质醇的升高、甲状腺素及胰岛素分泌代谢的异常。

5. 病程至少已 3 个月。

6. 可有间歇发作的暴饮暴食。

【治疗】　由于患者不承认有病，不愿配合治疗，多数需住院治疗。

1. **心理治疗**　首先要取得患者的合作，了解发病诱因，给予认知治疗、行为治疗和家庭治疗。认知治疗主要针对患者的体象障碍，对歪曲的认知进行纠正。行为治疗主要采用强化的原理，物质和精神奖励相结合，取得进步时给予相应的奖励；反之，给予必要的惩罚。家庭治疗主要针对与发病有关的家庭因素。

2. **躯体治疗**

(1) 支持治疗：供给高热量饮食或静脉营养。

(2) 促进食欲：餐前肌内注射胰岛素可促进食欲，但需防止低血糖反应。

(3) 精神药物治疗：对抑郁焦虑症状明显的患者，可给予丙米嗪（米帕明）或阿米替林，一般不超过 300mg/d；对呕吐明显的患者，可给予舒必利或氯丙嗪，有利于止吐、减轻焦虑、降低代谢及增加体重，剂量为 300 ～ 600mg/d。

第五节　失眠症

失眠症（insomnia），是指睡眠的始发和维持发生障碍致使睡眠的质和量不能满足个体正常需要的一种状况。失眠的表现有多种形式，包括难以入睡、睡眠不深、易醒、多梦早醒、醒后不易再睡、醒后不适感、疲乏，或白天困倦。失眠可引起患者焦虑、抑郁或恐怖心理，并导致精神活动效率下降，妨碍社会功能。患病率为 10% ～ 20%。

1. **急性应激**　常见的情况如一过性的过度兴奋、焦虑、精神紧张、近期居丧、躯体不适，以及睡眠环境的改变、跨越时区的时差反应等均可引起一过性或短期失眠。

2. **药物**　常见的有咖啡因、茶碱、甲状腺素、可卡因、皮质激素和抗震颤麻痹药。某些药物的不良反应对睡眠有干扰作用，如拟肾上腺素类药物常引起头疼、焦虑、震颤等。有镇静作用的药物产生的觉醒 – 睡眠节律失调。撤药反应引起的反跳性失眠等。

3. **心理性**　由过度的睡眠防御性思维造成的，常常是过分关注自己的入睡困难，担心失眠，担心因失眠而影响次日的工作，结果越想尽快入睡就越兴奋，担心和焦虑使他们更清醒以致难以入睡。此类失眠约占失眠总数的 30%。

4. **其他精神疾病**　如躁狂症因昼夜兴奋不安而少眠或不眠以及抑郁症导致的早醒。

【临床表现】　失眠的表现形式有难以入睡、睡眠不深、多梦、早醒，或醒后不易再睡、醒后不适感、疲乏或白天困倦等；失眠往往引起患者白天不同程度地感到未能充分休息和恢复精力，因而躯体困乏，精神萎靡，注意力减退，思考困难，反应迟钝。由于失眠带来的上述不适及对失眠的担心常常引起情绪沮丧，焦虑不安，使得失眠→担心→焦虑→失眠的连锁反应不断循环，反复强化迁延难愈。

【诊断】　诊断依据的主要症状是失眠，并往往伴有极度关注失眠结果的优势观念。对睡眠数量、睡眠质量的不满引起明显的苦恼或社会功能受损。至少每周发生 3 次，持续 1 个月。

【治疗】　需要医患共同努力，密切配合。主要治疗方面有病因的解决、对失眠的正确理解、坚持治疗计划、树立治疗信心。

1. **一般治疗**　首先应弄清导致失眠的原因、特点和规律，调整和改善睡眠环境，培养良好的生活习惯。

2. **心理治疗**　帮助其妥善处理生活和工作中的矛盾。理解睡眠是一种自然的生理过程，消除对失眠的焦虑和恐惧。

3. **行为治疗**　生物反馈、自我催眠等方法可改善睡眠前的紧张状态。

4. **药物治疗**　催眠药物可为辅助治疗手段，但应注意避免药物信赖的形成。一般选择半衰期短、不良反应和成瘾性较少的抗焦虑药和镇静催眠药，睡前服用，疗程以 1 ～ 2 周为宜。对继发性失眠者以治疗原发病为主。

第六节　神经症性障碍

神经症（neurosis），又称神经官能症，是一组主要表现为焦虑、抑郁、恐惧、强迫、疑病或神经衰弱症状的精神障碍。虽然各类神经症具有不同的临床主导症状，而且发病机制、病程转归及治疗方法也不尽相同，但它们具有一些共同的特征：患者病前有一定的人格基础；起病常与心理社会因素有关；症状没有相应的器质性病变基础；病程多迁延，社会功能相对完好；自知力完整，有求治欲望。

目前神经症这一概念有所变动，国际疾病分类第 10 版（ICD-10）采用"神经症性障碍（neurotic disorders）"一词取代原来的"神经症"，并把癔症改称为"解离（转换）性障碍"。此外，把抑郁性神经症划入心境障碍。我国的《精神障碍分类与诊断标准》（第 3 版）（CCMD-3）仍沿用神经症和癔症的名称，并把癔症从神经症中分离出来单独列项。

神经症包括：恐惧性神经症、焦虑性神经症、强迫性神经症、躯体形式障碍（含疑病症）、神经衰弱。本节主要讲述恐惧性神经症、焦虑性神经症及癔症。

一、恐惧症

恐惧症（phobia），或称恐惧性神经症，是对某些特定的事物、情境或在与人交往时产生强烈的、异乎寻常的恐惧或紧张不安，常伴有显著的自主神经症状。患者明知害怕不合理，但在相同场合仍反复出现，无法控制恐惧的发作，以致出现特征性的回避行为，影响其正常活动。据国内调查资料恐惧症的患病率约为 2‰，女性较多见。

恐惧症的病因和发病机制不明，可能与以下几种因素有关。①遗传方面：调查发现场所恐惧症患者的近亲中，该症的危险率为 11.6%，而对照组近亲则为 4.2%。双生子调查发现 13 对单卵双生子中有 4 对（31%）同患场所恐惧症和（或）惊恐障碍，而 16 对双卵双生子的同病率为 0。提示场所恐惧症可能与遗传有关。②生化方面：研究表明，约 50% 的社交恐惧症患者出现恐惧症状时，血浆肾上腺素浓度显著升高。可乐定激发试验引起的生长激素反应迟钝，提示本症患者有去甲肾上腺素功能失调。③心理社会方面：19 世纪初，美国心理学家用条件反射理论来解释恐惧症的发生机制，认为恐怖症状的扩展和持续是由于症状的反复出现使焦虑情绪条件化，而回避行为则阻碍了条件化的消退。这也是行为治疗的理论基础。另外，研究发现患者的病前性格多数为胆小、害羞、被动、依赖、容易紧张、焦虑等。

【临床表现】　常见的临床类型有以下 3 种。

1. 场所恐惧症　也称广场恐惧症，最常见，约占所有恐惧症病例的 60%。女性多于男性，常于 20 岁后起病，35 岁左右为另一发病高峰。主要表现为对某些特定环境的恐惧，如旷野、高处、密闭的环境或人多拥挤的公共场所，害怕乘坐公共交通工具，害怕离家或独处，担心在这些场合处于无能为力的境地，或无法立即逃避。患者一旦处于这种情境便感到恐惧紧张，出现明显的头晕、心悸、手足发软、出汗等反应，严重者可发生人格解体或晕厥。患者因此竭力回避恐惧的情境，甚至常年在家，不敢外出，并需有人陪伴。频繁发作者可伴抑郁、强迫症状。病程多呈慢性波动。

2. 社交恐惧症　起病年龄一般在少年期或成年早期。急性起病者多有一次创伤性的社交经历作为诱因，而大多数患者为无明显诱因缓慢起病。女性患者约占 2/3。主要表现为害怕被人注视或当众出丑，因而尽力回避社交场合，如避免当众演讲或表演、害怕当众进食或去公共厕所、害怕与人对视、不敢与异性或上司交往等。患者如被迫进入社交场合会产生严重的焦虑反应，表现心悸、手抖、语音发颤、出汗、便急，尤以面部潮红最为多见，称为赤面恐惧，严重者出现人格解体，感到大脑一片空白，无所适从。

3. 单纯恐惧症　又称特殊恐惧症，常起始于童年，女性多见。主要为对某些特定的物体或情境产生恐惧，如害怕尖锐锋利的物品、某种小动物（如蛇、狗、猫、鼠、鸟、蜘蛛、青蛙、毛毛虫等）、流血受伤的场面、阴森黑暗的场所、电闪雷鸣等自然现象，一旦接触会极度恐惧紧张，并伴有自主神经功能紊乱症状。本症恐惧对象单一，很少泛化。

【诊断】

1. 以恐惧为主要临床相，表现为对某些客体或处境有强烈恐惧，其程度与实际威胁不相称；发作时有焦虑和自主神经症状；有反复或持续的回避行为，回避行为必须是或曾经是突出症状；知道恐惧过分、不合理或不必要，但无法控制。

2. 症状持续存在至少 3 个月。

3. 场所恐惧症用惊恐和场所恐惧量表（PAS，Bende-low 1999），社交恐惧症用 Liebowitz 社交焦虑量表（LSAS，Liebowitz 1987）来评定症状的严重程度及监测疗效。

【治疗】　恐惧症的治疗包括心理治疗和药物治疗。

1. 心理治疗　常用支持性心理治疗、认知行为治疗（CBT）和社交技能训练等。支持性心理治疗通过保证和支持，减轻患者的预期性焦虑，鼓励患者敢于面对恐惧的情境。行为治疗常用系统脱敏疗法或暴露疗法（满灌疗法）。认知重建着重改变患者的负性认知，正确认识疾病的性质，提高自信心，增强治愈疾病的信心，巩固行为治疗的疗效。社交技能训练能提高社交恐惧症患者的社交技能，并进行模拟演练，以适应正式的社交场合。

2. 药物治疗　选择性 5-羟色胺再摄取抑制药（SSRIS）是治疗恐惧症的一线药物，能控制症状，减轻抑郁和焦虑，不良反应少，适合维持治疗。常用药物有帕罗西汀（20～60mg/d）、氟伏沙明（100～200mg/d）、氟西汀（20～60mg/d）、舍曲林（50～200mg/d）、西酞普兰（20～60mg/d）。治疗初期常合并使用苯二氮䓬类药物，能快速控制和缓解焦虑症状，常用药物有阿普唑仑、罗拉西泮、氯硝西泮等。缺点是持续使用这些药物容易产生药物依赖。

其他药物有三环类抗抑郁药米帕明和氯米帕、文拉法辛、米氮平、单胺氧化酶抑制药等。β 受体拮抗药普萘洛尔或美托洛尔对躯体性焦虑如心悸、震颤突出者可临时使用。

二、焦虑症

焦虑症（anxiety），是一种以情绪焦虑为主的神经症，主要表现为反复发作性惊恐状态或持续性精神紧张，并伴有明显的自主神经紊乱、肌肉紧张和运动性不安，其紧张、惊恐的程度与现实处境很不相称。临床分为广泛性焦虑障碍与惊恐障碍两种主要形式。焦虑症较为常见，我国（2003）调查焦虑症的终生患病率为 5.3%，女性明显多于男性。其病因未明，有遗传、生化、心理社会因素等几个方面。

1. 遗传方面　早期的家系调查发现焦虑症在患者近亲中的患病率（15%）高于一般居民（5%），双生子研究发现单卵双生子焦虑症的患病率（50%）明显高于双卵双生子（2.5%）。有人认为焦虑症是环境因素通过易感素质共同作用的结果，焦虑症患者的病前性格常具有易紧张、焦虑、自信心不足、胆小怕事、谨小慎微、有不安全感、过分依赖等特点，这种易感素质是由遗传决定的。

2. 生化方面 研究发现焦虑症患者血中乳酸盐含量增高，可能引起 β 肾上腺素能活动亢进或导致蓝斑内 NE 能神经元冲动发放增加，引起焦虑发作。

3. 社会心理方面 行为主义理论认为焦虑是恐惧某些环境刺激形成的条件反射，是通过学习所获得的对可怕情境的条件性反应。而精神分析理论认为焦虑源于被压抑的性欲，弗洛伊德认为焦虑与内心那些不被社会所接受的性观念和冲动的积累有关，当其过于强烈时，通过压抑进行控制，而焦虑进入了意识界。Beck 的认知理论则认为焦虑是面临危险的一种反应。

【临床表现】 临床上将焦虑症分为惊恐障碍和广泛性焦虑症两种主要形式。

1. 惊恐障碍 又称急性焦虑症，多发生于青春后期或成年早期，35 ~ 40 岁为另一发病高峰期。典型的表现是，患者在日常活动中无明显诱因，突然出现强烈的恐惧感，伴濒死感或失控感及严重的自主神经功能紊乱症状，如心悸、胸闷、头晕、出汗、过度换气、手足发麻、震颤、全身发软、面部潮红、胃肠道不适，严重者可出现人格解体或现实解体症状，患者因难以忍受而出现惊叫、呼救，要求给予紧急帮助。常被误认为心脏病发作而去急诊。每次发作突然，历时短暂，一般 5 ~ 20 分钟，很少超过 1 小时，可自行缓解，但不久又可突然再发。发作时意识清晰，事后能完全回忆。多数患者因反复发作，在间歇期担心再次发病而出现预期性焦虑。部分患者害怕发作时得不到救助，回避单独活动，继发场所恐惧症，预后较差。

2. 广泛性焦虑症 又称慢性焦虑症，大多发病于 20 ~ 40 岁，是焦虑症最常见的表现形式。起病缓慢，常无明显诱因。主要表现为持续的无明确对象和固定内容的担心或害怕（浮游性焦虑），或对现实生活中可能发生的某些事情过分担忧，如担心家人外出时会遭遇车祸等，其焦虑和烦恼的程度与现实状况很不相称。患者常有恐慌的预感，终日心烦意乱，坐卧不宁，好像大祸将临。注意力难以集中，记忆力下降，对周围事物缺乏兴趣，以致严重影响工作和学习。患者面容焦虑、双眉紧蹙，常伴有搓手顿足、来回走动，以及眼睑、面肌或手指震颤等运动性不安的表现。可出现自主神经功能紊乱症状，如心悸、胸闷、气急、口干、出汗、胃肠道不适、尿频、尿急等。常见性功能障碍和睡眠障碍。

【诊断】

1. 惊恐障碍的诊断要点 发作无明显诱因、无相关的特定情境，发作不可预测；在发作间歇期，除害怕再发作外，无明显症状；发作时表现强烈的恐惧、焦虑，以及明显的自主神经症状，并常有人格解体、现实解体、濒死恐惧或失控感等痛苦体验；发作突然开始，迅速达到高峰，发作时意识清晰，事后能回忆。在 1 个月内至少有 3 次惊恐发作，或在首次发作后继发害怕再发作的焦虑持续 1 个月。

2. 广泛性焦虑的诊断要点 以持续的原发性焦虑症状为主，经常或持续的无明确对象和固定内容的恐惧或提心吊胆；伴自主神经症状或运动性不安；患者因难以忍受又无法解脱而感到痛苦。病程至少已 6 个月。

【治疗】 焦虑症的治疗包括药物治疗和心理治疗。

1. 药物治疗 SSRIS 已逐步取代三环类抗抑郁药成为治疗焦虑症的一线药物，其中以帕罗西汀为代表，其他药物有氟西汀、舍曲林、氟伏沙明和西酞普兰。对 5-羟色胺和去甲肾上腺素受体具有双重作用的 SNRIs（如文拉法辛）及 NaSSAs（如米氮平），对广泛性焦虑症和惊恐障碍均有良好疗效，其中文拉法辛已成为治疗广泛性焦虑的一线药物。苯二氮䓬类是应用最广泛的抗焦虑药，抗焦虑作用强，且见效快。常用阿普唑仑、劳拉西泮、氯硝西泮等。短期使用，以免形成依赖。新型单胺氧化酶抑制药吗氯贝胺适用于惊恐障碍，对同时合并不典型抑郁或社交恐惧症的患者常有较好疗效。$5-HT_{1A}$ 受体部分激动药丁螺环酮和坦度螺酮对广泛性焦虑症有效，较少产生依赖和戒断症状。曲唑酮用于治疗广泛性焦虑，对睡眠障碍明显者比较适用。β 受体拮抗药普萘洛尔或美托洛尔对惊恐障碍和躯体性焦虑明显者可以使用。

2. 心理治疗 支持性心理治疗采用耐心倾听、解释、支持、鼓励和保证等治疗技术可暂时缓解患者的焦虑情绪，并可建立良好的医患关系，增进患者对治疗的依从性。认知疗法通过改变焦虑症患者对疾病性质的不合理和歪曲的负性认知，纠正不良行为模式，具有远期疗效。行为治疗采用系统脱敏疗法或暴露疗法，对逐步减轻焦虑和躯体症状有良好疗效。其他还有肌肉松弛疗法、生物反馈疗法、气功、瑜伽等方法，对广泛性焦虑症和惊恐障碍均是有益的。

三、癔症

癔症，又称歇斯底里（hysteria），是一类由明显的心理因素、内心冲突、强烈的情绪体验、暗示或自我暗示作用于个体引起的精神障碍，主要包括解离症状和转换症状两种。解离症状是指部分或完全丧失对自我身份的识别和对过去经历的记忆。转换症状是指在遭遇无法解决的问题和冲突时产生的不快心情，以转化成躯体症状的方式出现。这些症状没有可证实的器质性病变基础。

由于"癔症"一词的含义过于多种多样，具有不确定性，ICD-10取消了"癔症"这一名称，而称为解离（转换）性障碍。我国CCMD-3虽然仍沿用"癔症"一词，但在分型和临床描述方面与ICD-10基本保持一致。1982年我国精神障碍流行病学调查，该病的患病率为0.355%，在女性、低文化人群，以及农村、经济不发达地区本病的患病率相对较高。大多数患者首次发病于35岁之前，40岁以上初发者少见。

癔症的病因不明，可能与下列因素有关。①心理因素：癔症的发生与心理刺激因素密切相关，各种创伤性体验引起的不愉快心境，如气愤、委屈、痛苦、恐惧等，常是癔症首次发作的诱因。以后即使没有明显的精神刺激，但因为回忆起第一次发病的体验，经暗示或自我暗示作用可导致反复发作。②人格因素：约有50%的癔症患者具有癔症性人格，表现为情感丰富，但肤浅幼稚，好感情用事，情感反应过于强烈，具有夸张、表演色彩，高度自我中心，易受暗示。③社会文化因素：如风俗习惯、宗教信仰、生活习惯，文化背景等，对本病的发生、发作形式及症状表现等也有一定影响。

【临床表现】 癔症的临床表现复杂多样，几乎可以模拟任何疾病，一般可归纳为以下两种类型。

1. 癔症性精神障碍 又称解离性障碍。主要有以下几种类型。

（1）意识障碍：发作性的意识范围狭窄，对周围环境的意识清晰度下降，常表现为朦胧状态，精神活动局限于与精神创伤有关的内容，对外界的其他事物均反应迟钝，严重者可表现为木僵，恢复后通常对发病经过不能完全回忆。

（2）癔症性身份识别障碍：是一种自我意识障碍，丧失自我同一感，在不同时间体验两个或多个不同身份，过着两种或多种不同生活，称双重人格或多重人格。

（3）情感暴发：是癔症发作的常见表现，在精神刺激后突然发作，哭天抢地、捶胸顿足、撕衣毁物、自伤、伤人或当街撒泼，具有明显的情绪宣泄的特征。动作夸张，表情丰富，以获得他人的关注和同情，在人多时表现更为突出。历时数十分钟，可自行缓解，多伴有选择性遗忘。

（4）癔症性遗忘：又称为界限性遗忘或选择性遗忘。表现为与精神创伤有关的一段经历完全或部分不能回忆，以达到回避痛苦的目的。

（5）癔症性痴呆：是在精神刺激后突然出现的一种假性痴呆。患者对于简单的问题给予近似而错误的回答，给人以做作的印象，称为 Ganser 综合征。也有的表现为天真幼稚，犹如儿童，与其实际年龄很不相称，称为童样痴呆。

（6）癔症性附体障碍：表现为神仙鬼怪或死者的亡灵附体，取代了自己的身份，也是一种自我身份识别障碍，可达妄想程度。

（7）癔症性漫游或神游：表现为突然离开住所或工作单位，开始无目的的漫游。此时患者的日常生活能力依然保持，并能进行简单的社会交往，但存在意识范围狭窄，一般历时数小时至数天，突然醒来，对漫游经过不能回忆，对自己身处异地惊讶不已。

（8）癔症性精神病：是癔症最严重的表现形式。常表现为意识朦胧，反复出现的以幻想性生活情节为内容的片断幻觉或妄想，行为动作矫揉造作或幼稚紊乱，严重者出现木僵。自知力缺乏，对疾病泰然漠视。病程可持续数周，缓解后无后遗症状，但可再发。

2. 癔症性躯体障碍 又称转换性障碍，表现为运动障碍和感觉障碍，症状和体征不符合解剖和生理规律，实验室检查也不能发现相应的器质性损伤。

（1）运动障碍：较常见为癔症性痉挛发作、癔症性瘫痪。痉挛发作常在精神刺激或暗示后发生，在人多时出现，全身僵直，四肢不规则舞动，常被误认为癫痫大发作。患者其实意识并未丧失，不发生跌伤和口舌咬伤，无小便失禁，持续时间也较长。体检可发现瞳孔对光反射存在，无病理反射。癔症性肢体瘫痪可表现为单瘫和截瘫，病程持久者可有失用性肌萎缩，但检查无神经系统阳性体征，经暗示治疗或电刺激可出现戏剧性好转。部分患者可出现言语运动障碍，表现为失声。

（2）感觉障碍：包括感觉过敏（对一般的声、光刺激特别敏感，难以忍受）、感觉缺失（局部或全身的感觉缺失，缺失范围与神经分布不一致）、感觉异常（如咽部梗阻感，又称癔症球、梅核气）；癔症性失明、管状视野、单眼复视；癔症性失聪等。

【诊断】

1. 有心理社会因素作为诱因，病前常有癔症性人格基础。
2. 有上述癔症性精神或躯体障碍的表现之一，并可反复发作。
3. 症状导致社会功能受损。
4. 有充分证据排除器质性病变和其他精神病。

【治疗】 应以心理治疗为主，辅以必要的药物治疗。

1. 心理治疗 支持性心理治疗鼓励患者疏泄不良情绪，引导患者认识疾病的起因和性质，帮助患者分析性格缺陷，指导学习理性的应对技巧。暗示治疗是消除癔症症状的有效方法，利用患者易受暗示的特点和医生的权威性，通过语言和非语言的方式使患者的症状迅速缓解。催眠治疗也是治疗癔症的常用方法，适用于癔症性遗忘、多重人格等。系统脱敏疗法适用于暗示治疗无效、有肢体或言语功能障碍的慢性病例。

2. 药物治疗 癔症性朦胧状态、癔症性精神病或痉挛发作时，可给予抗精神病药物和苯二氮䓬类药物对症处理。对伴有情绪和躯体化症状的患者可使用抗抑郁、抗焦虑药物，对患者病情的改善是有帮助的。

（任春晓）

【思考题】

1. 试述偏执型、青春型、单纯型、紧张型精神分裂症的临床特点。

2. 试述 CCMD-3 中关于精神分裂症的诊断标准。

3. 如何鉴别偏执性精神障碍与偏执型精神分裂症?

4. 简述躁狂发作与抑郁发作的主要临床表现。

5. 简述躁狂发作与抑郁发作的诊断要点。

6. 神经性厌食的治疗措施有哪些?

7. 试述恐惧性神经症与焦虑性神经症临床特点。

8. 试述癔症的类型及其临床表现。

第十一章　儿科学基础及疾病

第一节　概　述

儿童时期是机体处于不断生长发育的阶段，因此表现出的基本特点有三方面：①个体差异、性别差异和年龄差异都非常大，无论是对健康状态的评价，还是对疾病的临床诊断都不宜用单一标准衡量；②对疾病造成损伤的恢复能力较强，常常在生长发育的过程中对比较严重的损伤能够自然改善或修复，因此，只要度过危重期、常可满意恢复，适宜的康复治疗常有事半功倍的效果；③自身防护能力较弱，易受各种不良因素的影响而导致疾病的发生和性格行为的偏离，而且一旦造成损伤，往往影响一生，因此应该特别注重预防保健工作。

一、儿童医学特点

（一）儿童基础医学特点

1. 解剖　随着体格生长发育的进展，身体各部位逐渐长大，头、躯干和四肢的比例发生改变，器官的位置也随年龄增长而不同，如肝右下缘位置在 3 岁前可在右肋缘下 2cm 内，3 岁后逐渐上移，6 ～ 7 岁后在正常情况下右肋缘下不应触及。在体格检查时必须熟悉各年龄儿童的体格生长发育规律，才能正确判断和处理临床问题。

2. 功能　各系统器官的功能也随年龄增长逐渐发育成熟，因此不同年龄儿童的生理、生化正常值各自不同，如心率、呼吸频率、血压、血清和其他体液的生化检验值等。此外，某年龄阶段的功能不成熟常是疾病发生的内在因素，如婴幼儿的代谢旺盛，营养的需求量相对较高，但是此时期胃肠的消化吸收功能尚不完善，易发生消化不良。因此，掌握各年龄儿童的功能变化特点是从事儿童临床工作的基本要求。不同年龄呼吸、脉搏、血压见表 11-1-1。

表 11-1-1　不同年龄呼吸、脉搏、血压

年龄	呼吸（次 / 分）	脉搏（次 / 分）	血压（mmHg）
新生儿	40 ～ 50	120 ～ 140	
1 岁以下	30 ～ 40	110 ～ 130	
1 ～ 3 岁	25 ～ 30	100 ～ 120	收缩压 = 年龄 ×2+80mmHg
4 ～ 7 岁	20 ～ 25	80 ～ 100	舒张压 = 收缩压 ×2/3
8 ～ 14 岁	18 ～ 20	70 ～ 90	

3. 病理　对同一致病因素，儿童与成人的病理反应和疾病过程会有相当大的差异，即或是不同年龄的儿童之间也会出现这种差异，如由肺炎球菌所致的肺内感染，婴儿常表现为支气管肺炎，而成人和年长儿则可引起大叶性肺炎病变。

4. **免疫功能**　低年龄儿童的非特异性免疫、体液免疫和细胞免疫功能都不成熟，因此抗感染免疫能力比成人和年长儿低下，如婴幼儿时期 sIgA 和 IgG 水平均较低，容易发生呼吸道和消化道感染。因此适当的预防措施对小年龄儿童特别重要。

5. **心理和行为**　儿童时期是心理、行为形成的基础阶段，可塑性非常强。及时发现小儿的天赋气质特点，并通过训练予以调适，根据不同年龄儿童的心理特点，提供合适的环境和条件，给予耐心的引导和正确的教养，可以培养儿童良好的个性和行为习惯。

（二）儿童临床医学特点

1. **疾病种类**　儿童中疾病发生的种类与成人有非常大的差别，如心血管疾病，在儿童中主要以先天性心脏病为主，而成人则以冠状动脉心脏病为多；儿童白血病中以急性淋巴细胞白血病占多数，而成人则以粒细胞白血病居多。此外，不同年龄儿童的疾病种类也有相当差异，如新生儿疾病常与先天遗传和围生期因素有关，婴幼儿疾病中以感染性疾病占多数等。

2. **临床表现**　小儿在临床表现方面的特殊性主要集中在低年龄儿童，年幼体弱儿对疾病的反应差，往往表现为体温不升、不哭、纳呆、表情淡漠，且无明显定位症状和体征。婴幼儿易患急性感染性疾病，由于免疫功能不完善，感染容易扩散，甚至发展成败血症，病情发展快，来势凶险。

3. **诊断**　儿童对病情的表述常有困难且不准确，但仍应认真听取和分析，同时必须详细倾听家长陈述病史。全面准确的体格检查对于儿科的临床诊断非常重要，有时甚至是关键性的。发病的年龄和季节，以及流行病学史往往非常有助于某些疾病的诊断。不同年龄儿童的检验正常值常不相同，应该特别注意。

4. **治疗**　儿科的治疗应该强调综合治疗，不仅要重视对主要疾病的治疗，也不可忽视对各类并发症的治疗，有时并发症可能是致死的原因；不仅要进行临床的药物治疗，还要重视护理和支持疗法。小儿的药物剂量必须按体重或体表面积仔细计算，并且要重视适当的液体出入量和液体疗法。

5. **预后**　儿童疾病往往来势凶猛，但是如能及时处理，度过危重期后，恢复也较快，且较少转成慢性或留下后遗症。因此，临床的早期诊断和治疗显得特别重要，适时正确的处理不仅有助于患儿的转危为安，也有益于病情的预后。

6. **预防**　已有不少严重威胁人类健康的急性传染病可以通过预防接种得以避免，此项工作基本上是在儿童时期进行，是儿科工作的重要方面。目前许多成人疾病或老年性疾病的儿童期预防已经受到重视，如动脉粥样硬化引起的冠状动脉心脏病、高血压和糖尿病等都与儿童时期的饮食有关；成人的心理问题也与儿童时期的环境条件和心理卫生有关。

二、小儿年龄分期

儿童的生长发育是一个连续渐进的动态过程，不应被人为地割裂认识。但是在这个过程中，随着年龄的增长，儿童的解剖、生理和心理等功能确实在不同的阶段表现出与年龄相关的规律性。因此，在实际工作中将其分为七期，以便熟悉掌握。

1. **胎儿期**　从受精卵形成到小儿出生脐带结扎为止，共 40 周。胎儿的周龄即为胎龄，或称为妊娠龄。母亲妊娠期间如受外界不利因素影响，包括感染、创伤、滥用药物、接触放射性物质、毒品等，以及营养缺乏、严重疾病和心理创伤等，都可能影响胎儿的正常生长发育，导致流产、畸形或宫内发育不良等。

2. 新生儿期　自胎儿娩出脐带结扎时开始至 28 天之前，按年龄划分，此期实际包含在婴儿期内。由于此期在生长发育和疾病方面具有非常明显的特殊性，且发病率高，死亡率也高，因此，单独列为婴儿期中的一个特殊时期。在此期间，小儿脱离母体转而独立生存，所处的内外环境发生根本的变化，但其适应能力尚不完善。此外，分娩过程中的损伤、感染延续存在，先天性畸形也常在此期表现。

3. 婴儿期　自出生到 1 周岁之前为婴儿期。此期是生长发育极其旺盛的阶段，因此对营养的需求量相对较高。此时，各系统器官的生长发育虽然也在持续进行，但是不够成熟完善，尤其是消化系统常常难以适应对大量食物的消化吸收，容易发生消化道功能紊乱。同时，婴儿体内来自母体的抗体逐渐减少，自身的免疫功能尚未成熟，抗感染能力较弱，易发生各种感染和传染性疾病。

4. 幼儿期　自 1 岁至满 3 周岁之前为幼儿期，体格生长发育速度较前稍减慢，而智能发育迅速，同时活动范围渐广，接触社会事物渐多。此阶段消化系统功能仍不完善，营养的需求量仍然相对较高，而断乳和转乳期食物添加须在此时进行，因此适宜的喂养仍然是保持正常生长发育的重要环节。此期小儿对危险的识别和自我保护能力都有限，因此意外伤害发生率非常高，应格外注意防护。

5. 学龄前期　自 3 周岁至 6 ～ 7 岁入小学前为学龄前期。此时体格生长发育速度已经减慢，处于稳步增长状态；而智能发育更加迅速，与同龄儿童和社会事物有了广泛的接触，知识面能够得以扩大，自理能力和初步社交能力能够得到锻炼。

6. 学龄期　自入小学始 6 ～ 7 岁至青春期前为学龄期。此期儿童的体格生长速度相对缓慢，除生殖系统外，各系统器官外形均已接近成人。智能发育更加成熟，可以接受系统的科学文化教育。

7. 青春期　青春期年龄范围一般是 10 ～ 20 岁，女孩的青春期开始年龄和结束年龄都比男孩早 2 年左右。青春期的进入和结束年龄存在较大的个体差异，可相差 2 ～ 4 岁。此期儿童的体格生长发育再次加速，出现第二次高峰，同时生殖系统的发育也加速并渐趋成熟。

第二节　小儿营养

营养是小儿生长发育的物质基础。小儿生长发育迅速，新陈代谢旺盛，需要营养相对较多，但消化功能尚未成熟，因此，小儿营养的基本原则是既要满足需要，又要适应消化能力。尤其是婴儿期更为重要。

一、营养需要

1. 热量　热量是维持机体新陈代谢所必需的物质基础。主要通过氧化食物中的糖类、脂肪、蛋白质供给，每克可供给热量分别为 16.7kJ（4kcal）、37.7kJ（9kcal）、16.7kJ（4kcal）。小儿机体对热量的需要分为以下方面。

（1）基础代谢所需：是在清醒、安静、空腹状态下，维持人体功能最低热量需要。婴幼儿基础代谢率相对较高，占总热量的 50% ～ 60%，每日约需 230kJ/kg。

（2）生长发育所需：为小儿所特有。因小儿处于不断生长发育中，体格增长，各组织器官逐渐成熟所需热量。婴儿时期占总热量的 25% ～ 30%。以后逐渐减少，到青春期热量需要又增多。

（3）食物特殊动力作用：指食物在消化吸收过程中所消耗的热量。蛋白质消耗的热量较高，糖类和脂肪消耗的热量较低。婴儿期占总热量的 7%～8%，年长儿占总热量的 5%。

（4）活动所需：此项热量所需与身体大小、活动类别、强度和持续时间有关。新生儿只有吸吮、啼哭，消耗热量较少，以后随着年龄增长，活动量加大而不同约占总热量的 15%。

（5）排泄损失热量：食物不能完全吸收，残留部分排出体外，代谢产物也须从体内排出，一般不超过进食食物热量的 10%。

以上 5 个方面的总和为机体所需的总热量。年龄越小，生长发育越快，需热量越多。

2. 蛋白质　蛋白质是构成人体组织细胞的重要成分。乳类和蛋类蛋白质具有最适合构成人体蛋白质的必需氨基酸配比，生理价值最高。谷类蛋白质赖氨酸含量较少，生理价值较低，小儿不宜长期摄食单一的谷类食物，避免发生蛋白质营养不良。

3. 脂肪　脂肪主要是供给热能，也是人体组织和细胞的重要成分。必需脂肪酸对婴幼儿生长发育很重要，植物油含必需脂肪酸较动物脂肪多。幼儿的脂肪需要量为每日 4～6g/kg，每日总能量有 30%～35% 来自脂肪，其中必需脂肪酸占总能量的 1%～3%，不能 <0.5%。

4. 糖类　机体热量主要来源于糖类，约占总热量的 50%。糖类的主要来源为谷类、根茎类食物和糖。糖类过多，体重增长过快，易导致肥胖症。糖类不足时，机体动用脂肪和蛋白质作为热量的来源，可发生营养不良、水肿、酸中毒等。表现虚胖，蛋白质缺乏致免疫力低下而发生各种感染。

5. 维生素与矿物质　为非供能物质，但参与酶系统活动，对调节体内各种代谢过程和生理活动、维持正常生长发育十分重要。维生素需要量极小，大多数不能在体内合成，必须由食物中获得。维生素可分为脂溶性维生素（A、D、E、K）和水溶性维生素（B 族和 C）。前者可储存于体内，不需每日供给，过量可引起中毒；后者不能在体内储存，需每日供给，过量无毒性，不足则很快发生缺乏症。

6. 水　水是维持生命的重要物质，体内一切生化、生理过程都需要水。婴儿体内水分占体重的 70%～75%，较成人（60%～65%）为高，因其生长发育迅速，需水量也比成人多。

7. 食物纤维　无营养功能，但食物纤维能增加粪便体积，促进排便。

二、婴儿喂养

婴儿喂养的方法分为母乳喂养、混合喂养、人工喂养 3 种，其中以母乳喂养最为理想。

（一）母乳喂养

母乳是婴儿（尤其是 6 个月以下的婴儿）最理想的天然食品，为了保障小儿的健康，应大力提倡母乳喂养。

1. 人乳的成分变化

（1）各期人乳成分：初乳为孕后期与分娩 4～5 天以内的乳汁；5～10 天为过渡乳；11 天以后的乳汁为成熟乳。人乳中的脂肪、水溶性维生素、维生素 A、铁等营养素与乳母饮食有关，而维生素 D、维生素 E、维生素 K 不易由血进入乳汁，故与乳母饮食成分关系不大。初乳量少，淡黄色，碱性，比重 1.040～1.060（成熟乳 1.030），每日量 15～45ml；初乳含脂肪较少而蛋白质较多（主要为免疫球蛋白）；初乳中维生素 A、牛磺酸和矿物质的含量颇丰富，并含有初乳小球（充满脂肪颗粒的巨噬细胞及其他免疫活性细胞），对新生儿的生长发育和抗感染能力十分重要。随哺乳时间的延长，蛋白质与矿物质含量逐渐减少。各期乳汁中乳糖的含量较恒定。

(2) 哺乳过程的乳汁成分变化：每次哺乳过程乳汁的成分亦随时间而变化。如将哺乳过程分为3部分，即第一部分分泌的乳汁脂肪低而蛋白质高，第二部分乳汁脂肪含量逐渐增加而蛋白质含量逐渐降低，第三部分乳汁中脂肪含量最高。

(3) 乳量：正常乳母平均每日泌乳量随时间而逐渐增加，成熟乳量可达700～1000ml。一般产后6个月后乳母泌乳量与乳汁的营养成分逐渐下降。判断奶量是否充足是以婴儿体重增长情况、尿量多少与睡眠状况等综合判断。劝告母亲不要轻易放弃哺乳。

2. 母乳喂养的优点

(1) 营养丰富，易消化吸收：蛋白质、脂肪、糖的比例（1：3：6）适当。①母乳蛋白主要是乳清蛋白多，酪蛋白少，遇胃酸形成的凝块小，易消化吸收。母乳的蛋白量少，对肾负担较牛乳为小。②含不饱和脂肪酸及溶脂酶多，有利于消化吸收。③母乳含乙型乳糖多，促进肠道乳酸杆菌生长，可抑制大肠埃希菌繁殖。④钙磷比例适宜（2：1），易吸收，较少发生低钙血症。⑤含微量元素如锌、铜、碘多，铁含量与牛乳相同，但其吸收率高于牛乳5倍。⑥含较多的消化酶如淀粉酶、乳脂酶等，有助于消化。

(2) 促进神经系统发育：母乳含优质蛋白、必需氨基酸、乳糖、卵磷脂、长链不饱和脂肪酸等，这些均可促进中枢神经系统发育。

(3) 母乳具有增进婴儿免疫力的作用：①初乳含有SIgA较高，此外母乳含有少量IgG和IgM抗体、B及T淋巴细胞、巨噬细胞及中性粒细胞，也有一定免疫作用；②含有较多的乳铁蛋白可抑制大肠埃希菌和白色念珠菌的生长。此外，母乳含有溶菌酶、乳酸过氧化氢酶、抗葡萄球菌因子、补体等，在预防小儿肠道或全身感染中起一定作用。

(4) 母乳量随小儿生长而增加：温度适宜，几乎无菌，经济方便，喂哺简便。同时可促进母子感情。

(5) 哺乳可刺激子宫收缩：有利于母亲早日康复，减少产后大出血的发生；哺乳期推迟月经复潮，有利于计划生育；哺乳母亲发生乳腺癌、卵巢癌的机会少。

3. 母乳喂养的注意事项

(1) 母亲在分娩前就应树立自己喂孩子的信心，并做好喂哺的具体准备，从如妊娠第7个月起每日晚用温开水擦洗乳头，并向外轻拉几次，使乳头皮肤坚实及防止乳头内陷，有利于小儿吸吮。

(2) 哺乳期间应注意营养，睡眠充足，生活有规律，心情愉快，不要随便服药，每日应比平时多增加能量700～1000kcal和水分1～1.5L。

(3) 当母乳量不足时，表现为哺乳前乳房不胀，哺乳时小儿吞咽声少，哺乳后小儿睡眠短而不安，常哭闹，体重不增或增加缓慢。应寻找原因加以纠正，或服催乳药。经各种处理乳汁仍不足时可考虑混合或人工喂养。

(4) 母亲乳头应经常保持清洁，如发生乳头裂伤，应暂停直接喂乳，可用手或吸乳器将乳汁吸出消毒后喂哺，用鱼肝油软膏涂擦乳头，防止感染，促进痊愈。经常排乳不畅或每次喂哺未将乳汁吸空，易引起乳汁淤积于乳房，发生乳房肿胀有小硬块，并有胀痛。初起时应进行局部热敷及轻轻按摩使其软化，婴儿频繁用力地吸吮将乳汁吸空或于喂乳后用吸乳器将乳汁吸尽，以防止乳腺炎。患乳腺炎时应暂停患侧喂乳。

（5）母亲患急、慢性传染病、活动性肺结核、严重心、肾疾病均应停止母乳喂哺。暂时不能直接喂哺时，可定时将乳汁挤出，以免乳量减少。

（6）不要让婴儿口含乳头（或橡皮乳头）睡觉，以免引起窒息、呕吐。

4. 断奶　随着小儿年龄的增长，母乳的量和质逐渐不能满足小儿的需要，而小儿的消化吸收功能也逐渐成熟，牙齿长出，已可适应半固体和固体食物，自 4～5 个月起可逐渐增加辅食，补充营养所需，为断奶做准备。8 个月后逐渐减少哺乳次数，一般于 10～12 个月断奶，最迟不超过 1.5 岁。如遇夏季或生病时，可适当延迟。断奶后应注意食物必须富有各种营养，易消化。

（二）混合喂养

母乳不足需添加牛、羊、乳或其他代乳品进行喂养的方法称为混合喂养。有补授法和代授法两种情况。

1. 补授法　母乳喂养的婴儿体重增长不满意时，提示母乳不足。此时用配方奶或兽乳补充母乳喂养为补授法，适宜 4～6 个月的婴儿。补授时，母乳哺喂次数一般不变，每次先哺母乳，将两侧乳房吸空后再以配方奶或兽乳补足母乳不足部分，这样有利于刺激母乳分泌。补授的乳量由小儿食欲及母乳量多少而定，即"缺多少补多少"。

2. 代授法　用配方奶或兽乳替代一次母乳量，为代授法。母亲因生活、工作条件限制，不能按时哺乳，则可每日哺几次母乳，另哺几次牛乳或其他代乳品代替。母乳喂养婴儿至 4～6 个月龄时，为断离母乳开始引入配方奶或兽乳时宜采用代授法。即在某一次母乳哺喂时，有意减少哺喂母乳量，增加配方奶量或兽乳，逐渐替代此次母乳量。依次类推直到完全替代所有的母乳。

（三）人工喂养

婴儿在生后 4～6 个月，因各种原因不能用母乳喂哺婴儿时，而选用牛、羊、乳或其他代乳品喂养婴儿，称为人工喂养。

1. 常用乳制品及其配制方法

（1）鲜牛乳：牛奶蛋白质的含量较人乳高，但以酪蛋白为主，在胃内形成凝块较大，不易消化。含饱和脂肪酸多，脂肪球大，又无溶脂酶，不利于消化吸收。牛奶乳糖含量较人乳少，故喂哺时最好加 5%～8% 糖。矿物质含量较高，不利于消化而且降低胃的酸度，同时加重肾溶质负荷，对肾功能较差的婴儿、新生儿、早产儿不利。含糖量低，以甲型乳糖为主，可促进大肠埃希菌生长，易患腹泻。牛奶含锌、铜较少，含铁量与人乳相近，但吸收率较低。

（2）牛乳制品：①全脂奶粉是将鲜牛乳浓缩、喷雾、干燥而成的粉末。食用时加水稀释调制，按重量 1：8（1 份奶粉加 8 份水）；或按体积 1：4（1 匙奶粉加 4 匙水），加开水冲调成乳汁，其成分与鲜牛奶相似。②蒸发乳：鲜牛乳经蒸发浓缩至一半容量，高温消毒，密封保存，使用时加等量开水即成全脂牛乳。③酸乳：鲜牛乳中加乳酸杆菌、稀盐酸、乳酸、柠檬酸制成，其凝块细，酸度高，有利于消化吸收。④婴儿配方奶粉：全脂奶粉经改变成分使其接近人乳。配方奶粉直接加水即可食用。

（3）羊乳：其成分与牛乳相仿，白蛋白含量较高，凝块细，脂肪球小，容易消化。但叶酸的含量极低，维生素 B_{12} 也少，故羊乳喂养婴儿应添加叶酸和维生素 B_{12}，否则可引起巨幼红细胞性贫血。

（4）乳量计算方法：一般按每日能量需要计算。以牛乳为例，婴儿每日需能量为 100 ～ 120kcal/kg，需水量为 150ml/kg，每 100ml 牛乳加糖 8% 约供热量 100kcal，故婴儿每日需加糖牛乳 100 ～ 120ml/kg。

例如，3 个月婴儿，体重 5kg，每日需喂 8% 糖牛奶量为 110ml/kg×5kg=550ml（鲜牛乳 550ml、蔗糖 44g），每日需水量为 150ml/kg×5kg=750ml。除牛乳外尚需每日供温开水 200ml。全日牛乳量可分 5 次喂哺，两次喂哺之间给予温开水。

2. 代乳品　以大豆类代乳品的营养价值比谷类代乳品好，因大豆含优质蛋白质量多，氨基酸谱较完善，含铁较多，但脂肪和糖的含量低，供能也少，钙也少。制作时应补充所缺成分，可作为 3 ～ 4 个月以上婴儿的代乳品。3 个月以下婴儿因不易消化最好不用豆类及谷类代乳品喂哺。

3. 人工喂养注意事项　①乳品和代乳品的量和浓度应按小儿年龄和体重计算，不可过稀或过浓；②以直式奶瓶较好，易清洗消毒，奶头软硬合适，奶头大小应按婴儿吸吮力而定，以奶瓶盛水倒置水滴连续滴出为宜；③每次喂哺后一切食具应洗净并煮沸消毒，奶头应煮沸超过 5 分钟；④每日喂哺次数和间隔时间与母乳喂哺相近，小婴儿间隔 3.5 ～ 4 小时；⑤每次喂哺前可将乳汁滴几滴于手背处试乳汁温度，以不烫手为宜；⑥喂奶时奶瓶斜度应使乳汁始终充满奶头，以免将空气吸入，哺乳完毕应轻轻竖抱婴儿，拍其背至打嗝气后再让婴儿右侧卧数分钟。

（四）辅食添加

无论是母乳喂养、人工喂养或混合喂养婴儿都应按时添加辅助食品。

1. 添加辅食的原则　①从少到多：使婴儿有一个适应过程。如添加蛋黄，先由 1/4 个开始，如无不良反应，2 ～ 3 天后增至 1/3 ～ 1/2 个，逐渐加到一个。②由稀到稠：如先从米汤开始到稀粥，再逐渐到软饭。③从细到粗：如增添绿叶菜，从菜汤至菜泥，乳牙萌出后可试喂碎菜。④由一种到多种：不能同时添加几种食品，应习惯一种食物后再添加另一种。每种食物至少喂食 5 ～ 7 天。⑤应在婴儿健康、消化功能正常时添加。

2. 添加辅食的顺序　根据小儿生长发育所需及消化吸收功能成熟情况，按月龄顺序添加各类辅食，见表 11-2-1。

表 11-2-1　辅食添加顺序

月龄	添加辅食
1 ～ 3	菜汤，水果汁，维生素 A、维生素 D 制剂
4 ～ 6	米汤、米糊、稀粥、蛋黄、鱼泥、菜泥、豆腐
7 ～ 9	粥、烂面条、碎菜、蛋、鱼、肝泥、肉末、饼干、馒头片、窝窝头、熟土豆、芋头
10 ～ 12	软饭、烂面条、碎肉、碎菜、蛋、鱼肉、豆制品、水果

三、幼儿、少年膳食

1. 幼儿膳食　1 ～ 3 岁幼儿生长发育仍很快，而且活动量加大，故仍应供给足够的能量和优质蛋白质。每日需要总能量 90 ～ 100kcal/kg，蛋白质 2 ～ 3g/kg，脂肪 3.5g/kg，糖 12g/kg，优质蛋白质占总蛋白质 1/3 ～ 1/2。此时乳牙已逐渐出齐，但咀嚼能力仍差，制作食物宜细、软、烂、碎，易于消化。最好每日给予 200 ～ 500ml 牛奶或豆浆。采用各种食物如鱼、肉、蛋、豆制品、蔬菜、水果等。每日以 3 次正餐为主加 1 ～ 2 顿点心较适宜。

2. 学龄前期小儿膳食　4 ～ 7 岁小儿膳食基本接近成人。主食由软饭转为普通米饭、面食，菜肴同成人，但应避免过于油腻、太酸辣的食品。饮食要多样化，荤素搭配，粗细粮交替，使膳食中各种营养平衡。谷类食物已成为主食。

3. 学龄期小儿、少年膳食　食物种类与成人相同。小学低年级学生生长发育速度较前平稳，但到 10 ～ 12 岁时部分小儿已进入青春前期，体格生长进入第 2 次发育加速期，每年体重可增加 4 ～ 6kg，身高增长 7 ～ 8cm，女孩青春期较男孩早 2 年，小学生生长发育的个体差异较大。学龄期小儿体格生长加速，学习紧张，智力发育加快，体力劳动增多，性发育开始，心理活动渐趋复杂，对营养素和能量的需要比成人多，尤其在青春期体格生长加速，供给丰富的营养及足够的能量十分重要。学龄期少年智能心理发育迅速，已有主见，故膳食安排应取得孩子良好的配合，青春期少年关心自己体形，有时盲目减肥，须加以正确诱导。

4. 学龄期少年膳食　安排要营养充足，饭菜合适，以保证身心健康发展，要注意以下几点：①食品应新鲜；②食物花色品种多，有米面类主食，又应含有优质蛋白质的鱼、蛋、肉、豆类，再加大量绿叶蔬菜和新鲜水果，荤素菜搭配达到平衡膳食要求；③三餐一点较适宜，能量分配早餐 20% ～ 25%，中餐 35%，点心 10% ～ 15%，晚餐 30%，学龄期小儿早餐不仅要吃饱还要吃好，因为上午学习紧张，消耗量大，最好喝一杯牛乳或豆浆或吃一些蛋或肉，这样上课不会因饥饿影响学习，有条件的学校也可供应课间餐；④培养良好的饮食习惯，不偏食挑食，少吃零食，注意饮食卫生，进食时集中思想吃饭、不看电视、不看书，还应注意餐桌礼貌。

第三节　小儿造血和血液的特点

一、造血特点

1. 胚胎期造血　首先在卵黄囊出现，然后在肝、脾，最后在骨髓，故形成 3 个不同的造血时期。

(1) 中胚叶造血期：约在胚胎的第 4 周起，卵黄囊血岛中间的细胞分化为原始血细胞。从胚胎第 6 周后，这种造血活动开始减少，至第 10 周逐渐停止，代之以肝造血。

(2) 肝(脾)造血期：自胚胎第 5 周后，肝出现造血功能，至 5 个月达高峰，以后逐渐消退，至生后 4 ～ 5 天完全停止。在肝开始造血 2 个月后，脾也参与造血，但时间短，造血功能也不强，至胚胎第 5 个月时停止，但造淋巴细胞功能可维持终生。

(3) 骨髓造血期：在胚胎第 6 周时即出现骨髓，但造血作用是从胚胎第 5 个月开始，迅速成为造血的主要器官。直至出生 2 ～ 5 周后骨髓成为唯一的造血场所。

2. 生后造血　可分为骨髓造血和骨髓外造血。

(1) 骨髓造血：是生后主要的造血器官，各种血细胞均在此生成。生后 5 年内所有骨髓均为红骨髓，全部参与造血，所以造血的代偿潜力差。5 ～ 7 岁时长骨中的红骨髓逐渐由脂肪细胞组成的黄骨髓所取代，至 18 岁时红骨髓仅限于短骨、扁骨、不规则骨及长骨骺端。黄骨髓造血功能很不活跃，在造血需要增加时，黄骨髓可重新变为红骨髓恢复造血功能。

(2) 骨髓外造血：正常情况下，骨髓外造血极少。当发生严重感染或溶血性贫血等情况，造血需要增加时，肝、脾又恢复到胎儿时期造血状态，出现肝、脾、淋巴结的肿大，外周血中出现有核红细胞和（或）幼稚中性粒细胞。这是小儿造血器官的一种特殊反应，称为"髓外造血"。

二、小儿血液特点

1. 红细胞数和血红蛋白

（1）红细胞数和血红蛋白的量：由于胎儿期处于相对缺氧状态，故红细胞数和血红蛋白水平较高，出生时红细胞数 $(5 \sim 7) \times 10^{12}/L$，血红蛋白量 $150 \sim 230g/L$。生后建立了自主呼吸，血氧含量增高，而红细胞寿命较短，有较多的红细胞于短期内破坏发生生理性溶血，至生后 10 天左右红细胞数及血红蛋白均约减少 20%，以后则下降较慢。由于生长发育迅速，循环量迅速增加，且骨髓暂时性造血功能降低，红细胞生成素不足等，至生后 2 ～ 3 个月时红细胞数和血红蛋白量降至最低点，红细胞数降至 $3 \times 10^{12}/L$，血红蛋白量降至 110g/L 以下，出现轻度贫血，称为"生理性贫血"现象。以后随年龄增长，红细胞数及血红蛋白量逐渐上升，至 12 岁左右达成人水平。

（2）血红蛋白种类：一般正常人红细胞内含有 3 种血红蛋白，即成人型血红蛋白（HbA、HbA_2）及胎儿型血红蛋白（HbF）。在胎儿期，胎儿型血红蛋白（HbF）占 65% ～ 90%，出生时降至 70% 左右，以后迅速下降，被成人型血红蛋白所代替（HbA 占 95%，HbA_2 占 2% ～ 3%）。了解血红蛋白的变化，对某些遗传性溶血性贫血的诊断有一定意义。

2. 白细胞总数及分类

（1）白细胞数：出生时白细胞总数为 $(15 \sim 20) \times 10^9/L$，以后即开始下降，出生后 1 周约为 $12 \times 10^9/L$，婴儿期维持在 $10 \times 10^9/L$ 左右，8 岁后接近成人水平。

（2）白细胞分类：初生时中性粒细胞较高约占 0.65，淋巴细胞约占 0.30，随着白细胞总数的下降，中性粒细胞亦相应下降，生后 4 ～ 6 天两者比值约相等，形成第一次交叉；以后在整个婴幼儿期均是淋巴细胞占优势，约占 0.60，中性粒细胞约占 0.35，至 4 ～ 6 岁时两者又相等，形成第二次交叉。6 岁后中性粒细胞增多，淋巴细胞减少，逐渐与成人相似。嗜酸粒细胞、嗜碱粒细胞及单核细胞各年龄期差别不大。

3. 血小板数　血小板与成人相似，$(150 \sim 250) \times 10^9/L$。

4. 血容量　小儿血容量相对较成人多，新生儿血容量约占体重 10%，平均 300ml，10 岁时占体重的 8% ～ 10%。成人血容量占体重的 6% ～ 8%。

第四节　维生素 D 缺乏性佝偻病

维生素 D 缺乏性佝偻病（rickets of vitamin D deficiency），是婴幼儿常见的一种慢性全身性营养缺乏性疾病。因体内维生素 D 不足引起全身性钙、磷代谢失常以致钙盐不能正常沉着在骨骼的生长部分，最终发生骨骼畸形。佝偻病虽然很少直接危及生命，但因发病缓慢，易被忽视，一旦发生明显症状时，机体的抵抗力低下，易并发肺炎、腹泻、贫血等其他疾病。

【病因】

1. 围生期维生素 D 不足　母亲妊娠期，尤其妊娠后期由于严重营养不良、肝肾疾病、慢性腹泻造成维生素 D 营养不良，以及早产、双胎、多胎均可使婴儿体内储存维生素 D 不足。

2. 日光照射不足　在一般情况下，如果经常进行户外活动，就能获得足够的紫外线量。但日光中紫外线会被烟雾、灰尘、衣服及普通玻璃、高层建筑物所阻挡或吸收，影响紫外线的作用。另外，地理环境和季节对紫外线的照射量也有很大影响。雨雾较多的地区及北方寒冷地区，小儿户外活动少，佝偻病发病较多。

3. 摄入不足 长期喂谷类食物或脱脂乳、炼乳等未及时添加辅食者，易发生维生素 D 缺乏。另外，食物中钙、磷比例不适宜或含量不足，均易患病。

4. 生长发育迅速 早产儿、多胎儿生长发育速度相对较快，对维生素 D 的需要量大，加上体内储存钙不足，易出现佝偻病。

5. 疾病的影响 肝、肾疾病可影响维生素 D 的羟化过程；胃肠道疾病可使钙、磷的吸收障碍；长期用抗癫痫药，如苯妥英钠、苯巴比妥可干扰维生素 D 代谢；肾上腺糖皮质激素可拮抗维生素 D 对钙转运的调节。

【发病机制】 由于日照不足及维生素 D 摄入减少造成体内维生素 D 缺乏，致使肠道吸收钙、磷减少，血钙水平降低，刺激甲状旁腺分泌甲状旁腺素增多，促使骨钙溶解释出致骨密度降低，使血钙浓度维持在正常或接近正常的水平，但因甲状旁腺素抑制肾小管上皮细胞对磷的重吸收，磷从尿中大量排出，血磷降低，引起钙、磷乘积下降，最终导致骨样组织钙化过程障碍，使成骨细胞代偿增生，局部骨样组织堆积，形成骨骼畸形。

【病理】 钙、磷乘积下降，使排列成行的成骨细胞不能钙化而继续增殖，形成骨样组织在骨骺端堆积，引起临时钙化带的增宽，骨骺软骨细胞增殖，出现临床上所见的肋骨串珠、手镯、脚镯等。扁骨和长骨骨膜下的成骨过程也发生障碍，骨密质逐渐被骨样组织所代替，骨干骨化障碍造成骨质稀疏，甚至发生病理性骨折。

【临床表现】

1. 基本症状

（1）神经精神兴奋性增高：如易激惹、烦躁、夜惊、多汗。

（2）肌肉、韧带松弛：使全身肌肉松弛，腹部膨隆如蛙腹，韧带松弛表现为大关节过度伸展。

（3）五迟：出牙迟、走路迟、说话迟、前囟关闭迟、部分患儿智力发育延迟。

（4）其他：免疫功能低下，常并发感染，可有贫血等。

2. 体征 主要表现为骨骼改变，多发生在骨骼生长发育快的地方。

（1）头部：早期可见颅骨软化（见于 3～6 个月），颅缝加宽，边缘较软，严重者可出现乒乓球感；乳牙萌出延迟，牙釉质发育差；7～8 个月后可由于额骨和顶骨双侧骨样组织增生呈对称性隆起出现方颅，严重时呈鞍状或十字状颅。

（2）胸部：多见于 1 岁左右的小儿，主要有以下几种表现。①肋骨串珠，即肋骨与肋软骨交界处骨样组织增生堆积呈半球形隆起，以第 7～10 肋最明显，从上至下如串珠；②肋膈沟：又称郝氏沟，由于肋骨软化，使附着处的肋骨受膈肌牵拉内陷，形成的横向浅沟；③鸡胸：第 7～9 肋骨骺部因软化内陷，使胸骨柄前突，形成鸡胸样畸形；④漏斗胸：如胸骨剑突部向内凹陷，可形成漏斗胸。

（3）四肢：7～8 个月以上，患儿腕、踝部肥大的骨骺形成钝圆形环状隆起，称为佝偻病手镯、脚镯；学走路前后，由于骨质软化及肌肉关节松弛，下肢受身体负重的影响，可出现"O"形腿或"X"形腿，应与生理性弯曲鉴别。

（4）脊柱：脊柱后突或侧突畸形。

（5）骨盆：重症患儿骨盆前后径短，可出现扁平骨盆，对女婴成年后生育分娩有影响。

3. 临床分期

(1) 活动早期（初期）：多在出生后 3 个月左右发病，以神经、精神症状为主，可能与婴儿自主神经功能紊乱有关。头皮因汗液刺激，常摇头磨枕来止痒，形成枕秃。

(2) 活动期（激期）：初期如不治疗，症状会继续加重。除神经、精神症状外，还有典型的骨骼改变、肌肉松弛和运动功能发育延迟等。

(3) 恢复期：各项表现逐渐消失，血生化、X 线片逐步恢复正常。

(4) 后遗症期：多见于 2 岁以上的婴幼儿。临床症状消失，仅有不同程度的骨骼畸形，血生化及骨骼 X 线检查均正常。

【辅助检查】

1. 血液生化 活动早期血 25-（OH）D_3 和 1, 25-（OH）$_2D_3$ 水平下降，血钙（正常值 2.25 ~ 2.75mmol/L）、血磷（正常值 0.97 ~ 1.61mmol/L）正常或稍低，钙磷乘积 <40。活动期血钙、血磷均降低，以血磷降低明显，钙、磷乘积 <30。碱性磷酸酶早期既可升高，活动期明显升高。

2. X 线检查 初期多正常，或钙化带稍模糊。激期 X 线长骨摄片可见骨骺软骨增宽，临时钙化带模糊消失，边缘不规则，呈毛刷状改变，骨干密度普遍减低，可有骨干弯曲或骨折。

【诊断与鉴别诊断】

主要依据维生素 D 缺乏史和临床症状与体征，有条件的可测血生化及摄 X 线腕骨片，做出诊断。本病尚需与肾性佝偻病、肾小管性酸中毒、低血磷抗维生素 D 性佝偻病、抗癫痫药物引起的佝偻病、脑积水、先天性甲状腺功能减退、软骨发育不良等疾病鉴别。

【治疗与预防】

1. 治疗要点 原则以口服维生素 D 为主，一般剂量 50 ~ 100μg (2000 ~ 4000IU) /d，1 个月后改预防量 400IU/d。重症或不能口服的婴儿，可一次肌内注射维生素 D 20 万 ~ 30 万 IU，必要时补充钙剂，3 个月后改预防量。

活动性佝偻病儿在治疗期间应限制其坐、立、走等，以免加重脊柱弯曲、"O" 或 "X" 形腿畸形。

3 岁后的佝偻病骨畸形者，多为后遗症，不宜用维生素 D 制剂，应考虑矫形疗法。

2. 预防

(1) 普及预防措施：①加强宣传工作，包括对孕妇、围生期、乳儿期的合理预防佝偻病知识，具体落实在妇幼保健管理系统工作中。②推广法定维生素 D 强化食品，按时加辅食。③加强小儿户外活动，集体儿童加强三浴锻炼（空气浴、日光浴、水浴）。④预防和早期治疗乳幼儿常见病。

(2)药物预防法：①孕期时强调户外活动，不仅是接受日光紫外线对佝偻病的预防作用，对机体还有更多裨益。尤以在妊娠末 3 个月，除日照外每日补充维生素 D 400IU。②新生儿期 1 ~ 2 周后，每日口服维生素 D400IU，母乳及牛乳喂养儿日食乳 400 ~ 500ml 即不需补钙，一般钙剂皆不及乳中的钙易于吸收利用。夏秋季可充分利用日光照射，每年入冬后口服维生素至 2 岁。③早产儿、双胎以及消化道疾病患儿，可酌情略加维生素预防量，但切忌过量以免中毒。

我国幅员辽阔，南北地区、城乡条件不同，散、集儿童条件不同，高楼、平房拥挤程度不同，应因地制宜开展预防措施。

第五节　小儿腹泻

小儿腹泻（infantile diarrhea），或称腹泻病，是由多种原因引起的以腹泻为主的综合征，严重者可引起脱水和电解质酸碱紊乱。本症为婴幼儿时期的常见病，是我国小儿保健重点防治的"四病"之一。发病年龄多在 2 岁以下，1 岁以内者约占 50%。夏秋季发病率最高。

【病因】

1. 易感因素

（1）婴幼儿期为生长发育最快的时期，所需营养物质多，消化道负担重，经常处于紧张的工作状态，易发生消化功能紊乱。

（2）消化系统发育不成熟，胃酸和消化酶分泌少，消化酶活性低，对食物的耐受力差。

（3）胃内酸度低，胃排空较快，对进入胃内的细菌杀灭能力弱。

（4）血液中免疫球蛋白（尤以 IgM 和 IgA）和肠道分泌型 IgA（SIgA）均较低。

（5）正常肠道菌群对入侵的病原体有拮抗作用，新生儿正常肠道菌群尚未建立或因使用抗感染药等引起肠道菌群失调，易患肠道感染。

（6）人工喂养儿不能从母乳中获得有很强的抗肠道感染作用的大量体液因子（SIgA、乳铁蛋白等）、巨噬细胞和粒细胞等成分，家畜乳中虽有上述某些成分，但在加热过程中易破坏，加上食物、食具易污染，故人工喂养儿肠道感染发病率明显高于母乳喂养儿。

2. 感染因素

（1）肠道内感染：可由病毒、细菌、真菌、寄生虫引起，以前二者为多见。病毒感染以轮状病毒引起的秋冬季腹泻最常见，其次是腺病毒、埃可病毒和柯萨奇病毒等。细菌感染（不包括法定传染病）以致病性大肠埃希菌、产毒性大肠埃希菌、出血性大肠埃希菌及侵袭性大肠埃希菌为主，其次为空肠弯曲菌、耶尔森菌、鼠伤寒沙门菌等。真菌和寄生虫也可引起急、慢性肠炎。

（2）肠道外感染：由于发热及病原体的毒素作用可使消化功能紊乱，故患中耳炎、上呼吸道感染、肺炎、肾盂肾炎、皮肤感染及急性传染病时可伴腹泻。肠道外感染的某些病原体（主要是病毒）也可同时感染肠道。

（3）滥用抗感染药引起肠道菌群紊乱：长期大量使用广谱抗感染药使正常菌群减少，耐药性金黄色葡萄球菌、变形杆菌、绿脓杆菌或白色念珠菌等可大量繁殖，引起药物较难控制的肠炎。营养不良、免疫功能减退、长期应用肾上腺皮质激素者更易发病。

3. 非感染因素

（1）饮食因素：多为人工喂养儿。由于喂养不定时，量过多或过少，或食物成分不适宜等；个别婴儿对牛奶或某些食物成分过敏或不耐受，均可发生腹泻。

（2）气候因素：腹部受凉使肠蠕动增加；天气过热使消化液分泌减少，而由于口渴又吃奶过多，增加消化道负担而致腹泻。

（3）精神因素：精神紧张可致肠道功能紊乱，引起腹泻。

【发病机制】

导致腹泻的机制：①肠腔内存在大量不能吸收的具有渗透性的物质；②肠腔内电解质分泌过多；③炎症所致的液体大量渗出；④肠道运动功能异常等。据此可将腹泻分为"渗透性""分泌性""渗出性"和"肠道功能异常"4种类型。临床上的腹泻是在多种机制共同作用下发生的。

1. 非感染性腹泻 主要由饮食不当引起，多为人工喂养的小儿。当进食过量或食物成分不恰当时，消化、吸收不良的食物积滞在小肠上部，使肠内的酸度减低，肠道下部细菌上移并繁殖，发生内源性感染，使消化功能更加紊乱。加之食物分解后产生胺类刺激肠道，使肠蠕动增加，引起腹泻、脱水、电解质紊乱及中毒症状。

2. 感染性腹泻 病原微生物多随污染的食物、日用品、手或水进入消化道，当机体防御功能下降，大量病原微生物侵袭并产生毒素，可引起腹泻。

（1）产生肠毒素的细菌感染：可引起分泌性腹泻。病原体侵入肠道后细菌在肠腔中释放不耐热肠毒素（LT）和耐热肠毒素（ST），两者都引起肠道水分和氯化物分泌增多，并抑制钠的再吸收，导致分泌性腹泻。

（2）侵袭性细菌感染：如侵袭性大肠埃希菌、空肠弯曲菌、鼠伤寒沙门菌及金黄色葡萄球菌等，可直接侵入肠黏膜组织，产生广泛的炎性反应，出现血便或黏胨状大便。

（3）病毒感染：轮状病毒侵袭小肠绒毛的上皮细胞，使之变性、坏死、绒毛变短脱落，引起水、电解质吸收减少，肠液在肠腔内大量积聚而导致腹泻。同时，继发的双糖酶分泌不足使食物中糖类消化不全而积滞在肠腔内，并被细菌分解成小分子的短链有机酸，使肠液的渗透压增高，进一步造成水和电解质的丧失。

【临床表现】

（一）急性腹泻

病程2周内腹泻，为急性腹泻。

1. 腹泻的共同表现

（1）轻型腹泻：多为饮食因素或肠道外感染引起。每日大便多在10次以下，呈黄色或黄绿色，稀糊状或蛋花样，有酸臭味，可有少量黏液及未消化的奶瓣（皂块）。大便镜检可见大量脂肪球。无中毒症状，精神尚好，偶有低热，无明显水、电解质紊乱。多在数日内痊愈。

（2）重型腹泻：多由肠道内感染所致或由轻型腹泻发展而来。患儿有以下表现。①严重的胃肠道症状：腹泻频繁，每日大便10次以上，多者可达数十次。大便水样或蛋花样，有黏液，量多，可使肛周皮肤发红或糜烂。伴有呕吐，甚至吐出咖啡渣样物。大便镜检有少量白细胞。②全身中毒症状：高热或体温不升，烦躁不安，精神萎靡，嗜睡，甚至昏迷、惊厥。③水、电解质、酸碱平衡紊乱，由于患儿呕吐、腹泻及入量不足，可引起不同程度及性质脱水、代谢性酸中毒、低血糖及低钾血症、低钙血症、低镁血症等电解质紊乱（相关内容详见本章第六节）。

2. 不同病因所致肠炎的临床特点

（1）轮状病毒肠炎：又称秋季腹泻，多发生在秋冬季节。常见于6个月至2岁小儿，>4岁者少见。起病急，常伴发热和上呼吸道感染症状。多先有呕吐，每日大便10次以上甚至数十次，量多，水样或蛋花汤样，黄色或黄绿色，无腥臭味，常出现水及电解质紊乱。本病为自限性疾病，病程多为3～8天。大便镜检偶见少量白细胞。血清抗体一般在感染后3周上升。

（2）大肠埃希菌肠炎：多发生在 5～8 月气温较高季节，主要表现为发热、呕吐、腹泻稀水便。重者可有脱水、酸中毒及电解质紊乱。产毒性大肠埃希菌肠炎多无发热和全身症状。侵袭性大肠埃希菌肠炎表现与细菌性痢疾相似。

（3）真菌性肠炎：主要由白色念珠菌所致，与患儿免疫力低下或长期用抗感染药有关。主要症状为大便稀黄，泡沫较多，带黏液，有时可见豆腐渣样细块（菌落），偶见血便。大便镜检可见真菌孢子和假菌丝，真菌培养阳性，常伴鹅口疮、肛周黄白色伪膜。

（4）金黄色葡萄球菌肠炎：很少为原发性，多继发于口服大量广谱抗感染药后，症状与病程常与菌群失调的程度有关，有时在慢性痢疾基础上继发。主要表现为呕吐、发热、腹泻。呕吐常在发热 1～5 天前出现。腹泻初期大便呈黄绿色，3～4 天后多变为有腥臭味的暗绿色水样便，每日可达 10～20 次或更多。体液丢失较大肠埃希菌肠炎多，脱水和电解质紊乱症状重，甚至发生休克。大便中常见灰白色片状伪膜（将少量大便放在生理盐水内，可见伪膜漂浮水上），对临床诊断有帮助。大便黏液涂片可见多数脓球和革兰氏阳性球菌。培养有金黄色葡萄球菌生长。

（二）迁延性腹泻和慢性腹泻

病程 2 周至 2 个月为迁延性腹泻，超过 2 个月为慢性腹泻。两种腹泻病因复杂，感染、过敏、酶缺陷、免疫缺陷、药物因素、先天性畸形等均可引起。多与营养不良和急性期末彻底治疗有关，以人工喂养儿、营养不良儿多见。

【实验室检查】

1. 血常规　白细胞总数及中性粒细胞增多提示细菌感染，降低提示病毒感染（也有不降低反升高者），嗜酸粒细胞增多属寄生虫感染或过敏性病变。

2. 大便检查　大便常规无或偶见白细胞者为侵袭性细菌以外的病原体感染引起，大便内有较多的白细胞常由于各种侵袭性细菌感染引起；大便培养可检出致病菌；真菌性肠炎，大便涂片发现念珠菌孢子及假菌丝有助于诊断；疑为病毒感染者应做病毒学检查，肠道菌群分析、酸度、还原糖试验和培养。

3. 血液生化检查　血钠测定可提示脱水性质。血钾测定可反映体内缺钾的程度。血气分析及测定二氧化碳结合力（CO_2CP）可了解体内酸碱平衡程度和性质。重症患儿应同时测尿素氮，必要时查血钙和血镁。

【并发症】　腹泻常导致营养不良、多种维生素缺乏和多种感染。脱水重时可并发急性肾衰竭。此外有中毒性肠麻痹、肠出血、肠穿孔、肠套叠和胃扩张，还可因输液不当引起急性心力衰竭、高钠或低钠血症，或高钾血症。小婴儿呕吐护理不周时可引起窒息。

【诊断与鉴别诊断】　根据患儿大便次数及形状做出小儿腹泻诊断。注意寻找病因，排出消化道外感染引起的腹泻。先从病史中了解喂养情况、不洁食物史、疾病接触史、食物和餐饮具消毒情况，以区别感染性与非感染性腹泻。其次注意发病季节和地区。我国北方 3～7 月份的腹泻多由于大肠埃希菌引起，而 8～12 月的病例多系病毒所致。有条件者应做大便培养、电镜检查或病毒分离。根据病史和体征表现分析判断脱水的程度和性质。对重症或不易判断者，应测血清钠、钾、氯和血气分析，或测二氧化碳结合力。出现惊厥时可测血清钙。注意必须根据病史和临床表现对水、电解质紊乱进行分析，不可单纯根据化验结果进行补液，综合分析做出正确判断。心电图检查有助于了解血钾情况。有 T 波增宽、低平或倒置、Q-T 间期延长、ST 段下降、出现 U 波（>0.1mV）并逐渐增高、在同一导联中 U 波 >T 波。长期缺钾亦可导致肾损伤。严重低钾时可出现室性期前收缩及室性心动过速。本病尚需与细菌性痢疾、急性坏死性肠炎、生理性腹泻、阿米巴痢疾等鉴别。

【治疗】

1. 治疗原则　调整饮食，预防和纠正脱水，合理用药，加强护理，预防并发症。急性腹泻侧重于维持水、电解质平衡及抗感染，迁延性腹泻及慢性腹泻则应注意肠道菌群失调及饮食疗法。

2. 治疗措施

（1）饮食疗法：无论何种类型腹泻，都要坚持继续喂养，需要调整饮食，并于恢复期增加喂养的次数和量。

（2）控制感染：对侵袭性细菌性肠炎及新生儿、婴幼儿、免疫功能减退者可选用敏感的抗感染药。病毒性肠炎以饮食管理和支持疗法为主，一般不需用抗感染药。

（3）纠正水和电解质紊乱及酸碱失衡：脱水和电解质紊乱是急性腹泻死亡的主要原因。合理的液体疗法是降低病死率的关键，液体疗法见本章第六节相关内容。

（4）对症治疗：腹胀明显者可用新斯的明皮下或穴位注射，或肛管排气、胃肠减压。低钾血症者应及时补钾。呕吐严重者可针刺内关穴或用氯丙嗪肌内注射。高热者给予物理降温或解热药。也可选用微生态疗法有助恢复肠道正常菌群生态平衡，抑制病原菌定植、侵袭。

（5）迁延性和慢性腹泻的治疗：因常伴有营养不良和其他并发症，病情较为复杂，须针对病因采用综合治疗措施。

第六节　腹泻患儿的液体疗法

一、小儿体液平衡的特点

1. 体液的总量和分布　体液的分布可分为三大区：①血浆区；②间质区；③细胞区。前两区统称为细胞外液，后一区又称为细胞内液。细胞内液和血浆液量相对固定，唯间质液量变化较大。年龄越小，体液总量相对越多，间质液量所占的比例也越大（表11-6-1）。因此，小儿发生急性脱水时，由于细胞外液首先丢失，故脱水症状可在短期内立即出现。

表11-6-1　不同年龄的体液分布（占体重的百分比）

年龄	细胞内液（%）	细胞外液（%）		体液总量（%）
		间质液	血浆	
新生儿	35	40	5	80
1岁以下	40	25	5	70
2~14岁	40	20	5	65
成人	40~45	10~15	5	55~60

2. 体液的电解质组成　小儿与成人相似，唯生后数日的新生儿血钾、氯、磷和乳酸偏高，血钠、钙和碳酸氢盐偏低。

3. 水的交换　体内水的出入量与体液保持动态平衡。每日所需水量与热量消耗成正比。小儿代谢旺盛，需热量多，需水量亦多。正常婴儿每日需水量 120 ～ 150ml/100kcal，每日水的进、出量（体内、外水的交换量)约等于细胞外液的 1/2；而成人仅占 1/7。婴儿体内水的交换率比成人快 3 ～ 4 倍，所以婴儿对缺水的耐受力比成人差。在病理情况下，如呕吐、腹泻等，较成人更易发生脱水。

4. 体液调节　体液调节主要靠肾、肺、神经和内分泌系统的调节功能及血浆中的缓冲系统。而小儿的体液调节功能较成人差，所以，易出现水和电解质代谢紊乱。

二、水、电解质和酸碱平衡紊乱

1. 脱水　由于吐泻丢失体液和（或）摄入量不足使体液总量尤其是细胞外液量减少，而导致不同程度的脱水。脱水时除水分丢失外，同时伴有钠、钾和其他电解质的丢失。

（1）脱水程度：即累积的体液损失，可根据病史和临床表现综合估计。一般将脱水分为 3 度（表 11-6-2）。营养不良患儿因皮下脂肪少，皮肤弹性较差，容易把脱水程度估计过高；而肥胖小儿皮下脂肪多，脱水程度常易估计过低，临床上应予以注意，不能单凭皮肤弹性来判断，应综合考虑。

（2）脱水性质：指现存体液渗透压的改变。脱水的同时亦伴有电解质的丢失，由于腹泻时水与电解质丢失比例不同，因而导致体液渗透压发生不同的改变，据此可将脱水分为等渗性脱水、低渗性脱水、高渗性脱水 3 种。其中以等渗性脱水最常见，其次为低渗性脱水，高渗性脱水少见（表 11-6-3）

表 11-6-2　不同程度脱水的临床表现

	轻度	中度	重度
精神状态	无明显改变	烦躁或萎靡	嗜睡或昏迷
皮肤弹性	稍差	差	极差
口腔黏膜	稍干燥	干燥	极干燥
眼窝及前囟凹陷	轻度	明显	极明显
眼泪	有	少	无
尿量	略减少	明显减少	少尿或无尿
周围循环衰竭	无	不明显	明显
酸中毒	无	有	严重
失水占体重百分比	<5%	5%～10%	>10%

表 11-6-3　不同性质脱水的临床表现

	低渗性	等渗性	高渗性
原因及诱因	以失盐为主，补充非电解质过多，常见于病程较长、营养不良和重度脱水者	水与电解质丢失大致相同，常见于病程较短、营养状况较好	以失水为主，补充高钠液体过多，高热入水量少，大量出汗等
血钠浓度	<130mmol/L	130～150mmol/L	>150mmol/L
口渴	不明显	明显	极明显
皮肤弹性	极差	稍差	尚可
血压	很低	低	正常或稍低
神志	嗜睡或昏迷	精神萎靡	烦躁易激惹

2. **代谢性酸中毒**　由于腹泻丢失大量碱性物质，进食少和肠吸收不良，摄入热量不足，体内脂肪氧化增加，酮体生成增多；血容量减少，血液浓缩，循环缓慢，组织缺氧，乳酸堆积；肾血流量不足，尿量减少，酸性代谢产物堆积体内，故中、重度脱水多有不同程度的酸中毒。轻度酸中毒的症状不明显，呼吸稍快，血浆二氧化碳结合力（CO_2CP）为 18 ～ 13mmol/L（40 ～ 30Vol%），若不做血气分析和二氧化碳结合力检查，不易早期诊断。中度酸中毒出现呼吸深快、口唇樱红、心率加快、厌食、恶心、呕吐、疲乏无力、精神萎靡、烦躁不安；CO_2CP 为 13 ～ 9mmol/L（30 ～ 20Vol%）。重度酸中毒时心率变慢，呼吸深快，节律不齐，呼吸有丙酮味（似烂苹果味），嗜睡，昏睡，昏迷，CO_2CP 为 <9mmol/L（<20Vol%）。由于心率减慢，心肌收缩力减弱和心排血量减少，可发生低血压和心力衰竭。新生儿和小婴儿呼吸代偿功能差，酸中毒时其呼吸改变可不典型，往往仅有精神萎靡、拒食和面色苍白等，应早期注意。

3. **低钾血症**　胃肠分泌液中含钾较多，所以，呕吐和腹泻可致钾大量丢失；进食少，钾的入量不足；肾保留钾的功能比保留钠为差，血钾虽低，而尿中仍有一定量的钾继续排出。故腹泻时患儿都有不同程度的低钾血症，尤其是久泻和营养不良的患儿。但在脱水未纠正前，钾总量虽然减少，由于血液浓缩，酸中毒时钾由细胞内向细胞外转移，以及尿少而致钾排出量减少等原因，血钾浓度多数仍正常。当输入不含钾的溶液时，随着脱水的纠正，血钾被稀释；酸中毒被纠正和输入的葡萄糖合成糖原（每合成 1g 糖原需钾 0.36mmol）等，钾由细胞外向细胞内转移；利尿后钾排出增加，而大便仍继续失钾，因此血钾迅速降低。当血清钾 <3.5mmol/L 时出现神经肌肉兴奋性减低的表现，如精神萎靡、反应迟钝、躯干和四肢肌肉无力、腱反射减弱、腹胀、便秘、肠鸣音减弱。严重者出现肠和膀胱麻痹、呼吸肌麻痹、腱反射消失。低钾时心肌收缩无力、心脏扩大，表现为心率增快、心音低钝，甚至血压降低、心律不齐，可危及生命。心电图改变有 T 波增宽、低平或倒置、Q–T 间期延长、ST 段下降、出现 U 波（>0.1mV）并逐渐增高、在同一导联中 U 波 >T 波。长期缺钾亦可导致肾损伤。

4. **低钙血症和低镁血症**　腹泻患儿进食少，吸收不良，从大便丢失钙、镁，可使体内钙、镁减少，但一般多不严重。腹泻较久或有活动性佝偻病的患儿血钙较低，但在脱水和酸中毒时，由于血液浓缩和离子钙增加，可不出现低钙症状。输液后血钙被稀释和酸中毒被纠正后，离子钙减少，可出现低钙症状如手足搐搦或惊厥。极少数长期腹泻和营养不良患儿中，经补钙后症状仍不见好转时，应考虑可能有低血镁，其表现为易受激惹、烦躁不安、手足震颤、舞蹈样不随意运动，严重者可有惊厥。

三、液体疗法时常用的溶液及其配制

1. **非电解质溶液**　常用 5% 葡萄糖溶液为等渗液、10% 葡萄糖溶液为高渗液，但葡萄糖输入体内后，很快被氧化成二氧化碳和水，或转变成糖原而贮存体内，失去其渗透压的作用。故输入葡萄糖溶液，主要用以补充水分和部分热量，不能起到维持血浆渗透压的作用。

2. **电解质溶液**　主要用以补充所丢失的体液、所需的电解质，纠正体液的渗透压和酸碱平衡失调。

（1）0.9% 氯化钠溶液（生理盐水）：在生理盐水中含 Na^+ 和 Cl^- 均为 154mmol/L（154mEq/L），与血浆离子渗透压近似，为等渗液。但与血浆中的 Na^+（142mmol/L）和 Cl^-（103mmol/L）相比，Cl^- 的含量相对较多，故大量输入体内可致血氯升高，造成高氯性酸中毒。

（2）3% 氯化钠：用于纠正低钠血症，每毫升含 Na^+ 0.5mmol。

（3）碱性溶液：主要用于纠正酸中毒。常用的有：①碳酸氢钠溶液，可直接增加缓冲碱，纠正酸中毒的作用迅速。1.4%碳酸氢钠为等渗溶液，市售为5%碳酸氢钠为高渗溶液，可用5%或10%葡萄糖稀释3.5倍，即为等渗液。在抢救重度酸中毒时，可不稀释而直接静脉注射，但不宜多用。②乳酸钠溶液，需在有氧条件下，经肝代谢产生HCO_3^-而起作用，显效较缓慢。因此，在肝功能不全、缺氧、休克、新生儿期及乳酸潴留性酸中毒时，不宜使用。1.87%乳酸钠等渗液，市售为11.2%乳酸钠溶液，稀释6倍即为等渗液。

（4）氯化钾溶液：用于纠正低钾血症。制剂为10%溶液，静脉滴注时稀释成0.2%～0.3%浓度。不可静脉直接推注，以免发生心肌抑制而死亡。

3. 混合溶液　将各种溶液按不同比例配成混合溶液，目的是减少或避免各自的缺点，而更适合于不同液体疗法的需要。几种常用混合溶液的简便配制方法见表11-6-4。

表 11-6-4　几种常用混合溶液的简便配制

混合溶液	5%或10%葡萄糖（ml）	加入溶液（ml）		
		10%氯化钠	5%碳酸氢钠	（11.2%乳酸钠）
1：1 液	500	20	—	—
2：1 液	500	30	47	（28）
1：4 液	500	10	—	—
2：3：1 液	500	15	24	（15）
4：3：2 液	500	20	33	（20）

注：1：1 溶液：1/2 张液，常用于轻、中度等渗性脱水。

　　2：1 溶液：为等渗液，常用于低渗性脱水或重度脱水。

　　1：4 溶液：为 1/5 张液，常用于高渗性脱水或生理需要量的补充。

　　2：3：1 溶液：为 1/2 张液，用途同 1：1 液。

　　4：3：2 溶液：为 2/3 张液，常用于低渗性脱水。

4. 低渗口服补液盐溶液（简称低渗 ORS 溶液）　近年来世界卫生组织推荐用低渗 ORS 溶液给急性腹泻脱水患儿进行口服补液疗法，经临床应用已取得良好疗效。其配方为：氯化钠 2.5g，枸橼酸钠 2.9g，氯化钾 1.5g，葡萄糖 13.5g。临用前以温开水 1000ml 溶解，此溶液为 1/2 张。

四、婴幼儿腹泻的静脉液体疗法

婴幼儿腹泻的液体疗法目的在于纠正脱水和电解质平衡紊乱，以恢复机体的正常生理功能。补液时需考虑：①全日输液量多少（脱水程度）；②患儿属哪种性质脱水（等渗、低渗或高渗）及有无酸中毒；③注意脱水、酸中毒纠正后出现的低钾、低钙、低镁症状；④掌握"定量、定性、定速""先盐后糖、先快后慢、先浓后淡""见酸补碱、见尿补钾、见惊补钙"。补液总量包括累积损失量、继续损失量和生理需要量三方面。

1. 累积损失量　指发病后至补液时所损失的水和电解质总量。

（1）定量：按脱水程度估计，轻度脱水 50ml/kg，中度脱水 50～100ml/kg，重度脱水 100～120ml/kg。一般先按 2/3 的量补给。

（2）定性：输液的种类取决于脱水的性质。等渗性脱水补 1/2 张含钠液，低渗性脱水补

2/3 张含钠液，高渗性脱水补 1/5 ～ 1/3 张含钠液。因脱水时细胞内液亦有钾的损失，故细胞外液的钠在经消化道丢失的同时还有部分进入细胞内进行代偿，经补钾后，钠又重返细胞外，故补充的含钠液不宜过多。视病情决定取舍。重度酸中毒可用 5% 碳酸氢钠溶液纠正。待循环改善，酸中毒纠正见尿后及时补钾，一般按每日 3 ～ 4mmol/kg（相当于氯化钾 200 ～ 300mg/kg）补充。氯化钾静脉滴注浓度不宜超过 0.3%，每日总量滴注时间 >8 小时。如出现低钙血症与低镁血症，则相应静脉补充 10% 葡萄糖酸钙或深部肌内注射 25% 硫酸镁。

（3）定速：补液速度取决于脱水程度，原则上先快后慢。累积损失量应于 8 ～ 12 小时补足，每小时 8 ～ 10ml/kg。若有休克时首先进行扩容，用 2：1 等张含钠液或 1.4% 碳酸氢钠 20mg/kg（总量最多不超过 300ml）于 30 ～ 60 分钟静脉注射，以迅速改善有效循环血量和肾功能。然后才补充累积损失量。但须从累积损失量中扣除扩容的液量。对于高渗性脱水的患儿，累积损失量的补充速度应放慢，总量宜在 24 小时内均匀静脉滴入。如过快则细胞外液由于输入低渗液而使其渗透压降低，但细胞内仍处于高渗状态，水由细胞外进入细胞内反而加重脑水肿，使病情突然恶化。

2. 继续损失量　指补液开始后，因呕吐、腹泻等继续损失的液体量。按每日 10 ～ 40ml/kg 计算，用 1/3 ～ 1/2 张含钠液。

3. 生理损失量　为 60 ～ 80ml/kg。根据病情一般可口服每日生理需要量，如仍需静脉补充，可用 1/5 ～ 1/4 张含钠液（加 0.15% 氯化钾）。

继续损失量和生理需要量可在 12 ～ 16 小时内输注，一般为 5ml/（kg·h）。

以上三部分液体量合计，第一个 24 小时应供给的液体总量为：轻度脱水 90 ～ 120ml/kg，中度脱水 120 ～ 150ml/kg，重度脱水 150 ～ 180ml/kg。学龄前小儿和学龄小儿酌减 1/4 ～ 1/3。第二天仍需经静脉给患儿补液，只需补充继续损失量和生理需要量，以均匀的速度补给。

第七节　先天性心脏病

先天性心脏病（congenital heart disease，CHD），又称先心病，是胎儿期心脏及大血管发育异常而致的先天畸形，是小儿最常见的心脏病。流行病学调查资料提示，先天性心脏病的发病率在活产婴儿中为 8‰ 左右；各类先天性心脏病的发病情况以室间隔缺损最多，其次为房间隔缺损、动脉导管未闭和肺动脉瓣狭窄。法洛四联症则是存活的发绀型先天性心脏病中最常见者。近年来随着科学技术的不断发展，先天性心脏病介入导管关闭动脉导管、房间隔缺损和室间隔缺损，应用球囊导管扩张狭窄的瓣膜（如肺动脉瓣狭窄）和血管等技术的发展，为先天性心脏病的治疗开辟了崭新的途径。心脏外科手术方面，体外循环、深低温麻醉下心脏直视手术的发展，以及带瓣管道的使用不仅使大多数常见先天性心脏病根治手术效果大为提高，而且对某些复杂心脏畸形亦能在婴儿期，甚至新生儿期进行手术，因此，先天性心脏病的预后已大为改观。

先天性心脏病的病因尚未完全明确。在胎儿心脏发育阶段，若有任何因素影响了心脏胚胎发育，即可造成先天性畸形。这类有关因素大致可分为内在和外来两类，以后者为多见。

（1）内在因素：主要与遗传有关，特别是染色体突变。

（2）外来因素：包括宫内感染，如风疹、流行性感冒、流行性腮腺炎等；其他，如孕妇接受大量放射线、代谢性疾病（糖尿病、高钙血症等）、药物影响（抗癌药、甲苯磺丁脲等）及引起子宫缺氧的慢性疾病等。

绝大多数先天性心脏病患者的病因尚不清楚，目前认为85%以上先天性心脏病的发生可能是胎儿周围环境因素与遗传因素相互作用的结果。因此，加强孕妇的保健特别是在妊娠早期适量补充叶酸，积极预防风疹、流感等病毒性疾病，以及避免与发病有关的因素接触，保持健康的生活方式等都对预防先天性心脏病具有积极的意义。

一、室间隔缺损

室间隔缺损（ventricular septal defect，VSD），是先天性心脏病中最常见的类型。根据缺损位置不同可分为三类：①干下型缺损；②室间隔膜部缺损；③室间隔肌部缺损。可以同时存在几种缺损。

【病理生理】 由于左心室压力高于右心室，故室缺引起的分流系自左向右，一般无青紫。随着病情进展，肺循环量持续增加，致使肺小动脉发生痉挛，产生动力型肺动脉高压。日久肺小动脉发生病理变化，中层和内膜层增厚，使肺循环阻力增加，形成梗阻型肺动脉高压。此时左向右分流量显著减少，最后出现双向或反向分流而呈现青紫。当肺动脉高压显著，产生右向左分流时，即称为艾森曼格（Eisenmenger）综合征。

【临床表现】 室间隔缺损临床表现取决于缺损的大小。

（1）小型缺损：可无明显症状，仅活动后稍感疲乏。体检于胸骨左缘第3~4肋间听到响亮粗糙的全收缩期杂音，肺动脉第二心音稍增强。

（2）较大缺损：左向右分流多，体循环流量则减少，影响生长发育。患儿多消瘦、乏力、气短、多汗，易患肺部感染，易致心力衰竭。偶可因扩张的肺动脉压迫喉返神经，引起声音嘶哑。体检于胸骨左缘第3~4肋间可闻及Ⅲ~Ⅳ级粗糙的全收缩期杂音，向四周广泛传导，可于杂音最响部位触及收缩期震颤。

（3）缺损很大且伴有明显肺动脉高压者：右心室压力也显著增高，左向右分流减少，当出现右向左分流时，患儿呈现青紫，并逐渐加重，心脏杂音减轻而肺动脉第二音显著亢进。

（4）并发症：支气管肺炎、充血性心力衰竭、肺水肿及亚急性细菌性心内膜炎。

【辅助检查】 小型室间隔缺损X线检查可正常或仅有轻度左心室增大或肺充血。大型室间隔缺损肺动脉段明显突出，肺门血管影增粗，搏动增强，左右心室增大，左心房也增大。超声心动图及心血管检查可证实缺损的存在，显示分流的位置、方向和区别分流的大小，并能了解肺动脉的压力。

【治疗】 室间隔缺损有自然闭合可能，中小型缺损可先在门诊随访至学龄前期，有临床症状如反复呼吸道感染和充血性心力衰竭时进行抗感染、强心、利尿、扩血管等内科处理。大中型缺损有难以控制的充血性心力衰竭者，肺动脉压力持续升高超过体循环压的1/2或肺循环/体循环量之比大于2：1时，应及时处理。室间隔缺损治疗过去只能依靠外科体外循环下直视手术修补，随着介入医学的发展，应用可自动张开和自动置入的Amplatzer等装置经心导管堵塞进行非开胸的介入治疗，表明该方法对关闭肌部、部分膜部室缺是安全有效的，但远期疗效有待进一步的临床实践和研究证实。

二、房间隔缺损

房间隔缺损（atrial septal defect，ASD），占先天性心脏病发病率的20%~30%，根据病变的不同可分为原发孔未闭型缺损和继发孔未闭型缺损，原发孔未闭型缺损常伴有二尖瓣关闭不全。

【病理生理】 在出生时及新生儿早期，右心房压力可略高于左心房，血流自右向左，因而发生暂时性青紫。随着肺循环量的增加，左心房压力超过右心房，分流转为自左向右。由于右心房不但接受由上、下腔静脉回流的血液，同时还接受由左心房流入的血液，导致右心室舒张期负荷过重，因而右心房、右心室增大，肺循环血流量增多，而左心室、主动脉及整个体循环的血流量减少。如果缺损大，产生大量左向右分流，则肺动脉压力可增高，当右心房压力高于左心房时，则出现左向右分流而引起持久的青紫。

【临床表现】 症状随缺损大小而有区别。

（1）缺损小：可无症状，仅体检于胸骨左缘第 2～3 肋间有收缩期杂音。

（2）缺损大：分流量大，因体循环量不足而影响生长发育，患儿多消瘦、乏力、多汗和活动后气促，并因肺循环充血而易患支气管炎。当痛哭、患肺炎或支气管炎时，可出现暂时性右向左分流而呈现青紫。体检于胸骨左缘第 2～3 肋间可听到 Ⅱ～Ⅲ 级喷射性收缩期杂音，肺动脉瓣区第二心音亢进和固定分裂。

（3）并发症：支气管肺炎、充血性心力衰竭、亚急性细菌性心内膜炎等。

【辅助检查】 X 线检查显示右心房增大，肺动脉段明显突出，肺门血管影增粗，可有肺门"舞蹈"，肺野充血，主动脉影缩小。典型心电图表现为电轴右偏和不完全性右束支传导阻滞，部分病例尚有右心房和右心室肥大。超声心动图可显示缺损的位置及大小、分流的位置和方向，且能估计分流的大小。如临床典型，心电图检查结果符合，经超声心电图检查确诊者，术前可不必做心导管检查。

【治疗】 <3mm 的房间隔缺损多在 3 个月内自然闭合，>8mm 房间隔缺损一般不会自然闭合。房缺分流量较大时一般可在 3～5 岁时选择体外循环下手术治疗。反复呼吸道感染、发生心力衰竭或合并肺动脉高压者应尽早手术治疗。房间隔缺损也可通过介入性心导管术，应用双面蘑菇伞（Amplatzer 装置）关闭缺损。适应证：①继发孔型房缺；②直径 <30mm；③房间隔缺损边缘距肺静脉、腔静脉、二尖瓣口及冠状静脉窦口的距离 >5mm；④房间隔的伸展径要大于房间隔缺损直径 14mm 以上等。

三、动脉导管未闭

动脉导管未闭（patent ductus arteriosus，PDA），占先天性心脏病发病总数的 15%～20%，女性较多见。

【病理生理】 多数婴儿于出生后 3 个月左右，动脉导管在解剖上完全关闭。若持续开放，并发生生理改变，即称动脉导管未闭。未闭动脉导管一般分为三型，即管型、漏斗型、窗型。一般情况下，由于主动脉压力较肺动脉为高，故不论在收缩或舒张期，血液均自主动脉向肺动脉分流。肺动脉接受来自右心室及主动脉两处的血流，故肺循环血液量增加，回流到左心房和左心室的血流量也增多，使左心室舒张期负荷加重，因而出现左心房左心室扩大。肺小动脉因长期接受大量主动脉血液的分流，造成管壁增厚，肺动脉压力增高，可致右心室肥大和衰竭。当肺动脉压力超过主动脉时，即产生右向左分流，造成下半身青紫，成差异性发绀。

【临床表现】 症状取决于动脉导管的粗细。

（1）导管口径较细者：临床可无症状，仅体检时偶尔发现心脏杂音。

（2）导管粗大者：分流量大，出现气急、咳嗽、乏力、多汗、心悸等，偶尔扩大的肺动脉压迫喉返神经而引起声音嘶哑。体检于胸骨左缘第 2 肋间可闻及粗糙响亮的连续性机器样杂音，占整个收缩期及舒张期，于收缩期最响，杂音向左锁骨下、颈部和背部传导，最响处可触及震颤。肺动脉瓣区第二心音增强。婴幼儿、合并肺动脉高压或心衰的患儿肺动脉压力较高，主动脉、肺动脉压力差在舒张期不显著，多仅有收缩期杂音。此外，因动脉舒张压降低，可出现周围血管体征，如毛细血管搏动、水冲脉、股动脉枪击声等。有显著肺动脉高压者，出现下半身青紫和杵状指。

（3）并发症：动脉导管未闭常见并发症为支气管肺炎、亚急性细菌性心内膜炎，分流量大者早期并发充血性心力衰竭。

【辅助检查】 X线检查导管细的患者可无异常，分流量大的患者示左心室及左心房增大，肺动脉段突出，肺门血管影增粗，肺野充血。有肺动脉高压时，右心室及主动脉弓均有所增大。心电图可正常或左室、双室大。超声心动图可示动脉导管的位置和粗细、分流的方向和大小。典型病例可免做心导管检查。

【治疗】 为防止心内膜炎，有效治疗和控制心功能不全及肺动脉高压，不同年龄、不同大小的动脉导管均应手术或经介入方法予以关闭。早产儿动脉导管未闭的处理视分流大小、呼吸窘迫综合征情况而定。症状明显者，需抗心力衰竭治疗，生后一周内使用吲哚美辛治疗，但仍有10%的患者需手术治疗。采用介入疗法，选择弹簧圈（coil）、蘑菇伞等关闭动脉导管。但在有些病例中，如完全性大血管转位、肺动脉闭锁、三尖瓣闭锁、严重的肺动脉狭窄中，动脉导管为依赖性者，对维持患婴生命至关重要，此时应该应用前列腺素 E_2 以维持动脉导管开放。

四、法洛四联症

法洛四联症（tetralogy of Fallot，TOF），是存活婴儿中最常见的青紫型先天性心脏病，其发病率占各类先天性心脏病的 10%～15%。

【病理生理】 由于肺动脉狭窄，血液进入肺循环受阻，引起右心室的代偿性肥厚，右心室压力相对增高。肺动脉狭窄较轻者，右心室压力仍低于左心室，在室间隔部位可由左向右分流；肺动脉狭窄严重时，右心室压力与左心室相似，此时右心室血液大部进入主动脉。由于主动脉骑跨于两心室之上，主动脉同时接受左右心室的血液，输送到全身各部，因而出现青紫。同时因肺动脉狭窄，肺循环进行气体交换的血流减少，更加重青紫的程度。

【临床表现】

1. 症状 主要表现为青紫，其程度和出现的早晚与肺动脉狭窄程度有关，多见于唇、甲床、球结合膜等。稍一活动如啼哭、情绪激动等，即可出现气急及青紫加重。患儿多有蹲踞症状，蹲踞时下肢屈曲，使静脉回心血量减少，减轻心脏负荷，同时下肢动脉受压，体循环阻力增加，使右向左分流量减少，从而缺氧症状暂时得以缓解。婴儿有时在吃奶或哭闹后出现阵发性呼吸困难，严重者可突然昏厥、抽搐，这是由于在肺动脉漏斗部狭窄的基础上，突然发生该处痉挛，引起一时性肺动脉梗阻，使肺动脉缺氧加重所致。患儿体格发育多落后，有杵状指。

2. 体检 于胸骨左缘第 2～4 肋间常听到 Ⅱ～Ⅲ 级喷射性收缩期杂音，肺动脉第二心音均减弱或消失。

3. 并发症 脑血栓、脑脓肿及亚急性细菌性心内膜炎。

【辅助检查】 X线检查示右心室肥厚，心尖圆钝上翘，肺动脉段凹陷，呈"靴状"心影，肺门血管影缩小，两侧肺纹理减少，透明度增加。心电图示电轴右偏，右心室肥大。超声心动图可直接显示主动脉骑跨、右心室内径增大、流出道狭窄及室间隔缺损的情况。心导管检查及心血管造影对于青紫型先天性心脏病的诊断及制定手术方案均有较大帮助。

【治疗】

1. **内科治疗** ①一般护理：平时应经常饮水，预防感染，及时补液，防治脱水和并发症。婴幼儿则需特别注意护理，以免引起阵发性缺氧发作。②缺氧发作的治疗：发作轻者使其取胸膝位即可缓解，重者应立即吸氧，给予去氧肾上腺素每次 0.05mg/kg 静脉注射，或普萘洛尔每次 0.1mg/kg。必要时也可皮下注射吗啡每次 0.1～0.2mg/kg，纠正酸中毒，给予 5% 碳酸氢钠 1.5～5.0ml/kg 静脉注射。以往有缺氧发作者，可口服普萘洛尔 1～3mg/（kg·d）。平时应去除引起缺氧发作的诱因如贫血、感染，尽量保持患儿安静，经上述处理后仍不能有效控制发作者，应考虑急症外科手术修补。

2. **外科治疗** 近年来外科手术技术水平不断有进展，本病根治术的死亡率不断下降。轻症患者可考虑于 5～9 岁行一期根治手术，但临床症状明显者应在生后 6～12 个月行根治术。对重症患儿也可先行姑息手术，待一般情况改善，肺血管发育好转后，再做根治术。目前常用的姑息手术有锁骨下动脉－肺动脉吻合术（Blalock–Taussig）手术上腔静脉－右肺动脉吻合术（Glenn 手术）等。

（任建立）

第三篇　外科学基础

第一章　外科总论

第一节　无菌术

微生物普遍存在于人体和周围环境中。在手术、换药、穿刺、注射、插管等有创操作过程中，微生物可直接或间接通过接触物品进入伤口或组织内引起感染。主要的感染途径包括：①手术器械、敷料及各种术中物品；②手术人员的手臂、说话、呼吸及咳嗽；③患者手术野皮肤或黏膜；④手术室中的空气；⑤患者感染病灶、有腔器官（如胃肠道）等。无菌术即是针对这些感染途径所采取的一系列的预防措施，主要由灭菌、消毒和一系列操作规程及管理制度组成。在临床中，无菌术的一系列工作都是围绕以上几个方面开展的。

灭菌是指杀灭所有微生物。消毒是指杀灭病原微生物和其他有害微生物，但不要求杀死所有微生物，如芽孢。在临床上，无论是灭菌还是消毒，均应达到杀灭所有病原微生物和其他有害微生物的目的。通常对直接接触手术区域或伤口的物品运用灭菌标准处理，而手术人员的手臂、术区皮肤、手术室空气及一些特殊手术器械则按消毒要求处理。灭菌主要采用物理方法，如高温、煮沸、紫外线、电离辐射等，其中以高温法最为常用；消毒主要采用化学方法，主要包括药液浸泡和气体熏蒸，理想的消毒药物应能杀灭细菌、芽孢、真菌等一切能引起感染的微生物而不损害正常组织。有关的操作规则和管理制度则是采取相应的措施防止已经灭菌和消毒的物品、已行无菌准备的手术人员或手术区再被污染。

无菌术是临床诊疗工作中的一项基本操作规范，其目的是预防感染，在外科工作中，其意义更为重要。所有外科工作人员都应在工作中贯彻无菌原则，在绝对无菌物品、相对无菌物品、有菌物品三类中，同类物品只能接触同类物品，不遵守这个原则，不按照无菌术要求操作，相应物品应废弃不用或需重新灭菌消毒后方可使用。

随着社会科学技术的发展，无菌术的内涵、理念也有了改变。一次性医用材料的制备，环氧乙烷与过氧化氢应用于灭菌，层流手术室的建立，均使消毒、灭菌的效果大大提升，使临床外科工作得到有力的保障。

一、手术物品的准备

（一）物理灭菌法

1. **高压蒸汽灭菌法**　是应用最普遍的灭菌方法，具有穿透力强、灭菌效果可靠的特点。金属器械、玻璃、搪瓷、敷料、橡胶类、药物等能耐受高温的物品均可采用此法灭菌，但达到灭菌效果所需时间有所不同。高压蒸汽灭菌器主要有下排气式和预真空式两种。下排气式灭菌器，是由一个具有两层壁的能耐高压的锅炉所构成，蒸汽进入消毒室内，积聚而产生压力。下排气式高压蒸汽灭菌器的灭菌条件：压力 104.0 ~ 137.3kPa（780 ~ 1030mmHg），温度 121 ~ 126℃，在此状态下维持 30 分钟，即能杀死包括芽孢在内的一切微生物，达到灭菌目的。预真空式灭菌器，是先将灭菌器抽成真空，然后将蒸汽输入灭菌器内，这样可使蒸汽均匀分布到消毒器内。其灭菌条件：蒸气压力 170kPa（1275mmHg），消毒温度 133℃，5 分钟就能达到灭菌效果，具有速度快、效果好、对物品损害轻微的特点，现已被多数医院采用。

注意事项：①需灭菌包裹不应过大、过紧，一般体积不应超过 55cm×33cm×22cm，各包裹排列不应过密；②瓶装液体灭菌时，要用纱布包扎瓶口，如用橡皮塞，应插入针头排气；③包内、包外各贴一条灭菌指示纸带，当纸带上的白色条纹均匀变黑，表示已达灭菌要求；④已灭菌的物品应做消毒时间标记，并与未灭菌的物品分开放置；⑤物品灭菌后，在干燥和不开包的情况下，一般最长可保留 1 周。

2. 煮沸灭菌法 本法灭菌效果较为可靠，适用于金属器械、玻璃及橡胶类等耐湿耐热物品，当温度达到 100℃后，持续 15 ~ 20 分钟，一般细菌可被杀灭，但芽孢需要煮沸至少 1 小时才能被杀灭。如在水中加入碳酸氢钠，使成 2% 碱性溶液，沸点可提高到 105℃，消毒时间缩短至 10 分钟，并可防止金属物品生锈。高原地区气压与沸点均低于平原，海拔高度每增高 300m，应延长消毒时间 2 分钟。

注意事项：①需灭菌的物品必须将污渍、血液、油脂洗净；②被灭菌物品必须完全浸入水中，器械的关节应打开；③煮沸时必须盖紧锅盖，从煮沸后开始计算灭菌时间，中途如需加入其他物品，应重新计算时间；④玻璃物品需在冷水中逐步加温煮沸；⑤已灭菌的物品与未灭菌的物品应做好标记。

3. 火烧法 将金属器械放在搪瓷或金属盆中，倒入少许 95% 酒精，点火直接燃烧，受热要均匀，温度不宜太高。此方法可使锐利器械变钝、失去光泽，只有在紧急情况下应用。

【化学消毒法】 化学消毒法主要用于皮肤和不能耐受高温的物品（如内腔镜、电线、导管、精密仪器等）的消毒。常用的化学消毒药品有以下几种。

1. 75% 酒精 属中效化学消毒剂，能使微生物蛋白质变性，常用于皮肤的消毒，并有脱碘作用，手术器械一般浸泡 30 分钟可达到消毒效果。由于酒精挥发性较大，应每周过滤并核对浓度一次。

2. 2.5% 碘酊 属高效化学灭菌剂，常用于皮肤消毒，因刺激性较大，不能用于会阴、面部及小儿皮肤，也不能用于黏膜和创面。对金属器械有腐蚀性，不能用来浸泡器械。

3. 0.5% 碘伏 属中高效化学灭菌剂，是碘与聚维酮的结合物，碘吸附在皮肤黏膜上逐渐释放碘，能维持 2 ~ 4 小时的杀菌时间。药液杀菌能力强、性能稳定、对皮肤刺激性小，被广泛用于皮肤、黏膜、创面等部位的消毒。

4. 2% 戊二醛水溶液 属高效化学灭菌剂，对真菌、病毒、细菌都具有杀灭作用，浸泡 10 ~ 20 分钟可达到消毒效果，灭菌需浸泡 10 小时。使用前需用灭菌盐水将药液冲洗干净，以免组织受到药液的刺激。

5. 过氧乙酸 可以杀灭肝炎病毒、结核杆菌、真菌等。常用于医疗用品和生活用品的消毒，0.1% 溶液用于环境喷洒，0.2% ~ 0.5% 溶液用于肝炎、结核感染的物品浸泡。对眼睛、皮肤和上呼吸道有强烈刺激作用，吸入后可引起喉、支气管痉挛、咳喘、头痛、恶心等不适。过氧乙酸具有易爆炸性，高浓度的过氧乙酸有腐蚀性。

6. 环氧乙烷 是高效化学杀菌剂，具有杀菌力强、穿透力好、不损害物品的优点。用于纸张、塑料、内镜、导线等物品的消毒。易燃，遇高温、明火有引起燃烧、爆炸的危险。

二、手术人员的准备

（一）一般准备

为保证手术室的环境清洁及空气洁净，工作人员进手术室后在更衣室要换穿手术室准备的清洁鞋和衣裤，戴好帽子、口罩。口罩要盖住鼻孔，帽子要盖住全部头发。上衣的下摆要放于裤腰内。剪短指甲，清除甲缘下积垢，摘掉戒指、手镯等饰物。急性上呼吸道感染、面颈部或手臂皮肤有外伤或感染者一般不能参加手术。

（二）外科手消毒

在皮肤的角化层、皱褶内及皮肤深层如毛囊、皮脂腺等都藏有细菌。外科手消毒可以清除部分角化层，有利于消毒剂浸入。外科手消毒主要包括洗手和消毒两个步骤。

1. 洗手 首先用流动的清水冲洗手臂；然后取洗手液5～10ml，先按"六步洗手法"彻底洗净双手。"六步洗手法"的操作流程：①掌心相对，五指并拢，相互揉搓，洗净手掌。必要时，可用无菌软毛刷清洁指甲和甲缝；②掌心对手背，手指交叉，沿指缝相互揉搓，洗净上指缝，双手交换进行；③掌心相对，五指分开，双手交叉沿指缝相互揉搓，洗净下指缝；④弯曲手指，使关节在另一手掌心旋转揉搓，洗净关节面，双手交换进行；⑤一手握住另一手大拇指旋转揉搓，洗净大拇指，双手交换进行；⑥将5个手指并拢，指尖放在另一手掌心旋转揉搓，洗净指尖，双手交换进行。然后依次揉洗手腕、前臂、肘部、上臂下1/3。流动水沿着指尖向下，彻底冲洗双手、前臂和上臂下1/3，取无菌巾擦干。

2. 消毒 取免洗手消毒液5～10ml于掌心，按上述洗手步骤进行手消毒一遍。也可取消毒手刷，接取消毒液进行刷洗。刷洗顺序：指尖→各手指及指缝→手掌→手背→手腕→前臂→肘部→上臂下1/3。双手交替进行。最后再取适量消毒液按"六步洗手法"消毒双手一遍。

注意事项：①不戴假指甲，指甲长度不超过指尖，保持指甲周围组织的清洁；②先洗手，后消毒；③在整个外科手消毒过程中应始终保持双手高于肘部，并位于胸前，冲洗时应让水由手流向肘；④洗手与消毒可用双手相互揉搓，也可使用海绵或其他揉搓用品；⑤术后摘除外科手套后，用清洁剂清洁双手，用后的海绵、消毒手刷、擦手巾应放到指定的容器中。

（三）穿无菌手术衣

在进行外科手消毒后，还需穿无菌手术衣、戴无菌手套，防止皮肤上的细菌逐渐溢出污染手术区。

1. 穿传统无菌手术衣（图1-1-1）
（1）从无菌手术包中取出无菌手术衣，在手术间内找比较宽敞的地方穿手术衣。
（2）双手将手术衣微展，辨清手术衣的衣领端，提住衣领，将手术衣轻轻抖开。
（3）将手术衣向空中轻抛，乘势将两手插入衣袖中，两臂前伸，注意勿接触其他物品。
（4）巡回护士从背后、衣领的内面拉好衣袖，使穿衣者双手露出，同时系住后带。
（5）然后穿衣者两手交叉提起腰带递向背后，由巡回护士接过系好。

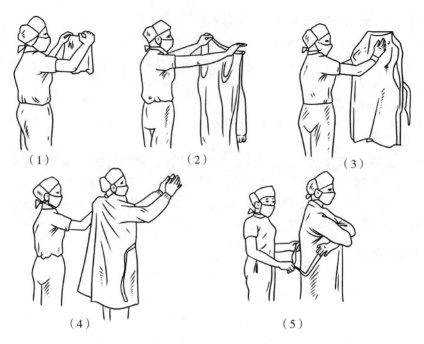

图 1-1-1　穿无菌手术衣

2. 穿旋转式无菌手术衣　旋转式无菌手术衣穿衣法与穿传统无菌手术衣基本相同，不同的是当双手插入衣袖，两臂前伸，由巡回护士从穿衣者背后、衣领的内面用手协助拉好袖口，使穿衣者双手露出系好后带。穿衣者戴无菌手套，戴好手套后将系在手术衣前面的腰系带解开，递给已穿好手术衣戴好手套的手术人员，然后旋转身体，从另一侧将腰系带接过自己系好。也可让巡回护士拿持物钳帮助自己系腰带，旋转式手术衣的后页盖住穿衣者的身后部分使其背后亦无菌。

（四）戴手套法

用左手自手套夹内捏住手套套口翻折部，将手套取出。先用右手插入右手手套内；再用已戴好手套的右手指插入左手手套的翻折部，帮助左手插入手套内；将已经戴好的手套的翻折部分翻向上，盖住手术衣的袖口。注意：没有戴无菌手套的手，只允许接触手套套口的向外翻折部分，不能碰到手套外面。已戴手套的手不可触碰手臂皮肤（图 1-1-2）。

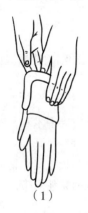
（1）

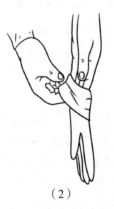
（2）

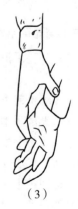
（3）

图 1-1-2　戴手套法

连台手术，先洗净手套上的血污，由他人解开背带及衣领带，先脱手术衣，再脱手套。再用蘸有碘伏的纱布块涂擦手、臂后穿手术衣。

三、患者手术区的准备

1.皮肤准备 主要目的是消灭拟行切口处及其周围皮肤的细菌。术前如有条件应洗澡、更换洁净衣服，即使没有条件，也应重视手术区皮肤的清洁，特别是清除会阴、脐部、腋窝等处的污垢。除此之外，还应对手术区域进行备皮。备皮指的是在手术及麻醉的相应部位剃除毛发并进行体表清洁的手术准备，主要目的是利于术区更深入彻底的消毒，减少外科术后感染的发生率。备皮时范围应超过皮肤消毒范围，避免损伤皮肤。备皮最佳时间一般为近手术时。小儿除头部外可不备皮。

2.手术体位 手术时患者需摆置一定的体位，其目的是既要使术野充分暴露，有利于手术操作，又要使患者尽可能舒适，防止受压而引起血管和神经损伤，有利于呼吸和循环。

一般情况下，仰卧位适用于头部、颈部、乳腺、腹部等手术；侧卧位则适用于胸部、肾手术、脊柱手术；截石位适用于肛门、直肠、尿道、阴道等部位手术；俯卧位用于胸背部、脊柱、腿部手术。

3.手术区皮肤消毒 目前手术室皮肤消毒常用 0.5% 碘伏消毒涂擦三遍。在植皮时，供皮区的消毒只用酒精涂擦两遍即可。骨科或胸科手术对无菌要求较高，用 2.5% 碘酊涂擦皮肤，待碘酊干后，以 70% 酒精脱碘两遍，第一次脱碘时应留一个边缘。

不同的手术有严格的消毒范围，但应达到切口周围至少 15cm 的区域。消毒顺序一般由手术区中心部向四周涂擦，如为感染伤口或肛门处手术，则应自手术区外周向感染伤口或会阴肛门处消毒。已经接触污染部位的消毒棉球，不应再返回擦清洁处。

4.手术区铺无菌单 手术区消毒后，铺无菌单。目的是除显露手术切口所必需的皮肤区以外，遮盖住其他部位，以避免手术中的污染。手术区周围要有 4～6 层无菌单覆盖，外周最少2 层。小手术仅盖一块孔巾即可。已铺下的无菌单只能向外移动，不能向内移动。第一层 4 块手术巾，一般由已完成外科手消毒但尚未穿手术衣者铺盖。铺单顺序：首先铺相对不洁区（上侧或下侧），再铺对侧，最后铺近身侧；如必须由已穿手术衣者铺盖，则先铺近身侧，再铺上下侧，最后铺对侧。第一层无菌单铺好后，用 4 把巾钳固定夹角处，防止移动。根据手术情况，再铺中单、大单。铺大单时需注意头侧应盖过麻醉架，两边及足侧应超过手术台边缘至少 30cm。

四、手术中的无菌操作原则

无菌技术是预防切口感染、减少术后并发症的关键。手术器械、物品已达无菌，手术人员与手术区域已行术前准备，在手术中，必须有一定的规章来保持这种无菌环境，这种规章即为无菌操作原则。所有参与人员均应充分理解无菌操作的内涵，在手术操作中更好地执行无菌技术。

（1）无菌范围：手术人员一经刷手，手臂就不准再接触未经消毒的物品。手术人员在穿好手术衣后，双手及前臂始终保持在腰平面以上，肘部内收，靠近前胸的姿势，双手不能叉腰或交叉放于腋下。手术中，手术者身前肩平面以下、腰平面以上及袖口到肘上的 10cm 处，手术台器械台平面以上为无菌区。

（2）传递器械应从手术人员的胸前传递，也可以在手术人员的手臂下传递，不可在手术台面以下、背部及头部传递。

（3）术中手术人员需更换位置时，应一人先退后一步，转过身，背对背地交换。

（4）手术中，如手套破损，应立即更换。刺破手套的针和器械也不可再用。

（5）在手术开始时、关闭切口前及手术完毕后均清点器械和敷料，核对无误后，才能关闭切口，以防异物遗留腔内，产生严重后果。

（6）手术室门窗应关闭，尽量减少非必要人员进出。参观人员应距术者 30cm。

（7）切开和缝合皮肤前，用碘伏或酒精（酒精消毒皮肤者）涂擦切口及周围皮肤一次。

（8）切开空腔器官之前应用纱布保护周围组织，已被污染的器械和物品不可重复在无菌区应用。

（9）手术物品有下列情况者，应视为有菌：①在非限制区内的灭菌敷料；②无菌包破损潮湿；③无菌包坠落在地面上；④灭菌有效时间及效果不能肯定；⑤怀疑无菌物已被污染。

第二节　体液平衡失调的处理

正常成年男性的体液量约占体重的 60%（女性为 55%，新生儿为 80%）。其中细胞内液占体重的 40%，细胞外液占体重的 20%。细胞外液主要包括血浆和组织间液，血浆占体重的 5%，组织间液占体重的 15%。根据有无维持体液平衡的功能将组织间液分为功能性组织间液和无功能性组织间液。绝大部分组织间液能迅速和血管内液体或细胞内液进行交换并维持体液平衡，称为功能性组织间液。少部分组织间液虽有各自的功能，但仅能缓慢交换与维持体液平衡，称为无功能性组织间液，也称第三间隙液，如脑脊液、关节液及消化液等。在病理情况下第三间隙液的增多常常造成导致体液失衡。体液主要是由水和电解质组成，每日都有水和电解质的摄入与排出，为保证机体代谢和各器官功能正常进行，必须维持体液平衡。

一、正常成人的体液平衡与调节

（一）水的平衡

正常成人每日水的出入量是大致相等，为 2000 ～ 2500ml。成人每日由肾排出的固体代谢物质 35 ～ 40g，1g 固体物质需要 15ml 尿溶解，因此，至少 500ml 尿液才能排出每日的固体代谢产物，一般成人每日尿量维持在 1500ml 左右为宜。正常成人每日约分泌 8.2L 胃肠消化液，仅有 150ml 随粪便排出，其余全被胃肠道吸收。尿液、粪便为显性失水，皮肤和呼吸蒸发的水是不可见的，则为非显性失水。正常成人 24 小时水的出入量见表 1-2-1。

表 1-2-1　正常成人 24 小时水的出入量

入量（ml）		出量（ml）	
饮水	1000 ～ 1500	尿	1000 ～ 1500
食物	700	皮肤蒸发	500
内生水	300	肺呼吸	350
		粪便	150
总量	2000 ～ 2500	总量	2000 ～ 2500

（二）电解质的平衡

1. 电解质的分布及几种重要电解质 细胞内液中主要的离子有 K^+、Mg^{2+}、HPO_4^{2-} 和蛋白质，细胞外液中主要的离子有 Na^+、Cl^-、HCO_3^- 和蛋白质。

（1）Na^+：全身 91% 的 Na^+ 在细胞外液中，血清中 Na^+ 浓度为 135～150mmol/L，主要维持细胞外液的渗透压和容量，还能维持神经－肌肉的兴奋性。成人每日需钠量 5～9g，相当于 0.9% NaCl 500～1000ml。钠离子代谢特点：多吃多排，少吃少排，不吃不排。

（2）K^+：全身 98% 的 K^+ 在细胞内液中，血清中 K^+ 浓度为 3.5～5.5mmol/L，主要维持细胞内液的渗透压，影响神经－肌肉的兴奋性。成人每日需钾量 2～3g，相当于 10% KCl 20～30ml。钾离子代谢特点：多吃多排，少吃少排，不吃也排，主要由肾排泄。

（3）Ca^{2+}：全身 99% 的 Ca^{2+} 存在于骨骼和牙齿中，血清中 Ca^{2+} 浓度为 2.25～2.75mmol/L，Ca^{2+} 可影响毛细血管、细胞膜的通透性和神经－肌肉的兴奋性，参与肌肉收缩、凝血等过程。

（4）Mg^{2+}：全身 50% 的 Mg^{2+} 存在于骨骼中，细胞外液中仅有 1%，其余均在细胞内液中，是细胞内多种酶的激活剂，参与糖和蛋白质代谢，能降低神经－肌肉应激性。

（5）Cl^-：主要存在于细胞外液中，血清中 Cl^- 浓度为 98～106mmol/L，主要协同 Na^+ 等维持细胞外液的渗透压和容量。

（6）HCO_3^-：是体内主要的碱，正常值约为 24mmol/L，在细胞外液中主要与 Na^+ 结合，在细胞内液中主要与 K^+ 结合。

2. 渗透压平衡 渗透压是溶质微粒在水中所产生的吸水能力，其高低与溶质分子或离子的数目成正比，而与电荷、大小和分子量无关。无机盐和葡萄糖产生的渗透压较大，可迅速扩容，但因能自由通过毛细血管壁而维持时间较短；蛋白质产生的渗透压虽小，但因其分子大不可透过毛细血管壁而维持时间较长，对维持血管内容量有重要作用。正常血浆渗透压为 290～310mmol/L，渗透压的稳定对维持血管、细胞、组织间液的平衡有重要意义。

水、电解质和渗透压的调节是神经－内分泌系统介导的。渗透压稳定是通过下丘脑－垂体后叶－抗利尿激素来维持调节的，血容量则由肾素－血管紧张素－醛固酮系统调节。当细胞外液渗透压增高，刺激下丘脑－垂体后叶－抗利尿激素系统，抗利尿激素分泌增多，产生口渴感，主动饮水，肾对水的重吸收增加，渗透压下降至正常。细胞外液渗透压下降，抗利尿激素分泌减少，肾对水的重吸收减少，渗透压上升至正常。另外，细胞外液减少，尤其是血容量减少时，肾灌注压下降，刺激肾素－血管紧张素－醛固酮系统，使肾重吸收钠和水分来恢复和维持血容量。两个系统均通过肾发挥作用，因此，肾是体液平衡调节的重要器官。

（三）酸碱的平衡

正常的生理活动和代谢功能，需要酸碱适宜的体液环境。在代谢过程中机体会不断地产生酸性或碱性物质，pH 值经常发生变动，机体可通过体液的缓冲系统、肺和肾来进行调节，使 pH 值仅在小范围内变动，保持在 7.35～7.45。

1. 缓冲系统 以 HCO_3^-/H_2CO_3 最为重要。HCO_3^- 平均为 24mmol/L，H_2CO_3 平均为 1.2mmol/L，两者之比为 20∶1，此时 pH 为 7.4。酸增多时，HCO_3^- 与 H^+ 结合（$H^+ + HCO_3^- \rightarrow H_2CO_3 \rightarrow CO_2 + H_2O$），使酸得到中和；碱增多时，$H_2CO_3$ 与 CO_3^{2-} 结合（$CO_3^{2-} + H_2CO_3 \rightarrow 2HCO_3^-$），来保持血液 pH 在正常范围内。缓冲系统对酸碱的调节迅速而短暂，最终还要依靠肺和肾来调节。

2. 肺 主要通过呼出 CO_2 调节血中的 H_2CO_3，来维持 HCO_3^-/H_2CO_3 比值。

3. 肾 是调节酸碱平衡最重要的器官，通过排 H^+、NH_3^+，吸收 Na^+、HCO_3^- 来调节。

二、水和钠代谢的失调

水钠代谢紊乱主要包括脱水和水中毒，临床以脱水更多见。根据脱水时细胞外液渗透压情况分为等渗性脱水、低渗性脱水和高渗性脱水。

（一）等渗性脱水

等渗性脱水又称急性脱水或混合性脱水，是最常见的脱水类型。水和钠等比例丢失，血清钠在正常范围，细胞外液呈等渗状态。

【原因】

1. 消化液的急性丢失，如大量呕吐、腹泻、肠瘘等。

2. 液体潴留在第三间隙、感染区或软组织内，如肠梗阻肠腔积液、腹膜炎腹腔渗液、大面积烧伤水疱等。

【病理生理】 渗透压变化不大，主要是细胞外液减少引起血容量下降，可出现血压下降、醛固酮分泌增多，肾对水钠重吸收增多，尿量减少，尿比重增高。

【临床表现】 既有缺水的表现又有缺钠表现，如口渴、尿少、血压下降、乏力、恶心、头晕等，见表1-2-2。

表 1-2-2 等渗性脱水程度的判断

	主要症状	失水占体重之比（%）
轻度	口渴、尿少、恶心、乏力	2～4
中度	口渴、皮肤弹性差、眼窝凹陷、尿少且比重高、精神萎靡、血压下降、脉搏细速、肢端湿冷	4～6
重度	除以上症状外，还有神志不清、高热、惊厥、躁动、昏迷、休克	≥6

【实验室检查】 血液浓缩现象（红细胞计数、血红蛋白量和血细胞压积增高），血钠正常，尿比重升高。

【治疗】

1. **治疗原发病** 去除引起脱水的病因，脱水才容易纠正。

2. **补液** 根据脱水的临床表现，估算失水量，当日只补充估算量的50%，其中补水（5%～10%的葡萄糖溶液）和补盐（0.9%氯化钠溶液或平衡液）各半。需要注意的是，0.9%的氯化钠溶液中 Cl^- 含量为154mmol，比血清 Cl^- 含量（103mmol/L）高，大量输入会导致高氯性酸中毒。

（二）低渗性脱水

低渗性脱水又称慢性缺水或继发性缺水，水钠同时丢失，失钠多于失水，血清钠低于135mmol/L，细胞外液呈低渗状态。

【原因】

1. 胃肠道消化液的持续大量丢失，如长期胃肠减压、反复呕吐等；

2. 大创面的慢性渗液；

3. 长时间应用排钠利尿药，如依他尼酸、氯噻嗪。

【病理生理】 渗透压降低，抗利尿激素分泌减少，水重吸收减少，尿量增多。另外，细胞外液低渗，组织间液及血浆中水分流向细胞内，使血容量进一步减少，血压明显下降，醛固酮分泌增多，尿量减少，尿比重下降。

【临床表现】 缺水和缺钠的表现均有，以缺钠表现更为明显。根据血清钠值判断缺钠程度，见表1-2-3。

表 1-2-3 缺钠程度的判断

	临床表现	血清 Na^+ (mmol/L)	缺 NaCl (g/kg)
轻度	头晕、疲乏、手足麻木、尿量正常或增多、尿比重低	130 ~ 135	<0.5
中度	恶心呕吐、脉细速、血压不稳、浅静脉萎陷、视物模糊、站立性晕倒	120 ~ 130	0.5 ~ 0.75
重度	神志不清、肌痉挛性抽搐、腱反射减弱或消失、木僵、昏迷、休克	<120	>0.75

【实验室检查】 血液浓缩现象，血钠 <135mmol/L，尿比重 <1.010。

【治疗】 积极处理原发病。根据细胞外液丢钠多于丢水和血容量不足的情况，应在补充血容量的同时重点补钠，补钠量 =[Na^+正常值−Na^+测得值]× 体重（kg）×0.6（女性为0.5），计算出的量于第一日补50%，可静脉输注 0.9%氯化钠溶液、平衡液或高渗盐水。

（三）高渗性脱水

高渗性脱水又称原发性脱水，水钠同时丢失，失水多于失钠，血清钠 >145mmol/L，细胞外液呈高渗状态。

【病因】

1. 水摄入不足，如长期禁食水、食管癌吞咽水困难、昏迷等。
2. 水排出过多，如气管切开、高热、烧伤暴露疗法或应用渗透性利尿药等。

【病理生理】 高渗性脱水时，引起口渴并主动饮水，同时抗利尿激素分泌增多，水重吸收增多，尿量减少。血容量下降，醛固酮分泌增多，尿量减少，尿比重增加。

【临床表现】 缺水和缺钠的表现均有，以缺水更明显。根据缺水多少高渗性脱水可分为轻、中、重三度，见表1-2-4。

表 1-2-4 高渗性脱水程度的判断

	主要症状	失水占体重之比（%）
轻度	口渴	2 ~ 4
中度	严重口渴，皮肤弹性差，唇舌干燥、眼窝凹陷、尿少且比重高，精神萎靡	4 ~ 6
重度	极度口渴、高热、惊厥、躁动、抽搐、谵妄、昏迷	≥6

【实验室检查】 血液浓缩现象，血钠 >150mmol/L，尿比重升高。

【治疗】 应尽早去除病因。根据细胞外液丢水多于丢钠和血容量不足的情况，应在补充血容量的同时重点补水，补水量 =[Na^+测得值−Na^+正常值]× 体重（kg）×4（女性为3，婴幼儿为5），计算所得的补水量在当日一次补给50%即可。可静脉输注 5%或10%葡萄糖溶液。

（四）水中毒

水中毒又称稀释性低钠血症，机体入水量多于排水量，导致水在体内潴留，引起血浆渗透压下降和血容量增多。

【病因】

1. 各种原因引起的抗利尿激素增多。

2. 输液过多、过快或大量清水洗胃和灌肠。

3. 肾功能不全，排水障碍。

【病理生理】 细胞外液量增多，血清钠浓度降低，渗透压下降。因细胞内液的渗透压相对较高，水移向细胞内，导致细胞水肿，结果是细胞内、外液的渗透压均降低，液体量增大。此外，细胞外液增多能抑制醛固酮的分泌，使肾对 Na^+ 的重吸收减少，因而血清钠浓度更加降低。

【临床表现】 主要为脑水肿表现，患者早期可有意识不清、头痛、躁动、昏迷、表浅静脉怒张，随颅内压增高，严重者可合并脑疝并出现心搏呼吸骤停、心力衰竭及肺水肿。慢性水中毒患者可有恶心、呕吐、嗜睡及软弱无力表现。

【实验室检查】 红细胞计数、血红蛋白量、血细胞比容、血浆蛋白量、血浆渗透压均降低，红细胞平均容积增加和红细胞平均血红蛋白浓度降低。

【治疗】 水中毒一经诊断，应禁止摄水，轻者排出多余水后即可缓解，重者需应用利尿药促进水的排出。常用渗透性利尿药，如20%甘露醇200ml快速静脉滴注，静脉注射袢利尿药，如呋塞米20mg。也可静脉滴注5%氯化钠溶液，以迅速改善体液的低渗状态和减轻脑细胞肿胀。临床中，预防比治疗更重要，对诸如失血、疼痛、休克、创伤和大手术等易引起抗利尿激素分泌过多者，急性肾功能不全和慢性心功能不全者，均应严格限制入水量。

三、电解质的代谢失调

（一）低钾血症

血清钾浓度低于 3.5mmol/L 称为低钾血症，是临床最常见的电解质失衡类型。

【病因】

1. **摄入不足** 长期禁食水或不能正常进食的患者，补液患者长期输入不含钾的液体。

2. **排出增多** 严重呕吐、腹泻、持续胃肠减压、肠瘘、应用排钾利尿药、糖尿病酸中毒、急性肾衰多尿期等。

3. **向细胞内转移** 大量输注葡萄糖和胰岛素，或代谢性碱中毒时，钾离子由细胞外向细胞内转移。

【临床表现】

1. **骨骼肌兴奋性下降** 最主要的表现为肌无力，先是四肢软弱无力，然后累及躯干肌和呼吸肌，重者出现呼吸困难或窒息，还可出现软瘫、腱反射减弱或消失等。

2. **平滑肌兴奋性下降** 可有恶心、厌食、腹胀、肠麻痹、尿潴留等表现。

3. **心肌兴奋性提高** 表现为传导和节律异常。典型心电图改变：早期出现 T 波降低、变平或倒置，随后出现 ST 段降低、QT 间期延长和 U 波。但并不是所有低钾血症都有此心电图改变。

应该注意，当细胞外液减少严重时，低钾血症临床表现可不明显，但缺水纠正后，钾离子被稀释，低钾血症的表现变得明显。此外，细胞外低钾，K^+ 由细胞内移出（每移出 3 个 K^+，即有 2 个 Na^+ 和 1 个 H^+ 移入细胞内），细胞外液的 H^+ 浓度降低，出现代谢性碱中毒，肾远曲小管 Na^+–K^+ 交换减少，Na^+–H^+ 交换增加，排 H^+ 增多，出现反常性酸性尿。

【诊断】　有引起低钾血症的病因和上述临床表现时，应考虑低钾血症的可能，测血清钾浓度低于 3.5mmol/L，即可诊断。心电图检查有助于诊断。

【治疗】

1. 积极治疗原发病，采取措施防止钾的继续丢失。

2. 补钾　能口服不静脉应用，富含钾的食物主要有肉、蛋、牛奶和新鲜水果。静脉补钾多采用分次补钾、边治疗边观察的方法。但为防止补钾过程中出现高钾血症，需注意：①浓度不过高，含钾液浓度不超过 0.3%；②速度不过快，静脉滴注速度每分钟不超过 60 滴，严禁静脉推注；③总量不过多，一般禁食水患者每日补钾 3g，缺钾患者每日补钾不宜超过 6 ~ 8g；④时间不过早，无尿或少尿患者应先恢复血容量，待尿量 >40ml/h 时方可静脉补钾；⑤密切监测，监测血清钾浓度和心电图改变。

（二）高钾血症

血清钾浓度高于 5.5mmol/L 为高钾血症。

【病因】

1. **摄入过多**　静脉补钾过快、过浓、过量，大量输入库存血。

2. **排出减少**　急性肾衰竭的少尿、无尿期，醛固酮分泌减少，应用保钾利尿药。

3. **由细胞内转出**　酸中毒时，钾离子由细胞内移到细胞外；细胞破坏时，大量钾离子到细胞外，如挤压综合征、溶血、大面积烧伤等。

【临床表现】

1. **骨骼肌兴奋性上升**　出现手足麻木和异常感觉，当血清钾浓度 >7mmol/L 时可出现腱反射减弱或消失、严重的呼吸困难和软瘫。

2. **心肌兴奋性抑制**　心肌兴奋性、传导性、收缩性下降，造成心动过缓、心跳无力，血压下降、皮肤苍白、发冷，甚至心搏骤停。典型心电图改变：早期 T 波高而尖 Q–T 间期延长，随后出现 QRS 波群增宽，P–R 间期延长。

【诊断】　出现无法用原发病解释的临床表现，又有引起高钾血症的病因，应考虑有高钾血症的可能，测血钾浓度 >5.5mmol/L 可确诊。必要时行心电图检查。

【治疗】

1. **停钾**　停止一切含钾高的食物、饮料和含钾的药物。

2. **使钾暂时转移到细胞内**　①输入 5% 碳酸氢钠溶液，既可以碱化细胞外液，使钾离子向细胞内转移，又可以增加肾小管排钾；② 10% 葡萄糖溶液 500ml 或 50% 葡萄糖溶液 100ml+ 胰岛素 12.5U 静脉滴注，可使钾向细胞内转移。

3. **阳离子交换树脂**　每日口服 4 次，每次 15g，可从消化道带走较多钾离子，同时口服山梨醇或甘露醇导泻防止粪块性肠梗阻。

4. **透析疗法**　有腹膜透析和血液透析，用于上述方法仍不能降低血钾浓度时。

5. 对抗心律失常、保护心肌 用 10% 葡萄糖酸钙溶液 20ml 缓慢静脉注射，可重复使用。因钙与钾有拮抗作用，能缓解钾对心肌的毒性作用。

（三）低钙血症

当血清钙浓度 <2.0mmol/L，并引起神经兴奋性增高所产生的症状时为低钙血症。

【病因】 可见于急性重症胰腺炎、坏死性筋膜炎、肾衰竭、肠瘘和甲状旁腺功能异常者。

【临床表现及诊断】 主要表现为神经 - 肌肉的兴奋性增强，如容易激动、口周和指（趾）尖麻木及针刺感、手足抽搐、腱反射亢进，以及 Chvostek 征和 Trousseau 征阳性。根据上述病因和临床表现，血清钙低于正常，可确诊。

【治疗】 及时治疗原发疾病，并补充钙剂。静脉注射 10% 葡萄糖酸钙 20ml 或 5% 氯化钙 10ml，可多次给药。对需要长期治疗的患者可口服乳酸钙，同时补充维生素 D_3。

四、酸碱平衡的失调

过多的酸或碱超过人体的调节能力，即可出现酸碱失衡。血清 pH<7.35 为酸中毒，>7.45 为碱中毒。按其发生原因可分为呼吸性和代谢性，因呼吸因素导致血中 H_2CO_3 原发性增高或降低，称为呼吸性酸中毒或碱中毒。因代谢因素使体内酸碱过多或过少，造成血中 HCO_3^- 原发性增高或降低，称为代谢性碱中毒或酸中毒。酸碱失调的检验指标见表 1-2-5。

表 1-2-5 酸碱失衡的检验指标

	检测项目	临床意义	正常值	呼吸性		代谢性	
				酸中毒	碱中毒	酸中毒	碱中毒
共用指标	血 pH	血浆酸碱度	7.35 ~ 7.45	<7.35	>7.45	<7.35	>7.45
呼吸性指标	二氧化碳分压（PCO_2）	血浆中 CO_2 量（mmHg）	35 ~ 45	上升	下降	代偿性下降	代偿性升高
代谢性指标	二氧化碳结合力（CO_2CP）	血浆 HCO_3^- 中的量（mmol/L）	23 ~ 31	代偿性上升	代偿性下降	下降	上升
	碱剩余（BE）	反映体液中的碱储备（mmol/L）	±3			<-3	>+3

（一）代谢性酸中毒

原发性的体内 HCO_3^- 减少引起的酸碱失衡，是最常见的酸碱失衡类型。

【病因】

1. 产酸过多 休克、创伤、心肺复苏后组织缺血缺氧及糖尿病等，可产生大量丙酮酸及乳酸。

2. 丢碱过多 肠梗阻、肠瘘、胰瘘、腹泻等，经消化液或粪便丢失大量 HCO_3^-。

3. 排酸障碍 肾功能不全，不能将内生性 H^+ 排出。

【临床表现】

1. 呼吸改变 酸中毒时，为维持 $HCO_3^-/H_2CO_3=20/1$，降低 H_2CO_3 浓度，肺代偿调节加强，

呼吸加深加快，呼出气可有烂苹果味或酮味。

2. **对心血管系统影响** 酸中毒时 H^+ 离子浓度升高，抑制心肌收缩能力、心率增快、心音减弱、血压下降。同时可使毛细血管扩张，口唇樱红色，面部潮红。

3. **对中枢神经系统的影响** 酸中毒时，脑中 γ - 氨基丁酸生成增多，对中枢神经系统有抑制作用，可有疲乏、眩晕、嗜睡等表现，严重者可出现神志不清或昏迷。

4. **实验室检查** 血 pH<7.35，CO_2CP 降低，血中 HCO_3^-<23mmol/L，PCO_2<40mmHg，BE<$-$3mmol/L。

【治疗】

1. **积极治疗原发病** 是纠正代谢性酸中毒的关键。如肺和肾功能尚可，病因去除后，辅以补液，轻度的代谢性酸中毒（HCO_3^->18mmol/L）可自行纠正，一般不需应用碱性药物。

2. **碱性药物** 酸性环境可以促使血清钾、钙的离子化，提高血红蛋白的携氧能力，因此，轻度酸中毒不必过度矫正。酸中毒较重或经扩容后仍不能完全改善者，需要补充碱性溶液，一般给予 5%碳酸氢钠 100～250ml 静脉滴注，然后再测 HCO_3^- 后酌情补充。也可依据公式计算：5%碳酸氢钠 =[$HCO_3^-_{正常值}$ － $HCO_3^-_{测得值}$（mmol/L）]× 体重（kg）×0.4，坚持宁酸勿碱的原则，先补计算量的 1/2，以后根据化验结果酌情给予。

（二）代谢性碱中毒

原发性的体内 HCO_3^- 增加引起的酸碱失衡。

【病因】

1. **丢酸过多** 长期胃肠减压、严重呕吐，丢失了大量的 H^+，导致碱中毒。
2. **摄碱过多** 如输入过量的碳酸氢钠、全胃肠道营养等。
3. **低钾血症** 细胞内外 H^+-K^+ 离子交换，降低 H^+ 离子浓度，导致低钾性碱中毒。

【临床表现】

1. **呼吸系统** 为维持 HCO_3^-/H_2CO_3=20/1，呼吸变浅变慢。
2. **中枢神经系统** 可出现谵妄、精神错乱或嗜睡，严重者可昏迷。
3. **实验室检查** 血 pH 值 >7.45，CO_2CP 增高，血中 HCO_3^- 增高，尿呈碱性。但低钾性碱中毒可出现反常性酸性尿。

【治疗】

1. 积极治疗原发病，充分扩容，发挥肺、肾调节酸碱平衡的能力。

2. 病情较轻患者，着重于原发疾病的积极治疗，补充氯化钠和氯化钾即可纠正低钾、低氯性碱中毒。病情严重者，为迅速中和细胞外液中过多的 HCO_3^-，可经中心静脉导管缓慢滴入浓度为 0.15mmol/L 的稀盐酸溶液。

（三）呼吸性酸中毒

因肺通气和换气功能减弱，导致原发性的 $PaCO_2$ 增高而引起的酸碱失衡。

【病因】

1. **呼吸道梗阻** 如窒息、上呼吸道异物或分泌物阻塞、喉痉挛、支气管痉挛和急性肺水肿。体内 CO_2 积聚过多引起高碳酸血症。

2. **慢性肺疾病**　如慢性阻塞性肺气肿。

3. **医源性因素**　如呼吸机使用不当、全身麻醉过深、镇静药使用过量。

【临床表现】　主要有胸闷、气促、呼吸困难、发绀、头晕、头痛甚至谵妄和昏迷。动脉血气分析示血 pH 值降低，血 $PaCO_2$ 增高，CO_2CP 由于代偿也略增高。

【治疗】　积极治疗引起呼吸性酸中毒的原发病，改善肺功能，迅速排出过多的 CO_2，必要时可行气管插管或气管切开，应用呼吸机辅助呼吸；对慢性肺疾病者应采用控制感染、扩张小支气管和祛痰等措施；对呼吸机使用不当者，应调整呼吸机模式、频率、压力和容量。

（四）呼吸性碱中毒

因肺泡过度通气，导致原发性的 $PaCO_2$ 降低而引起的酸碱失衡。

【病因】　高热、疼痛、低氧血症、中枢神经系统疾病、肺水肿、癔症和呼吸机使用不当等均可导致 CO_2 排出过多，造成低碳酸血症。

【临床表现】　多数患者有呼吸急促表现，常有心率增快。可有眩晕手足、口周麻木针刺感，肌肉震颤、抽搐。严重可出现呼吸窘迫综合征。动脉血气分析示血 pH 值增高，血 $PaCO_2$ 降低，CO_2CP 由于代偿略降低。

【治疗】　积极治疗原发病。用纸袋盖住口鼻，增加呼吸道无效腔，减少 CO_2 的排出。如因呼吸机使用不当引起应及时调整。手足抽搐者可静推 10% 葡萄糖酸钙。

五、体液平衡失调的液体疗法

水、电解质和酸碱平衡是临床常见的病理生理改变。液体疗法是指通过补液来防治体液平衡失调和供给营养物质的方法。液体疗法主要包括 3 个方面：液体总量（补多少）、液体种类（补什么）、补液方法（怎么补）。

1. **液体总量**　患者住院后 24 小时内的补液量是纠正体液失衡的关键，一般包括 3 部分。

（1）日需量：即每日生理需要量，成人每日需水量 2000 ~ 2500ml（40ml/kg），钠 5 ~ 9g，钾 2 ~ 3g。

（2）1/2 累计丢失量：指患者从发病到就诊时累计丢失的体液量。依据脱水原因和临床表现判断脱水的类型和程度从而决定补充量，此外还要考虑到水、电解质、酸碱的丢失量。因机体本身具有调节代偿的能力，所以第一日补液时，一般补充估算丢失总量的 50%。

（3）继续丢失量：亦称额外丢失量，指治疗过程中继续丢失的体液量，如高热、出汗、呕吐、腹泻、胃肠减压、瘘、渗液和引流管引出液。额外丢失量的补液原则是"丢多少，补多少；丢什么，补什么"。发热患者，体温每升高 1℃，额外补水 3 ~ 5ml/kg；中度出汗患者，额外补水 500 ~ 1000ml，大量出汗时，额外补水 1000 ~ 1500ml；气管切开患者，应额外补充水 800 ~ 1000ml。腹泻、瘘、渗液和引流管引出液，量出为入，以补充盐为主。

2. **液体种类**　根据体液失衡的类型，依据"丢什么，补什么"原则，选用液体种类。一般情况下，补水选用 5% 葡萄糖溶液，补盐选用 0.9% NaCl。

（1）日需量：成人每日需水 2000 ~ 2500ml，其中 0.9% NaCl 500 ~ 100ml（钠 5 ~ 9g），10% KCl 20 ~ 30ml（钾 2 ~ 3g），余量由 5% 葡萄糖补充。

（2）既往丢失量：根据脱水的类型选择液体种类，高渗性脱水以补水为主；等渗性脱水盐、糖各半量；低渗性脱水以补盐为主，必要时给予高渗性盐水。如有缺钾则补充氯化钾，有明显酸中毒则给予碱性溶液。

（3）继续丢失量：根据实际丢失液体的成分补充。发热、气管切开患者补充5%葡萄糖溶液；出汗患者补充盐、糖各半量；呕吐、胃肠减压、渗出等则以补盐为主。

3. 补液方法 先计算总量和液体种类，再安排补液顺序。补液原则：先盐后糖、先晶后胶、先快后慢、见尿补钾、液种交替、随时调整。

（1）先盐后糖：因电解质溶液可迅速有效地提高细胞外液的渗透压，有利于恢复细胞外液的容量，因此，多数情况下，应先输入电解质溶液，再输入葡萄糖溶液。但高渗性脱水患者则应先输入葡萄糖溶液。

（2）先晶后胶：晶体溶液渗透压高，能快速扩容，改善微循环，目前首选平衡盐液。胶体溶液能够维持胶体渗透压，扩容作用缓和而持久。

（3）先快后慢：脱水明显的患者，补液开始时速度要快，以快速补充体内所缺的水和钠，情况好转后应减慢补液速度。一般一日的补液量宜在12～15小时内输入，前4～5小时输入1/2量，其余时间输入另1/2量。

（4）见尿补钾：尿量达到40ml/h才可补钾。手术后和严重创伤患者，因组织细胞破坏，大量的K^+离子从细胞内释放，一般2～3天内不需补钾。

（5）液种交替：液体总量和种类较多时，盐、糖、胶体、酸碱各种液体应交替输入，有利于机体的代偿和调节，以免因长时间输入一种液体，人为造成体液失衡。

（6）随时调整：根据患者临床表现及实验室检查情况随时调整补液量及液体种类。

第三节 麻醉

一、概述

麻醉的原意是指利用药物或非药物方法使整个机体或机体一部分暂时失去知觉或痛觉，达到手术中无痛的目的。随着基础医学、临床医学、医学生物工程的发展，当前麻醉学的范畴已经扩大为包括临床麻醉、危重病的监测与治疗、急救复苏、疼痛治疗等内容。其中临床麻醉的基本任务已不仅仅是单纯解决术中镇痛问题，而是确保患者在无痛的前提下，注意监测、调控患者生理功能，使手术在安全、舒适的条件下顺利完成。

麻醉药物能使神经系统中某些部位受到抑制是麻醉作用产生的主要原因。根据麻醉的作用部位和所用药物不同，麻醉方法主要分为两大类。

1. 全身麻醉 指麻醉药经呼吸道吸入、静脉或肌内注射进入体内，作用于中枢神经系统，患者出现意识消失、全身痛觉丧失、遗忘、反射抑制和骨骼肌松弛。主要包括吸入麻醉和静脉麻醉。

2. 局部麻醉 指麻醉药作用于周围神经系统，使躯体某一局部痛觉及感觉抑制和消失、肌肉运动减弱或松弛。狭义的局部麻醉包括表面麻醉、局部浸润麻醉、区域阻滞麻醉、神经阻滞麻醉。广义的局部麻醉还包括椎管内阻滞麻醉（蛛网膜下隙麻醉和硬脊膜外腔麻醉）。

（一）麻醉前准备

1. 心理准备 手术前患者常有焦虑、紧张、恐惧感，麻醉师应及时了解患者和家属的心理状况，并做好解释工作，解除患者和家属对麻醉和手术的疑虑，消除紧张情绪，增强信心，争取患者配合。

2. 纠正并改善病理生理状态 改善患者营养状况、纠正水电解质及酸碱失衡、纠正贫血及低蛋白血症，使患者处于最佳状态，提高机体对麻醉和手术的耐受力，降低术中意外和术后并发症的发生率。

3. 胃肠道准备 择期手术前应禁食水，可以防止全身麻醉时因呕吐而引起的窒息和吸入性肺炎。一般成人择期手术需术前12小时禁食、4小时禁水，小儿术前4～8小时禁食、2～3小时禁水。

4. 麻醉前用药 目的是消除或减轻患者的紧张、焦虑、恐惧；提高痛阈、缓解疼痛，增强麻醉效果；抑制腺体分泌，减少呼吸道分泌物，保持呼吸道通畅，以防止误吸；消除麻醉或手术引起的不良反射，预防麻醉意外。常用药物有如下几种。

（1）镇静安定药：具有镇静、催眠、抗焦虑及抗惊厥的作用。常用药物为地西泮（安定），5～10mg肌内注射，术前晚应用，可保证患者良好的睡眠。

（2）镇痛药：具有镇痛、镇静作用，可提高痛阈，减少麻醉药用量。常用药物有哌替啶，成人用量为50～100mg，肌内注射；吗啡，成人用量5～10mg，皮下注射。

（3）催眠药：具有镇静、催眠和抗惊厥作用，也可预防局麻药毒性反应。常用苯巴比妥钠0.1～0.2g，肌内注射。

（4）抗胆碱药：能抑制腺体分泌，减少呼吸道分泌物，保持呼吸道通畅，还可抑制迷走神经反射。常用阿托品，成人用量为0.5mg，麻醉前30分钟肌内注射或皮下注射。心动过速、甲状腺功能亢进症、发热者改用东莨菪碱0.3mg，肌内注射。

二、局部麻醉

局部麻醉具有操作简单、安全性高、并发症少的优点，适用于较表浅的手术。常用的方法有表面麻醉、局部浸润麻醉、区域阻滞麻醉、神经阻滞麻醉。

（一）局部麻醉药物

1. 分类 按化学结构可分为酯类和酰胺类。普鲁卡因、丁卡因属酯类，利多卡因、丁哌卡因（布比卡因）属酰胺类；按临床作用时间可分为长效、中效和短效局麻药，布比卡因、丁卡因为长效局麻药，作用持续时间在4小时以上，利多卡因为中效局麻药，作用持续时间为2～4小时，普鲁卡因为短效局麻药，作用时间在1小时左右。

2. 理化性质和麻醉效能

（1）脂溶性与麻醉效能：脂溶性是麻醉效能的决定因素，脂溶性与麻醉效能成正比。

（2）离解常数（pKa）与显效时间：pKa是局麻药起效快慢的决定因素，显效时间的快慢与pKa成反比。显效快慢还与药物剂量和浓度有关。

（3）蛋白结合率与作用持续时间：蛋白结合率越大，对神经阻滞时间越长。

3. 常用药物

（1）普鲁卡因：虽然毒性小，但麻醉效能较弱、黏膜穿透力差，因此，只适用于局部浸润麻醉，成人一次限量为1000mg。

（2）利多卡因：黏膜的穿透性能和组织弥散性能均较强，可用于表面麻醉、局部浸润麻醉、神经阻滞麻醉等局麻方法。成人一次限量黏膜麻醉为100mg，局部浸润麻醉和神经阻滞麻醉为400mg。

（3）丁卡因：局部麻醉作用比普鲁卡因大10倍，毒性是普鲁卡因的10～12倍。穿透力强，主要用于黏膜麻醉。成人一次限量表面麻醉时为40mg，神经阻滞麻醉时为80mg。

（4）布比卡因：麻醉效能大约是利多卡因的 4 倍，多用于神经阻滞、蛛网膜下隙阻滞和硬脊膜外腔阻滞，一般不用于局部浸润麻醉。成人一次限量 150mg。

（5）罗哌卡因：是一种新的酰胺类局部麻醉药物，作用强度类似布比卡因，多用于神经阻滞和硬脊膜外腔阻滞。成人一次限量 150mg。

4. 不良反应

（1）中毒反应：单位时间内血液中局部麻醉药浓度超过机体的耐受极限而产生的不良反应。

1）常见原因：①一次用量过大；②误注入血管内；③作用部位血供丰富，局部吸收过快；④年老体弱者耐受力降低。

2）临床表现：轻者多语、谵妄、血压升高、脉压缩小，重者可出现肌痉挛、抽搐、心律失常、血压下降，甚至呼吸和循环衰竭。

3）急救：立即停药，给予氧气吸入，对轻度毒性反应患者可用地西泮 0.1mg/kg 肌内注射或静脉注射，重者静脉注射硫喷妥钠 1～2mg/kg，必要时行气管插管、心肺复苏术。

4）预防：①严格掌握安全剂量，一次用量不超限量；②注药前回抽无血方可注药；③血运丰富部位，在局部麻醉药中加入适量肾上腺素；④根据患者具体情况或用药部位酌情减量。

（2）过敏反应：常见于酯类局麻药。使用少量的局部麻醉药后即可出现荨麻疹、喉头水肿、支气管痉挛、低血压及血管神经性水肿，可危及患者生命。一旦发生，应立即停药，保持呼吸道通畅，皮下或静脉注射肾上腺素 0.2～0.5mg，并给予糖皮质激素和抗组胺类药物，如地塞米松 10mg、苯海拉明 20mg。

（二）常用局麻方法

1. 表面麻醉　是穿透力强的局麻药作用于黏膜表面，通过阻滞黏膜下的神经末梢而产生无痛的麻醉方法。常用 1% 丁卡因或 2% 利多卡因。可用于眼、鼻、咽喉、气管、食管、尿道等部位的手术和内镜检查。

2. 局部浸润麻醉　将局部麻醉药沿手术切口注射于手术区域的组织内，阻滞其中的神经末梢的麻醉方法。常用 0.5% 的普鲁卡因、0.25%～0.5% 利多卡因。

操作时注意：①注射前先在皮内注入少许麻醉药液形成皮丘，再经皮丘刺入，逐层浸润；②每次注药前回抽无回血方可注药，以防误入血管；③一次注药量不超过极限量；④血供丰富的部位，在局部麻醉药中加入肾上腺素 2.5μg/ml，可以延缓局部麻醉药的吸收、预防毒性反应，但高血压、四肢末梢等不宜加用肾上腺素；⑤感染及肿瘤部位不宜采用局部浸润麻醉。

3. 区域阻滞麻醉　在手术区四周及底部注射局部麻醉药，通过阻滞进入手术区的神经干和神经末梢来达到无痛的麻醉方法。常用 2% 利多卡因。适用于小囊肿、小肿物的切除及活检术。此法可避免直接穿刺病理组织和肿瘤组织，并可避免因局部麻醉药导致局部水肿而影响肿物和组织的辨认。操作注意事项同局部浸润麻醉。

4. 神经阻滞　将穿透力强的局部麻醉药注射在神经干、神经丛的周围，通过阻滞神经冲动的传导，使其支配区域无痛的麻醉方法。常用 2% 利多卡因和 1% 罗哌卡因。临床常用的神经阻滞方法有颈丛、臂丛、肋间神经、指（趾）神经和阴茎背神经阻滞。

三、椎管内麻醉

椎管内麻醉（intrathecal anesthesia），是将局部麻醉药注入椎管内的蛛网膜下隙或硬脊膜外腔，暂时阻断部分脊神经传导，达到支配区域无痛的感觉。根据注药部位不同，可分为蛛网膜下隙麻醉和硬脊膜外腔麻醉。

（一）蛛网膜下隙麻醉

蛛网膜下隙麻醉又称腰麻，是将局部麻醉药注入蛛网膜下隙，阻滞部分脊神经根及脊髓表面的传导，使其所支配区域产生麻醉作用的方法。

1. 适应证　可用于下腹部、盆腔、下肢及肛门、会阴部手术。由于该麻醉方法为一次性注药，因此只适用于 2 ～ 3 小时以内的手术。

2. 禁忌证　①中枢神经系统疾病，如脑脊膜炎、脊髓多发性硬化症、颅内压增高；②穿刺部位皮肤感染；③精神病或小儿等不合作的患者；④败血症。

3. 麻醉方法　常用麻醉药为 1% 利多卡因、0.5% 罗哌卡因 3ml。患者取侧卧位、弓腰、头贴胸、抱膝姿势，使棘突间隙张开利于穿刺，穿刺点常选择 $L_3 \sim L_4$ 或 $L_4 \sim L_5$ 间隙，在 15 秒左右，注入上述局麻药（图 1-3-1）。

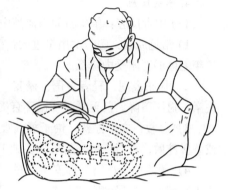

图 1-3-1　脊柱穿刺的体位

4. 并发症

（1）血压下降：当阻滞平面超过 T_4 时可出现血压下降，常伴心率减慢。发生后可静脉注射麻黄碱 15 ～ 20mg，同时加快输液速度即可缓解。

（2）呼吸抑制：因麻醉平面过高引起肋间肌麻痹，麻醉平面越高，呼吸抑制越严重。其症状为胸闷气短，说话费力，咳嗽无力。一旦发生，应立即吸氧，辅助通气，必要时行人工呼吸、气管插管。

（3）恶心呕吐：手术牵拉腹腔内脏、迷走神经兴奋、术中辅助用药均可引起。发生呕吐时应将患者头转向一侧，避免误吸。针对原因采取不同治疗措施。如暂停手术牵拉、提升血压、吸氧等。

（4）头痛：腰麻术后常见并发症。其原因主要是脑脊液从穿刺孔漏出，颅内压下降引起血管性头痛。多发生于腰麻后 1 ～ 3 天，坐起或抬头时加重，平卧后减轻或消失。术后去枕平卧 6 小时，可有效预防该并发症的发生。

（5）尿潴留：常见于肛门、会阴或下腹部手术，多因支配膀胱的骶神经恢复较晚引起，也可与下腹部手术刺激、会阴肛门区手术疼痛及患者不习惯卧位排尿有关。可针刺足三里、三阴交、关元等穴位，热敷下腹部，必要时留置尿管。

（二）硬脊膜外腔麻醉（硬膜外麻醉）

硬脊膜外腔阻滞（epidural block），是将局部麻醉药注入硬脊膜外腔，阻滞部分脊神经根，使其支配区域产生麻醉作用的方法。

1. 适应证　腹部及以下手术。此种麻醉方法是经留置导管注入硬脊膜外腔，剂量可随时追加，不受时间限制，因此可用于较长时间的手术。

2. 禁忌证　对中枢神经系统疾病、穿刺部位皮肤感染、休克、脊柱严重畸形或结核、凝血机制障碍等患者均列为禁忌证。高血压和心功能不良者应慎用。

3. 麻醉方法　常用麻醉药为 2% 利多卡因、1% 罗哌卡因及 0.5% 布比卡因 15ml。根据手术部位选择穿刺点，阻滞范围可达到 4 ～ 5 个脊神经的支配区域。体位与腰麻体位相同。进入硬脊膜外腔后留置导管，退出穿刺针，麻醉中通过导管随时注药（图1-3-2）。

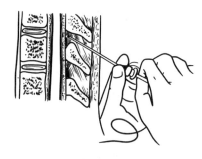

图1-3-2 硬膜外麻醉

4. 并发症 硬膜外麻醉也会出现呼吸抑制、恶心呕吐、血压下降等状况，但比蛛网膜下隙麻醉影响小。

（1）全脊髓麻醉：又称全脊麻，是硬膜外麻醉中最严重的并发症，原因是将过量的局麻药误注入蛛网膜下隙，引起全部脊髓阻滞，可造成血压下降、意识丧失、呼吸心跳停止。一旦发生应立即给予氧气吸入，气管内插管，应用呼吸机辅助呼吸，加快输液速度，并应用血管活性药物提升血压。心跳停止时则立即按心肺复苏处理。

（2）硬膜外血肿：多因导管刺破血管丛引起，其特点是背部剧烈疼痛，同时有放射性疼痛，血肿较大时，可压迫脊髓引起瘫痪。血肿形成后8小时内应行椎板切开减压并清除血肿。如血肿超过24小时，预后较差。

（3）截瘫：由神经损伤所致。患者可出现运动无力、感觉减退等表现。

四、全身麻醉

全身麻醉是麻醉药作用于中枢，产生中枢神经系统抑制，使患者意识消失，全身痛觉丧失或遗忘，反射抑制和一定程度的肌肉松弛。这种抑制状态是可控制且可逆的。抑制程度与药物在血液中的浓度有关，药物在体内排出或代谢后，患者逐渐恢复清醒。根据给药途径不同主要分为吸入麻醉和静脉麻醉。

（一）全身麻醉药物

1. 吸入麻醉药

（1）七氟烷：麻醉效能较强，用于麻醉诱导和维持。对脑血管有舒张作用，可引起颅内压升高，对呼吸的抑制作用较强，但无呼吸道刺激，诱导时少见呛咳和屏气，麻醉诱导和苏醒迅速且平稳。

（2）地氟烷：麻醉效能较弱，用于麻醉诱导和维持。因对循环功能影响较小，所以更适合于心脏手术或心脏病患者行非心脏手术。麻醉诱导和苏醒非常迅速，常用于门诊手术患者的麻醉。

（3）异氟烷：麻醉效能较强，用于麻醉诱导和维持。可引起血压下降、心率增快，可使眼压下降，尤其利于眼内手术。深麻醉时可有癫痫样发作，因此有癫痫病史者应慎用。

（5）氟烷：麻醉效能强，常用于麻醉诱导和维持，能较强抑制心肌力和心肌代谢，降低心肌氧耗量，特别适合冠心病患者的麻醉；因抑制交感神经，使心率减慢，麻醉前常给予阿托品；可增加心肌对儿茶酚胺的敏感性，因此，麻醉期间禁用肾上腺素和去甲肾上腺素。

2. 静脉麻醉药

（1）异丙酚（丙泊酚）：用于全身麻醉诱导，1.5～2mg/kg，静脉注射。具有镇静、催眠、轻微镇痛作用。用药后30～40秒患者即入睡，维持时间仅为3～10分钟，停药后10分钟患者可回答问题。可用于门诊手术的麻醉，也可静脉持续滴注与其他全麻药复合用于麻醉维持。

（2）氯胺酮：可用于全麻诱导，剂量为1～2mg/kg静脉注射。具有较强的镇痛作用，静脉注射30～60秒后患者意识消失，能维持15～20分钟。常用于小儿基础麻醉，肌内注射5～10mg/kg可维持麻醉30分钟左右。有一过性呼吸暂停、幻觉、噩梦及精神症状等不良反应，也可出现眼压和颅内压升高。

（3）依托咪酯：主要用于全身麻醉诱导，0.15～0.3mg/kg。为短效催眠药，无镇痛作用，静脉注射后约30秒患者意识即可消失，1分钟时脑内浓度达峰值。对心、脑、肺影响较小，适用于年老体弱和危重患者的麻醉。

3. 肌肉松弛药

（1）琥珀胆碱（司可林）：去极化肌松药，起效快，肌松完全且短暂，静脉注射1mg/kg后15～20秒即可出现肌纤维震颤，1分钟内作用达高峰。主要用于全身麻醉时气管内插管，严重烧伤、高钾血症、截瘫、青光眼和颅内压增高患者禁用。

（2）泮库溴铵（潘可罗宁）：非去极化肌松药，肌松作用强，起效时间为3～6分钟，作用时间100～120分钟。临床可用于全身麻醉时气管内插管和术中维持肌肉松弛。重症肌无力患者禁用，心动过速、高血压、肝肾功能障碍者慎用。

（3）维库溴铵（万可罗宁）：非去极化肌松药，肌松作用强，起效时间为2～3分钟，作用时间25～30分钟。临床可用于全身麻醉时气管内插管和术中维持肌肉松弛。较适合于缺血性心脏病患者，严重肝肾功能障碍者，可因作用时效延长发生蓄积作用。

4. 全身麻醉辅助用药 全身麻醉辅助药物本身并无麻醉作用，但可加强麻醉效能，减少麻醉药物的用量，使麻醉更平稳、安全。

（1）地西泮（安定）：具有镇静、抗焦虑、催眠、遗忘及抗惊厥作用。其抗惊厥作用可用于预防和治疗轻度局部麻醉药毒性反应。

（2）咪达唑仑（咪唑安定）：具有较强的镇静、催眠、抗焦虑、抗惊厥及降低肌张力作用。其镇静催眠作用为地西泮的1.5～2倍，静脉注射1～2mg患者即可入睡。可作为麻醉前用药、麻醉辅助用药，也常用于全身麻醉诱导。

（3）芬太尼：镇痛作用为吗啡的75～125倍，持续30分钟，麻醉剂量（30～100μg/kg）使用稳定，很少引起低血压，常用于心血管手术的静脉复合全麻。

（4）氟哌利多（氟哌啶）：为中枢性镇静药，具有较好的神经安定及镇吐作用。临床以氟哌利多与芬太尼按50：1配成合剂使用。

（二）全麻方法

1. 吸入麻醉 经呼吸道吸入一定浓度的吸入麻醉药，以维持适当的麻醉深度。麻醉性能强，能单独维持麻醉，吸入后患者意识、痛觉消失，吸入浓度越高，对生理影响越严重，必要时需加用肌松药。

2. 静脉麻醉 经静脉给药维持适当麻醉深度，该类药物多为催眠药，无良好镇痛作用，仅适用于全麻诱导和短小手术，对复杂、手术时间长的手术，可选择复合全身麻醉。

3. 复合全身麻醉 是选用两种及以上的麻醉方法或麻醉药物复合应用，相互取长补短结合完成麻醉，以达到最佳麻醉效果、减少并发症、提高术中安全性，复合麻醉在临床上应用越来越广泛。

（1）全静脉复合麻醉：静脉麻醉诱导后，将静脉镇静药、麻醉性镇痛药和肌松药复合应用，具有诱导快、操作简便以及避免吸入麻醉药引起的环境污染等优点。此法在达到术中镇静、镇痛、肌肉松弛的目的的同时，还可使麻醉过程更平稳安全。

（2）静-吸复合麻醉：全静脉麻醉缺乏明显的深度标志，给药时机较难掌握。因此，一般在静脉麻醉的基础上，于麻醉减浅时，间断吸入挥发性麻醉药，这样既可维持相对麻醉稳定，又可减少吸入麻醉药的用量，且有利于麻醉后迅速苏醒。

（三）全麻并发症

1. 呼吸系统并发症

（1）呼吸暂停：与单纯静脉全身麻醉、麻醉药用量过大和注射速度过快有关，一旦出现，立即行面罩人工呼吸，保持呼吸道通畅。

（2）舌后坠和喉痉挛：是引起上呼吸道梗阻常见的原因，轻者为呼吸困难伴打鼾，重者可有鼻翼煽动和三凹征。舌后坠者可将头后仰并托起下颌，置入口咽通气道；喉痉挛轻者一般加压给氧即可解除梗阻，重者可行环甲膜穿刺置管加压给氧或气管切开。

（3）呕吐与误吸：多发生在麻醉诱导后气管插管或拔管后，肠梗阻患者、饱食后急症患者、婴幼儿更容易出现。一旦发生呕吐，应立即头低位，偏向一侧，以防呕吐物进入呼吸道，并清除口腔内呕吐物。全麻未醒的患者常规的体位是去枕平卧头偏向一侧。

2. 循环系统并发症

（1）高血压：是全麻最常见的并发症，与麻醉过浅、镇痛不足、手术刺激有关。出现血压升高，应查明原因及时给予加深麻醉、足量镇痛药、降压药处理。

（2）低血压：与麻醉过深、手术刺激迷走神经以及术中出血有关。因此应严格控制麻醉深度、补充血容量及减轻对迷走神经的刺激。

（3）心律失常：主要原因为麻醉深浅不当、手术刺激、失血、缺氧，严重者可有心搏骤停，一旦发生，应针对病因治疗。

3. 中枢神经系统并发症

（1）高热、惊厥：常见于小儿麻醉，与小儿体温调节中枢尚不健全有关。高热不及时处理可并发惊厥，应立即给予氧气吸入，保持呼吸道通畅，积极物理降温，控制抽搐。

（2）苏醒延迟或不醒：常见原因为麻醉药的残余作用或术中严重缺氧导致的脑损伤。术后30分钟后如呼唤不能睁眼、对刺激无明显反应，即可判断苏醒延迟。如术后长时间昏迷不醒、无生理反射、出现呼吸困难或瞳孔散大，应立即给予吸氧、人工呼吸、头部降温及降低颅内压处理。

第四节　休　克

一、概　述

休克（shock），是由各种强烈刺激因素作用于机体，导致有效循环血量锐减、组织灌注不足、细胞代谢障碍、组织器官功能受损的一系列病理综合征。

有效循环血量，是指单位时间内通过心血管系统进行循环的血量，不包括贮存在肝、脾、淋巴血窦或停滞于毛细血管中的血量。维持有效循环血量依靠足够的血容量、有效的心排血量和正常的周围血管张力3个因素。当其中某个或几个因素改变，机体不能代偿时，即可出现有效循环血量骤然下降而引起休克。

【病因及分类】

外科休克的常分为5类：低血容量休克、感染性休克、神经性休克、心源性休克和过敏性休克。

1. 低血容量性休克　各种原因引起血容量急剧下降，导致有效循环血量锐减。包括：①失血性休克，如上消化道出血、肝脾破裂等；②失液性休克，如肠梗阻、大面积烧伤等。

2. 感染性休克 严重感染时病原菌释放的外毒素和内毒素，造成心肌损伤，炎症介质造成血管扩张或收缩，引起血管张力改变。

3. 心源性休克 某种心脏性因素引起心排血量减少，有效循环血量下降。如急性心肌梗死、严重心律失常、心脏压塞等。

4. 过敏性休克 如青霉素过敏等。

5. 神经源性休克，如剧烈疼痛、高度精神紧张等。

6. 心源性休克 由心脏疾病引起的休克。

【发病机制】 有效循环血量锐减、组织灌注不足是各类休克共同的病理生理基础。氧供给不足和需求增加是休克的本质。在休克发生发展过程中，约占总循环量20%的微循环也在不同阶段发生变化。

1. 微循环改变 根据休克时血流动力学与微循环变化特点，微循环的发展过程可分为三期。

（1）微循环收缩期：为休克代偿期。有效循环血量减少，引起循环容量降低，动脉血压下降，反射性兴奋血管舒缩中枢。交感－肾上腺轴兴奋导致大量儿茶酚胺释放，以及肾素－血管紧张素分泌增加，二者均可使外周血管收缩、心率增快、心排血量增加，通过选择性的收缩外周和内脏的小血管，使循环血量重分布，保证心、脑等重要器官的灌注。受儿茶酚胺作用，微动脉、后微动脉、毛细血管前括约肌收缩明显，而毛细血管后括约肌收缩不明显，组织处于"灌少于流"状态，此期表现为微循环缺血缺氧。

（2）微循环扩张期：为休克可逆失代偿期。随休克进展，组织灌注不足加重，细胞缺氧，大量乳酸类代谢产物和组胺等舒血管介质释放。微动脉和毛细血管前括约肌敏感性高，舒张明显，而微静脉和毛细血管后括约肌敏感性低，仍处于收缩状态，组织处于"灌多于流"状态，此期表现为微循环瘀血，心、脑等重要器官灌注不足。如积极治疗，病情尚能好转。

（3）微循环衰竭期：为休克不可逆失代偿期。病情继续发展，淤滞在微循环中的黏稠血液处于高凝状态，红细胞和血小板极易发生聚集并形成微血栓，甚至引起弥散性血管内凝血；大量凝血因子被消耗，可出现外出血；细胞缺氧加重，胞膜损伤，溶酶体释放，细胞自溶坏死，最终导致心、脑、肺、肾、肝、肠等重要脏器的严重损伤，此期表现为微循环DIC。

2. 代谢改变

（1）细胞代谢：细胞缺氧时，钠泵功能障碍，钠离子和水过多的进入细胞，引起细胞及线粒体水肿，三羧酸循环障碍，ATP生成进一步减少，继而内质网功能障碍，蛋白质合成减少，严重时线粒体膜和溶酶体膜肿胀、破裂，释放出的酸性磷酸酶和脱氢酶进入胞质，产生自溶现象，造成组织坏死。

（2）能量代谢：休克初期，由于缺血缺氧，无氧酵解过程是机体获得能量最主要的途径。蛋白质合成减少，分解增强，血、尿素氮、肌酐增多，同时糖降解减少，糖异生增强，血糖升高。休克后期，因肝糖原消耗和肝细胞功能受损，血糖随之降低。

（3）酸碱失衡：以酸中毒常见。休克时因组织缺血缺氧，在无氧酵解下产生大量乳酸并堆积，是代谢性酸中毒最主要的原因；肾功能障碍时，酸中毒加重；若患者通气或换气障碍，也可发生呼吸性酸中毒。部分患者也可因过度换气出现呼吸性碱中毒；大量输血时带入的大量枸橼酸盐、低钾血症可引起代谢性碱中毒。

3. 内脏器官继发性损伤 由于微循环障碍的存在和持续发展，内脏器官组织细胞可因严重缺血、缺氧而发生变性、坏死和出血，进而出现脏器功能受损，甚至衰竭。内脏器官的损伤发生与休克持续时间的长短有密切关系，一般休克持续时间超过 10 小时，容易出现内脏器官的损伤。受累器官主要为肾、肝、胃肠道、心、脑、肺、肾上腺及胰腺等，其中心、肺、肾衰竭是引起休克死亡的三大原因。

【临床表现】

按照休克微循环改变过程，可将休克分为休克代偿期和休克抑制期。

1. 休克代偿期 患者表现为精神紧张、兴奋或烦躁，皮肤苍白、四肢厥冷，心率、呼吸加快，脉压小，尿量少等。此期如及时诊断并处理得当，休克可较快被纠正。

2. 休克抑制期 神志淡漠、反应迟钝，出冷汗、肢端发绀、面色苍白、四肢湿冷，呼吸急促，脉搏细速、血压进行性下降，收缩压 ≤ 90mmHg、脉压 <20mmHg，表浅静脉塌陷，尿量进一步减少（<20ml/h），甚至无尿。严重呼吸困难、脉速、发绀、一般吸氧不能改善，可考虑呼吸衰竭。皮肤黏膜瘀血斑或消化道出血，提示为弥散性血管内出血。

【诊断】

休克的诊断一般不难，关键是及早对休克做出判断并给予正确处理。因此，应特别注意休克的早期表现。休克的诊断标准：①有诱发休克的病因；②表情淡漠、烦躁不安；③面色苍白，皮肤黏膜发绀或花纹状，四肢湿冷，尿量 <30ml/h；④脉搏细速 >100/min；⑤收缩压 <90mmHg，脉压 <20mmHg；⑥原有高血压者，收缩压较原有水平下降 30% 以上。凡符合①及②③④中的二项，同时具有⑤⑥中的任一项，即可确立诊断。

【监测】

1. 一般监测

（1）生命体征：①脉搏和血压：脉搏可估计心排血功能。脉搏增快多先于血压下降之前，是休克患者最早表现之一。在治疗过程中，尽管血压还较低，如脉搏已下降至接近正常且肢体温暖者，常表示休克已趋于好转。血压能反映有效循环血量，血压变化是休克的重要指标，但不是最敏感的指标。低血容量性休克早期因周围血管收缩导致舒张压增高，而收缩压下降，脉压缩小。当收缩压 <90mmHg，脉压 <20mmHg 时，应考虑休克的存在。血压回升、脉压增大提示休克有所好转。临床常用休克指数来判断休克程度，休克指数 = 脉搏（次 / 分）/ 收缩压（mmHg），正常为 0.5 左右，1.0 ~ 1.5 表示存在休克，>2.0 说明重度休克。②呼吸：主要表现在呼吸频率、节律、深浅的改变上，如呼吸急促或节律不规则往往提示休克较为严重。如出现进行性呼吸困难，动脉血氧分压 <60mmHg，血氧饱和度 <90%，高浓度吸氧不能改善时，提示有呼吸窘迫综合征（ARDS）。

（2）意识：反映脑组织血液灌注和脑细胞缺氧情况。休克早期，患者精神兴奋、烦躁不安；休克中期，脑组织缺血、缺氧，患者神志淡漠和反应迟钝；晚期患者可昏迷，预示病情严重。

（3）皮温色泽和浅静脉充盈：是体表血管灌注情况的标志。患者皮肤由苍白、发凉转为发绀、湿冷，提示进入休克期。由发绀、湿冷转为皮下瘀血点、瘀血斑、厥冷，预示已发生 DIC。浅静脉充盈说明血容量充足，微循环改善；浅静脉塌陷提示血容量不足，微循环不良。

（4）尿量：反映肾血流灌注情况的重要指标。休克患者应及时留置导尿管并监测每小时尿量。若尿量 <30ml/h，提示肾血流量不足；如血压正常，但尿量仍少，比重较低，则提示可能发生急性肾衰竭。

2. 特殊监测

（1）中心静脉压（CVP）：是右心房或胸腔段腔静脉压力，正常值为 5 ～ 10cmH$_2$O。主要反映全身血容量和心功能状态，CVP<5cmH$_2$O，提示血容量不足，CVP>15cmH$_2$O 提示心功能不全或静脉血管床收缩。

（2）肺毛细血管楔压（PCWP）：可反映肺静脉、左心房和左心室压，正常值为 6 ～ 15mmHg。低于正常值说明血容量不足，高于正常值说明左心房压力增高。

（3）实验室检查：测定血细胞计数、血细胞压积、血红蛋白、动脉血气分析有助于指导纠正休克；血小板、凝血酶原时间测定和纤维蛋白原有助于 DIC 的判断。

【治疗】 治疗原则：尽早去除引起休克的原因，恢复有效循环血量，纠正微循环障碍，保证组织足够氧气供应，积极预防治疗并发症。

1. 一般处理 一旦发生休克，应立即给予以下措施：①体位，取平卧位，也可将上身和双下肢各抬高 20°～ 30°和 15°～ 20°，以利于呼吸和下肢静脉回流；②吸氧，一般氧流量为 2 ～ 4L/min，浓度不宜太高，以免引发休克肺；③建立静脉通路，尽快建立两条液路，一条供快速补液，一条供药物滴入；④留置尿管，有利于观察患者每小时尿量变化，准确记录液体出入量；⑤注意保暖，体温过低可增加血液的黏稠度，不利于微循环改善，但不可在体表加温和用热水袋保暖。

2. 补充血容量 尽快补充血容量是纠正组织低灌注和缺氧的关键。原则上首先补充晶体溶液（如平衡液、等渗盐水），随后选用全血、血浆、代血浆等胶体溶液输注。低血容量性休克补充的液量往往超过临床估计的液体损失量很多。休克时间越长，症状越严重，需补充的液体也越多。心功能不全者输液量必须严格控制，防止发生充血性心力衰竭。输液时应注意先盐后糖、先晶后胶、先快后慢、液种交换。

3. 纠正酸中毒 休克时多伴有不同程度的酸中毒。但在休克早期，可因过度换气合并呼吸性碱中毒，因此不宜在早期使用碱性药物。轻度的酸中毒随血容量的增加可自行纠正。中度以上休克或血气分析显示有明显酸中毒时，可静脉滴注 5%碳酸氢钠溶液 100 ～ 250ml。

4. 积极处理原发病 消除引起休克的病因，如内脏出血的止血、坏死肠袢的切除。感染性休克，应尽快手术处理原发感染灶并引流，使用有效的抗感染药。

5. 血管活性药物的应用 严重休克，单纯扩容不易改善微循环和升高血压。当血容量已基本补足但循环状态仍无还转时，可适当选用血管活性药物。

（1）血管收缩药：此类药物虽有升高血压作用，但同时有加重微循环障碍和组织缺氧可能。只有在经充分补液扩容后，但收缩压仍低于 60mmHg 时，才可小剂量短时间应用，收缩压不宜升高过多，一般在 90 ～ 100mmHg 即可，且避免血压剧烈波动。一般主张使用能兴奋 α、β 两种受体的药物，常用药物有去甲肾上腺素、间羟胺（阿拉明）、异丙基肾上腺素等。

（2）血管扩张药：该类药物能解除小血管痉挛，改善微循环，但同时可能造成血压下降，故可用于血容量已补足、酸中毒已纠正，但面色苍白、皮肤湿冷、发绀，血压、脉搏、尿量仍未好转的患者。常用药物有酚妥拉明（苄胺唑啉）、酚苄明、莨菪碱类、多巴胺等。

（3）强心药：休克患者易合并心功能不全或潜在心功能不全，强心以增加心排血量是重要的治疗措施。对补液量已足够，但血压仍低而中心静脉压高于 15cmH$_2$O 以上时，应考虑使用强心药物。常用药物有西地兰、毒毛旋花素 K 等。

6. 肾上腺皮质激素 可用于一切休克患者，尤其是感染性休克，可以增加心排血量，降低血管阻力，改善微循环；也有中和内毒素，稳定溶酶体膜作用。长期大量应用可降低机体抗感染能力，影响伤口愈合，容易合并急性胃黏膜病变，因此使用时，应同时加用抗感染药和抑酸药，一般主张早期、足量、短程使用。

7. 弥散性血管内凝血的防治　DIC 是晚期休克患者最严重的情况之一，可引起多器官衰竭。严重休克患者皮肤上出现瘀点、瘀斑应考虑有 DIC 的可能，在抗休克同时及早确诊并治疗，可在有效抗凝基础上补充凝血因子。常用药物有肝素、双嘧达莫（潘生丁）和阿司匹林。

二、失血性休克

【病因及发病机制】　当大血管破裂或脏器出血时，血容量迅速减少，器官组织灌注不足，导致休克。其严重程度与出血速度、出血量和机体代偿能力等因素有关，通常短时间内失血超过全身总血量的 20% 时就可以发生休克。有人主张可以用休克指数来估计失血量的多少：休克指数为 1，失血 800 ～ 1200ml（占总血量 20%～ 30%），说明已发生明显休克；休克指数 >1，失血 1200 ～ 2000ml（占总血量 30%～ 50%），提示休克较为严重。

【治疗】

1. 止血　是治疗中的重要措施。如出血持续存在，单纯补充血容量难以维持血容量稳定，休克很难纠正。对于活动性上消化道出血、肝脾破裂患者，应抗休克的同时积极行术前准备，尽早手术止血。

2. 补充血容量　失血性休克丢失的虽是血液，但补充血容量时并不需要全部补充血液。首先可快速静脉滴注平衡盐溶液和人工胶体液，血红蛋白浓度低于 70g/L 时可输浓缩红细胞，急性失血量超过总量的 30% 可输入浓缩红细胞和血浆，使 HCT 在 30%、血红蛋白达到 100g/L 以上为好。

三、过敏性休克

【原因及发病机制】　过敏性休克是外界某些抗原性物质进入已致敏的机体后，通过免疫机制在短时间内触发的一种变态反应，多突然发生、程度剧烈，不及时处理，可危及生命。

【临床表现】　一是有休克表现；二是在休克前或同时常伴有以下症状。①皮疹：皮肤潮红、瘙痒、广泛的荨麻疹和（或）血管神经性水肿。②呼吸道阻塞：胸闷、气急、憋气、喘鸣、发绀，甚至窒息。③循环衰竭：面色苍白、心悸、出汗、脉速而弱、肢冷、血压下降或测不到、脉搏消失。④意识状态：烦躁不安、恐惧感和头晕，随脑缺氧加重，可出现意识不清或完全丧失。⑤其他：刺激性咳嗽、呕吐、腹泻，甚至大小便失禁。

【抢救及治疗】

1. 立即停止接触可疑的过敏原。

2. 立即皮下注射 0.1% 肾上腺素 0.5ml，然后采用静脉穿刺注入 0.1 ～ 0.2ml，在病程中可重复应用数次。它是救治过敏性休克的首选药物。

3. 抗过敏　常用肌内注射扑尔敏 10mg 或异丙嗪 25 ～ 50mg；静脉注射地塞米松 10 ～ 20mg，或氢化可的松 200 ～ 400mg。

4. 补充血容量　首选快速滴入平衡液 500ml，然后给予 5% 葡萄糖溶液。

5. 对症处理　平卧、吸氧，保持呼吸道畅通。

四、感染性休克

【原因及发病机制】 临床外科治疗较困难的休克类型，由多种病原体及其毒素引起，以革兰氏阴性菌感染为多见。感染性休克的发生，主要是由于细菌和其毒素直接或间接地引起微循环障碍所致的全身反应性综合征。按血流动力学和临床表现可分为两型：①低排高阻型，外周血管收缩，微循环淤滞，患者皮肤湿冷，称为冷休克，是感染性休克常见类型；②高排低阻型，外周血管扩张，阻力降低，患者皮肤温暖干燥，称为暖休克，临床上少见。

【临床表现】 感染性休克的临床表现见表 1-4-1。

表 1-4-1 感染性休克的表现

	暖休克（低阻力型）	冷休克（高阻力型）
神志	清醒	躁动、淡漠或嗜睡
皮肤色泽	潮红或淡红	苍白、发绀或花斑样发绀
皮肤温度	比较温暖、干燥	湿冷或冷汗
毛细血管充盈时间	1～2秒	延长
脉搏	慢、搏动清楚	细速
脉压（mmHg）	>30	<30
尿量（ml/h）	>30	<25

【抢救及治疗】 治疗原则是在休克未纠正以前，应着重治疗休克，同时治疗感染；在休克纠正后，则应着重治疗感染。积极控制感染是控制休克的根本。

1. **控制感染** 主要措施是应用抗菌药物与处理原发感染灶。如尚未确定病原菌类型，可根据临床经验判断最可能的致病菌种，并应用抗菌药，或选用广谱抗菌药。如已明确病原菌，应选用敏感且抗菌谱窄的抗菌药。原发感染灶的存在是休克发生的主要原因，应尽早处理，才能使休克得以纠正。

2. **补充血容量** 首先以输注平衡盐溶液为主，配合适当的胶体液、血浆或全血，恢复足够的循环血量。感染性休克患者，常伴有心肌、肾受损，应根据中心静脉压，调整输液量与输液速度，避免过多的输液造成不良后果。

3. **纠正酸中毒** 感染性休克的患者早期即可伴有严重的酸中毒。应在补充血容量的同时静滴 5%碳酸氢钠 100～150ml，并根据动脉血气分析结果随时调整用药量。

4. **心血管药物的应用** 经补充血容量，纠正酸中毒而休克仍未好转时应采用血管扩张药治疗。感染性休克时心功能常受累，为改善心功能可给予强心苷、多巴酚丁胺。

5. **糖皮质激素治疗** 糖皮质激素可抑制多种炎症介质的释放，降低外周血管阻力、改善微循环；增强心缩、增加心搏血量；维持血管壁、胞膜和溶酶体膜的稳定性，缓解全身反应性综合征。但应用限于早期，且用量宜大，可达正常量的 10～20 倍，维持不宜超过 48 小时，否则可发生急性胃黏膜损伤和免疫抑制。

第五节 外科患者的营养支持

正常的代谢和良好的营养状态是保证机体正常生命活动的基础。任何一种代谢紊乱或营养不良都会影响组织、器官的功能，使患者对手术或感染的耐受力下降，手术风险性增加，导致术后恢复不良，甚至患者死亡。随着输入途径的建立，各种营养制剂的生产及应用，营养支持治疗成为临床危重患者重要的治疗措施之一。根据营养物质特点以及注入途径不同，营养支持的方式主要分为肠内营养（enteral nutrition，EN）和肠外营养（parenteral nutrition，PN）。

一、人体营养概述

为正确合理地为外科患者实施营养支持治疗，充分了解机体的正常代谢及创伤、手术后代谢的改变尤为重要，这样既能达到有效的治疗目的，又能减少并发症的发生。

（一）能量需要量

每个人在不同机体状态下对能量的需要量不同，临床上常根据患者体重、活动及应激情况进行估计。最简便常用的方法是按 25 ~ 30kcal/（kg·d）计算。机体内主要的能源物质有糖类、脂肪和蛋白质三大类。其中糖类和脂肪是主要来源，称为非蛋白质能源，占总能量的 80% ~ 85%；其余能量则由蛋白质提供。

（二）人体的基本营养代谢

1. **糖类代谢** 包括蔗糖、葡萄糖、果糖、半乳糖、乳糖、麦芽糖、淀粉和糖原等，是膳食中的主要成分，为热量的主要来源，占总能量的 50% ~ 60%，每克葡萄糖可提供 4.1kcal 的能量。除葡萄糖、果糖和乳糖能被直接吸收外，其他糖类都需在体内转化为葡萄糖后，才能被机体利用。

2. **脂肪代谢** 膳食中获取的主要是动物性脂肪和植物性脂肪，是人体能量的主要贮存形式，是机体热量的重要来源。脂肪所提供的能量占总能量的 25% ~ 35%，1g 脂肪氧化可提供 9.1kcal 的能量，是等量糖类或蛋白质所提供能量的 2 倍多。

3. **蛋白质代谢** 是构成机体的主要成分，是机体组织细胞不断生长、更新、修复和一系列生物活动的物质基础。成人每日对蛋白质的需求均为 1g/kg，蛋白质提供的能量占总能量的 15% ~ 20%。1g 蛋白质或氨基酸氧化可产生 4.3kcal 的能量。

（三）饥饿、应激后代谢的变化

外科患者在饥饿或手术、创伤、感染等应激情况下，机体将利用自身组织进行供能或出现一系列神经内分泌反应，使各种代谢发生改变。

1. **饥饿时的代谢变化** 饥饿状态下血糖下降，为维持糖代谢稳定，糖原加速分解、糖异生和脂肪水解，糖生成增加，为减少蛋白质的分解，脂肪能源逐步成为机体最主要的能源。由于蛋白质不可避免地被分解，组织、器官出现重量减轻和功能障碍，如胃肠排空延迟、消化酶分泌减少、肾浓缩能力下降等。长期饥饿还可使心肺功能减弱，最终出现多器官功能障碍与死亡。

2. **创伤、感染后的代谢变化** 手术、创伤或感染等应激状态下，交感神经兴奋，胰岛素分泌减少，胰高糖素、肾上腺素、去甲肾上腺素、肾上腺皮质激素、促肾上腺皮质激素和抗利尿激素分泌均增加。机体处于高代谢状态，脂肪水解和蛋白质分解加速，患者出现负氮平衡和体重下降，创伤后由于胰岛素抵抗作用，胰岛素作用减弱，糖利用率下降，血糖增加。抗利尿激素及醛固酮的作用使水钠潴留，可导致水电解质及酸碱平衡失调。

（四）营养状态的评价

对患者做营养状态的评定，既可评判有无营养不良及其程度，同时又能客观的评价营养支持治疗的效果。

1. 人体测量

（1）体重：是评价营养状况的重要指标。男性标准体重 =[身高（cm）-80]×0.7；女性标准体重 =[身高（cm）-70]×0.6。体重低于标准体重的 15%，提示存在营养不良。

（2）身体质量指数（BMI）：BMI（kg/m^2）= 体重（kg）/ 身高（m）^{2}，正常值为 18.5 ~ 22.9。低于 18.4 为消瘦。

（3）皮肤皱褶厚度：用来表示体内脂肪含量，最常测量部位为肱三头肌部（TSF），正常参考值：男性为 11.3 ~ 13.7mm；女性为 14.9 ~ 18.1mm。实际厚度低于标准厚度的 10% 提示存在营养不良。

（4）上臂肌肉周径（AMC）：测量上臂中点的周长（MAC），计算公式为：AMC（cm）= MAC（cm）-3.14×TSF（cm）。正常值：男性为 22.8 ~ 27.8cm，女性为 20.9 ~ 25.5cm。测量值低于正常值的 10% 提示营养不良。

2. 实验室检查

（1）肌酐身高指数（CHI）：肌酐是肌肉蛋白质的代谢产物，尿中肌酐排泄量与体内骨骼肌群基本成正比。CHI=（实测 24 小时尿肌酐量 / 标准尿肌酐量）×100%，正常值 >1。CHI 值结果提示：81% ~ 90% 为轻度营养不良，60% ~ 80% 中度营养不良，<60% 为重度营养不良。

（2）血浆蛋白：是评价营养状况的重要指标。临床常用来评价营养状况的有白蛋白、前白蛋白、转铁蛋白等（表 1-5-1）。

（3）氮平衡：是指人体每日摄入氮量与排出氮量之差，能反映体内蛋白质的代谢情况。24 小时尿中尿素氮含量加常数 2 ~ 3g（以非尿素氮形式和经粪便、皮肤排出的氮）为排出氮量。当排出氮小于摄入氮时，称正氮平衡；反之，则为负氮平衡。

（4）免疫功能：营养不良时，细胞免疫系统受损。反映细胞免疫状态的一项简易参数是测淋巴细胞总数，淋巴细胞总数在（1.2 ~ 1.5）×10^9/L 为轻度营养不良；（0.8 ~ 1.2）×10^9/L 为中度营养不良；<0.8×10^9/L 为重度营养不良。当机体处于感染状态时该指标将受影响。

表 1-5-1　血浆蛋白质测得值与营养不良的评价

	正　常	轻度营养不良	中度营养不良	重度营养不良
清蛋白（g/L）	>35	28 ~ 34	21 ~ 27	<21
前白蛋白（g/L）	0.18 ~ 0.45	0.14 ~ 0.16	0.10 ~ 0.14	<0.10
转铁蛋白（g/L）	2.5 ~ 2.0	1.8 ~ 2.0	1.6 ~ 1.8	<1.6

（五）营养支持的适应证

营养支持是指为患者提供能量和营养物质。提供营养支持治疗的指征：①近期体重下降大于正常体重的 10%；②血清白蛋白 <30g/L；③连续 7 天以上不能正常进食；④已明确为营养不良；⑤可能产生营养不良或手术并发症的高危患者。

二、肠内营养

肠内营养（enteral nutrition，EN），指通过口服或管饲等方法经肠道提供各种代谢需要的热量、营养基质及营养素。"只要胃肠道情况允许，应尽量采用肠内营养"，已成为临床营养支持应遵循的基本原则。

（一）适应证与禁忌证

1. 适用证　①无进食能力者，如吞咽困难、昏迷；②消化道疾病处于稳定期，如短肠综合征、消化道瘘、胰腺炎等；③高分解代谢状态，如严重感染、手术、大面积烧伤；④慢性消耗性疾病，如结核、肿瘤等。

2. 禁忌证　①胰腺炎急性发作期；②吸收不良综合征；③严重应激状态、消化道活动性出血；④严重腹泻或呕吐；⑤休克。

（二）制剂种类

为适合机体代谢的需要，肠内营养制剂主要包括糖类、蛋白质或氨基酸、脂肪或其分解产物。此外，还有机体需要的维生素、电解质和微量元素。营养制剂主要分为要素饮食、非要素饮食、疾病专用型制剂和组件制剂四类。

1. 要素饮食　是一种化学成分明确、营养素全面、无须消化即可直接被胃肠道吸收利用的单体营养剂，包含氨基酸、葡萄糖、维生素、矿物质和微量元素。适用于严重创伤等高代谢、消化道瘘、手术前后的营养支持、消化吸收不良等患者。

2. 非要素饮食　以整蛋白为主的制剂，适用于肠道功能正常的患者。包括：①自制匀浆膳，为"自然食物"，是牛奶、豆浆、鱼、肉、水果、蔬菜等食物捣碎后加水配制而成；②混合奶，是乳、糖、蛋、油、盐按一定比例配成的营养液。

3. 疾病专用型制剂　在常用配方中增加或去除某种营养素以满足特殊患者代谢的需要。常用的有婴儿用制剂、糖尿病用制剂、肝衰竭用制剂、肾衰竭用制剂、肺疾患用制剂、创伤用制剂。

4. 组件制剂　是指以某种或某类营养素为主的肠内营养制剂，包括蛋白组件、糖类组件、脂肪组件、维生素组件和矿物质组件等，为不完全制剂。可以单独提供给患者，也可将其加入其他配方中。

（三）肠内营养的实施途径

1. 胃及空肠造口　是指长时间喂养的患者。

2. 管饲营养　是指经鼻胃管、鼻十二指肠管、鼻腔肠管将肠内营养制剂输注入胃肠道的方法。

（四）肠内营养的输注

1. 一次性投给　配置好的营养液缓慢注入喂养管内，每次量为 200～300ml，一日 6～8 次，长期家庭肠内营养患者。

2. 间歇性重力输注　配置好的营养液借重力缓慢滴入肠管内，每次 250～400ml，一日

4 ~ 6 次。

3. 连续经泵输入 经输液泵 12 ~ 24 小时内连续输注。

（五）并发症

1. 胃肠道症状 是肠内营养治疗最常见的并发症，常出现腹泻、腹痛、腹胀、恶心、呕吐等症状，常见原因为浓度过高或滴速过快，一般通过调整营养剂浓度和输注速度可消除此类症状。

2. 代谢性并发症 接受高热量膳食、糖尿病及糖皮质激素治疗期间可出现高糖血症。接受含高浓度糖类的膳食时，易出现高碳酸血症。

3. 感染并发症 多见于经鼻胃管供膳食者，主要原因为营养液反流、胃排空延迟、呕吐误吸、体位不当等。鼻饲时可将患者头部抬高 30°；鼻饲时回抽，如胃残留液 >100ml，应暂停或放慢灌注速度，鼻饲结束 1 小时后再采取平卧位。另营养液污染并发症。

4. 机械并发症 置管损伤、管堵塞、拔出困难、造口并发症等。

三、肠外营养

肠外营养（parenteral nutrition，PN），也称为全胃肠外营养（total parenteral nutrition，TPN），是通过静脉途径供给患者所需要的营养要素，包括糖类、必需和非必需氨基酸、脂肪乳剂、维生素、电解质及微量元素。

（一）适应证与禁忌证

1. 适用证 ①胃肠道梗阻；②高分解代谢状态，如大面积烧伤、多发性骨折等；③重症胰腺炎，无法完全耐受肠内营养；④妊娠呕吐及神经性厌食；⑤轻度肝肾功能障碍者；⑥小肠疾病，免疫系统疾病、肠缺血、高位肠瘘；⑦其他不能从肠道内获得营养的患者，如肿瘤患者放化疗期间。

2. 禁忌证 ①休克；②重度脓毒症；③肝、肾、肺衰竭等。

（二）制剂的种类

1. 葡萄糖 是肠外营养的主要供能物质，常用 25% ~ 50% 葡萄糖溶液。成人每日葡萄糖的需要量为 4 ~ 5g/kg。配置制剂时可加入适量胰岛素，通常 4 ~ 5g 葡萄糖需加入 1U 的胰岛素。

2. 脂肪乳剂 是一种水包油性乳剂，常用 10%、20%、30% 的脂肪乳剂。成人每日的需要量为 1 ~ 2g/kg。脂肪和葡萄糖二者的比例是 1 : 2 ~ 2 : 3。

3. 氨基酸溶液 是肠外营养的唯一氮源，用于合成体内的蛋白质。成人氨基酸的日需要量约 1.5g/kg，分为平衡型和非平衡型，平衡型所含必需和非必需氨基酸的比例与蛋白质的合成相符，适用于大多数营养不良的患者；非平衡型是为某一特殊类型患者设计的，兼有营养和治疗的作用。

4. 水和电解质 成人肠外营养每日基础液体量应为 2500 ~ 3000ml。常用肠外营养的电解质有 10% 氯化钠、10% 氯化钾、10% 葡萄糖酸钙、25% 硫酸镁等。电解质在无额外丢失的情况下，按生理需要量补给即可。

5. 维生素与微量元素 在创伤、手术、感染等应激状态下，机体对水溶性维生素 C、B_6 的需要量增加；脂溶性维生素在体内有一定的储备，短期肠外营养患者可不供给，但长期肠外营养时需要及时供给。铜、锌、铁、硒、锰、铬等微量元素参与三大物质的营养代谢、创伤愈合等生理过程，在长期肠外营养时也需要供给。

（三）肠外营养的实施

1. 肠外营养供给途径　分为周围静脉和中心静脉两种。

（1）周围静脉营养：适用于肠外营养支持不超过2周者、中心静脉置管有困难或肠内营养摄入量不足者。此法简便易行，但易发生静脉炎，不宜长期使用。

（2）中心静脉营养：该方法常经锁骨下静脉或颈内静脉置管，适用于需长期行肠外营养治疗者。该方法不影响患者活动，输注管可保留3个月以上，但有气胸、置管处感染、形成血栓可能。

2. 肠外营养的输注方式　分为连续输注和循环输注。连续输注是指24小时均匀输注。循环输注是持续连续输注的基础上，缩短输注时间，使患者有一段时间不输注。

（四）并发症

1. 置管并发症　常见有气胸、血胸、神经损伤、血管损伤、胸导管损伤、空气栓塞等。或出现不明原因的寒战、高热者，应考虑导管性败血症的可能。或发生周围静脉炎。由于长期置管、营养液输入过程中和护理密切相关。

2. 代谢性并发症　多由于营养液补充不足、糖代谢紊乱和肠外营养本身等因素所致。

（1）补充不足：主要为电解质紊乱和酸碱失衡、必需脂肪酸缺乏症、微量元素缺乏。胃肠减压和肠外瘘患者常见低钾血症和低磷血症，腹泻患者易发生代谢性酸中毒；长期行肠外营养不注意补充脂肪乳者易出现皮肤干燥、鳞状脱屑等必需脂肪酸缺乏症；长期肠外营养因缺锌出现口周皮疹、神经炎，缺铜可出现小细胞性贫血。

（2）糖代谢紊乱：常表现为低血糖性休克、高血糖反应、非酮性高渗性昏迷，肠外营养时应注意补充或调整胰岛素的用量，并随时监测血糖水平，热量宜采用葡萄糖和脂肪乳双能源供应。另外，要掌握葡萄糖的输入速度。

（3）肠外营养本身所致：脂肪乳输入总量过大或速度过快者可引起高脂血症及脂肪肝。长期肠外营养可引起肝损伤，出现转氨酶和碱性磷酸酶升高等。

3. 器官功能障碍　一是肝损伤；二是长期禁食，肠黏膜萎缩，免疫功能障碍，胃肠黏膜结构和功能受损、通透性增加而导致肠内细菌和毒素吸收，引起全身感染。

4. 代谢性骨病　骨钙丢失、骨质疏松、高钙血症、尿钙排出多、四肢关节痛，称为代谢性骨病。

第六节　外科感染

一、概述

外科感染（surgical infection），是指需要外科手术治疗的感染性疾病，包括手术、创伤、烧伤等并发的感染，在临床外科最为常见。病原体以细菌为主，也可有真菌、病毒、寄生虫。外科感染的特点：①多由几种细菌混合感染引起，特别是需氧菌与厌氧菌混合感染；②多数局部症状和体征较为明显，病变常致组织坏死、化脓；③多为内源性感染，病原菌来自机体内部正常菌群；④常需手术或换药处理。

【病因】 机体内与外界环境相通的器官组织（如呼吸道、口鼻、肠道、尿道、阴道、皮肤）内寄居多种菌群，正常情况下，这些细菌不致病，且机体黏膜和皮肤作为屏障可阻止其侵入组织，即便部分细菌侵入组织，也会被吞噬细胞、NK 细胞及免疫因子杀灭。但当机体抵抗力下降和病原菌数量增多、毒力增强时，即有可能引起感染。

1. 机体抵抗力因素

（1）局部因素：①皮肤、黏膜缺损，天然屏障破坏，病原菌易侵入，如开放性损伤、胃肠穿孔、穿刺置管等；②管腔阻塞，管腔内容物淤积，压力升高，黏膜受损，细菌入侵，如哺乳期乳腺导管阻塞后乳汁淤积引发急性乳腺炎；③局部组织血运障碍，抗菌和修复能力减弱或丧失，如下肢静脉曲张发生溃疡后出现感染；④皮肤黏膜存在原发病变，细菌容易通过病变组织进入组织，如足癣继发的丹毒和淋巴管炎。

（2）全身因素：①营养不良、贫血、低蛋白血症、糖尿病、尿毒症、肝功能损伤、白血病、白细胞减少症可致免疫力减退；②免疫缺陷、长期应用免疫抑制药、糖皮质激素、恶性肿瘤放疗和化疗后患者，抗感染能力明显下降；③婴幼儿、高龄老年人易受感染。

2. 病原菌致病因素

（1）毒力：①外毒素：某些病原菌在生长繁殖过程中分泌并释放到菌体外或待菌体崩解后释放到周围环境中的代谢产物，化学成分是蛋白质，毒性强烈。如肠毒素可损伤肠黏膜引起腹泻，溶血素可破坏血细胞，痉挛毒素作用于神经引起肌肉痉挛。②内毒素：为病原菌的细胞壁组分，待细菌裂解后释放出来，化学成分是脂多糖，毒性较弱，可引起机体发热、白细胞增多或减少、微循环障碍等全身反应。③酶：链激酶，可激活血浆溶纤维蛋白酶原为溶纤维蛋白酶，使纤维蛋白凝块溶解，利于细菌扩散；胶原酶，可分解结缔组织中的胶原蛋白，促使细菌在组织间扩散；透明质酸酶，可使组织结构间隙增大、通透性增强，有助于病原菌及其毒素迅速扩散；血浆凝固酶，能将血浆中的纤维蛋白原转变为纤维蛋白，使血浆凝固并沉积在菌体表面或病灶周围，保护细菌不被吞噬和杀灭。

（2）侵袭力：①黏附因子，能使病原菌附着在组织细胞上，进而对组织进行破坏；②荚膜，能防止病原菌被吞噬细胞吞噬或破坏，可保护病原菌在组织内生存并繁殖。

（3）数量：病原菌数量越多，感染概率越高；细菌毒力强烈，即使少量细菌也可能致病，细菌毒力较弱时，细菌数量足够大时也可以致病。因此，保持局部组织卫生清洁和临床操作中严格执行无菌操作对预防感染具有重要意义。

3. 常见化脓性致病菌的致病特点

（1）葡萄球菌：革兰氏染色阳性，常存在于鼻、咽部、皮肤及其附属皮脂腺，其中以金黄色葡萄球菌毒力最强，能产生血浆凝固酶、溶血毒素和杀白细胞素。感染易局限化，全身感染时常伴有转移性脓肿，脓液稠厚、呈黄色、无臭味。可引起疖、痈、骨髓炎、脓肿等。

（2）链球菌：革兰氏染色阳性，常定植在皮肤、消化道、上呼吸道、女性生殖道中。主要分为溶血性链球菌、草绿色链球菌和粪链球菌 3 种。①溶血性链球菌：毒力最强，能产生透明质酸酶和链激酶，溶解破坏组织并形成脓腔壁，感染易于扩散，可引起全身感染但不发生转移性脓肿，脓液稀薄、呈淡红色、量多，可引起急性蜂窝织炎、丹毒等软组织感染。②草绿色链球菌：为条件致病菌，脓液稀薄、量多，是感染性心内膜炎的主要致病菌，也是胆道感染的常见病原菌。③粪链球菌：一般不致病，阑尾炎穿孔偶发粪链球菌感染。

（3）大肠埃希菌（大肠埃希菌）：革兰氏染色阴性，主要寄居在肠道内，单独致病力不强，常与其他致病菌造成混合感染。单独致病时脓液稠厚，呈黄色，无臭味，当与其他厌氧菌共同致病时脓液呈灰白色，有恶臭味。

（4）铜绿假单胞杆菌（绿脓杆菌）：革兰氏染色阴性，主要存在在皮肤、肠道内，有很强的耐药性，脓液呈淡绿色，有特殊的甜腥臭味，常为大面积烧伤术后感染的主要致病菌。

（5）无芽孢厌氧菌：革兰氏染色阴性，为无芽孢专性厌氧菌。广泛存在于口腔、肠道和外生殖道内，多与其他需氧菌和厌氧菌形成混合感染，脓液稠厚、呈灰褐色、恶臭，常为阑尾炎穿孔或胃肠道术后感染的重要致病菌。

【分类】

1. 按病原菌种类和病变性质分类

（1）非特异性感染（nonspecific infection）：多由化脓性细菌引起，也称化脓性感染或一般性感染，在外科感染中占大多数。其特点是同一种致病菌可引起多种不同的疾病，如金黄色葡萄球菌能引起疖、痈、脓肿等；而同一种疾病可由不同种的致病菌引起，如疖可由金黄色葡萄球菌、表皮葡萄球菌引起。红、肿、热、痛、功能障碍，以及病变继续发展导致组织坏死化脓是该类感染的共同特点，因此具有相似的防治原则。

（2）特异性感染（specific infection）：一种致病菌只能引起一种疾病，一种疾病也只能由一种细菌引起。如结核杆菌只能引起结核病，结核只能由结核杆菌引起；破伤风梭菌只能引起破伤风，破伤风只能由破伤风梭菌引起。

2. 按病程分类

（1）急性感染：是指病程在 3 周以内的感染，多为非特异性感染。

（2）慢性感染：是指病程持续 2 个月以上的感染，也可由急性感染迁延不愈，转为慢性，在一定条件下又可急性发作。

（3）亚急性感染：病程介于急性与慢性之间，多为急性感染迁延而来，也可因细菌毒力弱或机体抵抗力差所致。

3. 按发生条件分类

（1）条件性感染（opportunistic infection）：也称机会性感染，是指机体内平时为非致病或致病力低的病原菌，当数量增多、毒性增强，或机体抵抗力下降时，乘机侵入而引起感染。

（2）二重感染（superinfection）：又称菌群交替症，是指在应用广谱抗感染药或抗菌药物联合使用过程中，多数病原菌被抑制，而耐药菌株大量生长繁殖，导致菌群失调，引发新的感染，患者病情加重。

（3）医院内感染（nosocomial infection）：是指患者在住院期间发生的感染和在医院内获得而出院后发生的感染。根据发生原因可分为交叉感染、内源性感染和医源性感染。医护人员在诊疗操作中对无菌观念的贯彻和执行与院内感染的发生有一定关系。

4. 按感染发生的时间分类

（1）原发性感染：指伤口在受伤当时就被污染并引发的感染。

（2）继发性感染：指伤口在受伤当时未被污染，而在愈合过程中出现的感染，如清洁手术术后切口化脓。

【病理变化及转归】

1. 吸收和局限　当机体抵抗力占优势且给予及时有效的治疗措施，感染吸收、消散，或局限形成脓肿，小脓肿可自行吸收，较大脓肿经穿刺或手术切开排脓，通过换药，切口最终愈合。

2. 感染扩散　在致病菌侵袭力超过机体抵抗力的情况下，感染可迅速向周围组织扩散，甚至进入血液循环，引起全身感染。

3. 转为慢性感染　当致病菌侵袭力与机体抵抗力处于相持状态时，感染既不能完全被吸收，也不会扩散，形成慢性病灶。当机体抵抗力下降时，感染可再次急性发作。

【临床表现】

1. 局部症状　感染部位出现红、肿、热、痛和功能障碍，是化脓性感染的典型症状。浅表的感染有明显的触痛，当形成脓肿时可触及明显的波动感。深在的感染一般局部症状不明显，可伴有深压痛。

2. 受累器官系统功能障碍　感染组织所在的器官或系统可出现相应的症状，如肝脓肿者可以出现腹痛、黄疸，胆囊炎者可出现恶心、呕吐。

3. 全身症状　感染较轻者一般无全身症状，感染较重者常有发热、寒战、头痛、乏力、食欲缺乏、心率增快等症状，病程长者可出现贫血、营养不良、水肿等，严重者出现感染性休克，多器官功能障碍。

4. 特殊表现　特异性感染者可根据发病机制不同，出现相应的临床表现，如气性坏疽主要表现为局部剧痛，伴进行性肿胀，可见皮下捻发音，而全身肌肉强直性收缩和阵发性痉挛则是破伤风主要的表现特点。

【诊断】　一般根据临床表现诊断较为容易，尤其位置表浅的急性感染，多无困难，但位置较深的感染，局部表现常不明显，辅助检查有利于诊断。

1. 实验室检查

（1）血常规检查：白细胞升高或降低，出现中毒颗粒、核左移等。

（2）病原体检查：脓液、分泌物、穿刺液涂片检菌及细菌培养＋药物敏感试验。

（3）血培养：怀疑全身感染者，可行血液细菌培养＋药物敏感试验，为抗感染药药物选择提供依据。

2. 影像学检查　对器官内脓肿或深部感染，为寻找病变所在位置，可行超声、X线、CT等辅助检查。

【治疗】　治疗原则：清除脓液、坏死组织等毒性物质，积极去除引起感染的病因，增强机体的抵抗力和组织修复力。

1. 局部疗法

（1）保护患部并制动：保护患部避免被挤压，局部制动、抬高，必要时固定。可减轻疼痛、防止再损伤和利于炎症消退痊愈。

（2）物理疗法：可采用局部热敷、红外线、超短波等方法。可改善血液循环，促进感染吸收与局限。

（3）外敷药物：能改善局部血液循环，消肿散瘀、加速感染局限化及促使肉芽组织生长。该方法主要应用于浅部感染的早期与中期，常用药物及方法有紫花地丁、新鲜蒲公英、芦荟、马齿苋、仙人掌等捣烂外敷；金黄散、鱼石脂软膏、金黄膏、消炎膏、红霉素软膏、莫匹罗星软膏及50%硫酸镁溶液湿热敷局部；已破溃的伤口则应引流、换药并外敷生肌膏等。

（4）局部注药：可应用于急性化脓性感染早期，如急性化脓性关节炎，在关节腔穿刺抽脓后可注入抗感染药；对结核引起的寒性脓肿，可在穿刺抽脓后注入链霉素或异烟肼溶液。

（5）手术疗法：①脓肿切开引流，感染一旦形成脓肿，应及时切开排脓并引流，引流不畅者应行扩创引流；②病灶切除术，是外科感染控制的关键环节，如急性化脓性阑尾炎行阑尾切除术；③病灶清除术，不适合行病灶切除术，常见于骨关节结核、骨髓炎病灶清除术。

2. 全身疗法

（1）抗菌药物的应用：较轻的感染，可不用或口服抗菌药物，临床常根据病灶部位、临床表现、脓液特点、感染来源等，对致病菌种类做出初步判断，依据经验选择药物。如用药 2～3 天后无明显疗效，考虑更换抗菌药种类，必要时行细菌培养和药敏试验，根据结果选用有效抗感染药。

（2）支持疗法：主要目的是改善机体的全身情况及增强抵抗力。其具体措施包括：①保证充分休息及足够睡眠、进高热量、高蛋白、易消化饮食，增加多种维生素摄入，尤其是维生素 B、维生素 C；②维持体液平衡和营养代谢，酌情输注支链氨基酸；③贫血、低蛋白血症、白细胞降低时，可给予少量多次输血；④高热患者，宜用物理降温（冷敷、擦浴）或解热镇痛药物（布洛芬、萘普生等），体温过低时应注意保暖；⑤对重症感染，可在应用足量抗感染药的同时，酌情使用肾上腺皮质激素，以减轻中毒症状，改善患者的一般情况。

【预防】

1. 防止病原菌侵入　注意局部皮肤清洁卫生；加强防护，避免损伤，及时正确处理伤口，彻底清创，促进伤口愈合。

2. 增强机体抵抗力　锻炼身体，改善营养状态；积极治疗糖尿病、尿毒症等慢性病；特异性疗法，如犬咬伤者及时注射狂犬疫苗，较深的伤口需注射 TAT 或破伤风类毒素等。

3. 切断传播途径　诊疗操作中严格执行无菌原则，是有效避免院内感染的方法之一。

二、浅部软组织的急性化脓性感染

浅部软组织包括皮肤、皮下组织、淋巴管和淋巴结、肌间隙及其周围的疏松结缔组织，此处的急性化脓性感染通常由常见的化脓性病原菌引起。

（一）疖

疖（furuncle），是单个毛囊及周围所属皮脂腺的急性化脓性感染，常累及皮下组织。致病菌以金黄色葡萄球菌为主，也可为表皮葡萄球菌。好发于头面、颈、背和臀部等毛囊及皮脂腺丰富的部位。因金黄色葡萄球菌可释放血浆凝固酶，所以，脓栓形成是该病的主要病理特征。

1. 临床表现　病初局部皮肤出现红、肿、痛的小硬节，后逐渐肿大呈锥形隆起，但直径多 <2cm，可自行吸收。数日后结节中央组织坏死变软，出现黄白色小脓栓，周围伴炎性反应。再过数日，脓栓脱落，脓液排出，炎症消退自愈。一般无明显全身表现，偶可引起淋巴结炎。不同部位同时发生多个疖，或在一段时间内反复发生疖，称为疖病。多见于糖尿病患者和营养不良的小儿。"危险三角区"（鼻根部和两侧口角之间的区域）的疖，如被挤压或挑刺，感染可沿内眦静脉和眼静脉进入颅内引起颅内感染（化脓性海绵窦炎），可出现眼部及周围组织红肿、硬结、结膜充血，并出现头痛、呕吐、寒战、高热，甚至昏迷，严重者可死亡。

2. 治疗　以局部治疗为主，尽早消退炎症，化脓者及时排脓。早期红肿阶段，可选用热敷、理疗、外敷中西药物等方法；出现脓头时，可点涂苯酚烧灼，并用针头或刀尖剔出脓栓；有波动感时，应及时切开引流，但面部的疖不宜切开。"危险三角区"的疖禁忌挤压，并尽早使用抗感染药。

（二）痈

痈（carbuncle），是相邻的多个毛囊及周围所属皮脂腺、汗腺的急性化脓性感染，属中医学"疽"的范畴，俗称"对口疗""搭背"。致病菌以金黄色葡萄球菌为主。好发于颈、背等皮肤厚韧的部位。多见于糖尿病和中老年患者。

1. **临床表现**　初起时呈大片稍隆起的暗红色炎症浸润区，质韧，界限不清，伴水肿及明显触痛。继而在中央部出现多个脓栓，破溃后呈蜂窝状。最后中央组织坏死、溶解并塌陷形成火山口样溃疡。除局部剧痛和区域淋巴结肿大外，患者可有明显全身症状，如畏寒、发热、头痛等，血常规常有白细胞和中性粒细胞增多，延误治疗易并发脓毒症。唇痈容易引起颅内化脓性感染。

2. **治疗**　及早应用有效抗菌药物。早期仅有红肿时可应用鱼石脂软膏、金黄散、碘伏、50%硫酸镁湿热敷。如出现多个脓点、表面破溃流脓时，应及时切开引流，一般采用"＋"字或"＋＋"字形切口，切口的长度要超出炎症范围，深达深筋膜，保留皮瓣，清除所有化脓和失活组织，填充碘伏或生理盐水纱布。术后每日换药，应用化腐生肌膏促进组织生长，直至愈合。唇痈禁忌切开及挤压，尽量减少咀嚼和说话，主要采用全身抗感染药与局部外敷药物治疗，待其自破排出脓液。糖尿病者及时治疗糖尿病。

（三）急性蜂窝织炎

急性蜂窝织炎（acute cellulites），是指累及皮下、筋膜下、肌间隙或深部疏松结缔组织的急性化脓性感染，可发生在全身各部位。本病多由皮肤、黏膜受损引起，也可因其他病部位化脓性感染扩散所致。主要致病菌为溶血性链球菌，其次为金黄色葡萄球菌，也可为大肠埃希菌和厌氧菌。因链球菌释放透明质酸酶和链激酶，所以本病易扩散和并发脓毒症。

1. **临床表现**

（1）一般性急性蜂窝织炎：位置表浅的蜂窝织炎局部明显红肿、剧痛，迅速扩散至四周，与正常组织无明显界限，中央可因缺血出现组织坏死。位置较深者，局部红肿多不明显，但有明显水肿与深压痛，全身症状较为突出。

（2）颌下急性蜂窝织炎：多见于小儿，全身症状严重，常伴高热，可发生喉头水肿和压迫气管，引起呼吸困难，不能正常进食，甚至窒息。

（3）产气性蜂窝织炎：亦称"捻发音性蜂窝织炎"，主要因厌氧菌及多种肠道杆菌混合感染所致，多发生在下腹和会阴部，局部可有捻发音，病变可迅速扩散，局部组织进行性坏死，脓液呈恶臭味，伴有严重的全身症状。

（4）新生儿皮下坏疽：新生儿皮肤薄嫩，经常处于卧位，不易保持清洁，尤其在冬季更易受压、受潮，细菌容易从皮肤受损处侵入并引起感染。常由金黄色葡萄球菌引起，好发于背部、臀部。其特点是病初皮肤发红、发硬，而后中心变暗、变软，可出现波动感，皮肤坏死时变成褐色或黑色，可破溃流脓。

2. **治疗**　应用抗感染药，早期可采用局部热敷、中药外敷，脓肿形成后应及时切开引流，对于口底、颌下的蜂窝织炎应及早切开减压，对产气性蜂窝织炎应尽早行广泛切开，清除坏死组织，并用 3% 过氧化氢溶液冲洗、湿敷伤口。

（四）丹毒

丹毒（erysipelas），是皮内网状淋巴管的急性炎症。常见致病菌为 β-溶血性链球菌。患者常有足癣、口腔溃疡病史。好发部位为下肢和面部。

1. 临床表现　起病急，常有头痛、畏寒、高热等全身症状。局部表现为片状稍隆起红疹，颜色鲜红，界限清楚，压之褪色，有烧灼样痛，不化脓。而后红肿向四周扩散，中央部位红色转为棕黄色，可伴有脱屑、水疱和区域淋巴结肿大、触痛。下肢的丹毒，如久治不愈或反复发作，可致淋巴管阻塞，淋巴回流障碍，引起下肢水肿，甚至象皮肿。

2. 治疗　卧床休息，抬高患肢，全身应用抗感染药，全身症状及局部症状消失后，仍需继续用药 1 周；局部可用 50% 硫酸镁湿热敷，酌情使用金黄散或玉露散等；有足癣等病史者应给予积极治疗。

（五）急性淋巴管炎和淋巴结炎

急性淋巴管炎是皮下管状淋巴管及周围组织的急性炎症。金黄色葡萄球菌和溶血性链球菌是主要致病菌。好发于四肢，尤其以下肢多见，多由足癣感染引起。如炎症继续扩散，所属引流区域淋巴结受累，则可引发急性淋巴结炎。浅表淋巴结炎常见于颈部、颌下、腋窝和腹股沟。

1. 临床表现　浅层淋巴结管炎常在伤口近侧皮肤可见一条或多条"红线"向心性延伸，硬且有压痛。深层淋巴管炎仅有患肢肿胀伴压痛。二者均可伴头痛、发热、全身不适等表现。急性淋巴结炎轻者仅有肿大和压痛，可自愈，较重者除红、肿、热、痛外，多伴有全身症状，如炎症累及周围几个淋巴结，可粘连成团，甚至坏死并形成脓肿。

2. 治疗　抬高患肢，用 50% 硫酸镁湿热敷局部或理疗；有全身症状者应予抗感染药治疗；已形成脓肿者，应及时切开引流。应同时积极治疗原发病灶，如足癣、龋齿等。

（六）脓肿

急性感染过程中，组织、器官内发生的组织坏死、液化，形成局限性脓液积聚，并有完整脓腔壁，称为脓肿。致病菌多为金黄色葡萄球菌。脓肿常继发疖、急性淋巴结炎、急性蜂窝织炎等化脓性感染，也可发生在局部损伤后的感染处，以及远处感染灶经血流转移而来。

1. 临床表现　浅表脓肿，可见局部隆起，有红、肿、热、痛，与周围界限清楚，压之剧痛，有波动感。深部脓肿，局部红肿多不明显，但有疼痛和压痛，无波动感，大的脓肿可有全身症状。穿刺能抽出脓液，即可诊断，深部脓肿，多需 B 超辅助诊断。

2. 治疗　脓肿形成后，立即切开引流。切开的原则：①切口选择在波动最明显处、脓肿最低位或愈合后瘢痕隐蔽的位置；②切口要充分，长度以能保证引流通畅为准则，颜面、躯干沿着皮纹方向切开，四肢沿长轴切开，勿损伤神经血管；③根据脓肿位置、深浅、脓腔大小，选用不同的引流方式，促使伤口早日愈合。

（七）甲沟炎和指头炎

甲沟炎是指甲一侧或两侧甲沟及周围组织的化脓性感染，可因手指刺伤、嵌甲、倒刺或剪指甲过短等引起。指头炎是手指末节掌侧皮下组织的化脓性感染，多由指尖或指末节刺伤引起。常见病原菌为金黄色葡萄球菌。

1. 临床表现　甲沟炎初起时常发生在一侧甲沟皮下，红肿伴疼痛，可自行消退。感染加重后可成脓，并蔓延至甲根处对侧，出现半环形脓肿，继续向下蔓延可形成甲下脓肿，不及时处理，可发展为脓性指头炎。脓性指头炎初起时主要表现为指尖针刺样疼痛，随炎症进展，疼痛加剧，呈搏动性跳痛，红肿不明显，但有明显触痛，此时可出现全身感染症状。当皮下组织和末梢神经坏死时，疼痛可减轻，如治疗不及时，可因指头缺血坏死导致慢性骨髓炎，经久不愈。

2. **治疗**　甲沟炎和指头炎初起时均可行局部热敷、理疗、外敷药物。甲沟炎已成脓者，可在甲沟旁做纵行切开引流；指头炎出现肿胀明显、搏动性跳痛时应及时切开减压，不能待脓肿形成再手术，切开时应在患指侧面做纵行切口，长度不超末节，必要时行对口引流。

三、全身性感染

全身性感染是由于病原菌侵入机体血液循环，并在其内生长繁殖及产生大量内毒素、外毒素，导致严重的全身中毒症状。如有体温、循环、呼吸等明显改变的全身性炎症反应表现，称脓毒症（sepsis）。菌血症（bacteremia），是指血培养能检出病原菌，多有明显的感染症状，属脓毒症的一种类型。

【**病因及发病机制**】　全身性外科感染是否发生取决于病原菌数量多少、毒力大小及机体防御能力强弱三大因素。常继发于严重创伤后的感染和各种化脓性感染，如开放性骨折合并感染、大面积烧伤后创面感染、急性弥漫性腹膜炎、尿路或胆道感染等。在感染发生过程中，细菌和毒素不仅直接损伤机体，还可产生多种炎症介质，如肿瘤坏死因子、白介素（IL-1、IL-6、IL-8）、一氧化氮、组胺、前列腺素 E、氧自由基等，引起全身性炎症反应综合征（SIRS），使组织细胞缺氧、器官受损和功能障碍。

【**临床表现**】　脓毒症的主要临床表现：①起病急，病情发展迅速；骤起寒战、高热，体温可达 $40 \sim 41℃$，严重者体温可低于正常；②可有神志淡漠、烦躁、谵妄和昏迷、头痛、呕吐、腹胀、大量出汗、面色苍白等全身表现；③脉搏细速、呼吸急促或困难；④可有肝、脾大、黄疸、皮下瘀血、蛋白尿；⑤白细胞计数在 $(20 \sim 30) \times 10^9/L$ 以上，或低于正常，出现核左移和毒性颗粒；⑥寒战高热时行血病原菌培养多为阳性。

脓毒症根据致病菌不同可分 3 种类型，各类型脓毒症感染特点见表 1-6-1。

表 1-6-1　各类型脓毒症感染特点

	革兰氏阳性菌	革兰氏阴性菌	真菌
致病菌	金黄色葡萄球菌	大肠埃希菌、绿脓杆菌及变形杆菌	白色念珠菌
血培养阳性率	高	高	低
发热	稽留热、弛张热	间歇热	稽留热、弛张热
寒战	少见	多见	多见
谵妄、昏迷	多见	少见	淡漠、嗜睡
皮疹	多见	少见	少见
感染性休克	发生晚、持续时间短	发生早、持续时间长	发生晚、持续时间长
转移性脓肿	常见	少见	少见

【**诊断**】　在原发感染的基础上，出现典型的全身化脓性感染表现即可初步诊断。确诊多需血液和脓液做细菌培养。因全身性感染多为继发性，且在脓毒症发生之前已应用抗菌药物，因此

应连续数日多次抽血做细菌培养。抽血做细菌培养最好在预计将发生寒战、发热时进行，可提高阳性率。

【治疗】

1. **原发灶的处理** 是治疗的关键。彻底清除坏死组织和异物、消灭无效腔；脓肿需及时切开引流；尽早手术治疗，如急性弥漫性腹膜炎、绞窄性肠梗阻和化脓性胆管炎等；对于不能控制发展的坏疽肢体可行截肢处理；留置体内的各种导管一旦感染，应立即拔除或更换。

2. **应用抗菌药物** 可根据原发灶的性质及脓液特点估计致病菌种类，联合、足量应用有效的抗感染药，再根据细菌培养及药敏试验结果，调整药物种类及剂量。真菌性脓毒症，应停用广谱抗感染药，全身应用抗真菌药物。

3. **支持疗法** 注意休息、加强营养，补充血容量、输注新鲜血、纠正低蛋白血症等。

4. **对症治疗** 控制高热，纠正水、电解质紊乱和维持酸碱平衡等。

四、破伤风

破伤风（tetanus），是由破伤风梭菌侵入人体伤口，并在伤口内生长繁殖、产生大量毒素所引起的急性特异性感染。

【病因及发病机制】 破伤风梭菌为革兰氏染色阳性专性有芽孢厌氧菌，广泛存在于泥土、粪便中，其芽孢抵抗力极强。破伤风梭菌只能由破损的皮肤或黏膜侵入人体，在缺氧的环境中，芽孢发育为增殖体，迅速繁殖并释放大量外毒素（痉挛毒素与溶血毒素）。痉挛毒素沿神经末梢和运动神经的轴突逆行至脊髓、脑干等处，结合在与神经细胞联络的突触上，抑制突触释放抑制性传递介质（甘氨酸或氨基丁酸），运动神经元因失去中枢抑制而兴奋性增强，出现骨骼肌收缩与痉挛。溶血素可引起局部组织坏死和心肌损伤。破伤风毒素还可阻断脊髓对交感神经的抑制，使交感神经过度兴奋，引起心率增快、血压升高、体温升高等。伤口、破伤风梭菌和无氧环境是破伤风发生的必要条件，窄而深、污染重的开放性伤口，不洁条件下分娩，容易引起破伤风。

【临床表现】

1. **潜伏期** 6～10天，最短的少于24小时，长者可达数月或数年。新生儿常在断脐带后7天左右发病，俗称"七日风"。一般情况下，潜伏期越短，症状越严重，预后越差。

2. **前驱期** 从最初出现前驱症状到典型发作的阶段，一般持续12～24小时。表现为全身乏力、头晕、头痛、咀嚼无力、局部肌肉发紧、酸痛、反射亢进等。

3. **发作期** 典型症状是肌肉强直性收缩和阵发性痉挛。最先受累的是咀嚼肌，随后顺序累及面部表情肌、颈项、背腹、四肢肌，最后为膈肌和呼吸肌。相应表现：张口困难、牙关紧闭、苦笑面容、颈部强直、头后仰、角弓反张、侧弓反张、呼吸困难和窒息。在肌肉紧张的基础上，轻微的刺激即可诱发痉挛，如光、声、接触、饮水等。发作时呼吸急促、面色发绀、口吐白沫、头频频后仰、大汗淋漓、四肢抽搐不止，但神志始终清醒，表情极其痛苦，间歇期长短不一，数秒至数分钟不等。窒息、心力衰竭、肺部感染和营养不良多为患者死亡的原因。如积极治疗，不发生特殊并发症，病程一般为3～4周。恢复期还可出现诸如幻觉、言语行动错乱等精神症状，但多能自行恢复。

【诊断】 根据近期外伤史和典型的临床表现，一般不难诊断。但有时需与狂犬病、化脓性脑膜炎、颞下颌关节炎、癔症及子痫等鉴别。

【治疗】

1. **控制和解除痉挛** 患者应住隔离病室，避免光、声、触等刺激；操作应尽量在使用镇静剂半小时后集中进行。避免和减少痉挛、抽搐发作次数。根据病情可交替使用镇静、解痉药物，以减少患者痛苦。可供选用的有苯巴比妥钠、地西泮、冬眠 1 号合剂等，随病情变化及时调整药量和用药时间。

2. **中和游离毒素** 破伤风抗毒素只能中和游离毒素，毒素与神经一旦结合，破伤风抗毒素则无中和作用，因此应尽早使用。用药前需做皮试，将 1 万～6 万 U 用 5% 葡萄糖溶液 500ml 稀释后缓慢滴入。加大剂量或连续应用，疗效并不会增加。破伤风人体免疫球蛋白（TIG）在早期应用疗效显著，剂量为 3000～6000U，深部肌内注射一次即可。

3. **清除毒素来源** 在控制痉挛和应用破伤风抗毒素后，进行彻底清创，敞开引流。局部用 3% 过氧化氢溶液或 0.1% 高锰酸钾溶液冲洗。

4. **应用抗感染药** 首选青霉素，但要大剂量静脉滴注，可杀灭破伤风梭菌，同时防治肺感染。也可使用甲硝唑、替硝唑静脉滴注。

5. **防治并发症** 主要是呼吸道并发症，如窒息、肺部感染、肺不张；对频繁抽搐、药物不易控制的严重患者，应尽早行气管切开，必要时可人工辅助呼吸和高压氧舱治疗。防止发作时坠床、骨折、咬伤舌等。

6. **支持疗法** 注意营养，补充多种维生素和氨基酸，维持体液平衡，必要时行管饲或肠外营养。

【预防】

1. **早期清创** 破伤风梭菌是厌氧菌，其生长繁殖需缺氧环境。因此，避免创伤、科学接生与及时正确处理伤口等，都是重要的预防措施。创伤后早期彻底清创，改善局部循环是预防破伤风的关键。清创所有坏死组织和异物，严重污染的伤口可在清创后敞开并充分引流，一切伤口均可采用 3% 过氧化氢溶液冲洗或湿敷。

2. **自动免疫** 注射破伤风类毒素是预防破伤风发生的有效可靠方法。我国已普及"百、白、破"三联疫苗，效果确切。具体方法：皮下注射类毒素 0.25ml、0.5ml 和 0.5ml 共 3 次，间隔 4 周。1 年后再注射 1ml，以后每隔 5～10 年加强注射一次 1ml。凡在 10 年内接受过自动免疫注射者，伤后仅需注射类毒素 0.5ml，无须注射破伤风抗毒素。

3. **被动免疫** 用于未接受过自动免疫注射者。伤后 24 小时内皮下注射破伤风抗毒素（TAT）1500U，伤口污染严重或已超过 12 小时者，剂量可加倍。抗毒素易致过敏反应，注射前需常规行皮内过敏试验。人体破伤风免疫球蛋白无过敏反应，250～500U 肌内注射，一次注射后在血液中可存留 4～5 周，免疫效能比破伤风抗毒素的高 10 倍以上。

五、气性坏疽

气性坏疽（gas gangrene），是由有芽孢产气荚膜梭菌引起的一种严重急性特异性感染，分为芽孢菌性肌坏死和芽孢菌性蜂窝织炎。芽孢菌性肌坏死多见，多继发于肌组织严重损伤后，肌肉广泛坏死，并有恶臭气体产生，伴有严重的毒血症。不及时抢救，预后严重。

【病因和发病机制】 产气荚膜梭菌为革兰氏染色阳性厌氧菌，与水肿杆菌、腐败杆菌和溶组织杆菌等引起混合感染。这类细菌需经伤口才能侵入人体，在缺氧的环境可大量繁殖并分泌许多外毒素和酶，主要是 α 毒素，是一种坏死性溶血性毒素，可引起溶血，并可损伤心、肝、肾等器官。胶原酶、透明质酸酶等可致局部组织广泛坏死，组织蛋白质分解，产生大量气体，坏死组织产物和毒素大量吸收，可引起严重的毒血症。挤压伤大量深部肌肉坏死、使用止血带时间过长或石膏包扎过紧以及肛门、会阴的严重创伤易继发此类感染。

【临床表现】

1. **潜伏期**　一般为 1～4 天，短者 6 小时，长者可达 6 天。

2. **局部表现**　伤部剧痛是最主要的早期症状。初起时患者自觉伤部沉重或疼痛不适，而后出现胀裂样剧痛，一般镇痛药不能无效；肿胀迅速加重，张力逐渐增高，皮肤苍白、发亮并出现水疱，随后转为紫色、黑色，触之有捻发音；伤口内肌肉呈砖红色，状如熟肉，有恶臭味，移除敷料时可见气泡和血性液体一起溢出。

3. **全身表现**　极度软弱、表情淡漠、烦躁不安并有恐惧感。面色苍白伴冷汗、脉速、呼吸急促、贫血和高热，病情迅速恶化，继而出现感染性休克，甚至多器官功能衰竭。

【诊断】　有广泛的软组织损伤史，结合临床表现，一般诊断不难。伤口周围有捻发音、分泌物涂片发现革兰氏染色阳性粗大杆菌、X 线检查显示软组织间积气，是诊断气性坏疽的主要依据。

【治疗】　一经诊断，应立即积极正确治疗，既能挽救患者生命，还可降低组织坏死与截肢率。

1. **严格隔离消毒**　患者住隔离室，医护人员进入病房要戴帽子、口罩、手套，穿隔离衣，受伤者禁止进入病房，患者的伤口敷料应予焚烧。

2. **急症清创**　彻底清创、扩大伤口，病变区做广泛、多处切开，切除已无活力的肌组织，直到有正常颜色、弹性并能流出新鲜血液的肌肉为止。用 3% 过氧化氢溶液冲洗并湿敷伤口。如感染严重且进展快、伤肢均已受累者，为保全生命，可考虑行截肢手术。

3. **合理应用抗感染药**　首选青霉素，但剂量要足够，每日 1000 万～2000 万 U 静脉滴注；对青霉素过敏者，可改用大环内酯类。加入甲硝唑、替硝唑等抗厌氧菌药物能取得较好疗效。

4. **高压氧疗法**　在 3 个大气压的纯氧下，能提高组织的氧含量，破坏气性坏疽杆菌生长繁殖的环境，保存更多的组织，避免截肢。

5. **全身支持疗法**　给予高蛋白、高热量、易消化饮食，纠正水与电解质代谢失调，给反复多次输血与镇痛、镇静、退热等对症治疗均很有必要。

第七节　肿瘤

肿瘤（tumor），是机体中发育正常的细胞在各种不同的始动及促进因素的长期作用下，异常增生和分化而形成的新生物。新生物一旦形成，将不断破坏正常组织，且生长不受机体的正常调控，即使去除病因，仍会继续增长，与良性肿瘤相比，这一点在恶性肿瘤尤其明显。恶性肿瘤生长快，易发生出血、坏死、溃疡等，常有转移，机体出现消瘦、乏力、贫血、发热及严重的器官功能障碍等，最终导致患者死亡。

近些年，随着我国工业化、城镇化进程的加快，环境污染和不良生活方式问题愈发严重，加之人类平均寿命延长与疾病谱的改变，肿瘤对人类造成的威胁日益严峻。据统计，我国恶性肿瘤发病率排在首位的是肺癌，每年新发病例约 70.5 万，其次为胃癌、肝癌、结直肠癌和食管癌。

【分类及命名】 根据肿瘤细胞的生物学特征和肿瘤对机体的影响，将肿瘤分为良性和恶性两大类。

1. **良性肿瘤** 一般称为"瘤"。命名时采用：部位 + 来源组织 + 瘤，如来源于肩部脂肪组织的称为肩部脂肪瘤，来源于乳腺纤维组织的称为乳腺纤维瘤。

2. **恶性肿瘤** 来源于上皮组织的称为癌（carcinoma），来源于间叶组织（包括纤维结缔组织、肌肉、脂肪、淋巴、骨等）的称为肉瘤（sarcoma）。命名时采用：部位 + 来源组织 + 癌或肉瘤，如来源于肺鳞状上皮的恶性肿瘤称为肺鳞状细胞癌，来源于股骨成骨细胞的恶性肿瘤称为股骨成骨肉瘤。胚胎性肿瘤常称为母细胞瘤，如肾母细胞瘤、神经母细胞瘤。值得注意的是，部分恶性肿瘤仍然沿用传统的名称，如白血病、非霍奇金淋巴瘤等。

此外，还有部分肿瘤虽然在形态上属于良性，但呈恶性生长，切除后易复发，在生物学行为上介于良性与恶性之间，称为交界性或临界性肿瘤。如黏膜乳头状瘤、腮腺混合瘤、骨巨细胞瘤等。

【病因】 恶性肿瘤的发病因素，目前仍在深入研究中，但国内外大量流行病调查、临床观察及试验研究，均发现恶性肿瘤是机体外界因素与内在因素综合作用的结果，其中外界环境和行为因素在其发生中起着重要作用。据估计，80% 以上恶性肿瘤的发生与环境因素有关。

1. **外界因素** 主要包括化学性、物理性和生物性因素。化学性因素如石油、沥青、煤焦油中的 3，4 - 苯并芘与肺癌、皮肤癌的发生有密切关系；氨基偶氮类与膀胱癌有关；亚硝胺类易致食道癌、胃癌、直肠癌。常见的物理性因素包括：X 线、紫外线照射易致皮肤癌；石棉吸入易诱发肺癌；胆囊结石可继发胆囊癌；长期进食烫食与食管癌发生有关。生物性因素主要是病毒，如 EB 病毒和鼻咽癌、伯基特淋巴瘤有关；乙型肝炎病毒易致肝癌等。

2. **内在因素** 主要包括遗传、内分泌、免疫等致癌因素。肿瘤有遗传易感性，有家族史的人群在环境因素作用下更易发生肿瘤，如携带 BRCA-1 缺陷基因者易患乳腺癌，携带 APC 基因者易患肠道肿瘤。与肿瘤关系密切的内分泌因素主要有雌激素和催乳素，如雌激素和催乳素与乳腺癌发生相关，雌激素与子宫内膜癌有关。青少年恶性肿瘤进展快，早期就可转移，主要与生长激素有关。免疫缺陷者更易患恶性肿瘤，如丙种球蛋白缺乏症患者易患白血病与淋巴造血系统肿瘤。

【病理】

1. **分化与生长** 良性肿瘤细胞分化成熟，与同种正常细胞大致相同，部分良性肿瘤细胞具有正常的生理功能。恶性肿瘤的瘤细胞与正常细胞有明显的异型性，其分化程度可分为高分化、中分化、低分化（或未分化）三类，分化程度越低，其恶性度越高。恶性肿瘤的发生一般需要经过癌前期、原位癌、浸润癌 3 个阶段。癌前期病变在致癌因素的长期作用下，经过三四十年可恶变为原位癌，原位癌再经过 3 ~ 5，可发展为浸润癌。常见的癌前期病变有慢性萎缩性胃炎、黏膜白斑、胃溃疡、交界痣等。良性肿瘤和恶性肿瘤的区别见表 1-7-1。

2. **转移** 恶性肿瘤不仅在原发部位迅速生长，还可以通过扩散至身体其他部位。常见的转移途径：①直接蔓延，肿瘤细胞自原发病灶向相邻组织扩散，如子宫颈癌、直肠癌可侵犯骨盆壁；②淋巴转移，多数为区域淋巴结转移，前哨淋巴结为第一站，一般最先转移至此，少数癌细胞可呈跳跃式转移至第 2、3 站淋巴结；③血行转移，是肉瘤的主要转移途径，四肢的肉瘤经体循环转移至肺，腹内肿瘤经门脉系统转移至肝，乳腺癌经椎旁静脉系统转移至椎体；④种植转移，肿瘤细胞间黏附力在体腔或空腔内脱落并转移。如胃癌穿透胃浆膜后，可种植到大网膜、卵巢等处。

表1-7-1 良、恶性肿瘤的区别

	良性肿瘤	恶性肿瘤
生长方式	膨胀性或外生性	浸润性或外生性
生长速度	缓慢	迅速
细胞分化程度	分化程度高、与正常细胞相似	分化程度低，异型性明显
活动度	大	较差或固定
包膜和周围组织界限	有完整包膜，与周围组织界限清楚	无包膜或包膜不完整，与周围组织界限不清楚
复发情况	无或极少	易复发
转移情况	无	常有转移
对机体的影响	一般是压迫和堵塞，影响小	严重

【临床表现】 肿瘤的临床表现与肿瘤所在部位、大小、性质、发生组织、进展程度有关，一般早期无明显症状，中晚期可出现以下表现。

1. **局部表现**

（1）肿块：为肿瘤最早期的表现。良性肿瘤质软或韧，边界清楚，表面光滑，活动性好；恶性肿瘤质硬，表面不光滑，边界不清，活动性差。浅表的肿瘤，肿块常为首发症状，机体深部或空腔器官内的肿瘤，肿块不易触及，但可出现器官梗阻、受压等症状。

（2）疼痛：良性肿瘤和恶性肿瘤的早期一般无疼痛，但当恶性肿瘤因生长、破溃、感染压迫和刺激神经时可出现疼痛，尤以夜间为甚，多难以忍受。

（3）溃疡：胃肠道或体表恶性肿瘤生长速度过快时可导致瘤体供血不足，继而中央坏死或感染出现溃烂，可有恶臭和血性分泌物。

（4）出血：肿瘤一旦破溃，必将引起出血，如肺癌可有血丝痰、膀胱癌可出现血尿、结肠癌可出现脓血便。

（5）梗阻：当肿瘤压迫或堵塞空腔器官时，可出现管腔梗阻，如直肠癌可出现排便困难、胆管癌引起的梗阻性黄疸、食管癌引起的进行性吞咽困难。

（6）转移症状：肿瘤经淋巴道转移时，可出现区域淋巴结肿大，转移至其他器官或组织时可出现相应表现，如乳腺癌发生骨转移时可引起相应部位的疼痛，甚至出现病理性骨折。

2. **全身表现** 良性肿瘤和早期的恶性肿瘤多无全身表现。恶性肿瘤中晚期时可出现乏力、贫血、消瘦、厌食、体温升高，甚至出现恶病质。某些肿瘤可产生或分泌激素或类激素物质，如脑垂体瘤可引起泌乳，肺癌引起骨关节病综合征，嗜铬细胞瘤引起高血压。

【诊断】 不仅要明确有无肿瘤，还要确定肿瘤部位及性质，对恶性程度、临床与病理分期做出正确判断，以便制定合理的治疗方案及正确的评价疗效和判断预后。详细的病史采集、规范细致的体格检查、有针对性的实验室及影像学检查在肿瘤诊断过程中有重要的意义，但病理学检查是肿瘤诊断最可靠的依据。

1. **病史和体格检查**

（1）病史：应注意以下情况。①年龄：儿童期肿瘤多为胚胎性肿瘤、白血病；青少年肿瘤多为肉瘤；中老年肿瘤多为癌。②病程：生长速度慢、病程较长的多为良性肿瘤，生长快、病程短或短时间内生长迅速的多为恶性肿瘤；老年人肿瘤发展较慢，而青年及儿童肿瘤发展较快；分化越低的肿瘤发展速度越快。③既往史：慢性萎缩性胃炎、胃溃疡有胃癌可能，慢性溃疡性结肠炎可导致结肠癌，反复 EB 病毒感染与鼻咽癌有关，乙型肝炎病史与肝癌密切相关等。④个人史：长期大量吸烟与肺癌关系密切，长期腌制、过烫食物可致食管癌等。⑤家族史：有胃癌、结肠癌、乳腺癌、食管癌、肺癌等恶性肿瘤家族史者更易患相关肿瘤。

（2）体格检查：应重点关注以下几个方面。①局部肿块：大小、多少、性状、质地、活动度、表面是否光滑、与周围组织界限及有无压痛等。②区域淋巴结：乳腺肿瘤需检查有无腋窝淋巴结及锁骨上淋巴结肿大，甲状腺肿瘤需做颈部淋巴结检查，胃部肿瘤检查左锁骨上淋巴结等。③全身：除一般状态、营养情况、心肺功能等常规检查外，亦需注意肿瘤的常见转移部位，如结肠癌患者可有肝转移，肺癌患者可有脑转移等。

2. 实验室检查

（1）常规检查：主要包括血、尿、粪便常规检查。白血病患者血象可有明显异常，泌尿系肿瘤患者常伴有血尿，胃肠道肿瘤患者可出现贫血、大便潜血或黏液血便。

（2）肿瘤标志物：肿瘤细胞可产生和释放某种物质，常以酶、抗原、激素、糖蛋白等形式分布在血液、分泌物和排泄物中。虽然大多数肿瘤标志物特异性较差，但对肿瘤的诊断、治疗效果判断和预后及复发仍有一定的参考价值。常用的肿瘤标志物有以下几种：①甲胎球蛋白（AFP），肝癌及恶性畸胎瘤者 AFP 均可增高，尤其对原发性肝癌的筛查有重要意义。②癌胚抗原（CEA），结直肠癌、胃癌、肺癌、乳腺癌时 CEA 可增高。动态监测有助于预测术后复发。③糖类抗原 19-9（CA19-9），胰腺癌、胆囊癌、胆管壶腹癌时血清 CA19-9 可明显升高，是重要的辅助诊断指标。④糖类抗原 125（CA125），卵巢癌、乳腺癌、子宫内膜癌、胰腺癌、胃癌时血清 CA125 水平明显升高，尤其对判断卵巢癌的疗效和复发有重要意义。⑤糖类抗原 15-3（CA15-3），乳腺癌患者 CA15-3 升高，肺癌、胰腺癌、结肠癌、卵巢癌等也有不同程度的升高。⑥绒毛膜促性腺激素（HCG），绒毛膜上皮细胞癌、葡萄胎患者血 HCG 浓度升高，目前 HCG 已广泛应用于绒毛膜上皮癌的诊断与治疗。⑦前列腺特异性抗原（PSA），血 PSA 升高可见于前列腺癌患者。

3. 影像学检查

（1）超声：是一种操作简便且无创的方法，尤其适用于肝、胰、脾、肾等实质器官肿瘤的初步诊断，对鉴别肿块是实性还是囊性，判断肿瘤大小、部位及血运有一定价值。同时还可以在超声引导下行肿物穿刺获取病理组织，可有 80%～90% 成功率。

（2）X 线检查：平片是肺肿瘤、骨肿瘤的首选检查方法，钼钯 X 线有助于发现早期的乳腺癌，钡餐与钡灌肠可判断消化道有无占位性病变及组织破坏程度，插管造影、器官造影和血管造影在 X 线数字减影技术下均可获取更为清晰的图像。

（3）电子计算机断层扫描（CT）：与 X 线检查相比，具有组织分辨率高的特点。主要用于中枢神经系统肿瘤、实质器官肿瘤、胸部肿瘤、腹部肿瘤、盆腔肿瘤等的诊断，并可行 CT 引导下的肿瘤穿刺活检。

（4）磁共振（MRI）显像：对神经系统及软组织肿瘤的诊断具有优越性，尤其对头颅肿瘤、泌尿系肿瘤患者分期判断意义较大。

4. 内镜检查 是利用先进的光学设备对疾病进行诊断和治疗的方法。在内镜下可直接观察肿瘤的大小、形态、部位，并可摄像，同时还可钳取组织进行病理学检查，体积较小的肿瘤也可行内镜下肿物切除术。目前使用的电子内镜主要有喉镜、气管镜、胃镜、十二指肠镜、小肠镜、胆道镜、纤维结肠镜、膀胱颈、子宫镜、腹腔镜、关节镜等。

5. 病理学检查　是确诊肿瘤最可靠的方法。

（1）临床细胞学检查：临床因其取材方便而被广泛应用。肿瘤细胞容易脱落，可取体液自然脱落细胞，如胸腔或腹腔积液、痰液、胃液、尿等。也可在食管、胆管、宫颈脱落黏膜细胞涂片检查。此外，还可用细针穿刺取肿瘤内细胞进行涂片检查。细胞学检查仅能对肿瘤做定性诊断，且有假阴性可能。

（2）病理组织学检查：病理组织的获得主要有术中完整切除肿瘤或切取肿瘤部分组织、超声或 CT 引导下穿刺获取肿瘤小块组织、内镜下钳取肿瘤部分组织等方法，此法是肿瘤诊断准确性最高的方法。

（3）免疫组织化学检查：是利用抗原抗体结合的原理，使特异抗体与组织切片中的相关抗原结合并显色，此法特异性强、敏感度高、可进行定性、定位、定量测定，可提高肿瘤诊断准确率，对判别组织来源、发现微小癌灶、判断肿瘤恶性程度及分期预后等有重要意义。

6. 肿瘤分期　对恶性肿瘤进行分期，有助于制定治疗方案、评价疗效和判断预后。目前主要采用国际抗癌联盟提出的 TNM 分期法。T 代表原发肿瘤（tumor），N 代表淋巴结（node），M 代表远处转移（metastasis）。再根据肿块大小、浸润情况及区域淋巴结转移情况在 T 和 N 后标以 0 ～ 4 表示肿瘤的发展程度，0 代表无，数字越大代表该肿瘤的该指标发展越严重。M 后只有 0 和 1，各代表无远处转移和有远处转移。原位癌用 T_{is} 表示，临床无法判断肿瘤体积时用 T_x 表示。对不同的 TNM 组合，均有对应的临床分期。各种肿瘤的 TNM 分期具体标准由各专业会议协定。

【治疗】　良性肿瘤和交界性肿瘤通过肿瘤完整切除即可达到治疗目的，而恶性肿瘤的治疗方法除手术外，大多数患者尚需化疗、放疗、内分泌、生物治疗及中医中药等多种方法，临床上需根据患者的具体情况制定个体化的综合治疗措施。以手术为主的综合治疗是恶性肿瘤最重要的治疗方案。

1. 手术治疗　是恶性肿瘤最有效的治疗方法。主要手术方式有以下几种。

（1）根治性手术：指对原发癌肿病灶的广泛切除，连同周围区域淋巴结的整块切除，尽可能达到"根治"的目的。广义的根治术包括根治术、扩大根治术、改良根治术，是早、中期恶性肿瘤的首选的手术方式。

（2）姑息手术：对原发病灶或转移性病灶的切除，主要目的是解决患者当前最主要的痛苦，延长生命，提高生存质量。适用于恶性肿瘤晚期，已有远处转移且肿块无法切除者。

（3）诊断性手术：手术的目的主要是获取组织标本并行病理学检查，为正确诊断、精确分期及制定合理治疗方案提供依据。

（4）预防性手术：目的是为预防恶性肿瘤的发生，提前将癌前病变切除的手术。

2. 化学药物治疗　简称"化疗"，为中、晚期恶性肿瘤的主要治疗手段之一，也可为术前、术后辅助治疗。

（1）药物分类：①细胞毒素类，主要为烷化剂类药物，其氮芥基团可干扰细胞增殖，导致细胞死亡，如环磷酰胺、白消安、氮芥等。②生物碱类，干扰细胞内纺锤体形成，使细胞停止在有丝分裂中期，如长春新碱、足叶乙苷、紫杉醇等。③抗代谢类，对核酸代谢物与酶结合反应有竞争作用，影响阻断 DNA 和蛋白质合成，有氟尿嘧啶、甲氨蝶呤、替加氟等。④抗感染药类，通过抑制酶的作用、阻断有丝分裂或改变细胞膜以干扰 DNA 的合成，常用药有阿霉素、表阿霉素、多柔比星等。⑤激素类，改变细胞内环境而影响肿瘤生长，常用药物有他莫昔芬、左甲状腺素钠、泼尼松等。

（2）给药途径：一般采用静脉滴注，有时也可采用肌内注射、口服、选择性动脉灌注等方法。少数情况下，为提高局部药物浓度，也可行腔内注射、肿瘤注射、局部涂抹、局部灌流等。

（3）化疗不良反应：化疗药在杀伤肿瘤细胞的同时，也杀伤体内正常细胞，尤其是增殖较快的正常细胞。常见的不良反应：①骨髓抑制，白细胞、血小板减少；②消化道反应，恶心、呕吐、厌食、口腔溃疡、腹泻等；③毛发脱落、免疫力减退等。

3. 放射治疗 简称"放疗"，是恶性肿瘤重要的治疗手段之一。通常有外照射与内放射两种方式，前者是采用治疗机，主要用于浅表肿瘤的治疗，后者是组织内插植镭针（X 线、^{60}钴及粒子加速器），用于体内肿瘤的放疗。不同肿瘤对放疗的敏感性不一，分为三类：①高度敏感，如淋巴瘤、性腺肿瘤、肾母细胞瘤、多发性骨髓瘤等；②中度敏感，如鼻咽癌、基底细胞癌、食管癌、肺癌、乳腺癌、宫颈癌等；③低度敏感，如胃肠道腺癌、骨肉瘤等。

放疗不良反应：骨髓抑制，可有白细胞、血小板减少；照射部位皮肤黏膜损伤，出现红斑、充血、水肿、灼痛、水疱和糜烂；胃肠道反应，出现恶心、呕吐等症状。一旦白细胞 $<3 \times 10^9/L$，血小板 $<80 \times 10^9/L$ 应暂停治疗，并给予对症处理。

4. 内分泌治疗 又称激素治疗，一些肿瘤细胞的生长繁殖具有激素依赖性，治疗中可应用激素或抗激素类物质改变肿瘤生长所依赖的条件，从而抑制肿瘤生长。可应用激素治疗的肿瘤有乳腺癌、甲状腺癌、子宫内膜癌、卵巢癌、宫颈癌、前列腺癌、睾丸癌等。

5. 生物治疗 应用生物学方法改善机体对肿瘤的应答反应及直接效应的治疗，主要包括免疫治疗与基因治疗，目前尚处于研究阶段。目的是增强机体抗肿瘤免疫、诱导肿瘤细胞凋亡、抑制肿瘤血管形成和提高宿主对肿瘤常规治疗的耐受力或加速损伤的恢复。

6. 中医中药治疗 应用扶正祛邪、软坚化瘀、解毒散结、通经活络等原理，提高机体的免疫力。以中药补益气血、调理脏腑，具有抗癌作用，并可减轻术后放、化疗的毒副作用。

【预防】

1. 一级预防 指消除或减少可能的致癌因素，如不吸烟，不酗酒，少吃腌制食品，不吃霉变食品，合理饮食，多吃水果、蔬菜，建立健康的生活方式等。

2. 二级预防 是预防中的关键，其主要手段是对无症状的人群进行普查，以达到对恶性肿瘤早发现、早诊断、早治疗，如对高风险人群定期普查，对宫颈癌、乳腺癌、胃癌、结直肠癌高危人群可定期行宫颈涂片、乳腺钼靶、胃镜、大便潜血检查，可发现早期恶性肿瘤，并给予积极治疗。

3. 三级预防 即已经确诊并治疗后的康复过程，其主要目的是减少痛苦，改善生存质量，延长生命。

（王 菲 芮炳峰）

【思考题】

1.何谓无菌术？灭菌与消毒有什么不同？

2. 手术人员术前准备的内容有哪些?

3. 手术操作时无菌区的范围有哪些?

4. 试述手术区皮肤消毒方法及注意事项。

5. 试述手术过程中的无菌原则。

6. 等渗性缺水的病因和表现是什么?

7. 试述低钾血症的原因、诊断要点及静脉补钾的原则。

8. 试述代谢性酸中毒的原因、诊断要点及治疗原则。

9. 麻醉前用药的目的是什么?

10. 试述局部麻醉药中毒的原因与防治措施。

11. 休克的概念是什么?

12. 试述休克时的微循环变化。

13. 何谓中心静脉压,测定中心静脉压的临床意义是什么?

14. 创伤情况下三大营养物质的代谢是如何变化的?

15. 试述全胃肠外营养的适应证和并发症。

16. 外科感染的特点是什么?

17. 试述破伤风的典型临床表现和预防措施。

18. 肿瘤的概念是什么?

19. 依据国际抗癌联盟提出的 TNM 分期,T、N、M 的代表意义是什么?

20. 试述肿瘤三级预防的内容。

第二章 损伤与创伤

第一节 损伤

【概述】 损伤指各种致伤因子作用于人体造成的组织器官结构破坏和功能障碍。

1. 按致伤因子分类 分为机械性、物理性、化学性和生物性损伤，其中最多见的是机械性致伤因子所致的损伤，又称创伤。

（1）机械性损伤：由锐器切割、钝器撞击、重物挤压、火器伤等各种形式的暴力因素作用于人体造成的损伤。

（2）物理性损伤：由高温、低温、电流、放射线、激光、声波等物理因素造成的损伤。

（3）化学性损伤：由强酸、强碱、毒气等因素造成的损伤。

（4）生物性损伤：由毒蛇、狂犬、昆虫等咬、蜇伤造成的损伤。

2. 按致伤因素分类 如锐器所致的刺伤、切割伤等，钝性暴力所致的挫伤、挤压伤等，切线动力所致的擦伤、撕裂伤等，子弹、弹片所致的火器伤，高压高速气浪所致的冲击伤等。由同一致伤因素造成两个系统以上的组织或器官创伤称为多发伤。由两种或两种以上致伤因素引起的创伤称为复合伤。

3. 按受伤部位分类 可分为颅脑损伤、颈部伤、胸部伤、腹部伤、四肢伤等。诊治时应进一步区分损伤的组织器官如软组织损伤、骨折、关节脱位、内脏损伤、颅内血肿等。

4. 按伤后皮肤完整性分类 按皮肤完整性是否受损分为开放性创伤与闭合性创伤两大类。

（1）开放性创伤：指皮肤或黏膜有破损者。有如下几种类型。①擦伤：粗糙物与受伤部位表面发生切线运动所致的表皮损伤，创面常有少量血液成分渗出和轻度的炎症反应。②刺伤：尖锐而细长的器具穿入组织所致。由于尖端与体表的接触面积较小，不用很大的力即可穿入深部组织，伤口较深，可能伤及多层组织或内脏器官，易并发感染，尤其是厌氧菌感染。③切伤：为刃器或边缘锐利的物体切割所致。致伤物与组织间线形运动接触，伤口边缘整齐，对非接触的组织一般无损伤。故切断的血管不易收缩，出血较多。④砍伤：也为刃器造成，但刃器较重、作用力较大，接近垂直方向运动，因此，伤口较深，可伤及骨。刃口若较钝，伤口边缘就较粗糙，可能有非接触的组织损伤，且炎症反应较明显。⑤裂伤：钝器打击造成皮肤和皮下组织断裂，创缘多不整齐，周围组织破坏较重。⑥撕脱伤：人体某部位皮肤受强作用力牵拉所致。如人体某部位卷入运转的机器或车轮等，暴力作用强，损伤严重。伤口多呈不规则，皮肤和皮下组织与深部组织撕脱、断裂，可有大片创面暴露，污染严重。⑦火器伤：子弹、弹片击中或意外的爆炸、事故所致，高速的致伤物具有较大动能，进入组织转变为压力、热力，甚至使非接触组织严重受损。伤口大小、形状和深浅不一，伤口污染较严重，常有异物存留。

（2）闭合性创伤：指皮肤或黏膜保持完整者，有如下几种类型。①挫伤：是最严重的软组织创伤，为钝器或钝性暴力引起。受力面积较大，未使皮肤但可使抗裂强度较小的皮下脂肪、小血管、肌肉组织等发生损伤，表现局部皮肤青紫、肿胀或血肿。②挤压伤：巨大重物较长时间挤压所致。受伤面积很大，皮肤虽未破裂，但大范围的皮下组织和肌肉组织均受挤压，压力解除后当即出现广泛出血、血栓形成、组织坏死及严重的炎症反应。③扭伤：外力作用使关节超过正常的活动范围，造成关节囊、韧带、肌腱或肌肉撕裂破坏，肢体恢复平衡后关节随即复位，但软组织损伤需经一段时间才能痊愈。④关节脱位、半脱位：肢体受暴力牵拉、推动，或动力失衡时导致构成关节各骨关节面失去正常的对合关系，结构稳定性差的关节，脱位的机会多。⑤爆震伤：又称冲击伤，是由爆炸产生的高压和变速的冲击波所致。体表多无明显损伤，而含气体或液体较多的胸腔、腹腔内脏、耳鼓膜，可发生出血、破裂或水肿等。

5. 创伤 直接造成组织损伤，包括结构破坏、出血、细胞失活等，继而引起局部炎症反应和全身反应及重要器官系统的功能变化，以稳定自身内环境。然而，严重创伤反应超过机体的调节能力时，常可能损伤机体自身，应在治疗时加以调整和纠正。

创伤的并发症有感染、休克、脂肪栓塞综合征、凝血功能障碍、应激性溃疡、多系统器官功能衰竭。

6. 伤口 理想的修复过程是完全修复，但一般是不完全修复。修复过程分为3个阶段。

（1）局部炎症反应阶段：持续3～5天，主要是血管和细胞反应、免疫应答、血液凝固和纤维蛋白的溶解。

（2）细胞增殖分化和肉芽组织生成阶段：成纤维细胞、内皮细胞等增殖、分化、迁移，分别合成、分泌组织基质（主要为胶原）和形成新生毛细血管，并共同组成肉芽组织。浅表组织损伤通过上皮细胞的增殖、迁移覆盖创面而修复。

（3）组织塑形阶段：经过细胞增殖和基质沉积，伤口逐步修复，但新生的纤维组织不一定适合生理功能，逐渐代谢变化成为正常的组织达到原来的功能，形态也和以前正常组织一样。

7. 伤口愈合的类型

（1）一期愈合：又称原发愈合，边缘整齐、对合良好、缝合后能顺利愈合的伤口。组织修复以原来的细胞为主，连接处仅有少量纤维组织，愈合后功能良好。

（2）二期愈合：又称瘢痕愈合，组织缺损较大或曾发生化脓性感染的伤口。组织的修复以纤维组织为主，愈合后功能不良。严重者可有瘢痕挛缩或增生，影响外观和功能。

8. 手术切口分类和切口愈合情况记录 只限于初期完全缝合的切口，切口一般分三类。

（1）清洁伤口：用"Ⅰ"表示，指无菌伤口的缝合。如疝、甲状腺、乳腺等手术。

（2）污染伤口：用"Ⅱ"表示，指手术时可能污染的缝合伤口。如胃大部切除术、乳房纤维瘤手术等。

（3）感染伤口：用"Ⅲ"表示，指靠近感染区或伤口处组织直接暴露于感染部位的伤口。如胃、十二指肠溃疡急性穿孔修补手术、化脓或坏疽穿孔性阑尾炎切除手术、绞窄性肠梗阻等手术。

9. 伤口愈合分为三级

（1）甲级愈合：无菌切口为"Ⅰ"类切口，用"甲"字表示，表示愈合良好，无任何不良反应的一期愈合。

（2）乙级愈合：切口愈合欠佳有红、肿、硬结、积血、积液等炎性反应，但未化脓；用"乙"字表示。

（3）丙级愈合：切口感染化脓，必须切开引流、换药后伤口愈合的。用"丙"字表示。

根据伤口分类和愈合分级的方法记录，如疝手术后伤口愈合良好，则应以Ⅰ/甲记录；坏疽性阑尾炎切除手术，术后伤口红肿但未感染则应记录Ⅲ/乙；胃大部切除术后伤口感染则应记录Ⅱ/丙。

缝合伤口有下列不良反应则采取不同处理方法。①缝线反应：缝线处针眼红肿，应用70%酒精或碘伏（有效碘0.5%）湿敷。②针眼脓肿：针眼周围红肿，直径一般不超过1cm，针眼处有脓点或有脓液溢出。对于小脓点用干棉球蘸去脓液，而后用酒精或碘伏消毒。必要时拆除附近区域缝线。③切口感染：一般需开放伤口以利于引流，视情况是否拆除缝线。

10. 影响伤口愈合的因素 包括年龄、感染、异物存留及失活组织过多、慢性疾病、血液循环障碍、营养状况、局部制动不够、类固醇激素、免疫力减退等。

11. 不同伤口的处理

（1）手术切口的处理：开放性手术伤口，通常在术后24～48小时再换药，缝合切口并于术后第3天观察一次并换药，第一次更换敷料时应有术者参加为宜。

（2）洁净的开放性创面：用生理盐水棉球拭净，凡士林纱布覆盖。已与创面牢固黏合的油纱布可不必揭去，将四周松动部剪去，再加盖一层即可。根据创面情况采用干燥法、湿敷法或包扎法处理。

（3）对于缝合创口：于术后第3天在无菌操作下检查一次，检查有无感染症状。如无感染，可用70%酒精棉球或碘伏轻拭缝合处缝线上的血痂后，用无菌纱布盖好。此后，患者如无感染的体征（发热、白细胞计数增高、切口疼痛或跳痛，伤口流出脓性分泌物）则不必换药，待拆线时拆除缝线换药即可。如有感染，应立即处理；已化脓切口，应将缝线拆除，予以开放、引流，以利于伤口愈合。如针眼处有小脓疱，可穿破排脓，或拆除缝线，用酒精或碘伏涂擦。

12. 拆线

（1）拆线时间：一般为头面部术后5天；四肢一般术后10～12天左右；腹部及会阴部7天，胸部、背臀部10天，足底足跟14天，张力性伤口于术后14天拆除。全身状况不良、老年人、营养不良者可延迟拆线时间，小儿则可稍早。在到达常规拆线时间后，先检查一下切口是否已经愈合牢固，确定后，再进行拆线。拆线所需物品为：无菌碗一个，内盛酒精棉球或碘伏棉球数个，无菌干纱布数块，镊子一把、拆线剪一把、弯盘、胶布等。

（2）拆线方法：先将缝合切口处碘酒、酒精消毒或直接碘伏消毒，用镊子轻轻提起缝线头，再靠近皮肤面以剪刀尖轻轻剪断缝线，在对侧将皮下部分之缝线迅速拉出。剪线处不应在线扣的中间，暴露在皮肤外的缝线部分可能已被污染，并且干燥后已变成僵硬的索条，如在线扣中间剪断，拽拉缝线时势必将这一部分缝线拉过皮下，增加了感染机会及拽拉造成的痛苦。拆完后，再用酒精或碘伏棉球将切口全部消毒一次，擦净污迹，以无菌纱布覆盖或任其暴露干燥。

（3）较大切口：如伤口较大、缝合口较长（胸腹长切口，联合切口）应分两次拆除。先间断拆去一根，1～2天后，再拆去其余部分，以免切口裂开。

（4）观察和注意：在拆线2天内应注意观察切口是否有裂开。如有愈合不良，疑裂开者，应以蝶形胶布牵拉伤口，将创口完全用胶布牵拉住，再复以薄层纱布、固定。腹部切口拆线后，应嘱患者在1～2天内咳嗽、打喷嚏时可使腹压增高，应用手按压切口处。

13. 创口引流的处理 在有液体留存在创腔内，放置引流物，以便液体排出，以利于愈合。根据不同情况采取有针对性的处理措施。

（1）短期引流：用于有可能出血或渗血的手术切口。小而浅的创口，常用乳胶片引流，大而深的创口则用烟卷条引流。放置时间一般为 24 ~ 48 小时，在无渗液或基本不渗液后即拔除，可促进一期愈合。

（2）长期引流：用于长期有渗液的创腔。大量渗液用橡皮管、中量渗液用烟卷条引流。放置时间根据创腔变化而定。处理引流应注意：①每日转动引流管一次，以免与创面发生粘连。②随着创腔的愈合，逐渐剪短引流管，以免压迫刺激创面，妨碍愈合。③大血管、神经及肠管附近，不宜放置引流物，以免损伤这重要组织而造成意外。④引流管外应穿入安全别针一个，以免管子落入创腔内。别针的方向应与体表水平，经常观察引流外边敷料是否湿透，并及时予以更换，以免刺激、感染。⑤每周更换引流管，烟卷引流一经湿透，即应更换。

（3）油纱布引流：为使患者舒适及方便操作、体腔外的脓腔切开后，常用油纱布条引流。能使创腔内脓液及时排出，减少感染机会，还能防止创缘愈合过早而致腔内脓液不能排尽。

每次换药时，先将引流条轻轻扯出，检查并清理创腔，再取油纱布一块，去除活动纤维，斜拉成条，用探针或钳子轻轻送入脓腔内。送时应轻送到底，避免多次塞送，每次塞一小段，防止纱布条皱集在创腔内，妨碍引流并压迫创缘引起疼痛。引流条需足够长，留在创缘外边一段，避免遗留在创腔内。引流条不宜过分粗大，以免阻塞压迫创口，不利于引流且妨碍愈合。如果创腔大，如需用多块油纱布条引流，除创缘外各留一段以便识别外，还应做好交班记录，以免他人换药时遗留引流条在创腔内。

凡需要引流的患者，应注意其卧位。尽量保证患者保持伤口向下的姿势，以利于引流，否则，脓液难以排出。例如，左臀部脓肿切开后，应向左侧卧或以左侧平卧、俯卧等交替卧位，而不宜向右侧卧，避免创口向上，脓液沉集腔底，无法引流出体外。引流是否通畅，可检查敷料得知。如敷料上脓液多，拔出引流条时无更多的脓液流出，局部症状日渐减轻，即表示引流通畅、有效。如敷料干净，但拔出引流条时有大量脓液流出，患者局部症状不减，甚至出现全身症状，则应考虑引流不畅，需要改进处理。

14. 脓腔伤口的处理　除伤口周围皮肤一般处理外，应重点注意：①脓腔较深者可行冲洗，必要时向脓腔插入导尿管，选用 0.9% 氯化钠溶液、碘伏溶液等进行脓腔冲洗，冲洗液温度以 38 ~ 39℃为宜。②保持引流通畅，浅表的小脓腔酌情选用乳胶片或凡士林纱布条作为引流，深部脓腔使用胶管或半片胶管做引流。若脓液经久不减，必要时行刮匙搔刮，探查有无异物；如因手术切口感染，感染处线结应去除；如因伤口太小而造成引流不畅时，应扩大伤口；如已形成瘘管或窦道，应及时切开或切除；腹部伤口经久不愈且脓液出现粪臭或见粪样物，应考虑肠瘘可能，应与医生联系，进一步检查处理。

15. 肉芽的处理　新鲜的肉芽，色泽鲜红、致密、洁净、无分泌物，分布匀均，洗擦稍用力即引起伤口处疼痛，可引起出血。对这种创面不必用药，隔 2 ~ 3 天换药一次即可。

（1）水肿性肉芽：肉芽色泽淡红或苍白，表面光滑晶亮，高出创面，触之有浮动感，无疼痛及出血。此种肉芽应剪除，并应该多剪去些，至出血或患者感到疼痛为度。剪后出血，可用盐水棉球加压止血。大面积的肉芽水肿可用高渗盐水（3% ~ 10%）湿敷，使肉芽脱水。小的创面可用纯石炭酸液涂擦或硝酸银棒烧灼。用硝酸银棒烧灼后应以生理盐水洗净；用纯石炭酸液涂后，应随即用酒精拭去，然后用生理盐水洗净，以免腐蚀过多伤及内层组织。这种肉芽创面不宜用凡士林、鱼肝油等油类敷料，而宜用湿敷。因油类不吸收渗液，而且促进水肿肉芽增生。

（2）陈旧性肉芽：肉芽色泽暗红，不新鲜，创面高低起伏，有时呈陈旧性出血貌。多见于慢性溃疡或换药时过分擦洗或使用刺激性药物刺激所致。这类创面营养不良，再生力差，生长缓慢，不易愈合。应以刮匙将表面陈旧肉芽组织刮除，使之出血，暴露新鲜肉芽，或用中药外敷促进愈合。

（3）坏死性肉芽：肉芽呈灰白色或紫黑色，或有脓液混杂；或虽干燥，但创面呈现败絮状或黑色坏死状。此类肉芽多因感染或循环障碍，导致坏死，应予以剪除，或应用祛腐生肌药物，如提毒散、红粉、东方一号等敷之。换药时，必须注意勿将棉球、引流物或纱布条的纱布线头等遗留在脓腔中，以免造成伤口不愈合。

【临床表现】

1. 局部表现

（1）疼痛：其疼痛程度与创伤部位、范围、轻重、炎症反应强弱有关。伤处活动时疼痛加剧，制动时减轻，一般在伤后 2～3 天逐渐缓解，若疼痛不减轻，甚至加重表示可能并发感染。但严重创伤并发休克时患者常不述疼痛，内脏损伤所致的疼痛常定位不确切。

（2）局部肿胀：受伤局部出血、渗出所致。部位表浅者可出现皮下瘀斑、肿胀或血肿，组织疏松和血管丰富的部位肿胀尤为显著。严重肿胀可致局部组织或远端肢体血供障碍，出现远端苍白、皮温降低等。

（3）功能障碍：疼痛可限制运动，组织结构的破坏可直接造成功能障碍。如骨折或关节脱位的肢体不能正常运动，脑外伤后发生意识障碍，肠穿孔后腹膜炎引起呕吐、腹胀、肠麻痹等。

（4）伤口或创面：为开放性创伤所共有的，其形状、大小、深度因致伤原因和暴力大小而不一致，有出血或血块，还可能有异物存留。

（5）伤口并发症：影响伤口愈合和危及患者生命的 3 种主要并发症。①伤口出血：指发生在手术和意外伤害性伤口在 48 小时内继发性出血，也可发生在修复期的任何阶段。②伤口裂开：是指伤口未完全愈合，皮肤以下各层和全层完全分离。③伤口感染：伤口均可能有感染的机会，伤口化脓性感染是最常见的并发症，主要表现是伤口出现红、肿、热、痛，已减轻的伤口疼痛又疼痛加剧，且有脓性分泌物等。其他炎症反应是体温升高、心率加快、白细胞升高等。

2. 全身表现

（1）发热：创伤出血、组织坏死分解产物吸收或创伤产生的致热因子、手术后均可引发吸收热。体温在 38℃左右。如发生脑损伤或并发感染时患者可出现体温过高。

（2）生命体征改变：伤后交感神经 - 肾上腺髓质系统兴奋，大量儿茶酚胺释放、加之疼痛、精神紧张、受伤后血容量减少等可使使心率、脉搏加快。周围血管收缩，舒张压可上升，收缩压接近正常或稍高，脉压减小，大出血及休克时血压降低、脉搏细弱。呼吸一般无明显改变，较重创伤常使呼吸加深加快，以适应氧的需要和二氧化碳的排出。

（3）并发症：常见的有创伤性休克和化脓性感染。严重损伤并发感染和休克可造成急性肾衰竭、急性呼吸窘迫综合征等并发症。

（4）化验室检查：如血尿常规和生化等，穿刺和导管检查如胸腹腔穿刺，影像学检查包括 X 线、B、CT 超等。

【诊断】　根据损伤史，临床表现、辅助检查，损伤诊断一般不难，但要仔细、全面、快捷。

【治疗】　为使创伤急救更加有效，除不断提高抢救技术外，还应健全阶梯式救治系统，做到轻伤就地抢救，中度伤收进一般医院，重伤经急救后能及时送往大医院或创伤中心进行专科处理。整个救护工作，应遵循保存生命第一、恢复功能第二、顾全解剖完整性第三的原则，要求快抢、快救、快送。

1. 快抢 就是抢救生命，指从交通生产事故或自然灾害现场，迅速将患者抢救至安全处，避免继续或再次受伤。

2. 快救 就是判断伤情，呼吸循环支持，检查全面而重点，注意有无其他伤情，应根据伤情做出正确处理，全力抢救患者生命，确保呼吸、循环功能稳定。

（1）心肺复苏：心搏骤停者，立即施行口对口人工呼吸和胸外心脏按压。

（2）解除窒息：尽快解开衣领，清除口咽部异物、血块及分泌物；舌骨附着肌损伤或下颌骨缺损致舌后坠者，需牵引舌体并固定口外；咽喉水肿压迫气管者，应做紧急气管插管或气管切开，如条件不具备，可暂用粗穿刺针经环甲膜插入气管通气。

（3）控制外出血：以指压法（手指直接压迫伤口或血管）最简便迅速；但加压包扎法使用最广，能有效止住绝大多数四肢软组织中小血管伤出血；当肱动脉、股动脉出血加压包扎无效，或外伤性肢体离断出血，可靠近伤口近端上止血带，要注意止血带结扎部位要准确、方法要正确、持续时间要合适，止血带应用每隔 1 小时放松 1～2 分钟，持续不超过 4 小时，避免引起肢体缺血性坏死。

（4）改善通气功能：对开放性气胸，先用大急救包或厚敷料堵紧胸壁伤口；遇多处骨折，宜用胸带加垫压迫包扎纠正反常呼吸；张力性气胸须在患侧锁骨中线第 2 肋间穿刺排气，而严重血气胸则于患侧腋中线第 6 肋间穿刺抽血，维持呼吸道通畅，清理口腔异物或分泌物，使用加压面罩和通气道等。

（5）固定骨折：骨关节损伤时均必须固定制动，以减轻疼痛，避免运送途中骨断端损伤血管、神经或其他组织。可用夹板或代用品，也可用健侧肢体和躯体固定，注意肢体远端血运。

（6）包扎伤口：能降低疼痛、减少出血、减轻附加损伤及细菌污染，凡遇内脏脱出者，禁止现场复位，封闭伤口或体腔应用无菌敷料和干净布料包扎，以清洁盆、碗等覆盖包扎即可，起保护作用。

（7）防治休克：主要是镇痛、有效止血和扩容抗休克等。内出血在急救现场处理较困难，穿抗休克裤有助于抢救。

3. 快送 患者经急救处理，待伤情稳定、出血控制、呼吸好转、骨折固定、伤口包扎后，再由专人快速护送到已联系好的医院或急救中心做确定性治疗。搬运时应防止加剧损伤，疑有脊柱骨折，应三人平抬患者于硬板床上；胸部损伤者，宜取伤侧向下的低斜坡卧位，以利于健侧肺呼吸。在救护车内，伤员应足朝车头，头朝车尾平卧（与车行方向相反），避免脑缺血突然死亡，保证有效输液，严格监测和创伤评估，镇痛镇静预防休克。

4. 体位和局部制动 较重创伤患者卧床休息，其体位应利于呼吸和促进伤处静脉血液回流，如半卧位时膈肌下降便于呼吸运动，患肢抬高 15°～30° 有利于静脉、淋巴回流以减轻肿胀和疼痛。伤处适当制动，骨折、关节脱位时，先行复位，再选用绷带、夹板、石膏等固定制动，以缓解疼痛，有利于修复。

5. 镇静、镇痛和心理治疗 遵医嘱合理使用镇静镇痛药物，缓解疼痛，使患者安静休息，同时注意药物的不良反应，防止掩盖病情。关心患者的心理状态，帮助其面对压力，给予心理支持，缓解其紧张、焦虑、恐惧，保持情绪稳定，配合治疗。

6. 全身疗法 除积极抗休克外、主要包括保护器官功能、加强营养支持，对开放性创伤应使用有效的抗感染药，预防继发性感染，并常规注射破伤风抗毒素预防破伤风等。

7. 局部疗法

（1）闭合性创伤：若无内脏合并伤、出血、血管或神经受压，多不需特殊处理；有骨折脱位，宜及时复位，并妥善固定，逐步进行功能锻炼；遇颅内血肿、内脏破裂等，应紧急手术。

（2）开放性创伤：如果是形成的污染伤口，须尽早清创缝合，以使污染伤口变为清洁伤口，争取实现一期愈合；反之，如果伤口已明显感染，则应积极控制感染，加强换药使其尽早实现二期愈合。

第二节　清创术

清创术是处理开放性创伤最重要、最基本、最有效的手段。通过清创，可以使污染伤口变为清洁创口，开放性损伤变为闭合性损伤。为了查明伤情，彻底止血，清除一切异物及污染组织，修复破损的功能组织器官，清创时需扩大创口，故又称扩创术。伤后早期，因细菌仅停留黏附于污染创面，其后才大量生长繁殖、侵入创道内的组织引起感染，故清创时间越早效果越好，应尽可能于伤后 6～8 小时内施行。若伤口污染极其严重，4～6 小时可变为感染伤口，清创有可能促进感染扩散；相反，伤口污染轻、坏死组织少（如切割伤）、局部血运丰富、早期已包扎并使用抗感染药的患者，时间可适当推迟，如伤后 12 小时仍可清创，而头皮由于抗感染和愈合能力极强，即使伤后 72 小时清创效果多数情况下仍满意。

【清创原则】

1. 通常待休克控制，患者全身情况平稳后再清创，遇大出血情况，须在快速扩容的同时进行紧急清创止血。

2. 严格无菌操作。

3. 清创必须彻底，以利于组织愈合及预防感染。

4. 重要的神经、血管、肌腱、器官要尽可能保存，若已断裂破损应争取一期修复（肌腱若压榨严重一期修复易粘连，肝破裂可部分切除），如果条件不允许，则除血管必须吻合外，神经、肌腱宜待伤口长好后，再择期二期修复；神经、血管、骨关节囊应有组织、皮肤覆盖保护；力争一期愈合伤口。

5. 骨折忌内固定，仅功能对位、外固定后送专科医院牵引，皮肤一般不缝合（头、面、颈、会阴及手部因血运良好，美容和功能需要例外），待伤后 5～6 天再酌情延期缝合。

【麻醉和体位】　根据伤情、伤口部位、大小及形状，可选用局部浸润麻醉、臂丛麻醉、椎管内麻醉、静脉麻醉。根据伤口部位选用仰卧位、侧卧位或俯卧位等。

【清创步骤】　依创伤部位、程度可有不同，但均包括以下主要步骤。

1. 清洁伤口　创伤局部毛发较多者先剃毛，有油污可用汽油、松节油或乙醚脱尽；伤口内暂时填塞无菌纱布，用洗手刷或钳夹纱布蘸软性肥皂液洗净伤口周围皮肤；揭去覆盖伤口的纱布，用大量生理盐水反复冲洗创道，冲走异物、血块、散离的坏死组织。

2. 皮肤消毒　无菌纱布覆盖伤口，按常规消毒皮肤并铺巾。

3. 清理伤口　要求由浅入深，以防止遗漏。

（1）扩创：需酌情扩大伤口，先剪去创缘 1～2mm 皮肤，逐层切开皮下组织、深筋膜，充分暴露创腔深部，不留任何隐蔽的创袋。

（2）清除异物及坏死组织：仔细检查伤口后，清除异物、血块、组织碎片，彻底切除失活的组织，包括毁损的皮肤、坏死肌肉（标志是灰暗色、切割不出血、无张力、钳夹无收缩）、挫损污染过重的肌腱，以及污染的血管外膜、神经鞘膜、关节囊壁并咬除明显污染的骨断端和无骨膜的游离小骨片，大块的游离骨片清洗后放回原处。充分止血并随时用生理盐水冲洗。清理伤口直至比较清洁和显露血液循环较好的组织，通过清理的创壁与手术切口几乎无异。

（3）组织修复：皮肤重新消毒铺巾，术者更换手套和器械，然后根据各组织特点进行修复。如血管，非重要的血管伤均可结扎。肢体或器官主要动、静脉，应力争修补、缝合、吻合或移植血管重建，血管吻合时需全身静脉滴注和局部灌洗肝素，先剪去有内膜损伤的血管断端，清除血凝块，适量剥离剪除断端外膜，然后先做 2～3 个定点缝合牵引，再做间断或连续无张力端端外翻吻合，如果缺损过长，宜取自体大隐静脉倒转移植缝合。重要神经：若已断裂，须用锐刀片将神经断端切齐，对准轴线（营养血管为标志）先缝一针，在无张力下用 5-0 丝线间断缝合神经鞘做一期修复；遇污染较重、清创又不及时彻底者，可暂用黑丝线将断端缝吊在一起，待伤口愈合后再择期做二期修复。①肌腱：凡破损严重者应予以切除，但功能主肌腱（尤其是跟腱）要尽量保留，污染不重、清创及时彻底，可将离断肌腱按双直角或双八字缝合，一期修复；缺损过多，则行肌腱移植，如污染较重，处理较晚，可将断端缝在邻近肌肉上（防回缩），待伤口愈合后 1～3 个月做二期修复。②骨：污染不重，清创彻底时，骨折可在直视下解剖复位，若条件好、污染轻、清创早，可审慎地加髓内针、螺丝钉、钢针内固定，术后继续静脉滴注抗感染药数日。③关节囊：污染不重，清创彻底宜做关节囊一期缝合，囊外放乳胶片引流，囊内可置小塑料管 2 根，术后以抗感染药灌洗。

（4）伤口缝合：按组织解剖层次由深到浅一期缝合创缘。如有少量渗液，可留置橡皮片、软胶管等引流；如遇皮肤缝合张力过大，需在附近做减张切口，优先保证伤口闭合，估计减张还不能闭合创面者，则可自大腿处切取中厚游离皮片，成利用撕脱的皮瓣缝盖；如伤口污染严重而清创后仍有可能感染者，可只缝合深层组织，2～4 天后缝合皮下组织和皮肤，这称为延期愈合。

（5）包扎：目的是保护伤口、减少污染、固定敷料和有助于止血。包扎时应注意引流物的固定并记录其数量。

【术后治疗】

1. 伤肢适当固定和抬高，特别是大量软组织损伤、骨折和血管修复后，并注意患肢血运，保持有利于引流的体位和关节的功能位置。对延期缝合的伤口，要保持引流通畅，定时换药，换药时间依情况而定，伤口大量渗出、敷料潮湿，应及时更换敷料。分泌物少，肉芽组织生长较好的伤口，每 2～3 天换药 1 次。清洁伤口一般在缝合后第 3 天换药 1 次，至伤口愈合或拆线。

2. 严密观察伤口渗液和引流情况，引流物在术后 24～48 小时取出；如有感染或出血，应立即拆除缝线，以利于引流或止血。观察伤口有无红、肿、热、痛等感染症状，若继发感染，早期可用理疗；如化脓，应及时拆线，敞开伤口充分引流，及时换药。观察伤肢末梢的血运情况，如发现肢端苍白或发绀，温度降低，动脉搏动减弱，应及时报告医生处理。观察伤口有无出血，如少量出血可加压包扎止血，若出血过多应及时检查伤口并止血。

3. 酌情给予抗感染药，预防感染，并按破伤风预防常规处理。

4. 给予高营养物质，增加机体抵抗力。

5. 早期进行功能锻炼，促进功能恢复和预防术后并发症。

第三节　烧伤

烧伤泛指各种热力、电流、激光、化学腐蚀剂、放射线等因素作用于人体所引起的一种损伤。狭义的烧伤是指单纯因热力因素如火焰、高温固体、高温液体、高温气体等所致的组织损伤。临床病理分期不甚明显，主要分为局部和全身变化反应。①局部变化反应：较轻烧伤，可造成皮肤毛细血管扩张、充血，炎性渗出，引起局部轻度红肿。较重烧伤，血浆样液体大量渗出，严重烧伤引起组织脱水、蛋白质凝固，甚至组织炭化，坏死的皮肤形成焦痂。②全身变化反应：因大量血浆渗出到组织间隙或经创面丢失，使血容量急剧下降，严重者将发生休克；伤后低蛋白血症及炎症因子的释放，使机体免疫力下降，大范围的烧伤创面极易形成化脓性感染，甚至发生烧伤败血症，出现血红蛋白尿和贫血。血容量不足、组织缺氧、损伤创面组织破坏及分解产生的毒素、感染毒素、应激反应使体内产生的炎症介质及内分泌失调等，会引起肺、心、肝、脑、胃肠系统等重要器官发生功能障碍，甚至导致多系统器官功能衰竭。

【病理与临床分期】　烧伤的临床病理过程大致可分为3期，但各期之间常互相重叠，每期都有其病理生理特点。临床上各期也有其特点，处理上有所侧重。

1. 急性体液渗出期（休克期）　严重烧伤后，最早的反应是体液渗出，渗出最快是伤后6～12小时，一般持续24～36小时。由于组织间毛细血管通透性增加，血浆样渗液聚积至细胞间隙或皮肤各层间，形成水肿、水疱或自创面渗出，使体液减少，水电解质失衡，酸碱紊乱，血液浓缩。烧伤后48小时内，最大的危险是低血容量性休克，临床称为休克期。烧伤后48小时，渗出液开始回收，循环血量丢失少，血压恢复且稳定，尿量增多。补液原则是先快后慢。

2. 急性感染期　3～10天后由于水肿液回吸收，感染上升为主要矛盾，直到创面愈合。烧伤后3～5天是急性感染的高峰。皮肤生理屏障功能破坏给细菌入侵带来机会，创面坏死组织和蛋白质的渗出液成为致病菌的良好培养基；机体经过休克的打击，全身免疫功能低下，抗感染能力下降。即使浅度烧伤，如早期处理不当，此时可发生创周炎症（如蜂窝织炎等）。

3. 创面修复期　修复时间与烧伤面积深度等有关，另2～3周后组织广泛溶解，大量坏死组织液化，适于细菌繁殖，加大感染机会，脱痂后创面裸露，体液与营养物质丢失，机体抵抗力下降，细菌入侵，又是感染的高峰期。此期关键是消灭创面和防治感染，加强营养增加机体抵抗力和修复功能。

4. 康复期　严重烧伤后出现瘢痕，需要长时间修复，尽量避免影响外观和功能。另由于汗腺破坏，夏季由于体温调节能力下降，多感身体不适，大约需要3年时间调整。

【伤情判断】

1. 烧伤面积的估算　目前我国统一采用的烧伤面积计算方法有两种。

（1）中国新九分法：主要用于成人，是将人体按体表面积分为11个9%另加1%进行计算，即头颈部 =1×9%；双上肢 =2×9%；躯干 =3×9%；双下肢 =5×9% +1%，共为 11×9% +1%。

（2）手掌法：不论性别、年龄，患者五指并拢的手掌面积约为全身体表面积的1%，五指自然分开的手掌面积约为1.25%来估计，此法用于小面积烧伤的估计较为方便。

2. 烧伤深度的识别　我国通常采用三度四分法。

（1）Ⅰ度烧伤：又称红斑烧伤，仅伤及表皮层，生发层健在，再生能力强。表现为皮肤红斑状、干燥、烧灼感、痛觉过敏，3～5天脱屑愈合，脱屑后初期有色素加深，后逐渐消退，不留痕迹。

（2）浅Ⅱ度烧伤：伤及表皮的生发层与真皮浅层，局部红肿明显，水疱较大，疱壁较薄，内含淡黄色澄清液体，基底潮红湿润，疼痛剧烈，水肿明显。上皮再生靠残存的表皮生发层和皮肤附件（汗腺、毛囊）的上皮增生，如不感染，2 周左右愈合，短期有色素沉着，一般不留瘢痕。

（3）深Ⅱ度烧伤：伤及真皮深层，水疱较小或无，疱皮较厚、基底苍白与潮红相间、微湿，痛觉迟钝，有拔毛痛。由于真皮内有残存的皮肤附件，可赖其上皮增殖形成上皮小岛，如不感染，3 ~ 4 周愈合，常留有瘢痕和色素沉着。

（4）Ⅲ度烧伤：伤及皮肤全层，可达皮下组织、肌肉或骨骼。创面无水疱，痛觉消失，失去弹性，干燥如皮革样或呈蜡白、焦黄，甚至炭化成焦痂，痂下水肿可见树枝状血管栓塞。因皮肤及其附件已全部烧毁，无上皮再生的来源，必须靠植皮愈合。只有很局限的小面积Ⅲ度烧伤，才有可能靠周围健康皮肤的上皮爬行而收缩愈合。

3. 烧伤严重程度的分类

（1）轻度烧伤：Ⅱ度烧伤面积 9% 以下。

（2）中度烧伤：Ⅱ度烧伤面积 10% ~ 29%；或Ⅲ度烧伤面积不足 10%。

（3）重度烧伤：烧伤总面积 30% ~ 49%；或Ⅲ度烧伤面积 10% ~ 19%；或Ⅱ度、Ⅲ度烧伤面积不足上述百分比，但患者已发生休克等并发症、呼吸道烧伤或有较重的复合伤。

（4）特重烧伤：烧伤总面积 50% 以上；或Ⅲ度烧伤面积 20% 以上；或已有严重并发症。

4. 吸入性损伤　以往称之为呼吸道损伤，是较严重的部位损伤。是由热力、燃烧时产生的烟雾、爆炸时的粉尘等含有害的化学物质吸入支气管和肺泡后所造成的烧伤。所以，在火灾现场，死于吸入性窒息者甚至多于烧伤，即使救出现场，合并严重吸入性损伤者仍为烧伤救治中的突出问题。吸入性损伤的诊断依据：①燃烧现场相对封闭；②呼吸道刺激症状，咳出炭末样痰，声音嘶哑，呼吸困难，肺部可闻及哮鸣音；③面、颈、口鼻周围有深度烧伤，鼻毛烧焦，口鼻有黑色分泌物。

【治疗】　小面积烧伤，一般多在门诊给予清创、保护创面、防治感染、包扎等处理，促进伤口愈合。大面积烧伤、头面部或会阴部烧伤等需住院治疗。其原则是防治休克，保持呼吸道通畅，处理创面，促进创面修复，最大限度地保护和恢复功能；防治败血症及其他并发症，如多器官衰竭等。

1. 现场急救　主要目的是尽快消除致伤原因、脱离现场和施行生命救治。

（1）迅速脱离热源：烧伤的现场急救最重要的是灭火、救人迅速脱离热源。如火焰烧伤者应尽快灭火，脱去燃烧的衣物，就地翻滚或是跳进水池，熄灭火焰。互救者可就近用非易燃物品（如棉被、毛毯）覆盖，隔绝灭火。切忌奔跑呼叫，以免风助火势，烧伤头面部和呼吸道。也要避免双手扑打火焰，造成重要功能的双手烧伤。热液浸渍的衣裤，可以冷水冲淋后剪开取下，强力剥脱易撕脱水疱皮。小面积烧伤立即用清水连续冲洗或浸泡，既可减轻疼痛，又可带走余热。

（2）抢救生命：是急救的首要任务。大多数严重烧伤患者最初意识清醒，且积极合作。如患者获救后反应迟钝，应怀疑是否合并颅脑损伤或已休克，如心跳呼吸停止，应立即就地实施心肺复苏。

（3）保护创面和保温：在现场附近，应防止创面的再次污染和损伤。贴身衣服应剪开，不可撕脱，以防止扯破粘连的创面皮肤。裸露和创面，应立即用无菌敷料或清洁衣服、床单覆盖或包裹。协助患者调整体位，避免创面受压。避免用有色药物涂抹，增加随后烧伤深度判断的困难。寒冷环境，应特别注意增加被盖，防止患者体温散失。

（4）保持呼吸道通畅：火焰烧伤常伴呼吸道受烟雾、热力等致吸入性损伤，引起呼吸窘迫，应特别注意保持呼吸道通畅，必要时行气管插管或切开并给予吸氧。合并一氧化碳中毒者应放至通风处，必要时应吸入氧气。

（5）其他救治措施：①纠正低血容量，大面积严重烧伤早期应避免长途转送，休克期最好就近输液抗休克或加做气管切开，必须转送者应建立静脉输液通道，补液 1000 ～ 1500ml，途中继续输液，保证呼吸道通畅。高度口渴、烦躁不安者常示休克严重，应加快输液，只可少量口服盐水。转送路程较远者，应留置导尿管，观察尿量。②镇静镇痛稳定伤员情绪，安慰和鼓励受伤者，增强治愈信心，使其情绪稳定。对严重惊恐或出现心理障碍者可给予镇静镇痛药，必要时使用哌替啶、吗啡类药物，应予以记录，严密观察有无呼吸抑制。③有效地处理严重复合伤，对大出血、开放性气胸、骨折等应先施行相应的急救处理，以减轻疼痛，终止对生理功能的严重影响。

2. 烧伤处理

（1）轻重有别：Ⅰ度烧伤创面一般只需保持清洁和防止再损伤。Ⅱ度以上烧伤需做创面清创术。小面积烧伤可在处置室进行处理，大面积烧伤一般应在专用手术室内施行。已并发休克者需首先抗休克治疗，待休克好转后方可施行，为缓解疼痛，清创前可给予镇痛药和镇静药。住院患者的中重度烧伤应紧急处理，包括监测生命体征，注意呼吸道烧伤，必要时及早行气管切开，建立静脉通道补液，留置尿管和吸氧管，监测尿量、比重、蛋白尿和 pH 值，创面清创，及时去痂，大面积广泛烧伤则采用暴露疗法。

（2）保护烧伤创面，防止和清除外源性污染：轻度烧伤的治疗主要为创面处理，包括剃净创面周围的毛发，肥皂水擦洗干净健康皮肤；继用大量灭菌盐水反复冲洗创面及周围皮肤，并以纱布轻轻拭尽污垢或异物，然后用 0.1% 苯扎溴铵或 0.05% 氯己定消毒创面。浅Ⅱ度水疱皮应予保留，水疱大者，可用消毒空针抽去水疱液。深度烧伤的水疱皮应予清除，创面可用烧伤软膏或 1% 磺胺嘧啶银糊等涂抹。肢体创面采用包扎疗法，即内层用油质纱布，外层用吸水敷料均匀包扎，包扎厚度为 3 ～ 5cm，包扎范围应超过创面边缘 5cm。特殊部位，如头、面、颈、会阴部可用暴露疗法或半暴露疗法。在处理创面的同时应取渗出液做细菌培养和药物敏感试验。

（3）防治低血容量性休克：液体疗法是防治烧伤休克的主要措施，越早越好。患者入院后，即应寻找一较粗且易于固定的静脉行穿刺或切开，以保持一通畅的静脉输液通道。国内通用的补液方案是按患者的烧伤面积和体重计算补液量，即：伤后第一个 24 小时，每 1% 烧伤面积（Ⅱ度、Ⅲ度）每千克体重应补充液体 1.5ml（小儿为 1.8ml，婴儿为 2ml），中、重度烧伤者晶体（首选平衡盐溶液）和胶体（首选同型血浆）的比例为 2：1，特重度烧伤者的比例为 1：1，另加每日生理需水量 2000ml（小儿按年龄或体重计算），即为补液总量。上述总量的 1/2，应在伤后 8 小时内输完，其余的两个 1/4 分别于第二个和第三个 8 小时输入。伤后第二个 24 小时补液量，晶体液和胶体液为第一个 24 小时计算量的 50%，再加每日生理需水量 2000ml。第三个 24 小时补液量，视患者病情变化而定。紧急抢救过程中，若血浆来源困难时，可以使用低分子量的血浆代用品（如右旋糖酐），利用其暂时扩张血容量和利尿，但用量不宜超过 1000ml，并尽快以血浆代替。晶体液、胶体和水分应交替输入。例如，1 例Ⅱ度烧伤面积 39%、Ⅲ度烧伤面积 21%，体重 50kg 的 30 岁男性患者，第一个 24 小时补液总量为 50×（39+21）×1.5+2000=6500ml，其中晶体液和胶体液各为 50×（39+21）×1.5×0.5=2250ml，水分 2000ml，输液速度先快后慢。第一个 8 小时补液量为 3250ml；第二个 8 小时和第三个 8 小时补液量各为 1625ml。第二个 24 小时补液总量为 2250+2000=4250ml，晶体液减半为 1125ml，胶体液减半为 1125ml，水分仍为 2000ml。严重烧伤或广泛烧伤有血红蛋白尿和酸中毒，应碱化尿液，防止肾衰竭。

（4）防治感染：烧伤全身性感染的成功防治，关键是及时积极地纠正休克，维护机体的防御功能的重要性。严重烧伤后，在丧失体表屏障的同时，肠黏膜屏障也有明显的应激性损伤，通透性增加，肠道微生物、内毒素移位，成为创面或全身性感染的主要原因。并发全身性感染时，患者病情常突然恶化，表现为：①神志改变，兴奋或淡漠，也可谵妄、多语，定向力障碍；②寒战、高热或体温不升，金黄色葡萄球菌感染潜伏期可达数日，而绿脓杆菌感染潜伏期仅数小时，体温骤升者，起病时常伴有寒战，体温不升者常示为革兰氏染色阴性杆菌感染；③脉搏、心率加快而血压逐渐下降，出现感染性休克；④呼吸急促；⑤创面骤变，一夜之间出现创面生长停滞、创缘变锐、干枯、出血性坏死斑等；⑥血中白细胞计数骤升或骤降。防治全身性感染的措施：①及时积极的纠正休克，维护机体的防御功能，保护黏膜组织屏障；②正确处理创面，烧伤创面特别是深度烧伤创面是主要感染源，应强调正确的外科处理，深度烧伤创面应及早切痂、削痂和植皮；③合理使用抗感染药：对严重患者并发全身性感染时，可先联合应用一种第三代头孢菌素和一种氨基糖苷类抗感染药，从静脉滴注，待获得细菌培养和药敏检验结果后再调整，感染症状控制后，应及时停药，不能等待体温完全正常，否则可能导致体内菌群失调或并发二重感染；④加强营养支持，纠正水、电解质紊乱，维护器官的功能，给予营养支持可经肠内或肠外营养，尽可能用肠内营养法，因其接近生理、可促使肠黏膜屏障的修复，且并发症较少。

（5）促使创面愈合，降低致残率：Ⅰ度烧伤一般不需要处理，如疼痛明显则给予牙膏或面霜涂抹减轻疼痛。如水疱小可不需要处理，大而完整只需用注射器抽取泡内液体，消毒包扎即可。如水疱已破裂，用油性纱条消毒包扎即可。不必经常换药，除非敷料浸透，有异味，或有感染征象，则换药处置以免损伤新生上皮。如创面已感染，则应勤换药为宜。深度烧伤或大面积烧伤常用外涂药，如 1% 磺胺嘧啶锌银霜、碘伏等，可促使烧伤创面愈合。近年来，多主张早期积极手术治疗，包括：切痂，即切除烧伤组织达深筋膜平面；削痂，消除坏死组织至健康组织平面；新鲜创面植皮。供皮区条件较好者，可用游离皮片移植、皮瓣移植等方法，以修复皮肤与组织的严重缺损或功能障碍。大面积烧伤者，因供皮区面积不足，可采用大张异体皮、网状皮片移植术等方法，尽量覆盖创面、减轻瘢痕性摩擦，降低烧伤致残率。

第四节　冻伤

低温引起的人体损伤称为冷伤。冷伤分为两类：一类称非冻结性冷伤，由 10℃ 以下、冰点以上的低温加上潮湿条件所造成，如冻疮、战壕足、浸渍足等。另一类称冻结性冷伤，又称冻伤，由冰点以下的低温所造成，分局部冻伤和全身冻伤（冻僵）两种，大多发生于意外事故或战时，人体短时间暴露于极低温或长时间暴露于冰点以下低温所致。例如，在野外突然遇到暴风雪、陷入冰雪中或工作时不慎受致冷剂（液氮、固体 CO_2 等）损伤等。冻伤的病因主要有：①潮湿、刮风：潮湿、刮风均可加速身体散热，空气的湿度越大，风速越大，越易发生冷伤。②局部血液循环不良：常见有衣袜过紧、长时间静止不动、衣服太薄等，这些因素都可使局部血液循环障碍、热量来源减少而发生冷伤。③全身抗寒能力降低：疲劳、虚弱、饥饿、失血、创伤、休克、营养不良等可使人体全身抵抗力降低，减弱人体对气温变化的调节和适应能力，而导致冷伤。

【临床表现与诊断】

1. 冻疮　冻疮（属非冻结性冻伤）多发生在鼻尖、耳郭、手、足等末梢循环处，局部红肿。温暖时局部肿痒刺痛，可引起水疱；去疱皮后创面发红，有渗液；并发感染后创面形成糜烂或溃疡。

2. 局部冻伤　由于局部受到冰点以下低温冷冻后，引起血管痉挛，组织缺血、缺氧，甚至发生坏死，比冻疮严重。在冻融之前，伤处皮肤苍白，发凉，麻木刺痛，不宜区分其深度。冻融后，按其损伤深度分为三度。Ⅰ度冻伤：伤及皮肤表皮层。局部轻度红肿，稍有发热、痒、刺痛的感觉。1 周后表皮干脱而愈，不留瘢痕。Ⅱ度冻伤：伤及皮肤真皮层。局部红肿较明显，且有水疱形成，水疱内为血清状液或稍带血性。有自觉疼痛，但试验知觉迟钝。如无感染，局部可成痂，经 2～3 周脱痂愈合，少有瘢痕。如并发感染，则创面形成溃疡，愈合后有瘢痕。Ⅲ度冻伤：伤及皮肤全层和皮下组织。严重伤及肌肉、骨骼等组织。局部表现疼痛剧烈，可出现血性水疱。感觉迟钝，皮肤逐渐变黑坏死，多为干性坏死，如广泛血栓形成、水肿和感染也可为湿性坏死。

3. 全身冻伤　起初有寒战、苍白、发绀、疲乏、无力、打呵欠等表现，继而出现肢体僵硬、麻木、幻觉，继之意识模糊，甚至昏迷。严重者可心律失常、呼吸抑制，最终发生呼吸心搏骤停。

【治疗】

1. 急救和复温　迅速将患者脱离低温环境和冰冻物体，更换潮湿的衣服、鞋袜。立即进行局部或全身的快速复温，用温水（38～42℃）浸泡冻伤部位或浸浴全身，使局部冻伤在 20 分钟、全身冻伤在 30 分钟以内复温，复温标准是皮温达 36℃左右，冻伤部位末梢循环或肢端转红润。复温切忌用火炉烘烤。

2. 冻疮预防与治疗　冬季在野外劳动和执勤人员，应有防寒、防水服装。患过冻疮的患者，尤其是儿童，寒冷季节应注意保护外露组织如手、耳、足等，注意保暖，可外用涂擦防冻疮霜药。若局部皮肤完整仅有红肿、刺痒者每日宜用温水浸泡或热敷数次（水温 38℃左右），外涂冻疮膏；有糜烂或溃疡者应加强换药，可用含抗感染药和皮质激素类的软膏、樟脑膏或桑寄生软膏等。战壕足、浸渍足除局部处理外，还可用活血化瘀、温经通络的中药以改善血液循环。如患者感觉疼痛，可用镇静药或镇痛药。对呼吸、心搏骤停者应立即施行人工呼吸和心脏按压等复苏抢救措施。

3. 冻伤　局部冻伤如Ⅰ度冻伤保持创面清洁干燥即可，数日可痊愈。Ⅱ度冻伤经复温、消毒后，创面干燥可用软纱布包扎，有大水疱可吸出疱内液体，用软纱布包扎，或涂冻伤膏后采用暴露疗法，创面感染先用抗菌药湿纱布，随后用冻伤膏。Ⅲ度冻伤多采用暴露疗法，保持创面清洁干燥，待坏死组织与健康组织分界清楚时予以切除。若出现感染，应充分引流，并发湿性坏疽者常需截肢。

4. 全身冻伤治疗 复温后要防治休克，及时补液和选用血管活性药物，或活血化瘀的中药，改善血液循环，促进损伤细胞修复；维持呼吸功能，给予吸氧、呼吸兴奋药等。抗感染给予抗感染药，同时给予破伤风抗毒素。纠酸和维持电解质平衡，加强营养，给予高热量、高蛋白和多种维生素等。预防和纠正脑水肿及肾功能不全，可选用脱水药和利尿药等。

第五节 毒蛇咬伤

蛇毒含有毒性蛋白质、多肽和酶类，按其对人类的作用可分为 3 类。①神经毒：如金环蛇和银环蛇等的毒素，神经毒的吸收速度较快，对人体中枢神经和神经肌肉的传导功能有选择性地抑制作用，能使呼吸肌麻痹，神经肌肉瘫痪，导致呼吸衰竭，危险性较大，但对局部组织破坏较少，症状较轻，多在半小时左右消失或减退，但不久即出现麻木感，并向肢体近侧蔓延。全身症状出现相对较迟，往往易被忽略，治疗反而不及时，甚至迅速死亡。但如能度过危险期（一般为 1 ~ 2 天），症状一经好转，就能很快痊愈，少有后遗症。②血循毒：如竹叶青和五步蛇等的毒素，有溶血、抗凝和溶组织作用，对组织细胞、血细胞、血管壁内皮细胞和心肌结构及功能造成严重破坏，导致全身广泛出血和溶血，严重者可引起休克、心力衰竭、肾衰竭而死亡。局部症状出现早且重，有明显淋巴结炎及淋巴管炎。可发生严重化脓性感染或肢体坏死。一般救治措施多较早，死亡率反较神经毒者低。③混合毒：如眼镜蛇和蝮蛇等的毒素，兼有以上两种毒素的特点。毒蛇咬伤病情的严重程度与进入身体的毒素剂量多少有关，蛇毒如直接进入血液循环，可在短时间内引起死亡，被咬者的年龄和体格大小与中毒程度也有关系，儿童、老人、体格瘦小者反应一般较严重。

【临床表现】 有毒蛇咬伤的痕迹，甚至伤口。神经毒中毒以全身表现为主，局部症状较轻，患者出现头晕、头痛、胸闷、视物模糊，严重者可引起呼吸麻痹和肌肉瘫痪而窒息。血液毒以局部表现为主，如疼痛剧烈，肿胀明显，严重者可因全身出血、血红蛋白尿、循环衰竭而死亡。混合毒中毒兼有神经毒和血液毒表现。

【诊断】 神经毒：伤处麻木感，继之头晕、视物模糊、语言不清、肢体瘫痪、呼吸和吞咽困难，最终呼吸和循环衰竭。血循毒：伤处肿痛、发热、心律失常、烦躁和谵妄、皮肤紫斑、血尿和尿少，最终导致心肾脑功能衰竭。混合毒：兼有神经毒和血循毒的表现。

【治疗】 局部治疗有阻止延缓毒素的吸收，清创排毒，破坏或抑制存留在伤口内的毒素。全身治疗有支持疗法，利尿排毒，服用蛇药及应用抗蛇毒血清；若出现呼吸衰竭、心力衰竭或急性肾衰竭等，应积极救治；并发感染者应选用有效抗感染药。

1. 急救措施

（1）阻止蛇毒继续吸收：由于蛇毒 3 ~ 5 分钟即被吸收，因此要争分夺秒进行急救，使毒液迅速排出，防止吸收与扩散。如一时不能辨别是否毒蛇咬伤，首先按毒蛇咬伤处理，并密切观察病情变化。

（2）稳定情绪，伤肢休息：咬伤后保持镇静，切忌奔跑，应休息或搀扶缓行。将伤肢制动后平放运送，不宜抬高伤肢。用镇静药物使患者安静，但不宜用吗啡等抑制呼吸或神经中枢的药物。

（3）绑扎伤肢：伤后立即在肢体咬伤部位的近心端 5 ~ 10cm 处用止血带（布带亦可，但勿用细绳类）绑扎，阻止淋巴液和静脉回流，以减少蛇毒吸收。一般在急救处理结束或服有效蛇药 30 分钟后即可除去绑扎。

（4）将伤处浸入凉水中，用手逆行推挤压伤口周围，将毒液挤出。紧急情况下直接用口吸吮（吸者无口腔病变），随吸随漱口，每吸吮一次即用清水或 1：5000 高锰酸钾溶液漱口，吸吮者的唇、舌、黏膜破溃或有龋齿时不宜用此法，以免蛇毒进入，发生中毒。在运送途中仍用凉水浸泡或湿敷伤口，绑扎部位每 20 分钟松开 2 ~ 3 分钟。

2. 清洗伤口　到达医疗单位后用清水清洗伤口及周围皮肤，再用等渗盐水、1：5000 高锰酸钾溶液或 3% 过氧化氢溶液反复冲洗伤口。有条件时，局部麻醉下以牙痕为中心做"米"字形切开或在两牙痕之间切开伤口，使毒液流出。但切口不宜过深，以免损伤血管。亦可用吸乳器或拔火罐的方法，将伤口内毒液吸出。局部降温可减轻疼痛，减少毒素吸收，先将伤肢浸于 4 ~ 7℃冷水中 3 ~ 4 小时，然后改用冰袋，也可用 1：5000 冷高锰酸钾溶液浸泡或冲洗。

3. 局部处理　胰蛋白酶有直接解蛇毒的作用，将胰蛋白酶 2000 ~ 6000U 加入 0.05% 普鲁卡因 5 ~ 10ml 中（或注射用水 10 ~ 20ml），在牙痕周围注射，深达肌肉层，并在绑扎上端肢体进行环形封闭。根据情况 12 ~ 24 小时后重复注射，可直接破坏蛇毒。宜可用 0.25% 普鲁卡因加地塞米松 5mg，在肿胀区上方 4 ~ 5cm 处皮下做环形注射，有镇痛、消炎、消肿和减轻过敏等作用。病情严重者应彻底清创，用过氧化氢溶液或高锰酸钾溶液湿敷。

4. 全身处理

（1）解毒排毒：使用单价或多价抗蛇毒血清缓解症状，单价对已知的蛇咬伤有较好的效果，使用前应做过敏试验，结果阳性做脱敏注射。内服具有解毒、消炎、止血等作用的蛇药，或外敷于伤口周围或肿胀部位，有利于毒液排出、肿胀消退、伤口愈合，如季德胜蛇药片、广州蛇药，注射呋塞米、利尿酸钠、甘露醇等，或选用中草药利尿排毒，加快血内蛇毒排出，缓解中毒症状，采取相应的措施防治休克和预防治疗各种器官功能不全。

（2）支持疗法：给予足够热量和维生素 B、维生素 C，以增强抵抗力。对于因毒素作用引起低血压应及时给予输液和其他抗休克治疗措施，溶血、贫血现象严重时予以输血。可用皮质激素增强机体的抗蛇毒能力。

（3）应用抗感染药防治感染和破伤风抗毒素的使用。

（4）治疗过程中禁用中枢神经抑制药、肌肉松弛药、肾上腺素和抗凝药等。

（黄秋学　罗丽娜）

第三章　颅脑、胸、腹部损伤

第一节　头皮损伤

头皮分为五层：皮肤、皮下组织、帽状腱膜、帽状腱膜下层、骨膜层。其中，浅部 3 层连接紧密，不易分离，而深部两层之间连接疏松，较易分离。各层解剖特点：①皮肤：厚而致密，内含大量汗腺、皮脂腺、毛囊，具有丰富的血管，外伤时易致出血。②皮下组织：由致密的结缔组织和脂肪组织构成，前者交织成网状，内有血管、神经穿行。③帽状腱膜：前连额肌，后连枕肌，两侧达颞肌筋膜，坚韧、富有张力。④帽状腱膜下层：是位于帽状腱膜与骨膜之间的疏松结缔组织，范围较广，前至眶上缘，后达上项线，其间隙内的静脉经导静脉与颅内静脉窦相通，是颅内感染和静脉窦栓塞的途径之一。⑤骨膜：由致密结缔组织构成，骨膜在颅缝处贴附紧密，其余部位贴附疏松，故骨膜下血肿易被局限。

头皮的血液供应丰富，动、静脉伴行，由颈内、外动脉的分支供血，左右各 5 支在颅顶汇集，且各分支间有广泛吻合支，故抗感染和愈合能力较强。

头皮损伤病因是外力直接作用于头部时，首先使头皮发生不同程度损伤。通过头皮损伤部位能推测颅内损伤部位，但头皮损伤程度并不完全反映颅脑损伤程度。临床上可将头皮损伤分为挫伤、裂伤、撕脱伤和头皮血肿 4 种类型。①挫伤：由钝性物体打击所致，可累及头皮全层，但仍保持头皮完整性。②裂伤：锐器伤者，伤口整齐，污染轻。钝器伤者，裂伤创缘常不整齐，伴皮肤挫伤，可有明显污染。③撕脱伤：因头皮受到强力牵拉所致的部分或全部头皮撕脱。④头皮血肿：多由钝器伤所致，按血肿出现于头皮的层间分为皮下、帽状腱膜下及骨膜下血肿 3 种类型。

【临床表现】

1. 头皮血肿

（1）皮下血肿：常见于产伤或碰伤，血肿位于皮肤表层与帽状腱膜之间，因皮肤借纤维隔与帽状腱膜紧密连接血肿不易扩散，故血肿体积小、张力高、压痛明显，有时周围组织肿胀隆起，中央反而凹陷，稍软，易误为凹陷性颅骨骨折，需经颅骨 X 线摄片做鉴别。

（2）帽状腱膜下血肿：血肿位于帽状腱膜与骨膜之间，由于头部受到斜向暴力，头皮发生剧烈滑动，撕裂该层间的导血管所致，因该处组织疏松，出血较易扩散，严重者血肿边界可与帽状腱膜附着缘一致，覆盖整个穹隆部，似戴一顶有波动的帽子；小儿及体弱者，可因此致休克或贫血。

（3）骨膜下血肿：血肿位于骨膜与颅骨外板之间，常由于颅骨骨折引起，血肿多局限于某一颅骨范围内，以骨缝为界。张力较大不易剥离。

2. 头皮裂伤　是常见的开放性头皮损伤，裂伤的形态或数目不一，创口大小与深浅各异，患者可有组织缺损。由于头皮血管丰富，出血较多，可引起失血性休克。头皮裂伤较浅时，因断裂血管受头皮纤维隔的牵拉，断端不能收缩，出血量反较帽状腱膜全层裂伤者多。

3. 头皮撕脱伤　多因强力拉扯，如发辫卷入转动的机器，使大块头皮自帽状腱膜下层或连同骨膜一并撕脱。剧烈疼痛及大量出血可导致失血性或疼痛性休克。

【诊断】　根据病史、临床表现和辅助检查，诊断一般不难，但要注意有无颅骨及脑组织损伤。

【治疗】　较小的头皮血肿，一般在 1～2 周可自行吸收，无须特殊处理，早期可给予冷敷以减少出血和疼痛，24～48 小时后改用热敷以促进血肿吸收，切忌用力揉搓。较大血肿局部适当加压包扎有利于防止血肿扩大而使血肿局限。若血肿较大，则应在严格皮肤准备和消毒下，抽吸后加压包扎，每 2～3 天检查一次血肿是否消散，确定是否再抽吸和加压包扎，抽吸包扎后在短期内又肿大者为动脉出血，经切开结扎出血动脉并引流积血，如此引流数目，血肿多数不再复发。处理头皮血肿同时，应警惕合并颅骨损伤及脑损伤的可能。

裂伤由于伤口出血多，常引起患者紧张，使血压升高，加重出血。现场急救可局部压迫止血，争取 24 小时内清创缝合。注射破伤风抗毒素，并给予抗感染药预防感染。

撕脱伤急救时应用无菌敷料覆盖创面再行加压包扎止血、保留撕脱的头皮，避免污染，用无菌敷料包裹、隔水放置于有冰块的容器内，随伤员一同送往医院，争取清创后再植。手术应争取在伤后 6～8 小时内进行，先清创，而后行小血管吻合术将撕下的头皮缝回或将撕脱头皮的皮下层切除做成皮片植回。清创植皮后，应保护植皮片不受压、不滑动，以利于皮瓣成活。对于骨膜已撕脱不能再植者，需清洁创面，在颅骨外板上多处钻孔，深达板障，待骨孔内肉芽组织生成后再行植皮。

第二节　颅骨骨折

颅骨骨折指颅骨受暴力作用超过颅骨弹性限度时所致颅骨结构改变。在颅脑损伤中，坚硬的颅骨减轻了许多外力作用，对颅内结构起到一定的保护作用，但颅骨骨折可能会引起脑膜、脑、血管和神经损伤，可合并脑脊液漏、颅内血肿及颅内感染等。

颅骨分为颅盖和颅底两部分，颅盖及颅底均有左右对称的骨质增厚部分，形成颅腔的坚强支架。颅盖骨质坚实，由内、外骨板和板障构成；外板厚，内板较薄，内、外骨板表面均有骨膜覆盖，内骨膜也是硬脑膜外层，在颅骨的穹隆部，内骨膜与颅骨板结合不紧密，故颅顶部骨折时易形成硬脑膜外血肿。颅底骨面凹凸不平，厚薄不一，有两侧对称、大小不等的骨孔和裂隙，脑神经、血管由此出入颅腔。颅底被蝶骨嵴和岩骨嵴分为颅前窝、颅中窝和颅后窝。颅骨的气窦，如额窦、筛窦、蝶窦及乳突气房等，均贴近颅底，气窦内壁与颅脑膜紧贴，颅底骨折越过气窦时相邻硬脑膜常被撕裂，形成脑脊液漏，也可由此导致颅内感染。临床上按骨折部位分为颅盖骨折和颅底骨折，按骨折形态分为线性骨折和凹陷性骨折，按骨折是否与外界相通分为开放性骨折与闭合性骨折。

【临床表现】

1. 颅盖骨折

（1）线性骨折：发生率最高，局部压痛、肿胀。主要靠颅骨 X 线摄片确诊线性骨折本身无须特殊治疗，应警惕合并脑损伤或颅内出血，当骨折线通过脑膜血管沟或静脉窦所在部位时更应警惕。硬脑膜外血肿的发生，有的患者可伴部分局部骨膜下血肿。骨折线通过气窦者可导致颅内积气。

（2）凹陷性骨折：骨片向颅腔凹陷可造成局部脑压迫或造成局部的脑膜、血管和脑组织损伤。局部可扪及局限性下陷区。若凹陷骨折位于脑重要功能区浅面，还可出现偏瘫、失语、癫痫等神经系统定位体征。X 线摄片可显示骨折片陷入颅内的深度，CT 扫描有助于了解骨折情况和有无合并脑损伤。

2. 颅底骨折 多因强烈的间接暴力作用于颅底所致，常为线性骨折。颅底部的硬脑膜与颅骨贴附紧密，故颅底骨折时易撕裂硬脑膜，产生脑脊液外溢而成为开放性骨折。颅底骨折常因出现脑脊液漏而确诊。依骨折的不同部位可分为颅前窝、颅中窝和颅后窝骨折，临床表现各异。

（1）颅前窝骨折：发生鼻漏，眶周、球结膜下瘀血斑形成"熊猫眼"征，损伤嗅神经、视神经，形成嗅觉和视物障碍。

（2）颅中窝骨折：发生鼻漏或耳漏，乳突区瘀血斑（Baul 征），面神经、听神经损伤，导致听力和面神经功能障碍。

（3）颅后窝骨折：瘀血在耳后及枕部，乳突部、咽后壁，损伤舌咽、迷走、副神经、舌下神经等，造成上述神经功能障碍。对脑脊液漏有疑问时，可收集流出液做葡萄糖定量检测来确定。

3. 辅助检查 头颅 X 线平片：可发现骨折线长短、走行、骨折凹陷深度，是颅脑损伤最基本检查方法。头颅 CT 扫描：CT 可显示颅骨骨折，是目前脑损伤最理想的检查方法。

【诊断】 根据受伤病史、临床表现、CT 检查等可基本诊断颅骨骨折，主要是根据临床表现来诊断，只是要鉴别更为严重的颅脑损伤。

【治疗】

1. 颅盖骨折

（1）单纯线性骨折：无须特殊处理，仅需卧床休息，对症治疗，如镇痛、镇静等，但需注意有继发性颅内血肿等并发症的可能。

（2）凹陷性骨折：若凹陷性骨折位于脑重要功能区表面，有脑受压症状或大面积骨折片下陷，深度超过 1cm 时或有脑受压征象疑有血肿者及骨折位于运动区为预防癫痫发作，应视情况行手术整复或摘除碎骨片。

2. 颅底骨折 本身无须特殊治疗，重点在于观察有无脑损伤及处理脑脊液漏、脑神经损伤等合并症。出现脑脊液漏即属开放性损伤，应清洁局部，禁忌填塞，应使用 TAT 及抗感染药预防感染，防止逆行颅内感染。一般采用以下方法：①鼻漏或耳漏让其外流，禁用棉花等填塞；耳漏时用酒精消毒耳部，外耳放置消毒干棉球，浸湿后更换。②禁止冲洗鼻腔和外耳道，禁止用力擤鼻、咳嗽，以防止逆行感染。③大多数脑脊液漏能在伤后 2 周左右自行停止，大部分漏在伤后 1～2 周自愈。若 4 周以上仍未停止漏，可行手术修补硬脑膜。若骨折片压迫视神经，应尽早在 12 小时之内行手术减压。对于口鼻大出血者，应及时行气管插管或气管切开，置入带气囊导管，维持呼吸道通畅。

第三节　脑损伤

根据脑组织是否与外界相通分开放性脑损伤和闭合性脑损伤。根据损伤机制及病理改变又分为原发性损伤和继发性损伤，原发性损伤是指伤后立即出现的病理性损伤；继发性损伤则是在伤后一段时间内逐渐出现的病理性损伤。闭合性脑损伤的机制比较复杂，但主要是由于颅骨变形、脑组织受压和脑组织在颅腔内的直线运动或旋转运动，摩擦或撞击而发生损伤。临床上把颅脑损伤的致伤原因分为两种。

（1）直接损伤：直接损伤是暴力于头部，不但头颅在外力作用下产生相应性运动，而且脑组织受到压迫、牵拉、滑动及负压吸附等多种应力产生的损伤。①加速性损伤：运动的物体撞击静止头部，使头部呈加速运动时产生的脑损伤。②减速性损伤：运动的头部撞击静止物体，使头部运动突然停止时产生的脑损伤。即发生于着力部位，又发生于着力部位的对侧，称为对冲伤。③挤压伤：两个相反方向的暴力同时作用于头部，造成整个颅骨变形，颅内压急剧上升而产生的脑损伤。

（2）间接损伤：指暴力作用于身体其他部位，通过传导至头部引起脑损伤。①传递性损伤：患者高空坠落双足部着地，外力通过下肢、脊柱传至颅脑发生损伤。②挥鞭样损伤：外力作用于躯干，使其急骤运动，头部运动落后于躯干，使头部发生过伸或过屈如挥鞭样运动，而导致脑和脊髓损伤。③胸部突然受挤压伤，胸腔压力高，上腔静脉压力高，逆向传递，造成胸、肩、面部及黏膜点状出血，称创伤性窒息。

原发性脑损伤包括脑震荡、脑挫裂伤、脑干伤。继发性脑损伤包括颅内血肿、脑水肿、脑疝。

一、脑震荡

脑震荡指受伤后出现暂时性神经功能障碍，无肉眼可见的神经病理改变，在显微镜下可见神经组织结构紊乱。主要有意识障碍，一般不超过 30 分钟。逆行性健忘，即患者由昏迷清醒后，对受伤的具体经过、伤前、近期的事物失去记忆。受伤当时患者表现为皮肤苍白、出冷汗、呼吸浅慢、血压下降、生理反射迟钝或消失等，但随意识好转而迅速恢复，有头痛、头晕、呕吐、恶心、疲劳感、怕噪声等自觉症状。生命体征无明显改变。无神经系统阳性体征。腰部穿刺脑压和脑脊液化验正常，CT 或 MRI 检查无阳性发现。

二、脑挫裂伤

脑挫裂伤为原发性脑组织实质性损伤，轻者仅有脑皮质或深部组织点状出血或静脉瘀血；重者有脑组织挫裂、严重出血和神经细胞变性坏死。脑挫伤是指脑组织遭受破坏较轻，软脑膜尚完整；脑裂伤是指软脑膜、血管、脑组织同时有破裂，同时伴有外伤性蛛网膜下隙出血。因二者常同时并存，临床上不易区别，所以合称为脑挫裂伤。其病理表现为继发性脑组织改变，脑水肿和血肿的形成具有重要的临床意义。脑水肿是血管源性，伤后早期发生，一般 3 ~ 7 天发展到高峰，易发生颅内压增高和脑疝。伤情较轻，脑水肿消退容易，但伤处可形成瘢痕、囊肿或与硬脑膜粘连，则易发生外伤性癫痫。如蛛网膜与软脑膜粘连，影响脑脊液的吸收，可造成外伤性脑积水。广泛的脑挫裂伤可在数周后形成外伤性脑萎缩。脑挫裂伤患者伤后表现取决于挫裂伤的部位、范围和程度。

【临床表现】

1. **意识障碍**　伤后立即出现，昏迷深浅、持续时间与损伤程度和范围密切相关。昏迷时间常超过 30 分钟，昏迷持续时间越长，伤情越重。

2. **局灶症状和体征**　依损伤程度和部位不同而异，损伤在脑功能区时，患者立即出现相应症状和体征，如失语、瘫痪、锥体束征等。伤及脑干时除昏迷外可有瞳孔大小多变、眼球固定，甚至去脑强直和呼吸衰竭。有躁动、易怒、拒食、打人毁物、恐惧等精神症状。如发生在"哑区"的损伤，则无局灶症状和体征出现。

3. **脑膜刺激征**　脑挫裂伤常造成颅内压增高、自主神经功能紊乱和蛛网膜下隙出血，刺激脑膜。患者出现剧烈头痛、呕吐、颈项强直等脑膜刺激症状。

4. **颅内压增高**　由脑疝、脑水肿和颅内血肿所致，表现为颅内压增高、意识障碍和瞳孔改变等。

5. **生命体征紊乱**　重型脑挫裂伤可因脑组织出血、水肿，出现颅内压增高、脑疝等，表现为呼吸节律紊乱、心率及血压明显波动，中枢性高热等。

6. **CT 和 MRI 检查**　明确脑挫裂伤部位、范围、脑水肿的程度和脑室受压的情况。脑脊液可见有红细胞等。

三、原发性脑干损伤

单独损伤少见，常伴随弥散性脑损伤。脑干是呼吸循环中枢所在部位，伤后早期会出现严重的呼吸循环功能障碍、生命体征调节紊乱，瞳孔不等、极度缩小、大小多变，眼球位置不正或同向凝视，光反射异常。由于网状上行激活系统受损，患者昏迷深而持久。上下行神经传导束都经过脑干，伤后会出现双侧锥体束征阳性，甚至出现去脑强直。第 3 ~ 12 对脑神经核团位于脑干，脑干伤后会引起所属脑神经的临床症状和体征。MRI 有助于明确诊断，并了解病灶的具体部位和范围。

四、弥散性轴索损伤

弥散性轴索损伤是惯性力导致的弥散性脑损伤。由于脑的扭曲变形，使脑内产生剪切或牵拉作用，导致脑白质广泛性轴索损伤，病变多在大脑半球、胼胝体、小脑或脑干等。显微镜下轴突断裂。临床上伤后长时间昏迷，昏迷原因是轴索损伤，皮层与皮层下中枢失去联系。累及脑干，则有瞳孔一侧或双侧散大，光反消失或同向凝视等。神志好转后可因继发脑水肿而再次昏迷。CT、MRI 可发现脑内点状或小片状出血灶。

五、下丘脑损伤

常与弥散性脑损伤并存，临床表现是受伤早期意识和睡眠障碍，高热或低温、尿崩症、水与电解质紊乱、消化道出血与穿孔、急性肺水肿等。这些表现出现在伤后后期则为继发性脑损伤所致。

六、颅内血肿

按血肿部位分为硬脑膜外、硬脑膜下和脑内血肿 3 型。按发病时间分为急性（3 天内出现症状）、亚急性（伤后 3 天至 3 周出现症状）和慢性（伤后 3 周以上才出现症状）3 型。

1. **硬脑膜外血肿**　占颅内血肿的 1/3，出血源于脑膜中动脉及分支、静脉窦和板障血管，典型表现为三种意识障碍：①意识障碍经过"中间清醒期"，受伤后立即昏迷，然后清醒一段时间再度出现昏迷并逐渐加重；②意识障碍无"中间清醒期"：如原发性脑损伤较为严重或脑损伤后血肿形成迅速，"中间清醒期"也可不出现。原发性脑损伤与继发性脑损伤相继发生；③原发性脑损伤轻，伤后无原发性昏迷，至血肿形成后开始出现继发性昏迷，患者在昏迷前或中间清醒期常有头痛、呕吐等颅高压症状，幕上血肿大多有典型的小脑幕切迹疝表现。颅内压增高及脑疝：表现头痛、呕吐、视盘水肿，患侧瞳孔先缩小后扩大，对光反射迟钝或消失。生命体征紊乱：血压升高、心率缓慢、呼吸深慢、体温升高。合并脑疝时血压下降、心率快弱、呼吸快而不规则。局灶症状和体征病变：对侧肢体肌力减退、偏瘫、失语、局灶性癫痫等。头颅 X 线平片：是颅脑损伤最基本的检查方法。硬膜外血肿患者颅骨平片常可发现骨折线跨越硬脑膜血管沟。CT 可见颅内板与脑表面之间有密度不等的影像，有助于诊断。CT 可发现病灶部位和出血量的多少，以及脑室受压情况、脑水肿程度等。

2. **硬脑膜下血肿**　是颅内血肿最常见的类型，硬脑膜下腔多伴有脑挫裂伤，出血源于脑表面的皮质静脉、桥静脉或静脉窦破裂。根据发病时间分为急性硬脑膜下血肿和慢性硬脑膜下血肿。急性硬脑膜下血肿的典型表现：①脑挫裂伤重；②意识障碍进行性加重，"中间清醒期"可不明显；③病情发展快，出现双侧瞳孔散大、对光反射消失，甚至去大脑强直；④颅内压增高症状明显；⑤腰椎穿刺见血性脑脊液。颅内压增高症状明显，脑疝出现迅速。慢性硬脑膜下血肿少见，多见于老年人，病程长，多有外伤史，因致伤力小，出血缓慢，临床症状常不典型，主要表现慢性颅高压症状，通常表现为头痛、呕吐，也可有间歇性神经定位症状和体征；也有智力下降、记忆力减退、精神失常等智力和精神症状。CT 可见颅内板下有低密度的影像，有助于诊断。

3. **脑内血肿**　多见于额颞部，多因为脑挫裂伤导致脑实质内血管破裂，常与硬脑膜下血肿同时存在，脑内血肿的临床症状和体征与脑挫裂伤和硬脑膜下血肿相近。CT 显示脑挫裂伤附近有高密度影区并常伴有血肿周围的低密度水肿区。

七、开放性颅脑损伤的表现

1. **非火器所致开放性脑损伤**　创伤局部常有大量异物和碎骨片等，损伤发生在皮质区或靠近皮质区，局灶症状和体征明显，外伤性癫痫的发生率也高，CT 可发现病灶的部位、范围、损伤的程度等。处理是及早清创并对症治疗。

2. **火器所致开放性脑损伤**　除有非火器伤的特点外，还有弹道伤的特点，根据弹道方向、伤口位置及情况、局部症状和体征，以及 X 线和 CT 的显示情况，可判断受伤部位和类型，再根据临床表现可判断有无脑疝、血肿、颅内感染等发生。

八、脑损伤的诊断

1. **外伤史**　要详细询问受伤的时间、地点、部位及程度。

2. **意识状况**　意识的轻重可视为脑损伤的轻重，意识障碍出现的早晚和有无继续加重，可作为区别原发性和继发性脑损伤的重要依据。意识一般分为意识清楚、意识模糊、浅昏迷（半昏迷）、昏迷和深昏迷无关 5 个阶段或级别。意识模糊是最早和最轻的意识障碍，表现为对外界反应能力降低，语言与合作能力降低，但未完全丧失，可表现为淡漠、迟钝、嗜睡、语言错乱、定向障碍（不能辨别人物、地点、时间）、躁动、谵妄和遗尿等。重意识模糊与浅昏迷的鉴别是重意识模糊有呼之能应或呼之能睁眼这种低限度的合作。浅昏迷是对语言已完全无反应，对痛觉尚敏感的意识障碍阶段，如痛刺激（压迫眶上神经），患者能用手简单地防御、回避动作，或仅表现为皱眉。昏迷是指痛觉反应相当迟钝，随意动作已完全丧失的意识障碍阶段，可有鼾声、尿潴留等表现。瞳孔对光反射与角膜反射尚存在。深昏迷对痛觉反应完全丧失，双瞳孔散大，瞳孔对光反射与角膜反射均消失。可有生命体征紊乱。在实际工作中还应详细记录如意识模糊、嗜睡、轻唤能醒、仅能回答简单问题、无错乱等，以资比较，更好地掌握病情。目前有一简单易行格拉斯哥昏迷评分法（Glasgow），包括睁眼、言语、运动来评分，效果不错，见表 3-3-1。

表 3-3-1　格拉斯哥昏迷评分法（Glasgow）

睁眼反应	计分	言语反应	计分	运动反应	计分
自动睁眼	4	回答正确	5	能按指令动作	6
呼之睁眼	3	回答错误	4	对疼痛能定位	5
刺痛睁眼	2	语无伦次	3	对疼痛能躲避	4
不能睁眼		有声无语	2	疼痛时肢体屈曲	3
		不能发生	1	疼痛时肢体过伸	2
				对疼痛无任何反应	1

3. **瞳孔**　瞳孔变化可因动眼神经、视神经和脑干等部位的损伤而引起，瞳孔的变化迟早、有无继续加剧、伴随意识障碍加剧等来鉴别损伤原因。最常关注的是小脑幕切迹疝瞳孔进行性扩大。

4. **神经系统体征**　原发性脑损伤引起的偏瘫等局灶症状，受伤后已出现，不再加剧。而继发性脑损伤引起的局灶症状，则逐渐出现，若同时还有意识障碍进行性加剧，则应考虑小脑幕切迹疝。

5. **生命体征**　生命体征为脑干受损征象，受伤早期出现的呼吸循环改变，多为原发性脑干损伤所致，伤后与意识障碍和瞳孔变化同时出现的进行性心率减慢和血压升高，为小脑幕切迹疝所致，而枕骨大孔疝则几乎不经过意识和瞳孔的变化，而直接造成呼吸停止。开放性脑损伤早期可有失血性休克，有血压和脉搏的变化，脑损伤可造成颅内高压，引起心电图的变化，如早搏、心室速动和 T 波低平等。

6. **CT 和 MRI**　可发现病变的部位、数量、程度、范围等。颅内压测定可及时发现颅高压，手术指征，判断预后。脑诱发电位可判断病情和预后。

7. **脑损伤的分级**

（1）按伤情分级：①轻型（Ⅰ级）：主要指脑震荡、有或无颅骨骨折、昏迷在 20 分钟以内，有轻度头痛和头晕等自觉症状，神经系统和脑脊液检查无明显改变。②中型（Ⅱ级）：主要指轻度脑挫裂伤、颅内小血肿、有或无颅骨骨折、蛛网膜下隙出血，无脑受压征，昏迷在 6 小时之内，有轻度的神经系统和生命体征阳性改变。③重型（Ⅲ型）：主要指广泛颅骨骨折、脑挫裂伤、脑干损伤和颅内血肿，昏迷在 6 小时以上，意识障碍逐渐加重或出现再昏迷，有明显的神经系统症状和生命体征改变。

（2）按格拉斯哥昏迷评分法（Glasgow）：13～15 分为轻度，9～12 分为中度，3～8 分为重度。

九、脑损伤的治疗

1. 脑震荡可完全康复，无须特殊治疗，多数患者经过休息 2 周左右后可恢复正常工作。少数患者自觉症状持续时间稍长，可适当给予镇痛、镇静等药物对症处理。对于超过半年，遗留所谓"脑震荡综合征"者，需加强心理治疗。

2. 局限性脑挫裂伤给予止血、脱水、补液及一些对症处理。重度脑挫裂伤患者治疗原则如下。

(1) 保持呼吸道通畅：在现场急救和转运过程中要注意呼吸道通畅，清除呼吸道分泌物，呕吐时将头转向一侧以免误吸，深昏迷要抬起下颌，将咽通气管放入口咽腔，以免舌根后坠阻碍呼吸。对于估计昏迷时程较长、伴有严重颌面伤及胸部伤患者，应及早行气管切开。对于呼吸功能不全者，应尽早行呼吸机维持呼吸。要无菌操作，避免呼吸道感染。

(2) 防治脑水肿、降低颅内压：目前临床最常用的脱水利尿药包括甘露醇、呋塞米、人体清蛋白等。除脱水利尿药外，亚低温冬眠、过度通气、控制性低血压、糖皮质激素、能量合剂等有不同程度降低颅内压作用；脑水肿、颅内高压患者应控制静脉输液量。常用的脱水方法有渗透性脱水与利尿性脱水两种。渗透性脱水剂如20%甘露醇、甘油果糖、人体白蛋白等，20%甘露醇应用剂量每千克体重1～2g，每4～6小时静脉滴注，要求250ml甘露醇在15～20分钟滴完，10～20分钟即有降压作用，可降低颅内压50%～70%，持续5～8小时。可根据情况每6、8、12小时重复一次。利尿性脱水剂对降低颅内压作用微弱，且易引起电解质紊乱，单独使用较少，常用药物有呋塞米（速尿），成人剂量10～20mg，每日3～4次，静脉应用或肌内注射。为了加强脱水效果，甘露醇和呋塞米可联合应用，方法是20%甘露醇125～250ml，每8～12小时一次，呋塞米用20～60mg，静脉或肌内注射，每8～12小时一次，两者可同时或交替使用。或人体白蛋白和呋塞米联合应用。当遇急性颅内高压已有脑疝征象时，立即用20%甘露醇250ml静脉推注，同时用呋塞米40mg静脉注射。

(3) 防治高热：对于中枢性高热患者，应该采用物理或药物降温，如冬眠合剂、全身冰毯机等。

(4) 防治癫痫：对于严重脑挫裂伤和伤后癫痫患者，应服用抗癫痫药物。目前临床常用的抗癫痫药主要包括：苯妥英钠、丙戊酸钠、地西泮、巴比妥类药物等。

(5) 激素：其防治脑水肿的作用不甚确定，用于重型脑损伤，用药宜早为宜，常用地塞米松，成人5mg肌内注射，6小时一次，或20mg/d静脉滴注。一般用药3天为宜。

(6) 清创、减压：对开放性脑损伤应在6小时内及早进行清创，在抗感染药的应用下，72小时内也可进行清创。闭合性颅脑损伤主要是严重的脑挫裂伤和颅内血肿引起的颅高压和脑疝，以及颅内血肿引起的局灶性脑损伤。手术时需进行破碎脑组织清创和去骨板减压。

(7) 催醒治疗：可给予胞磷胆碱、氯酯醒等，以及能量合剂或高压氧舱等。

(8) 全身支持疗法：主要包括加强营养，调节水、电解质、酸碱平衡，补充微量元素，输血和血浆等。预防并发症时特别要重视预防和治疗呼吸道感染、消化道出血、泌尿系统感染、颅内感染以及压疮等。脑干伤的治疗原则和措施基本同重度脑挫裂伤。尤其要重视：①尽早行气管切开，保持呼吸道通畅；②防治消化道出血；③防治高热；④催醒治疗。

(9) 休息与卧位：卧床休息，床头抬高15°～30°，有利于头部静脉回流，减轻脑水肿，降低颅内压。并维持到脑脊液漏停止后5～7天。其目的是借助重力的作用，使脑组织移向颅底，贴附于硬脑膜漏孔处，使漏口粘连封闭。

3. 对于较大的急性硬脑膜外血肿，引起占位效应者，应紧急开颅清除血肿。单纯硬脑膜外血肿若及时发现，及时处理，预后良好。对于较大的急性硬脑膜下血肿和脑内血肿，引起占位效应者，也应紧急开颅清除血肿。对于有临床症状和体征，出现占位效应的慢性硬脑膜下血肿，应该行颅骨钻孔引流术。既是一种检查方法，又是一种治疗措施。尤其适用于无其他检查设备，又怀疑颅内血肿引起脑疝的患者。钻孔部位应考虑到头部着力部位、受伤机制、临床表现及血肿好发部位等。

第四节 胸部损伤

胸部损伤，无论平时还是在战时均可发生，其发生率和危害程度都在创伤中占重要位置，胸部有许多重要组织器官，遭受暴力打击极易造成伤害。严重的胸部创伤可导致心、肺损伤而危及生命。胸部包括胸壁、胸膜和胸腔内组织和各种器官组成，胸部是暴露区域，易受损伤，并且常会危及患者的生命安全。胸部由胸壁软组织和骨性胸廓组成，胸壁软组织包括皮肤、皮下、肌肉和胸膜。骨性胸廓由 12 对肋骨和肋软骨、12 块胸椎、1 块胸骨组成，它参与支撑保护胸腔内重要器官，而且还参与呼吸功能，所以骨性胸廓发生破坏，不仅破坏了胸廓的完整性、组织器官的移位，还严重影响了呼吸和循环功能。胸膜包括脏层和壁层胸膜，脏层和壁层胸膜形成左右胸膜腔，以纵隔为界，胸膜腔是一个密闭的潜在间隙，没有气体，仅有少量的浆液，而且是负压状态。当呼吸时由于外界大气压和胸腔内负压差，导致吸气时，有更多的气体进入胸腔和更多的血液回到胸腔，呼气时排出更多的二氧化碳气体，且排出血液到组织器官，肺随胸廓的运动而运动。由于呼吸运动从外界吸进氧气、排出二氧化碳气体，进行交换，保证组织和器官的氧气和血液供应。吸进的氧气经过氧合作用，通过血循环到达各个组织和器官，保证人体功能的正常代谢。

按损伤暴力的性质分为：①钝性伤：多因暴力挤压、冲撞或钝器打击胸部引起。损伤轻者为胸壁软组织挫伤或单纯肋骨骨折，损伤重者伴有胸腔器官损伤。②穿透伤：开放性损伤伴有壁层胸膜破损者为穿透伤，无壁层胸膜破损者为非穿透伤。穿透伤造成胸壁组织有入口、出口者为贯通伤，有入口无出口者为盲管伤。

按损伤后胸膜腔是否与外界相通分为：①闭合性胸部损伤：局限于胸壁，可同时兼有内脏损伤。②开放性胸部损伤：平时多见于各种锐器损伤，战时以火器损伤为主，胸壁破损后多伴有胸腔内组织、器官裂伤。患者可因出血性休克而导致死亡。

闭合性或开放性损伤若并发膈肌破裂，并造成胸腔和腹腔器官同时损伤，称为胸腹联合伤。

一、肋骨骨折

肋骨骨折在胸部损伤中最常见，严重者可引起气胸或血胸，肋骨可发生单根和多根骨折，单根肋骨也可有一处或多处骨折。因第 1～3 肋粗短，且有锁骨、肩胛骨保护，不易发生骨折，第 8～10 肋形成肋弓借软骨与胸骨连接，第 11～12 肋前端为游离，弹性较大均不易发生骨折，唯有第 4～7 肋长而薄且固定，最易发生骨折。老年人因骨质疏松、脆性大，较青少年易发生骨折。直接暴力撞击胸部，导致着力处的肋骨向内弯曲折断；间接暴力前后挤压胸部，使肋骨向外过度弯曲折断。骨折断端可刺破胸膜、肋间血管或胸腔内组织、器官，引起气胸或血胸。相邻多根多处肋骨骨折时，局部失去肋骨支持形成胸壁软化，临床称为连枷胸。这类患者产生反常呼吸，即吸气时软化的胸壁不能随胸廓扩张，反因胸膜腔负压增大而内陷，使该处肺受压，影响了空气进入和血液氧合；呼气时软化的胸壁不能随胸廓缩小，反因胸膜腔负压减小而外突，使该处肺膨胀重新吸入部分应排出的气体，造成体内缺氧和二氧化碳潴留。胸壁软化时由于两侧胸膜腔压力不平衡，导致呼吸时出现纵隔左右摆动，致使机体缺氧和二氧化碳潴留，静脉血液回流受阻，患者可发生严重的呼吸和循环功能障碍。

【临床表现】

1. 疼痛　肋骨骨折端刺激肋间神经引起疼痛，当深呼吸、咳嗽或改变体位时疼痛加剧。

2. 咯血　骨折端刺破肺组织时患者出现咯血。

3. 呼吸困难　根据损伤程度可有不同程度的呼吸困难。

4. 休克　严重损伤患者，肋间动静脉破坏较重，出血较多，加上紧张和疼痛，可有休克。

5. 骨折处胸壁肿胀、压痛，前后、左右挤压胸部时疼痛加重，称胸廓挤压试验阳性。

6. 骨折断端可触之骨擦感或骨摩擦音。

7. 连枷胸患者可见胸壁塌陷和反常呼吸运动，并伴有明显的呼吸困难表现，口唇发绀、面色苍白、脉搏快等。

8. 患者骨折并发气胸时胸壁可触及皮下气肿，形成血气胸可有血气胸表现。

9. 胸部 X 线片可显示骨折线和骨折移位征象，气胸时，可显示胸膜腔积气、积液征象。血常规查看出血情况、B 超 CT 检查有无合并其他器官损伤。

【诊断】　根据受伤病史、部位、临床表现、胸部 X 线检查可鉴别骨折部位、程度和范围，肋软骨不显示骨折线征象，可有血气胸表现，必要时行 CT，甚至强化检查。

【治疗】

1. 闭合性肋骨骨折

（1）单根单段肋骨骨折：胸廓固定、镇痛和防治并发症。应用镇痛药物或采用肋间神经药物封闭镇痛。固定胸廓可采用弹性多头胸带或宽胶布呈叠瓦状固定 2～3 周，同时鼓励患者深呼吸，咳嗽排痰，防止呼吸系统并发症的发生。口服镇痛类药物如曲马多、布洛芬等，口服中成药如舒筋活血片、三七片等。也可用 1% 普鲁卡因行肋间神经阻滞，或封闭骨折处，以解除疼痛。

（2）多根多段肋骨骨折：多根多段肋骨骨折后，胸壁没有支撑作用而软化，应立即固定，制止反常呼吸运动。固定的方法：①加压包扎固定法：适用于小范围胸壁软化。在胸壁软化部位放置厚层敷料垫，外缚胸带加压包扎。②牵引外固定法：适用范围大的胸壁软化。用无菌巾钳夹住中央区游离段肋骨，连接牵引绳通过滑轮作重力牵引，牵引重量 2～3kg，固定时间 1～2 周。或将无菌巾钳固定在钢丝架上，使浮动胸壁复位消除反常呼吸运动。③手术内固定法：适用骨折错位较大的患者，通过胸腔镜直视下导入钢丝固定，或手术切开内固定肋骨骨折。对病情危重的连枷胸患者，要保持呼吸道通畅，对咳嗽无力、咳痰困难或呼吸衰竭者，应即刻行气管插管或气管切开手术，以利于吸痰、给氧和进行人工呼吸机辅助治疗。

2. 开放性肋骨骨折　应力争 12 小时内彻底清创，固定骨折断端，逐层缝合胸壁伤口。对多根多段肋骨骨折患者，行手术切开钢丝内固定骨折端。如患者胸膜腔已穿破，可施行闭式胸腔引流，手术后应用抗感染药控制感染。

二、气胸

胸膜腔内积气称为气胸。胸膜腔具有负压，在胸壁损伤时，通过肺、气管、食管等组织的破裂伤口，外界空气进入胸膜腔，即造成气胸。发生率仅次于肋骨骨折。通常将气胸分为闭合性、开放性和张力性三类。

【临床表现】

1. 闭合性气胸　伤后伤口闭合，胸膜腔不与外界相通。空气主要来自破裂的肺组织，气胸形成后随着胸膜腔内积气增加，肺裂口受压、封闭不再漏气，在患者吸气时也不开放，气胸趋

于稳定。伤侧胸膜腔负压减少，但仍低于大气压。肺萎陷的程度在 30% 以下时，常无明显症状。当胸膜腔内大量空气进入，伤侧肺大部分受压，纵隔被推向健侧，患者则出现严重的呼吸困难。当肺萎陷 30% 以下者，胸膜腔积气量少时，对呼吸和循环影响小，患者可无明显症状表现。当患者有 30%～50% 中量积气时，或 >50% 大量积气时可出现胸闷、胸痛、呼吸困难和发绀，查体发现伤侧胸壁饱满，闭合性气胸气管向健侧移位，胸部叩诊呈鼓音，呼吸音降低或消失闭合性气胸部 X 线平片，显示程度不同的肺萎陷和胸膜腔积气影像。

2. **开放性气胸**　是因胸壁有伤口，胸膜腔内不但积气，而且空气随呼吸经伤口可自由进出胸膜腔。当大量空气进入时，胸膜腔负压消失，胸内压几乎等同于大气压。伤侧肺完全压缩萎陷。纵隔向健侧移位。由于呼吸时两侧胸内压变化不平衡，吸气时空气经伤口进入，伤侧胸膜腔压力增大，将纵隔移向健侧，呼气时压力差缩小，纵隔返回原位，即发生纵隔扑动，纵隔扑动移位可引起静脉血液回流受阻，最终导致呼吸和循环功能障碍。患者可出现明显的呼吸困难、鼻翼煽动、口唇发绀，严重者有休克。伤侧胸壁的伤口，呼吸时能听到气体进出胸膜腔的嘶嘶样声音。查体可见气管移向健侧，伤侧胸部叩诊为鼓音，听诊呼吸音消失，颈静脉怒张，病情严重者可发生休克。开放性气胸胸部 X 线平片，可显示大量积气影像，肺萎陷、纵隔向健侧移位。

3. **张力性气胸**　多见于严重的闭合性胸部损伤，因气管、支气管或肺损伤裂口与胸膜腔相通，呈活瓣状，吸气时空气经伤口进入，呼气时裂口活瓣关闭空气不能排出，胸膜腔的空气不断增多，压力进行性升高很快超过大气压。张力性气胸也称为高压性气胸，伤侧肺严重压缩萎陷，纵隔明显向健侧移位，健侧肺也受压出现不同程度的萎缩，产生呼吸、循环障碍。高于大气压的胸内压，驱使空气经胸部裂口处扩散，进入纵隔、颈、胸部皮下形成皮下气肿。患者出现严重的呼吸困难、烦躁、大汗淋漓、发绀、意识障碍，甚至休克昏迷等，严重者出现窒息死亡。检查可见伤侧胸部饱满，气管向健侧移位，颈静脉怒张，并触及皮下气肿，伤侧胸部叩诊呈高度鼓音，呼吸音消失。胸膜腔穿刺时有高压气体冲出。X 线检查张力性气胸可显示胸膜腔内严重积气影像，肺完全萎陷，纵隔移位，可有纵隔和皮下气肿。

【诊断】　根据受伤病史、临床表现、胸部 X 线检查可见诊断不难。注意有无合并伤。

【治疗】

1. **闭合性气胸**　少量积气的患者，严密观察病情变化，无须特殊处理，1～2 周之内自行吸收。大量气胸且有症状者须进行胸膜腔穿刺，抽尽气体，给予胸腔闭式引流术。促进肺组织尽快膨胀，同时应用抗感染药预防感染。气胸的胸腔闭式引流位置是在锁骨中线第 2 肋间。

2. **开放性气胸**　急救要点为尽快封闭胸壁伤口，变开放性气胸为闭合性气胸。现场急救时，因地制宜利用身边可用物品，如毛巾、衣服或纱布棉垫加压包扎伤口。在转运医院途中，患者呼吸困难加重或出现张力性气胸表现时，需暂时打开敷料，排出胸腔内高压气体。患者转入医院后，给予吸氧、补充血容量抗休克、清创缝合胸壁伤口、安置胸腔闭式引流、使用抗感染药预防感染、注射 TAT 预防破伤风等治疗。如有胸腔内器官损伤或进行性出血者，应进行开胸手术探查。鼓励患者咳嗽排痰和早期下床活动。

3. **张力性气胸**　是可迅速致死的危急重症，抢救要争分夺秒，现场急救时应采用简易方法，迅速进行胸膜腔减压排气。用一个粗针头，针尾端绑缚一个顶端剪 1cm 开口的橡胶指套，将粗针头在伤侧锁骨中线第 2～3 肋间刺入胸腔。针尾开口的橡胶指套，可起到活瓣作用。患者入住医院后，进一步处理措施：①安置胸腔闭式引流，并连接负压吸引装置，以利于气体排出；②应用抗感染药预防感染；③手术探查，持续漏气致使肺不能膨胀的患者。

三、血胸

胸膜腔积血称为血胸。单纯性血胸较少，多与气胸同时存在，临床上称为血气胸。血胸多来自心脏和胸内大血管损伤，胸廓或肋间血管破裂及肺组织出血。肺组织多能自止，心脏大血管多危险易造成死亡。大量血液占据胸腔位置，造成同侧肺萎缩，挤压使纵隔向健侧移位，导致肺受压，影响静脉回流，影响呼吸和循环功能。胸膜腔快速大量积血，超出心、肺膈运动的去纤维蛋白作用，血液发生凝固，形成凝固性血胸。胸膜腔内的血，长期积存可引起细菌的迅速繁殖，形成感染性血胸，最终变为脓胸。凝固性血胸不及时处理，将机化形成纤维性胸，使肺及胸廓的呼吸运动更加受限，对呼吸循环功能造成严重影响。胸膜腔活动性出血难以停止称为进行性血胸。

【临床表现】

1. **小量血胸**　出血量在 500ml 以内的出血，可有呼吸困难、脉快等，无明显失血休克症状和体征。

2. **中大量血胸**　出血量在 500 ~ 1000ml 的中量血胸或 1000ml 以上的大量血胸，尤其急性失血时，患者将迅速进入休克状态，可出现气促、脉搏增快、血压下降等低血容量性休克症状，气管向健侧移位，伤侧胸部叩诊浊音，呼吸音减弱或消失，胸膜腔穿刺抽出不凝固血液。

3. **进行性血胸**　主要表现脉搏逐渐加快、血压继续下降，很快出现休克，虽经补充血容量血压仍不稳定和回升。有胸腔闭式引流者，每小时血量超过 200ml，持续 3 小时。红细胞计数、血红蛋白量、红细胞压积进行性减少，或引流血检查，红白细胞比例为 500 : 1。胸穿抽出凝固性血液，或血液不易抽出。

4. **感染性血胸**　表现有高烧、寒战、头疼乏力等全身感染症状。抽出胸膜腔积血 1ml 加入蒸馏水 5ml，观察积血出现混浊或絮状物提示有感染。胸膜腔积血涂片、细菌培养可发现致病菌。

5. **其他**　胸部 X 线检查显示大片密度增高阴影，血气胸时见气液平面。胸膜腔穿刺可抽出不凝固血液。

【诊断】　根据受伤病史、临床表现、胸部 X 线检查可见诊断不难，必要时做 CT 检查。

【治疗】

1. **非进行性血胸**　根据胸膜腔积血量多少，如少量可密切观察，多可自止。如量多可采取胸膜腔穿刺抽血液或胸腔闭式引流术，而血胸的胸腔闭式引流术是在腋中后线第 7 ~ 8 肋间。补充血容量，改善呼吸功能，应用抗感染药控制感染。

2. **进行性血胸**　经输血补液，抗休克的同时，应尽快开胸探查，结扎止血、修复损伤。肺破裂一般是缝合止血。如肺组织严重损伤则行肺叶切除术，大血管破裂则多需要人工血管移植手术。

3. **凝固性血胸**　在患者稳定后尽早（数日内）手术清除血凝块，防止感染和形成机化性血胸；机化性血胸在病情稳定后，早期进行血块和纤维组织剥除术为宜。脓胸应及时引流，必要时手术。近年来胸腔镜的应用，使得凝固性血胸和感染性血胸得到及时很好的处理。

四、胸腹联合伤

穿透伤同时造成胸部和腹部内脏损伤，并伴有膈肌破裂，称为胸腹联合伤。受损内脏胸部为心、肺，腹部为肝、脾、胃、肠等。临床上根据胸腹部伤口是否与外界相通分为穿透性和闭合性胸腹联合伤。火器损伤穿透力强，多致贯通伤，刃器损伤则为盲管伤。

【临床表现】

1. **症状体征**　表现为兼有胸、腹部损伤的症状，如胸闷、气短、咯血、胸腹痛、腹胀、呕吐和呕血等表现。胸部检查有血气胸症状，胸部有时听到肠鸣音。腹部检查出现腹部膨隆、压痛、肌紧张、肝浊音界上移和腹部移动性浊音等。

2. **穿透性损伤**　在胸、腹部可见到伤口和外出血，并出现胸腔、腹腔器官损伤的相应症状。

3. **其他**　X线胸部平片，可显示有无金属异物、血气胸和胃肠型影像；腹部平片，显示有无膈下游离气影像，明确腹内空腔脏器破裂。超声波检查可准确判断胸腔、腹腔积血和渗液情况。穿刺抽液检查分别于胸腔、腹腔进行穿刺检查，根据抽出液体性质，明确诊断器官损伤种类。血尿常规血色素和红细胞，血容量不足尿液浓缩。

【诊断】　根据受伤病史，临床表现和X线及其他CT、血常规等检查，诊断不难。

【治疗】　首先处理威胁生命的损伤，如张力性气胸、失血性休克等，应立即安置胸腔闭式引流，迅速补充有效循环血容量。同时手术探查，根据病情选择手术径路，迅速实施手术，控制内出血，修复胸、腹器官损伤。

第五节　腹部损伤

【分类】　根据腹壁有无伤口分为闭合性损伤和开放性损伤两大类。

1. **闭合性损伤**　是指伤后腹壁保持完整者，但皮下组织以内（包括腹腔内组织器官）可有各种损伤。主要是因暴力挤压、撞击或钝器伤及腹部所致。此类损伤的特点是可能仅限于腹壁，也可同时兼有内脏损伤。而腹部闭合性伤口虽然腹部没有伤口，但可能内脏有损伤，此时要确定内脏损伤程度和判断有无内脏损伤困难较大。

2. **开放性损伤**　是指伤后腹壁失去完整者。腹部开放性损伤根据有无腹膜破损分为穿透伤和非穿透伤两大类，有腹膜破损者称为穿透伤；腹膜没有破损者称为非穿透伤。子弹及刀具等锐器造成腹部伤口，根据伤口特点如有出入口者称为贯通伤，有入口而无出口者称为盲管伤。此类损伤的特点是伤口受外源性沾染、异物存留、内脏损伤或内脏脱出腹腔外。

无论开放性或闭合性损伤，都可导致腹内脏器损伤。常见受损腹内脏器依次是脾、肝、胃、小肠、结肠等。胰腺、十二指肠、直肠等由于解剖位置较深，故损伤机会较少。

【临床表现】

1. **腹壁损伤**　闭合性腹壁损伤常见表现为受伤部位肿痛和压痛，有时可见皮下瘀斑，其程度和范围随时间推移逐渐减轻，而且无休克、胃肠道症状及腹膜刺激征；开放性腹壁损伤可见伤口，伤口有流血或腹腔液体流出。

2. **腹内器官损伤**　腹内器官如仅有挫伤，无明显的临床表现；如腹内器官或血管破裂则伤情严重，临床表现明显。

（1）空腔器官破裂：以腹膜炎的表现为主。主要为持续性腹痛和胃肠道症状（恶心、呕吐、呕血、便血等）；有明显的腹膜刺激征，其程度因空腔器官内容物不同而异。有的出现气腹征。直肠损伤可见鲜血便，泌尿系统损伤可有血尿、少尿或无尿。

（2）实质器官和血管破裂：以内出血失血性休克表现为主。主要有面色苍白、脉搏加快、血压下降、尿少等，甚至发生休克。出血量多于500ml时腹部可出现移动性浊音。肝、肾、胰腺破裂时，如有胆汁、尿液、胰液进入腹腔，有明显的腹膜刺激征。

3. 化验检查 ①实验室检查：如腹腔内空腔器官破裂，血中白细胞计数和中性粒细胞比例明显增高。实质性器官破裂血中红细胞、血红蛋白、血细胞比容明显下降。胰腺损伤多有血、尿淀粉酶升高。泌尿系统损伤可出现血尿。②影像学检查：腹部立位X线透视或平片可显示膈下游离气体，提示有空腔脏器损伤，腹膜后有气体积聚，提示十二指肠和结直肠穿孔，并有明显的花斑状阴影。肠间隙增大，左右结肠充气与腹膜脂肪线分离是腹腔内大量积血的表现。腹膜后血肿，腰大肌阴影消失。如右季肋部损伤，右膈抬高，肝外形不正常提示肝破裂。B超检查主要用于肝、脾、胰腺、肾等实质性器官检查，诊断率在95%以上，还可用于探测某些器官外形和大小，尤其对腹腔积液超声的发现率较高，并可估算出积液量的多少，即每1cm的液平段，腹腔积液量达500ml。CT检查可清晰的显示肝、脾、胰腺、肾等器官的大小、形状、包膜的完整性、出血量的多少，对显示胰腺损伤及腹膜后间隙的异常变化比B超准确。③腹腔穿刺术和腹腔灌洗术、空腔器官破裂可抽出胃肠内容物、胆汁或混浊液体；实质性器官破裂可抽出不凝固血液。④腹腔镜检查：如果经过以上检查仍不能确诊时，可考虑腹腔镜检查，但要求患者能耐受全身麻醉、腹腔内无广泛粘连。腹腔镜检查主要用于腹部伤的早期诊断，可提高诊断准确率，避免不必要的剖腹探查。

【诊断】 根据受伤病史、临床表现、血常规及X线、B超和CT等检查，诊断一般能够明确，确实有困难可行腹腔镜检查，达到诊断和治疗的目的。诊断性腹腔穿刺是简便易行的好方法，而腹腔灌洗术目前由于复杂、痛苦多被其他检查方法代替，但在边远地区或条件不发达地区仍可应用。

病史和体格检查是诊断的主要依据，如果没有内脏损伤，腹壁不管是闭合还是开放，一般不会影响到生命。所以腹壁损伤首先看有没有内脏损伤，是空腔脏器还是实质脏器。在临床上，有下列情况应该考虑有内脏损伤的可能：伤后腹痛较重、持续性、进行性加剧，同时有恶心呕吐等消化道症状。早期有明显的失血性休克表现。有明显的腹膜炎症状。腹腔有积气、积液，腹部有移动性浊音。腹部胀气明显，肠蠕动缓慢或消失。有呕血、便血、尿血，直肠指诊发现直肠前壁有压痛或波动感，或指套有血者。

【治疗】 腹部损伤往往伴有腹部以外的合并伤，应全面衡量分清轻重缓急，首先处理对生命威胁最大的损伤，如心搏呼吸骤停、窒息、大出血、开放性气胸等遇有腹内脏器脱出，可用消毒或清洁碗覆盖保护再包扎，然后迅速送医院进一步治疗。

1. 非手术治疗 适用于暂时不能确定有无内脏损伤或轻度的实质性脏器损伤，生命体征平稳或仅有轻度变化者。也可作为手术前的准备工作。

治疗措施包括取半卧位、禁食水；持续胃肠减压；静脉补液维持水、电解质和酸碱平衡；应用广谱抗感染药防治腹腔内感染；补充血容量防治休克；结合临床症状对症处理包括绝对卧床，不随意走动，不使用镇痛药，密切观察病情，有情况随时处理。

2. 手术治疗

（1）清创术：开放性腹部损伤一般需进行清创术。穿透性腹壁伤并腹内脏器损伤的在腹壁伤口清创后，另做切口行剖腹手术，以免发生伤口愈合不良；有内脏脱出，将内脏消毒后还纳腹腔再清创。

（2）剖腹探查术指征：用于开放性穿透性腹部损伤；确诊或高度疑有内脏损伤者；经非手术治疗休克不见好转或继续加重者；腹膜炎有扩大趋势、腹痛有加重、肠鸣音弱或消失、腹胀明显者；全身情况恶化，脉搏加快超过 100 次 / 分，白细胞升高、红细胞和血红蛋白下降，胃肠道出血不易控制，积极抗休克不见好转等。

切口根据受伤脏器的位置选择，如脾破裂时取左上腹切口，小肠破裂时取中腹部切口。探查性手术经右侧腹直肌做切口较为方便。损伤部位不能确定时，应先探查肝、脾等实质性器官，同时探查膈肌，然后探查胃、小肠、大肠，最后探查盆腔器官。根据探查情况选择局部处理方法；对多器官损伤原则上先处理实质性脏器损伤，后处理空腔脏器损伤。关腹前清除积血、积液、组织碎块、异物等，恢复脏器正常解剖关系，根据情况放置腹腔引流管。术后禁食水、持续胃肠减压，肛门排气后拔除胃管，开始进流质饮食；禁食水期间静脉补液维持水电解质、酸碱平衡和营养支持；应用广谱抗感染药防治腹腔内感染；观察并记录腹腔引流情况；防治并发症等。

第六节　常见内脏损伤

一、脾损伤

根据脾破裂部位和范围可分为 3 种类型：①真性脾破裂（脾实质与被膜均破裂）；②中央型脾破裂（脾实质深部破裂）；③被膜下脾破裂（脾实质周边部分破裂）。在临床上以真性脾破裂多见，约占 85%。出血量较大且内出血症状明显，尤其是破裂邻近脾门者，有撕裂脾蒂的可能，出血量很大，患者迅速发生休克，甚至死亡。中央型和被膜下脾破裂因包膜完整，出血量受限制可形成血肿，临床上无明显内出血征象而不易被发现，所形成的血肿有些自行吸收，但被膜下血肿在腹部外伤 1 ~ 2 周后由于某些微弱外力作用可突然破裂，造成大出血导致严重后果，临床上称为延迟性脾破裂。X 线、B 超、CT 检查有助于对肝破裂，尤其是中央型或被膜下脾破裂的诊断。

二、肝损伤

肝破裂的病理类型与脾破裂相同，临床表现也极为相似；因伤后有胆汁渗漏入腹腔，所以腹痛和腹膜刺激征较脾破裂更为明显，尤其合并有胆囊或大胆管破裂者更为突出。如果血液通过胆管进入十二指肠可有呕血或黑粪；被膜下脾破裂可转为真性脾破裂；中央型脾破裂易发展成继发性肝脓肿。X 线、B 超、CT 检查有助于对肝破裂尤其是中央型或被膜下脾破裂的诊断。

第七节　泌尿系损伤

一、肾损伤

【分类】　临床将肾损伤分为开放性损伤和闭合性损伤。

1. **开放性损伤**　多见于战时火器贯通伤或刀刃伤、平时则锐器伤，多合并有胸腹器官损伤。

2. 闭合性损伤　多见于平时，其原因分为直接暴力和间接暴力。腰肌强力收缩可造成肾挫伤，出现血尿。病理肾脏受轻微外力可造成肾破裂，常被称为自发性肾破裂。

受伤原因多见于直接暴力，腰腹部受撞击或挤压可造成肾损伤，暴力来自后方或前方可使肋骨突然前移或肾突然后移、作用于肾而招致损伤。多见于交通事故，土坡倒塌或从高处坠落腰腹部着力于硬物上，此为最常见的原因。其次是间接暴力，高处跌落，足部或臀部着地及急剧刹车所产生的减速性损伤，这种间接暴力可引起肾蒂的撕裂或肾盂输尿管交界处破裂。

肾损伤在临床上以闭合性损伤多见。按损伤程度可分4种类型。①肾挫伤：仅限于肾实质的轻微损伤，形成肾瘀斑和（或）包膜下血肿。肾被膜和肾盂黏膜均完整，有轻微的血尿。②肾部分裂伤，肾实质有部分裂伤，伴有肾盂黏膜或肾被膜破裂，有明显的血尿，可形成肾周围血肿或尿外渗。③肾全层裂伤：肾实质深度裂伤，包括肾盂黏膜、肾被膜均破裂，有大量血尿及大量血液、尿液外渗。④肾蒂损伤：肾蒂血管损伤较少见，肾蒂或肾段血管部分或全部破裂，血尿不明显，多数患者未到医院诊断治疗即死亡。

【临床表现】

1. 休克　严重肾损伤，肾蒂裂伤或合并胸腹联合伤，常因损伤和失血发生休克。休克程度与肾损伤程度、有无其他器官合并损伤有关。

2. 血尿　肾损伤患者多有血尿，肾挫伤血尿症状较轻，肾裂伤有大量肉眼血尿。血尿的程度与肾损伤的严重程度成正比。

3. 疼痛及肿块　出血或尿外渗可引起肾区肿胀、疼痛。在腰部能触及不规则包块。血块阻塞输尿管时可发生肾绞痛。

4. 合并伤的症状　可能合并胸、腹器官及脊柱或远处组织损伤。临床上常相互掩盖其症状和体征，诊查时应予注意。

5. 肾开放伤　根据伤道部位和方向及伤道漏尿推测有无肾创伤，但创口不一定有大量出血或漏尿，由于有合并伤，应早手术。实验室及其他检查常见于尿常规检查：镜下见数量较多的红细胞。血液检查：血红蛋白与红细胞压积持续降低提示活动性出血；白细胞数量增多、中性粒细胞比例增高提示继发感染。肾动脉造影或排泄性尿路造影、B超、CT、MRI等检查：能明确肾损伤部位、程度、尿外渗、肾血管损伤及对侧肾损伤等情况。

【诊断】　根据受伤病史、临床表现、化验检查、B超和CT等检查，诊断一般不困难。

【治疗】

1. 闭合伤的治疗原则

（1）肾挫伤和表浅裂伤：一般采用非手术疗法。绝对卧床休息，至少14天，一般2～4周。当病情稳定，血尿消失后才可以允许患者离床活动。必要时输液或输血。镇痛及止血药物。抗感染药以预防感染。密切观察病情变化，生命体征、血红蛋白、红细胞压积、尿中血量及腹部包块大小的改变。出现下列情况之一，应及时改用手术治疗。休克未能纠正或经纠正后再度出现者。24小时内血尿未见减轻而进行性加重。或血红蛋白，红细胞进行性下降者。腰腹部包块逐渐增大。局部疼痛加重、体温升高，血白细胞增高有肾周围感染时。胸或腹部合并伤体征出现。

（2）较重的肾裂伤或粉碎伤及集合系统断裂有大量尿外渗时，应采取手术治疗。

2. 手术方法　闭合性伤宜腹部切口，以便能探查腹内器官有无合并伤，并能探查对侧肾情况。在探查伤肾前，应先阻断肾血流以减少出血量，也可降低肾切除率。手术疗法因伤情而各异。

（1）肾区引流：尿外渗伴感染时，清除血肿，腹膜外引流。

（2）肾修补术：适用于肾实质裂伤，先阻断肾血流，清除血肿后，肠线缝合肾盂肾盏，再肠线褥式缝合肾包膜及肾实质。创口内填以肌肉碎块，腹膜外放置引流。不适用于污染较重的开放伤。

（3）肾部分切除：肾裂伤在肾的两极，修复有困难，可行部分切除术。

（4）肾切除术：手术处理原则应尽力保留伤肾，下列情况可行肾切除术，伤肾切除前必须确定对侧肾功能良好。①肾粉碎伤不能修复者；②肾蒂血管伤已有血栓形成；③肾开放伤污染严重；④伤员病情危急，不能耐受较长手术时间者。

多数肾损伤患者，非手术治疗可治愈。少数非手术治疗无效（如休克无明显好转、血尿持续加重或腰部肿块继续增大者）积极采取手术治疗。手术方式根据肾损伤情况确定。尿外渗者需进行充分引流。有肾损伤及合并腹部内脏损伤者需及时剖腹探查。

二、尿道损伤

尿道损伤主要见于男性，是由于解剖上的性别特点决定的，是泌尿系损伤中最常见的损伤。男性尿道以尿生殖膈为界分为前、后两部分，前尿道有阴茎部、尿道球部；后尿道有尿道膜部、前列腺部。前尿道损伤多发生在球部，后尿道损伤多发生在膜部。尿道损伤分为开放性损伤和闭合性损伤。锐器、弹片引起开放性损伤，常伴有阴茎、阴囊、会阴部贯通伤。会阴部骑跨伤能引起尿道球部损伤，骨盆骨折引起尿道膜部撕裂或撕断。器械检查尿道操作不当，引起尿道损伤。

尿道损伤有4种病理类型。①尿道挫伤：尿道内层损伤、阴茎筋膜完整，引起水肿和出血。②尿道裂伤：尿道壁全层断裂，引起尿道周围血肿及尿外渗。③尿道断裂：尿道完全断离，断端退缩、分离，有明显血肿和尿外渗，可发生尿潴留。④尿外渗：尿道部分或全层断裂可形成血肿。尿液、血液经破损的尿道外渗至周围组织内，容易引起继发感染。

【临床表现】

1. **前尿道损伤** 前尿道损伤时可见尿道口滴血，出血不多者，可自行停止。伤处疼痛，尤其是排尿时尤为剧烈，因疼痛可引起反射性尿道括约肌痉挛，并可导致排尿障碍及尿潴留。尿道完全断裂时可发生尿潴留。骑跨伤可在会阴处肿胀、瘀斑和血肿。尿外渗及血肿感染可出现脓毒症，开放性损伤可从皮肤和空腔器官流出尿液，最终可形成尿瘘。

2. **后尿道损伤** 骨盆骨折患者可因出血和疼痛而造成休克。下腹痛，局部压痛和肌紧张，病情发展可出现腹胀，肠鸣音减弱，伤后排尿困难，甚至发生尿潴留。尿道口有少量血或无血流出，撕裂尿生殖膈可在会阴部出现血肿及尿外渗。

【诊断】 受伤病史，患者损伤后会阴部疼痛、尿道出血或排尿困难、尿潴留、膀胱区有膨胀感。导尿可检查尿道是否连续、完整，能顺利插入导尿管说明尿道连续而完整。插入导尿管并留置导尿1周可起到支撑尿道和引流尿液的作用。X线骨盆前后位平片显示骨盆骨折。必要时从尿道口注入造影剂以了解尿道损伤程度和部位。尿道挫伤无造影剂外渗，断裂则有造影剂外渗。骨盆挤压伤如患者出现尿潴留应考虑后尿道损伤，直肠指诊可触及前列腺尖端可浮动，前方有柔软压痛的血肿，指套有血提示有直肠损伤。

【治疗】

1. 前尿道损伤 尿道海绵体严重出血可导致休克,应立即采取抗休克措施,立即压迫会阴部止血,尽早手术治疗。尿道挫伤或轻度裂伤,一般症状轻微,尿道连续性存在,无须特殊治疗,多可自愈。可给予抗感染药治疗,多喝水稀释尿液,以减少刺激。必要时插入导尿管留置1周。尿道裂伤是插入导尿管留置1周。如导尿失败,即行经会阴部尿道修补,并留置导尿管2~3周。病情严重的可行耻骨上膀胱造瘘术。尿道断裂者,应行会阴部尿道修补或断端吻合术,并留置导尿管2~3周。会阴部尿道断裂严重,会阴部有大血肿,应行会阴部血肿清除,再做尿道断端吻合术,术中应仔细止血,有尿外渗应充分引流,切口深度达深筋膜以下,并作膀胱造瘘,3个月后行修补尿道。或伤后即行膀胱造瘘术,待3个月后行尿道修补。

2. 后尿道损伤 一般病情稳定后,局部麻醉下行膀胱造口。对于尿道不完全撕裂一般在3周内愈合,恢复排尿。经膀胱尿道造影明确尿道无狭窄及尿外渗后,拔出膀胱造口,若不能恢复排尿,待造瘘后3个月再行尿道瘢痕切除及尿道断端吻合术。在尿道断裂早期,在无休克的情况下,可行尿道会师术,而休克严重者则不能做此手术,只能做膀胱造口术。尿道损伤部位修复后,定期扩张尿道,防止尿道狭窄。

三、膀胱损伤

1. 闭合伤 膀胱充盈时,受直接暴力或骨盆骨折均可造成膀胱损伤,多见于交通事故或房屋倒塌等挤压伤。

2. 开放伤 多见于战时火器伤,常合并腹内器官创伤。

3. 医源性损伤 膀胱内器械操作,如膀胱镜检查、输尿管镜操作,腔内碎石等均可造成。盆腔内手术,输卵管结扎及疝修补术均有误伤膀胱可能。难产时胎头的压迫亦可造成膀胱阴道瘘。

4. 自发性破裂 膀胱病理如结核、肿瘤等,多由不被患者所注意的微小外力所引起。

根据膀胱损伤后的病理改变分为膀胱挫伤和膀胱裂伤两种类型。膀胱挫伤仅有膀胱黏膜或肌层损伤,局部出血或形成血肿,可出现血尿。膀胱破裂依据裂口的位置可分为腹膜外型和腹膜内型两种类型。腹膜内型膀胱破裂常发生在膀胱后壁和顶部有腹膜覆盖的部位。膀胱与腹膜腔相通,尿液流入腹膜腔引起腹膜炎。腹膜外型膀胱破裂常发生在膀胱颈部前壁,此处膀胱壁无腹膜覆盖,膀胱破裂而腹膜完整,外渗的尿液或血肿多聚集在膀胱周围及耻骨后间隙。

【临床表现】 轻型膀胱挫伤只是疼痛和血尿,短期内自行消失。

1. 休克 骨盆骨折合并大出血、尿外渗或腹膜炎、疼痛等引起。

2. 腹痛 腹膜外型膀胱破裂,下腹部有压痛、肌紧张。腹膜内型膀胱破裂,疼痛由下腹部扩散至全腹,表现为尿液性腹膜炎,做直肠指检时有直肠前壁饱满感。

3. 血尿和排尿障碍 有尿意而无尿排出,有时排出少许血尿。

4. 尿外渗 外渗的尿液可引起感染或组织坏死。开放性损伤可有漏尿,或与器官相同漏尿,闭合性损伤在尿外渗感染后破溃而形成尿瘘。

【诊断】 下腹和骨盆骨折外伤后,出现疼痛、血尿或排尿困难、下腹出现腹膜炎可能为膀胱损伤,或兼有尿道损伤。导尿及灌注试验:导尿管插入顺利,但无尿液流出或仅有少量血尿。注入一定量的无菌盐水(200ml)后,再抽回盐水量明显减少或增多,提示膀胱破裂。X线检查提示骨盆骨折,向膀胱注入15%泛影葡胺300ml造影剂,行膀胱造影可见有造影剂外渗。亦可注入少量空气，如发现肝浊音界减少或消失或透视见膈下有游离气体，可明确腹膜内破裂诊断。B 超或 CT 可见膀胱不完整，周围有渗液，或发现膀胱有破裂口、膀胱内容减少等。

【治疗】　原则是尿流完全改道，膀胱周围及外渗部位充分引流，闭合破裂膀胱。

1. 注意有无复合伤　是否有骨盆骨折、尿外渗。

2. 膀胱挫伤　如无排尿困难，不需留置导尿管。膀胱挫伤、膀胱镜检查或经尿道手术不慎引起的膀胱损伤，尿液渗出量少，症状较轻者，可插入导尿管持续引流尿液 7 ~ 10 天，同时抗感染治疗。可不经手术而治愈。

3. 膀胱破裂　先探查腹腔，检查有无腹膜内破裂或其他腹内器官损伤。如无异常，关闭腹膜后，再切开膀胱进行探查。手术原则是缝合裂口，膀胱造口和腹膜外引流外渗的血和尿。

4. 开放伤　需手术探查，除处理膀胱创伤外，对合并伤做相应的处理。

5. 其他　应用抗感染药和破伤风抗毒素。

膀胱破裂合并休克患者，须尽快纠正休克。待休克纠正后立即手术修复膀胱破裂处，同时做膀胱造口引流尿液。在尿外渗部位做多个切口引流，同时应用抗感染药控制感染。

第八节　骨折

骨折是骨的完整性或连续性发生部分或完全中断。病因分为直接暴力作用和间接暴力作用。直接暴力作用指暴力直接作用的部位发生骨折，如汽车碾压小腿引起的腓骨骨折。间接暴力作用指暴力经过传导、杠杆、旋转作用使外力作用点以外的骨骼部位发生骨折，如跌倒时手掌撑地致肱骨髁上骨折，高处坠落时，双足着地导致胸腰椎压缩性骨折等。肌肉牵力作用是指肌肉突然猛烈收缩，造成肌肉附着点撕脱性骨折，如踢足球时股四头肌猛烈收缩引起髌骨骨折。积累性损伤是指骨骼某处长久地承受一种持续应力，使该处发生骨折，称疲劳性骨折，如长途行军，第二、三跖骨容易骨折。还由于骨骼本身的病变，在轻微的外力，或在正常活动中发生骨折，称病理性骨折，如骨肿瘤、骨髓炎、骨质疏松等。

根据骨折端与外界是否相通可分为闭合性骨折，是指骨折处皮肤或黏膜完整，骨折端与外界不相通；开放性骨折是指骨折处皮肤或黏膜破损，骨折端与外界直接或间接相通，如骨盆骨折合并膀胱或尿道破裂，尾骨骨折合并直肠破裂，都为开放性骨折。根据骨折的程度及形态可分为不完全骨折，是指骨的完整性或连续性发生部分中断，如裂缝骨折、青枝骨折、骨膜下骨折等；完全骨折是指骨的完整性或连续性全部中断，如横断骨折、斜形骨折、螺旋骨折、粉碎性骨折、嵌插骨折、压缩性骨折、骨骺分离等。根据骨折端的稳定程度可分为稳定性骨折，指骨折端不易移位或复位后在适当外固定下不易再发生移位的骨折，如不完全骨折及横断、嵌插骨折等；不稳定型骨折是指骨折端易发生移位或复位固定后易再发生移位的骨折，如斜形、螺旋、粉碎性骨折等。根据骨折后时间长短可分为新鲜骨折，是指骨折后短期内（2 周内）骨折端尚未形成纤维性连接，此期是手法复位的理想时期；陈旧性骨折指骨折端血肿已机化，已形成纤维性粘连（多发生于骨折 2 周后），此时手法复位较难，可能需手术处理。

大多数骨折的骨折端会发生不同程度的移位，由于暴力作用的性质、大小、方向，肢体骨折远端的重量，肌肉牵拉力及治疗和搬运不当，均可造成骨折端移位。常见的有成角移位、侧方移位、缩短移位、分离移位、旋转移位，而临床上常常几种移位同时存在。

【临床表现】

1. 全身表现

（1）体温升高：骨折后患者一般体温在正常范围。有大量内出血、血肿吸收及组织损伤后的反应，体温可略升高，一般不超过38℃。

（2）休克：多见于多发性骨折、股骨干骨折、骨盆骨折及严重的开放性骨折，患者常由于大量出血、剧烈疼痛、合并伤等导致患者休克。

2. 局部表现　除具有创伤的一般表现外还有如下特殊表现。

（1）疼痛和压痛：骨折处有明显疼痛，疼痛随肢体活动而加剧，固定后疼痛可减轻，触诊骨折部位常出现较显著的压痛。

（2）肿胀和瘀斑：骨折发生后局部血肿形成及创伤性炎症反应使患处肿胀，肿胀组织张力较大时还可出现皮肤水疱，血肿浸润皮下可见瘀斑。

（3）功能障碍：骨折后由于肢体支架作用障碍以及局部疼痛等，使肢体丧失部分或全部活动功能。以上3项表现也可见于软组织创伤，故依此不能诊断骨折，也不能排除骨折。

3. 骨折的专有体征

（1）畸形：骨折端移位后，使受伤局部发生缩短、成角、弯曲等特殊形态改变。

（2）假关节活动：在肢体没有关节的部位出现不正常的假关节样活动。

（3）骨擦音和骨擦感：骨折端互相摩擦而产生声音和感觉。

以上3项体征，只发现其中之一，即可诊断。但未发现此3项体征时，也不能排除骨折的可能，如裂纹骨折、青枝骨折、嵌插骨折可不出现骨折的专有体征。检查时绝不可故意测试，以免加重局部的损伤和患者的痛苦。

4. X线检查　可显示骨折的部位、形态和有无移位，能明确诊断。X线摄片包括正位、侧位或斜位，并包括邻近关节，有时还要加摄特定部位、取特殊姿势，或与健侧相应部位对比。必要时CT、MRI进一步明确诊断。

【骨折的急救】

1. 抢救生命　骨折发生后，应迅速评估患者的生命体征及一般情况，注意有无颅脑、胸、腹部合并伤，如有颅脑外伤或意识障碍者，应取仰卧位，头偏向一侧，以保持呼吸道通畅；如有气胸、窒息等，应紧急给予相应处理；如有休克，在条件允许时应迅速输液输血、保暖、吸氧等；如有伤口大出血，应利用三角巾、绷带等加压包扎止血，必要时可应用止血带。

2. 伤口包扎　检查时动作要轻柔，除去患者衣服时，应先脱健侧再脱患侧，必要时可剪开衣袖或裤管。发现伤口者，用无菌敷料或现场清洁的布类包扎伤口，以免加重污染。外露骨折端一般不要进行现场复位，如骨折端自行滑入皮内，可在患者衣服上做记号，同时必须向接诊医生说明情况。

3. 妥善固定　凡有骨折或可疑有骨折的患者，均应给予妥善固定，以免骨折端移位造成软组织再损伤，同时可减轻疼痛，便于搬运。固定物具一般使用特制夹板，但在现场可就地取材，如木棍、树枝、木板等。在无材料可取时上肢可固定于胸部，下肢固定于健侧下肢。若肢体畸形明显，可先行手法牵引，再行固定。

4. 脊柱骨折的急救方法

（1）脊柱骨折伴休克的患者不宜立即搬运，应就地抢救，待休克纠正后再搬运。

（2）搬运工具最好选用硬板担架或木板。搬运时必须保持脊柱中立位，切忌背驮、抱持等方法，以免脊柱扭曲、旋转致骨折处移位而引起或加重脊髓的损伤。搬运的具体方法：先将患者两下肢伸直并拢，两上肢贴于躯干两侧，三人分别托扶患者的头背、腰臀及双下肢部位，协调动作，平稳置于硬板担架或木板上，或沿纵轴方向使患者躯体及四肢成一整体滚动至硬板担架或木板上。

（3）对疑有颈椎损伤的患者，搬运时需有一人固定头部，沿纵轴向上略加牵引，使头颈随躯干一起缓慢搬运。移至木板上后，头部应用沙袋或衣物加以固定。切记勿扭曲或旋转患者的头颈，以免加重神经损伤引起呼吸肌麻痹而死亡。

5. 迅速转运 患者经初步抢救和妥善包扎后，应迅速平稳地转送医院，进行正规治疗。病情复杂者，应有医护人员陪送。

6. 开放性骨折 尽早清创和预防感染，使用破伤风抗毒素。

【治疗原则】 复位、固定、功能锻炼是骨折治疗的三大原则。

1. 复位 将移位的骨折段恢复正常，接近正常的解剖位置，重建骨骼的支架作用。理想的复位是使骨折两端有完全的对合，纠正侧方移位、旋转或成角畸形，达到对位对线良好，称为解剖复位。有时经过努力，仍不能达到解剖复位，虽然纠正了成角畸形，而侧方移位尚未完全纠正，但愈合后能维持正常的肢体功能，此种复位称为功能复位。常用的复位方法如下。

（1）手法复位：大多数骨折均可手法复位。手法复位尽可能做到一次成功，以免反复多次复位加重软组织损伤，影响骨折愈合；若肢体肿胀严重，可抬高患肢待肿胀消退后及时进行复位。手法复位应行麻醉以解除疼痛，使肌肉松弛，然后沿着肢体纵轴牵引骨折远端，并保持骨折近端的有效对抗牵引，使骨折复位。掌握以骨折远端去对骨折近端的原则。复位后需 X 线检查复诊。

（2）牵引复位：持续牵引有复位、固定双重功能。适用于手法复位有困难或夹板、石膏固定有困难者。

（3）手术复位：是采用手术切开后直视下骨折复位，同时使用对人体组织无不良刺激的金属内固定物。适用于手法及牵引复位失败、骨折端有软组织嵌入、关节内骨折手法复位达不到解剖复位、骨折合并主要血管神经损伤、多处或多段骨折、陈旧性骨折或骨折不愈合者等。

2. 固定 骨折愈合需要一定的时间。因此，骨折复位后，为保持其良好的位置，必须对骨折肢体加以固定。固定的方法有外固定和内固定。外固定多采用石膏固定、牵引固定、小夹板固定等；内固定采用钢丝、钢针、接骨板、髓内钉等固定物直接固定于骨折两端。

3. 功能锻炼 功能锻炼的主要目的是恢复局部肢体的功能和全身健康，防止肌肉萎缩、关节僵硬、骨质脱钙等并发症的发生，而患者往往由于害怕疼痛或由于缺乏功能锻炼的知识而不敢或难以进行功能锻炼。

【骨折的愈合】

1. 骨折愈合过程 骨折后经过正确的治疗与护理，如果没有并发症，成人骨折愈合一般需 3～4 个月，其过程大体可分为 3 个阶段。

（1）血肿机化期：骨折后，骨折端及周围软组织内血肿形成。外伤 6～8 小时后，凝血系统被激活，凝成血块，几天后新生的毛细血管、成纤维细胞、吞噬细胞侵入血块，血肿机化吸收，逐渐转化为纤维组织，使骨折断端形成纤维性连接，达到纤维愈合。该过程需 2～3 周。

（2）原始骨痂形成期：由骨折断端的骨内、外膜增生，血管长入，骨折端形成的骨样组织逐渐钙化而成新生骨，形成内、外骨痂，称膜内化骨。髓腔内和骨折断端间的纤维组织逐渐转化为软骨组织，软骨组织进一步增生、钙化形成腔内骨痂和环形骨痂，即桥梁骨痂，称软骨内成骨。内、外骨痂和桥梁骨痂三者融合，环形骨痂及腔内骨痂汇集融合成为骨断端的支持，成为原始骨痂。原始骨痂不断加强，使骨折处能抗拒由肌肉收缩引起的各种应力时，骨折即达到临床愈合。此期需 12 ~ 24 周。

（3）骨痂改造塑形期：随着肢体的活动和负重，在应力轴线上的骨痂不断得到加强，其余骨痂逐渐被清除，骨髓腔沟通，原始骨痂改造塑形为永久骨痂，即骨性愈合，需要 1 ~ 2 年。

2. 影响骨折愈合的因素

（1）全身因素：骨折的愈合与年龄、健康状况有关。如儿童骨折愈合快，老年人愈合慢；患有营养不良、糖尿病、低蛋白血症及代谢紊乱、恶性肿瘤等疾病时，愈合较慢。

（2）局部因素：骨折局部的血液供应差，周围软组织损伤严重，骨折断端分离或有软组织嵌入，骨缺损过多及局部感染、治疗与护理不当等，均可引起骨折愈合延迟或不愈合。

（3）骨折治疗方法：治疗方法也与愈合有关，如手术复位较闭合复位愈合时间长，牵引过度、反复多次的手法复位、固定不当及过早或不恰当的功能锻炼等也能影响骨折的愈合。

3. 骨折临床愈合的标准

（1）骨折局部无压痛和纵向叩击痛。

（2）自行抬高患肢无不适感。

（3）用适当力量扭转患肢，局部无反常活动。

（4）X 线摄片显示骨折线模糊，有连续骨痂通过骨折线。

（5）外固定解除后伤肢能满足以下要求：上肢能向前平举 1kg 重量达 1 分钟；下肢能不扶拐平地连续步行 3 分钟，且不少于 30 步。

（6）连续观察 2 周，骨折处不变形。

注意：（3）（5）两项的测定必须慎重，可先练习数日，然后测定，以不损伤骨痂发生再骨折为原则。

【骨折的并发症】

1. 早期并发症　休克、血管损伤、神经损伤、内脏损伤、骨筋膜室综合征、脂肪栓塞、感染。

2. 晚期并发症　关节僵硬、骨化性肌炎、创伤性关节炎、缺血性骨坏死、缺血性肌挛缩、愈合障碍、畸形愈合。

第九节　绑带包扎法

（一）卷轴带的种类

1. 纱布卷轴带　比较轻软、透气性能良好，适用于小儿、加压止血、肢体悬吊等，临床上使用最多。

2. 棉布卷轴带　质地比较硬、耐用，可重复洗涤使用，可用于加压止血、固定。

3. 弹性卷轴带　具有弹性的纱棉制成，富有延伸性，适用于肢体加压包扎，充分防止肢体肿胀；或用于胸部伤口包扎，有利于呼吸。

4. 石膏卷轴带　由硬布加石膏制成，用于固定骨折或矫正畸形，为骨科专用绷带。卷轴带有 3 ~ 15cm 不同长度的规格，型号根据使用部位不同进行选择、使用。

（二）包扎原则与注意事项

1. 维持患者舒适体位，扶托肢体，并保持功能位置。

2. 选取干燥、清洁、宽度适宜的卷轴带，潮湿、有污染的卷轴带均不宜使用。

3. 包扎部位必须清洁、干燥，若有伤口，需先换药后再包扎；若为骨隆突处或凹陷处（如腋窝、腘窝、腹股沟）应垫以棉垫再包扎；若为肢体，应先将肢体抬高后再包扎，且暴露出肢体末端，便于观察，一旦发现异常，应松开卷轴带，重新包扎。

4. 包扎方向一般应自下往上、由远及近向心进行。

5. 包扎者应立于包扎部位前方或侧方，包扎时用力均匀、松紧适度、动作轻快、双手交错使绷带转向，达到包扎牢固、舒适、整齐和美观。

6. 包扎起、止部位均需环绕两周，包覆第 2 周时，需覆盖住前一周的 1/3 ～ 1/2；加绷带时，可将两端重叠 6cm；包扎完毕后用胶布粘贴固定，或撕开末端打结在肢体外侧。

（三）基本包扎法

1. **环形包扎法**　在包扎处环形重叠缠绕，每周完全覆盖前一周 1/2。常用于包扎的开始和结束。为妥善固定绷带，防止滑脱，第一圈斜行包扎，环绕一周后，将露出的带头斜角下折，再环形包扎 2 ～ 3 圈。

2. **蛇形包扎法**　呈斜行环绕包扎，每周不覆盖前周。适用绷带不足、临时、简单固定夹板或需由一处迅速延伸至另一处。

3. **螺旋形包扎法**　螺旋状缠绕，每周平均覆盖前一周的 1/3 ～ 1/2。常用于径围相似的部位（如上臂、大腿、躯干、手指等处）包扎。

4. **螺旋反折形包扎法**　在螺旋形包扎法的基础上每周反折成等腰三角形。以左手拇指压住绷带上缘，右手握持绷带卷向下反折缠绕，反折处应对齐以保持美观。常用于包扎径围差异大的小腿和前臂等。

5. **回返形包扎法**　从顶端正中开始，来回向两侧翻转回返绷带，回返覆盖前次的 1/3 ～ 1/2，直于顶端包没包扎处顶端为止。常用于包扎头顶和残肢端。

6. **"8"字形包扎法**　适用关节处定带环绕后，按"8"字书写的走向，交叉缠绕绷带。常用于包括肘、膝关节、腹股沟或肩、手掌、足跟等处。

（四）多头带包扎法

头带又称多尾带，其种类有腹部多头带、胸多头带、四头带、"丁"字带等。用于包扎局部伤口。

1. **胸带包扎法**　适用包扎胸部伤口，结构与腹带相似，但没有包腹布，多 2 根竖肩带。包扎时放平胸带后先将肩带拉下悬于胸前，再自下而上交叉包扎横带，并将横带的肩带尾端反折压在横带内，在胸前固定带层。

2. **腹带包扎法**　适用包扎腹部伤口，其内侧面有一块包腹布，外面两侧面各有 5 条带脚相互重叠。包扎时，先将腹带平放在身下，包腹布裹住腹部，再将两侧横带交叉包扎，一侧的带子覆盖另一侧的带子。若上腹部切口，则由上向下包扎；下腹部切口，则由下向上包扎固定。

3. **四头带包扎法**　适用于下颌、枕、额等小范围的包扎，可将卷轴带的两头剪开制成。

4. **"丁"字带包扎法**　形如"丁"字状，适用于会阴或肛门部位的包扎。

（五）三角巾包扎法

可包扎全身各个部位，效果不太满意，一般只用于和上臂受伤包扎后。适用战地救护。一般医院少用，最常用的是大悬臂带和小悬臂带。

四肢大动脉损伤时，需要用止血带止血，分气囊止血带和橡皮管止血带两种。气囊止血带构造及原理均和血压仪相同，多用于手术室中出血量较大的四肢手术。橡皮管止血带常用于现场急救，急救包必备物品（注意：静脉注射时使用的橡皮管止血较细，只需阻断静脉，与此不同。以下介绍动脉止血时用的橡皮管止血带使用法）。止血带绑扎方法：取长约1m、直径约1.5cm的乳胶管一根，在需要绑扎的部位（上肢出血在上臂上1/3处绑扎），用布或衣服平整垫好，保护皮肤，抬高患肢使静脉回流。术者左手捏住止血带短端，以示指、中指仰置在止血带短头下，右手执止血带长端，经肢体内侧绕至外侧，将皮管适当拉长拉紧，用长端压住短端环绕两周，左手两指夹住长端在缠绕的皮管下面拉出，令其压住。止血带绑扎要松紧适度，过松不能止血，过紧则可造成损伤神经和皮肤破损。

绑扎完成后，立即书写伤标标明应用止血带的时间和部位，放在显要部位。绑扎止血带平时不超过1小时，天气寒冷时不超过半小时，应将止血带放松1～2分钟，可使肢体暂时恢复血液供应，同时用手指压迫动脉止血，再行扎紧，直至血管钳结扎止血为止，止血带绑扎过久可造成肢体严重缺血而发生坏死。

第十节 战伤

1. 分级救治 战时伤员由战术后方、战役后方和战略后方的各级医务人员负责救治。

（1）战术后方负责火线抢救，初步处理和急救，如止血、包扎、固定，防止窒息和复苏等，对辐射和化学毒剂进行洗消，准备转运。

（2）战役后方分两线负责伤员的治疗，一线设置前沿，二线设在基地。这样的医院有专科，能救治任何战伤患者。

（3）战略后方是指能组织军地两方医院的医务人员，治疗来自战役后方转来的伤员、较重或经治疗效果不佳的伤员。

2. 伤员的分类 一般采用综合分类法。

（1）伤类：火器伤、刃器伤、核武器复合伤、非武器性损伤如挤压伤和冻伤。

（2）伤部：按解剖关系分头、胸、腹、四肢等。

（3）伤型：可分为开放性和闭合性、贯通伤和盲管伤等。

（4）伤情：指受伤后有无大出血、休克、昏迷、窒息、血气胸等。

（5）伤势：分为轻、中、重。①轻伤：无生命危险，无器官损伤，能在1个月内治愈归队。②中伤：伤后无生命危险，但住院时间长，达1～2个月，影响归队，愈后可能留有功能障碍。③重伤：有重要器官损伤，或有多系统多器官衰竭，有生命危险，住院和治疗时间超过2个月，愈后有严重残疾。

伤员伤标挂在胸前位置，重伤用红色条，放射性伤用蓝色条，化学伤用黄色条，传染病用黑色条，骨折用白色条。分类牌是救治机构使用，各单位可自行规定，但应容易识别，以提高救治和后送的工作效率。

3. 战伤救治原则 ①先从战场转移到安全地方，先抢后救的原则；②全面检查伤员，分类处理，先救治严重者；③救治施行整体观，连续救护，心理护理治疗均包括在内；④需要手术者应尽早施行；⑤治疗注意减少或不发生并发症，转送时要有医护人员陪同和救护。

4.火线救护基本技术包括

（1）通气：防止气道堵塞，造成窒息。方法如下几种。①指抠口咽法：将舌头用手拉出口腔外，另一手手指伸入口咽部，迅速清除异物和血块等。②击背法：扶伤员前倾或半俯卧，空手掌猛击背部两肩胛骨之间，促进排痰。③垂俯压腹法：用两手臂围抱伤员上腹部，提起使伤员上半身垂俯，用力压腹，促使上呼吸道痰和分泌物排出。④托颌牵舌法：昏迷伤员发生舌后坠，应抬高下颌骨使气道拉直，并拉出舌头，保证气道通畅。此外，开放性气胸应用清洁敷料或布类堵塞伤口，由开放性损伤变成闭合性损伤。

（2）止血：止血方法很多，有如下几种。①指压法：通常是将中大动脉压在骨上，暂时性止血。②压迫包扎法：一般伤口的应用，包扎要松紧适度。也要尽可能的注意无菌观念，操作原则。③填塞法：用于肌肉和骨端等渗血。先用大纱布覆盖伤口，以纱布条和绑带充填其中，外边再加压包扎。缺点是止血不够彻底，易增加感染机会。④止血带法：能有效地制止四肢出血。止血彻底，但增加肢端坏死的机会，急性肾功能衰竭的发生。使用止血带的注意事项：做出显著标志，注明和标记时间优先后转运伤员；连续阻隔不超过1小时，后放松1～2分钟；要避免勒伤皮肤，勿用绳索和铁丝、电线等缚扎，用橡胶管应先在缚扎处垫上1～2层纱布；有时可用帆布带或布带作为止血带，但不应过紧；止血带应靠近伤口为宜，但上臂止血带不应在中1/3缚扎，以免损伤桡神经。

（3）包扎：包扎的目的是保护伤口，防止污染，帮助止血和固定敷料。常用绑带和三角巾，有时用布类物品包扎，不管用何种物品包扎，都要保证固定的作用，松紧适度，外形美观，起到治疗和应急的作用。常用绑带和三角巾包扎。绑带包扎已在本章前叙述。

（4）固定：骨关节损伤必须固定，减轻疼痛，避免再次损伤血管、神经及其他组织，并能帮助防治休克。固定前应尽可能矫正伤肢到解剖和功能位置，然后固定在夹板和其他支撑架上。固定范围一般是骨折远近处的两个关节，即牢靠又不过紧。急救时如缺乏固定材料，可用自身肢体或身体作为支撑架和固定装置，如左侧下肢外伤可绑在右侧下肢上，上臂可绑在胸腹部。

（5）搬运：火线上抢救伤员，要避免敌人的火力，根据经验，采用背、夹、拖、抬、架等方法。①背：背伤员匍匐前进。②夹：夹持伤员，侧身前进。③拖：用衣服和布类等包裹伤员，栓绳索和皮带于腋下，然后托运拉走。④抬：双人徒手拖运伤员。⑤架：就地取材制成临时担架搬运伤员。注意昏迷伤员搬运时要注意呼吸道通畅，骨折尤其是脊柱骨折伤员，保证平稳，勿再次或加重损伤。

（黄秋学　罗丽娜）

【思考题】

1.何谓损伤、血气胸、骨折、解剖复位和功能复位？
2.简述开放性气胸和张力性气胸的首要措施。
3.简述骨折的急救、愈合过程和治疗原则。
4.空腔器官和实质器官损伤的主要表现是什么？
5.清创术的最佳时间是何时？

第四章　运动系统疾病

第一节　骨与关节化脓性感染

　　骨与关节化脓性感染主要有化脓性骨髓炎（包括骨髓、骨质和骨膜）和化脓性关节炎，病因由细菌感染引起（75%以上为金黄色葡萄球菌，10%左右为溶血性链球菌）。感染途径：①血源性感染，其他部位化脓性病灶中的细菌经血液循环播散至骨骼；②创伤后感染，开放性骨折或骨折手术后出现的感染；③直接蔓延，邻近软组织感染直接蔓延至骨骼，如脓性指头炎引起指骨骨髓炎。

一、急性血源性骨髓炎

　　急性血源性骨髓炎的好发部位为儿童长骨干骺端，病理变化为骨质破坏与死骨形成及反应性骨膜增生。感染形成的必需条件：细菌在干骺端停留，该处存在有利于细菌生长、繁殖的条件——全身或局部抵抗力下降。长骨干骺端的毛细血管血流缓慢，容易使细菌停滞；儿童骨骺板附近的微小终末动脉与毛细血管往往更为弯曲，该处血流丰富且流动缓慢，使细菌更易沉积。

　　【临床表现】　儿童多见，男多于女，以胫骨上段和股骨下段最多见，其次为肱骨与髂骨，身体多有外伤史或感染灶。

　　1. **全身表现**　起病急骤，全身中毒症状重。患者高热，体温常在39～40℃，伴寒战、精神不振、脉快、小儿惊厥等，重者可出现感染中毒性休克。

　　2. **局部表现**　早期患区剧痛及出现保护性肌肉痉挛，局部皮温增高和局限性压痛，肿胀并不明显；数天后局部出现水肿，压痛更为明显，说明该处已形成骨膜下脓肿；脓肿穿破后成为软组织深部脓肿，此时疼痛反而减轻，但局部红、肿、热、压痛都更为明显；如果病灶邻近关节，可有反应性关节积液。

　　3. **其他**　部分病例致病菌毒性较低，表现很不典型，缺乏高热与中毒性症状，体征也较轻，诊断比较困难。

　　【诊断】　本病的诊断尽可能做到早期诊断和病因诊断，如患者高热、患肢疼痛剧烈，不敢活动，长骨干骺端有深压痛，皮温升高；化验检查白细胞总数升高（10×10^9/L以上），中性粒细胞比值增大，局部肿胀，骨局部压痛明显，则应高度怀疑此病。MRI检查具有早期诊断价值。

　　1. **局部分层穿刺**　对早期诊断和获得病因学诊断有极其重要的意义。强调操作时必须分层穿刺回抽，一定边抽吸便刺入，不能直接刺达髓腔，防止将软组织的感染带至骨内。

　　2. **X线检查**　X线不作为早期诊断的依据，起病2周后可出现松质骨虫蛀样散在破坏，病变再发展，可见游离致密的死骨；如出现围绕骨干的骨包壳，则是转为慢性骨髓炎的表现。

　　3. **ECT骨扫描**　对早期诊断有帮助，感染病灶在发病48小时内即可显示 ^{99m}Tc浓集，但不

- 488 -

能做出定性诊断。

4. MRI 骨内病灶早期显示 T_1 信号加强。

【治疗】 急性骨髓炎治疗成功的关键是早期诊断、早期足疗程大剂量有效抗感染药和适当的局部处理。

1. 全身支持提高机体免疫力，纠正低血容量及改善中毒症状。

2. 使用广谱抗感染药，细菌培养与药敏明确后更换敏感抗感染药，直到体温正常，局部炎症消失。

3. 抗感染药治疗48～72小时后仍不能控制局部症状或分层穿刺抽到脓液，则尽快行开窗引流。

4. 局部制动早期应用夹板、石膏托或皮肤牵引，抬高患肢并保持功能位，防止畸形和病理性骨折。

二、慢性骨髓炎

慢性化脓性骨髓炎多由急性化脓性骨髓炎演变而来，部分病例则因细菌毒力低，一开始便呈慢性骨髓炎表现。病理特点：死骨、窦道及无效腔。

【临床表现和诊断】 多数有急性骨髓炎病史，一般全身症状不明显。骨失去原有的形态，肢体增粗及变形，局部皮肤色泽暗褐，有多处瘢痕。患肢可见窦道口，间断排脓且有异味，偶可流出小死骨，可反复破溃长期不愈数年或数十年。年幼者因炎症可影响骨骺的发育，患肢可增长或短缩，软组织可挛缩使关节屈曲畸形。

X 线表现：可见骨膜及骨皮质增厚，骨密度增加，形成骨包壳。骨干形态变粗不规则，密度不均，髓腔狭小甚至消失。骨干内可见密度增高的死骨。

慢性骨髓炎依其病史、临床表现和 X 线征象，一般可明确诊断。

【治疗】 慢性化脓性骨髓炎以手术治疗为主。治疗原则：清除死骨，消灭无效腔，根治感染源。

手术指征：死骨、无效腔和窦道经久不愈均应手术治疗。

手术禁忌证：慢性骨髓炎急性发作时应以抗感染药治疗为主，积脓时切开引流。

三、化脓性关节炎

化脓性关节炎多发生于儿童，以髋、膝关节为多，是关节内的急性化脓性感染。病理特点：①浆液性渗出期（早期）：炎症仅在滑膜浅层，滑膜充血、水肿，关节腔内有淡黄色浆液性渗出液。②浆液纤维素性渗出期（中期）：滑膜和血管对大分子蛋白的通透性显著增高，关节腔内渗液为浆液纤维素性，含有脓细胞、革兰氏阳性球菌和纤维蛋白性渗出物等。关节软骨被破坏，愈后关节将丧失部分或大部分功能。③脓性渗出期（晚期）：渗出液变为脓性，关节软骨及滑膜破坏，炎症可进一步侵犯关节附近骨端或导致关节周围软组织化脓性感染，愈后关节功能严重障碍。

【临床表现】

1. **全身症状** 起病急，高热，全身中毒症状严重，甚至出现中毒性休克。

2. **局部表现** 关节红肿、疼痛，功能受限不敢活动。

3. **化验检查** 白细胞总数升高明显，在 $10 \times 10^9/L$ 以上，中性粒细胞升高，常有核左移或中毒颗粒。

4. X 线表现　早期关节肿胀、积液，关节间隙增宽；晚期关节间隙变窄、消失、毛糙及软骨下骨破坏。

5. 其他　有感染及外伤史。

【诊断与鉴别诊断】　根据以下特点可做出诊断：①全身和局部的感染表现；②关节主、被动活动受限；③关节腔积液；④抽吸关节腔积液可确诊；⑤需进一步与关节结核、风湿性关节炎、痛风等鉴别。

【治疗】　治疗目的：①彻底清洁关节，防止关节软骨破坏；②适时关节减压，避免骨骺血管栓塞；③足量应用抗感染药，消除关节腔感染；④防止继发性骨髓炎及血源性播散。

1. 急性期治疗　应用抗感染药，关节制动，关节穿刺冲洗及关节切开引流。

2. 恢复期治疗　关节和肢体功能训练，防止和矫正畸形。

第二节　骨与关节结核

一、总论

　　骨与关节结核是一种继发性病变，由结核杆菌引起。近年来，由于人口流动的增加和耐药菌的出现，导致结核病的发病率逐渐增高，应引起重视。感染途径主要为血行，少数经淋巴途径，以及直接蔓延。骨与关节结核发病年龄以青少年最多见，男性与女性发病率无明显区别。发病部位以脊柱最多，其次为膝关节、髋关节与肘关节。病理特点是骨质破坏，死骨形成，骨质疏松。骨与关节结核的原发病灶绝大多数为肺结核，少数为消化道、泌尿生殖道、胸膜或淋巴结核（图4-2-1）。

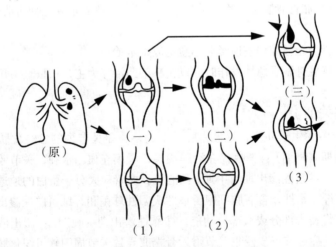

图 4-2-1　骨关节结核临床病理发展示意图

（原）原发病灶；（一）单纯骨结核；（二）由骨结核引起的全关节结核；（三）单纯骨结核穿破体表形成窦道；（1）单纯滑膜结核；（2）由滑膜结核引起的全关节结核；（3）全关节结核穿破体表形成窦道

【类型】

1. 单纯骨结核　分为骨松质结核、骨干结核和干骺端结核。骨松质结核分中心型和边缘型两种：发生于骨松质中心时，病变特点以浸润坏死为主，坏死骨组织与周围正常骨组织逐渐分离而形成游离死骨；发生于松质骨边缘时则形成局限性骨质缺损，多不形成死骨。骨干结核多自髓腔开始，以局限性溶骨性破坏为主，一般不形成死骨。干骺端结核即可有死骨形成，又有骨膜新骨形成。

2. **单纯滑膜结核**　多发生于滑膜较多的关节，如膝、髋、肘关节，病灶由滑膜开始，其表面充血、水肿、浆液渗出和单核细胞浸润，关节腔液体增多；逐渐滑膜变为暗红色，表面粗糙；晚期则肥厚变硬。

3. **全关节结核**　由单纯骨结核和单纯滑膜结核演变而来，特点是关节软骨被剥离或破坏。关节软骨再生能力差，一旦破坏缺损处只能由纤维组织修复，失去原有的光滑度，从而丧失关节功能。

最初病理变化是单纯性滑膜结核或单纯性骨结核，以后者多见。发病初期，病灶局限于长骨干骺端，关节软骨面完好。如果及时治疗，结核便被很好地控制，关节功能可不受影响。如果病变进一步发展，结核病灶便会破向关节腔，使关节软骨面受到不同程度损伤，称为全关节结核。全关节结核必定会后遗留不同程度的关节功能障碍。

【病理分期】

1. **渗出期**　①巨噬细胞炎性反应，病变区有大量的巨噬细胞浸润，巨噬细胞内外有中等量的结核杆菌，细胞间有少量的纤维蛋白凝集；②纤维蛋白渗出炎性反应，组织间为纤维蛋白，有少数单核细胞浸润，不易找到结核菌；③多核细胞炎性反应，有大量的多形核白细胞聚集，细胞内外可找到大量结核菌，纤维蛋白渗出不明显。

2. **增殖期**　吞噬结核杆菌的细胞变为上皮样细胞，在进一步分裂或融合为朗格罕细胞，其周围有成纤维细胞包围形成结节。

3. **干酪样变性期**　病变组织坏死，周围不发生组织反应及细胞浸润。

以上病理变化可向3个方向发展：病灶纤维化、钙化或骨化痊愈；病灶为纤维组织包裹呈静止状态，成为潜伏病灶，待全身抵抗力降低时再次发病；病灶恶化扩大。

【临床表现】

1. 起病缓慢，可有低热、乏力、盗汗，典型病例有消瘦、食欲缺乏、贫血症状；少数可有高热毒血症状，一般多见于儿童患者。

2. 病变部位隐痛，起初不甚严重，活动后加剧。浅表关节可以发现关节肿胀、积液、压痛等。部分患者因病灶脓液破向关节腔刺激滑膜及关节腔内压力增高，而产生剧烈疼痛。

3. 为缓解因积液、肿胀而引起的关节疼痛，关节常处于半屈曲状态；晚期出现肌萎缩，关节呈梭形肿胀。

4. 冷脓肿破溃后发生混合性感染，而出现局部红、肿、热、痛等急性炎症反应。若混合感染不能控制时会引起慢性消耗、贫血、全身中毒症状，甚至导致肝、肾衰竭死亡。

5. 脊柱结核时，脓肿、肉芽组织、坏死骨块可直接压迫脊髓引起截瘫。骨结核或关节结核可导致病理性脱位和病理性骨折。

6. 病变静止时可遗留：①关节腔纤维性粘连或纤维性强直产生关节功能障碍；②关节非功能位挛缩，如屈曲挛缩畸形；③小儿骨骺破坏，出现肢体不等长；④脊柱结核后期可遗留脊柱后突畸形、迟发性瘫痪等。

7. 大多数患者血白细胞正常，少数患者升高；病变活动期血沉明显增快，静止期则正常；

红细胞沉降率是用来检测病变是静止、活动和有无复发的重要指标；脓肿穿刺或病变部分组织学检查对结核感染确诊的正确率达 70%～90%；但混合感染时结核杆菌培养阳性率极低。

结核菌素试验在感染早期或机体免疫力严重低下时可为阴性。骨关节结核患者，结核菌素试验常为阳性。

8. X 线检查　对骨与关节结核的诊治有重要意义，一般在起病 6～8 周后方有 X 线片改变。初期的 X 线片所见为局部骨质疏松，关节间隙或椎间隙狭窄模糊；继而骨质局部骨纹理结构紊乱，密度减低，境界模糊不清，周围有软组织肿胀影；随着病变发展，可出现边界清楚的囊性变并伴有明显硬化反应，出现死骨和病理性骨折；若脓肿壁萎缩或有钙化的倾向，则高度提示结核。

【诊断】

1. 病史　多有结核接触史或慢性病表现，部分病例可出现结核中毒症状。

2. 临床检查　①病灶数目多为单发，有时伴有肺或其他部位的结核；②病变部位局部肿胀；③可于病灶附近或远离病灶处出现寒性脓肿；④脓肿破溃后形成窦道，可有多个，窦道口肉芽水肿，有干酪样物或死骨碎渣流出；⑤病变处局部压痛与叩击痛；⑥病变关节主、被动活动均受限；⑦少数病例有局部淋巴结肿大。

诊断一般不困难，但确诊需细菌学和病理学检查，同时需与类风湿关节炎、化脓性关节炎及骨肿瘤等疾病鉴别。

【治疗】

1. 全身治疗　①注意休息、加强营养，必要时应间断少量输新鲜血，混合感染者则应根据药敏试验给予敏感的抗感染药；②抗结核药物：使用疗效较好的抗结核药有异烟肼、利福平、链霉素、对氨基水杨酸、乙胺丁醇、卡那霉素等作为第一线药物，主张联合、足量、全程用药。

2. 局部治疗　①局部制动：适用于关节结核急剧发展、疼痛和肌肉痉挛比较严重的病例。以解除肌痉挛，减轻疼痛，防止病理性骨折和关节脱位，制动方法可应用石膏、夹板、牵引等。固定时间一般为 1～3 个月。②局部注射：抗结核药物的局部注射主要用于早期单纯性滑膜结核病例。特点是用药量小，局部药物浓度高，全身反应轻，常用药物为链霉素或异烟肼，对冷脓肿不主张穿刺抽脓及脓腔注射药物，原因是会诱发混合感染和产生窦道。

3. 手术治疗　将骨关节结核病灶内的脓液、死骨、结核性肉芽组织与干酪样坏死物质彻底清除，称为病灶清除术。

适应证：①骨与关节结核有明显的死骨和大脓肿形成；②窦道排脓经久不愈；③骨结核髓腔内脓腔压力过高；④滑膜结核药物治疗效果不佳者；⑤脊柱结核引起脊髓受压。

禁忌证：①伴有其他器官活动期结核病者；②混合感染、中毒症状重、全身情况差；③合并其他疾病不能耐受手术者。为防止病灶清除术可能造成结核杆菌的血源性播散，术前应进行 2～4 周的全身抗结核药物治疗。

4. 其他手术　关节融合术适用于关节不稳定者；关节成形术或关节置换术可以改善关节功能；截骨融合术用以矫正畸形。

治愈标准：①全身一般状况良好，体温正常，食欲佳。②局部症状消失，无疼痛，窦道闭合。③ X 线检查显示脓肿缩小乃至消失，或已钙化；无死骨，病灶边缘轮廓清晰。④间断 3 次化验红细胞沉降率都在正常范围；起床活动 1 年后仍能保持上述 4 项指标。

二、脊柱结核

在全身骨与关节结核中，脊柱结核发病率最高，在脊柱结核中，又以椎体结核占绝大多数（99%）。椎体结核的高发病率可能与椎体的解剖生理有关：椎体的负重大，容易损伤；椎体内以骨松质为主；椎体上很少有肌肉附着；椎体的滋养动脉多为终末动脉。在整个脊柱中，以腰椎的发病率为最高，胸椎次之，颈椎较少，骶、尾椎最少。

1. 中心型椎体结核　多见于 10 岁以下的儿童，病变始于椎体中心，以破坏为主，整个椎体易被压缩成楔形。

2. 边缘型椎体结核　多见于成人，好发于腰椎。病变局限于椎体的上下缘，很快侵犯至椎间盘及相邻的椎体；椎间盘破坏是本病的特征。椎旁脓肿积聚至一定数量后，压力增高，穿破骨膜，沿着组织间隙向远处流动而形成的远离病灶的流注性脓肿。颈椎椎体结核所产生的脓液常形成咽后脓肿、食管后脓肿。胸椎结核容易造成广泛的椎旁脓肿，有的呈球形，有的呈长而宽的烟筒形，有的呈梭形。下胸椎及腰椎病变所致的椎旁脓肿穿破骨膜后积聚在腰大肌鞘内，形成腰大肌脓肿。浅层腰大肌脓肿位于腰大肌前方的筋膜下，它向下流动积聚在髂窝内，成为髂窝脓肿，腰大肌脓肿还可以沿腰大肌流窜至股骨小转子处，成为腹股沟处深部脓肿。它还能绕过股骨上端的后方，出现在大腿外侧，甚至沿阔筋膜下流至膝上部位（图 4-2-2）。

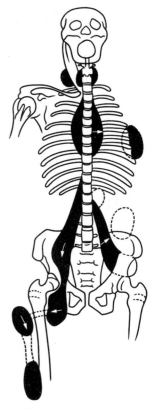

图 4-2-2　脊柱结核寒性脓肿流注示意图

【临床表现】

1. 全身症状　起病慢，乏力，盗汗，消瘦，食欲缺乏，贫血等结核感染中毒症状；儿童患者常有"夜啼"。

2. 局部症状和体征　①疼痛是最先出现的症状，多为轻微钝痛，休息则轻，劳累则重。②肌肉痉挛：病变部位不同，患者出现不同的异常姿势；颈椎结核患者常用双手托住下颌，头前倾，颈部缩短；胸椎、腰椎及腰骶椎结核患者站立或走路时尽量将头与躯干后仰，坐时喜用手扶椅，以减轻体重对受累椎体的压力；患者从地上拾物时，不能弯腰，需挺腰屈膝屈髋下蹲才能拾物，称拾物试验阳性。另一检查方法为患儿俯卧位，检查者提起患儿双足，将两下肢及骨盆轻轻上提，如有腰椎病变，由于痉挛，腰部保持僵直，生理前凸消失。③脊柱畸形：以后凸畸形最常见，特别是胸椎。④寒性脓肿：常为患者就诊的最早体征，患者有腰大肌脓肿形成，可在腰三角、髂窝或腹股沟处看到或摸到脓肿。

3. 影像学检查　X 线平片早期表现为骨质变薄，随着椎间盘周围的病变发展，可出现骨破坏，椎间隙变窄，前方椎体多个节段受累；中央型的病变表现为中央变薄和骨质破坏，接着出现椎体塌陷；椎体旁常可见到椎旁脓肿或流注脓肿。MRI 应列为首选的检查，不仅显示骨和软组织的病变，同时可行多个切面的检查。CT 查对了解软组织病灶的界限及证实骨质破坏的程度有帮助。

4. 实验室检查　可有红细胞沉降率增快，贫血等。

【诊断与鉴别诊断】 根据病史、症状、体征、实验室检查和X线表现，诊断一般无困难，但确诊还需靠细菌学和病理学检查。本病应与脊柱的化脓性骨髓炎、类风湿关节炎、腰椎间盘突出症、脊柱肿瘤等鉴别。

【治疗】 全身支持疗法及抗结核药物治疗。局部制动使用石膏背心等，固定时间为3个月。手术有3种类型：①切开排脓，适用于全身中毒症状明显，不能耐受病灶清除术者；②病灶清除术；③矫形手术，纠正脊柱畸形。

三、髋关节结核

髋关节结核在骨与关节结核中占第三位，患者多为儿童和青壮年，早期髋关节结核以单纯滑膜结核多见。单纯滑膜结核滑膜水肿、充血、肥厚，炎性细胞侵蚀，最后滑膜坏死，形成全关节结核。单纯骨结核的病灶常位于髋臼上缘，其次为股骨头和股骨颈靠近骺板处。

【临床表现】

1. **全身症状** 起病缓慢，可有低热、乏力、消瘦、盗汗，儿童病例常有"夜啼"，因入睡后髋部保护性肌痉挛消失，患髋移动时发生疼痛所致。

2. **局部症状** 患髋疼痛，活动后加重、休息减轻。

3. **体征** ①跛行；②髋关节活动受限，早期髋关节前侧可有压痛，后期股四头肌和臀肌显著萎缩，患肢屈曲、外展、外旋畸形，随病情发展髋关节表现为屈曲、内收、内旋畸形；③髋关节过伸试验阳性及托马斯（Thomas）征阳性（图4-2-3）。

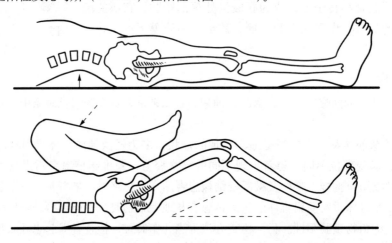

图4-2-3 托马斯（Thomas）征阳性

4. **X线检查** 局限性骨质疏松通常是最早的放射学表现，如有关节间隙轻度狭窄更应引起注意。在疾病后期，常有破坏性关节炎伴少量反应性硬化表现。偶尔可在数周内迅速出现关节的完全破坏，出现空洞和死骨；严重者股骨头部几乎消失；也可出现病理性脱位。

5. **实验室检查** 可有红细胞沉降率增快、贫血等。

【诊断和鉴别诊断】 根据病史、症状、体征和影像检查，本病一般不难诊断。但早期病变轻微时，需要反复检查、仔细观察，比较双侧髋部X线片，才不致漏诊。应与下列髋部疾病鉴别：①急性化脓性髋关节炎；②强直性脊柱炎；③儿童股骨头坏死。

【治疗】

1. 全身治疗 应用抗结核药物一般维持 2 年。

2. 局部治疗 目的是保存关节的稳定性。①单纯滑膜结核治疗：做皮牵引制动休息，滑膜切除术。②单纯骨结核治疗：手术清除脓肿和骨病灶。③全关节结核治疗：及早进行病灶清除术或髋关节融合术等。

四、膝关节结核

膝关节结核是最常见的关节结核，高发病率可能与膝关节有丰富的骨松质及较多的滑膜有关。病理分为单纯滑膜结核、单纯骨结核、全关节结核三种类型。

【临床表现】 起病缓慢，有低热、乏力消瘦、贫血、夜间盗汗等全身症状。患膝关节可有肿胀和压痛，浮髌试验阳性，关节活动受限，窦道长期不愈。

1. X 线表现 软组织肿胀、关节间隙改变、骨质破坏，形成死骨及无效腔，晚期可发生脱位、畸形、强直或硬化性改变。

2. 关节镜检查 对膝关节滑膜结核早期诊断具有独特价值，既可做关节液培养，组织活检，同时也可行镜下滑膜切除术。

【治疗】

1. 全身治疗 支持治疗的同时、抗结核治疗。

2. 局部治疗 牵引、石膏固定和膝关节穿刺抽液注射抗结核药物治疗。

3. 手术治疗 滑膜切除术、病灶清除和关节融合术，目前由关节镜完成手术。

第三节　颈肩腰腿痛

一、颈椎病

颈椎病是一组临床常见老年性疾病，指颈椎间盘退变及其继发性椎间关节改变，引起脊髓、神经和血管损伤所出现的症状。随着年龄增长，颈椎间盘逐渐退变而使椎间隙狭窄，关节囊及韧带松弛，颈椎的稳定性下降，导致椎间盘突出、骨质增生、韧带变性，最后引起脊髓、神经、血管受到刺激或压迫而出现临床症状。

【临床表现】 根据病理改变不同，将颈椎病分成下列 4 型。

1. 神经根型 病变组织压迫或刺激神经根所致。开始多为颈部不适或颈肩痛，随之疼痛向上肢放射，颈部活动时可出现放电样剧痛。查体可有颈部压痛，颈椎活动受限，可有感觉异常、肌力减退及腱反射改变。上肢牵拉试验及压头试验阳性。

X 线可见颈椎生理前凸变小，颈椎不稳，钩椎关节增生、椎间隙及椎间孔狭窄，椎体后缘骨质增生等。CT 及 MRI 可见椎间盘退变及突出、椎管狭窄等。

2. 脊髓型 脊髓受压的原因主要是后突的髓核。起病缓慢，以四肢无力、手足或肢体麻木、握物不牢或行走不稳、足下踩棉花样感等为常见主诉，可有排尿障碍及胸腹部束带感。大多有腱反射亢进或出现 Hoffmann 征阳性等病理反射。随病情加重发生自下而上的痉挛性瘫痪，重者可出现四肢瘫。

3. **椎动脉型** 病变组织使椎动脉受到刺激、压迫或痉挛。眩晕是本病的主要症状，严重者甚可猝倒，但意识清醒。可有枕后痛、视物模糊、耳鸣、恶心、呕吐等。

4. **交感型** 发病原因不清，诊断困难。临床表现复杂，为交感神经兴奋或抑制症状，主观症状多，客观体征少。

【诊断与鉴别诊断】 本病根据相应的临床表现、体检、影像学资料一般均可做出诊断，单有 X 线改变而无临床表现者，不能诊断为颈椎病。CT、MRI 可显示椎间盘突出、椎管及神经根管狭窄及脊神经受压情况而明确诊断。鉴别诊断主要应与肩周炎、胸廓出口综合征、后纵韧带骨化症、高血压、眩晕症等进行鉴别。

【治疗】 多采用非手术治疗。预防：定时改变颈部姿势，自我按摩颈部，睡眠时避免枕头过高等均有助于缓解症状。

1. **非手术治疗** 颈枕带牵引（图 4-3-1），颈托理疗，注意脊髓型不适于推拿按摩。

2. **手术治疗** 脊髓型颈椎病症状进行性加重，或其他型颈椎病经非手术治疗无效、症状严重者。手术的目的是解除脊髓压迫和使颈椎获得稳定。

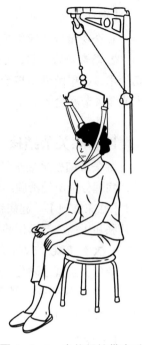

图 4-3-1 坐位颌枕带牵引

二、肩关节周围炎

肩关节周围炎又称凝肩、五十肩，简称肩周炎，多发生于 50 岁左右，是肩关节周围肌肉、肌腱、滑囊及关节囊的慢性损伤性炎症。中老年人肩关节周围的软组织退行性变是基本因素。上肢的急、慢性损伤，以及任何原因限制肩关节运动，时间过久均可诱发本病。

病理过程：①凝结期，主要是发生在盂肱关节周围的肌肉、肌腱、滑囊、关节囊的粘连，是肩关节疼痛和功能受限的病理基础；②冻结期，关节周围组织的粘连使肩部活动明显受限。

【临床表现】 老年女性多见，多缓慢发病。主要症状是逐渐加重的肩部疼痛，夜间尤甚，上臂不能外展，内外旋活动受限；随病程延长，疼痛范围扩大，牵涉上臂中段，可出现三角肌萎缩，上肢抬举困难，严重时不能梳头、洗面等。晚期疼痛减轻，但遗留功能障碍。冈上肌腱、肱二头肌长、短头肌腱及三角肌前、后缘均可有明显压痛点。肩关节外展、外旋、后伸明显受限，少数人内收、内旋也受限。

【诊断】 临床表现结合 X 线片可见肩部骨质疏松，或冈上肌腱、肩峰下滑囊钙化可做出诊断。

【治疗】 肩周炎的治疗原则是动静结合，疼痛明显应限制肩关节活动，应用非甾体消炎镇痛药口服或理疗、按摩；痛点明显时局部注射醋酸泼尼松龙，可缓解症状；适量的肩关节运动训练，是防治的最好办法，若功能锻炼不足可遗留不同程度的功能障碍。

三、腰椎间盘突出症

腰椎间盘突出症是腰椎间盘纤维环变性破裂，髓核组织突出刺激或压迫神经根、马尾神经所表现的一种综合征，是腰腿疼痛最常见的原因之一。

1. 病因

（1）椎间盘退行性变：该变化一般从 20 岁开始，随着年龄增长，纤维环和髓核含水量逐渐减少，使髓核张力下降，失去弹性；椎间盘变薄，结构松弛，软骨囊变性；因下腰椎负荷大，故突出多发生在腰 4 ～ 5、腰 5 骶 1 间隙。

（2）损伤：积累损伤是椎间盘变性的主要原因，在反复弯腰、扭转动作中最易引起椎间盘损伤，故本病的发生与职业、工种、劳作习惯密切相关；突发暴力如直立高处跌落或过量负重可引起椎骨骨折，甚至压碎椎间盘。

（3）妊娠：妊娠期盆腔、下腰部组织充血明显，各种结构松弛，而腰骶部又承受较平时更大的重力，从而增加了椎间盘损伤的机会。

（4）遗传因素：本病有一定的家族高发倾向，小于 20 岁的青少年患者约 32% 有家族史。

2. 病理分型

（1）膨出型：纤维环有部分破裂，而表层完整，髓核在压力作用下向椎管均匀膨胀，突出物的表面光滑。

（2）突出型：纤维环完全破裂，髓核较尖锐突向椎管，仅有后纵韧带或一层纤维膜覆盖，表面高低不平。

（3）脱出型：纤维环、后纵韧带、纤维膜完全破裂，突出的椎间盘组织或碎块脱入椎管内，但尚有一部分与原间隙相连。

（4）游离型：脱入椎管的椎间盘组织或碎块完全游离，可远离原间隙而掉入椎管的任何部位。

【临床表现与诊断】

1. 症状

（1）腰痛：是最先出现的主要症状，发生率约 91%，有时可影响到臀部。

（2）坐骨神经痛：发生在腰 4 ～ 5、腰 5 骶 1 间隙的突出常可引起坐骨神经痛，其发生率可达 97%；典型表现是从腰部向臀部、大腿后方、小腿外侧直到足部的放射痛，任何增加腹压的动作均可使症状加重。引起坐骨神经痛的原因：①受损的椎间盘组织所产生的化学物质刺激神经根产生炎症反应；②突出的髓核组织压迫神经根，使其静脉回流受阻，水肿加重，进而对疼痛的敏感性增高；③受压的神经根缺血。

（3）马尾神经受压：向正后方突出的髓核或游离的椎间盘组织压迫马尾神经，出现大小便障碍和鞍区感觉异常。

2. 体征

（1）腰椎侧凸：患者站立时腰椎侧凸畸形，局部活动受限，实质是一种为减轻疼痛姿势代偿性畸形，具有一定的辅助性诊断价值。

（2）压痛和骶脊肌痉挛：在病变的棘突旁有固定压痛并可沿坐骨神经放射，一部分患者出现骶脊肌痉挛而使腰部固定于强迫体位。

（3）直腿抬高试验及加强试验阳性：患者仰卧位、伸膝、被动抬高患肢。本症患者患肢抬高 60° 以内即可出现坐骨神经痛，称为直腿抬高试验阳性。在直腿试验阳性时，逐渐降低患肢高度，待疼痛消失，再被动被屈踝关节，如又出现疼痛称加强试验阳性。

（4）感觉、肌力、腱反射改变：腰 4 ～ 5 椎间盘突出时（腰 5 神经根受损），感觉异常在小腿前外侧、足背内侧，踇趾背伸肌力减弱。腰 5 骶 1 椎间盘突出时（骶 1 神经根受损），感觉异常在小腿后外侧、足外侧，趾及足跖屈力减弱，踝反射减弱或消失。椎间盘中央型突出致马尾神经受压时，可出现会阴部感觉异常，肛门反射减弱或消失，肛门括约肌肌力减弱。

3. 影像学检查 ① X 线平片：腰椎生理前凸减小或消失，腰椎出现侧凸，椎间隙狭窄。② CT 及 MRI 可显示椎间盘突出的部位、大小，对神经根或硬膜囊压迫的程度等，有重要诊断意义，目前已经非常普及。MRI 除可全面观察各椎间盘是否有病变，还可显示脊髓本身是否存在病变，对诊断有重大价值。

典型患者根据病史、症状、体征结合 X 线、CT 和 MRI 能准确做出诊断；如仅有 CT、MRI 表现而无临床表现，则不应诊断本病。

【治疗】 主要是加强腰背肌功能锻炼，注意正确的工作姿势。

1. **非手术治疗** 适用于初发、病程较短、年轻者。①严格卧硬板床休息；②骨盆牵引，最好与卧床结合使用，可持续牵引或间断牵引（图4-3-2）；③类固醇制剂硬膜外注射；④理疗、按摩；⑤腰围和支局。

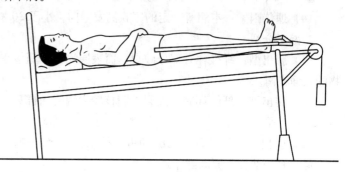

图4-3-2 **骨盆持续牵引**

2. **手术治疗** 目的在于解除神经根的压迫。手术指征：有马尾神经受损者；急性发作症状重，严重影响生活者；经严格非手术治疗无效或反复发作者。

四、急性腰扭伤

急性腰扭伤好发生于下腰部，损伤涉及肌肉、韧带、椎间小关节、腰骶或骶髂关节，腰部受较大程度外力均可出现急性腰扭伤。

【临床表现与诊断】 有腰部外伤后立刻出现的腰部疼痛病史，如搬抬重物时突感腰部剧痛，不敢继续活动；咳嗽、腹压增高均可加重疼痛。查体：腰部僵硬，腰椎各个方向活动明显受限，局部肌肉痉挛，可触及较广泛的压痛点。

急性腰扭伤与腰椎间盘的鉴别：急性腰扭伤无大腿后方和小腿侧后方疼痛，部分患者有牵涉性下肢痛，直腿抬高试验时腰部疼痛加重，但直腿抬高加强试验阴性；鉴别困难时可做痛点局部封闭，若症状消失则为腰扭伤。

【治疗】

1. 制动　疼痛严重者，应卧硬板床休息 1 周左右。

2. 理疗、推拿、按摩。

3. 痛点注射　急性期过后痛点局限时，可行类固醇制剂痛点注射。

4. 口服非甾体消炎镇痛药物或同时局部外用樟脑酒、红花油等活血化瘀类药物。

5. 急性期症状缓解后，应积极做腰背肌功能锻炼，增强肌力，注意搬运重物时的姿势。

第四节　骨关节炎

骨关节炎是一种常见的慢性、退行性关节疾病，其特点是关节软骨变性和继发性骨质增生，又称为肥大性关节炎、增生性关节炎、老年性关节炎、退行性关节炎、骨关节病等。

根据致病因素可将该病分为原发性和继发性两大类。

1. 原发性骨关节炎　多见于50岁以上肥胖型患者，是一种缓慢、渐进的病理过程，至今病因尚不清楚，可能与人体关节常年应力不均的局部因素或全身的综合因素有关，如软骨营养、代谢异常和累积性微小创伤等。

2. 继发性骨关节炎　是在局部原有病变的基础上发生的病理改变。常见原因：①先天性畸形，如髋臼先天发育不良和先天性髋关节脱位等；②创伤，如髋关节骨折、脱位等；③关节面后天性不平整，如股骨头缺血性坏死等；④关节畸形引起的关节对合不良，如膝内外翻；⑤关节不稳定；⑥医源性因素，如长期不恰当地使用皮质激素导致的股骨头坏死等。

【临床表现】　骨性关节炎以中老年多见，疼痛是早期症状，以后逐步加重。疼痛在活动多时发生，休息后好转，可受寒冷、潮湿的影响而加重。僵硬是骨性关节炎患者的另一个主诉，僵硬感常在清晨起床后或在一段时间不活动关节之后出现，关节活动后僵硬感减轻，持续时间短。关节炎发展到一定程度，出现关节积液、肿胀、主动活动及被动活动均受限。

体检可见关节肿胀，膝关节浮髌试验阳性，髋关节内旋角度增大时，疼痛加重，可有 Thomas 征阳性，手指指间关节病变可见其侧方增粗，形成 Heberden 结节。

X线表现为关节间隙变窄，关节面不规则、不光滑，软骨下骨硬化，晚期关节面凸凹不平，骨端变形，边缘骨赘形成。

【诊断】　根据病史、体征及典型X线表现，诊断多可明确，但发病早期、X线表现不典型时诊断会有一定难度。

【防治】　目的是减轻或消除疼痛，恢复或维持关节功能，改善生活质量。

1. 一般治疗　避免体重超重，关节功能训练，同时尽量避免关节的超负荷运动；避免受累关节再损伤，症状严重时应休息，可用支具暂时固定受累关节。

2. 物理治疗　按摩、热疗及使用各种非甾体类抗炎镇痛药可缓解疼痛，活血化瘀的中草药也能减轻症状、减缓病程。透明质酸钠关节腔内注射可减缓症状，保护关节软骨。

3. 手术治疗　关节镜下冲洗可将炎性渗液、代谢废物、碎屑和直径<2mm的游离体等清理出关节腔，还可在镜下刨削、修整不平的关节面和半月板。对于有持续性疼痛或进行性畸形且非手术治疗无效的患者可行截骨术、关节松解术、人工关节置换等手术治疗。

第五节　运动系统慢性损伤

一、总论

运动系统由以下部分组成。①支架部分：骨、关节、软骨。②动力部分：肌肉、肌腱、腱鞘。③稳定部分：韧带、筋膜、滑囊。④营养部分：血管、神经等。

【病因】

主要为慢性损伤。①应力积累：长期、反复、持续的姿势或动作累积。②适应性差：当人体有退行性变、全身或局部的慢性疾病时，对应力的适应能力降低。③急性损伤未愈变成慢性损伤。④缺血性损伤。临床多见，涉及骨、关节、肌肉、肌腱、韧带、筋膜、滑囊及其相关的血管、神经等。

【临床特点与诊断】 运动系统慢性损伤在临床上有以下共性：①肢体或躯干局部长期疼痛，伴有部分功能障碍；②特定部位有局限压痛点，常伴有特殊体征，但局部炎症不明显；③常无明显外伤史，但近期有与疼痛部位相关的过度活动史；④部分病例与职业相关；⑤详细询问病史、职业、工种及操作过程；结合解剖生理和病理，可做出诊断。

【治疗】

1. 局部休息，限制致伤性动作，积极功能性锻炼。

2. 理疗、按摩等方法以改善局部血循环。

3. 局部注射肾上腺皮质激素有助于抑制炎症。

4. 非甾体消炎镇痛药。

5. 手术治疗 某些非手术治疗无效的慢性损伤，如狭窄性腱鞘炎、神经卡压综合征及腱鞘囊肿等可行手术治疗。

二、狭窄性腱鞘炎

狭窄性腱鞘炎是常见的慢性损伤，多与职业有关。手与腕部狭窄性腱鞘炎最常见，好发于中老年妇女。在手指常发生屈肌腱鞘炎，又称弹响指；拇指的拇长屈肌腱鞘炎，又称弹响拇；在腕部为拇长展肌与拇短伸肌腱鞘炎，又称桡骨茎突狭窄性腱鞘炎。

【临床表现与诊断】

1. **屈指肌腱狭窄性腱鞘炎** 是最常见的腱鞘炎，病初晨起时患指疼痛、僵硬，活动后即缓解。随病程延长逐渐出现屈伸时有弹响和疼痛，严重者患指屈曲，不敢活动，患者自述疼痛在指间关节，查体可在远侧掌横纹处可扪及黄豆大小的痛性结节，屈伸患指该结节随屈肌腱上下移动，或出现弹响及疼痛。小儿屈拇长肌腱鞘炎为先天性疾患，常为双侧。

2. **桡骨茎突狭窄性腱鞘炎** 多见于手工操作者，患者腕关节桡侧疼痛，拇指活动受限，提物乏力，逐渐加重，甚可向前臂扩散。桡骨茎突表面有轻微隆起，局限压痛，有时可触及痛性结节。握拳尺偏腕关节时，桡骨茎突处出现明显疼痛。

【治疗】 注意劳动姿势和避免局部不恰当的反复运动是防止本病的关键。

1. **非手术治疗** 局部制动、理疗，口服非甾体消炎镇痛药和封闭治疗。

2. **手术治疗** 局部麻醉下在痛性结节处做小切口，剪去狭窄腱鞘的两侧前壁，彻底解除狭窄。

三、腰肌劳损

腰肌劳损是腰部肌肉及其附着点筋膜、骨膜的慢性损伤性炎症，为最常见的腰痛原因。躯干负重时，位置越低所承受的重量越大，从而腰部肌肉持续处于紧张状态，肌肉内小血管受压，组织缺血缺氧、代谢产物积累，在局部形成损伤性炎症。部分患者也可因腰部急性损伤治疗不当，迁延不愈而成慢性腰肌劳损。

【临床表现与诊断】 主要症状是无明显外伤的慢性腰痛，多为酸痛或胀痛，劳累后加重，休息后减轻，但卧床过久又感不适，稍事活动后又减轻，活动过久疼痛再次加剧；不能长时间弯腰工作，常常叩击腰部以缓解腰痛。在肌肉起、止点附近常有压痛点，叩击病变部位有舒适感，这是与深部骨疾患区别之一。可触及骶棘肌痉挛，可能有长期坐位、弯腰工作史或脊柱畸形。

【治疗】

1. 预防保健　注意去除发病因素是减轻症状、防止复发的根本方法，加强腰部肌肉锻炼是积极预防措施。必要时在工作中可使用腰围，但休息时则应解除，以免出现失用性肌萎缩。

2. 理疗、推拿、按摩有利于缓解肌肉痉挛，减轻疼痛。

3. 口服及局部外用舒筋活血药物。

4. 肾上腺皮质类固醇痛点注射治疗。

四、腕管综合征

腕管由腕骨构成底和两侧壁，顶为腕横韧带覆盖所形成的一个骨纤维通道。腕管内有拇长屈肌腱，2～4指的深、浅屈指肌腱和正中神经通过。正中神经最表浅，位于腕横韧带与其他肌腱之间。任何原因使腕管容积变小或腕管内容物增多，均可引起正中神经受压。腕管综合征实质是正中神经在腕管内受卡压表现出的一组症状和体征。

【临床表现与诊断】　临床以中年女性多见，男性患者常有过度使用腕部的职业病史。典型症状是桡侧三个半手指麻木、疼痛和感觉异常，以中指为甚，有时疼痛可牵涉前臂，持物无力。夜间和清晨症状严重，反复屈伸腕关节可使症状加重。查体可见拇、示、中指感觉过敏或迟钝，大鱼际肌萎缩，拇指对掌无力。特殊检查包括：① Tinel 征叩击腕横韧带正中神经走行处，疼痛或麻木向指尖放射为阳性；② Phalen 征，屈肘、前臂上举，双腕同时屈曲90°，1分钟内出现正中神经刺激症状为阳性；③电生理检查，腕以下正中神经传导速度减慢。

鉴别诊断主要与神经根型颈椎病进行鉴别，腕管综合征的体征在腕以远，上臂及前臂并无异常，且 Tinel 征阳性。

【治疗】

1. **非手术治疗**　早期病例首选非手术治疗。一般方法：①局部制动，用支具或石膏托将腕关节固定于功能位1～2周；②理疗，可减轻腕管内压力，减轻神经水肿；③局部外用药，非甾体类软膏局部外用有一定疗效；④局部封闭，腕管内注射醋酸泼尼松龙可使腕管内组织水肿减轻，常可快速解除症状，但应注意不得将药物注入正中神经内。

2. **手术治疗**　①切断或切除腕横韧带：适于腕管壁增厚、腕管狭窄者；②切除病灶：腕管内有腱鞘囊肿、肿瘤及异位的肌腹予以手术切除；③处理正中神经：正中神经变硬或局限性膨大时，做神经外膜切开，神经束间瘢痕切除神经松解术。

五、股骨头骨软骨病

股骨头骨软骨病是股骨头骨骺的缺血性坏死，可能与外伤或关节囊内和股骨上端骨内压力增高有关。股骨头骨骺的骨化中心在1岁以后出现，18～19岁骨化融合，在这个年龄阶段均有可能发病，病残率较重，不包括成人股骨头缺血性坏死。多数学者认为慢性损伤是主要原因，股骨头骨骺的血供情况从新生儿到12岁有明显变化，在4～9岁仅有一条外骺动脉供应骨骺，易在各种诱因下发生供血障碍。本病的病理发展经历4个阶段：①缺血期；②血供重建期；③愈合期；④畸形残存期。

【临床表现与诊断】 早期多无症状，出现症状时多已是血供重建期。多见于 3～10 岁男童，单侧发病较多，主诉为髋部疼痛，逐渐加重，继而出现跛行。少数患者以膝关节内上方痛为首诊主诉。查体可见患肢肌萎缩，髋关节间隙压痛，髋关节内旋受限，"4"字试验阳性，Thomas征阳性。晚期出现患肢短缩、骨关节炎及髋关节半脱位表现。X 线片检查：特点是关节间隙不变窄，甚至增宽，髋臼正常。晚期股骨头密度增高，骨骺碎裂、变扁，股骨颈增粗及髋关节半脱位等。放射性核素骨显像：在病理缺血期可发现放射性现象分布稀疏，其早期诊断准确率 >90%。

【治疗】 本病最终不治而愈，治疗目的是保持理想的生物力学和解剖学环境，预防股骨头变形及关节功能障碍。

1. 非手术治疗 主要目的是在血供重建期和愈合期避免患肢负重。①外展行走支架：将患髋固定在外展 40°、轻度内旋位。白天带支架扶双拐活动，夜间去除支架后仍维持下肢外展、内旋位。支架使用时间 1～2 年，定期摄 X 线片。②髋人字石膏固定：为适应患儿的生长发育变化，每 3 个月需更换一次石膏，两次石膏固定之间休息 1 周，进行髋、膝关节功能训练。③卧床牵引：适于髋关节疼痛并有屈曲畸形者。

2. 手术治疗 术式较多，目的是沟通股骨头和股骨颈之间的血液循环。常用术式包括滑膜切除术、开窗植骨术、骨骺钻孔术、股骨转子下截骨术、骨盆截骨术、血管置入术等。

第六节　骨肿瘤

一、总论

发生在骨组织的肿瘤称为骨肿瘤，其发病率为 1/10 万人口，恶性肿瘤占总数的 1.5%，但却是青少年死亡的主要原因之一，分为原发性和转移性。原发性骨肿瘤分为良性和恶性，转移性骨肿瘤系指其他组织或器官的恶性肿瘤通过各种途径转移至骨骼所致。发病部位多见于长骨的干骺端，以及生长的最活跃部位。

【临床表现】

1. 症状与体征

（1）肿块：是诊断骨肿瘤的主要依据。良性骨肿瘤生长缓慢，肿块坚硬而少有压痛。恶性骨肿瘤生长迅速，局部压痛明显，常伴有明显肿胀及表浅静脉怒张。

（2）疼痛：是恶性骨肿瘤的主要症状。多为持续性疼痛，夜间明显，晚期剧痛难以忍受。良性骨肿瘤一般无疼痛，但骨样骨瘤例外。

（3）功能障碍：良性或恶性骨肿瘤均可引起功能障碍，一是压迫可引起梗阻或截瘫；二是肿块本身的阻碍、疼痛和肿胀。

（4）病理骨折：无论良性或恶性骨肿瘤均可破坏骨骼，在轻微外伤的情况下即可发生骨折。

2. 实验室检查 骨质迅速破坏时，血钙往往升高；成骨性骨肿瘤，血清碱性磷酸酶升高；晚期前列腺癌的转移性骨肿瘤，血清酸性磷酸酶升高；尿 Bence-Jones 蛋白阳性可能为浆细胞骨髓瘤。

3.**影像学检查** 骨肿瘤基本都有其特征性影像学表现，对诊断具有重要意义。

（1）X线：能反映骨肿瘤基本病变。良性骨肿瘤X线片表现为骨皮质完整，肿瘤边界清楚，一般无骨膜反应，多无软组织肿块影。恶性骨肿瘤表现为骨质破坏，多为溶骨性，少数为成骨性，肿瘤界限不清，有形态各异的骨膜反应，如Codman三角：肿瘤破坏了骨皮层，掀起骨膜，在骨膜下形成新骨，在X线片上为一类三角形新骨，多见于尤文肉瘤。日光放射现象：恶性骨肿瘤生长迅速超出骨皮质，同时血管随之长入，从骨皮质向外放射，肿瘤骨与反应骨沿血管方向沉积，X线表现为日光射线形态。尤文肉瘤的"葱皮"现象。良性或恶性骨肿瘤均可出现病理性骨折。

（2）计算机断层摄影（CT）：可早于普通X线片发现病灶，能确定肿瘤的范围、软组织肿块大小及与邻近重要解剖结构的关系，尤其能清晰显示骨肿瘤的相关特性，对骨肿瘤的诊断及制定治疗方案极其有用。

（3）磁共振成像（MRI）：其检查意义同CT，但MRI能更清楚地显示软组织病灶，此点优于CT。

（4）放射性核素骨显像（ECT）：是一种敏感性高特异性差的检查方法，可早于其他影像学检查发现病灶，常用于对全身骨转移病灶的筛查。

（5）数字减影血管造影（DSA）：可显示肿瘤的血供情况，有利于判断肿瘤的良恶性，常用于肿瘤的介入治疗及判断化疗疗效。

（6）超声波：对软组织内的肿瘤有诊断意义。

【诊断】 骨肿瘤的诊断必须依据临床表现、影像学所见和病理学检查三结合的原则，病理学检查是确诊骨肿瘤的可靠依据。病理学检查未见恶性细胞不能完全排除恶性骨肿瘤，除取材因素外，有的恶性肿瘤的病理学表现始终为良性组织像，如脂肪肉瘤很难直接找到典型的恶性细胞。

病理学检查：①穿刺活检：简单，但准确性稍差。多用于溶骨性病灶，成骨性病灶则取材困难。②切开活检：在直视下取材标本可靠，分为术中冰冻切片和石蜡包埋切片，前者可在术中快速获得初步诊断，只适于软组织肿瘤；后者得出结果需一定时限，是最准确的病理结果。

【治疗】 根据肿瘤的外科分期选择治疗方案，良、恶性骨肿瘤的治疗方法有所区别。

1.**良性骨肿瘤的治疗** 有些不需要治疗。手术方法：①肿瘤切除术，适用于成骨性肿瘤；②刮除植骨术，适用于溶骨性破坏者，可用自体骨、异体骨或人造材料充填。有些良性骨肿瘤即使通过用力搔刮、内涂石炭酸、填充相应材料等，仍有可能留下微小病灶，故有些多次复发的良性骨肿瘤也需于术后辅助有效的放疗或化疗。

2.**恶性骨肿瘤的治疗** 以手术为主的综合治疗原则，包括化疗、放疗、免疫治疗及中西医结合的方法治疗。

（1）保肢术：近年来由于放、化疗的有效实施，恶性骨肿瘤的生存率有了较大提高，保肢治疗在国内外得到普遍应用。实施保肢术必须具备的基本条件：该肿瘤对放、化疗敏感，能进行有效的放、化疗；肿瘤能够完整切除。手术方法：①瘤段截除术，适用于囊内无转移者，截除瘤段可灭活再植、异体骨移植或人工关节置换。②姑息性手术，适用于肿瘤晚期，为获得较好的生存质量可行肿瘤切除术、骨水泥等人工材料填充并内固定等。

（2）截肢术：无法保肢时需做肢体截除术，但截肢术前必须取得明确的病理学诊断，手术需慎重决定。

二、骨软骨瘤

骨软骨瘤最为常见，其基本结构为从骨皮质向外突起的骨组织和被覆其上的软骨帽，属软骨源性。好发部位在长骨的干骺端，常见于股骨下端、胫骨上端及腓骨和肱骨上端，肿瘤基底可狭窄或宽广，骨骺线闭合后，肿瘤的生长也停止；约1%发生恶变，恶变后为软骨肉瘤。

【临床表现与诊断】 骨软骨瘤本身无症状，多在无意中发现包块或压迫症状就诊，或包块因蒂的骨折出现疼痛。若肿瘤较大，可看到局限性隆起，触诊为骨性硬度，肿块实际范围较X线显示得大。

X线表现为干骺端逆骨骺方向的骨性突起，基底呈窄蒂状或广基状与正常骨皮质相连，软骨帽可钙化。当钙化影增多或基底部骨质破坏时，提示有恶变的可能。

【治疗】 一般不需处理，特别是多发性；如肿瘤压迫周围组织出现症状，或影响美观，可予以切除。

三、骨巨细胞瘤

骨巨细胞瘤为溶骨性肿瘤，是介于良恶之间的骨肿瘤，20～40岁多见，肿瘤起源于骨的非成骨性结缔组织，按其分化程度分为3级：Ⅰ级良性、Ⅱ级良恶相间、Ⅲ级恶性。虽病理分级与肿瘤生物学行为不完全一致，但分级对选择治疗方案和判断预后有重要参考价值。

【临床表现与诊断】 主要症状为疼痛和肿胀，好发部位为股骨下端和胫骨上端。症状的严重程度与肿瘤的生长速度相关，局部触之有乒乓球样弹性感，可有病理性骨折及关节功能障碍。

X线平片及CT显示骨端偏心性溶骨性病灶，无骨膜反应。骨皮质膨胀变薄，呈肥皂泡样改变，可有病理性骨折。若边缘不清，则提示恶变。

【治疗】 本病化疗无效，放疗后易肉瘤变，故治疗以手术为主，术式的选择取决于肿瘤的级别。

1. 属 $G_0T_0M_{0-1}$ 者： ①刮除灭活植骨术：骨巨细胞瘤多数是良性的，彻底的囊内切除应为首选。术中彻底刮除病灶后用氯化锌、石炭酸、液氮等处理骨腔，植骨或充填骨水泥。②瘤段灭活再植术：病理Ⅱ级者可将瘤段截除，体外物理方法灭活后回植。③瘤段截除术：复发者或骨端广泛破坏时，可行瘤段截除。通过关节融合、关节移植或人工关节置换术等重建肢体功能。

2. 属 $G_{1-2}T_{1-2}M_0$ 者 应做广泛切除、根治性切除或截肢。

四、骨肉瘤

骨肉瘤为高度恶性肿瘤又称成骨肉瘤，在恶性骨肿瘤中最常见；好发于青少年，多发生在骨生长最活跃的干骺端，如股骨远端、胫骨近端和肱骨近端；生长迅速，可产生大量的肿瘤骨，或以溶骨为主要表现。

【临床表现与诊断】 主要症状为局部疼痛，多为持续性隐痛，逐渐加剧，夜间尤重，一般镇痛药无效。包块随后出现，且生长迅速，硬度因肿瘤内所含的骨质多少而不同。肿瘤的血供丰富，局部皮温升高，表浅静脉怒张，伴明显压痛。肢体功能障碍，可出现关节积液。溶骨性骨肉瘤因皮质骨破坏而出现病理性骨折，晚期逐渐出现发热、贫血及远处转移。

典型的 X 线平片显示成骨性或溶骨性破坏，以混合性最为多见。肿瘤骨量大，骨皮质破坏而不膨胀呈葱皮状，可出现穿凿样改变和周边软组织肿块。典型的骨膜反应表现为 Codman 三角或"日光放射"现象。CT 及 MRI 可见骨破坏及周围软组织侵蚀情况。

【治疗】 目前采用综合性治疗，根据术前化疗结果决定手术方案，保肢手术或截肢手术，术后继续化疗。近年有些病例可选择局部介入治疗，肿瘤可有不同程度缩小，为手术切除创造较好条件。

骨肉瘤高度恶性，预后差，但随着早期诊断率和化疗技术的提高，目前 5 年生存率超过 50%。

五、转移性骨肿瘤

转移性骨肿瘤很常见，各种恶性肿瘤在其中末期，均可通过血液循环或淋巴系统转移至骨组织。好发于中老年，常见部位为脊柱，转移灶常多发。在各种原发肿瘤中，以乳腺癌最多，其次为前列腺癌、肺癌、甲状腺癌等。

【临床表现与诊断】 转移性骨肿瘤最主要的症状是疼痛，一般镇痛药不能止痛。脊柱转移者常出现脊髓、神经根或马尾神经压迫症状。因转移灶多表现为溶骨性破坏，故病理性骨折常为首发症状。有时原发肿瘤非常隐蔽，骨转移是唯一的临床表现。

X 线平片、CT 及 MRI 显示多为溶骨性破坏，或成骨性及混合性骨破坏。ECT 检查对骨转移癌的诊断非常重要，可显示多部位转移灶，血钙、血清碱性磷酸酶或酸性磷酸酶可能增高。

【治疗】 该病属于 $G_2T_{1-2}M_1$，治疗目的是解除痛苦，改善生存质量，延长生命。采用化疗、放疗、内分泌治疗和手术的综合治疗，手术以姑息性术式为主，对脊柱转移瘤合并截瘫者可做椎管减压及内固定手术。转移性骨肿瘤预后差。

（李成恩）

【思考题】

1. 急性血源性骨髓炎为何好发于儿童的长骨干骺端？

2. 诊断急性血源性骨髓炎局部分层穿刺时有哪些注意事项？

3. 慢性化脓性骨髓炎的病理特点是什么？

4. 骨与关节结核的常见感染途径是什么？

5. 椎体结核流注性脓肿如何形成？

6. 骨关节炎的特点与防治原则是什么？

7. 颈椎病分哪几型？

8. 急性腰扭伤与腰椎间盘突出症如何鉴别？

9. 运动系统慢性损伤常见原因有哪些？

10. 腰肌损伤的临床特点是什么？

11. 骨肿瘤诊断的可靠标准与治疗原则是什么？

参考文献

[1] 陈孝平，汪建平 . 外科学 .8 版 . 北京：人民卫生出版社，2013.

[2] 葛均波，徐永健 . 内科学 .8 版 . 北京：人民卫生出版社，2013.

[3] 陈志斌 . 临床疾病概要 .2 版 . 北京：人民卫生出版社，2013.

[4] 黄秋学 . 疾病概论 . 北京：人民军医出版社，2012.

[5] 朱明德，石应康 . 临床医学概要 .2 版 . 北京：人民卫生出版社，2003.